金匱要略を読み解く

佐々木賢二著

たにぐち書店

はじめに

『金匱要略』は後漢の末期（三世紀初頭）に、長沙の太守を勤めた張仲景によって著されたとされる。『傷寒論』の張仲景自序に、「傷寒と雑病の論合せて十六巻を為した」と記され、『傷寒雑病論』という名の書を為したと考えられているが、古い時代の記録には『傷寒雑病論』の記述は見当たらず、実際のところははっきりしていない。傷寒の治方を記述した部分と、雑病の治方を記述した部分に分かれて、両者は一緒にまたは別々に書き写されて伝承したと思われ、それらの書名が五世紀後半の『小品方』や、『七録』（五二三年）、『随書』、『高湛養生論』、『外台秘要方』（七五二年）などに、両者一緒のまたは別々の伝承名として残されているが、張仲景の記した十六巻の内、十巻の『傷寒論』に相当する部分を除いて、雑病の治方を記述した部分はその詳細な内容は失われて久しかった。

北宋（九六〇〜一一二七）になり、翰林学士の王洙が偶然にも国家の図書館から『仲景金匱玉函要略方』と題された三巻の書物を発見した。その内容の上巻は傷寒、中巻は雑病、下巻は方剤と婦人病について記され、中巻下巻は失われていた雑病の治方を記述した部分に相当すると考えられた。そこで国家の命を受けた林億らが、すでに『傷寒論』十巻・『金匱玉函経』八巻として出版されていた内容と重なる上巻を除き、下巻に記されていた方剤を各条文に配し、他の医書中から相当する部分を補って『附方』とし、新たに構成し直して三巻本の『金匱要略』を成立させたのである。このように北宋における林億らの編纂の結果成立したのが『金匱要略』であり、仲景の原本とは異なることに留意が必要である。特に第二十三篇から第二十五篇の雑療法と食物禁忌篇は、それ以前の各篇の構成とは内容を異にし、仲景以後に書かれた『肘後方』『諸病源候論』『養生方』などに合致する部分が多く、また道家や神仙思想の影響も認められ、張仲景が記したものではなく伝承過程で挿入されたと考えたほうがよいとの意見が大勢であり、本書では取りあげなかった。また北宋初版本は失われ、元・明版が何系統か残されているが、本書では明代一五九九年に刻された、『趙開美本』を参考にした。

『金匱要略』の条文の内容を理解し、それを臨床の場で応用するために重要な点は、『傷寒論』の序文で張仲景が、「素問、霊枢、八十一難経、陰陽大論、胎臚薬録、平脈弁証を撰用した」と述べているのと同様に、中医学的な理論を基として、疾病の由って来る病因を探り病機（疾病の変化変遷する動的メカニズム）を理解し、治療に用いられる薬物の中医学的薬理作用や、その方剤構成の意味を理解することであると思われる。そこで本書では『神農本草経』を引用しながら、生薬の中医学的意味についてその都度説明を行い、また病因や病機に関して条文ごとの説明を試みた。生薬に関しての説明は、方剤理解の便宜のために全生薬に亘って行うように努めたので、折に触れ参照していただければと思うとともに、また各条文の末尾にその条文の要点を記すようにこころがけた。本書を通読して感じることは、その考え抜かれた論理性であり、三世紀の人物の記述であるにも関わらず、現代の我々にも十分に通用する内容を持っていることであり、またその洞察の鋭さである。それらを理解することは、日々の診療時に直面するさまざまな疾病に対する際、どの様に理解し治療をすればよいのかについての示唆を与えてくれると思われる。

目次

金匱要略序

【原文】

聖人設醫道以済夭枉俾天下萬世人盡天年博施済衆仁不可加矣其後継聖開学造極精妙著于時名于後者和緩扁倉之外亦不多見信斯道之難明也興漢長沙太守張仲景以穎特之資徑造閫奥於是採摭群書作傷寒卒病論方合十六巻以淑後学遵而用之困甦廃起莫不応效若神迹其功在天下猶水火穀粟然是其書可有而不可無者也惜乎後之伝者止得十巻而六巻則亡之宋翰林学士王洙偶得雑病方三巻於蠹簡中名曰金匱方論即其書也豊城之剣不終埋没何其幸耶林億等奉旨校正並板行于世今之伝者復失三巻豈非世無和氏而至宝妄倫於荊石與僕幼嗜医書旁索群隠及獲于盱之丘氏遂得與前十巻表裏相資学之者動免掣肘嗚呼張茂先嘗言神物終当有合是書也安知不有所待而合顕於今也故不敢秘特勒諸梓与四方共之由是張氏之学不遺軒岐之道昭著林林総総壽域同躋豈曰小補之哉後至元庚辰樵川玉佩鄧珍敬序

【訓読】

聖人醫道を設け、以て夭枉《ようおう》を済《すく》い、天下萬世の人をして天年を盡さしめ、博く施し衆を済う、仁加うべからず。其の後聖を継ぎ学を開き、精妙を極めるに造《いた》り、時に名を後に著する者は、（医）和、（医）緩、扁（鵲）、倉（公）の外、亦多くは見ず、信《まこと》なるかな斯の道の明め難きこと。漢の長沙の太守の張仲景は、穎特《えいとく》の資を以て徑《ただち》に閫奥《こんおう》に造り、是に於いて群書を採摭し、傷寒卒病論方合わせて十六巻を作り、以て後学に淑す。遵《したが》って之を用いるに、困甦《よみがえ》り廃起つ、応效神の若くならざること莫《な》し、其の功の天下に在るものを迹《たず》ぬるに、猶《なお》水火穀粟のごとく然り。是れ其の書は、有る可くして無かる可からざる者なり、惜いかな、後の伝える者は止《ただ》十巻を得るのみ、而して六巻は則ち之を亡えり。宋の翰林《かんりん》学士王洙は、偶《たまたま》蠹簡《とかん》中より雑病方三巻を得たり、名づけて金匱方論と曰う、即ち其の書なり。豊城の剣終《つい》に埋没せず、何ぞ其れ幸なる。林億等旨を奉じて校正し並びに世に板行す。今の伝える者復た三巻を失う、豈《あ》に世に和氏にして、至宝妄りに荊石に倫《たぐ》えられんこと無きに非ざるか。僕幼きより医書を嗜《たしな》み、旁《あまね》く群隠を索め、及ち盱之丘氏において、遂に前の十巻と表裏相資することを得たり、之を学ぶ者掣肘を免がれんことを動す。嗚呼、張茂先嘗《かつ》て言えり、神物は終に当に合すること有るべしと、是れ書のことなり、安《いずくん》ぞ知らん、待つ所有らずして合して今に顕れんとは、故に敢えて秘せず、特に諸《それ》を梓《し》に勒《ろく》し、四方と之を共にす。是に由って張氏の学遺《うしな》われず、軒岐の道昭著なり。林林総総壽の域に同じく躋《のぼ》る、豈《あに》之を補うこと小《ちいさし》と曰わんや。後至元《こうしげん》庚辰《かのえたつ》樵川の玉佩鄧珍敬んで序す。

【訳】

聖人は医の道を極めて人々を救済する道を切り開き、若くして亡くなる人々や、治療を受けることもなく無残な死を迎える人々を救い、天下の隅々に至るまで、人々がその天寿を尽くすようにしむけ、多くの施しを行って人々を救う、これほどの仁の行いがあろうか。聖人の後を継ぎ学の道を切り開き、道の精妙を極めるまでに到達し、時代にその名を刻む者は、医和、医緩、扁鵲、倉公の外には多くは見当たらない、医の道の真髄を明らかにすることの難しさは、まことにかくの如くなのである。漢の長沙の太守の張仲景は、その才能がとりわけ人よりも抜きんでてすぐれ、まっすぐに学問の奥深い真理を会得し、ここに於いて多くの書物にあたって重要な点を拾い上げ、傷寒卒病論方合わせて十六巻を作り、これは後学にとって大変参考になることであった。その巻に書かれたとおりの治療をすると、病気で苦しんでいるものが甦り、障害があって歩くことのできないものが立ちあがって歩けるようになり、方に応ずる効きめが神の仕業に感じられないものはない程であり、天下にその効きめを訪ねてみると、まさに日常生活に必要欠くべからざるものと言っても過言ではないほどであった。この様にその書物は、存在そのものが必要不可欠なものなので、無いということがあってはいけないものであるにもかかわらず、惜しいことに、後の世のものはただ十巻を見ることができるのみであり、そういう訳で六巻は失われていたのである。宋の翰林院の官吏である王洙は、たまたま蠹簡《とかん》中より雑病方三巻を発見し、それを金匱方論と名づけたが、それが即ち失われた書物であった。埋もれていた優れた書物が、それを見抜ける人を得て世の中に現われてくる、其のことは何と幸いなことであろうか。林億等が天子の命を受けてその書を校正し、書物として世の中に出版したのである。しかし現在伝わっているところでは、またも三巻が失われてしまっていたのであるが、まったく和氏の玉の故事の如く、すぐれた宝がとるにたらない石と同じとして、正しく評価されないことによるためなのであった。わたくしは幼いころより医書に親しみ、広くまだ世に現われていない書物を探し求めて来た。及ち盱江流域に居住していた丘氏のもとにおいてその書を発見し、遂に前の十巻と合せて、表と裏が互いに助け合って完全なものとなるように、完全な形で見ることが可能となったのである。この書物を学ぶものの障害が取り除かれて、自由に学ぶことが可能となったのである。ああ全く、張茂先が嘗て言ったように、神と物が最終的に当に合体して一つと為ることが有るのであり、このことは其の書物のことなのである。待っていた訳でもないのに今の世に顕われて合わさって一つになるとは、一体誰が知っていたであろうか。そんな訳で、敢えて秘蔵するのではなく、それどころか特別にそれを版木に刻んで、ひろく世の中の人々と共有することとした。是によって張氏の学が失われずに残り、軒轅黄帝と岐伯の『黄帝内経』で説かれた道が、顕著なものとなるのである。これにより道がますます盛んなものとなって更に高みへと登るのであり、失われていたものを補うことが、小事であるということがどうしてできようか。後至元の庚辰の年、樵川の玉佩鄧珍がつつしんでこの序を記した。

【注】

＊夭枉：夭は若死にすること、枉は無念の思いをするで、非業の死をとげること。**＊俾**：…せしめる。**＊医和、医緩、扁鵲、倉公**：医和、医緩は春秋時代の秦の医師。扁鵲、倉公は『史記』列伝にその名がみえる伝説上の名医。**＊穎特の資**：穎は、才能が人より優れていること。穎特で、才能がとりわけ人よりも抜きんでてすぐれていること。**＊採摭**：摭は拾い上げること。**＊水火穀粟**：日常生活に必要欠くべからざるもの。**＊徑に**：徑は、まっすぐに・直接に、の意味である。**＊閫奥**：閫は、門のしきいであり、閫奥で学問の奥深い真理を意味する。**＊淑す**：淑は、よい、しとやかである、美しいの意味であり、ここでは後学のために大変参考になることである。**＊遵**：遵は、従う・…のとおりにする。**＊応效**：応ずる效きめのこと。**＊止**：（副詞）ただ。**＊翰林学士**：翰林院は、昔中国で詔勅・選述などを取り扱った官庁のことであり、そこに勤める官吏のこと。**＊蠹簡**：蠹は、物を食い荒らす虫のことであり、虫が食う、むしばむ、の意味でもある。蠹簡で「虫に食われた本」のことである。**＊豊城の剣**：『晋書』張華傳の故事。とりわけ優れた人物が、その事を理解する人を得て世にあらわれること。**＊倫**：同類、たぐい。**＊荊石**：荊は、いばらであり、「いばらと石ころ」でとるにたらない石のこと。和氏の玉の故事は、すぐれた宝がとるにたらない石と同じとして、正しく評価されないこと。**＊盱之丘氏**：盱江流域、現在の撫州市近郊に居住していた丘氏のこと。**＊表裏相資する**：資は、…に資する、ことであり、助けになることである。表と裏が互いに助け合って完全なものになること。**＊動**：動詞の後について、そのことが可能であることを表す。**＊掣肘**：干渉して自由な行動を取らせないこと。**＊張茂先**：西晋の武将で『博物志』の著者。**＊諸**：「それを…する」の意味。**＊勒**：刻む、彫刻する。

＊梓：版木。**＊遺**：失う、紛失する。**＊軒岐の道**：軒は軒轅黄帝であり、軒轅に建都したので軒轅黄帝と呼ばれた。岐は岐伯。『黄帝内経』は、黄帝と岐伯の問答を中心に展開する。**＊昭著**：顕著である。**＊林林総総**：林が生い茂って森となるように、物事が盛んな有様。**＊壽**：長生き、長命の意味であり、壽の域で、物事が長続きする有様、である。**＊躋**：登る、よじ登る。**＊後至元庚辰**：後至元は、元の順帝の年号で、庚辰はその六年、西暦一三四〇年にあたる。

金匱要略方論序

【原文】

張仲景為傷寒卒病論合十六巻今世但傳傷寒論十巻雑病未見其書或於諸家方中載其一二矣翰林学士王洙在館閣日於蠹簡中得仲景金匱玉函要略方三巻上則辯傷寒中則論雑病下則載其方并療婦人乃録而傳之士流才数家耳嘗以對方證對者施之於人其効若神然而或有證而無方或有方而無證救疾治病其有未備國家詔儒臣校正醫書臣奇先校定傷寒論次校定金匱玉函經今又校成此書仍以逐方次證候之下使倉卒之際便於檢用也又採散在諸家之方附於逐篇之末以廣其法以其傷寒文多節略故所自雑病以下終於飲食禁忌凡二十五篇除重複合二百六十二方勒成上中下三巻依舊名曰金匱方論臣奇嘗讀魏志華佗傳云出書一巻曰此書可以活人毎観華佗凡所療病多尚奇怪不合聖人之經臣奇謂活人者必仲景之書也大哉炎農聖法屬我盛旦恭惟主上丕承大統撫育元元頒行方書拯濟疾苦使和気盈溢而萬物莫不盡穌矣　太子右贊善大夫臣高保衡尚書都官員外郎臣孫奇尚書司封郎中充秘閣校理臣林億等傳上

　仲景金匱録岐黄素難之方近将千巻患其混雑煩重有求難得故周流華裔九州之内収合奇異捃拾　遺逸揀選諸經筋髓以為方論一編其諸救療暴病使知其次第凡此薬石者是諸僊之所造服之将来固無夭横或治療不早或被師誤幸具詳焉

【訓読】

張仲景は傷寒卒病論合わせて十六巻を為《な》す、今の世は但だ傷寒論十巻を傳う。雑病は未だ其の書を見ず、或は諸家の方中に於いて其の一二を載す。翰林学士の王洙、館閣に在しりし日、蠹簡中に於いて仲景の金匱玉函要略方三巻を得たり。上巻は則ち傷寒を辯じ、中巻は則ち雑病を論じ、下巻は則ち其の方と并《あわ》せて療婦人を載す。乃ち録して之を傳うる士流、才《わず》かに数家のみ。嘗て方に對して、證の對する者を以て、之を人に施すに、其の効は神の若し。然れども或は證有りて方無く、或は方有りて證無く、疾を救い病を治すに未だ備わらざる有り。國家、儒臣に詔《みことのり》して醫書を校正せしめ、臣奇、先に傷寒論を校定し次に金匱玉函經を校定し、今又校して此の書を成す。仍《よ》って、方を逐うを以て證候の下に次《じ》し、倉卒の際の檢用に便ならしむ。又諸家の方の散在するを採り、逐篇の末に附し以て其の法を廣む。其の傷寒の文には節略多きを以て、故に雑病より以下、飲食禁忌に終わる所の凡そ二十五篇、重復を除いて合わせて二百六十二方、勒して上中下三巻と成し、舊名に依って金匱方論と曰《い》う。臣奇、嘗《かつ》て魏志華佗傳を讀むに云う、書一巻を出して曰く、此の書、以て人を活かすべしと。毎《つね》に華佗の凡《およそ》の病を療する所を観るに、尚《なお》奇怪のこと多く、聖人の經に合わず。臣奇謂《おも》うに、人を活かす者は必ず仲景の書なりと。大なるかな、炎農の聖法我が盛旦に屬す、恭しく惟《おもんみ》るに、主上大統を丕承し、元元を撫育し方書を頒行し、疾苦を拯済し和気をして盈溢《えいいつ》せしむ。而して萬物盡《ことごと》く和せざること莫し。太子《たいし》右贊善大夫《うさんぜんたいふ》臣高保衡《しんこうほこう》、尚書都官、員外郎臣孫奇《そんき》、尚書司封、郎中、充秘閣、校理臣林億等、傳上。

仲景の金匱は、岐（伯）黄（帝）素（問）難（経）の方を録し、将に千巻に近し。其の混雑煩重にして求めて得ること難き有るを患う。故に華裔《かえい》九州の内を周流し、奇異を収合し、遺逸を捃拾し、諸經の筋髄を揀選し、以て方論一編を為す。其れ諸《もろもろ》の暴病を救療するに、其の次第を知らしむ。凡そ此の薬石は、是れ諸僊《せん》の造る所、之を服すれば固《もと》より夭横無きを将来す、或は治療早からず、或は師の誤を被るも、幸いに具詳するものなり。

【訳】

張仲景は傷寒卒病論合わせて十六巻を編纂したが、今の世にはただ傷寒論十巻が傳わっているだけである。雑病篇はいまだ其の書が見つからず、或は諸家の処方中に其の一二が記載されているばかりである。翰林院の官吏であった王洙が、役所に勤めていた時に、虫食い本の中に仲景の書いた金匱玉函要略方三巻を発見した。上巻は則ち傷寒について弁じ、中巻は則ち雑病について論じ、下巻は則ち其の方剤とあわせて婦人の治療について記されていた。しかしながらその内容を記録して後世に伝えた人物は、わずかに数人のみであった。かつて記載された証に対応する方剤を人々に処方すると、その効能は神の仕業のようであった。しかしながらあるいは証は記載してあるが方剤の記載がなく、あるいは方剤は記載してあるが証の記載がなく、疾を救い病を治すには、いまだ不十分であった。そこで國家が、儒臣らに詔勅を発して醫書を校正するように命じ、臣奇が先に傷寒論を校定し、次に金匱玉函經を校定して、現在またさらに校正してこの書が出来上がったのである。これによって、証候の下に方剤を記載し、急な慌ただしい調べの際の利便を図ったのである。又諸家の方の中で散見する関連した方剤を採集し、各篇末に付してその方剤の内容を補足し、方剤の応用拡大を図った。その傷寒の文には、削られたり省略されたりした部分が多いので、このため雑病より以下の、飲食禁忌に終わる所までのおおよそ二十五篇、重復を除いて合わせて二百六十二方剤、を編集して上中下三巻となし、旧名に従って金匱方論と呼称した。臣奇が、かつて魏志華佗傳を讀んだところ、獄中にあった華佗が一冊の書物を出して、この書を以て人々を活かすべし、と言ったとされる。常日頃華佗がどのように病を治療していたのかを観てみると、なお奇妙な内容が多く、聖人の書いた金匱方論の内容に合致していない。臣奇思うに、人を活かすには必ず仲景の書によるべきであると。なんと偉大なことであるか、炎帝神農の聖なる教えが我が盛大なる中国に存在していることが。恭しくよくよく推察するに、皇帝が帝王のなすべき偉大な行いや事業を受け継いで、万民を育て育み、医書を印刷公布し、人々の疾苦を救い、おだやかな気分が人々の間に満ちるようにさせ、その様にして万物がことごとく調和しないことがないとは、何とすばらしいことであるか。太子右賛善大夫臣高保衡《たいしうさんぜんたいふしんこうほこう》、尚書都官、員外郎臣孫奇《そんき》、尚書司封、郎中、充秘閣、校理臣林億等が、上のように傳え記した。

仲景の金匱は、岐伯・黄帝・素問・難経の方法を記録し、まさに千巻に近い大著であり、その内容は混雑にして煩重であり、その内容を理解しようとしても、それを得ることが難かしいことを憂える。そうであるので、われら中華の民は国中を周遊し、異なる点を照らし合わせ、失われた部分を拾い集め、諸經の根本となる教えを選択し、それによって金匱方論一編を編纂した。そのことによりもろもろのひどい病を救い治療するための方法が分かるようになるのである。およそこれらの薬石は、これ諸々の神術を得た人が造ったところであり、これを服用すればもとより若死したり、普通でない死に方をすることがないのである。あるいは治療が遅れてしまったり、あるいは医師の誤治を被ったとしても、幸いなことに具体的に詳しく治療方法が記載されているものなのである。

【注】

***館閣**：館も閣もりっぱな建物の意味であり、ここでは役所のこと。

蠹簡**：「虫に食われた本」のこと（前出）。士流**：士大夫は、封建時代の官僚を指すが、官についていない知識人の意味もある。***倉卒**：倉は「慌ただしい」であり、卒は「急に」の意味で、倉卒で「急に慌ただしい」の意味である。***検用**：検は、調べること。***逐篇**：逐う篇で、一篇一篇を順を逐って、の意味。***節略**：節は、文章などを削ること。***勅して**：前文では刻む、彫刻するであったが、ここでは「編集する」の意味。***華佗**：後漢末の医師、神医と呼ばれた。曽操の怒りに触れ獄死したが、死ぬ直前に牢番に一冊の医学書を与えようとしたが、罰を恐れた牢番が断ると自らの手でその書物を焼き捨ててしまったという。***炎農**：炎帝神農のこと。古代中国の三皇五帝の一人で、農業と医薬の創始者といわれる。***盛旦**：震旦が中国の異称であるところから、「盛大なる中国」の意味。***惟《おもんみ》る**：よくよく考えてみる。***大統**：統は、統治をすることから転じて、帝王のなすべき偉大な行いや事業のこと。***丕承**：丕《ひ》は、「大きい」であり、承は「受け継ぐ」であるので、丕承で、「みごとに受け継ぐ・りっぱに受け継ぐ」である。***元元**：「もと、根本」の意味とともに、「たみ、万民」の意味。***撫育**：世話をして育てる、育成する。***方書**：方は、医学・医術の意味。***頒行**：ひろく行うこと。頒は、「公布する」の意味。***拯済**：拯も済も「救う」の意味。***盈溢**：盈は「満ちる」、溢は「あふれる」である。***華裔**：華は中国の略称、裔は子孫。***周流**：めぐり歩くこと、周遊。***捃拾**：捃も拾も、「ひろう」の意味。***揀選**：揀も選も、「えらぶ・選択する」の意味。***僊**：仙に同じ。不老不死の神術をえた人。***夭横**：夭折（若死にする）と横死（普通でない死に方、変死）。***具詳**：具体的に詳しく。

金匱要略方論巻上　　仲景全書

漢　長沙守　張　機仲景述
晋　太醫令　王叔和　集
宋　尚書司封郎中　林億詮次
　充秘閣校理臣
明　虞山人　趙開美　校刻

臓腑経絡先後病脉證　第一

論十三首　脈象二条

【原文】（一―1）

問曰、上工治未病何也。師曰、夫治未病者、見肝之病、知肝伝脾、当先実脾。四季脾王、不受邪、即勿補之。中工不暁相伝、見肝之病、不解実脾、惟治肝也。夫肝之病、補用酸、助用焦苦、益用甘味之薬調之。酸入肝、焦苦入心、甘入脾。脾能傷腎、腎気微弱、則水不行、水不行則心火気盛、心火気盛則傷肺、肺被傷則金気不行、金気不行則肝気盛、故実脾則肝自愈。此治肝補脾之要妙也、肝虚則用此法、実則不在用之。経曰、虚虚実実、補不足、損有余、是其義也。余蔵準此。

【訓読】

問うて曰く、上工は未病を治すとは何ぞや。師曰く、夫れ未病を治する者は、肝の病を見て、肝の脾に伝わるを知り、当に先ず脾を実すべし。四季には脾は王して、邪を受けず、即ち之を補うこと勿れ。中工は相伝わることを暁《さと》らず、肝の病を見て、脾を実することを解せず、惟《ただ》肝を治するなり。夫れ肝の病は、補うに酸を用い、助くるに焦苦を用い、益すに甘味の薬を用いて之を調う。酸は肝に入り、焦苦は心に入り、甘は脾に入る。脾は能く腎を傷り、腎気微弱なれば、則ち水行《めぐ》らず、水行《めぐ》らざれば則ち心火の気盛んなり、心火の気盛んなれば則ち肺を傷り、肺傷らるれば則ち金気行らず、金気行らざれば則ち肝気盛ん、故に脾実し則ち肝自ら愈《い》ゆ。此れ肝を治するに脾を補うの要妙なり、肝虚するは則ち此の法を用う、実なれば則ち之を用うるに在らず。経に曰く、虚を虚とし実を実とす、不足を補い、有余を損す、是れ其の義なり。

【訳】

　上工は未病を治すとはどういうことであろうか、と問うたところ、師が答えた。その未病を治療する者は、肝の病を見て、肝の病が脾に伝わるのを知っており、そこでまさに先に脾を実するのである。また四季の中で脾の力が強い季節には脾は邪を受けることはないのであり、そのような季節には脾を補う必要はない、ことを知っている。中工は肝の病が脾に伝わることを理解せず、ただ肝を治療しようとするのである。そこで肝の病は、補うに酸を用い、助けるに焦苦を用い、益するに甘味の薬を用いてこれを調合するのである。酸は肝に作用し、焦苦は心に作用し、甘は脾に作用して肝の病を治すのである。つまり脾は腎を傷つけて、腎気を弱くし、このために水の運行が妨げられ、その結果心のつかさどる火気が盛んになり、心火が盛んとなるとそのために肺が傷害され、肺のつかさどる金気が運行しなくなり、金気が運行しなくなるとすなわち肝気が盛んとなり、肝がおのずから治癒するのである。このことが、脾を補って肝を治療するという妙法の要点なのである。肝が虚しているならばこの法を用い、実しているならば用いることはないのである。経典にも言われるように、虚は虚としてとらえ、実は実としてとらえて、各々不足するものを補い、多すぎるものをそぎ落とす、これらがその本質なのである。その他の病の治療も、このことに準じて行うのである。

【注釈】

＊上工は未病を治す：金匱要略では、上工すなわち名医とは、未病を防ぐ、つまり病が目に見える形で発症する前に、臓腑経絡気血の状態を改善することによって、発症を防止することができる医者のことであるとする。単に発症した病を上手に治すことができるものを意味しない。

＊四季：ここでは、「春夏秋冬のすえの十八日間」を指し、この季節には脾土の機能が亢進するとされる。

＊暁：夜明けの意味もあるが、ここでは「知る・わかる」「知らせる・さとらせる」の意味。

＊惟：ゆい、ただ・ひとり。

＊焦苦：焦は、こげる。ここでは、苦味のことを焦苦と表現している。

【考察】

まず、未病を治すことこそが重要であることが強調されており、その例として肝の病が摂りあげられ、「肝の病を見て、肝の病が脾に伝わるのを知っており、そこでまさに先に脾を実する」ことこそが、未病を治すことであるとする。五行説にもとずく相生相剋関係からは、肝木と脾土は相互に抑制し拘束する関係にあるとされ、肝の病は脾に及んで脾の働きが抑制される（実際上肝疾患には実証性が多く、肝気鬱結から肝火を生じ、この際脾は抑制されて脾虚となる）。そこで脾を補うことによって肝火を抑えるのである。さらに肝の病の治療に関して述べられ、肝の病を治するのは、酸・苦・甘薬であり、それぞれが肝にどのように作用するかが論じられている。薬物の五味に関しては『素問』至真要大論篇に述べられており、辛は散・行に、酸は収・渋に、甘は補・和・緩に、苦は燥・瀉・堅に、鹹は下・軟に作用するとされる。また五行との関係では、酸と肝木、苦と心火、甘と脾土、辛と肺金、鹹と腎水、に対応があるとされる。すなわち、本条での肝の病を治す酸・苦・甘は各々肝・心・脾に対応しており、酸で肝を直接治するだけでなく、苦で心に働きかけて肝を補助し、甘で脾に働きかけて肝を益するとする。以上は、肝が実している場合の薬物の使用に関してであったが、次に肝が虚している場合の、肝に対する心・脾・肺・腎それぞれの関係が述べられている。

そこで逆に考えるならば、肝が虚している場合には、肝の虚を補う治療が必要なのであり、五行の相生相剋関係から肝を剋する（抑制する）のは肺金であるので、肺金の働きを抑えればよく、肺を剋するのは心火であるので、心火は盛んとなればよく、心を剋するのは腎水であるので、腎水の働きは抑えられればよく、腎を剋するのは脾土であるので、脾の働きが盛んとなればよい、ことになる。本文の病態を考えると、「脾は腎を傷つけて、腎気を弱くし、」は、脾機能が亢進すると消化吸収が亢進し、腎に過度な負担が加わり腎機能が悪化することを意味している。「水の運行が妨げられ、その結果心のつかさどる火気が盛んになり、」は、腎水は上って心火の行き過ぎを抑え、心火は下って腎水の冷えすぎを抑え、相互に助け合っていることを意味している。「心火が盛んとなるとそのために肺が傷害され、肺のつかさどる金気が運行しなくなり、」は、心は血脈を主り、肺は気を主り、すなわち全身の経脈の気は肺に集まり、肺気が全身の脈管中を滞りなく流れてこそ血液循環も正常に維持される、つまり心と肺の協力が保たれてこそ、血液の循行が維持されていることを意味している。「金気が運行しなくなるとすなわち肝気が盛んとなり、」は、肺がその粛降作用によって清気を下降させ、肝火の過度の上炎を抑えるとともに、肺は肝の疏泄作用によってその宣発機能が維持され肺気がスムーズに全身に行き渡り、さらに肝は肺の粛降作用による水液の下降を受けて、その剛性を和らげている、などの相互作用があることを意味し、その協調性が崩れると肝火が盛んとなるのである。

以上の様に、五行の相生相剋関係を元として、虚実のバランスのくずれを、薬物を用いて治療するのであるが、薬物の五味と各臓腑との相互関係を考慮して治療を行う、との大原則が述べられていることになる。すなわち外部の環境や投与する薬物と、人体内部との相互作用が問題になり、その点に関しては、『素問』陰陽応象大論篇での黄帝と岐伯の問答が参考になる。方位（東・南・中央・西方・北）と人体との関係について述べられた部分であるが、ここでは東方部分のみを記す。

「岐伯対曰、東方生風。風生木、木生酸、酸生肝、肝生筋、筋生心。肝主目。其在天為玄、在人為道、在地為化。化生五味、道生智、玄生神。神在天為風、在地為木、在体為筋、在蔵為肝、在色為蒼、在音為角、在声為呼、在変動為握、在竅為目、在味為酸、在変動為怒。怒傷肝、悲勝怒。風傷筋、燥勝風。酸傷筋、辛勝酸。」

「岐伯が答えて言った、東方は太陽が昇り風を生じ、風は木気を生じ、木気は酸味を生じ、酸味は肝気を生じ、肝気は筋を養い、筋は心を生じ養う。肝は目をつかさどる。それが天に在っては玄妙な働きを為し、人に在っては生命現象の根本の道理を為し、地に在っては万物を化生する。地が万物を化生し五味である酸（木）、苦（火）、甘（土）、辛（金）、鹹（水）を生じ、道理は智を生じ、玄妙な働きは神と言ってもよいこの世界の法を生ずる。神は天に在っては風気となり、地に在っては木気となり、人体では筋となり、五蔵では肝気となり、五色では青であり、五音では角となり、五声では呼となり、病変の動きとしては握となり、七竅では目となり、五味では酸となり、五情の変動では怒となる。怒気は肝を損ない、悲情は怒気に勝り抑制する。風気は筋を損ない、燥気は風気に勝り抑制する。酸は筋を損ない、辛は酸に勝り抑制する。」

この様に、東方→風気→木気→酸→筋→心気、と関連することが述べられ、神の働きが天では風に地では木気になり、また木気は筋、肝気、青、角、呼、握、目、酸、怒と関係していることが、述べられている。また関係の裏返しとして、怒は肝を損なうが悲によって抑制され、同様に風は筋を損なうが燥によって抑制され、酸も筋を損なうが辛によって抑制される、というように、傷害とその抑制系の存在が語られている。最後の「辛は酸に勝り抑制する」は、辛に対応する肺金が、酸に対応する肝木を抑制することを述べている。人体の五臓と五味五色五声などの感覚的なものは、相互に関係しており、それらが方位や四季とも同じく相互に関係している。「金匱要略」での、五臓と五味などの感覚的なものが相互に関係するとの表現は、黄帝内経素問での表現と共通であることが理解される。

参考文献：［1、2、4、5、6、10］（以下参考文献は［ ］で表記する）

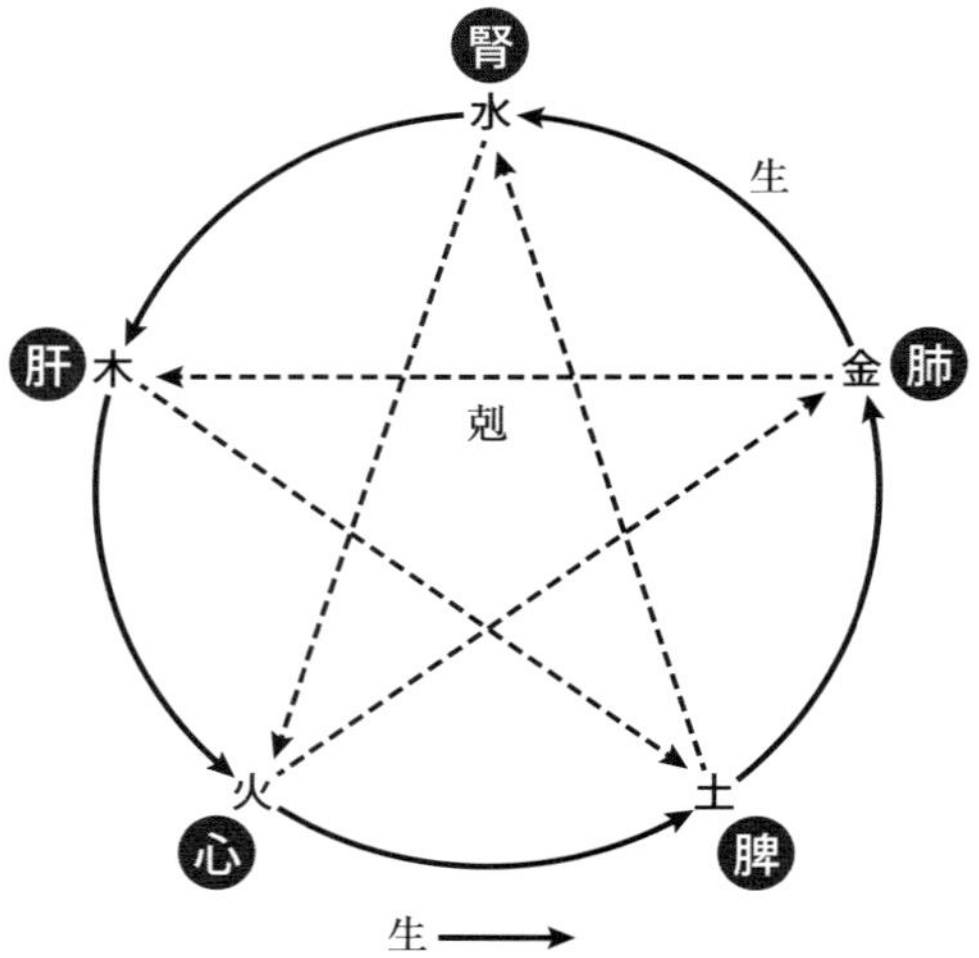

円環の五行図

腎：膀胱	・冬	・咸	・黒	
肺：大腸	・秋	・辛	・白	
脾：胃	・長夏	・甘	・黄	
心：小腸	・夏	・苦	・赤	
肝：胆	・春	・酸	・青	

【原文】（一—2）

夫人稟五常、因風気而生長。風気雖能生万物、亦能害万物。如水能浮舟、亦能覆舟。若五臓元真通暢、人即安和。客気邪風、中人多死。千般疢難、不越三条。一者、経絡受邪、入臓腑、為内所因也。二者、四肢九竅、血脈相伝、壅塞不通、為外皮膚所中也。三者、房室、金刃、虫獣所傷。以此詳之、病由都尽。若人能養慎、不令邪風干忤経絡。適中経絡、未流伝腑臓、即医治之。四肢才覚重滞、即導引、吐納、鍼灸、膏摩、勿令九竅閉塞。更能無犯王法、禽獣災傷、房室勿令竭乏。服食節其冷熱苦酸辛甘、不遺形体有衰、病則無由入其腠理。腠者、是三焦通会元真之処、為血気所注。理者、是皮膚臓腑之文理也。

【訓読】

夫れ人は五常を稟《う》け、風気に因って生長す。風気は能《よ》く万物を生ずと雖《いえど》も、亦た能く万物を害す。水能く舟を浮かべるも、亦能く舟を覆《くつがえ》すが如し。若《も》し五臓の元真通暢なれば、人即ち安和なり。客気邪風、人に中《あた》れば死するもの多し。千般の疢難は、三条を越えず。一には、経絡邪を受けて、臓腑に入り、内に因る所と為るなり。二には、四肢九竅、血脈相伝《あいつた》え、壅塞《ようそく》して通ぜず、外、皮膚の中る所と為るなり。三には、房室、金刃、虫獣の傷る所なり。此を以て之を詳《つまび》らかにすれば、病の由都《よしすべ》て尽く。若し人能く養い慎めば、邪風をして経絡に干忤《かんご》せしめず。適《たまたま》経絡に中《あた》るも、未だ腑臓に流伝せざるは、即ち之を医治せよ。四肢才《わず》かに重滞を覚えれば、即ち導引し、吐納し、鍼灸、膏摩し、九竅をして閉塞せしむる勿れ。更に能く王法を犯かす無く、禽獣、災傷、房室に竭乏せしむる勿れ。服食は其の冷熱、苦酸辛甘を節にして、形体をして衰うること有らしめざれば、病は則ち其の腠理に入る由《よし》無し。腠は、是れ三焦の元真を通会せしめるの処にして、血気の注ぐ所と為す。理は、是れ皮膚臓腑の文理なり。

【訳】

人は自然界の物質の五要素である、木、水、金、土、火の五行の働きを受け、またその身体を構成する五つの臓器、肝、腎、肺、脾、心の働きを受けてこの世界に生存している。またそれらの諸要素は、神のはからいである神的エネルギーの現われとして、天にあっては風となり、地にあっては気となって、人間に作用し、その生命現象の生成と発展の原動力となっている。そのような風や気は、この世のあらゆる物を生じる根本であるとともに、また一方ではこの世のあらゆる物を害する原因にもなるのである。それは水には船を浮かべる力があるが、浮かべた船を転覆させる力もあるのと、同じである。もし身体を構成する五つの臓器、肝、腎、肺、脾、心の働きの根本である、先天の精気と後天の穀気が合わさった気のエネルギーが、滞りなく経絡を巡っているならば、人はすなわち安らかに調和して生きることができる。しかし様々な外邪が、天の風にも地の気にも満ちており、そのような外邪に侵されると、人は多くは死ぬのである。また千にものぼる沢山の病やわずらいは、次の三条の要点を越えるものではない。第一に、体の中を複雑に巡っている経絡が、邪を受けてそれを伝え、その邪は臓腑に入り、その為に臓腑の内側から病気の根本原因が生じるのである。第二には、四肢は人間の活動の根本であるとともに経絡が通り、また九竅からは精気や穀気が出はいりし、さらに血脈（経脈）が身体全体を巡って気血が循環しているのであるが、その循環が塞がって滞ると、体表面の皮膚が傷害された状態となるのである。第三には、性交渉過多や刃傷や虫獣による傷害である。これらの諸点を詳細に検討するならば、病気の原因がすべて言い尽くされるのである。もし人がその身をよく慎み養うならば、邪風が経絡の流れを干上がらせ逆流させることはないのであるが、たとえ経絡中に邪風が入り込んだとしても、腑臓に伝わる前に、医者はその邪風を治療するようにしなければならないのである。四肢がわずかに重く、経脈の流れが滞って感じられるならば、導引、吐納、鍼灸、膏摩などの治療を行って、九竅が塞がることがないように努め、さらに天地の理法に背くことが無いようにし、禽獣に傷つけられたり、房室過多で気血が欠乏することがないようにしなければならないのである。食事は、冷たい、熱い、苦い、酸っぱい、辛い、甘いものを取り過ぎないように節制し、服装はみすぼらしくならないように努めるならば、病は皮膚や筋肉や臓腑の表面にある腠理というバリヤーの内側に入ってくることはないのである。腠とは、気・血・水の流通する三焦という通路に満ちた、生命維持の基となる真気が、注いでいる所なのである。理とは、皮膚や臓腑の表面にあるバリヤーとしての文理なのである。

【注釈】

＊**五常**：五行（木、水、金、土、火）や五臓（肝、腎、肺、脾、心）のこと。

＊**風気**：「風」は、『素問』陰陽応象大論篇によれば（前出）、「神の働きが天では風に地では木気になり、」と述べられているように、神の働きが天に表われている様であり、気は地に表われている様である。またそれらを動かしている、生命エネルギーをあらわす。

＊**元真**：「真元」「真」と同じか。「真」は真気の意味で、『素問』上古天真論篇注によれば、「先天の精気と後天の穀気が合してできたもので、生命維持のために主要な働きをするのもである。」とある。

＊**通暢**：「暢《チョウ》」は、のびる、のんびりする、ゆったりする、よくとおる、意味が通ずる、そだつ、長ずる、やわらぐ、などの意。「通暢」は気の巡りが滞りなく通じていること。

＊**客気**：客が外から来るように、外から侵入する邪気のこと。

＊**邪風**：すべての外邪性の病因を指す。

＊**中**：アタル。そこなう、外物によって害を受ける。

＊**疢難**：ちんなん。「疢」は、やまい、熱病。

＊**九竅**：キュウキョウ。「竅」は、穴の意。「九竅」で、上部の「七竅」である、眼二、耳二、鼻孔二、口一と、下部の「二竅」である、前陰（尿道孔）と後陰（肛門）のこと（『素問』生気通天論篇より）。

＊**血脈**：中医学では、気と血は経脈を一緒に流通しているとされており、気は血の流通を推し進める原動力と考えられている。つまり血脈は経脈と同じ。

＊**甕塞**：ヨウソク。「甕」は、カメの意。

＊**房室**：房は小部屋、室は奥ざしき、の意。房事は性交渉の意。

＊**傷**：イタむ。

＊**詳**：ツマビらか。

＊**干忤**：カンゴ。「忤」は、サカラう、逆に同じ。

＊**経絡**：「経」とは、経路、すなわち通り道と言う意味で、「絡」

とは連絡、すなわち接続すると言う意味である。川に譬えるならば、経は主流でまっすぐ直流するのに対して、絡は支流で流れ方も複雑であり、相互に連絡しあっており、営、衛、気、血が、その中を系統的に循行しているとされる。

＊**才**：ワヅかに。

＊**導引**：古代に流行した健康促進体操。身体運動、呼吸運動、按摩術を兼ね備えているものが多い。［7］

＊**吐納**：吐故納新の略称。元々は道家の修行に取り入れられた養生法であった。気功の一種で、呼吸法により身体の養生・精神の安定を目的とする。［7］

＊**膏摩**：薬物と按摩双方の効果を期待し、皮膚に膏薬をぬり、その上を按摩する治療法。［7］

＊**腠理**：皮膚、筋肉、臓腑の表面にできた皺や肌目、肌理などのこと。また皮膚と筋肉との際にある結合組織を指すこともある。皮腠、肌腠、粗理、細理、小理、膲理などに分かれる。体液を浸出させ、気血が通過する門戸となり、外邪を防ぐ機能をもつとされている。

＊**三焦**：六腑の一つとして考えられている。六腑は「脾、胃、大腸、小腸、三焦、膀胱」の六つ。また三焦は「決瀆の官」や「中瀆の府」と表現されるように、肺・腎・膀胱・腠理の間を密接に連絡する水分代謝の全過程を貫く水路にあたり、「最大のもので、諸臓に匹敵するものなし。故にこれを名づけて孤の府という」（『類経』）、と表現されている。現代医学の視点からとらえると、組織間隙や細胞間隙に似ており、細胞外液が循行する通路であり、細胞に新陳代謝において必要となる酸素・栄養物質・酵素・水・塩類・ホルモンなどを供給し、細胞内の代謝過程で生産される不要物が、この間隙を通って排泄器官に運ばれ体外に排出される。三焦は諸気を主持し、人体の気化作用を総合的に統括し、また元気と水穀の精気の通路となる。このことは中医学における重要な認識である。

［10］

【考察】

ここでは、天の気や地の気が、経脈を通じて五行、五臓、六腑と交通し合い、生命現象が展開されていることが、語られている。経脈や三焦、腠理などの気血の流れが邪気によって傷害されて病が起こることが、語られている。これらは中医学の根本である。

【原文】（一―3）

問曰、病人有気色見於面部、願聞其説。師曰、鼻頭色青、腹中痛、苦冷者死。（一云、腹中冷痛者死。）鼻頭色微黒者、有水気。色黄者、胸上有寒。色白者、亡血也。設微赤非時者、死。其目正円者、痓、不治。又色青為痛、色黒為労、色赤為風、色黄者便難、色鮮明者有留飲。

【訓読】

問うて曰く、病人の面部に気色見《あらわ》るる有り、願わくは其の説を聞かん。師曰く、鼻の頭の色青きは、腹中痛む、冷に苦しむ者は死す。（一に云う、腹中冷え痛む者は死す。）鼻の頭の色微《かす》かに黒き者は、水気有り。色黄き者は、胸上に寒有り。色白き者は、亡血なり。設《も》し微赤にして時非ざる者は、死す。其の目の正円の者は、痙なり、治せず。又色の青きは痛と為す、色の黒きは労と為す、色の赤きは風と為す、色黄き者は便難し、色の鮮明なる者は留飲有り。

【訳】

質問して言った。病人がおり、その五臓の精気の表われとしての顔面の色や光沢について、どの様に考えたらよいのか、願わくはご説明を伺いたいと。そこで師が言った。鼻頭の色が青く、腹部が痛み、冷感のある者は死ぬと。鼻頭の色が微黒の者は、水液の停留がある。色が黄色の者は、胸の気血の巡りが悪く、寒があり機能が減退している。色が白い者は血気が不足し失血がある。もし少しばかり赤みを帯びていても、時の加護がない者は、死を免れない。その瞳孔がまるく散大し、痙攣を起こしている者は、不治である。また顔色が青い者は、節々に疼痛があり、顔色の黒い者は、過度の疲労があり、顔色の赤い者は中風の気がある。また顔色の黄色い者は、便が出難く苦しむし、顔色が鮮やかな者は、津液が凝滞した慢性の水飲停滞がある。

【注釈】

＊気色：五臓の精気が顔面にあらわす色彩・光沢のこと。

＊見：あらわれる。

＊面部：顔面のこと。内臓で発生した病変は、経絡を通して面部の神色の変化としてあらわれる。

＊水気：体内に水液が停留したり、出現したりする病理を指す。水腫のこと。

＊胸：心、肺、心包、上焦などの臓器が入っている領域。

＊設：もし。

＊時：とき。

＊労：虚損、労傷の略称。または、過度の疲労。

＊風：ここでは中風であり、脳血管障害と中毒性脳症のことで、卒中ともいう。

＊留飲：飲証の一種。慢性の水飲のこと。中焦脾胃が陽虚で運化作用が失調し、津液が凝滞することにより発生する。

【考察】

望色、すなわち顔の色を見ることであるが、視診と同じと考えられる。「鼻頭の色が青く、腹部が痛み、冷感のある者は死ぬ」とあるが、死を免れない状況は、陰陽が離決した状態の反映と考えられる。本来陰陽はお互いに協調して生体を維持し、陽気が精・血・津液を温煦し固摂するとともに、陰精である精・血・津液が陽気を積載し収容している。陽気が極端に衰えると精・血・津液が温煦されず陰寒が内生し、一方精・血・津液が陽気を積載し収容することができなくなり、孤立した陽気すなわち孤陽が、根拠がなくなり無根となって、その昇浮の性質により頭面部に上浮して頭面部が赤くなる。しかし治療の時期を失すれば孤陽も離散してしまい、顔面は青くなり、裏寒によって腹痛となるとともに、死を免れないことになる。陽虚の原因は、慢性的な脾陽虚や、腎陽虚が背景にあることが多い。

「鼻頭の色が微黒の者は、水液の停留がある」は、五行図によれば、黒は水と関係した色であり、腎陽虚が考えられ、腎陽虚では腎の気化作用が働かず、水液がさばかれず温煦されないために、水液が貯留したり溢れ出したりする。その場合には顔面が黒ずんでくる。

「色が黄色の者は、胸の気血の巡りが悪く、寒があり機能が減退している」は、黄色が五行図では脾に対応し、一般的には色が黄色いのは、脾虚のために水穀の精微が十分に運化されず、水穀の精気が皮膚・筋肉に回らなくなり、皮膚・筋肉が委縮するためとされる。また脾虚が強いと気血が化生されず、このために胸部において宗気も化生されず、水湿運化も滞り、水湿をさばくことができなくなる。当然胸部の気血の巡りも悪くなり、寒も内生する。

色が白いものは、貧血を意味している。「少しばかり赤みを帯びていても、時の加護がない者は、死を免れない」は、いわゆる戴陽であり、先述の無根となった孤陽の上浮に相当し、危篤のサインである。瞳孔が散大し痙攣をおこしているものは、脳出血、脳梗塞、脳腫瘍などを考えなくてはならない。「顔色が青い者は、節々に疼痛があり、」は、青は寒・疼痛・瘀血をあらわすとされる。一方五行図では青は肝と関係があるとされるが、必ずしも五行図にあてはまらない場合もあるのである。顔色の黒いのは、黒は腎と関係するが、水飲・瘀血とも関係があるとされる。ここでは、過度の疲労に対する経験上の表現であろう。過度の疲労では、脾腎の陽虚が強くなると考えられ、その点では腎と関係しているとも考えられる。「顔色の赤い者は中風の気がある」は、高血圧時に顔面が赤くなるのはよく経験するところであるが、虚陽上擾や肝火上炎などのように、頭部に過度の陽気が上炎するような場合には、顔面が赤くなるとともに、中風が引き起こされる。また風は陽邪で熱を生じ上浮し易すく、顔面が赤くなる。「色黄き者は便難し、」は、黄色は脾虚湿証とされ、一般的には泥状便となることが多いが、津液が化生されずに欠乏するような病態においては、大腸の伝導機能も影響を受けて大便が出にくくなる。「顔色が鮮やかな者は、津液が凝滞した慢性の水飲停滞がある」は、先に水液停滞では黒色になると述べたが、水飲は、脾胃の運化機能の異常を背景として胃に停滞した水液が水飲となり、五臓の気化機能の異常によって虚を生じた場所に移動して、痰飲・懸飲・溢飲・支飲が形成されるとされる。そこで水飲が頭面部に上逆し波及すると、皮膚が脹満し鬱滞による熱も加わって、一見顔色が鮮やかに見えることが考えられる。［2、8］

【本条のポイント】

望診の重要性についての考察。

【原文】（一―4）

師曰、病人語声寂然喜驚呼者、骨節間病。語声暗暗然不徹者、心膈間病。語声啾啾然細而長者、頭中病。

【訓読】

師曰く、病人、語声寂然《せきぜん》として、喜く驚呼する者は、骨節間の病なり。語声暗暗然として徹せざる者は、心膈間の病なり。語声啾啾然として細くして長き者は、頭の中病む。

【訳】

師がおっしゃった。病人でその話し声が今にも消え入りそうでさびしく、しばしば驚いたり叫び呼びかけたりする者は、骨や関節などの組織の関係するところに病因がある。また話し声が暗くくぐもった感じで、徹りがわるく聞えづらい者は、心と横隔膜の間に病因がある。話し声が小声でわびしくあわれっぽく、か細い声で長々と続く者は、頭の中に病因がある。

【注釈】

＊**寂然**：ひっそりかんとしているさま。

＊**喜**：しばしば。

＊**暗暗**：いんいん。

＊**膈**：カク。横隔膜のこと。古代では、食物が消化の際に生じる濁気の上昇を隔絶させる役目があると解釈されていた。十二経脈の多くがこの膈を貫いている。［7］

＊**啾**：しゅう。小声で鳴く。鳥や虫などがさびしくあわれっぽく鳴く形容。

【考察】

人間の精神や思索などの働きを支配しているのは、一つは心の神明を主宰する機能であり、また人間の精神や情緒を、明朗快活で穏やかに安定させているのは、肝の疏泄機能が働き、それにより精神や情緒が滞りなくその機能を発揮することが可能となっている。筋膜は、肝の疏泄機能によって肝血や津液に潤されて柔軟となり、活発に動くことが可能となっている。また肝は血を貯蔵し、腎は精を貯蔵し、血と精は同源であり血は精から化生されるとされ、腎陰や腎精が虚すと、その影響は肝に波及する。腎精はまた髄を造るとともに骨を主るとされ、腎虚の影響は骨に及ぶことになる。さらに血は心気の働きにより全身を循環することが可能となっており、心気が虚弱になれば血液の循環が影響を受けるとともに、心自体が温まらず、心の神明を主宰する機能や、さらに精神や意識の活動が影響を受けることになる。また腎水は上昇して心火の行き過ぎを抑え、心火は下降して腎水の寒の行き過ぎを抑えている。この様に肝・腎・心は相互に影響し、腎は骨に肝は筋膜さらに関節に影響し、肝・心は精神・思索・情緒に影響しているところから、骨節間の病に、「消え入りそうでさびしく、しばしば驚いたり叫び呼びかけたりする者は、」などの過度の抑鬱や煩燥、錯乱などの症状を伴うことになる。

このように話し声が「寂然」として、しばしば「驚呼」する状態は、朦朧とした意識の混迷状態に加えて、すこしの刺激に対しても被刺激性が亢進して過剰に反応し、思考が混乱していることを示している。年を取って認知症が進行したり、病気で体が衰弱した場合などにみられる。また老化に伴う腎虚によって骨粗鬆症や関節の変形が進み、認知症に伴う意識の混迷状態も加わった病人を診て、「骨節間病」と考えたとも考えられる。「心膈間病」は、心臓や肺に問題があって、横隔膜を十分に動かして息を出し入れして発声することができない状態と思われる。一方膈部は上焦と中焦の間に位置し、各種経脈の多くがこの膈を貫いており、また上焦や中焦の病変の影響が及ぶところであり、膈上に異常がある場合は病変が半表半裏にあることを意味するとされる（十七―13参照）。また足少陰腎経は、腎から肝、横隔、肺に入り、咽頭に沿って上るとともに、その支脈は、肺から心を廻って胸中に至り、手厥陰心包経と連絡するとされ、心・肺・横隔と咽喉部が経脈上でも関係があることがわかる。「頭中病」は、脳出血、脳梗塞、脳腫瘍などで脳障害があるために、言葉を作りだすことや、言葉を発する機能や、言葉を理解する機能が障害されたために「啾啾然細而長者」となるのだと思われる。［2、8］

【本条のポイント】

話し声の状態と五臓の状態との関係について。特に中医学的な病態との関連についての考察。

【原文】（一―5）

師曰、息揺肩者、心中堅。息引胸中上気者、咳。息張口短気者、肺痿唾沫。

【訓読】

師曰く、息して肩を揺する者は、心中堅《かた》し。息胸中に引き上気する者は、咳す。息して口を張り短気する者は、肺痿にして唾沫す。

【訳】

師がおっしゃった。肩を揺する様な息をする者は、血脈の運行が障害されているのであると。また、吸気時に胸骨上部や胸郭や心窩部が凹んで息をする者は、気道が塞がり胸膈に痰飲があり、正常な肺気の流れが上逆している者であり、この様な病態を「咳」と言うのである。また息をする時に胸郭の動きが悪く、このために口呼吸となり頬を膨らませて呼吸する者は、肺が枯萎し萎縮しているのであり、泡沫状の痰を唾す。

【注釈】

＊心中堅：血液は精が気の作用を受けて変化し生成され（前条参照のこと）、また血液を循行させる動力は気の推動であると考えられており、つまり血が気を載せることにより気が血を巡らせることができるのである。また心のポンプ作用により、血液は血管を流れているが、またポンプ作用も含めて血液の運行は心気の作用によると考えられており、それらのことは「心は血脈の気を蔵す」や「心は身の血脈を主る」と表現される。また「肺は百脈を朝す」と表現されるように、朝は集める

と言う意味なので、肺には経脈や血脈のすべてが集まっており、心と肺が協同して気血の運行が正常に行われている。このことは「心は血を主り、肺は気を主る」と表現される。このような心と肺の関係を考えるならば、本文の「息揺肩者、心中堅」は、堅が血脈の運行が制限された状態を意味し、そのために心肺が協同して気血を運行することができなくなり、肺に鬱血等を生じて呼吸困難となり、肩呼吸となっていることを述べていることになる。

＊上気：呼吸の病的状態の表現の一つ。ノドのところに気逆が起こり、気道が塞がれて呼吸が促迫する状態。多くは胸膈に痰飲があるために起こる。これは、急性咽頭炎、喉頭浮腫のときにみられ、つまり吸気性呼吸困難であり、吸気時に胸骨の上部と心窩部が凹むのが特徴である。ここでの「痰飲」の意味には注意が必要であり、単なる「痰」ではなく、臓腑機能が失調し、津液と水湿が化生してできた病理的物質であり、臓腑そのものを侵害し、また経絡の流れを混乱におとしいれたりすると考えられており、正常な生理状態のもとでは存在してはいけない液体の総称である。また「気逆」は、臓器の気が乱れ、本来は、下に下向する気が上逆するものである。肺胃の気の上逆が多い。肺気上逆が悪化すると、ゼイゼイしてまっすぐ横になって寝られない状態となる。

＊咳：「咳嗽」において、元来「咳」は無痰のものを指し、「嗽」は痰がからむものを指していた。現代では、前者を「咳」、後者を「咳嗽」と呼ぶ。「咳逆上気」は、咳嗽し、気逆し、喘ぐような状態を指す。

＊肺痿：①肺が枯萎するような病症。②伝染性の消耗性疾患、すなわち肺結核のこと。③皮毛痿のこと。[7]

＊沫：体液が泡沫状態に変わること。

【考察】

心と肺は密接に関係しており、気血の運行が正常に行われるためには、両者のバランスが保たれていることが必要である。気管支喘息は呼気時の呼吸困難であるが、ここでは吸気時の呼吸障害としての「上気」が語られている。またその本質は「気逆」と「痰飲」であるとの中医学的な見解が語られる。口呼吸となり、泡沫状の痰を唾するのは、肺機能そのものが相当に低下し、肺の器質的な変化が進行していることを意味する。胸郭や頬の動きから、胸部疾患の状態を推し量ることも大切である。

【本条のポイント】

呼吸状態の観察の重要性について。心と肺の関係からの考察と、吸気性呼吸困難と呼気性呼吸困難の中医学的意味について理解すること。

【原文】（一—６）

師曰、吸而微数、其病在中焦、実也、当下之即愈。虚者不治。在上焦者、其吸促、在下焦者其吸遠、此皆難治。呼吸動揺振振者、不治。

【訓読】

師曰く、吸して微数は、其の病中焦に在り、実なり、当に之を下すべし、即ち愈ゆ。虚する者は治せず。上焦に在る者は、其の吸うこと促《はや》く、下焦に在る者は其の吸うこと遠し、此れ皆難治なり。呼吸動揺し振振たる者は、治せず。

【訳】

師がおっしゃった。吸気が微弱で回数が多い者は、その病の基が中焦にあり、実証である。まさにこの実証の邪を瀉下すれば、病は治癒するであろう。虚証の者は、治癒しない。病の基が上焦にある者は、吸気が促迫しており、下焦にある者は、その吸気が困難となり、これらは皆難治である。呼吸が動揺して、早くなったり遅くなったりし、身体を振動させるように苦しんで息をする者は、不治である。

【注釈および考察】

＊**中焦**：三焦は、上焦、中焦、下焦の総称であり、また三焦そのものは、六腑「脾、胃、大腸、小腸、三焦、膀胱」の一つである。三焦の説明は、【原文】(一―2) の語彙欄で行っているが、「現代医学の視点からとらえると、組織間隙や細胞間隙に似ており、細胞外液が循行する通路であり」と考えてよく、また「人間体内の五臓六腑は、この三焦により連係させられて、初めて一つの有機的なバランスの取れた正常な生命現象が営まれる (リンパ系機能、水・電解質平衡代謝機能もこのなかに含まれる)。」(『臨床中医学概論』より)、と表現されるように、生命活動の要の役割を果たしている。概念的には、胸から上を上焦、心窩部から臍までを中焦、下腹部を下焦としている。上焦は心・肺を含み、中焦は脾・胃を含み、下焦は腎・小腸・大腸・膀胱を含むとされる。

＊**吸して微数は、其の病中焦に在り、実なり、当に之を下すべし、**：ここでは吸気を中心に述べられているが、呼吸と同じ意味にとってよいと思われる。中焦には脾・胃が含まれており、脾は運化昇清機能によって消化吸収された精微物質を肺に送り、心肺の作用を通じて気血に変化生成して全身に送っている。胃の生理機能は水穀の「受納」と「腐熟」にあり、胃はものを「納め」て「降」ろす働きがあり、脾の上昇作用とは逆の関係にある。胃の病症は実証として表われることが多く、「胃熱」や「胃実」と表現されるが、脾はもともとの働きが上昇作用であるので、その病証は虚証として表われることが多い。胃の病症は陽明腑実証におけるように、陽明経において邪熱が亢進し、腹部が脹満し、食欲は不振で、大便が固くなるとともに津液が遊離して水様便となる。このような状態においては、裏熱が亢進するとともに、臓腑の気が巡らなくなるために肺気も下降しなくなり、呼吸が微弱となり回数が多くなると考えられる。また胃は中焦にあって肺の経脈と通じ、胃気の和降機能と肺の粛降作用は相互に協調しているために、胃気の和降機能が働かなくなると肺の粛降作用も影響を受け、呼吸状態が悪化する。このような場合には、大承気湯のよう

な方剤を用いて、実邪を下して除くことが必要となる。[8]

***虚証の者は、治癒しない**：呼吸が微数で虚証であり、その原因が中焦にある場合は、脾虚によって運化機能が低下した場合である。脾胃の運化によって吸収された水穀の精微と、自然界の清気から形成された宗気が、呼吸をコントロールするとともに、全身の気の大元となっているが、運化機能の低下によって宗気の機能が減退するために、呼吸機能も低下し、微数の呼吸となるのであり、そのような場合は治癒しがたいのである。

***上焦にある者は、吸気が促迫しており**：西洋医学的には、病気の原因が上焦すなわち心・肺にあると、心機能の低下や呼吸状態の悪化によって、頻脈そして呼吸促迫となるのは当然であると思われる。中医学的に考えてみると、前条で説明したように、「心は血脈の気を蔵す」「心は身の血脈を主る」であり、肺は「肺は百脈を朝す」であるとともに、呼吸を主り気を主るとされる。脾胃によって消化吸収された水穀中の精微物質は、脾によって「営気」と「津液」に化生され、「営気」が心の作用を受けて「血」が生成される。また水穀中の精微物質は肺に運ばれ、呼吸運動により自然界から取り入れた清気と合わさって「宗気」となり肺に集中し、この「宗気」が呼吸による気体交換の原動力となり「肺気」とよばれる。さらに「肺気」は心と協同して血液運行の動力となり、「心気」とよばれる。このように宗気は肺気と心気を補充し、全身を巡っていると考えられており、それらは「宗気が全身の気を主る」と表現されている。そこで以上の内容を考慮した上で、心の虚証の病証と肺の虚証の病証を考えることが必要となる。心の虚証の病証である「心気虚」「心陽虚」では、宗気や肺気も虚して呼吸が促迫する。肺の虚証の病証には、「肺気虚」「肺陰虚」があるが、「肺気虚」では「宗気」が虚す結果、心気も虚しそのために血虚となる。このように心肺は相互に関係し、それらの気虚によって呼吸は促迫し、気血の流通が滞ると遂には死に至ることになる。

***下焦にある者は、その吸気が困難となり、これらは皆難治である**：下焦は、腎・小腸・大腸・膀胱であるが、ここでは腎との関係が重要である。腎の機能は、精気をため・水を主り・気を納める、であり、また人間の生命現象の維持に必要な、生殖、成長、老化、骨、骨髄等の機能にも密接に関連し、「命門」を主るといわれている。「肺は気の主であるが、腎は気の根である。肺は呼吸を主り、腎は納気を主る。」と言われるように、呼吸によって生成された気は、粛降作用によって腎に納められ、呼吸機能が維持されており、呼吸は肺と腎の協同作業によって成り立っていると考えられている。また肺の粛降作用によって水液も下降して腎に運ばれると考えられ、気道や水道が滞りなく流れるために、肺・腎は協調している。そこで肺虚は腎虚を誘発し、腎虚は肺虚を誘発するので、「肺腎同治」といわれるように、両者は同時に治療することが必

要となる。一般的には気を腎に納めることができない腎不納気においては、すこし動いただけでも呼吸が促迫するとされるが、その呼吸は「呼多吸少」と呼ばれる吸気性の呼吸困難となり、平臥できなくなるとされる。〔2、8、9〕

＊呼吸動揺し振振たる者は、治せず：呼吸が動揺するのは、チェーンストークス呼吸であり、呼吸中枢の二酸化炭素に対する感受性の低下が起こっていることを示しており、末期の症状であり不治である。宗気の働きが低下していることが原因と考えられる。

【本条のポイント】

呼吸状態の観察も重要であり、病因部位の中焦・上焦・下焦による呼吸症状の違い、およびその病態を理解することが重要である。

【原文】（一―7）

師曰、寸口脈動者、因其王時而動。仮令肝王色青、四時各随其色。肝色青而反色白、非其時色脈、皆当病。

【訓読】

師曰く、寸口の脈の動ずるは、その王時に因って動ず。仮令《もし》肝王《さか》んならば色青し、四時各々その色に随う。肝色は青し、而るに反ってその色白きは、その時の色脈に非ず、皆当《まさ》に病むべし。

【訳】

師がおっしゃった。寸口の脈が変動するのは、五行の諸要素や四季の移ろいなどが、盛んになったり衰えたりすることに伴って、変動するのである。もしたとえば、肝気が盛んな春の真っ盛りの季節ならば、顔色が青くなるようなものであり、四季の各々に応じて顔色も変動するのである。顔色が青くなる春の肝気が強い季節に、かえって反対に顔色が白いならば、その顔色やその人の脈象もその季節のものではなく、そのような人は皆、病気なのである。

【注釈】

＊寸口脈：「素問」に記載されている脈診法と、「傷寒論」に記載された脈診法は異なる。「傷寒論」では「寸口脈」は橈骨動脈のことであり、「金匱要略」も同様に考えてよいと思われる。今日では、「寸口脈」を三つに分けて、寸、関、尺と称しており、左は（寸：心・心包絡、関：肝・胆、尺：腎・膀胱・小腸）に対応し、右は（寸：肺・胸中、関：脾・胃、尺：腎・大腸）に対応しているとされる。寸口脈の変化の状態から、臓腑や気血の機能状態を推測することができる。また寸口部の経脈は、「手太陰肺経」の脈であり、この肺経脈を通して気血が流通している。一方肺は、「百脈の朝」やまた「肺は十二経の始点であり終点である」と言われるように、全身臓器を通った気血が集まる場所であり、流れ出る場所なのであり、肺を流れ出た「手太陰肺経」の脈は、寸口部で触知可能脈診可能となり、全身臓器の気血の状態や臓器機能を知ることが出来るようになる。

＊王時：王《おう》は、盛ん、と同じ。光が美しい、の意も。たとえば、春を取り出して考えると、春になり始めから暫くして春の気が最高となり、次第に低下して夏に移行してい行く。これは、陰陽の消長と同じであり、旺時はその時季の気が最高になった時を意味している。(サインカーブをイメージするとよい。)

＊仮令：モシ。仮定法。

＊肝王色青：木、火、土、金、水の五行と、四季、五色、五臓の関係は、(木、春、青、肝)、(火、夏、赤、心)、(土、長夏、黄、脾)、(金、秋、白、肺)、(水、冬、黒、腎)である。

＊四時：四季に同じ。

＊色脈：顔色と脈象。

【考察】

寸口の脈は、全身の臓腑の機能状態に対応した、その時点の気血の状態を表すのであり、四季の変動に伴って変動するのである。それは人間の顔色が四季の変動に伴って変動するのと同じであり、その変動の様子は波が徐々に高くなって最高潮に達した後に除々に減衰するのと同様で、その最高潮時にその四季のもっている本来の姿が最も鮮やかに表われて来るのである。このことは、当然と言えば当然であるが、顔色や脈証を診るときに常に考慮しておかなくてはならないことである。

【原文】(一―8)

問曰、有未至而至、有至而不至、有至而不去、有至而太過、何謂也。師曰、冬至之後、甲子夜半少陽起、少陽之時、陽始生、天得温和、以未得甲子、天因温和、此為未至而至也。以得甲子、而天未温和、為至而不至也。以得甲子、而天大寒不解、此為至而不去也。以得甲子、而天温如盛夏五六月時、此為至而太過也。

【訓読】

問うて曰く、未だ至らずして至るあり、至って至らざるあり、至って太過なるありとは、何の謂ぞや。師曰く、冬至の後、甲子の夜半少陽起り、少陽の時、陽始めて生じ、天温和を得、ゆえに未だ甲子を得ずして、天因って温和なるを、これを未だ至らずして至るとなすなり。ゆえに甲子を得て、天未だ温和ならざるを、至って至らずとなすなり。ゆえに甲子を得て、天大いに寒くして解せざるを、これを至って去らずとなすなり。ゆえに甲子を得て、天温かにして盛夏の五六月の時の如くなるを、これを至って太過となすなり。

【訳】

お教えいただきたい事があり、質問致します。季節がまだその時期になっていないのに、気候がすでにその時期になっていることがあり、逆に季節がその時期になっているのに、気候がまだその時期になっていないことがあり、また季節がその時期に至って気候が過度に激しいことがあるのは、これはどうしたことでしょうか。師がおっしゃった。冬至の後、「甲子」から始まり、六十日後の甲子の日の夜半(真夜中)に、「少陽」が起る、この少陽の時に、秋冬の陰から変って陽気が始めて生じ、天地の気候は温和となる。これが天地自然の在り方だから、甲子の日が来ないのに天地の気候が温和になるのを、このことを季節がまだその時期になっていないのに、気候がその時期になっていると言うのである。また逆に、甲子の日が来ているのに、天地の気候がいまだに温和にならないのを、季節がその時期になっているのに、気候がまだその時期になっていないとするのである。同じ理由から、甲子の日が来ても天地の気候が大変に寒くて解ける気配がないものを、甲子の日が来たのに寒さが去らないと言うのである。さらに甲子の日が来て、天地の気候が温かで盛夏の五六月の時期の気候の様であるのを、季節がその時期になって、気候が過度に温かすぎるというのである。

【注釈】

＊**有未至而至**：「いまだ至らずして至るあり」は、季節がまだその時期になっていないのに、気候がすでにその時期になっていること。至の前に季節、気候を補って考えるとよい。

＊**太過**：五行の諸要素が過度に表われること。

＊**冬至之後、甲子夜半少陽起、**：十干十二支では、甲子から始まり六十日で一巡し、甲子にもどる。冬至の後、「甲子」から始まり、六十日後の甲子の日の夜半（真夜中）に、「少陽」が起る、と言う事。季節では、春夏が陽で、秋冬が陰であるので、春の兆しが始まるのが「少陽」になる。

【考察】

五行の諸要素に、四季の変動が与える影響を考える際、実際の季節変動は、早まることもあれば遅れることもあり、変動の巾も、暑すぎることもあるし寒すぎることもある。現実は原則がそのままではあてはまるとは限らず、常に応用問題であることを、強調しているのだと思われる。暦の季節と実際の気候のずれは、人間の身体を形造っている臓腑の機能や気血の状態に、微妙なストレスを及ぼすと思われるが、そのことはここでは述べられてはいない。詳細は後ほどと言うことなのだろう。また、風・寒・暑・湿・燥・火の自然界の六種の気候要素を「六気」と称するが、六種の気候要素が太過（多すぎ）や不及（不足）となることはいずれも異常であり、そのことが病の原因となる場合を「六淫」または「六邪」と称するのであるが、ここではそのことも言いたかったのではないかと思われる。

【原文】（一―9）

師曰、病人脈浮者在前、其病在表、浮者在後、其病在裏。腰痛背強不能行、必短気而極也。

【訓読】

師曰く、病人の脈、浮のもの前にあるは、その病は表にあり。浮のもの後にあるは、その病は裏にあり。腰痛み背強ばり行く能わず、必ず短気して極まるなり。

【訳】

師がおっしゃった。寸脈が浮脈のものは、その病は表にあり、尺脈が浮脈のものは、その病は裏にある。腰が痛んで背中が強ばって、歩くこともままならないものは、呼吸が促迫して進退極まり疲労するのである。

【注釈】

＊脈浮：浮脈、に同じ。浮は脈位の深さを表現し、浮脈は浅く皮下のすぐ下に脈拍を触れ、やや強く圧すると、脈拍が弱くなる。「水に漂う木のごとし」と表現される。浮脈は表を主る、と言われるように、表（人体の肌表、皮毛、肌腠）が六淫の邪気（前出）によって侵犯されると、体表で正気との抗争がおこり、気血が外に向おうとするために、浮脈が出現する。このような、正気と邪気の抗争による証候を表証と言い、悪寒、発熱、浮脈、薄白舌苔が見られる。また、表に邪気があると、営衛気血の流れが阻害されて通りが悪くなって機能失調が起こり、そのために頭痛、腰痛、関節痛などの痛みを生じることとなる。それに対して「沈脈」は、陽気が衰弱したために、外邪の侵犯があっても、営気や衛気を表に出すことができず、気血が裏にこもってしまった脈象である。[2、10]

＊在前：手首の脈診は「寸口三部診」と言われ、「寸」、「関」、「尺」の三部からなっている。「関」の位置は、橈骨茎状突起（橈骨頭ではない）に相当し、「寸」と「尺」の境界の意味がある。橈骨茎状突起より手部方向の、「手太陰肺経」の「魚際穴」までの距離が約1寸であるので、「寸」と表現し、陽に属し、一方「手太陰肺経」の肘関節部にある「尺沢穴」から「関」までの距離が約1尺であるところから、「尺」と表現され、陰に属するとされている。なお、1尺は10寸に相当する。臓腑との対応は、（一―7）で述べたが再掲すると、左は、（寸：心・心包絡、関：肝・胆、尺：腎・膀胱・小腸）に対応し、右は、（寸：肺・胸中、関：脾・胃、尺：腎・大腸）に対応しているとされる。本文の「在前」は「関」の前であるので「寸」脈のことである。「在後」は「関」の後ろで、「尺」脈のことである。

＊短気：呼吸が短く、深い呼吸ができない状態。[7]

＊極まる：きわまること、の意味もあるが、疲れる、の意味もある。『金匱要略講話』では、「つか」るる、とルビがふられている。

【考察】

浮脈が表証であるのは、注釈にて説明をしたが、尺脈が浮であるのに裏にあるとは、どういうことであろうか。表証は多くの場合、急性上気道感染症に伴うことが多く、風寒邪を感受して浮脈となるが、急性下痢症の初期では、病変部位の大腸小腸は体表ではなく裏にある。後者の場合も表証と考えてよいかと思われるが、尺脈の浮に関しては、浮脈であっても単なる表証と決めつけてはいけないと、注意を喚起しているとも考えられる。また裏にある大腸小腸での邪正相争により増大した血流が、尺位の脈管を押し上げて、脈位が浮となっているとも考えられる。

後半の表現は、表に邪気があるために、営衛気血の流れが阻害されて機能失調を起こし、頭痛、腰痛、関節痛が起った状態を表現していると思われる。また表にある邪気のために、肺気の滞りが生じ、肺の宣発（肺気がスムースに全身に散らばり、通じること）と粛降（肺気が徐々に降りて全身をめぐること）の機能が障害されると、気管支炎や喘息の症状が起るとされ、呼吸が促迫するのもそのためと思われる。太陽病経証（二―1参照）に相当する。

【本条のポイント】

寸・関・尺脈が浮脈である場合の、表裏の鑑別について、および表に邪気がある場合の症状およびその原因について理解すること。

【原文】（一―10）

問曰、経云、厥陽独行、何謂也。師曰、此為有陽無陰、故称厥陽。

【訓読】

問うて曰く、経に云う、厥陽独行とは、何の謂ぞや。師曰く、これ陽ありて陰なしとなす、故に厥陽と称す。

【訳】

お教えいただきたい事があり、質問致します。昔の経巻に「厥陽独行」という表現がありますが、どういう意味でしょうか。師がおっしゃった。陽があって陰がないのであるから、厥陽と言うのであると。

【注釈】

＊厥陽：陽気が過度に亢進し、陰とは協調せずに単独で行動することと。太極図で考えると分かりやすいが、「陰中有陽、陽中有陰」であり、陰と陽はいついかなるときにも同時に存在し、切り離すことができないのであり、「陰極生陽、陽極生陰」であって、陰陽関係は絶え間なく転化し、運動していると考えられている。そうすると、陰のない陽とは、太極図では在り得ないことになる（太極図では、陽が極大ならば陰も極大である）。［2、10］

【太極図を示す】

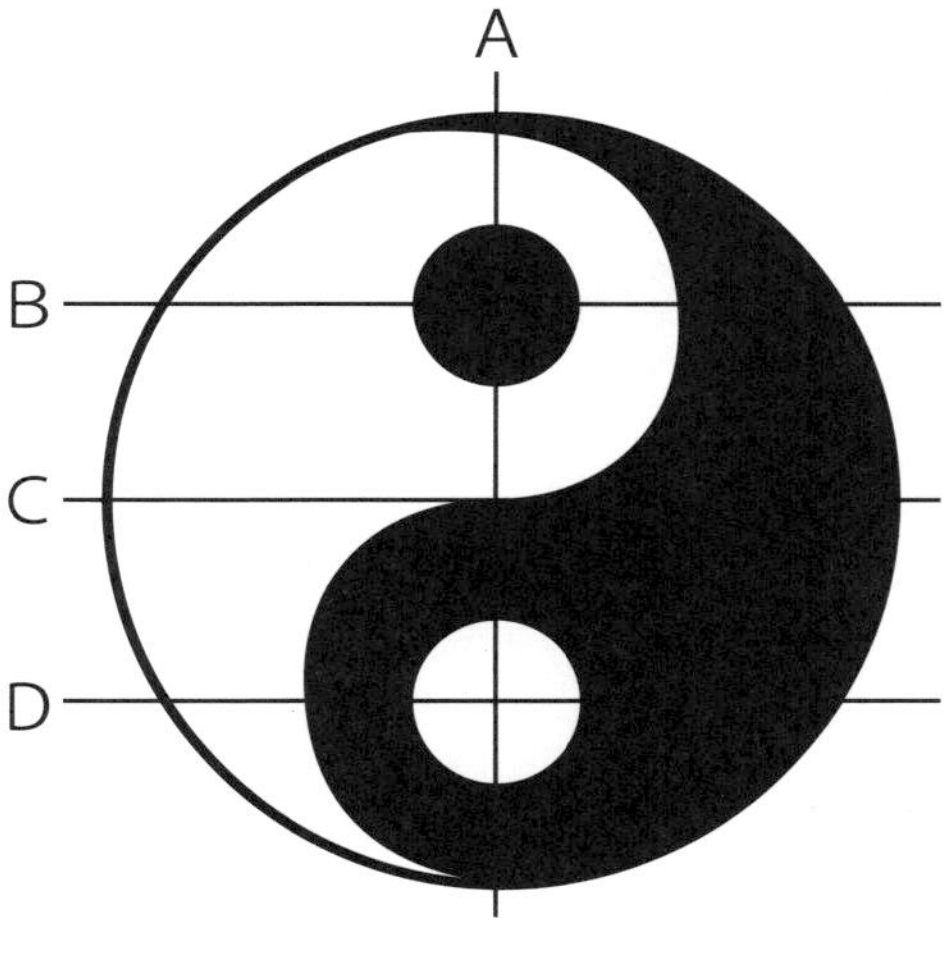

太極図

Ａ線：上は陽が極大で陰が極小
Ｂ線：陰虚陽亢
Ｃ線：平衡
Ｄ線：陰盛陽虚

小さい丸は陰の中にも陽が、
陽の中にも陰があることを示す。

【考察】

「太極図では、陽が極大ならば陰も極大である」と先に述べたが、病気とは、陰陽の相対的な平衡・協調関係が崩れ、気の盛衰が偏った状態なのであり、いわゆる邪気と正気（人体機能を主る能力や抗病能力を総称した呼び名）が、相互に関係したり闘争関係にある中で、邪気が盛んになることが原因であるとされる。陰陽のそれぞれに陰邪や陽邪が考えられ、「厥陽独行」は、陽邪が盛んになりすぎ、陰が甚だしく損なわれた状態であり、この際には熱証が現れるのである。逆に陰邪が盛んになりすぎると、陽が損なわれ、寒証が現れる。前者では、陰液が損耗し、陽をコントロールすることができなくなると、陰が虚で陽が実である虚熱証が現れる。後者では、陽気が損耗し、陰をコントロールすることができなくなると、陽が虚で陰が実である虚寒証が現れる。陰陽の関係は、本来は「陰は内にありて、陽の守なり。陽は外にありて、陰の使なり。」と言われるように、陰は内部を保存し、陽は外部で使役されるのであり、補いあって成立しているものなのであるが、一方が欠けると、他方も存在できなくなるのである。

【本条のポイント】

陰陽は本来、相互に補いあって成立しているのであり、病気とは陰陽の平衡・協調関係が崩れた状態である。

【原文】（一—11）

問曰、寸脈沈大而滑、沈則為実、滑者為気。実気相搏、血気入臓即死、入腑即愈、此為卒厥、何謂也。師曰、唇口青、身冷、為入臓、即死。如身和、汗自出、為入腑、即愈。

【訓読】

問うて曰く、寸脈沈大にして滑、沈は即ち実となし、滑は即ち気となす。実気相搏ち、血気臓に入れば即ち死し、腑に入れば即ち愈ゆ、これを卒厥となすとは何の謂ぞや。師曰く、唇口青く、身冷ゆるは、臓に入るとなす、即ち死す。如《も》し身和し、汗自ら出ずるは、腑に入るとなす、即ち愈ゆ。

【訳】

お教えいただきたい事があり、質問致します。寸脈が沈大で、邪気が心、肺におよび、まだまだ盛んな陽気と激しく闘っている状態に加えて、病邪が裏にも入り込み、脾虚も加わって、病理的な痰湿も伴っているような、気血の運行が乱れているような状態では、邪気が正気と互いに闘い、血と気に侵入した邪気が「臓」に入って機能不全を起こすと、すなわち死となるのであり、一方邪気が「腑」に入った段階で留まって、すなわち小陽病までに留まるならば、治癒すると言われます。またこの様な事態を「卒厥」、つまり突然に人事不省になる、と表現しますが、この事は何を言っているのでしょうか。師がおっしゃった。唇が青くチアノーゼを起こし、身体が冷えて気血の循環が阻害されている様な人は、病邪が臓に入っており、すなはち死に至る。もし気血の循環がよく、身体も温かく、津液の発汗も可能で、自ずから汗が出て来るような人は、病邪は腑で留まっており、治癒するのである。

【注釈】

＊**寸脈沈大而滑：**「寸脈」は、心、肺、胸中、に関係している。「沈

脈」は病邪が裏にあって気血が内に向かう裏実の場合かまたは、陽気が衰弱したために、外邪の侵入に対して営気や衛気を外に出すことができず、気血が裏にこもったために生じる脈で、皮下の深いところに触れる。「大脈」は、脈管が拡張し、粗大に感じられる脈で、有力なものは陽熱であり、邪気が盛んなために、邪気に対抗して気血が充実し、血管を拡大したために生じる。「滑脈」は、脈管の拡張と縮小が迅速であるために、滑るように感じられる脈で、元来陽脈で、気は充実し、血も十分あり、かつ血流が速い脈であるが（妊娠の脈として有名）、邪気が盛んで正気も盛んであり、脈内の液体量が痰湿の貯留により増加して生じる。脈が「沈脈」で「大脈」であるのは、傷寒六経弁証では、陽明病に相当する。陽明病は、邪気も盛んであり、また体内の陽気も衰えず、両者が激烈な争闘を行っている状態である。また陽明病は「経証」と「腑証」に分けられ、「腑証」は病が、より裏に入り込んでおり、脈が「沈大」であるのは、陽明腑証であることを表している。つまり「寸脈沈大而滑」は、邪気が心、肺におよび、まだまだ盛んな陽気と闘っているが裏にも入り込み、脾虚も加わって、病理的な痰湿も伴っていることを示している。

＊沈則為実：沈脈は、脈に力があれば「裏実」であり、無力の場合は陽気が減退している。中医学でいう虚実は、日本漢方の虚実とは概念が異なり、虚とは「正気の衰退した状態」であり、実とは「邪気が優勢である状態」である。ここはもちろん、中医学の考えによる。

＊滑者為気：滑脈の説明は前出したが加えて、「陽中の陰」であり、『新編・中医学基礎編』によれば、「滑脈は陰気有余なり」であり、「邪気が陰に入れば血液は沸騰し、脈は滑となる」であって、邪気が陰に入っていることを示している。ところで、血液の運行は、気の働きによっており、「気行《めぐ》りて則ち血流れる」とあるように、「血を運ぶのは気にほかならない」であるから、邪気が陰に入ることによる気の流れの変調が、滑脈の原因であることはある意味当然である。

＊実気相搏、血気入臓即死、入腑即愈：このところは、分かりにくい。そこであえて言葉を補って解釈する。つまり、《「実気相搏」…邪気が正気と互いに闘い》《「血気入臓即死」…血と気に侵入した邪気が「臓」に入って、機能不全を起こすと、すなわち死となり、》《「入腑即愈」…邪気が「腑」に入った段階で留まって、すなわち小陽病に留まるならば、治癒するのである。》と考える。小陽病は、肝・胆・三焦までであり、半表半裏である。一方太陰病は脾と肺に関係し、少陰病は心、腎に関係する。厥陰病は三陰の末期である。肝は正確には「臓」であるが、肝・胆は対で考えられる。臓腑の関係から言えば、臓は陰であり、腑は陽である。つまり、臓に病が入ることは、陰にまで入ることに他ならない。腑で病が留まれば治癒すると、言いたかったのではないだろうか。

＊卒厥：卒には、卒中の様に、突然に、の意味の他、尽くす、

全部、終り、などの意味もあり、そこから転じて数が多いことを表す意味もある。厥は厥証の意味では、「突然に昏倒して人事不省になるが、まもなく覚醒するような一群の病証」であり、四肢の厥冷や、下から上への逆気の意味もある。ここでは、突然に人事不省になる、くらいの意味か。

＊如身和、汗自出、為入腑：汗は「素問」では、「陽の陰に加うる、これを汗という」と表現されている。通常は、陰である津液や陰精に陽気が作用し、わずかに発汗してバランスが保たれているが、病的な発汗は、バランスの失調である。その例としては、陽気が非常に盛んで津液を逼迫した場合（裏実熱証）、陰が虚して陽を収斂させず陽が陰に入ることができずに津液を逼迫した場合（盗汗）、陽邪である風邪の開泄作用により毛竅（もうきょう、きょうは穴の意）が開き発汗（風邪の時）、気虚や陽虚の患者では体表の陽気が不足しているために営陰を固護することができずに陰液を外泄させて発汗（気虚自汗、陽虚自汗）などである。[10]　風邪による表証の場合には、発汗によって身体の外表に侵入した邪気を疎散させ、表証を解除する治療法が用いられる。本文の「如身和、汗自出、為入腑」は、邪気が腑に入っても、気血の循環も保たれ、身体も温かく陽気がまさり発汗を生じ、発汗によって邪気を疎散させることができたことを、意味していると思われる。

【考察】

この短い一連の表現の中には、中医学のいろいろな概念が込められている。寸脈、沈脈、実脈、滑脈もそうであるし、気血と臓腑の関係もそうであるし、傷寒六経弁証と陽気、邪気との関係もあり、さらに津液と陽気と発汗の関係もある。それに対して質問に対する師の答えは、その様な細かい点の説明は一切なされず、気血の循行と病邪と臓腑の関係の事実を簡潔に述べているだけである。

【本条のポイント】

病邪が臓に及んでいるときと、腑に留まるときの、脈象・症状・予後の違いと、病態を理解すること。

【原文】（一―12）

問曰、脈脱入臓即死、入腑即愈、何謂也。師曰、非為一病、百病皆然。譬如浸淫瘡、従口起流向四肢者可治、従四肢流来入口者、不可治。病在外者可治、入裏者即死。

【訓読】

問うて曰く、脈脱臓に入れば即ち死し、腑に入れば即ち愈ゆ、とは何の謂ぞや。師曰く、一病となすに非ず、百病皆然り。譬えば浸淫瘡の如く、口より起こり流れて四肢に向うものは治すべし、四肢より流れ来たりて口に入るものは治すべからず。病の外にあるものは治すべし、裏に入るものは即ち死す。

【訳】

お教えいただきたい事があり、質問致します。血脈と経絡脈の気血や営衛気の流れが、損耗されている状態で、邪気が五臓に入れば死に直結するし、六腑に入れば治癒する、と言うのは、どういうことを言っているのでしょうか。師がおっしゃった。一つの病気がその様であるだけでなく、沢山の病気にそのことは当てはまるのだよ。たとえば丹毒の様な浸淫性の皮膚病の場合には、口のあたりから起って上焦を侵した後、そこに留まらずに流れて四肢に向った場合は治癒する。しかし四肢から起って上行し五臓を侵し、そのまま口のあたりにまで入って行くものは、治らない。外感によって引き起こされた病で表にあるものは治癒するが、裏に入ったものは、五臓の機能が失調し死に至る。

【注釈】

***脈脱**：脱には、損耗の意味がある。脈は、血脈と経絡脈が考えられる。血脈は気血が流れているが、営気、衛気とも関係している。経絡脈も同様であり、それらの脈において、営、衛、気、血の流れが、損耗されている状態。

***入臓即死、入腑即愈**：五臓は（心・肝・脾・肺・腎）であり、六腑は（大腸・小腸・胃・胆・膀胱。三焦）であるが、五臓は生命維持の根幹となる機能を備えているとともに、『霊枢』本蔵篇で、「五臓は、精神血気魂魄を蔵するゆえんの者なり」と述べられているように、精気を貯蔵し精神や意識活動を主っている。それに対して六腑は、飲食物の消化、吸収、排泄を司っており、生命活動にとって重要であることは論をまたないが、五臓が邪気に浸淫されると死に直結するが、六腑で邪気が留まるならば、必ずしも死に直結しないと思われる。[10]

***浸淫瘡**：「浸淫」は、広がること、蔓延すること。「瘡」は、腫れ物、ただれものなどの皮膚病のこと。浸淫瘡は、蜂窩織炎や丹毒などが、瀰慢性に拡がったものか。丹毒は、溶血性レンサ球菌などによる真皮の炎症で、発熱、悪寒、頭痛などの全身症状を伴い、顔面その他の皮膚に充実性の発赤腫脹が拡大し、様々な病巣となる。現在は抗生剤加療で治癒しうる。

***口より起こり流れて四肢に向うものは治すべし、四肢より流れ来たりて口に入るものは治すべからず**：この部分の理由は、よく分からない。浸淫瘡に限らず百病がそうであるとのことなので、口を上焦に準じて考えると（横隔膜から上が上焦）、上焦から起り、すなわち身体の中心部から起って病気の流れが四肢に向うものは、中心部が治癒に向って後、病邪の影響が最後に四肢に及んで残存しているものであり、治癒するが、病邪の勢が四肢の末梢から中心部に及び最終的に中心部に影響が残るものは、治癒しない、と言っているとも考えられる。

***病の外にあるものは治すべし、**：「外」は「表」に同じか。六淫の邪気が外から侵入することによって引き起される外感病において、まず表において、正気が邪気に抵抗して表証が形成される。外は「外感によって引き起こされた表証」の意味か。

【考察】

今の時代には、丹毒が制御しきれずに身体全体に拡がることはないが、昔は拡がり方によっては死に直結していたのである。

その際、中心より末梢に病変が移動する場合は治癒するが、逆の場合は治癒せず死に至ることが、経験的に観察されていたのだろう。逆にいうならば、五臓が何とか持ちこたえて回復に向うならば、病は治癒するのであり、末梢の病変を見た場合も、五臓の機能の維持こそがまず第一に重要である、と言う事なのだろう。

【本条のポイント】

　腑に留まれば治癒するが、臓に入ると治癒しない。また中心から末梢に病変が移行するものは治癒するが、末梢から中心に及ぶものは治癒しない。

【原文】（一—13）

問曰、陽病十八、何謂也。師曰、頭痛、項、腰、脊、臂、脚掣痛。陰病十八、何謂也。師曰、咳、上気、喘、噦、咽、腸鳴、腸満、心痛、拘急。五臓病各有十八、合為九十病。人又有六微、微有十八病、合為一百八病、五労、七傷、六極、婦人三十六病、不在其中。清邪居上、濁邪居下、大邪中表、小邪中裏、槃飪之邪、従口入者、宿食也。五邪中人、各有法度、風中於前、寒中於暮、湿傷於下、霧傷於上。風令脈浮、寒令脈急、霧傷皮腠、湿流関節、食傷脾胃、極寒傷経、極熱傷絡。

【訓読】

問うて曰く、陽病十八とは何の謂ぞや。師曰く、頭痛、項、腰、脊、臂、脚掣痛なり。陰病十八とは何の謂ぞや。師曰く、咳、上気、喘、噦、咽、腸鳴、腸満、心痛、拘急なり。五臓の病に各々十八あり、合せて九十病となす。人にまた六微あり、微に十八病あり、合せて一百八病となす。五労、七傷、六極、婦人三十六病はその中に在らず。清邪は上に居し、濁邪は下に居す。大邪は表に中《あた》り、小邪は裏に中る。槃飪《こくじん》の邪、口より入る者は宿食なり。五邪人に中るに各々法度あり、風は前に中り、寒は暮に中り、湿は下を傷《やぶ》り、霧は上を傷る。風は脈を浮ならしめ、寒は脈を急ならしめ、霧は皮腠《ひそう》を傷り、湿は関節に流れ、食は脾胃を傷り、極寒は経を傷り、極熱は絡を傷る。

【訳】

　お教えいただきたい事があり、質問致します。陽病十八とは、どういう意味でしょうか。師がおっしゃった。頭痛、項、腰、脊、臂、脚掣痛の六症状は、足の三陽経である足陽明胃経、足太陽膀胱経、足少陽胆経の異常による症状であるが、各々に営の異常、衛の異常、営衛合わさった異常を考え、6×3＝18で十八の陽病に分類している。陰病十八とは、どういう意味でしょうか。師がおっしゃった。咳、上気、喘、噦、咽、腸鳴、腸満、心痛、拘急の九病は、いずれも外表の陽に対して内側の陰の症状であり、これら九病の各々に虚実の別があり、2×9＝18で十八病になる。また五臓六腑がそれぞれ六淫の邪気に侵されるので、心、肝、脾、肺、腎の五臓が六淫の邪気に侵されると、六淫の邪気の各々に対して、気分、血分、気血兼病の三区分の病像をあてはめることができ、合計6×3＝18で十八病であり、その病像を五臓の各々に配当して、5×18＝90で合せて九十病になる。また六腑が六淫の邪気に侵された場合も同様であり、六淫の邪気に気分、血分、気血兼病の三通りをかけ、6×3＝18であり、六腑にあてはめて、18×6＝108で合計一百八病となる。また五労、つまり、視る、臥す、坐る、立つ、行う、の五つの動作を長時間行った場合に生じる疾病や、七傷、つまり、食傷、憂傷、飲傷、房室傷、飢傷、労傷、経絡営衛気傷の七つや、六極、つまり、気極、血極、筋極、骨極、肌極、精極の六つの病像や、婦人三十六病は、その中には入ってはいない。清邪、つまり空間に漂っている霧露のような軽清な邪気は、空間の上の方に居しているし、濁邪、つまり湿濁、水湿の邪気は空間の下の方に居して、各々人体に作用している。大邪は陽邪であり、広範囲に散らばっているところからその名が付けられたのであるが、一般には風邪とも呼ばれており、身体の表面に打撃を与えている。一方身体の中層部から深部に存在する病邪である小邪は、一般には寒邪を指すのであるが、身体の内部である裏に打撃を与えている。食物からの邪気は、口から入って来るのであるが、六腑に打撃を与え食物の吸収と消化を阻害し、食物が滞った宿食という状態を引き起こしている。風、寒、湿、霧、飲食の五邪が人体に打撃を与える与え方にはそれぞれの法則がある。風は人体の表面前方からであり、寒は日暮れ時や秋冬の季節に打撃を与えている。湿は重く濁った梅雨期の主気であり、その下向作用により、腰、膝等の下肢に打撃を与え、霧は寒暖の気が入れ換わる秋に多いが、その上向作用により上半身に打撃を与えている。風邪は表証であり、脈を浮脈にし、寒邪は縄を触っているように感じる緊脈にする。霧は皮膚上の皺や肌目、肌理などの腠理を傷害し、湿邪は膝・腰などの関節にその邪気を及ぼして傷害する。飲食による邪は、脾胃の働きを傷害し、極寒は気血の循行を阻害して経脈を傷つけ、極熱は津液を灼熱し消耗させて、臓腑を消耗させ、血の運行を乱し、経絡特に絡脈を灼熱し傷つける。

【注釈】

＊陽病十八：本文で示された、頭痛、項、腰、脊、臂、脚掣痛の六症状は、足の三陽経である足陽明胃経、足太陽膀胱経、足少陽胆経の異常による症状と考えられ、足陽明胃経では、頸部腫脹、膝腫脹、大腿・足背部痛となり、足太陽膀胱経では、後頭部痛、脊柱部痛、腰痛、股関節痛、膝関節痛、足関節痛であり、足少陽胆経では、胸脇痛、膝・脛骨・足の外側部痛となるとされ、本文で示された六症状に合致している。これらの経脈は、身体の外表部を通る主要な経脈である十二経脈中の陽脈に属し、『金匱要略解説』（何任著）では六症状に対して、営の異常、衛の異常、営衛合わさった異常、を考え、6×3＝18としている。またここでは内側の臓腑を陰と考え、外表や筋骨を含んだ外側を陽と考えている。陽は、傷寒六経でいうところの、太陽病、陽明病、少陽病の三陽病とは、意味するところが異なることに注意が必要である。

＊上気：咽喉部に気逆が起こり、気道が塞がれて呼吸が促迫した状態。多くは胸膈に痰飲があるために起る。[10]

＊噦：えつ。胃気上逆で発声する音のことで、しゃっくりを指す。

＊咽：咽頭のこと。

＊拘急：筋肉が牽引されたように引きつる。多くは血虚が原因で筋肉への滋養が不十分になることや、六淫の外邪の侵入などが主な原因。

＊陰病十八：咳、上気、喘、噦、咽、腸鳴、腸満、心痛、拘急の九病は、いずれも外表の陽に対して内側の陰の症状であり、『金匱要略解説』によるならば、この九病の各々に虚実の別があり、2×9＝18で十八病になるという。

＊五臓の病に各々十八あり、合せて九十病となす：この九十病は、『金匱要略解説』によるならば、陽病十八、陰病十八とは異なる病気の分類であり、五臓が風、寒、暑、湿、燥、火の、六淫の邪気の侵襲を受けたときに生じる病に対して、六淫の邪気の各々に対して、気分、血分、気血兼病による三区分を行い、6×3＝18通であり、各々を五臓に配当し、5×18＝90になるとしている。しかし大塚敬節の『金匱要略講話』によると、この条文は意味が通じにくく、昔の学者も避けて通ったところとのことであり、また気分、血分、気血兼病の三区分ではなく、太陰、少陰、厥陰との関係で論じている。実際、六淫の邪気が五臓の機能失調を引き起こした場合の証候は、中医学では「内生五邪」と言われている。風に対しては内風証が、以下六淫の邪気各々に、暑を除いて内寒証、内湿証、内燥証、内火証が考えられており、各内証には多くの病像が考えられているが、気分、血分、気血兼病の三区分で分類されている訳ではない。これらの説が正しいかどうかは、検討の余地があると思われるが、ここでは、古人の考えの一端を理解できればよいと思われる。

＊人にまた六微あり、微に十八病あり、合せて一百八病となす：人体は、五臓六腑であるので、六微は六腑のことである。微には、妙、奥深い、等の意味がある。『金匱要略解説』によるならば、ここでも同様に、六腑の各々に対して、気分、血分、気血兼病をあてはめている。六淫の邪気の各々に対して、気分、血分、気血兼病をかけ、6×3＝18であり、六腑にあてはめて、18×6＝108と言う訳である。気は、全身を運行する生命現象の本源とも言うべきエネルギーであり、血の運行の推進の基ともなっている。また血は中医学では、飲食物が脾胃の運化作用により、営気や津液、その他の栄養成分に化成した後、心、肺に送られて、心、肺の気化作用により血に転化したものとされ、全身の栄養や精気の供給に関係している。つまり気血の運行情況は、外邪と五臓六腑との関係に影響されて常に変動しており、それらは内因性の変動の重要な因子であり、それと外因性の外邪との相互関係で病気を分類したと考えられる。

＊五労：『素問・宣明五気篇』に、「久視すれば血を傷り、久臥すれば気を傷り、久坐すれば肉を傷り、久立すれば骨を傷り、久行すれば筋を傷る、是を五労の傷る所と謂う。」とあり、視る、臥す、坐る、立つ、行う、などの動作を長時間行った場合に生じる疾病のことである。

＊七傷：食傷、憂傷、飲傷、房室傷、飢傷、労傷、経絡営衛気傷の七つ。

＊六極：気極、血極、筋極、骨極、肌極、精極の六つ。

＊婦人三十六病：十二症、九痛、七害、五傷、三痼の三十六。

＊清邪：空間に漂っている霧露のような軽清な邪気。

＊濁邪：湿濁、水湿の邪気。

＊大邪：一般には、風邪を指すとされる。風邪は陽邪で、広範囲に散らばっているところから、このようによばれている。

＊小邪：一般には、寒邪を指すとされる。身体の中層部~深部に存在する病邪。[7]

＊槃飪：飲食を指す。

＊宿食：胃が消化不良を起こし食物が停滞してしまうこと。脾胃の運化機能の低下や脾胃有寒による。[7]

＊法度：のり、規則、おきて、禁止の法令。

＊風中於前：風は病因である六淫の邪気の一種。風は陽邪であり、上に昇り外に向う性質がある。風邪が人体に侵入すると上に昇り、頭痛、鼻閉、咽頭痛となり、外に向い、発汗、悪寒、筋肉痛となる。「風中於前」は、この様な表証の原因になることを言っていると思われる。

＊寒中於暮：寒は陰邪であり、陽気を犯しやすい。また凝集し閉鎖する性質があるので、気滞、血瘀を引き起こし、経脈の気血の循行を妨げる。暮は、日暮れの意味もあるが、季節の暮れの意味もあり、その様な季節には、人体の内部機能が衰退し、寒によって陽気が傷られている。

＊湿傷於下：湿は陰邪で、重く濁っており、梅雨期の主気である。内湿と外湿に分けられ、乾燥を好み昇を司る脾の働きと対極であり、湿邪により脾が侵される。湿邪により発病した場合、陽気が枯れて気の循行が阻害され、身体が沈んだ様に重くなり、腰、膝等の下肢に痛みと腫脹がくる。また脾が侵されて気の昇降が阻害され、精微物質が全身に行き渡らず、このため心窩部がつまって感じられ、腹満する。

＊霧傷於上：霧は六淫の邪気には入っていない。

＊風令脈浮：浮脈は、外邪の体表からの侵入に対処して、衛気、陽気が正気を充実させて浮きあがってくることによる。風邪は表証であるが、傷寒六経弁証（太陽病、陽明病、小陽病、太陰病、少陰病、厥陰病に分類）に於いては、太陽病の経証（病邪が体表に滞在している病変、中風と傷寒に分かれる）に相当し、中風は表虚証、傷寒は表実証であり、脈証は前者は浮緩であり後者は浮緊である。

＊寒令脈急：寒に関する脈証をあげると、遅脈（一息三至＝1呼吸に3拍動以下のもの）であり、陽虚陰盛の徴である（脈証

が、遅で有力なのは冷痛、遅で無力なのは虚寒、浮遅は表寒、沈遅は裏寒である）。また緊脈は緊急の脈の意味で、縄を触っているように感じるが、寒により陰陽のバランスがくずれたときの脈であり、傷寒の太陽病時にみられる。ここでは後者の意味か。

＊皮腠：皮膚上の見える腠理のこと。腠理は、皮膚、筋肉、臓腑の表面にできた皺や肌目、肌理などのこと。

＊極熱傷絡：温・暑・火・熱は本質的には同じ現象の程度の差による表現の違いである。温の甚だしいものが熱である。暑は、夏至以降の夏季に限定した表現であり、純粋に外邪に属する。火は熱と同じ意味でも使用されるが、人体の正気である陽気を表すことがある。しかし異常に亢進すると火邪と呼ばれ病邪となる。一方熱は病邪の性質のみを有する。熱の極限が火であり、また熱の実体が火である。外因から生じたものの多くは熱であり、内因からは火である。火は津液を灼熱し消耗させ、臓腑を消耗させ、血の運行を乱し、経絡をも灼熱する。絡は、経脈を連絡している脈。

【考察】

まず陰陽による病気の分類が語られる。『金匱要略解説』の説では、陽病の場合には営気と衛気の状態によって病気を分類している。それに対して陰病の場合は、そもそも陰に属する内臓諸器官の病像を、虚実によって分類している。営気は飲食物中の精微物質が脾により化生されたものであり血に結びついている。衛気は侵入した外邪に対して抵抗する機能を持ち、脈の外や、皮膚の中や、筋肉の間を走り回って、外邪より身体を守っているとされる。したがって営気と衛気の状態による陽病の分類は、外邪に対する抵抗機能による分類、といってもよいだろう。それに対して陰病の分類は虚実によるとされ、ここでの虚実は日本漢方でいう虚実とは異なり、虚は「正気の衰退した状態」、実は「邪気が優勢である状態」であり、虚実すなわち正気の衰退状況と邪気の状態によって、陰に属する内臓諸器官の病像を分類している、と考えることができる。また五臓六腑の病像は、傷害の原因である六淫の邪気と、それに対する気分、血分との関係で分類され、血と気の関係は、血を陰であり気を陽であると考えてもよく、また両者は相互に連関し、「血は気の母」ともいわれ、また血は気の進行にしたがって運行するとされ、外邪によって気血の循行が阻害される場においては、血の要素と気の要素が絡み合った病像が形成されており、そのための気血による病像の分類なのだろうと思われる。

さらに、風、寒、湿、霧、飲食の五邪が人体に打撃を与える様相を考察している。六淫の邪気（風、寒、暑、湿、燥、火）のうち、風、暑、燥、火は陽邪であり、寒、湿は陰邪である。風、寒、湿、霧、飲食の五邪には、暑、燥、火の熱に関する陽邪は入っていない。ここでは、清邪としての風・霧と、濁邪としての寒・湿・飲食を論じたと言うことなのだろう。古人の病像分析の精密さに思いが至る。金匱要略をいかに精密に読むことができるかが、ここでは問われている。

【本条のポイント】

外側の陽の病状と内側の陰の病状、六淫の邪気や七傷、五邪が五臓六腑に与える影響など、様々な外的内的要因を考えての分類を通して、古人の病像分析の精密さに思いを至す。

【原文】（一―14）

問曰、病有急当救裏救表者、何謂也。師曰、病、医下之、続得下利清穀不止、身体疼痛者、急当救裏。後身体疼痛、清便自調者、急当救表也。

【訓読】

問うて曰く、病に、急に、当に裏を救い表を救うべき者ありとは、何の謂ぞや。師曰く、病、医これを下し、続きて下利を得て清穀止まず、身体疼痛する者は、急に当に裏を救うべし。後身体疼痛して、清便自ら調う者は、急ぎ当に表を救うべきなり。

【訳】

お教えいただきたい事があり、質問致します。病の治療に於いて、緊急の場合に、まず裏を治療して救い、それから表を治療して救う者があるとは、どういう事なのでしょうか。師がおっしゃった。病気の治療に際して、医者がその患者をまず下剤で下して治療したが、その後穀物が不消化なままで下痢便が止むことなく続き、節々が痛み苦しむ者は、緊急にまさにまず裏を治療して救うべきである。その後節々の痛みは続いているが、大便がふつう通りになっている者は、その情況に即して直ちに表を治療して救うべきである。

【注釈】

＊清便：大便のこと。大便が平常通りになっていること。

【考察】

この条文は、傷寒論太陽中第九十一条の条文の内容とほぼ同じである。そこで参考に傷寒論の条文を書き出しておく。「傷寒、醫下之、續得下利、清穀不止、身疼痛者、急當救裏、後身疼痛、清便自調者、急當救表、救裏宜回逆湯、救表宜桂枝湯。」（傷寒、醫之を下し、續いて下利を得、清穀止まず、身疼痛の者は、急に當に裏を救うべし、後身疼痛、清便自調の者は、急に當に表を救うべし、裏を救うは回逆湯に宜し、表を救うは桂枝湯に宜し。）

瀉下することによって治療する下法は、実証で行われるが、はいりこんだ外邪が体内臓腑にまで及び、そこでの正気との闘いに打ち勝ってその勢が続いている「裏実証」の場合であり、病邪を排泄物とともに体外に排出するのが目的である。苦寒の薬剤を用いて実熱を下げる「寒下」と、温熱の薬剤を用いて寒実を下す「温下」がある。下法は邪気が裏にあり中下焦にある場合であり、邪気が皮毛にある場合は汗法を用い、上焦にあれば吐法を用いる。

外邪との闘いが、肌表や皮毛の部位で行われ、このために起る営衛気血の機能失調による症状が表証である。衛気の機能が失調すると、皮下組織や筋肉を温める作用が減弱し、悪風や悪寒が出現する。また風邪は陽邪であり、汗腺を開く「開泄」作用があり、営陰を体内に留めることができずに発汗がおこる。さらに、営衛気血の流れが阻害されるために、節々に痛みを生じ、寒邪による傷害が加わると、その収引や凝滞作用のために営衛気血の流れが強く阻害されて、頭痛、腰痛、関節痛を生じる。風邪による傷害では発汗がみられ、悪風、発熱、浮緩脈となり、表虚証の症状が現れる。それに対して寒邪による傷害では、発汗がなく、悪寒発熱、頭痛、身体痛、浮緊脈、呼吸促迫、呼吸困難などの、表実証の症状が現れる。これは寒邪が陰邪で、収引作用があり、皮毛を閉鎖し、このため衛気陽気が鬱滞し気血がスムーズに流れなくなるためであるとされる。傷寒六経弁証の太陽病においては、「表虚証」は「中風」とも呼ばれ、「表実証」は「傷寒」とも呼ばれる。

そこで、傷寒論第九十一条の条文の冒頭に戻ると、「傷寒、醫下之、」は、寒邪により「表実証」の「傷寒」の状態にある患者に、便秘を指標として下剤を処方し、それによりむしろ病邪が裏である六腑にまで入り込んでしまった状態を表している。つまり病が表にあるのに裏を治療すれば、邪気を裏に引き入れることになるのであり、このような患者では、表証と裏証が同時に存在していることになる。またこのように表裏同病の場合は、「先ず解表してそれから裏の治療をするか、または表裏同時に治療を行うべきである、」[10]との指摘もあるが、この傷寒論第九十一条の条文や金匱要略の本文では、まず裏の下痢を治療して後、表の身疼痛を治療するべきであると述べている。この点は、どの症状を治療するのがまず緊急の用件であるのかを判断することが重要なのであり、一律に論じられるものでもないことを示している。

【本条のポイント】

病が表にあるのに裏を治療したために、邪気を裏に引き入れてしまった場合は、まず緊急の用件である裏の治療を優先すべきであり、表裏同病の場合にはまず解表してから裏を治療するとの考えに、こだわる必要はない。

【原文】（一―15）

夫病痼疾、加以卒病、当先治其卒病、後乃治其痼疾也。

【訓読】

夫れ痼疾を病み、加うるに卒病を以てせば、当に先ずその卒病を治し、後すなはちその痼疾を治すべし。

【訳】

難治の慢性病を病んでいる者が、その病に加えて急に新病を発症したならば、まずその新病を治療してその後に、旧来から病んでいる慢性病を治療するべきである。

【注釈】

＊痼疾：長期にわたって治らない、難治の慢性病、持病。

＊卒病：突然発症する比較的重篤な疾病。または旧病に対する

新病の意味もある。ここでは後者か。

【考察】

中医学では「急則治其標、緩則治其本」と言われるとのことで［2］、つまり急証の場合はその標証を治療し、緩証の場合はその本証を治療するのが原則とのことである。「標」とはものの末との意味で、木に譬えるならば、幹を本とするならば梢が標と言ってもよく、病気の治療に際しては、症状が「標」であるのか「本」であるのかを判断することが大切であり、その上で「治病必求于本」（于：より）の原則に従って治療するのである。例えば、正気は本で邪気は標であり、慢性病は本で新病は標であり、発病の原因は本でそれから引き起こされる症状は標であり、臓腑の疾患は本であり外表の皮膚筋肉の疾患は標である、と言う様に考える。ここでは新病は標であり、金匱要略本文のように新病をまず治療することは、本証である慢性病をまず治療するとの原則からはずれているが、緊急の情況では標証を先に治療しなければならないことも少なくないのである。たとえば喘息の本証は腎虚であるが、発作時は本証の治療よりもまず標証としての発作の治療を優先しなくてはならない。金匱要略本文の「卒病」が、もとの慢性病と関係のある「卒病」であるのか、全く別の疾患であるのかで事情は異なってくると思われるが、たとえば急性の外邪の侵入による場合でも、発症に慢性病である「痼疾」が関わっていることも考えられ、卒病の治療を優先するか痼疾の治療を優先するかは、一律に論じられるものではなく、その都度疾患を分析した上で判断しなくてはならない、ということなのであると思われる。また卒病と痼疾を同時に治療することも当然選択肢に入ってくると思われる。

【本条のポイント】

慢性病に加えて、急に新病を発症した場合は、病状をよく分析した上で、「治病必求于本」の原則にこだわらずに、まず新病を治療してその後に、旧来から病んでいる慢性病を治療するべきである。

【原文】（一—16）

師曰、五臓病各有所得愈、五臓病各有所悪、各随其所不喜者為病。病者素不応食而反暴思之、必発熱也。

【訓読】

師曰く、五臓の病、各々得る所ある者は愈ゆ。五臓の病、各々悪む所あり、各々その喜ばざる所に随う者は病をなす。病者素食に応ぜざるに、かえって暴にこれを思うは、必ず発熱するなり。

【訳】

師がおっしゃった。心、脾、肺、腎、肝の五臓の病のうちで、それぞれに対して適切な飲食や薬物、居所などの治療や対処がなされるならば、その病は治癒する。それに対して、五臓の病において、それぞれに不適切な飲食や薬物、居所などがあり、そのような不適切な治療や対処に従う者は、病気になるのである。もともと食欲が低下し食事が摂れないでいる病人が、かえって逆に、急に食事を摂りたくなるような場合には、必ず発熱するものである。

【注釈】

＊**所得**：得る所とは、その病を治療するのに適した飲食や薬物、居所、季節などのことであるが、その物自体がこの世界のなかで占めているその物本来の立ち位置、との意味が基になっており、陰陽五行説に基づいている。陰陽五行説によるならば、この森羅万象世界のすべてのものは、火、土、金、水、木の五行に対応した、それぞれの本来の立ち位置において、一定の秩序と規律をもって運動し変化しているとされるが、心、脾、肺、腎、肝の五臓も例外ではなく、心は火に、脾は土に、肺は金に、腎は水に、肝は木に対応しているとされる。また、色彩、方角、味覚、季節、感情などの様々な要素が同様に五行に対応しているとされ、さらにまた五臓にも対応しているとされる。従って五臓の病を治療するのに適した飲食や薬物、居所、季節などが、それぞれの臓器に対応して考えられ、たとえば肝は、酸味、青、東、春、怒などと結びついているとされる。

＊**愈**：いえる。病気がよくなる。

＊**所悪**：悪所《にくむ》とは、その病にとって不適当は飲食や薬物、居所、季節などのことであるが、陰陽五行説における相生相克関係に基づいていると思われる。相生とは互いに助け、滋養し、促進する意味であり、相克とは互いに抑制し、拘束する意味である。相生は前出の「所得」（えるところ）とも関係し、相生相克関係図を見るならば、その病にとってなにが助けになるかが示されており、一方「所悪」は相克関係を示しており、何がその病にとって悪（にくむ）所であるかが示されている。相生は、火（心）→土（脾）→金（肺）→水（腎）→木（肝）→火（心）→の関係であり、火（心）は土（脾）を助け、滋養し、促進している。相克は、火（心）→金（肺）→木（肝）→と相生に対して一つおきの関係にあり、火（心）は金（肺）を抑制し、拘束している。（16頁の五行図を参照のこと）

＊**素**：もと。

＊**暴**：にわかに。

【考察】

五臓にとって、何がその働きを助け強め、何が阻害し弱めるのか、また五臓にとってどの様な状態が本来の機能を最もよく発揮するのか、それらの課題は、陰陽五行説にのっとって五臓の機能や各臓器の相互関係を知ることで、はっきりと認識することが可能になる。このことは、中国医学の原点といっても過言ではなく、科学技術の発達した現代でも十分に通用する内容を持っている。また病気を診察し、その病気の根本を考え治療にまで至る際に、相生、相克も含めて大きな視野で病気をとらえることを可能とし、さらに治療内容を判断する上に於いても大きな助けとなっている。前半の「所得」「所悪」にはその様な意図が隠されていると思われるが、後半の意図は何なのであろうか。

病気時に食欲が低下するのは、脾胃や腸管の臓腑機能が外邪や内生要因によって傷害を受け、食物の腐熟や搬送、消化吸収の機能が減退しているためと考えられる。これらは病気による全身の気虚が脾胃に波及した結果であり、脾胃気虚による脾胃の陽気や陰津の損傷を伴い、脾胃は気血化生の源であるところから、気・血・津液の生成も低下する。脾胃気虚においては昇清降濁機能が傷害され、中焦への寒の内生と湿濁の停滞が引き起こされる。これらの機能減退は、陰陽ともに虚した陰陽両虚証と言ってもよい状態である。ところで『素問』陰陽応象大論篇によれば「陽勝則熱、陰勝則寒」であり、熱が出ることは陽が勝っていることである。一方「陽虚則外寒、陰虚則内熱」とも表現され、陰虚は内熱であり、陰陽のバランスにおいて相対的に陽が勝っている場合には発熱することを意味しており、本条での陰虚の状態は内熱の状態といってもよいのである。また陰虚とともに陽虚もあると、相対関係で寒熱が往来する。さらに胃は陽明であって燥の性質を持ち陰を補うことによってその機能を正常に維持することが可能となるとされ、したがって胃津が虚すと胃熱は亢進する。本条の急に食事を摂りたくなる状態の原因は、陰津の虚が強まったための胃熱亢進や、正気の回復の反映などが考えられるが、いずれの場合の発熱も、発熱の程度は強くはなく、前者は状態の悪化を意味している。

【本条のポイント】

人間の健康が維持されるためには、五臓が、それぞれに対しての適切な、飲食や薬物、居所などによって対処がなされていることが必要なのであり、病気とはそれらが不適切であるために、発症するのである。また脾胃の機能が低下し陰虚となると、虚熱が発生する。

【原文】（一―17）

夫諸病在藏、欲攻之、当随其所得而攻之、如渇者、与猪苓湯。余皆倣此。

【訓読】

夫れ諸病藏にあり、これを攻めんと欲すれば、当にその得る所に随ってこれを攻むべし、如し渇する者には、猪苓湯を与う。余は皆これに倣う。

【訳】

諸病の原因が、裏である臓腑深くにある場合に、その病気を攻めて治療しようとするときには、まずはその臓腑の病像が形成された根本原因にまで遡って、その病気を攻めて治療するべきである。たとえばもし口渇を訴える者がいたならば、猪苓湯を与えて治療するようなものである。その他の場合も皆、これに準じて治療すればよい。

【注釈】

＊**諸病在藏**：病気の原因が裏の臓腑にある場合。

＊**所得**：病気の原因である臓腑の病像が形成された、その根本

原因。

＊**如**：もし。

＊**猪苓湯**：猪苓・茯苓・沢瀉各8.0、滑石6.0、阿膠5.0

＊**倣**：ならう。

【考察】

まず水液代謝に関する中医学的な説明を概観しておく。語彙が中医学的な表現となるが、中医学的な考えを理解するためにも見ておきたい。水液代謝に関係する臓腑は、主に肺・脾・腎・三焦・膀胱などであるが、胃・小腸・大腸などの消化器官も関係し、また心も関係している。口から摂取された飲食物はまず胃に受納され腐熟され(1)、小腸に送られてさらに消化を受け精微物質（清の部分）(2)や水分が吸収され、さらに大腸で水分が吸収される。精微物質や水分は、脾の運化作用(3)によって上昇し、肺に運ばれる。肺に運ばれた水液を清というが、「清中の清」は肺の宣発作用(4)、心脈の運搬作用によって全身に運ばれる。これら「清中の清」は汗として排出された後、心脈にもどり「清中の濁」として腎に下降する。また脾の運化作用により肺に運ばれた精微物質（清の部分）のうちの「清中の濁」は、肺の粛降作用(5)により腎に下降し、さらに三焦の通調作用(6)や腎気による蒸化排泄作用(7)や一連の気化作用(8)を受け、津液が形成される。これら腎に降りてきた「清中の濁」のうち「濁中の清」は、腎陽（命門の火）の蒸化作用(9)により再び気化して肺に上昇し全身に運ばれる。「濁中の濁」は膀胱に注いで尿となり、腎陽の作用を受けた膀胱の気化作用によって体外に排出される。腎は「水を主る」作用つまり水液代謝のバランスを主っており、体内水分の貯留、分布、排泄に関与している（腎の開闔作用）［闔《こう》＝門のとびらをとじる］。尿は、血に入った水分の余りが膀胱に入ったものであるとともに、腎の開闔作用を受けた「濁中の濁」が気化して膀胱に入ったものであるとされる。これらの複雑な相互作用により、津液（人体内の正常な水液の総称）の生成、分布、排泄が行われている。［2、10］

そこで本文にもどると、津液の異常を考える場合に、津液の不足による場合と、水液内停による場合が考えられる。口渇を訴える場合は、津液不足であり、この際は滋養津液や益気生津の方剤を用いる。麦門冬湯や炙甘草湯や生脈散などである。これに対して水液内停による症状は、咳や痰が多く、浮腫、呼吸促迫、眩暈などであり、口渇はない。六味地黄湯や当帰芍薬散に五苓散や猪苓湯を加える。［2］　そうすると、口渇を訴える場合に猪苓湯を使用するのは、誤った治療なのであり、病気の根本原因にまで遡って治療していることにはならない訳である。誤治療の例を挙げて、注意を喚起したと考えるべきであろう。猪苓湯の構成生薬のうち、猪苓は利尿作用が強く、Na、K、Cl、の排出を促進させるし、茯苓も陰虚で津液の少ないものには適応しないと考えられ、口渇のある津液不足のものには使用してはならないと思われる。

〔考察の語彙について〕

（1）**胃に受納され腐熟され**：胃は湿を好み「降」を主り、水穀（水谷とも記述）の海とも言われ、飲食物を受納し、どろどろの半流動体にする。腐はくさるとの意味ではない。（2）**精微物質（清の部分）**：精華で微細な栄養物の意味。胃は「濁気」を降し、脾は「清気」を上昇させる。脾によって上昇させられる部分が「清」の部分と思われる。（3）**脾の運化作用**：脾が栄養物質の消化・吸収と、その栄養物質を全身に運輸する機能のこと。またそれに加えて、体内の水分の吸収と排泄を促進する機能も意味する。（4）**肺の宣発作用**：宣布と発散の意味で、肺気がスムーズに全身に散らばる、との意味。（5）**肺の粛降作用**：粛は清粛、降は下降の意味で、しゅくしゅくとして徐々に下降するとの意味。肺気は徐々に降りて全身をめぐる作用があり、精微栄養物質（営気、衛気、宗気等も含む）が全身に運ばれる動力となっている。（6）**三焦の通調作用**：通調は疏通し、調節するとの意味がある。三焦は六腑の中に含まれ、五臓六腑は三焦によって有機的に連係されてバランスのとれた生命現象が営まれているのであり、リンパ系機能や水・電解質代謝機能などを総称した名称である。リンパ系機能や水・電解質代謝機能などを疎通しかつ調節する作用。（7）**腎気による蒸化排泄作用**：腎気とは、腎精が変化して生じる気であるとされ、これは腎陽が腎陰を蒸化することによって産生されるとされ（腎の精気の統一面が腎陽であり対立面が腎陰である）、ほぼ腎臓の機能活動を指している。腎陽は、全身の陽気の根本であるとされ、肺の宣発作用・粛降作用、三焦の気化作用、膀胱の気化作用、脾の水湿運化作用などは、すべて腎中の陽気の蒸化作用によって発動し、それによって全身の水液代謝の平衡が維持されていると考えられている。［10］（8）**気化作用**：人体を構成している精・気・血・津液などの相互転化のこと。これらは気の運動変化の結果、化生されるのであり、すなわち物質が人体の構成要素に転化し、エネルギーとして転化される過程にあたる。狭義には、膀胱の気化作用との表現で、膀胱の排尿作用の意味も表わす。［10］（9）**腎陽（命門の火）の蒸化作用**：腎は命門を主る、と言われる。命門は人間の生命現象の活力の源であり生命エネルギーの根本を指している。腎陽の蒸化作用については、（7）を参照のこと。

【本条のポイント】

病気の治療をする場合には、その臓腑の病像が形成された根本にまで遡って治療するべきである。

痓湿暍病脉證　第二

論一首　脉證十二條　方十一首

【原文】（二―1）

太陽病、発熱無汗、反悪寒者、名曰剛痓（一作痙餘同）。

【訓読】

太陽病、発熱し汗なく、反って悪寒する者は、名づけて剛痓（一に痙に作る、餘も同じ）という。

【訳】

太陽病で発熱し、発汗がなく、それにもかかわらず悪寒する者は、剛痓と名づける（痓は痙とも表記する場合もある、以下同じ）。

（注：本書では、以後は痙と表記する。）

【考察】

太陽病は、『傷寒論』の「傷寒六経弁証」によっており、「傷寒六経弁証」は、『素問』熱論篇の経絡を主とした「六経分証」を発展させて、外感発熱病を太陽・陽明・少陽の三陽病証と、太陰・少陰・厥陰の三陰病証の六証に分類したもので、経絡の分析に留まらず、八綱である陰陽・表裏・寒熱・虚実と臓腑や経絡との相互の関係を論じている。「太陽」は、身体の表面を主り、表証を主っているとの意味があり、正気である営衛気を統摂している。また表証には「表虚」と「表実」の別があり、「虚」は「正気の衰退した状態」であり、「実」は「邪気が優勢である状態」である。つまり「表虚」は、表証において正気が衰退しているのであり、「表実」は、表証において邪気が優勢なのである。そこで「傷寒六経弁証」によるならば、太陽病証は、太陽中風（表虚）と太陽傷寒（表実）に別けられ、太陽中風（表虚）の症状は、有汗、悪風、脈浮緩、頭項強痛であり、太陽傷寒（表実）は、無汗、悪寒、脈浮緊、頭項強痛、全身痛、関節痛である。本条文は無汗であり、太陽傷寒（表実）の症状であると思われるが、「反悪寒者」と「反」が「悪寒」の前に付けられ、単なる太陽傷寒の病証ではないのだと思われる。

太陽傷寒は寒邪の侵入により、太陽中風は風邪の侵入による。寒邪が表に侵入すると、営衛気血の流れが阻害されて、通りが悪くなり痛みを生じる。これは寒が収引と凝滞を生じるためである。表に邪気があり、このため体表での正気との抗争が強いと、気血が外に向おうとして浮脈となり、肺気の宣発と粛降の機能が阻害されると、咳嗽、鼻閉、喀痰となる。

太陽病の「経証」は先の「中風」と「傷寒」のことである。それに対して「腑証」は病邪が内攻し、太陽経にまだ病邪が残っているが、さらに経絡に沿って侵入して膀胱にまで至り、気分と血分にまで影響が及んだ場合であり、気分に至った場合は、腎気不足、膀胱の気化不順も加わって、発熱、発汗、口渇、小便不利、小腹満となり、血分に至った場合は、小腹急結、少腹鞕満となって、狂人の如くなったりするとされる。経脈上では、太陽病と関係した手太陽小腸経は、小指の先端から発し、肩関節から肩甲部に回り心、横隔膜、胃から小腸に入る、また足太陽膀胱経は、こめかみから脳に入り、後頸部から肩、背中を真っすぐに下降し腰部に至り内腔に入り、小腸、膀胱に至って、症状の原因となる。［2、10］

以上のことを考えるならば、「反って悪寒する者は、名づけて剛痓」は、悪寒が単なる悪寒ではなく悪性の悪寒とでも言うような情況となり、太陽経に沿って腑証を呈し、脳症状や筋症状が出現した状態ではないかと思われる。

【本条のポイント】

太陽病「経証」の「中風」と「傷寒」、また「腑証」について、理解すること。「腑証」と手太陽小腸経・足太陽膀胱経との関係と症状について理解すること。

【原文】（二―2）

太陽病、発熱汗出、而不悪寒、名曰柔痓。

【訓読】

太陽病、発熱し汗出でて、而も悪寒せざるは、名づけて柔痓という。

【訳】

太陽病であって発熱し、発汗もあり、しかも悪寒がない者は、柔痓と名づける。

【考察】

前条で述べたように、太陽病で発汗があるのは、太陽中風（表虚）の場合であり、症状は、有汗、悪風、脈浮緩、頭項強痛であり、太陽中風は、風邪が人体の肌表を侵犯したための症状で、「悪風」は風をきらうとの意味である。風邪は、外感病の先導役であり、寒・湿・燥・熱などの邪は、常に風邪に先導されて人体を侵襲する。また陽邪であり、上方・外方へ向う、つまり軽・揚・昇・散の性質があり、肺を侵犯すると鼻閉・鼻汁・咽頭不快感・咳嗽となり、風陽が清孔を上擾すると、眩暈・頭痛・眼充血などとなり、表を犯すと、営衛失和となり、腠理を開泄し、発汗・悪風・発熱・全身掻痒感などの症状となる。「善く行《うつ》り、数《しばしば》変る」性質があり、蕁麻疹・風疹などの症状となり、動揺して定まらない性質であり、たとえば四肢のひきつけ・後弓反張などを引き起こす。これらは営血が邪気に傷害されて筋脈が養われず、また肝風内動を生じるためとされており、風陽が上擾しさらに血虚による筋脈の失養が加わって、眩暈・卒倒・半身不随・舌強直・舌の歪み・振戦・痙攣などの症状となるが、病名としては髄膜炎・脳炎・脳血管障害などに伴う症状でもある。

本文「太陽病、発熱汗出でて、而も悪寒せざるは、名づけて柔痓という。」の表現の前半は、太陽中風（表虚）の病証であることを述べている。しかし「而も悪寒せざるは、」であり、「悪寒していないからすなわち悪風である」と言っているわけではない。悪寒を生じるのは外感表実証か陽虚裏証の場合であり、外感表実証は寒邪による症状であり、発熱、頭痛、脈浮であるが、陽虚裏証の場合は陽気不足による内臓の虚寒であり、四肢厥冷し、脈沈遅となる。そうすると、「而も悪寒せざるは、」には、悪寒を生じる陽虚裏証にまでは病邪が及んでいないが陽気が減弱している、との意味が込められていると思われる。ここでの陽虚裏証は中医学の「八綱弁証」の考え方によっており、病証を「表裏、寒熱、虚実、陰陽」の八項目に帰納させて分析と判断を行い、治療に結びつけようとするものであるが、「而も悪寒せざるは、」との表現から考えると、単に太陽、陽明、太陰、少陰、厥陰の傷寒六経による分析だけでなく、陰陽や寒熱による分析と帰納が必要なことを述べているように思われる。「八綱弁証」によるならば、「陰陽」の平衡関係が傷害されて生じる病変には、陰虚・陽虚・亡陰・亡陽がある。先の陽虚裏証はここでの陽虚と同じであり、その原因は、もともと陽虚気弱の体質があるか、外感の邪により陽気が傷害されるか、高齢による臓器の機能低下や、性生活の不摂生による腎陽の損傷などがあり、これらのために臓腑の機能が低下し、疾病に対する抵抗力が減弱していることなどである。この「陰陽」の平衡関係による考察に加え臓腑機能の分析や臓腑間の相互関係を論じた「臓腑弁証」においては、臓腑機能の活動の基礎でありまたその生成物でもある、神・精・気・血・津液に関しての考察がなされ、それらのうち「気」に関する弁証においては、気虚が臓腑機能の単純な低下を示すのに対して、陽虚は気虚がさらに進んで臓腑における機能の衰退やエネルギー代謝の失調が起った状態であることを意味している。また陽虚によって陰を制することができなくなって、陰寒内盛の状態に陥っていることが考えられるのである。

そこで本文の「而も悪寒せざるは、」では、太陽病中風が裏に進行しているが、悪寒を生じる陽虚裏証までは病邪が及んでいないのであり、「名づけて柔痓という」は、「剛痓」に較べると中枢症状も軽く、「柔痓」とでも名づけるような、風邪を伴った眩暈・頭痛・眼充血や、症状の動揺する四肢のひきつけや後弓反張、などがあることを述べていると思われる。[10]

【本条のポイント】

太陽病の太陽中風（表虚）の場合であるが、悪寒がなく、柔痓と呼ぶような動揺性の四肢のひきつけや後弓反張と伴う場合がある。

【原文】（二—3）

太陽病、発熱、脈沈而細者、名曰痓、為難治。

【訓読】

太陽病、発熱し、脈沈にして細の者は、名づけて痓といい、難治と為す。

【訳】

太陽病で発熱し、脈が沈脈であり細である者は、名づけて痓といい、難治であると考える。

【考察】

太陽病での発熱症状は表証であり、太陽中風（表虚）の場合は、脈は浮・緩となり、太陽傷寒（表実）の場合は、浮・緊となる。本条での脈は、沈・細であり、病像は中風でも傷寒でもない。沈脈になるのは陽気が衰退した陽虚の状態であり、外邪の侵入に対して営、衛気を表に駆動して脈を押し上げることができず気血が裏にこもってしまった状態であって、裏証を表わしている。細脈は、糸のように細い脈が指にはっきりふれるもので、微弱で無力な脈の一つであり、気血両虚があり、さらに陰虚であり、湿もある場合であるとされる。このように本条の病像は、陽虚で気血両虚で、陰虚で湿であることを示している。そこで気虚・血虚・陰虚・陽虚の関係を見るならば、気は陽に属し、血は陰に属し、沈脈に対応した陽虚は気虚がさらに進んだもので、臓腑における機能の衰退やエネルギー代謝の失調が起っている状態であり、細脈に対応した陰虚は血虚がさらに進み、血液だけでなく津液までが毀損し不足した状態である。つまり病状が裏証の奥深くまで進行しており、営衛気や気・血・津液の流れが強く阻害されている状態であることを示唆している。

　また『素問』至真要大論篇中には「諸暴強直、皆風に属す」、「諸痙項強、皆湿に属す」とあり、これによるならば、風・寒・湿などの邪気が脈絡を阻害し閉塞を起こしたために、痙病、つまり項背強急、痙攣、四肢のひきつり、などの症状が引き起こされるのである。そこで本条での脈が沈細は、気虚、陽虚、血虚、陰虚と考えられ、裏証深くまで病状が進行し、脈絡が阻害され閉塞を起こし、痙病を起こしている状態であり、太陽病の表証があっても、この様な状態が難治であるのは当然のことである。

【本条のポイント】

　太陽病の表証が残っていても、裏証深くまで病状が進行し、陽虚で気血両虚で、陰虚で湿を伴い、脈絡を阻害し閉塞を起こした場合は、痙病を発症し難治である。

【原文】（二―4）

太陽病、発汗太多、因致痓。

【訓読】

太陽病、発汗すること太だ多ければ、因って痓を致す。

【訳】

　太陽病で、はなはだしく多量の発汗があるようならば、それが原因となって痙病を発症するに至るものである。

【考察】

　『素問』の陰陽別論篇には、「陰陽の平衡によって陰がよく生成変化しうるのが正常な状態であるが、この陰陽の平衡がくずれ、陰気が内側で争って盛んとなり、陽気が外側で乱れるようになると、発汗が止まらなくなり四肢が厥冷する」と書かれている。また汗は津液の変化したものであり、陽熱が非常に盛んな場合には津液が逼迫されて発汗となり、陰虚の場合には陰が虚して陽を収斂《しゅうれん》（おさめること）させることができずに発汗し、風邪に侵された場合は、風邪が陽邪で開泄の性質があり毛竅《もうきょう》

（けあなのこと）を開かせるので陽気とともに陰精である津液が外泄し発汗し、また気虚や陽虚では体表の陽気不足のために営陰を固護することができずに発汗するとのことで、陽実、陰虚、中風（表虚）、気虚、陽虚など、発汗を生じる情況は様々である。[10]

そこで本文にもどると、太陽病で発汗があるのは、風邪による太陽中風の場合であり、この場合は「自汗」と表現されており、「自然と汗がでる状態」であり「大汗」ではない。「大汗」となるのは先の『素問』によるならば、陰陽の平衡のくずれが強い場合であり、太陽病の中でも病邪が内攻し、気分、血分にまで至った状態であると考えられる（腑証と表現される）。急激に大量に発汗すると、津液が急激に失われて脱水状態となり循環不全を起こし、このために筋肉の痙攣などが起るが、中医学的には脈絡を阻害して閉塞を起こしたための症状であると考えられ、（二―3）での情況と同じく痙病を起こすと思われる。

【本条のポイント】

太陽病の腑証で、病熱邪が内攻し、気分、血分にまで至った場合には、多量の発汗とともに、脈絡の阻害閉塞によって痙病が引き起こされる。

【原文】（二―5）

夫風病、下之則痙。復発汗必拘急。

【訓読】

夫れ風病は、これを下せば則ち痙す。復た発汗すれば必ず拘急す。

【訳】

外感病で風邪によるものは、下法（瀉下法）を用いてこれを治療すれば、正気を損傷して痙病となる。またさらに汗法を用いてこれを治療すれば、かならず筋肉がひきつれて引きよじれたようになる。

【注釈】

＊**拘急**：或いは筋肉が短くなったような感じがすること。多くは血虚が原因で筋肉への滋養が不十分になることや六淫の外邪の侵入などによる。[7]

【考察】

中医学での治療法は、八種類にまとめられて「八法」と言われている。すなわち、「汗・吐・下・和・温・清・消・補」である。ここではそのうちの下法と汗法が論じられている。下法は邪気が裏にあり中下焦にある場合に、病邪を排泄物とともに排出する目的で行うが、「寒下」と「温下」があり、「寒下」は苦寒の薬剤を用いて実熱を下げる目的であり、「温下」は温熱の薬剤を用いて寒実を下すのが目的である。つまり下法が用いられるのは、裏実証の場合なのであり、傷寒六経では裏である三陰に属し、邪気が五臓六腑において正気に打ち勝って存在している状態の場合である。また汗法は邪気が皮毛（深くても筋肉層まで）にある場合に、発汗によって病邪を体外に追い出す目的で行う。

このことを「解表法《かいひょう》」と言い、身体の外表に侵入した邪気を疎散させ表証を解除する、と表現される治療法である。「辛温」と「辛涼」の二法に大別され、表寒者には辛温解表法を、表熱者には辛涼解表法を用いる。辛温は気温変化や不養生によるカゼに、辛涼はインフルエンザや化膿性扁桃腺炎などに用いる。汗法は「表証」つまり、悪寒・発熱・頭痛・鼻水・鼻閉・脈浮で用いられるが、「裏証」に対しては禁忌であり、また汗は正気の一部でもあり、発汗は正気が損なわれることも意味しているので、正気不足、陽気不足の人には陽気を補う薬剤を加える必要がある。また急激に発汗しすぎると陰液を損ない消耗を招き、さらに虚証の人はただでさえ発汗し易いので使用に際しては注意が必要である。

本文に戻ると、風病とは外感病（外から侵入する邪気によって引き起こされた病気のこと）で風邪によるものであり、裏実証ではなくそもそも下法の適応外であるが、誤って下法で治療した場合には、津液を損傷し正気を損傷することになり、このために脈絡が閉塞を起こし気・血の流れが阻害され、痙病となるのである。またさらにこの状態で汗法を行うならば、津液の損傷に追い打ちをかけることになり、脈絡の閉塞がさらに強まり筋脈による滋養の供給が阻害されて、筋肉が痙攣し、牽引されたように引きよじられる拘急症状を呈することになると思われる。

【本条のポイント】

風邪の侵入による風病に対して、下法や汗法を行うことは誤治であり、痙病や拘急を引き起こす。

【原文】（二―6）

瘡家雖身疼痛、不可発汗、汗出則痙。

【訓読】

瘡家は身疼痛すと雖も、汗を発すべからず、汗出ずれば則ち痙す。

【訳】

皮膚病で皮膚が化膿しただれて浸出液が多量であったり、皮膚の外傷によって出血や浸出液が続いているならば、そのような病人は身体疼痛のような表証があったとしても、汗法を用いて発汗を行うべきではない。もし発汗するならば、すなわち痙病を発症するだろう。

【注釈】

＊**瘡**：『素問』至真要大論篇が出典。①腫れ物、ただれものなど皮膚病の一切を指す。②皮膚筋肉への外傷のこと。

【考察】

この条も前条と同じであり、皮膚疾患で津液が失われるような病状である患者に、表証があったとしても、汗法を用いてさらに津液が失われるような事態を招く治療法を行ってはならないのである。

【原文】（二—7）

病者身熱足寒、頸項強急、悪寒、時頭痛、面赤目赤、独頭動揺、卒口噤、背反張者、痓病也。若発其汗者、寒湿相得、其表益虚、即悪寒甚。発其汗巳、其脈如蛇。（一云其脈滄々）

【訓読】

病者、身熱し足寒く、頸項強急し、悪寒し、時に頭熱し、面赤く目赤く、独り頭動揺し、卒に口噤し、背の反張する者は、痓病なり。若し其の汗を発する者は、寒湿相得て、その表益々虚し、即ち悪寒甚だし。その汗を発し巳《おわ》って、その脈蛇の如し。（一に云う其の脈は滄々）

【訳】

病者がいて、身体が熱を持っているのに下肢は冷たく寒く、首や項が強張り痛み、悪寒して、時に頭が熱くほてり、顔が赤く目も赤く、自分では頭が動揺し揺れ動いている様に感じ、にわかに歯を噛み締めて、口を開けることができない状態となり、背伸筋の両側性の痙攣により全身が後方に弓形にそり返る状態となる者は、痓病である。もしその様な者で、風邪の表証による発汗があり、更に風寒、風湿の加わった病証を呈する者は、その表証は益々虚して、寒邪による悪寒がさらに甚だしくなる。そうして発汗が終わると、津液が消耗して更に病が裏に及び、蛇の如き脈象を示すのである。（ある本には、其の脈は滄々という）

【注釈】

＊**身熱足寒**：『素問』陰陽応象大論篇に、「陽勝則熱、陰勝則寒」（陽勝れば則ち熱し、陰勝れば則ち寒す）とある様に、陰陽のバランスに於いて相対的に陽が勝った状態が熱であり、実熱と虚熱がある。実熱は熱邪が旺盛な状態であり、虚熱は陰虚によって相対的に熱証になった病態である。実熱は、顔が赤く、目も赤く、壮熱悪寒し、煩燥する。ところで「身熱足寒」は、熱証があるにもかかわらず四肢は厥冷して寒証がある、寒熱錯綜の病態であり、これに続く「頸項強急、悪寒、時頭痛、面赤目赤」の表現からは身熱が虚熱ではなく実熱であり、四肢の厥冷は仮寒と考えられ、陽熱が盛んであるために陰が外に隔離されて四肢の厥冷を生じた真熱仮寒の病態と考えられ、熱厥または陽厥と表現される厥証と思われる。

＊**頸項強急**：傷寒六経弁証の太陽病の経証には中風（表虚）と傷寒（表実）があるが、頭項強痛はいずれの場合にも共通する症状であり、風邪や寒邪によって体表での気血の流れが滞ることによる症状である。手足の太陽経の経脈は、こめかみから脳に入り、首の後ろから肩または背中に沿って下降しているが、外邪を受けると太陽病に於いての強い頭痛と項痛を生じる原因となっている。「急」を「ひきつれ」と読む読み方もある。頸項強急には、頭項強痛に較べて症状が急激で強いニュアンスがあり、ひきつれを伴っていると思われる。

＊**独頭動揺**：「独」は「主観的に」の意味か。「頭動揺」つまり頭が揺れ動いて感じられる。『素問』陰陽応象大論篇に「風勝則

動」（風勝れば則ち動き）とある様に、風邪が余りに過ぎると動揺し痙攣するのであり、つまり風は陽邪で上方・外方へ向う性質があり、それ自体が動揺して定まらず、同じ場所に固定せずして動き回る性質があるので、頭部に上擾《じょう》すると眩暈、頭痛、眼の充血・鈍痛などの症状が表われる（風陽上擾と言う）。

＊卒：にわかに。

＊口噤：こうきん。歯をきっちりと噛み締め、口を開けることができない状態。

＊背反張：後弓反張（弓なり緊張）のことか。背伸筋の両側性の痙攣により全身が後方に弓形にそり返る状態。破傷風、ヒステリー、てんかん、髄膜炎、中枢性痙攣などで見られる。

＊若発其汗者、寒湿相得：風邪には外風と内風があり、外風は外感病の先導役であって、常に寒・湿・燥・熱などの邪気を伴って人体を襲い、風寒・風湿・風燥・風熱となる。また風邪が表を犯すと営衛気の流れが阻害されて営衛失和、腠理開泄となり、発汗、悪風、発熱、全身の痛みや痒みを生じる。また『素問』痹論篇に、「風寒湿三気雑至、合而為痹也」（風寒湿の三気雑《まじ》わり至り、合して痹となるなり）とあるように、風邪が寒湿の邪気を伴って人を損傷すると、気血の循環を傷害し、痹証となる。痹は閉であり、閉塞の意味である。寒湿の邪気は陰邪であり、寒邪は気血を凝滞させ、湿邪は気機を阻滞し脾を傷め運化失調を招き、腹部脹満、胃脘部のつかえ、食欲減退、水様便、水腫などを招く。

＊脈如蛇：別本の注に、「其脈滄々」との記載があり、「滄」は「あお（い）海」「寒い」の意味で、海のうねりの様な脈であるが、浮脈と沈脈、遅脈と数脈、虚脈と実脈のように、本来対立するような脈象が混在している脈象であり、裏証、寒証である沈、遅、虚の要素が強いと考えられる。怒張した静脈ととる考えもある。一般的な二十八種類の脈象の分類には入っていない。

【考察】

この患者は「身熱足寒」つまり寒熱錯綜の病態であり、先に述べたように、これに続く本文の「頸項強急、悪寒、時頭痛、面赤目赤」の表現が示すように表証であり、身熱は虚熱ではなく実熱であって、四肢の厥冷は、陽熱が盛んであるために陰が外に隔離されて四肢の厥冷を生じた真熱仮寒の病態と考えられ、熱厥または陽厥と表現される厥証である。さらに「頸項強急、悪寒、時頭痛」は寒邪による表証症状であり、「面赤目赤、独頭動揺」は風邪による症状である。「卒口噤、背反張者」は、風邪や寒邪によって気血の流れが阻害されて生じる筋肉の痙攣や緊張症状が、太陽経の経脈に沿って強く現れたものであり、すなわち痙病に相当する症状と考えられる。

風邪に加えて、寒邪や湿邪も加われば、表証の症状はさらに悪化し悪寒も激しくなり、営衛気血の流れがさらに阻害されて身体の消耗は激しくなり、病は裏に入って、脈象も表証と裏証が混在したものとなる。このように、この条文の病態は、外邪としての寒、熱、風、湿がからみあった複雑な病態なのであって、その結果としての厥証や痙病なのであり、実際の患者ではいろいろな病態が複雑にからみあっていることが、強調されているのだと思われる。また「若発其汗者」の表現を、痙病の患者に、表証を除くために「汗方」によって発汗させて治療する場合と考えるならば、発汗によって寒邪と湿邪を呼び込むことになり、益々病状を悪化させ、反治であることを述べているとも考えられる。

【本条のポイント】

陽熱が盛んであるために陰が外に隔離されて四肢の厥冷を生じた、真熱仮寒の病態では、「頸項強急、悪寒、時頭痛、面赤目赤」などの表証を伴うとともに、風邪や寒邪によって気血の流れが強く阻害されて、痙病となる。その様な者に、発汗が加わると、寒湿邪が強まり、表証の虚も強まるとともに、発汗が終わっても、津液が消耗して病邪が更に裏に及び、表証と裏証が混在した蛇の如き脈象を呈する。

【原文】（二—8）

暴腹脹大者、為欲解。脈如故、反伏弦者痙。

【訓読】

暴に腹脹り大なる者は、解せんと欲すと為す。脈故の如く、反って伏弦なる者は痙す。

【訳】

にわかに腹部の膨満が非常に強くなる者は、症状が改善する方向に向おうとしているのである。脈証がもとの風邪に侵された時の浮緩の脈になる者は治癒し、それとは反対に伏弦の脈になる者は、痙病となるのである。

【注釈】

***暴**：にわかに。

***腹脹大者**：「腹脹」は、脾や胃腸において「気滞」が起っていることを示している。「気滞」は、元気、宗気、営気、衛気などが滞ることであり、痛みを伴うことが多く、胃腸気滞では腹痛を伴うが、ここでは痛みについては記載されていない。

***脈如故、反伏弦**：「故」の読みは「もと」であり、「反」は「かえって」である。伏脈は沈脈類であり、骨部に近接した一番深部にある脈で、正気が虚損しているか、実邪が内伏して気血阻滞、熱閉、寒閉などの「邪閉」状態にあるときであり、厥証、陽衰、痛極の脈とされる。弦脈も沈脈類であり、琴の弦に触っている様であり、下からズンズンと脈動を感じる。肝胆の脈であり、肝気が鬱結し過度に昇発して気逆となり、経絡を拘束し、気血を収斂してしまった脈証で、動脈硬化、肝炎、疼痛、怒り・イライラ時などの脈である。「脈は故の如く」の後に「なる者は治癒し」が省略されているか。

【考察】

前条との繋がりから考えると、寒湿の邪が脾や胃腸の機能を阻害した為の腹部膨満であると思われる。そこで脾や胃腸の機能を考えると、脾の機能は運化・昇清・統血であると言われており、「運化」は栄養物質の消化、吸収および、吸収された栄養物質の運輸を行う機能であり、「昇清」は精微物質を上昇させて肺に送る機能であり、これら精微物質が心肺の作用を通じて気血に変化生成され、全身に供給されている。また脾気は内臓器官を下垂しないように持ち挙げる作用があり、この作用も「昇清」に含まれる。「統血」は血液が血管の外に溢れ出ないように統摂し制御している機能である。胃の生理機能は、水穀の受納と腐熟である。摂取された飲食物は胃に受納され腐熟し、その後脾の運化、昇清機能により全身に供給されている。小腸の機能は胃で腐熟された水穀を受け入れ、その中の精微物質の「清」の部分を吸収し、残った糟粕中の水分を膀胱に送り、その残りは大腸に送ることであり、大腸の生理機能は糟粕を受け入れ水分を吸収し、残りを糞便として排泄することである。

脾は「昇」をつかさどり、乾燥を好み湿を嫌う。それに対して胃は「降」をつかさどり湿を好み燥を嫌う。脾気が昇ることによって精微物質が全身に及び気血が巡るようになり、胃気が降りることによって水穀は下降し消化が行われる。脾の病証では虚証が多く見られ、胃の病証では実証が多く見られる。脾の病証での実証（邪気が実している意味）は、湿邪による場合であり、内湿・外湿の病態の違いがあるが、いずれも燥を好む脾の嫌う湿邪が旺盛となった病証である。外湿に侵されると、脾陽が虚損されて「運化」機能が低下して水湿が吸収されずに滞るようになり、内湿が形成され、これにより外湿がさらに体内に引き込まれやすくなり「湿濁困脾」となる。また湿邪が寒邪と結びついた寒湿の邪が脾陽を虚損すると「寒湿困脾」となり、腹満、食欲低下、うすい下痢などの症状となり、また湿熱の邪が脾胃に内蘊した「脾胃湿熱」では、嘔気、腹満、全身倦怠感などの症状となる。

そこで本文にもどると、「暴に腹脹り大なる者は、解せんと欲すと為す」は、寒湿の邪が脾胃を侵し脾胃の機能が低下し、このために腹脹の症状が強く出現している状態であるが、寒邪は、抗病力があれば表において発汗によって体外に解かれて表証として解除される。一方湿邪は陰邪でその性質は重濁であり下に下降し、気機（各種臓器の機能や活動状態のこと）を阻滞し、「湿濁困脾」によって胸悶、腹部脹満、胃脘部のつかえ、裏急後重などとなるが、下に集まることは湿邪の性質であり、病状が下降するのは治癒に向う道筋とも考えられるのである。湿邪に対しては、化湿剤、燥湿剤、利湿剤、逐水剤、祛風湿剤などを用いて治療する。

「脈故の如く、反って伏弦なる者は痓す」は、脈がもとの表証の脈に戻れば治癒するが、伏弦の脈の者は邪気が裏に入り込んで気血の流れが阻滞し収斂しているのであり、痓病となるのである、と言っていると思われる。

【本条のポイント】

湿邪の下降に伴う腹満は、治癒に向う過程である。また脈象が改善する場合は、治癒に向っていると考えられるが、伏弦の脈が続く場合は、邪気が裏に入り込んで気血の流れが阻滞し収斂していることを意味し、痓病となる。

【原文】（二―9）

夫痓脈、按之緊如弦、直上下行。

【訓読】

夫れ痓の脈は、これを按ずるに緊にして弦の如く、直に上下行す。

【訳】

そこで痓病の脈象であるが、寸口部を指でおさえて脈をさぐると、縄を触っているように感じる緊脈であり、また琴の弦に触っているように脈動を感じる弦脈であって、これら緊弦の脈が、寸・関・尺と上下に強弱なく直線的に連なって感じられるのである。

【注釈】

＊**緊如弦**：緊にして弦の如く。緊脈は実脈類に属し、撚った綱のように張りつめ、緊張して有力なもの。［10］陰中の陽の脈であり、緊とは緊急の意で、縄を触っているように感じ、寒象であり陰陽バランスがくずれた時の脈象で、傷寒の太陽病や、脾陽不振、動脈硬化などでみられる。［2］弦脈は、前条の語彙で述べたように、「経絡を拘束し、気血を収斂してしまった脈象」であるので、「緊弦の脈」で、陰陽のバランスがくずれたために気血の流れが拘束され収斂されたを反映した脈象であって、まさに痓病の脈象と言ってよいわけである。

＊**直上下行**：「直」を、「ただちに」と読むと、「すぐに」「じかに」の意味になり、「ちょくに」と読むと、「まっすぐな」「ただしい」などの意味になる。この条文での意味は、「寸口の脈」の寸・関・尺が強弱なく直線的に連なっていることであろうから、「ちょくに」と読むのでよいか。上下行は寸を上と考え、尺を下と考えたか。

【考察】

緊脈は実脈類であり、弦脈は沈脈類である。緊脈は太陽病の傷寒の脈証であるが、その場合は浮緊脈となる。実脈は正気も盛んであるが邪気も盛んであり、ここでの緊脈もそのことの反映である。一方沈脈は裏証であって、気や水寒が蓄積・鬱滞した脈象であって、ここでの弦脈もそのことの反映であり、緊弦の脈は、太陽病傷寒を表わす浮緊脈と異なり、病気が表証から裏証に進んでいることを示し、病邪が「経絡を拘束し、気血を収斂してしまった」ために痓病を発症するに至った状態を表わしている。「上下行」で、その影響が全身に及んでいることが示されている。

【本条のポイント】

痓病の脈は、邪気が盛んであることを反映して緊脈となり、裏に及び気血が収斂したことを反映して弦脈となり、合せて緊弦脈となる。この際寸・関・尺が強弱なく直線的に連なって感じられる。

【原文】（二―10）

痙病有灸瘡、難治。

【訓読】

痙病、灸瘡あるは、治し難し。

【訳】

お灸の痕が痘瘡状になっている患者が、痙病になると治癒し難い。

【注釈】

＊灸瘡：灸は、艾葉《もぐさ》を乾燥して細かくし、小円錐形にした艾柱を経穴の上に置いて火をつけ燃やし熱により経穴を刺激し施術するが、灸瘡は灸の痕が痘瘡状に化膿し盛り上がったもの。経絡脈の上にあるので、営、衛、気、血の流れを阻害し痙病の病状を悪化させると考えられ、また浸出液は津液の損失消耗を招き、痙病を悪化させると思われる。

【考察】

灸瘡が身体に与える影響は、ひとつは経絡への影響を通して気血が受ける影響であり、もうひとつは津液の損傷による影響であると思われる。経絡に於いて気血の流れが阻害されると、気の鬱滞から血の瘀滞（血瘀）となり、それ自体が灸瘡の腫れや痛みを悪化させせるとともに、経絡気血の不調和や阻滞による筋肉の痙攣や関節の痛みの原因となって、痙病の原因となる。

また津液は、水穀の精微物質が脾の運化機能によって吸収・散布されて肺に運ばれ、肺の粛降作用・通調作用・宣発作用によって全身に散布され、腎の開闔《かいこう》・納気・気化作用、三焦の調節・連携機能などとも密接に関連して化生されたものであり、全身を滋養し潤している。津液はその属性は陰に属し、人体の正気の基盤であり、血や気とも密接に関係している。すなわち血の生成は、中焦において化生した水穀の精微物質が、三焦の気化作用（三焦が水気を津液に変化させている作用）を受けたのち、津液とともに孫絡から脈中に侵入し、経脈中を運行している血液と化合すると同時に、心臓の化赤作用によって赤色の血液に変化するとされる。[10] つまり血液は、津液と同様に中焦において水穀が化生してできたものであり、両者は同源と言ってよく、また『霊枢』決気篇に「中焦は気を受け汁を取りて変化して赤し。これを血という」と記されるように、気と血も同源といってもよく、気・血・津液はいずれも人体に対しての、栄養・推動・温煦《おんく》（あたためること）の作用を担っている。また血や津液を傷耗することは、陰を傷害することであり、このために陰虚となって陰は陽を沈静化することができなくなり、虚陽が上亢し、火の勢いが強まり、ついには虚風内動（陰虚や血虚などで発症する風証）して痙攣や厥証などが起きるようになる。[8] また津液が不足すれば血の流れも悪くなり瘀血となり、津液の消耗が激しければ血虚や血燥となり（津血同源ゆえ）、津液の消耗が極限まで進行すれば陰液が消滅し、陽はその拠り所を失って陽亡となる（陰陽は相互に依存しあっているために）。

このように、津液や血液の消耗が、血虚、陰虚、気虚に結びつき、経絡気血の不調和や阻滞を引き起こし、痙病の治癒を阻害するのである。

【本条のポイント】

お灸の痕が痘瘡状になっている患者は、津液や血液を消耗し、血虚、陰虚、気虚となっているために、痙病を発症すると治癒しがたくなる。

【原文】（二—12）

太陽病、其証備、身体強、几几然、脈反沈遅、此為痙、栝蔞桂枝湯主之。

栝蔞桂枝湯方

栝蔞根二両　桂枝三両　芍薬三両　甘草二両　生姜三両

大棗十二枚

右六味、以水九升、煮取三升、分温三服、取微汗。汗不出、食頃啜熱粥発之。

【訓読】

太陽病、その証備わり、身体強ばること几几然、脈反って沈遅、これを痙と為す。栝蔞桂枝湯これを主る。

栝蔞桂枝湯の方

栝蔞根二両　桂枝三両　芍薬三両　甘草二両　生姜三両

大棗十二枚

右六味、水九升を以て煮て三升を取り、分かち温めて三服し、微しく汗を取る。汗出でざれば、食頃に熱粥を啜ってこれを発す。

【訳】

太陽病で、その諸症状が備わり、さらに身体の筋肉が強直して強張り、背部伸筋の両側性の痙攣により全身が後方に弓形にそり返る状態で、あたかも鳥が頸を伸ばし、胸を張り、背をそらして飛ぶ様であり、しかしながら脈が太陽病の脈象である浮脈ではなく沈脈であって、さらに寒証を反映した遅脈であるものは、痙病である。このような病証の治療には、栝蔞桂枝湯《かろうけいしとう》が適応する。

栝蔞桂枝湯の方剤内容

栝蔞根二両　桂枝三両　芍薬三両　甘草二両　生姜三両

大棗十二枚

右の六種の薬物を、水九升で煮てその内の三升を用い、温めて三回分服をすると、すこし発汗する。汗が出ないようならば、食事に際して熱いお粥を啜るようにして発汗を促すようにして発汗させる。

【注釈】

＊太陽病、其証備、身体強：太陽病は、発熱、悪寒、頭痛、項張、脈浮であり、中風は、頭項強痛、発熱、悪風、自汗、鼻鳴、乾嘔、脈浮緩であり、傷寒は、頭項強痛、発熱、無汗、喘鳴、

嘔吐、全身痛、関節痛、脈浮緊である。

＊八八然：しゅしゅぜん。『金匱要略訳注、家本誠一著』によれば、「鳥が頸を伸ばし、胸を張り、背をそらして飛ぶ様」であり、人の角弓反張の姿勢が似ていることによる表現と考えてよいと思われる。

＊脈反沈遅：沈脈は、軽く押さえて触れず、強く押さえてはじめて得られる脈で、陽気が衰退し、外邪の侵襲があっても、営・衛気を表に出すことができずに気血が裏にこもってしまった脈象で、裏証、鬱証、水証を表す。沈脈類には、伏脈、弦脈がはいる（二―8参照）。遅脈は1呼吸に拍動が3以下のもので、寒証を示す。陽虚のために営気を鼓動、運送する力に欠けるための脈象。[2]　沈遅は、裏寒である。

＊食頃：しょくけい。食事どき、のこと。

方剤考察に入る前の注意点

（注の内容は、以下の本書中同様とする）

《注：生薬を説明する際の記載項目は、以下のような順番とする。

（1）原材料。（2）性味・帰経。（3）神農本草経の表現。（4）薬理作用（中医的表現）のポイント。（5）効能のポイント、効能の詳細、説明。》

《注：生薬の中医学的薬理作用を説明する際の、引用参考文献は、以下の文献番号で示す。書物によって、微妙に記載内容が異なるため、あえて各書の内容を記載した。

11.『中医臨床のための中薬学』神戸中医学研究会編著、東洋学術出版社　12.『実践漢薬学』三浦於菟、東洋学術出版社　13.『生薬活用の秘訣』焦樹徳、東洋学術出版社　14.『名医の経方応用』姜春華／戴克敏、東洋学術出版社　15.『中薬の配合』丁光迪、東洋学術出版社》

【栝蔞桂枝湯についての考察】

Ⅰ：構成生薬の薬理作用

A．栝蔞根（別名、天花粉）

（1）ウリ科シナカラスウリの根。

（2）甘・微苦・酸、微寒。肺・胃。

（3）『神農本草経』「栝樓根、味苦、寒。主消渇。身熱、煩満大熱、補虚安中、續絶傷。一名地樓。生川谷。」（消渇：口渇、多飲、多尿。）

（4）**11**：①養胃生津・止渇　②清肺潤燥　③消腫排膿

12：①清熱生津・潤燥　②潤肺化痰　③消腫排膿

（5）胃熱を冷まし、肺燥を潤し、生津作用にすぐれ、熱が盛んで津液不足のや消渇病に多用されるとともに、温経通脈し、煩躁や自汗を止める働きがある。

B．桂枝

（1）クスノキ科ケイの若枝またはその樹皮。桂枝は若枝で、肉桂は樹皮で、作用は桂枝が通陽にすぐれ、肉桂は納気にすぐれる。

（2）辛・甘、温。肺・心・脾・肝・腎・膀胱。解表薬。

(3)『神農本草経』「辛温無毒、主上気咳逆、結気喉痺。吐吸、利関節、補中益気。」

(4)11：①発汗解肌（表）②温通経脈 ③通陽化気 12：①発汗解表 ②温経 ③通陽化気 13：①散寒解表 ②温経・祛風寒・活血通絡 ③助心陽・温化水飲

(5)風寒表証を除くのに用いる。体表部を温め、軽度に発汗させ、表証を取り除く。経絡を温めて血行を促進し、風寒湿の邪を散じ、疼痛を緩和する（温通経脈）。陽気を温めて巡りをよくし（通陽）、痰湿を吸収し除く（化気）。水が寒邪によって凝結している場合に、腎と膀胱の気化を促進し、利水作用を発揮する（利水作用）。血が鬱滞し固まるのを改善する（行瘀作用）。気の上逆を治療する（下気作用・納気作用）。中陽を温補し、裏虚を補う（補中作用）。これらは、営衛を調和させる作用が桂枝にはあることを示している（和営作用）。無汗を発汗させ、自汗を止める。桂枝の発汗力は麻黄に劣るが、温経散寒の効力は強い。

　桂枝と白芍は、発散作用＋納める作用であり、発汗しすぎず営衛の調和をはかる。虚寒に使用すると、温陽和裏・緩急止痛。自律神経安定化作用がある。桂枝と麻黄、附子は、温経散寒、止痛である。

C. 芍薬

(1)ボタン科のシャクヤクの根。赤芍と白芍がある。赤芍は、ベニバナシャクヤク、シャクヤクの根であるが、白芍は、シャクヤクの根のコルク皮を除去しそのままあるいは湯通しして乾燥したもの。赤芍は行血散瘀にすぐれ、肝火を瀉し、散じるが補わない。白芍は養血益陰にすぐれ、肝陰を養い、補うが散じない。

(2)苦、微寒（赤芍）。肝。清熱薬（赤芍）。苦・酸、微寒（白芍）。肝・脾。補益薬（白芍）。

(3)『神農本草経』「芍薬、味苦、平。主邪気腹痛、除血痹、破堅積、寒熱疝瘕、止痛、利小便、益気。生川谷。」『名医別録』では「酸で微寒、小毒あり、血脈を通じさせ、腹痛を和らげ、瘀血を除き、水気を去り、膀胱・大小腸を利し、癰腫を消し、流感・食中毒・腰痛に用いる。」とする。

(4)11：＊**赤芍**①清熱涼血 ②祛瘀止痛 ③清肝泄火 ＊**白芍**①補血斂陰《れんいん》 ②柔肝止痛 ③平肝斂陰 13：①補血養陰 ②養血栄筋 ③緩急止痛 ④柔肝安脾 15：①調和肝脾 ②養血和営 ③止痛止痢

(5)赤芍は活血作用に優れ、かつ止痛作用を有する。涼血作用はやや劣る。白芍は寒性の補血滋陰薬。滋陰とともによく柔肝平肝し汗を止める。『神農本草経』では、赤芍と白芍が区別されていない。『神農本草経』での「除血痹」は血脈の滞りを改善し通りをよくすることであり、血管拡張作用と関係し、「破堅積」は「堅積」つまり腹腔内の固い塊を、赤芍の散瘀・消積作用で改善することであり、「寒熱」つまり発熱状態を改善し（退熱作用）、「疝瘕」つまり炎症性の大腸の痙攣による球状の塊を、赤芍の抗菌抗炎症作用や涼血活血作用、平滑筋痙攣の抑制作用などで改善することを示している。「利小便益気」は、芍薬に利小便作用があることを示しているが、直接尿の出をよくする薬ではなく「湿邪の影響を止め、津液を益することで、自然な排尿を回復させる作用がある。」（李東垣）とされる。（14、15）また白芍は瀉肝作用、安脾肺作用があり、脾胃病の治療に多用されるとともに、肝鬱気滞による胸脇部の張りや痛み・憂欝感・イライラ感などの症状に、柴胡・香附子・枳実などとともに用いる（柔肝）。また肝陰不足・肝陽上亢による、頭痛・めまい・ふらつきなどに対して、生地黄・石決明・鉤藤・桑葉・菊花などとともに用いるなど、肝臓病に多用される（平肝斂陰）。また白芍は血脈の通りをよくし（和営作用・調経作用、和血脈作用・収陰気作用）（14、15）、さらに広範囲の疼痛に対して止痛作用があり、胃痛・腹痛だけでなく、腰痛・身痛・腫痛などに用いられる（11、15）。芍薬に含まれるペオニフロリンは平滑筋の痙攣を抑制し（鎮痙）、オキシトシンによる子宮収縮反応に拮抗し、末梢血管や冠血管を拡張し、中枢神経系の興奮を抑制し（鎮静）、胃酸分泌を抑制し、抗菌抗炎症作用や鎮痛作用を有する。

***芍薬と桂枝**：営衛を調和する。桂枝湯の芍薬を倍にすると和営止痛作用がある。これに飴糖を加えると建中湯になる（13）。

***芍薬と甘草**：解痙・止痛作用（芍薬甘草湯）。

D. 甘草

（1）マメ科のウラルカンゾウ、またはその他同属植物の、根およびストロン。生甘草は清熱解毒作用にすぐれ、炙甘草は補気補脾・緩急止痛作用にすぐれる。

（2）甘、平。十二経。補益薬。

（3）『神農本草経』「甘草、味甘、平。治五藏六府寒熱邪気、堅筋骨、長肌肉、倍力、金創尰、解毒。久服輕身延年。生川谷。」『名医別録』「温中下気に働き、心煩・胸満・息切れ・内傷性の咳漱・口渇に用い、経脈を通す、血気を利す、百薬の毒を解す。」

（4）**11**：①補中益気　②潤肺・祛痰止咳　③緩急止痛　④清熱解毒　⑤調和薬性　**12**：①補気心脾　②潤肺止咳　③緩急止痛　④瀉火解毒　⑤調和薬性　**13**：①補脾　②清熱解毒　③緩急　④潤肺　⑤調和薬性　**14**：①補中健脾　②潤肺　③解毒　④緩急　⑤和薬

（5）補気力は弱いが、脾胃をそして心気を補い、潤性であり、急を緩め、解毒し調和する。『神農本草経』では、「治五藏六府寒熱邪気」すなわち、五藏六府の邪気による内熱を治療することであり、「堅筋骨。長肌肉倍力。」は筋骨を強くし、肌肉を鍛え、力を倍化させ、「金創。尰。」つまり外傷やそれによる炎症性の腫（=尰）瘍を治療し、また解毒作用がある、と言っている。甘草は『傷寒論』『金匱要略』の中の250処方のうち120処方で用いられ、その薬理作用は多岐に亘っており、（1）消化器系では、胃酸や蛋白分解酵素などの胃液分泌抑制作用、抗潰瘍作用、鎮痙作用（平滑筋の弛緩作用）などがあるとされ、これらは甘草中のグリチルリジンをほとんど含まない画分にあるとされ、さらに（2）鎮痛作用、（3）鎮咳作用（18-βグリシレチン酸類似物質、中枢性の作用であり、その効力はコデインに匹敵）、（4）解毒作用（グリチルリジンなど）、（5）抗菌作用（瘡癰腫毒の治療）、（6）副腎皮質ホルモン類似作用（グリチルリジンなど）、（7）抗炎症作用（グリチルリジンなど）、（8）抗アレルギー、免疫抑制作用、（9）前庭機能に対する保護作用、（10）免疫賦活作用（グリシルリザン類に）、などが考えられている。

甘草を主薬とする処方は多くはなく、たとえば麻黄湯のなかでは、麻黄・桂枝の薬証を緩和し辛燥になりすぎないようにしている。この様に諸薬の作用を緩和して調和させる働きがあり、大半はその調和作用を目的に使われている。一方湿気を増長させ水分保持に働くので、湿証・気滞証・嘔吐者には慎用する。また急迫を緩める作用があり、急痛、攣急、厥冷、煩燥、咳逆、上衝、裏急、驚狂などの症状に対して使われることが多い（『薬徴』による）。

E．生姜

（1）ショウガ科ショウガの新鮮な根茎。

（2）辛、微温。肺・脾・胃。解表薬。

（3）『神農本草経』「味辛温、久服去臭気」。『名医別録』では、五臓に帰し、風邪寒熱を除き、傷寒による頭痛・鼻閉・咳逆上気を治療し、嘔吐を止める。

（4）**11：**①散寒解表　②温胃止嘔　③化痰行水　④解毒　**12：**①発汗解表　②温中・止嘔　③解毒　**13：**①解表　②健胃・温胃止痛　**15：**①解表発汗　②和胃止嘔・解毒

（5）解表して中焦を和す。脾胃を温め整えて除湿し、よく止嘔する。[11]　陽気をめぐらせて、風寒表証の悪寒・発熱・頭痛・鼻閉などを解表するが、解表作用は弱く、他の辛温解表薬の麻黄・荊芥・桂枝・紫蘇葉などの補助薬として用いられる。胃を温めて胃気を降ろし、湿を除き、悪心・嘔吐を止める。胃寒証による嘔吐に単味で、あるいは半夏・陳皮・茯苓などとともに用いる（小半夏加茯苓湯）。胃熱証の悪心・嘔吐に対しても、黄連・竹茹・枇杷葉などとともに用いられる（橘皮竹茹湯）。風寒表証時の白色で稀薄な痰に用いる。また生姜汁で炮製することにより、半夏や竹茹などの止嘔作用を強める（姜半夏・姜竹茹）。また半夏・天南星・附子・烏頭などの毒性や刺激性を緩和する（解毒作用）。魚蟹の中毒による嘔吐・下痢に、単味であるいは紫蘇とともに用いる（解毒作用）。

＊生姜と大棗：脾胃機能を改善し、温中祛湿する。

＊生姜と白芍：白芍の寒を抑え、温経止痛する。

F．大棗

（1）クロウメモドキ科のナツメなどの果実。

（2）甘、微温。脾・胃・心・肝。補気薬。

（3）『神農本草経』「大棗、味甘、平。治心腹邪気、安中養脾、助十二經、平胃気、通九竅、補少気少津液、身中不足、大驚、四肢重、和百薬。久服輕身長年。葉覆麻黄、能令出汗。生平澤。」『名医別録』では、補中益気に働き、気力・体力を強め、煩悶を除き、心下の痞《つか》え、慢性の下痢を治す。

（4）**11：**①補脾和胃　②養営安神　③緩和薬性　**12：**①補気補脾　②養血安神　③薬性緩和　**13：**①補脾和胃・強健脾胃　②止瀉・生津・補養強壮　③薬性緩和・解毒・保護脾胃

（5）甘草に比べ補脾作用と養血作用に優れるが、緩急止痛は弱く瀉火解毒・潤肺作用はない。［12］『神農本草経』において大棗は、脾胃虚弱で中気不足に用い、十二經脈や九竅の気血の通りを改善し、気血や津液の不足を補い、神経の過敏な状態や四肢の倦怠感を改善し、多くの薬物と合せて用いられる、と述べられている。多くの薬物と合せて用いられるのは、薬性を緩和する作用があるためであり、『傷寒論』『金匱要略』の中では58処方中で用いられている。『名医の経方応用』での分析を参考にすると、58処方中47処方が生姜とともに用いられており、生姜が衛、大棗が営を主り、営衛調和を図っている。また47処方の中では、桂枝湯類が24、小柴胡湯加減が6、その他の柴胡剤が17とのことで、その処方意図は、（1）外邪による表証に対して解表し発散したいときに、強く発散しすぎることを恐れて加える（麻黄剤に加えるとき）、（2）内邪による営衛の気の阻滞に対して、補って巡らせる意図の処方時、補いすぎて壅滞（ようたい、壅はふさがること）することを恐れてこれを加える（人参剤の中に加えるとき）、とのことである。（1）の外邪によるときは、生姜・大棗の量は同量であり（桂枝湯類、柴胡剤の場合）、（2）の内邪によるときは、大棗を生姜より多くする。これは大棗のほうが、内を助け裏を和する作用が強いことを示している。

Ⅱ：栝蔞桂枝湯の方剤考察

『傷寒論』によれば、「太陽中風、脈陽浮而陰弱、嗇々《しょくしょく》悪寒、淅々悪風、翕々《きゅうきゅう》発熱、鼻鳴、乾嘔者、桂枝湯主之。」と書かれている。しかし桂枝湯は外感中風表虚証に対する解表薬にとどまらず、その作用は多岐に亘っており、（一―14）で考察したが、「営衛気血の機能失調」が外感中風表虚証の病態の本質と考えられ、桂枝湯を「営衛気血の機能失調を改善する方剤」と捉えることが、その作用を理解する上での重要な点であると考えられる。桂枝湯の適応症は、外感中風表虚証の他に、雑病（外感病以外の内科疾患のこと。過労や病後、あるいは産後の体調不良など含む）、自汗、盗汗、虚証の瘧病《ぎゃくびょう》（おこりやまい・マラリア）、下痢、などであり[14]、これらも桂枝湯の「営衛気血の機能失調」を改善する作用によっている。桂枝湯の構成生薬は、それぞれが先に検討したように、営衛失調を改善する方剤であり、生姜は衛分を、大棗は営分を主ってバランスがとられている。桂枝は陽気を巡らせる作用が強く、それに対して芍薬は営陰に作用する。ここで、衛気は脈外の皮膚分肉の間を巡って分肉を温め、皮膚腠理を充たして外に対する守りを主り、営気は血液とともに脈中を行き、全身を滋養している。衛気を陽とするならば、営気は陰である。つまり方剤の中に、陰陽のバランスをとる組み合わせが、生姜と大棗、桂枝と芍薬、と二重に配剤されており、甘草が諸薬の作用を緩和して調和させている。さらに、芍薬と甘草は解痙・止痛作用を強め、生姜と白芍は白芍の寒を抑え、温経止痛を強めている。また『名医の経方応用』によるならば、桂枝と芍薬のバランスは、交感神経と副交感神経のバランスに相当しているとのことで、自律神経のバランスの側面からも、方剤構成を検討することができるのである。これら桂枝湯に栝蔞根が加えられ、栝蔞根の養胃生津作用や温経通脈作用が加味されて、栝蔞桂枝湯ができあがっている。津液は全身を滋養し潤しており、その属性は陰に属し、人体の正気の基盤であり、血や気とも密接に関係している。栝蔞根はこの様な津液の機能を改善し正気を強めることを、桂枝湯の作用に付加しており、栝蔞桂枝湯は津液の異常がより強い症例に用いられる。

【本条のポイント】

栝蔞桂枝湯は、桂枝湯に栝蔞根が加えられており、桂枝湯証よりも営衛気や気・血・津液の阻滞がより強い場合と考えられる。太陽病で発熱、悪寒、頭痛、項張などの表証は残っているが、脈象は沈遅で陽虚裏寒を反映し、風寒邪が裏の奥深くまで侵入して、営衛気や気・血・津液の流れが強く阻害されて、痓病を発症し、筋肉が強直して角弓反張の姿勢を取るような場合で、津液の異常がより強いと考えられる。

【原文】（二―13）

太陽病、無汗而小便反少、気上衝胸、口噤不得語、欲作剛痓、葛根湯主之。

葛根湯方

葛根四両　麻黄三両（去節）　桂枝二両（去皮）　芍薬二両
甘草二両（炙）　生姜三両　大棗十二枚

右七味、㕮咀、以水七升、先煮麻黄、葛根、減二升、去沫、内諸薬、煮取三升、去滓、温服一升、覆取微似汗、不須啜粥。

余如桂枝湯法将息及禁忌。

【訓読】

太陽病、汗無くして小便反って少なく、気上って胸を衝き、口噤《つぐ》んで語ることを得ず、剛痙を作さんと欲するは、葛根湯之を主る。

葛根湯の方

葛根四両　麻黄三両（節を去る）　桂枝二両（皮を去る）　芍薬三両　甘草二両（炙る）　生姜三両　大棗十二枚

右七味、㕮咀し、水七升を以て、先ず麻黄、葛根を煮て、二升を減じ、沫を去り、諸薬を内れ、煮て三升を取り、滓を去り、一升を温服し、覆って微似汗を取り、粥を啜るを須《もち》いず。

余は桂枝湯の法の如く将息及び禁忌す。

【訳】

太陽病で発汗がないのに反って小便が少なく、気が上逆して胸を衝き挙げ、顔面の筋肉が硬直して、口を噤んだままで語ることができず、剛痙の病状ができあがろうとしている者は、葛根湯が治療を主る。

葛根湯の方

葛根四両　麻黄三両（節を去る）　桂枝二両（皮を去る）　芍薬三両　甘草二両（炙る）　生姜三両　大棗十二枚

右七味を、細かく刻んで、用意した水七升を以て、まず麻黄、葛根を煮てから、二升分を棄てて泡沫を取り除き、残りの諸薬を入れて煮て、そこから三升を取って、滓を取り除き、一升を温めて服用する。衣服や布団などで身体を覆って発汗させようとしても、微かに汗に似たるというほどしか、発汗しないが、それを取る。服用後にお粥を啜るを用いる必要はない。その他の注意点は、桂枝湯と同様であり、禁忌も同様である。

【注釈】

＊太陽病、無汗：寒邪による太陽病表実証（傷寒）の症状であり、すなわち無汗、悪寒発熱、頭痛、身体痛、浮緊脈、呼吸促迫、呼吸困難などである。寒邪が陰邪で、収引作用があり、皮毛を閉鎖し、このため衛気陽気が鬱滞し気血がスムーズに流れなくなるためであるとされる。

＊小便反少：発汗がないのに反って小便が少ないのは、まず陰邪である寒の影響が表を通り越して陰にまで及び（直中し）、脾腎を傷《やぶ》り、このために温煦・運化・気化機能が失調し、水液代謝が障害されたためである。中焦の脾胃の作用によって吸収された水穀からの精微物質は、営血に化生されて全身に供給され、その後下焦に運ばれ、腎によって清濁に分けられるとともに、大腸は糟粕を排泄し、代謝後不要になった水液は体外に排泄される。さらに水穀の精気や津液は、三焦の気化作用の働きによって、発汗や排尿を通して調節されている。また腎陽の気化作用を受けて、水液の昇降や降濁が行われるとともに、それらに加えて、肺の宣発粛降・三焦の気化・膀胱の気化・脾の水湿運化などの機能が相互に関係して、水液

代謝の平衡が維持されている。そこで寒邪の直中によりこれらの機能が阻滞し、「小便反少」となる。〈参考：気化とは、気の運動によって体内の精・気・血・津液などに一連の加工と改造を行う作用のことである。［10］〉

＊気上衝胸：気の昇降出入がスムーズに行われることによって、人体の生命現象がその統一体としての姿を保っている。すなわち、上に位置する心・肺の気は下降し、中央に位置する脾・胃の気は、脾気は上昇し胃気は下降し、下に位置する肝・腎の気は上昇する。すなわち、心火は下がって腎水を助け、腎水は上って心陰を滋養する。肺気は粛降し、肝気は疏泄し昇発し、両者は助け合って気血を上下に通達している。また脾気の昇清と胃気の降濁が協力し合って飲食物の消化・吸収・輸布・排泄が維持されている。これらの気の昇降が失調すると様々な症状が出現する。ここでの「気上衝胸」は、臓腑の気が逆上する一方で、下降し調和させる作用が正常に働いていない病理的な状態であり、「気逆」と称される。臨床的には、「肺気の上逆」、「胃気の上逆」、「肝気の上逆」などであるが、「肺気の上逆」では咳嗽・喘息症状が出現し、「胃気の上逆」では嘔吐・嘔気・しゃっくり・ゲップとなり、「肝気の上逆」では頭痛・眩暈・失神・吐血（症状が強い時）・憂鬱感・脇の張り感などとなる。また発作的に下腹部から何かが上昇してきて胸や咽喉に衝突する感じになる病症を「奔豚」病症といい、腎臓からの寒気上衝や肝臓の気火上逆などが原因とされており、本文の「気上衝胸」は「奔豚」病症と思われる。〈参考：肝臓の気火上逆は、肝気鬱滞が長く続くと火を生じ、気火上逆して肝気上逆や肝陽上亢となる。ここでの火は、機能が亢進して大量の熱量が産出される状態で、その結果臓腑機能は損なわれて消耗する。［7、8、10などによる。］〉

＊口噤不得語：（二―7）参照のこと。

＊剛痓：（二―1）参照のこと。

＊㕮咀：元来は噛み砕くということ。薬物を細かくすること。出典は『霊枢』寿夭剛柔篇。古代では薬物を噛み砕いてから煎じていた。道具を用いるようになってからも、薬物を細かくすることを㕮咀という。［7］

＊微似汗：「微《すこ》しく汗に似たる」は、衣服や布団などで身体を覆って発汗させようとしても、微かに汗に似たるというほどしか、発汗しないが、それを取る。

＊将息：消息に同じか。

【葛根湯についての考察】

Ⅰ：構成生薬の薬理作用

A．葛根

（1）マメ科クズの周皮を除いた根。

（2）甘・辛、涼。脾・胃。辛涼解表薬。

（3）『神農本草経』「葛根、味甘、平。主消渇、身大熱、嘔吐、諸痹、起陰気、解諸毒、葛谷、主下利十歳已上。一名雞齊根。生川谷。」『名医別録』では、傷寒中風による頭痛

を治療し、解肌・発表・発汗させ、腠理を開き、外傷を治療し、痛みを止め、脇風痛を治す。生の根汁は、消渇・傷寒による壮熱を治療できる。

（4）**11**：①解肌退熱　②透疹　③生津止渇　④昇陽止瀉　**12**：①解表退熱 ②透疹 ③昇陽止瀉 ④生津止渇　**14**：①発表解肌退熱　②痘疹の透発　③生津止渇　④昇陽止瀉　**15**：①解肌発表　②昇陽生津　③治痢止血

（5）『神農本草経』での消渇は、口渇、多飲、多尿があり、多食するがかえって消耗する糖尿病のような病状である。諸痹の痹は痺の正字であり、痺証とは経絡が阻滞されて気血が通らない状態を意味し、風湿寒の邪気によって生じる、こわばり、疼痛、腫大などを指す。咽喉頭部の腫脹や、リウマチやその他による、関節の腫脹や運動障害、身体の疼痛なども痺証である。

　発汗により表熱を解し、表邪を発散させ痘疹を治し、脾胃の陽気を上昇させることで、湿熱や脾虚の下痢を治し、津液を潤すことで口渇を治す。また生津は筋脈を潤し、清気の上昇と相俟って筋脈の通りが改善し筋が緩み、攣急を解除し、項背の強張りを治す。生津と昇陽の二つの長所を持っており、太陽・陽明の合病で下痢を伴う時によい。葛根の発汗作用は軽度であり、風寒表証の解熱には麻黄・桂枝と合方する（葛根湯）。葛根には、麻黄・桂枝と比し清涼滋潤作用があり、筋症状を緩めることで、剛痙に効果がある。浮性があり、外表では退熱や透疹により表邪を去り、内では昇陽・生津により渇と痢を止める。[12]

　水浸液は、温熱中枢を抑制し、皮膚血管を拡張し、呼吸増大を来たし、解熱作用を示す（ダイゼインの作用ではない）。ダイゼインは鎮痙作用がある。イソフラボンおよびプエラリンには、脳血管や冠血管の血流増加作用があり、プエラリンには血小板凝集抑制作用がある。葛根単独でも、高血圧にともなう頭痛、項痛や、冠動脈疾患による胸痛や、突発性難聴に一定の効果がある。

B．麻黄

（1）マオウ科のシナマオウをはじめとする同属植物の木質化していない地上茎。

（2）辛・微苦、温。肺・膀胱。辛温解表薬。

（3）神農本草経「麻黄、味苦、温。治中風傷寒頭痛、温瘧、発表出汗、去邪熱気、止咳逆上気、除寒熱、破癥堅積聚。一名龍沙。生川谷。」

（4）**11**：①発汗解表　②宣肺平喘・止咳　③利水消腫　④散風透疹　**12**：①発汗解表　②宣肺平喘　③利水消腫　④透疹・祛風湿　**13・14**：①発汗散寒　②宣肺平喘　③利水消腫　④散陰疽・消癥結　⑤抗アレルギー作用

（5）神農本草経では、「治中風傷寒」となっており、太陽病の傷寒に限らず、中風に対しても用いられる。「温瘧《おんぎゃく》」は、瘧疾のなかで、熱重寒軽（または、先熱後寒）状態のもので、悪寒より熱感が強い。外感により引き起こされる咳喘を治療し、「破癥堅積聚」、堅く積った痰や凝血（積痰凝血）の奥にまで入り込んで、そのような「癥堅積聚」を打ち破る（癥は、病邪が集積している個所の意）。

肺の機能には、「粛降」と「宣発」があり、また心と協力して全身の気体交換を主り、「粛降」は「肺気が粛々として全身に徐々に下降する」の意であり、「宣発」は宣布と発散の意で、肺の宣散と輸布の機能であり、気体交換により体内の濁気を体外に排出し宣散し、また「肺気」が衛気や津液を全身に散布して肌腠や皮毛を温め潤していることを意味している。水液の運行には、脾の運化作用、腎の気化作用、肺の粛降作用などが重要であり、それに加えて肺の「通調」作用、つまり疎通し調節する作用が働いて、その結果水液が膀胱に運ばれている。

麻黄は〝肺経の専薬（専門薬）〟といわれ、肺に働きかけることで、解表発汗・宣肺・利水の各作用を行う。[14]

宣肺作用とは、肺気を宣通させるの意味で、滞った肺気を開通させ、化痰・鎮咳する（宣肺化痰する）ことである。また麻黄は宣肺作用として働くだけでなく、下焦を助けて水気を宣化し、すなわち膀胱を温化して利水し、肺が通調を失うことにより引き起こされる水腫に対して、行水消腫の働きをする。麻黄の行水消腫の作用は、中医理論の「肺は皮毛を主る」「肺は津液を膀胱に輸布する」「肺と大腸は表裏の関係である」「水腫の病の本は腎にあり、標は肺にある」のそれぞれに関係している。各々は、汗として水が排出されて消腫する、尿量が増えて消腫する、大便水瀉により消腫する、微汗とともに尿量が増えて消腫する、に対応している。[10、13、14参照]

その他の麻黄の作用を記す。①斑疹を消す「肺は皮毛を主る」ことによる。②肌膚の麻痺を治す、すなわち皮膚の部分的な知覚の消失を治す。③発作性の脇痛。『名医別録』には「五臓の邪気による緩急・風脇痛を主る」とある。④瘧疾、マラリアなどの風土病のことか。定期性に発熱、ふるえ、壮熱、出汗などを繰り返す。正・邪の攻防から発作が生じる。⑤結膜炎。⑥黄疸。⑦喘咳。などであるが、これらを治療する。

アルカロイドのエフェドリンやシュードエフェドリン、メチルエフェドリン、ノルエピネフリンなどを含む。エキスおよびアルカロイド類は、中枢興奮作用、交感神経刺激作用、気道分泌亢進作用、気管支平滑筋弛緩作用、アセチルコリンやヒスタミンによる呼吸抵抗増加に対する抑制作用を示す。その他抗炎症、抗アレルギー作用や利尿作用（シュードエフェドリンによる）を示す。たとえば防風通聖散は、抗アレルギー作用がある。

＊**麻黄と桂枝**：発汗作用が強まる（相乗効果）。

＊麻黄と葛根：表熱を解す。

C．桂枝：①発汗解表　②温経　③通陽化気　**D．芍薬：**①清熱涼血　②袪瘀止痛　③清肝泄火　**E．甘草：**①補中益気　②潤肺・袪痰止咳　③緩急止痛　④清熱解毒　⑤調和薬性　**F．生姜：**①散寒解表　②温胃止嘔　③化痰行水　④解毒　**G．大棗：**①補気補脾　②養血安神　③薬性緩和

Ⅱ：葛根湯の方剤考察

葛根湯は、桂枝湯に葛根と麻黄が配剤された構成になっている。桂枝湯では辛温解表作用のある生薬は、桂枝・生姜であるが、生姜の解表作用は弱く、桂枝の補助薬として用いられている。葛根湯では桂枝よりもさらに発汗力のある**麻黄**が加わり、辛温解表作用が強められている。次に営衛気血の機能失調を改善する薬剤は、桂枝湯では、桂枝・芍薬・生姜・大棗が用いられており、甘草にもその作用がある（要するに全生薬にある）。その中でも**桂枝**は温通経脈し、通陽し、痰湿を吸収し除き（化気）、腎と膀胱の気化を促進し、利水作用を発揮し、血が鬱滞し固まるのを改善し（行瘀作用）、気の上逆を治療し（下気作用・納気作用）、中陽を温補し裏虚を補う（補中作用）など、営衛を調和させる要になっている。一方**芍薬**は、寒性の補血滋陰薬であり、瀉肝作用、安脾肺作用、和営作用・調経作用、和血脈作用・収陰気作用、抗菌抗炎症作用や涼血活血作用、平滑筋痙攣の抑制作用などの多彩な効能を持っている。すなわち桂枝・芍薬は、桂枝が衛分を主るのに対して、芍薬は営分を主り、両者が相まって営衛に対処し、バランスをとっている。

生姜は散寒解表し、胃を温めて胃気を降ろし、湿を除き、悪心・嘔吐を止め、また解毒作用がある。**大棗**は脾胃虚弱による中気不足に用い（補脾和胃）、十二經脈や九竅の気血の通りを改善し、気血や津液の不足を補い（生津・補養強壮）、神経の過敏な状態や四肢の倦怠感を改善し、多くの薬物と合せて用いられる（薬性緩和・解毒）。また生姜は衛分を、大棗は営分を主ってバランスをとっている。**甘草**は、補中健脾、潤肺、解毒、緩急、和薬の作用があるが、主薬としてよりは、諸薬の作用を緩和して調和させる目的で配剤されている。葛根湯を構成生薬の作用別にまとめておく。

①辛温解表：麻黄・桂枝・生姜。麻黄と桂枝は相乗効果、生姜は麻黄・桂枝の補助薬。**②辛涼解表：**葛根。葛根には麻黄・桂枝と比し清涼滋潤作用がある、葛根の発汗作用は軽度であり、風寒表証の解熱には麻黄・桂枝と合方する。**③温通経脈：**桂枝。桂枝の発汗力は麻黄に劣るが、温経散寒の効力は強い。**④通陽化気：**桂枝。陽気を温めて巡りをよくし（通陽）、痰湿を吸収し除く（化気）。**⑤利水作用：**桂枝、芍薬、麻黄。芍薬は利小便作用を有す、これは直接尿の出をよくする薬ではなく、湿邪の影響を止め、津液を益することで、自然な排尿を回復させる作用である。麻黄は行水消腫に働く。**⑥行瘀作用：**桂枝、芍薬（赤芍）。**⑦下気**

作用・納気作用：桂枝、芍薬、甘草、生姜。芍薬は肝陰不足・肝陽上亢による、頭痛・めまい・ふらつきなどに対して用いる。甘草は温中下気に働き、心煩・胸満・息切れ・内傷性の咳嗽・口渇に用いる。生姜は胃気を温めて、胃気を降ろす。⑧**補中作用**：桂枝、甘草、大棗。⑨**和営作用**：桂枝、白芍、甘草、大棗。白芍は血脈の通りをよくし（和営作用・調経作用、和血脈作用・収陰気作用）がある。甘草は、経脈を通し、血気を利し、百薬の毒を解す。神農本草経において大棗は、脾胃虚弱で中気不足を用い、十二経脈や九竅の気血の通りを改善する。⑩**養血益陰**：芍薬、大棗。大棗は甘草に比べ補脾作用と養血作用に優れる。⑪**調和肝脾、柔肝平肝**：芍薬。⑫**緩急止痛**：芍薬、甘草、大棗、葛根。芍薬甘草湯を用いる。甘草は急迫を緩める作用があり、急痛、攣急、厥冷、煩燥、咳逆、上衝、裏急、驚狂などの症状に対して使われる。大棗は甘草に比べ補脾作用と養血作用に優れるが、緩急止痛は弱い。葛根には鎮痙作用がある。⑬**潤肺・祛痰止咳、宣肺平喘**：甘草、麻黄。麻黄は宣肺平喘。⑭**調和薬性、薬性緩和**：甘草、大棗。大棗は薬性緩和・解毒。⑮**温胃止嘔、補脾和胃**：生姜、大棗。生姜は温胃止嘔、大棗は補脾和胃。⑯**昇陽生津**：葛根。脾胃の陽気を上昇させることで、湿熱や脾虚の下痢を治し、津液を潤すことで口渇を治す。葛根には、麻黄・桂枝と比し清涼滋潤作用があり、筋症状を緩めることで、剛痙に効果がある。

この様に、葛根湯の方剤内容は多岐に亘っている。そこで本文にもどると、「太陽病、無汗而小便反少、気上衝胸、口噤不得語、欲作剛痙、葛根湯主之。」、太陽病で、まず陰邪である寒の影響が表を通り越して陰にまで及び、脾腎を傷《やぶ》り、このために温煦・運化・気化機能が失調し、水液代謝が障害され、無汗であるのに小便量がかえって減少している者では、さらに気の昇降が阻害されて「上逆」が起り、つまり腎臓からの寒気上衝や肝臓の気火上逆などが起こるために、発作的に下腹部から何かが上昇してきて胸や咽喉に衝突する感じになる、すなわち「奔豚」病症が起こり、さらに風邪や寒邪によって気血の流れが阻害されると、太陽経の経脈に沿って顔面の筋肉が痙攣し緊張し、硬直して口を噤んだままで語ることができなくなり、すなわち剛痙となる。このような病状にある者は、葛根湯の方意の者である。これは葛根湯中の、芍薬、甘草、大棗による緩急止痛作用に加えて、葛根の生津作用や清涼滋潤作用によって、筋脈が潤されて筋症状が緩み剛痙の病状が改善されるのであり、葛根が諸薬中の主薬と言ってよいのであるが、他の構成生薬の持つ多彩な働きについても考慮する必要がある。葛根湯は主に麻黄と桂枝で解表し、葛根で経脈を疎通し、生津し清涼解熱している。（筋脈は血管、筋肉、靭帯などの総称である。）

【本条のポイント】

葛根湯の持つ多彩な作用について、各生薬の持つ薬理作用との関係で理解すること。単なる解表薬ではない。

【原文】（二―14）

痙為病（一本、痙字上有剛字）、胸満口噤、臥不着席、脚攣急、必齘歯、可与大承気湯。

大承気湯方

大黄四両（酒洗）　厚朴半斤（炙去皮）　枳実五枚（炙）　芒硝三合

右四味、以水一斗、先煮二物、取五升、去滓、内大黄、煮取二升、去滓、内芒硝、更上火微一二沸。分温再服。得下止服。

【訓読】

痙の病為《た》る（一本、痙字の上に剛の字有り）、胸満し口噤し、臥して席に着かず、脚攣急し、必ず齘歯す、大承気湯を与う可《べ》し。

大承気湯の方

大黄四両（酒で洗う）　厚朴半斤（炙り皮を去る）　枳実五枚（炙る）　芒硝三合

右四味、水一斗を以て、先に二物を煮て、五升を取り、滓を去り、大黄を内れて、煮て二升を取り、滓を去り、芒硝を内れて、更に火に上《の》せて微《かす》かに一二沸す。分かち温めて再服す。下を得れば服するを止む。

【訳】

痙病の例としてであるが（ある本には、痙字の上に剛をつけている）、胸脇苦満しまた口を噛みしめてあけることができず、床に臥っても後弓反張して背中が床につかず、脚の筋肉が牽引されたように引き攣じって苦しみ、必ず口周囲の顔面筋が痙攣して歯をかみならしている様な者には、大承気湯を与えるべきである。（以下略）

【注釈】

＊**胸満**：胸脇苦満の意。胸脇部が何かでいっぱいになったような不愉快な感覚。少陽病の症状の一つであり、邪が少陽を犯して、足少陽胆経の経気の循行が不利になると、その走行部位である胸脇部に胸脇苦満が起こる。少陽病は半表半裏にあり、寒熱往来、胸脇苦満、口苦、嘔吐が特徴的であり、他に精神不振、食欲不振、心煩、喜嘔、咽乾、目眩、脈弦などの症状となる。正気と邪気が分争すると寒熱往来となり、胆気が胃を犯し気機の疏泄が滞ると精神不振、食欲不振となり、胃気が上逆すると嘔吐となり、少陽火鬱となり神明に影響が及ぶと心煩となり、胆火が経に沿って上炎すると、口苦、咽乾、目眩となる。[10]

＊**口噤**：（二―7）で説明したが、風邪や寒邪によって気血の流れが阻害されて生じる筋肉の痙攣や緊張症状が、太陽経の経脈に沿って強く現れたものであり、すなわち痙病に相当する症状のことを言っている。

＊**臥不着席**：席は寝床のこと。臥しているが、身体が寝床につかない状態。後弓反張（別名、角弓反張）は、身体を後側に弓

なりに反らしてしまうような痙攣であり、このために身体が寝床につかない状態となる。背伸筋の両側性の痙攣により全身が後方に弓形にそり返る。破傷風、ヒステリー、てんかん、髄膜炎、中枢性痙攣などで見られる。

＊脚攣急：攣急は拘急に同じ。筋肉が牽引されたように引き攣じる、あるいは筋肉が短くなったような感じがすること。多くは血虚が原因で筋肉への滋養が不十分になることや、六淫の邪気の侵入などが原因となる。四肢、両脇、下腹部などに見られる。[7]

＊齘歯：かいし。はぎしり、はがみ、歯をかみならす、こと。口噤に口周囲の顔面筋の痙攣が加わったものか。

【大承気湯についての考察】

Ⅰ：構成生薬の薬理作用

A．大黄

(1)タデ科ダイオウ属植物の根茎および根。

(2)苦、寒。脾・胃・大腸・肝・心包。攻下薬。

(3)『神農本草経』「大黄、味苦、寒。主下瘀血血閉、寒熱、破癥瘕積聚、留飲宿食、蕩滌腸胃、推陳致新、通利水穀、調中化食、安和五藏。生山谷。」『名医別録』「平胃下気、除痰実、腸間結熱、心腹脹満、女子寒血閉脹、小腹痛、諸老血留結。」胃を和し、気を下ろし、痰実・腸間の結熱・心腹の脹満・女子の冷えによる寒血閉脹・小腹の疼痛・諸々の老血留結を除く。

(4)11：①瀉熱通腸　②清熱瀉火・涼血解毒　③行瘀破積　④清化湿熱　12：①瀉下攻積②瀉火解毒　③瀉火止血　④活血化瘀　13：①通便瀉熱　②消癰散腫　③清熱燥湿　④活血通経

(5)滞積・実火・熱毒・瘀血を除去し止血する瀉下薬であり、芒硝とよく配合される(11)。『神農本草経』「主下瘀血血閉、寒熱、」に於いての瘀血とは、血液の運行が円滑でない状態であり、経脈から溢れ出たまま消散しない血液を指すこともある。原因は、気滞、気虚、陽虚、外傷などであり、寒・熱・痰・湿等の邪気によって経絡の流れが阻害され、血行が緩慢になり、あるいは塞がれたためである。陽熱の正気は血脈を温煦し血液を推動し運行させているが、陽邪である火・熱は津液を煮つめて陰を傷り、営陰を損傷し、血脈を凝滞させる。また気血を沸き立たせ、そのために血液が塞がって通じなくなり、また脈絡を傷つけると血液が脈外に溢れて瘀血を生じる。[10]瘀血は、「瘀」それ自体で発熱を生じるが、大黄は、血閉を通じ瘀血を下すことで、悪寒発熱を除くのである。「破癥瘕積聚」つまり腹腔内の有形性の腫瘤を消す働きがあり、「留飲宿食、蕩滌腸胃、」胃腸の中に停滞した液体や、宿食つまり燥屎《そうし》に対して、腸胃を洗い清め洗滌し、「推陳致新」古きを推し進めて新しきに到る、つまり瀉下作用により陰濁を下降させて清陽を上昇させ、瘀血を取り去って塊を除き、新血が生まれさせるのである。「通利水穀、調中化食、」水穀の通りを改善し、中焦を整えて食物の消化を助け、「安和五藏」五藏を安和にするのである。

また『本経疏証』によるならば、大黄の作用は〈行火用〉の一語」とのことであり、つまりは「瀉火の薬」であり、また血液・尿・鼻水・唾液は水気が化生したものであるが、火気がそれらに作用すると結して巡らなくなり、骨・関節を潤し、諸竅《きょう》を滑利することができなくなるが、大黄には血液・尿・鼻水・唾液に作用している火を除き、もとの状態にもどす働きがあるとされる。

大黄の薬理作用を挙げる。①**瀉下作用**：有効成分はセンノシド類やライノサイド類その他であり、センノシドAは腸内細菌によりラインアントロンに変化して瀉下活性を表わす。また生の大黄の方が瀉下活性が強い。大黄には大量のタンニンが含まれており、収斂作用によって止瀉作用も持つ。このため芒硝と枳実を加えることで、瀉下作用が強められている。②**利胆作用**：利胆排石作用を有する。③**止血作用**：血管透過性の抑制作用。④**抗菌作用**：アントラキノン類に抗菌活性がある。⑤**抗炎症・退熱・鎮痛作用**：PGE（プロストグランジンE）を低下させることによる退熱作用。リンドレインに抗炎症・鎮痛作用がある。⑥**尿素窒素低下作用**：ランタニンにBUN低下作用がある。すなわち腎機能改善作用および利尿作用がある。⑦**向精神作用**：RGタンニンによる。自律神経調節作用がある。

B．厚朴

（1）モクレン科カラホウおよびその変種の樹皮。日本産はホウノキの樹皮。

（2）苦・辛、温。脾・胃・肺・大腸。行気薬。

（3）『神農本草経』「厚朴、味苦、温。主中風傷寒、頭痛、寒熱驚悸、気血痹、死肌、去三蟲。生山谷。」『名医別録』「主温中、益気、消痰、下気、治霍乱及腹痛、脹満、胃中冷逆不止、泄痢、淋露、除惊、去留熱、止煩満、厚腸胃。」温中益気、消痰下気を主り、霍乱《かくらん》および腹痛脹満、胃中が冷し嘔逆が止まらず、泄痢、淋露の止まらないのを治し、驚を除き、留熱を去り、心の煩満を止め、胃腸を保護する。

（4）**11**：①行気化湿　②下気除満　③燥湿化痰・下気降逆　**12**：①行気燥湿・導滞　②下気平喘　**13**：①除満・燥湿・消脹　②下気　**2**：①燥湿除満。②行気化湿。

（5）『神農本草経』の「気血痹」は、身体、内臓、経絡を邪気が閉阻して、気血が通らない状態であり、「死肌」は、感覚障害のために、痛・痒・寒・熱が分からない状態である。苦で下気し、辛で散結し、温で燥湿し、気を下げ巡らせ、湿滞をよく除き、蒼朮に比べ行気作用に優れる。

[12]　湿邪が停滞し脾胃機能が失調した状態（湿困脾胃）

による下痢・胃もたれ・腹部膨満感・悪心・嘔吐や、気滞による脾胃の症状である胸腹部脹満感・痞塞感に、また脾胃の運化機能の低下や脾胃有寒が引き起こす食積（消化不良）による腹部脹満・大便秘結・嘔吐・食思不振などに対して用いる。また外感寒邪が裏に入り熱と化した、熱結による胃腸症状である腹痛・大便燥結・潮熱などに、大黄、枳実などとともに用いる（下気除満）。肺に対して痰湿を除き（消痰下気・燥湿化痰）痰湿壅肺を治し、下気降逆することにより、肺気上逆による喘咳に有効である。温燥が強いので、陰虚証（内熱津虚、脾胃気虚）には禁忌。妊婦にも用いない。

C. 枳実

（1）ミカン科ダイダイ、ナツミカン、カラタチなどの幼果。

（2）苦、微寒。脾・胃・大腸。行気薬。

（3）『神農本草経』「枳実、味苦、寒。主大風在皮膚中、如麻豆苦痒、除寒熱結、止利、長肌肉、利五藏、益気軽身。生川澤。」『名医別録』「主除胸脇痰癖逐停水、破結実、消脹満、心下急、痞痛、逆気脇風痛、安胃気、止溏泄、明目。」。胸脇の痰癖を除き、停水を逐し、結実を破り、脹満・心下の急痞痛・逆気による脇部の移動性疼痛を消し、胃気を安んじ、下痢を止め、明目に働く。

（4）**11**：①破気消積　②化痰消痞　**12**：①破気消積　②化痰除痞　**13**：①破気　②導滞　③消積　④除痞　**2**：①破気消積　②散結気

（5）強力な行気力を有し、凝縮停滞した気・痰・食積を取り除く寒性の理気薬。熱証をはじめ、各種の気滞にも多用される。枳穀に比べ行気力が強く、中下焦（胃腹部）に主に作用する。[12]『神農本草経』での「如麻豆苦痒」は、胡麻の種子の様な大きさの発疹で痒い者に、であるが後世方ではあまり使わないとのことである。枳実は作用が強力であるが、枳穀は比較的緩慢である。「破気消積」の「破気」は、胃腸の結気を破泄することであり、「消積」は、気結による堅積に対して気を巡らせて積を取り除く意味で、心下部の痞痛、季肋部の脹満感、食思不振、食積気滞（食滞）による腹脹腹痛、気の巡りが悪く便がスムーズに出ない、などに用いられる。熱性の炎症（胆道感染症など）に伴う、腹脹腹満、嘔吐、心下痞塞感などに用いられる。また下気導滞して大便を通じる作用があり、便が秘結して通じない者に用いる。気結による痰阻を、気を巡らせて除くところから、胸部や胃部の痞塞感、黄色粘性痰、呼吸困難などに用いられるが、「破気」は正気を消耗するところから、虚弱者や妊婦には用いない。

D. 芒硝

（1）天然の含水硫酸ナトリウム $Na_2SO_4 \cdot 10H_2O$ または風化硝 $Na_2SO_4 \cdot 2H_2O$。天然の鉱物を加熱水解し濾過して泥砂・雑質を除いた後、冷やして析出した結晶が皮硝であり、その上面に結出した細芒が「芒硝」で、底部にあるものが「朴硝」である。「風化硝」は芒硝を風化脱水したもの。瀉下作用は「朴硝」が最も強い。

(2)鹹・苦、寒。胃・大腸・三焦。攻下薬。

(3)『神農本草経』「朴消、味苦、寒。主百病、除寒熱邪気、逐六府積聚、結固留癖、能化七十二種石。錬餌服之、軽身神仙。生山谷。」、「消石、味苦、寒。主五藏積熱、胃脹閉、滌去蓄結飲食、推陳致新、除邪気。錬之如膏、久服軽身。一名芒消。生山谷。」『名医別録』「主治五臓積聚、久熱、胃閉、除邪気、破留血、腹中痰実結搏、通経脈、利大小便及月水、破五淋、推陳致新。」五臓の積聚・長引く熱で胃気が通じないのを治し、邪気を除き、留血を破り、腹中に痰実が結合しているのを治し、経脈を通じさせ、大小便を利し、月経を整え、五淋を破り、古いものを新しくする。

(4)**11**：①瀉熱通便・潤燥軟堅　②清熱消腫　**12**：①軟堅瀉下　②軟堅散結　③回乳(乳汁分泌を抑制する作用)　④清熱瀉火　**13**：①瀉下・軟堅潤燥　②軟堅破血　**2**：①瀉熱潤燥　②軟堅

(5)『神農本草経』によると、朴硝は寒熱の邪気を除き、六府(胆・胃・大腸・小腸・膀胱・三焦)にある積聚、つまり腹腔内にできた塊や腫脹、疼痛などを除き、また「結固留癖」も同様の腫瘤性の病変であり、その様な積聚となった病変を治すとされる。消石は、芒硝と同じであって、五藏積熱つまり五臓内に邪気が盛んで正気も十分にある実証で熱証の病証で、すなわち実熱が蓄積している状態を治し、胃腸に飲食が滞って張った状態を治療する。『名医別録』によると、六府ではなく五臓の積聚を治し、実熱を除き、胃気を通し、宿便を除き、月経を整え、尿路系を整え、経脈の通りを良くする。そうすると芒硝は実熱を去り(瀉熱し清熱し瀉火し)、胃気を通し宿便を去り(瀉下し軟堅散結し潤燥し)、六府の積聚や五藏の積熱を除く、つまり堅積熱塊を破るのであり、ここでは、瀉熱、潤燥、軟堅、瀉下がポイントであると思われる。

「瀉熱」は火邪の熱を瀉することであるが、自然界からの邪気である六淫の邪気は、風・寒・暑・湿・燥・火であり、それに対して内臓の機能失調に起因する「内生五邪」は風・寒・湿・燥・火の五つで、表現は六淫の邪気と同じであるが、火邪の多くは内生であり、心火・肝火・胃火・肺火などの実火と、心・肺・肝・腎の陰虚による陰虚火旺などの虚火であり[10]、『神農本草経』での「五藏積熱」や、『名医別録』での「五臓積聚、久熱」は、内生火邪としての「積熱」や「積聚、久熱」であることに注意が必要である。また「燥」は乾燥の意味であり、このため陰液津液が損傷されて陰津不足となり、滋潤作用が失われて、口、鼻腔、眼、皮膚などが乾燥し、毛髪のツヤもなくなり、大便も乾燥し硬結し、更に肺津も損傷して、宣発作用が失調して乾咳、咽喉乾燥、胸痛、喀血などの症状となるが、芒硝の潤性や軟堅作用によってそのような症状が改善するのである。また瀉熱は軟堅や瀉下の結果とも考えられ、軟堅は潤燥とも結びついており、相互の関連で作用を理解することも重要である。芒硝の適応症は大黄と類似するが解毒・止血作用はなく、大黄の説明で述べたように、大黄には大量のタンニンが含まれており、タンニンの収斂作用による止瀉作用によって瀉下作用が減弱されるところから、芒硝と枳実を加えることで、瀉下作用を強めているのである。

Ⅱ：大承気湯の方剤考察

『名医の経方応用』によるならば、大承気湯は「陽明腑実証」を治すのであり、さらに「熱結傍流」、「熱厥」、「三焦の大熱」、「陽明の剛痓」で用いると記載されている。陽明病は邪気が体内の陽気と激烈な闘いをしている段階で「裏熱実証」であり、発熱、自汗、悪熱、口渇などが主症状である。また「陽明腑実証」は邪熱が燥屎《そうし》（屎は大便のこと）と結合した「有熱有積」の状態である（経証は有熱無積）。陽明病においては、邪熱が裏に伝わり津が損傷し、このために燥となり、結して実を形成している。陽明腑実証では上記の理由で腸に有形の糟粕が燥結して実を形成し、潮熱、譫語、大便不通、腹脹腹満、脈沈実などの症状を呈す。「熱結傍流」は、陽明腑実証ではあるが、臍を中心とする腹部の絞痛があり、時に便意があって悪臭のある温かい水様便を排出し、口舌乾燥、嘔吐、身体の緊張状態などの症状を呈する。「熱厥」は厥証の一つであり、熱盛により手足厥冷になることで、著しい時には昏迷状態となる。「三焦の大熱」は、上焦、中焦、下焦のそれぞれが実熱により充満された状態であり、症状も多彩となる。「陽明の剛痓」はまさに本文で表現されている症状であり、胸満し口噤し後弓反張し、脚攣急し、齘歯（牙関緊急）する。

この様な、実証で裏熱である状態を治療する方剤は「攻下剤」であり、「苦寒瀉下」（苦寒薬による瀉下法）が適応である。苦寒瀉下法を用いるのは裏熱実証である以下の三証である。①邪熱が裏に入り、陽明熱結を引き起こし、持続的な発熱を生じている時、②熱結傍流（上記参照）、③時病（急性で流行性の、強い症状を呈する疾患）によって高熱となり、また厥（手足の冷え）や、発驚・発狂などの症状を伴う場合、である。すなわち苦寒薬を使わなくては熱を排除することはできず、攻下薬を使わなくては実を治療することが出来ない病態であり、まさに大承気湯がこの様な病態を治療する方剤である。

大黄には苦寒による瀉熱通便、清熱散結、瀉下通腑作用が、**芒硝**には鹹《かん》（＝しおからい）寒による軟堅潤下作用があり、両者併用で胃腸の内容物の緩やかな排除が可能となっている。**枳実・厚朴**には行気破結作用があり、胃腸の蠕動を促進し、気滞による痞満（気虚気滞や邪熱壅聚による脹満感を伴った痞証）を解除し、実熱を速やかに除くことが可能となる。また腸燥胃実があると気は必ず通じないので、攻積の剤には必ず気分の薬を入れるとのことで、行気薬である枳実・厚朴が加えられているのである。大承気湯の加減法としては、（1）燥結が重く、気滞が顕著でない場合…枳実・厚朴を除き甘草を加える（調胃承気湯）。（2）熱実も気滞も比較的軽く、燥結も重くない場合…芒硝を除き、枳実・厚朴の用量を減らす（小承気湯、金匱要略では厚朴大黄湯とする）、（3）気滞が重く、実熱の閉結がみられる場合…厚朴・枳実の用量を増やし、破気下泄作用と主とする（厚朴三物湯）、（4）大承気湯に甘草を加味し和中作用を加える…三承気湯、傷寒熱実証の治療にも用いる、（5）小承気湯に麻子仁、杏仁、芍薬、蜜を加える…瀉熱と潤腸の作用、滋陰して自然な排便を促し、小便が多くて大便が秘結し、津虚で燥熱の、老人、虚弱者の便秘に用いる（麻子仁丸）。また本方は瀉下清熱の作用が強いので、老人、虚弱者、気血虚の人、子供に用いるときは注意が必要で、津液不足であれば補液を行うか、増液方によって下法を助ける必要がある。また胃腸管が無熱で乾燥し便秘の場合には使用しない。妊婦には禁用である。［2、15］

【本条のポイント】

陽明裏熱実証による剛痙に対して、大承気湯を用いて瀉熱、潤燥、軟堅、瀉下を行う。大黄によって滞積や瘀血を下し、瀉熱清熱し、芒硝の軟堅潤下作用と合せて胃腸の内容物を緩やかに排除する。また腸燥胃実があると気は必ず通じないので、行気薬である枳実・厚朴が加えられているが、下気導滞して大便を通じる意味もある。厚朴は燥湿健脾するが、温性であって枳実と併用することによって湿熱証にも使用可能となっている。

【原文】（二―15）

太陽病、関節疼痛而煩、脈沈細（一作緩）者、此名湿痺（玉函云中湿）。湿痺之候、小便不利、大便反快、但当利其小便。

【訓読】

太陽病、関節疼痛して煩《はん》し、脈沈にして細（一に緩に作る）なる者は、此れを湿痺と名づく（玉函は中湿と云う）。湿痺の候は、小便利せず、大便反って快《こころよ》し。但だ当にその小便を利すべし。

【考察】

『傷寒論』の六経とは、太陽、陽明、少陽の三陽と、太陰、少陰、厥陰の三陰である。この六経は、後代に経絡の病であるとして、経絡学説から手足の十二経との関係が考察され、「六経病」「六経弁証」「六経病機」などと呼ばれたことに由来している。しかし『傷寒論』に於いては「六経」との表現は使われず、風寒湿熱の外邪による外感や内傷と、表裏、寒熱、虚実などに応じた病態分析がなされ、経絡病との関係で論じられてはいない。しかし経絡病との関係では、手足の十二経内の手太陽小腸経と足太陽膀胱経が、太陽病と関係があるとされ、前者の症候としては、咽痛、顎が腫れる、頬が腫れる、頚・顎・肩・上腕・肘・前腕外側部の痛み、目が黄色くなる、耳聾などであり、加えて小腸症候として、臍周囲痛、腹脹、腸鳴、疝気、排尿症状などが挙げられる。後者の足太陽膀胱経の症候としては、目の痛み、目が黄色い、涙目、頭痛、頚がこわばって痛む、背骨が痛む、腰痛、膝を伸ばせない、脚を曲げられない、腫の痛み、脚全体の痛み、足の小指が動かせないなどの症状に加えて、膀胱症状として、多尿、遺尿、夜尿、尿失禁、尿結石、尿に油が浮く、尿が白い、血尿etc.などであり、いずれも「関節疼痛」となる。

一方太陽病の症状は『傷寒論』によれば、発熱、悪寒、頭痛、項痛、浮脈であり、外邪が膚表から入り、衛陽が遮られて営陰が鬱滞し、邪熱が体表部で勢いを増し、各種の症状となる。衛気は陽に属し、脈の外をすばやく巡って皮膚腠理に分布し、外表部を衛り、営気は陰に属し、水穀の精気から由来して脈の中を通って五臓六腑に行き渡り、五臓六腑を潤し栄養を与えている。そこで陽性の外邪である風邪を感受すると、衛気が対抗して強化され外表部に浮揚し、このために発熱するが、一方営気は陰を守ることができなくなり、自汗となりまた脈浮となる（衛強営弱病機）。これに対し陰性の邪である寒邪を感受すると、営気が対抗して強化されて営強衛弱病機となり、衛陽は肌表の内側で抑鬱され、外表を温めることができずに悪寒を生じ、また営陰が強化されて無汗、脈浮緊となる。このような病機は太陽病経証と言われるが、太陽病によって営衛の調和が失われると、「心は血を主って営に属し、肺は気を主って衛に属する」ので、その影響は心・肺に及び、さらにまた経絡との関係から、小腸と膀胱にも邪の影響が及んで症状の原因となる。

本文の「**太陽病、関節疼痛而煩、**」にもどると、太陽病は膚表肌腠の失調であるが、前述したように手太陽小腸経と足太陽膀胱経に病邪が入り込むと、前者では肩から上腕に、後者では背部から腰部、下肢にかけて関節や筋肉の疼痛を生じる。また本文では疼痛の性状は「煩」と記載され、単なる関節疼痛ではなく、湿邪が肌肉に付着しその重く付着する性質によってなかなか解除されず、四肢の筋肉や関節が重だるく痛くなり煩悶し、その有様が「煩」という字で表現されている。また次条文には「**脈沈細者**」とあり、沈脈は裏を主り、陽気が衰退したために、外邪の侵襲に対して営衛気を表に出すことが出来ずに、気血が裏にこもってしまった脈であり、細脈は脈管が収縮して細く線のようになった脈で、気血ともに衰退した虚証（陰虚）を意味する脈証であり、六淫の邪気である湿邪が、まず膚表肌腠を侵襲し太陽病の経脈を犯して気血が虚し、また肌肉に付着して関節疼痛を生じている病像が反映されているのである。

次の条文「**此名湿痺**」の「湿痺」について、『黄帝内経素問』痺論篇では次のように述べられている。「黄帝問いて曰く、痺はこれ安んぞ生ずるや。岐伯対えて曰く、風寒湿の三気雑《まじ》わり至り、合して痺となるなり。其の風気の勝れる者は行痺となり、寒気の勝れる者は痛痺となり、湿気の勝れる者は著痺となるなり。」

とある。ここでの著痹は「湿痺」であり、湿気の重く付着する粘着性の性質が「著」に込められていると思われる。同じく『素問』陰陽応象大論篇によれば、「地の湿気は、感ずれば則ち皮肉筋脈を害す」とあり、湿気が皮肉筋脈に侵襲し、筋骨に付着して「湿痺」となるのであり、湿邪の重く混濁し粘着する性質（重濁粘滞）によって経脈が阻滞され、気血の通りや営衛が阻害されて、経絡のバランスが崩れており、症状としては、体幹、四肢、関節部の重だるさや疼痛、しびれ感などとなる。

また湿邪が皮肉筋脈に留まらずに経絡を損傷すれば、痙攣を起こすのであり、『素問』至真要大論篇で「諸痙項強、みな湿に属す」と述べられている如くである。また湿邪は清陽を被い、陽気の昇発、散布、温煦の機能を奪い、このために清陽が上昇できずに頭部の清竅が塞がるので、頭重感、頭帽感、頭痛、目眩、頭暈などの症状の原因となるとともに、四肢を温煦することができなくなり、四肢がおもだるくなり動かせなくなる。また生ものや冷たいもの、瓜や果物、脂っこいものや甘いものを食べたり、お茶やお酒を飲んでばかりいれば、水湿が中焦に蓄積し、脾胃を傷害し、脾の運化・昇降機能が失われて、胃もたれ、腹脹、胃脘部の脹れなどの原因となる。湿邪が上焦を覆えば、胸部の陽気の流れが悪くなり胸郭痞満となり、大腸に侵入すれば水様便となる。湿により気が鬱結すれば小腸の伝導機能が働かなくなり、便秘となり、その他下肢に流れれば、瘡瘍となり、脚気となる。

以上は外湿病機であるが、内湿病機も重要であり、『素問』至真要大論篇で、「諸もろの湿の腫満するは、皆脾に属す」と言われるように、食生活が乱れたり、疲労したり、考えすぎたりすれば、脾気を損傷し内湿の原因となる。脾気が虚すと運化機能が失調し、水穀精微の輸送や津液の循環ができなくなり、津液が集まって湿になり、内部を塞ぐことになる。この際の主要症状は、顔色が黄ばむ、精神疲労、食欲不振、口中が粘つく、胸悶痞満、悪心嘔吐、溏便、泄瀉、尿量減少、浮腫などである。湿が上昇し清陽を覆い胸膈にはいれば、胸痺・胸痛となり、脾の湿は痰の発生源となるので、白い粘った痰を大量に喀出し、心肺を損傷すると胸悶、息切れ、動悸の原因となる。脾胃が犯された症状としては脘腹脹満となり、清気が下降すると食物残渣の混じった下痢便となり、胃気が上逆すると乾嘔となる。また脾陽不足の体質に湿が滞留すると、陽気がさらに損傷され、顔面蒼白、四肢のだるさ、味覚鈍麻、胃もたれ、脘腹部脹満、溏便、四肢冷感、舌淡色、脈沈細となる。陽気の損傷がさらに進むと脾腎陽虚となり、症状はさらに進行悪化する。[8]

本文にもどると、「**小便不利、大便反快、但当利其小便**」、湿気が下焦に流れて鬱滞すれば、膀胱の気化作用が障害されて、小便減少、排尿困難、尿閉塞となるのは前述したとおりであり、また大腸に侵入すれば不消化な水様便となるが、大便は快通ではある。治療はまず利尿をはかり内湿を除くことが第一となる。

【本条文のポイント】

太陽病で邪気が経脈に及び、手太陽小腸経と足太陽膀胱経に病邪が入り込み、湿邪の影響も加わると、関節疼痛となり煩となるとともに、気血が虚し湿邪が肌肉に付着した病態を反映して沈細脈となる。また湿気が下焦に流れて鬱滞すれば、膀胱の気化機能が障害されて小便不利となり、また大腸に侵入すれば大便はむしろ快通となる。利尿を図り内湿を除去して治療する。

【原文】（二―16）

湿家之為病、一身尽疼（一云疼煩）、発熱、身色如熏黄也。

【訓読】

湿家の病たる、一身尽《ことごと》く疼《いた》み（一に云う疼煩）、発熱し、身色熏黄の如きなり。

【訳】

湿邪による病というものは、身体全体がどこもかしこも尽く痛くなり、発熱し、身体の色は煙であぶられた様なくすんだ黄色になるものである。

【注釈】

＊**熏黄**：「熏」は、煙であぶる、の意で、けむりであぶられた様な、くすんだ黄色。

【考察】

湿邪の疼痛は、一つには湿が経絡を塞ぎ経脈中を流れている気血の流れが阻害され、経絡のバランスがくずれることによる。もう一つは湿邪が直接筋骨に付着し、その粘着性により筋骨から離れず、四肢の関節や筋肉を傷めることによる。また湿によって陽気が損なわれて、清陽の気による宣発散布が妨げられ、このために陽気による四肢の温煦ができなくなり、四肢が冷たく重だるい、固定痛を感じることになる。

湿邪による発熱に関しては、まず外湿が体内に侵入すると、肌表や経絡を犯し症状が発生する。しかし湿は陰邪であって重く混濁し粘着する性質があるので、中々排除することが出来ずに体内に留まり、また脾は土に属し、湿もまた土気であるので両者は引きつけあい、湿邪が脾陽を鬱滞させ損傷することになる。これにより脾の運化昇清機能が失調すると、水穀精微が散布されずに脾胃に溜まり内湿となり、内湿外湿が合わさった病像が形成される。このように湿が体内に貯留すると陽気を損ね、陰陽のバランスが崩れて熱化したり寒化したりすることになる。このことは、「陰虚では則ち内熱す」や、「陽虚では則ち外寒す」と表現されている。脾は陰に属するために脾虚は陰虚であり、脾虚により心・肺・胃・肝・腎などの陰液が不足すると、陰が陽を制御することができなくなって相対的に陽が盛んになり発熱するのである（陰虚発熱）。この熱は裏熱でありまた内熱でもあって、この種の熱は、もともと陽気の強い体質の人が体内に湿気を貯留した場合や、温燥剤の飲みすぎ、辛いもの脂っこいものや甘いものの取り過ぎ、などにより発生しやすくなる。この様な病態は「湿熱相兼」と表現され、湿が強い場合は熱は高くはないがなかなか下がらず夕方に上り、疲労倦怠、嗜眠、胸腹部の満悶、口渇などの症状となり、熱が強い場合は発熱が持続し、発汗が止まらず煩躁し、口苦・口臭などの症状となる。またこのような湿熱が火や燥に従化すれば、営血に入り込んだり、心包に陥入したり、肝風を起こしたりする。また脾や湿と関係する色は五行図では黄色であり、水滞の色である黒と合わさった、くすんだ黄色となる。[8、10]

【本条のポイント】

湿邪による病の症状である、一身尽疼・発熱・身色如熏黄、の病因病機を良く理解すること。

【原文】(二—17)

湿家、其人但頭汗出、背強、欲得被覆向火。若下之早則噦、或胸満、小便不利(一云利)、舌上如胎者、以丹田有熱、胸上有寒、渇欲得飲而不能飲、則口燥煩也。

【訓読】

湿家、その人ただ頭汗出で、背強《はいこわ》ばり、被覆して火の向かうことを得んと欲す。若し之を下すこと早ければ則ち噦し、或は胸満し、小便利せず(一に云う利すと)、舌上胎の如き者は、丹田に熱有り、胸上に寒有るを以て、渇して飲を得んと欲して飲むこと能わず、則ち口燥煩するなり。

【注釈および考察】

***噦**:胃気上逆で発生する音のことで、しゃっくり(呃逆)を指す。[7]

***舌上如胎**:胎は、字義としては、妊娠後の受精卵や胚、胎児などのことであるが、ここでの意味は異なり、舌苔の状態を意味していると思われる。次句が「丹田に熱有り」であり、湿熱が下注し膀胱湿熱や大腸湿熱を起こしている病態であり、前者は苔黄膩《じ》となり後者は紅舌で苔黄膩となるとのことであるので、胎は苔黄膩の様な舌苔のことと考えられる。膩《じ》苔とは、舌面が、キメの細かい緻密なベトッとした汚れた舌苔で覆われている状態のことで、痰湿が盛んな時に生じる。

***丹田**:道家では臍下三寸のところ。この個所に男性の精室、女性の胞宮があると認識されていた。

***口燥煩**:口のなかが乾燥して煩わしいこと。

***湿家、その人ただ頭汗出で、背強ばり、**:「湿家」すなわち湿邪による病の者であって、「其人但頭汗出」体幹に発汗がなく頭に発汗がある状態の者であり、実証では湿熱・瘀血の時に多く見られ、虚証では亡陽虚脱や陽虚気脱の時に見られる(対して手足にたくさん発汗するのは、陽明実証である)。邪気により経絡が阻滞して気血の循環が悪くなり、また気虚や陽虚のために肌表を守り固める(固摂する)ことができなくなるための発汗である(二—18参照)。次句「背強」は、風・寒・湿などの邪気が脈絡を阻滞したための症状である。『素問』至真要大論篇に「諸もろの痙・項の強《こわ》ばりは、皆湿に属す」とあるが、湿に属するものは、発病が緩やかで症状が長く続き、四肢・身体が重だるく、胸脘部につかえ感があり、口が乾いて

も飲水を欲せず、膩《じ》苔を伴う。また寒に属するものは、悪寒、無汗、攣縮、強直、緊脈などの症状を呈する。

＊被覆して火の向かうことを得んと欲す。若し之を下すこと早ければ則ち噦し、：寒証であることを示しており、寒湿の邪気によって陽虚、気虚となり、経絡が阻滞し気血の循環が悪くなって背部の強ばりが出現している者は、病状が裏に及んだために気虚や陽虚を起こしており、「若下之早則噦、」この病状を裏実証と判断して誤って下剤を使って邪気を除こうとするならば、胃気の上逆が起ってしゃっくりなどの症状となる。つまり寒湿の邪気によって脾胃の受納や運化の機能が障害されて昇清降濁機能が低下しているところに下剤を使用すると、津液がさらに損傷して陽虚や陰虚がさらに強まり、このために脾陽の温煦運化機能が失調し、三焦における気による津の化生ができなくなり、陽虚に加えて津が胃腸に行き渡らなくなって胃腸の伝導機能が失調し（胃失和降）、「噦」を生じるのである。

＊或は胸満し、：胸脇は足少陽胆経が循行しており、邪が少陽を犯してその経絡の気の循行が不利となると胸脇苦満が起る。少陽病の病邪は半表半裏にあり、正気と邪気の激烈な争闘のために気の昇降が阻害されており、下法によって気の昇降がさらに阻害されると胸満となる。

＊小便利せず（一に云う利すと）、：陽虚で気虚のある人が、下法によってさらに津液を消耗すると、尿量が減少して「小便不利」となり、また陰虚が強まり、気はその拠り所を失って水が火を制御することができなくなって、虚陽を生じる。

＊舌上胎の如き者は、丹田に熱有り、：苔黄膩の様な舌苔の者は湿熱が盛んであることを意味し（語彙参照）、前述の如く陰虚がさらに強まって虚陽が熱化して湿と結びついて湿熱となり、その湿熱が下注し膀胱湿熱や大腸湿熱を起こしている病態である。陽が強いかまたは陰虚の状態においては、外邪が熱に従化しやすく、湿と結びついて寒湿困脾から脾胃湿熱へと説明される病態を形成する。

＊胸上に寒有るを以て、：上寒下熱であり、陰陽の気の上下行が乱れ、上体で陰が勢いを増し、下体に熱病変が現れている病態である。ここで、気の昇降出入の根本を検討すると、心肺は上にあり、上にある気は降りるのがよく、肝腎は下にあり、下にある気は昇るのがよく、脾胃は中央にあり両方の性質を持つとされる。具体的には、心は火であり上にあるが、心火は下って腎水を助けて腎水が冷却されないようにし、肺気は清粛下降（粛降）して気や津液を下降させ水道を通調し水分を下らせて膀胱に注いでいる。肝気が疏泄（のびのびさせ拡げる作用）し昇発し条達することによって気機がのびやかに整い、腎水は上昇して心陰を滋養し、心陽が独り亢進しすぎないようにしている。また脾気は上昇を主り（昇清）、胃気は下降を主って（降濁）いる。また肝の疏泄作用が気機を整えることで、脾胃の昇降バランスもスムーズに行われるのであり、

脾気は水穀の精微物質を肺に運び、肺で自然界の清気と結合して宗気となって水穀の精気を全身に運び、さらに心脈に注いでいるとともに、粛降作用によって腎に下って納気される。腎は昇清降濁の動力であり、腎の精気が不足して納気機能不全になれば、気は上に浮く。また肺気虚では腎不納気が引き起こされ、肺に及んで呼吸状態が悪化し喘息などの症状となる。心・脾・肝・肺・腎はこのように相互に関連している。そこで水液代謝と心、肺との関係においては、水湿の邪が体内に停滞すると痰飲や水腫となり（水気病）、その水邪がもともと心陽が虚しているところへ上逆すると、さらに陽気が虚して心陽不振、心気不寧となり、動悸や息切れなどの症状となる（水気凌心）。またもともと肺気や脾気が虚しているところには痰湿が内生しやすくなるが、脾腎陽虚も加わり気化障害が起り、さらに水湿が体内に停滞して水腫を生じる。そのような場合に寒邪に遭遇すると、寒水の邪が上逆して肺の宣発粛降作用が傷害され、咳嗽や喘息などの症状を呈する（水寒射肺）。また肺の宣発や粛降機能が失われると、上焦にある津液は散布も下降もできなくなり肺に停滞してたまり痰飲に変化するが、脾気虚が水湿の運化を妨げることによってこのことを更に強めている。

＊**渇して飲を得んと欲して飲むこと能わず、則ち口燥煩するなり：**先に述べたところを再掲すると、「寒湿の邪気によって脾胃の受納や運化の機能が障害されて、昇清降濁機能が低下しているところに下剤を使用すると、津液がさらに障害され、このため陽虚や陰虚がさらに強まり、脾陽の温煦運化機能が失調し、気による津の化生ができなくなって津液が胃腸に行き渡らなくなり、胃腸の伝導機能が失調して胃失和降となる。」と述べている如く、下法によって津液が損傷して、口渇を生じているが、脾胃の昇清降濁機能が低下しているために、飲むことができなくなっているのである。また上焦に寒があると、飲水は寒をさらに強める意味もあり、飲むことができないとも考えられる。次句「則口燥煩也」は、津液が消耗することによって口渇だけでなく、実際に口中が乾燥してかさかさになり、煩わしい思いをするのである。[8、10]

【本条のポイント】

邪気が半表半裏の少陽にあり、下焦に湿熱が形成され、上焦に寒があって、陰陽の気の上下行が乱れた病態での、条文で述べられている症状の原因および病態を理解すること。

【原文】（二―18）

湿家下之、額上汗出、微喘、小便利（一云不利）者、死。若下利不止者、亦死。

【訓読】

湿家之を下して、額上に汗出で、微喘し、小便利する（一に云う不利と）者は、死す。若下利止らざる者は、亦死す。

【考察】

先にも述べた様に、湿邪によって脾陽が鬱滞し損傷を受けると、脾の運化昇降機能が失調し、水穀精微が散布されずに脾胃に溜まり内湿となり、内湿外湿が合わさった病像が形成される。湿はその重い粘着性の性質により清陽を塞ぎ、気機の流れを阻み、滞らせる。脾陽が損傷し運化機能が働かなくなると水湿が内停し、悪化すると水腫となり、さらに悪化すると腎陽を損傷する。肺気は清粛下降（粛降）して気や津液を下降させ水道を通調し水分をめぐらせているが、脾陽が鬱滞し肺の宣発や粛降機能が障害を受けると腎の納気も妨げられ、このために腎の精気が不足して気虚陽虚を生じて気化機能が傷害され、津液の産生が阻害されることになる。

一方津液は水穀の精微物質から生成され、全身を滋養し潤しており、人体の正気を構成する重要な要素である。水穀は、胃によって受納・腐熟されて精微物質に化生され、脾の運化機能による消化・吸収・運輸を受け、さらに昇清機能により肺に送られた精微物質は、心肺の働きを通じて気血に生成変化して、全身に輸布される。すなわち肺気の宣発粛降機能や通調水道作用、腎の納気作用や蒸騰気化作用（腎陽が腎陰を蒸化することにより、腎精が腎気を化生する作用）、三焦における気化作用などを通して津液は化生され、三焦の陽気による温煦作用によって温められ、心の推動作用によって全身に送られて循環している（これらは、気の基本的な性質である）。水は肺気の粛降作用によって腎に下り、腎陽の気化作用によって清なるものは再び上昇して肺に至り全身に輸布され、濁なるものは膀胱に注入されて体外に排出される。この際の、肺気の宣発粛降機能、三焦の気化、膀胱の気化、脾の水湿運化などの機能はすべて、腎中の陽気の蒸化作用によって化生された腎気によって発動されており、それによって全身の水液代謝の平衡が維持されている。

ところで三焦は五臓六腑、営衛経絡などを、内外左右上下に結びつけ、諸気の通行を主持し、人体の気化作用を総合的に統括している。三焦の気化作用とは、三焦が気（水気）を津液に変化させ、腠理毛皮から汗として排出させたり、膀胱から尿として排出させせたり、膀胱経脈から「気」を出させたりすることを指している。また三焦は水穀の精気や津液が出入りする通路となっており、人体の気化作用を総合的に統括しているが、この働きは先天の精である腎精が化生した腎気に根ざす元気によっており、元気は三焦を通って全身の各臓腑組織に運ばれ、「三焦は諸気を主持する」と言われている。このように発汗には、三焦の働きとそれに作用する諸気の働きが深く関与している。

次に発汗についてであるがその原因は、（1）体内の陽である陽気が、陰である陰精や津液などに作用する場合（生理的な発汗など）、（2）陽熱が非常に盛んで、津液を逼迫（ひっぱく）して外泄する場合（裏熱実証、陽熱の邪気が人体の陰精に作用した場合）、（3）陰虚の患者で、入眠後に衛陽の気が裏をめぐる際、陰が虚しているために陽を収斂させず、このため陽は陰に入ることができずに津液を逼迫して外泄する場合（盗汗）、（4）

風邪に犯された場合（陽邪である風邪には開泄の性質があり毛竅を開かせるので、陽とともに陰精が外泄して発汗する）、（5）気虚や陽虚の場合（体表の陽気が不足しているために固摂することができずに陰液が外泄されて発汗する、気虚自汗、陽虚自汗）、などが考えられる。固摂作用は、気の生理作用の一つであり、制御し調節する作用のことで、汗や尿のコントロールも固摂作用の一種である。気虚によって衛気が虚すと、衛気が肌表において固摂できなくなり（衛表不固）となり、腠理がまばらとなって、汗孔開閉の調節作用が低下し開きっぱなしで閉じにくくなるので、自汗が頻繁となる。

また、肺は皮毛を主っており、肺気虚の患者は、衛気や津液を皮毛に宣発することができなくなるために、衛気の外を守る作用が減弱し、肌表が不固（固摂できないこと）となり自汗する他、外感病にかかり易くなり、皮毛の潤いが失われ艶がなくなる。また「血汗同源」であり、血と津液は、中焦において水穀の精微物質から化生されたものであり、血は、中焦から肺脈に進入した津液が経脈中の血液と化合し、心臓の化赤作用により血液に変化し生成され、汗は津液が皮膚から排出されたものなので、三者には密接な関係がある。身体の津液が大量に失われると、必ず気の急激な消耗脱失を起こし、大量に発汗して止まらなくなり、顔面蒼白、脱力、動悸、甚だしい場合は失神を起こす（気随液脱）。以下条文ごとに考察する。

＊湿家之を下して、：湿邪により脾陽が損傷し運化機能が障害され、さらに悪化して腎陽を損傷すると脾腎陽虚も加わり気化障害が起り、水湿や水腫となり、さらに肺の宣発や粛降機能が障害を受けると腎の納気が妨げられ、このために腎の精気が不足して、気虚陽虚を生じる原因となる。また三焦は気の働きを受けて津液を生成し、津液は全身を滋養し潤しており、人体の正気を構成する重要な要素であるが、湿邪により脾陽が損傷し運化機能が障害されると、全身を滋養し潤すことが困難となる。この様な状態の患者に誤って下法を行うと、津液の損傷がさらに加速され、気随液脱の病証を生じることになる。

＊額上に汗出で、：ここでの汗出は気虚陽虚のためであり、前出の様に、気虚陽虚によって衛気が虚すと、衛表不固となり、腠理がまばらとなって、汗孔開閉の調節作用が低下し開きっぱなしで閉じにくくなり自汗することになるが、人体を陰陽で分けるならば、上が陽で下が陰であるので、陽虚の発汗の症状が一番上にある頭皮部に出現しやすくなるのであるとも考えられる。

＊微喘し、：脾虚のために湿が停滞し、経絡を通る気血の流れも阻滞している状態に下法を行うと、阻滞がさらに強められ肺気の宣発粛降機能や通調水道作用も阻害されて津液が分布しなくなり、このため肺気が下降できずに上逆し喘鳴となる。また肺気が不足すれば宗気も虚弱となり、そのために呼吸困難となって息切れがし、上逆して力のない咳となる。また腎

陰の気が欠損すると陽が陰を維持できなくなり虚陽が浮上し、肺気は下行できなくなり、気逆して喘息となる。

＊小便利する（一に云う不利と）者は、死す：津液が汗法によって失われると普通は尿量が低下するが、腎陽が虚していると、腎の温煦や気化機能が減退して気や水を巡らせることができなくなり、また膀胱も虚寒となって水液を制御することができなくなるので、排尿困難・残尿感・失禁・頻尿となり、澄んだ尿が大量に出ることになる。水液の代謝障害があって水邪があふれていると腎陽虚となるが、腎陽は一身の気の根本であり、人体の諸臓腑を温煦し、津液を蒸化し、生殖や発育などの生理機能を促進する根本であるために、腎陽が虚して水液を制御することができなくなっている患者の予後は不良であり、死に至る。

＊若下利止らざる者は、亦死す：湿邪によって脾胃の受納や運化の機能が傷害され脾の昇清降濁機能が低下すると、肺の宣発や粛降機能が障害を受け、その結果腎の納気が妨げられて腎の精気が不足し、気虚陽虚を生じる。また三焦は水穀の精気や津液の出入りする通路であり、全身を滋養し潤しているが、この働きは先天の精である腎精が化生した腎気に根ざす元気によっており、腎気は人体の気化作用を総合的に統括している基である。すなわち腎気の働きを受けて津液が生成されるが、気虚陽虚では三焦の働きも阻害されて津液の生成が低下する。この様な患者に下法を行うと津液がさらに損傷され、気虚陽虚や陰虚がさらに強まり、三焦においての気による津液の化生ができなくなり、その結果津液が胃腸に行き渡らなくなり、脾陽の温煦《く》運化機能の失調も加わると、胃腸の消化吸収機能が阻害されて下痢が続くことになり、これら負の連鎖が続くと死に至る。前出したが湿邪は陰邪でありその重濁粘滞の性質から人体の気機の疎通を阻害し陽気を損傷しやすい。一方脾の機能は運化・昇清・統血であり、運化とは水穀精微の運化および水湿の運化であって、脾の運化機能が低下すると水湿の貯留による病変が出現する。外湿が人体に入るとまず第一に脾が傷害されて脾陽不振となり、このために脾の運化機能が低下して水湿が滞り内湿が形成される。また脾陽虚は温煦機能を減退させ虚寒の証を生じさせる（脾虚寒証）が、さらに脾機能が傷害されて脾気による昇挙作用が失われると（脾気下陥）、内臓の維持機能が低下して長く続く下痢などの症状の原因となる。また脾陽虚に水湿の鬱滞が加わり、寒化すると、「寒湿困脾」の症状となり、腹痛を伴う下痢が続くことになり、津液の損傷がさらに強まることになる。［8、10］

【本条のポイント】

湿邪（外湿・内湿）の形成と、脾・肺・腎・三焦の機能の相互関係および、下法によって額上汗出・微喘・小便利・下利、などが引き起こされる病態を理解すること。

【原文】（二—19）

風湿相搏、一身尽疼痛、法当汗出而解、値天陰雨不止、医云此可発汗、汗之病不愈者、何也。蓋発其汗、汗大出者、但風気去、湿気在、是故不愈也。若治風湿者、発其汗、但微微似欲汗出者、風湿倶去也。

【訓読】

風湿相搏《あいう》ち、一身尽《ことごと》く疼痛するは、法として当《まさ》に汗出でて解すべし、天の陰雨止まざるに値《あ》い、医の云う此れ汗を発す可しと、之を汗するも病愈《い》えざる者は、何ぞや。蓋《けだ》し其の汗を発して、汗大いに出ずる者は、但《ただ》風気去って、湿気在り、是の故に愈えざるなり。若し風湿を治さんとする者は、其の汗を発し、但微微として汗出でんと欲するに似たる者は、風湿倶《とも》に去るなり。

【考察】

（二—16）で考察したが、湿邪による疼痛は、一つは湿が経絡を塞ぎ経気を損傷し経絡のバランスがくずれることによっており、もう一つは湿邪が直接筋骨に付着し、その粘着性により筋骨から離れず四肢の関節や筋肉を傷めることによっているが、粘着性そのものにより気血の流れや営衛が阻害されることも原因となっている。また湿によって陽気が損われ、清陽である気の宣発散布が妨げられて四肢を温煦することができなくなることも原因であり、四肢がおもだるさや痛みを感じることになる。ここでの痛みは重くだるい感じの固定痛である。一方風邪は陽邪であって軽・揚・昇・散の性質をもっており、肌表や人体の上方である頭部や肺を傷つけやすい。先ず表衛を犯すと衛気の働きが阻害されて発熱、悪寒、頭痛などの症状となるが、『素問』骨空論篇において「風とは百病の始めなり、」と述べられている様に、様々な症状のきっかけになる。「善《よ》く行《うつ》り、数《しばしば》変る」善行と言われる性質や、動揺して定まらないという性質があり、裏に入って筋骨に付着すると気血の循環が悪くなり四肢の関節が痛むこととなり、皮膚や経絡で衛気と風邪の闘いが起ると、蕁麻疹や風疹やしびれ感などの症状となるが、いずれに於いても疼痛箇所や掻痒部位が固定せずに移動し、様々な場所に症状が出現する。陽邪である風邪は経脈に入り血分に入ると、陰血不足の患者においては熱化し、関節が赤く腫れて熱を持ったり、また熱が血を圧迫すれば孫絡に溢れて斑疹となったりする。また肝が原因となって生じる「内風」もある（ここでは詳述せず）。

長夏の季節で長雨が続き湿気が多いと、「風」と「湿」がぶつかりあって結合し、「風湿相兼」の病機を生じることになる。この病態では風は衛を損傷しているが、湿はより裏にある関節に留まり、その人が陽弱陰盛の体質であれば、風湿が長時間留まることで風湿の寒への従化が起り、経絡や脾胃が障害されて風寒湿が合わさった複雑な病像を呈することになる。そこで本文に戻る。

＊**風湿相搏《あいう》ち、一身尽《ことごと》く疼痛するは、**：風邪と湿邪がぶつかり合って結合し、湿邪による四肢の関節や筋肉の重だるい痛みに加えて、風邪による四肢の関節間の移動する痛みや腫れが

全身の色々な所に起っている人に対して、

＊**法として当《まさ》に汗出でて解すべし**：その表証に対して解表薬を用いて発汗や発散をし外邪の除去を試みるのが順当である、との意味である。ここでの「法として」は治療法の意味で、「表証」は、人体の肌表や皮毛において六淫の邪気の侵入に対しての正気との邪正闘争が起り、その結果引き起こされた営衛気血の機能失調による症状を意味し、発熱、悪寒とともに、営衛気血の流れが阻害されることによる頭痛、腰痛、関節痛などを伴うことになる。そこで「一身尽疼痛」との症状で表証と判断し、解表薬を用いて発汗、発散して邪気を除こうとしたのである。風寒に対しては辛温解表薬を用い、風熱に対しては辛涼解表薬を用いるが、

＊**天の陰雨止まざるに値《あ》い、医の云う此れ汗を発す可しと、**：との表現からは、医者は風湿であると考え、さらに「風」と「湿」がぶつかりあった「風湿相兼」病機であり、寒への従化が起った「風寒湿」の病機であると理解していたと思われ、そのために祛湿除痺作用もある辛温解表薬を用いたのであるが、

＊**之を汗するも病愈《い》えざる者は、何ぞや**：風邪を除くのは可能であったが、湿邪は除けないのであった。

＊**蓋《けだ》し其の汗を発して、汗大いに出ずる者は、但《ただ》風気去って、湿気在り、是の故に愈えざるなり**：その理由は「汗大出者、」とあるように、発汗・発散作用の強い薬方を用いたためであり、発汗が強すぎると津液が大量に喪失して、陽虚や血虚、陰虚の症状が増悪したのである。気は陽に属し、実態のある陰である津液（または血液）によって運ばれることによってその作用を発揮することができ、また逆に言うならば、津液がスムーズに循環するためには気による宣散と統摂が必要であり（これらは気の根本の性質）、また津液は三焦において気の働きを受けて生成され、両者は切り離すことが出来ない表裏一体の関係にあり、随って津液が失われて実態としての陰が虚すと、気も虚して陽虚となり湿邪も除かれないのである。

＊**若し風湿を治さんとする者は、其の汗を発し、但微微として汗出でんと欲するに似たる者は、風湿倶《とも》に去るなり**：そこで津液を損傷しないように少しずつ発汗させるならば、風邪が除かれて体表を防御している衛気（陽衛）が復活し、肌肉関節の間を巡って気の温煦作用が働いてそれらを温め、湿邪は留まることができなくなって除去されるのである。これらは辛温薬の通陽作用、化気泄濁作用と表現される。なお『神農本草経』では、「風寒湿」を除くのに「朮」が有効であることが記されており、「朮」は解表薬ではないので、湿邪を除くためには解表薬のみが有効なわけではない。

【本条のポイント】

風湿邪が結びついて、一身が尽く疼痛する場合は、発汗作用の強すぎる薬方を用いてはならない。衛気を損傷しないように徐々に発汗させて、風湿ともに除くようにしなくてはならない。

【原文】（二—20）

湿家病身疼発熱、面黄而喘、頭痛鼻塞而煩、其脈大、自能飲食、腹中和無病、病在頭中寒湿、故鼻塞、内薬鼻中則愈。（脈経云病人喘而無湿家以下至而喘十一字）

【訓読】

湿家の病、身疼《いた》み発熱し、面黄にして喘し、頭痛し鼻塞がりて煩し、其の脈は大、自ら能く飲食し、腹中和して病無し、病は頭に在って寒湿に中《あた》り、故に鼻塞がる、薬を鼻中に内《い》るれば則ち愈ゆ。（脈経に云う、病人喘すと、而して湿家病以下、而喘に至る十一字無し）

【考察】

前条が風湿病であったのに対して、ここでは寒湿病が論じられている。頭部に寒湿の邪が侵入して発熱、全身の疼痛、顔面の黄染、咳喘、頭痛、鼻閉などの症状で苦しんでいる者であって、食欲もあり中焦の脾胃にまでは病変が及んでいない場合は、鼻腔内に局所的な投薬をするぐらいで治癒することが述べられている。

この本条の書き出しは「湿家」であり、まず湿邪に犯されたことを示しており、その後頭部から寒邪に犯されたと考えられる。湿邪の性質は、陰邪であって陽気を損傷し、気機（各臓器の機能や活動状態）を阻滞し、重濁（重く濁る）であり、粘滞で、下方に向う。寒邪の性質は、同じく陰邪であって陽気を損傷しやすく、凝滞（凝結し阻滞し、不通となる）であり、収引（収縮と牽引）する。湿邪による症状には外湿証と内湿証があり、内湿証は中焦の脾胃病変が中心で、胃部のつかえ感、食欲不振、瀉泄などの消化器症状を伴うが、この条文では消化器症状はなく、したがって外湿証である。外湿証は肌表部を侵襲した湿邪による気機、肌肉（皮・肉・筋）、経絡などへの、阻滞や損傷による症状であるが、その程度や部位の違いによって様々な症状となる。病証が軽く病位が浅ければ治癒するが、その粘滞の性質により長期化し反復する傾向が強い。また湿邪は陽気を損傷しやすく、それ自体が陰邪であるので、「陽虚では則ち外寒す」と表現されている様に寒化し、寒湿証に転化しやすい。

一方寒邪による症状にも外寒証と内寒証がある。内寒証は、陽気不足のために寒が裏に入るか、または陽気が虚損したために寒が体内に発生する場合であり、陽気の根本である腎陽の欠乏が背景にあり、また脾陽虚も伴い、これらによって四肢の冷え、精神疲労、無力感、水様便などの臓腑機能の衰退による症状を伴う。外寒証は寒邪がまず衛表を拘束し、衛陽を鬱滞させ、営陰を凝結し、毛竅を閉じ、経脈の気の流れを阻害し、悪寒・発熱・無汗・頭や首の強ばりや痛み・体や腰や関節などの痛み、などの症状を表わす。さらに裏に入れば、寒が筋骨に付着し、経絡を鬱滞させ、凝結して血痺となり、また津を停滞させる。

また肌表において衛気が阻滞しそれが鬱すると発熱が起るのであり、衛気が鬱滞し気による肌表の温煦作用が低下すると悪寒となり、経絡が鬱滞して気血の流れが悪くなると頭痛や身体痛となり、邪気が肺に作用すると咳嗽・くしゃみとなり、鼻や咽頭に作用すると鼻閉・鼻汁・咽頭痛となるのであるが、これらは表証の病態である。また鼻と肺は繋がっており、鼻は肺の門戸であり、皮毛はまた『素問』陰陽応象大論篇で「肺は皮毛を主る」と述べられているように、肺気の宣発作用によって送られてきた衛気や津液によって暖められることによって、外邪に対する防御力を発揮することができる。つまり肺は鼻や皮膚と密接な関係を持っており、このことが外邪は鼻や皮毛から侵入してまず肺を犯す理由ともなっている。

寒湿証は、以上の様な寒邪湿邪の性質が合わさった証候であり、脾胃を損傷しやすく、受納と運化が傷害されると食欲不振となり、中焦の経脈が阻害されて腹痛、腹脹となり、脾陽を損傷すると大便溏薄や清穀下痢となり、膀胱の気化障害により小便不利となるが、本条文の証候はまだそこまでは進行していない。本文「身疼発熱、面黄而喘、頭痛鼻塞而煩、其脈大」の「身疼」は、寒湿により経絡が阻滞したためであり、「発熱」は先に述べた様に、肌表において衛気が阻滞しそれが鬱したためであり、「面黄」は（二―16）で述べた様に湿証の特徴であり、「喘」は寒湿が肺に阻滞したためであり、「頭痛」は経絡が鬱滞して気血の流れが悪くなったためであり、「鼻塞」は寒湿の鼻粘膜への作用によって引き起こされた症状であるが、肺の宣発粛降機能とも関係している。「其脈大」での大脈は、陽熱で邪気が盛んな状態を表し、邪気との闘いのために気血が充実し、このために血管が拡大され、粗大で寛大な脈となる。この脈状は（二―15）で述べた湿痺の「沈細」の脈とは異なる。「沈細」の脈は、陽気が衰退したために、外邪の侵襲に対して営衛気を表に出すことが出来ずに、気血が裏にこもってしまった脈であり、細脈は脈管が収縮して細く線のようになった脈で、気血ともに衰退した虚証（陰虚）を意味する脈証であった。それに対してこの条文の脈証からは、寒湿の邪気との闘いが表証に留まっていることが読み取れる。

諸医家によれば、鼻中薬としては瓜蔕《かてい》散を用いるとされているが、現在はあまり用いられていない。辛夷散がよいとも言われている。

【本条のポイント】

寒湿病で病邪が表に留まっている場合には、肺の門戸である鼻に鼻中薬を投与するぐらいで治癒する。

【原文】（二―21）

湿家身煩疼、可与麻黄加朮湯発其汗為宜、慎不可以火攻之。

麻黄加朮湯方

麻黄三両（去節）　桂枝二両（去皮）　甘草一両（炙）　杏仁七十個（去皮尖）　白朮四両

右五味、以水九升、先煮麻黄、減二升、去上沫、内諸薬、煮取二升半、去滓、温服八合、覆取微似汗。

【訓読】

湿家身煩疼するは、麻黄加朮湯を与う可し、其の汗を発するを宜しと為す、慎んで火を以って之を攻む可からず。

麻黄加朮湯の方

麻黄三両（節を去る）　桂枝二両（皮を去る）　甘草一両（炙る）　杏仁七十個（皮尖を去る）　白朮四両

右五味、水九升を以て、先ず麻黄を煮て、二升を減じ、上沫を去り、諸薬を内《い》れ、煮て二升半を取り、滓を去り、八合を温服し、覆いて微《すこ》しく汗に似たるを取る。

【考察】

既述したが、湿邪による疼痛は、一つはその粘着性により気血の流れや営衛が阻害され、湿が経絡を塞ぎ経気を損傷し経絡のバランスがくずれることによっており、もう一つは湿邪が直接筋骨に付着し、その粘着性により筋骨から離れず四肢の関節や筋肉を傷めることによる。また湿により陽気が損なわれ、清陽の気の宣発散布が妨げられて四肢を温煦することができなくなることも原因であり、四肢がおもだるい感じの固定痛となる。

条文の「身煩疼」との表現は、痛みによって煩悶し身の置き所がない状態であり、寒湿証への転化も考えられる。朮は後述するが、痺証による「煩」や「重」に用いる方剤である。湿証の治療は、その「表証」に対しては、表寒者には辛温解表薬を用い、表熱者には辛涼解表薬を用いる。解表とは発汗によって病邪を体外に追い出すとの治療法であるが、発汗によって陽気が失われる側面もあるので陽気不足の人には注意が必要であり、また裏証の者はすでに陰が虚しているところから、陰虚をさらに強める汗法は禁忌である。湿は陰邪であり、その性質は陽気を損傷し気機を阻滞させやすく、その様な状態の湿者に「火」すなわち焼き鍼やお灸などの火熱を用いて治療を試み、過度に発汗させるならば、陽気の損傷はさらに強まり陰虚もさらに強まって、火熱が内攻して湿邪と結びつき様々な病証を生じることになる。すなわち湿邪と熱邪が結びついた「湿熱証」の病態となる。湿熱証の病態は、肌膚や経脈に留まる場合、脾胃に深く入る場合、心肺を損傷する場合、肝胆や腎を損傷する場合など様々であり、気機を逆乱させたり、動風によって痙や厥の病証を引き起こしたり、心竅（神が宿っていると考えられている所の穴）を閉塞したりして昏迷を引き起こす。また陽が損傷すると寒湿証や陽虚証となり、熱が陰を損傷すると火熱証や陰虚証となる。このようにこの条文は、湿邪と熱邪の関係について述べており、この条文までで湿を中心に風、寒、熱の邪気との関係が、一通り述べられたことになる。

【麻黄加朮湯に対する考察】

I：構成生薬の薬理作用

A．白朮

（1）朮は蒼朮と白朮の総称であって、キク科のオケラやその同族類の根茎である。白朮は北朝鮮や中国東北部や日本に野生するオケラ（ワビャクジュツ）や中国産のオオバナオケラ（カラビャクジュツ）を指し、蒼朮はホソバオケラやシナオケラを指すが、6世紀までは朮とのみ記載されており、両者の区別は明代に入ってからである。蒼朮、白朮はともに健脾燥湿作用があり、補益薬や祛風湿薬として用いられるが、風湿の邪を散じ、湿濁の鬱を化す、つまり昇陽散鬱作用（化湿作用・燥湿作用・昇散作用とも表現）は、蒼朮が白朮よりも優れているが、健脾・補気・生血の作用は蒼朮よりも白朮のほうが優れている。

（2）白朮は、甘・苦、微温。脾・胃。蒼朮は辛・苦、温。脾・胃。補益薬、祛風湿薬。

（3）『神農本草経』「朮、味苦、温。主風寒湿痹、死肌、痙、疸、止汗、除熱、消食。作煎餌、久服軽身延年、不飢。一名山薊《けい》（あざみ）。生山谷。」

（4）**11：**①祛風除湿　②燥湿健脾　③散寒解表　④除障明目（蒼朮）（解表薬としては、余り使わない）　**12：**①燥湿健脾　②祛風湿　③明目（蒼朮）　**13：**①健脾燥湿　②益気生血　③和中安胎（白朮）

（5）『本経疏証』には、張仲景が痺証の治療に朮を用いる場合には、必ず「煩」もしくは「重」を指標としている、と記されている。たとえば麻黄加朮湯では「身煩痛」であり、防已黄耆湯では「身重」であり、桂枝附子湯去桂加白朮湯では「身体疼煩」であり、甘草附子湯では「骨節煩疼、掣痛、身微腫」であり、甘草苓朮湯では「腹重如帯五千銭」であり、桂枝芍薬知母湯では「肢節疼痛、脚腫如脱」である。朮には利水作用があり、痙病で湿が強い場合や、頭眩で心下に痰飲があり湿が強い場合に用られる。

『神農本草経』の「主風寒湿痹、死肌、痙、疸、止汗、除熱、消食」において、「痹」証は、風寒湿の邪気によって経絡が阻滞し気血の運行が悪化し、肢体や関節や筋肉に、疼痛、だるさ、知覚麻痺、時に発赤や腫脹が起った状態であり、関節リウマチや変形性関節炎や坐骨神経痛などに相当する。「死肌」は血の気が失せた肌の状態で、気血の運行が阻滞することによると思われ、「痙」は項背強急、痙攣、四肢のひきつり、などの症状であり、「疸」は（森立之、名医別録では「疸」であり、本経疏証では「疽」となっている）、前者「疸」は胃が弱いためにおこる病気の意で黄疸の意味もあり、後者「疽」は「悪性のできもの」の意であるので、ここは「疸」でよく、皮膚が黄ばんで見える状態の意味と思われる。「止汗、除熱、」は、「汗を止め、熱を除く、」作用が朮にはある、と述べていると思われるが、陰虚の患者や、気虚や陽虚の患者では、衛気が虚弱で陽気が不足し肌表を固めることができずに営陰が外泄して発汗するが、朮は利水作用により湿熱を治して発汗を止めるのであり、桂枝湯のように解表作用によって発汗解熱するのとは異なっている。このため「朮」に解表作用があると表現するのは正しくないとの指摘もあるが、この朮の固表止汗作用は白朮でみられ、蒼朮は散寒解表し発汗作用がある。蒼朮は湿熱の実証に用い、白朮は虚湿の病態において補脾補中補気して除湿し、固表止汗する。

『名医別録』では「味甘、無毒。主治大風在身面、風眩頭痛、目泪《るい》消痰水、逐皮間風水結腫、除心下急満、及霍《かく》乱、吐下不止、利腰臍間血、益津液、消谷、嗜食。」となっており、「眩暈や頭痛を治し、痰水を消し、皮間の風水結腫を除き、急激な心下の脹満感を改善し、吐き下しが止まらない症状を治し、津液を補い、消化を助け、食欲を増す。」と書かれている。湿困脾胃証の、下痢、腹部膨満感、胃もたれ、悪心、嘔吐、身体の重だるさ、などに用いられる。また寒湿痺証、風湿痺証、湿熱痺証、湿熱下注、などによる筋関節の重だるい疼痛、重だるい熱感痛、腫脹などに用いられる。除湿により脾胃の湿を除いて機能を回復させる。

B. 杏仁

(1) バラ科ホンアンズやアンズなどの種子。

(2) 苦・辛、温。小毒。肺・大腸。

(3)『神農本草経』「杏核仁、味甘、温。主咳逆上気雷鳴、喉痹、下気、産乳、金創、寒心賁豚。生川谷。」

(4) **11**:①止咳平喘　②潤腸通便　③その他　**12**:①止咳平喘　②潤腸通便　③その他　**13**:①治咳嗽　②平喘促　③潤燥通腸　**2**:①止咳定喘　②潤燥通便

(5) 以上の説明を踏まえて『神農本草経』の表現を考える。杏仁が肺の粛降機能を改善すると、「主咳逆上気雷鳴」肺気が巡るようになり咳の発作も改善し、肺気の上逆も改善し、喘息や痰のからみによる粗大呼吸音も改善する。「喉痹」喉頭部が閉阻した状態で、急性咽喉頭炎による喉頭浮腫のような状態を改善し、「下気」肺の粛降機能を改善して肺気を降ろす。「産乳、金創」、産乳は『名医の経方応用』では「出産時の突然の失神」とし、金創は「刃物による外傷」とのことであるとする。金創による失血、すなわち気血が失われた状態を、杏仁による肺の宣発と粛降の機能を改善する作用により、水道を通調して改善すると考えられる。「寒心賁豚」:寒心は『名医の経方応用』によれば「体の芯が冷える感じ」であり、先に説明したように、腎臓からの寒気上衝が奔豚証の原因となっていることを述べているとも考えられる。

風寒の邪気によって肺の宣発と粛降の機能が失われた状態に作用し、風寒の邪を散じ肺気を降ろすことによって止咳平喘する。麻黄と合せて用いた場合は、麻黄は宣発に作用し杏仁は粛降に作用するので、止咳平喘作用はさらに強められ、「杏仁は麻黄の助手である」と表現されている。麻黄・杏仁を含む方剤としては、寒喘に対しては三拗湯(麻黄・杏仁・甘草)、風寒を感受して起る肺熱の喘には麻杏甘石湯(麻黄・杏仁・甘草・生石膏)、五虎湯（麻黄・杏仁・甘草・石膏・桑白皮）、神秘湯（麻黄・杏仁・甘草・厚朴・陳皮・柴胡・蘇葉）などがある。なお杏仁には中枢性の中毒作用があり、単独で用いられることはほとんどない。

また杏仁の潤腸通便（または潤燥通腸）作用は前出のように、肺と大腸は表裏の関係にあり、肺気を降ろすことによって大腸の通降機能が回復することによるが、肺気を降ろすことによって津液を降ろし水道を通調し、このために腸燥が潤うことにもよっている。この通調作用は軽度の利水効果もあり、湿証や湿温病初期の症状に対して用いられる。方剤としては麻子仁丸（麻子仁・大黄・枳実・杏仁・厚朴・芍薬）や、潤腸湯（地黄・当帰・黄芩・枳実・杏仁・厚朴・大黄・桃仁・麻子仁・甘草）などである。湿温病初期には三仁湯（杏仁・滑石・厚朴・薏苡仁など）を用いる。

C．麻黄：①発汗解表　②宣肺平喘・止咳　③利水消腫　④散風透疹　**D．桂枝：**①発汗解表　②温経　③通陽化気

E．甘草：①補中益気　②潤肺・祛痰止咳　③緩急止痛　④清熱解毒　⑤調和薬性

Ⅱ：麻黄加朮湯の方剤考察

（二―19）では風湿について記し、（二―20）では表の寒湿について記され、本条では寒湿邪が（二―20）よりも裏にまで及んで、経絡阻滞し筋骨に付着している場合で煩疼痛を生じている場合を取りあげている。寒および湿を除く治療が必要とされるが、焼き鍼やお灸などの火熱を用いて治療を試みると、裏において湿熱邪を形成して病状が複雑化するので禁忌であり、また単なる発汗法では（二―19）で述べたように、衛気を損傷し、湿邪が排除できないことになる。本条において、**麻黄**は辛温解表薬であり発汗解表に作用し、また宣肺作用に働き膀胱を温化して行水消腫するが、「汗を止め、熱を除く」作用のある朮を用いて、麻黄による発汗の行き過ぎを抑えるとともに、朮の利水作用により湿熱を除いている。また麻黄は宣発に作用し、下焦を助けて膀胱を温化して利水し、肺が通調を失うことにより引き起こされる水腫に対して、行水消腫の働きをする。**杏仁**も肺の宣発と粛降の機能を改善し、水道を通調するが、麻黄と合せて用いた場合は、水道を通調する作用がより強められて、その結果寒湿邪を除く作用も強められるのである。**桂枝**は温通経脈して寒邪を除き、**甘草**は緩急止痛に働くとともに補中益気している。

【本条のポイント】

寒湿邪がより裏に及んで、経絡を阻滞し筋骨に付着している場合で、煩疼痛を生じている場合には、温通経脈の桂枝、肺の宣発と粛降の機能を改善し水道を通調する麻黄杏仁を用いるとともに、止汗・除熱・利水作用のある朮を用いて発汗の行き過ぎを抑えつつ、湿邪を除くことが重要である。

《附：肺気の働き・水液代謝・気の昇降運動などの相互関係について》

吸入された空気から肺の作用により生成された清気と、脾胃によって消化吸収を受け脾の昇清作用によって肺に運ばれた水穀の精微からなる水穀の気が、肺において結合して宗気となり、全身に運ばれて臓器組織の活動の源になっている。つまり「肺は一身の気を主る」のであり、ここでの肺気とは宗気と呼吸も含めた肺の機能活動の総称であり、この肺気の働きは肺の宣発作用と粛降作用と表現されている。肺の宣発作用とは、肺の宣散と輸布の機能であり、体内の濁気を体外に排出すなわち宣散することと、肺気が衛気や津液を全身に散布することであり、これにより肌腠や皮毛が温められまた潤されている。肺の粛降作用とは、清粛な場にある肺気が気や津液を正しく下向させることであり、これによって気や津液が下へ行くことが可能となりまた肺も清浄に保たれるのである。これはすなわち水液代謝の維持および促進であり、水道の通調作用と表現されている。したがって肺気の宣発と粛降の機能が失われた場合には、上焦の津液は散布も下降もできなくなり肺に停滞し、痰飲に変化することになる。また脾気虚によって脾の運化機能が障害されて昇清作用が働かなくなると、肺気による宣発と粛降の機能も障害され、このことによっても肺に水湿が停滞することになる。このように肺気の粛降、胃気の和降、肝気の疏泄（胆汁の排泄および脾胃の昇降バランスを調える働き）や昇発（粛降が下降であるのに対し、昇発は上昇作用）などが調和して、気の運動によって行われている体内外を巡る物質の新陳代謝が正常に保たれており、これらのバランスがくずれると気逆の症状となる。肺気の粛降作用が失調すると肺気上逆となり、肝気が過度に昇発すると肝気上逆となる。肺気上逆では咳嗽や喘息がみられ、肝気上逆では頭痛、眩暈、失神などとなるが、情動的な因子による肝腎の気の傷害や、気鬱横逆の上衝や、腎臓からの寒気上衝（腎陽が欠虚し気が水をさばけなくなり、水液が温められなくなると水気の停滞がおこり、上昇すると水寒の邪が肺を犯し、さらに上逆する）や肝臓の気火逆上などが原因となり、奔豚証（発作性に下腹部から何かが上昇してきて胸や咽喉に衝突する感じがする症状）などを呈することになる。

この様に肺気によって、気や水液は下降して全身を巡り、気道は通じ、水道が順調に流通して、五臓の気機（機能や活動状態）がその働きを維持することができるのであるが、肺気が粛降機能を失うと様々な症状を呈することになる。まず肝の昇発機能と肺の粛降機能は上昇と下降をつかさどってバランスを保っているが、肺気による重しがはずれるとバランスがくずれ、肝火が燃え上がることになる。また胃の和降機能は肺の粛降機能を受けて働くので、肺の粛降機能が失われると胃の和降機能も失われることになる。さらに肺と大腸は経脈（手太陰肺経）によって連絡して表裏の関係にあり、肺の粛降機能は大腸が糟粕を伝導下降させるのを助けており、また逆に大腸の通降機能も肺気の下降を助けている。このため肺の粛降機能が失われると大腸の伝導下降機能も障害を受け便秘などの症状が現われることになる。

【原文】（二―22）

病者一身尽疼、発熱、日晡所劇者、名風湿。此病傷於汗出当風、或久傷取冷所致也。可与麻黄杏仁薏苡甘草湯。

麻黄杏仁薏苡甘草湯方

麻黄（去節半両湯泡）　甘草一両（炙）　薏苡仁半両　杏仁十個（去皮尖炒）

右剉麻豆大、毎服四銭匕、水盞半、煮八分、去滓、温服。有微汗、避風。

【訓読】

病者一身尽く疼《いた》み、発熱し、日晡所劇しき者は、風湿と名づく。此病は汗出でて風に当るに傷られ、或は久しく冷を取るに傷られて致す所なり。麻黄杏仁薏苡甘草湯を与うべし。

麻黄杏仁薏苡甘草湯の方

麻黄（節を去り、半両湯で泡ずる）　甘草一両（炙る）　薏苡仁半両　杏仁十個（皮尖を去り、炒める）

右、麻豆大に剉《きざ》み、毎服四銭匕、水盞半にて、八分に煮て、滓を去り、温服す。微汗有れば、風を避く。

【注釈】

＊日晡所：晡は、夕がた、日ぐれ、今の午後四時ごろ。

【考察】

　風湿が表にあると全身の関節が痛くなるが、風邪が勝ると風性により痛みが遊走性にあちこちと移動し、湿邪が強いと湿性により固定性のしつこい疼痛となり関節腫脹や発赤を伴う（関節リウマチなど）。風性は軽いため上行して上方を侵し、湿性は重く下方を侵す。このため風性が湿性を帯びて上昇し頭を侵すと、風湿の頭痛の特徴である重く頭を布で縛りつけた様な頭痛となる。風湿が裏に入ると、脾は湿に弱いために湿邪困脾となり、脾の昇降機能や運化機能の失調を起こす。心に入ると心筋炎や心膜炎（リウマチ性など）となる。

　規則的に発熱と解熱を繰り返すのは、潮の干満のような熱であるところから潮熱といわれるが、午後四時ごろに発熱が強まり朝になると下がるのは日晡潮熱といわれ、外界の陽気が強くなる午後三時から五時頃に陽明経の気血が充実して正邪の争いが激しくなるためであるとされ、陽明潮熱ともいわれる。陽明経は気血が多く病邪に対する抵抗力も強いために正邪の争いも強くなり、熱も激しくなる。陽明病経証は大熱・大汗・大渇・脈洪大とされ、燥屎と結合した陽明病腑証は譫言・便秘・腹満・腹痛となるが、本条は腹部症状の記載はなく陽明病経証と思われる。なお陰液が不足し陰が陽をコントロールできずに虚熱を生じ発熱する陰虚発熱や、湿熱の邪気に侵されて湿と熱が結合し湿熱鬱上となり、湿のなかに熱が籠って発熱する湿温潮熱においても、午後三時から五時にかけて熱が上昇するが、いずれも陽明潮熱よりは低い傾向にある。本文の「日晡所劇しき者」は、午後三時から五時にかけて発熱が激しくなった有様を表現しており、本条は陽明経において正邪の争いが激しく行われている陽明潮熱の状態に風邪の侵入を許して風湿邪が形成された病態である。

『素問』骨空論篇に「風なる者は百病の始めなり。……風外より入らば、人をして振寒せしめ、汗出で、頭痛み、身重くして、悪寒せしむ。」とある様に、風邪は寒・湿・燥・熱などの外邪を先導して人体を侵す。湿邪は始め肌表に鬱滞し衛気を遮るが、発汗しすぎて湿が残ったところに風が当たると、風湿が奥へ伝わって経絡を遮り、気血が鬱滞し、悪寒、発熱、痓項強痛となる。もともと陽気が不足しているところに寒邪が侵入するとさらに陽気が損傷し、衛陽や営陰や経気が傷害されて、肺の宣降機能、脾の運化機能、腎の水液代謝を維持する機能が失調し、三焦の気化機能が働かなくなり、津液が正常に循環しなくなって滞留し、寒湿が形成されることになる。また脾胃の気が虚すと内湿が形成され、このような内湿と風湿や寒湿が結びついて症状がさらに悪化することになる。

【麻黄杏仁薏苡甘草湯に対する考察】

I：構成生薬の薬理作用

A．薏苡仁

(1)イネ科ハトムギの種皮を除いた成熟種子。

(2)甘・淡、微寒。脾・胃・肺。

(3)『神農本草経』「薏苡仁、味甘、微寒。主筋急拘攣、不可屈伸、風湿痺、下気。久服軽身益気。其根、下三虫。一名解蠡《ら》。生平澤及田野。」

(4)**11：**①清利湿熱　②祛湿除痺　③排膿消腫　④健脾止瀉　**12：**①利湿健脾　②利湿除痺　③清熱排膿　④他（単味を尋常性疣贅に）　**13：**①利湿　②健脾　③排膿　④舒《ジョ》筋

(5)利水滲湿薬に分類される。滲湿は、じわじわとにじむ様に湿を除くの意であり、利水は体内の水分が、するどい刃物で切る様に尿としてさっと除かれるの意である。薏苡仁の主作用は利湿、健脾、排膿、舒筋（筋肉を緩める作用）であるが、健脾作用と微寒による清熱作用を合わせ持つことが特徴である。利水滲湿薬とされる茯苓、猪苓、沢瀉、薏苡仁の中で、利水作用、健脾作用、清熱作用を三つとも合せ持つのは薏苡仁のみであるが、猪苓、沢瀉と比較して利水作用は強くはない。また『本経疏証』には次の様に書かれている。要約すると、「益気除湿、和中健脾の作用において、薏苡仁と朮はよく似ているが、そのわずかの差を知らないと大きな誤りとなる。その薬性（気）では、朮は温であり薏苡仁は微寒であり、その五味分類では、朮は甘辛であり薏苡仁は甘淡である。また朮の気と味はともに厚く、薏苡仁はともに薄い。このために朮を使う時には薏苡仁は使わず、逆もまた同じである。」、このように朮の燥湿作用と薏苡仁の利湿作用の違いを理解しておくことは重要である。薏苡仁の利湿作用は、湿を除くだけでなく湿熱を除くのであり、また熱を冷ます作用は、腸癰、肺癰、皮膚化膿症などの膿瘍の発熱を冷まし排膿を促すことに繋がっている。湿を除く作用は健脾と表裏の関係にあるが、利水力の強い猪苓・沢瀉には健脾作用はなく、利水力の弱い茯苓・薏苡仁に健脾作用が認められるのは、強力な利水が必ずしも健脾に繋がらないことを示している。茯苓は平性であり寧心安神に、薏苡仁は偏涼であり清熱排膿に作用する。また湿邪の性質は重濁で粘滞であり、四肢の筋肉や関節に付着して重だるさや痛みを生じるが、薏苡仁はその様な湿邪による症状を改善し、舒筋・利関節作用を示し、また風寒湿が筋骨に付着した痺症を改善する。つまり利湿することは除痺作用に繋がり、また利湿、健脾、舒筋・利関節、除痺の各作用とも相互に関係しあっているのである。薏苡仁は脾虚湿盛や風湿痺症や熱性の痺症などの病態で用いられる。

B．麻黄：①発汗解表　②宣肺平喘・止咳　③利水消腫　④散風透疹　**C．甘草**：①補中益気　②潤肺・祛痰止咳　③緩急止痛　④清熱解毒　⑤調和薬性　**D．杏仁**：①止咳平喘　②潤腸通便

Ⅱ：麻黄杏仁薏苡甘草湯の方剤考察

構成生薬の薬理作用は、麻黄加朮湯の構成生薬（麻黄三両　桂枝二両　甘草一両　白朮四両　杏仁七十個）と比較すると、桂枝を除き、朮を薏苡仁に変更している。麻黄は半両と六分の一となり、杏仁は十個と七分の一になっている。麻黄と桂枝による発汗作用は大幅に軽減し、麻黄と杏仁による宣肺平喘に対する相乗効果や祛風作用も程度は軽減されている。このことは麻黄杏仁薏苡甘草湯の病態が麻黄加朮湯の病態よりも陰虚陽虚が強いことを示唆しており、過度の発汗を回避したためとも考えられる。さらに薏苡仁と甘草で健脾祛湿効果が強められ、陰虚陽虚に対処していると思われる。つまり風湿があり日晡潮熱がある病態の風湿を除き疼《いた》みを改善し、陰虚陽虚を改善することにより症状を軽減する方剤である。

【本条のポイント】

陽明病経証で大熱・大汗・日晡潮熱があるところに、風邪の侵入を許すと、表において風湿邪が形成される。また冷に傷られると風寒湿邪が形成される。つまり陽明病の裏熱実証の病態と表における風寒湿邪が混在した病態となり、陰虚陽虚も強くなる。麻黄杏仁を残しつつ過度の発汗を回避し、健脾祛湿効果のある薏苡仁と甘草を用いて、症状の改善を図っている。

【原文】（二―23）

風湿脈浮身重、汗出悪風者、防已黄耆湯主之。

防已黄耆湯方

防已一両　甘草半両（炒）　白朮七銭半　黄耆一両一分（去蘆）

右剉麻豆大、毎抄五銭匕、生姜四片、大棗一枚、水盞半、煎八分、去滓、温服、良久再服。喘者加麻黄半両、胃中不和者

加芍薬三分、気上衝者加桂枝三分、下有陳寒者加細辛三分。服後当如虫行皮中、従腰下如氷、後坐被上、又以一被繞腰以下、温令微汗、差。

【訓読】

風湿、脈浮、身重く、汗出で悪風する者は、防已黄耆湯之を主る。

防已黄耆湯の方

防已一両　甘草半両（炒る）　白朮七銭半　黄耆一両一分（蘆を去る）

右麻豆大に剉《きざ》み、毎《つね》に五銭匕を抄《すく》い、生姜四片、大棗一枚、水盞《さん》半にて八分に煎じ、滓を去り、温服し、良《やや》久しくして再服す。喘する者は麻黄半両を加へ、胃中不和の者は芍薬三分を加へ、気上衝する者は桂枝三分を加へ、下に陳寒有る者は細辛三分を加う。服後当に虫の皮中を行くが如くなるべし。腰より下氷の如し。後被上に坐し、又一被を以て腰以下を繞《まと》い、温めて微《すこ》しく汗せしむれば、差《い》ゆ。

【注釈】

＊匕：さじ＝匙、スプーン。

＊盞：さん。さかずき一杯、小さい酒杯。「水盞半」は、水を入れたさかずき半分、の意か。

＊被：ねまき、着物。ここでは布団の意味もあるか。

【考察】

「風湿、脈浮、身重く、汗出で悪風する者は、」には、以下の内容が含まれる。すなわち、風は陽邪であり、それに対して湿は陰邪である。風の性質は軽く上方に向い変化し易く多動多様であり、湿は重く下方に向い重濁粘滞で陽気を損傷し易く気血の流れを阻滞させ易い。風邪が肌表を侵犯すると発熱、発汗、悪風、浮緩脈、すなわち表虚証の症状を呈する。発汗は風邪が陽邪であって開泄する性質があるためであるが、衛気は肌表における外邪の侵入に対する防御機能や発汗を通しての体温調節作用を主っており、衛気不固つまり衛気の働きがうまくはたらかないと、防御機能が低下するとともにだらだらと発汗が止まらないことになる。衛気と営気は、いずれも水穀の精微物質が化生したものであり、前者は脈外にあって濁なるものであり後者は脈内にあって清なるものとされる。衛気は『霊枢』本臓篇にあるように「分肉を温め、皮膚を充し、腠理を肥し、開闔《かいごう》を主る」のであり、中焦の脾胃の働きを受け形成された水穀の精微物質が、下焦の腎中の陽気の作用を受けて化生され、上焦の肺の宣発作用によって全身に散布されたものであり、それら三焦の働きが外邪や内因によって阻害されると衛気不固となって表虚証の症状に対して影響を及ぼすことになる。また肺は皮毛に合しているために風邪が皮毛を侵襲すると肺が呼応し、肺の宣発粛降機能も損傷を受け、鼻詰まり、咳嗽、身体の重さなどの症状が現れる。

一方湿邪が肌表に鬱滞すると衛気が遮られて、悪寒、発熱、身体が痛くてだるく重い、頭帽感、無汗などの症状となり、さらに気機（気のはたらきのこと）が阻滞されて胸悶、腹部脹満、胃脘部のつかえ・もたれ、などの症状となる。また湿邪が更に奥に伝わると気血が鬱滞し、経絡を塞ぎ、経気を損傷し、四肢の重だるさや拘急、痙攣などの症状となり、さらに筋骨に付着し、湿痺となり、四肢の関節の固定性の疼痛や腫脹となる。また陰邪である湿は陽気の宣発、輸布、温煦などの作用を妨げ、清陽を覆ってその上昇を遮り清竅を塞ぎ、このために頭重感、頭帽感、目眩、頭暈、頭痛などの症状の原因となる。さらに湿邪は乾燥を好み湿を嫌う性質のある脾を損傷し、脾の昇清機能や運化機能が妨げられて清陽が上昇分布できなくなり、胃脘部のつかえ・もたれ・脹れ、食思不振、頭帽感、四肢の重だるさのどの原因となる。以上の様な風邪湿邪が合わさり、「風湿、脈浮、身重く、汗出で悪風する者は、」となる。

【防已黄耆湯に対する考察】

I：構成生薬の薬理作用

A．防已

（1）ツヅラフジ科のシマハスノハカズラの根。日本では同科のオオツヅラフジのつる性の茎及び根茎。

（2）苦・辛、寒。膀胱・脾・肺・腎。但し名医別録や本経疏証では、「苦・平、温」と記載されている。

（3）『神農本草経』「防已、味辛平、主風寒、温瘧熱気諸癇、除邪、利大小便、一名解離。生川谷。」

（4）**11：**①利水退腫　②祛風止痛　③下焦血分の湿熱を除く　**12：**①祛風湿　②利水消腫　**13：**①利水・祛風　②通行経絡　③下焦血分の湿熱を瀉する

（5）『本経疏証』には要約すると、『防已は水が脾を侵した状態に用いるのは疑問の余地がない。然るに張仲景は風水、皮水を治療しており、すなわち「身体が重く、汗が出て悪風し、水気が皮膚の中にあって四肢がピクピク動く」者であるが、これらを総合すると、身体が重いのは脾病の系統に属し、四肢は脾がその働きを総合している故である。』と述べている。また『名医別録』には要約すると、「水腫、風腫を治療し、膀胱の熱や傷寒の寒熱の邪気を去り、中風による手足の攣急を治療し、下痢を止め癰腫を散じ、諸々の疥癬や虫さされの痒みを治療し、腠理を通じさせ、九竅を利する。」と書かれている。『神農本草経』やこれらの記述を参考して防已の作用を箇条書きにしてみる。

〈1〉除湿（風湿、皮湿を除く）。〈2〉下焦血分の湿熱を瀉す（膀胱の熱や下痢を治す、利大小便）。〈3〉利道・通行経絡（中風による手足の攣急を解離して治し、腠理を通じさせ、九竅を利する）。〈4〉温瘧熱気諸癇（温瘧による諸症状や癰腫、疥癬、刺虫などの皮膚症状や熱気による癲癇などを治す）。

寒性であり、よく下方に作用し、風湿熱痺症の関節の腫脹、疼痛、発赤、熱感に使用する。また湿熱を伴った浮腫、腹水、肺内水腫、関節水腫に用いる。苦寒性が強いので、多量の使用で胃を損傷するおそれがあり注意が必要である。

B．黄耆

（1）マメ科のキバナオウギ、ナイモウオウギなどの根。

（2）甘、（微）温。脾・肺。

（3）『神農本草経』「黄耆、味甘、微温。主癰疽久敗瘡、排膿止痛、大風癩疾、五痔鼠瘻、補虚、小児百病。一名戴糝。生山谷。」

（4）**11：**①補気昇陽　②補気摂血　③補気行滞　④固表止汗　⑤托瘡生肌　⑥利水消腫　**12：**①補気昇陽　②補気固表・解表　③益気利水　④托瘡生肌　**13：**①固表止汗　②補中益気　③消水腫　④補気生血　⑤托毒排膿　**2：**①補中益気　②固表止汗　③利水消腫　④補気摂血　⑤托毒排膿

（5）黄耆は表裏に作用し、表に作用すると固表止汗、托瘡生肌（傷口を塞ぐ）、托毒排膿（膿を排出し傷口を塞ぐ）などの作用となり、裏に作用すると補気昇陽、補気摂血、補中益気、利水消腫などの作用となる。生で用いると表に作用しやすく、炙して用いると裏に作用しやすいが、利水作用は生の方が強い。表に対しては衛気の働きを助け、気の生理作用である固摂作用（汗や尿をコントロールする作用）を強めることによって止汗作用を表わす（固表止汗）。『神農本草経』に「主癰疽久敗瘡、排膿止痛」とあるように慢性化膿性疾患の排膿を促進し治癒を促すが、裏に作用して補気昇陽、補気摂血、補中益気することも治癒促進に働いている。また「大風癩疾」は癩病を含む皮膚疾患のことであり、「五痔鼠瘻」は結核性を含む痔瘻疾患のことである。「補虚」とは「補気昇陽、補気摂血、補中益気」などの作用であり、脾胃や腎や肺の気の虚を補う。黄耆による「補気昇陽」は、脾気を補うことで、脾胃気虚による全身倦怠感や食思不振、下痢などを改善することであるが、脾陽不振により運化機能が傷害を受けたり、肺胃不和によって肺気の粛降機能が失われて胃気の和降機能が傷害を受けている場合、などにも用いられる。また気の「固摂作用」とは、気の制御し調節する働きであり、多方面で作用している。固摂作用が減弱すると臓器（子宮・胃・腎臓など）の位置が下垂して「中気下陥」症となるが、黄耆は固摂作用を強めることで中気下陥症を改善する（補中益気湯など）。さらに肺は宣発を主り「外は皮毛に合す」るところから、肺気が虚すと、衛気が肌腠や皮毛を温めたり潤したりすることができなくなって肌表不固となり、発汗や皮膚の防御機能が傷害を受けることになる。黄耆は肺気を補うことで腠理を密にし衛気の機能を改善する（固表作用）。また気は血液を統摂して脈管の外に溢れないように制御しており、気虚による不固から「血」が統摂されなくなると脈管外に溢出して、血便、不正出血、皮下出血などの出血症状を呈するが、黄耆はこの様な気不統血による出血を防止する（帰脾湯など）。人参にくらべて補気力は劣るが、昇陽、固表、利水、托瘡作用は勝っている。

黄耆は甘温であって補気に働くとともに昇陽する。補気作用を人参と較べると人参に劣るが、昇陽作用は強く、人参が気虚益陰の要薬であるのに対して黄耆は表虚であり気虚で陽虚である病態に対する要薬である。黄耆は正気が盛んな表実邪盛や気滞湿証、気実胸満、陽盛陰虚、化膿性皮膚疾患の初期、などの火邪を助長する病態においては用いない。

C．甘草：①補中益気　②潤肺・祛痰止咳　③緩急止痛　④清熱解毒　⑤調和薬性　**D．白朮：**①健脾燥湿　②益気生血　③和中安胎　**E．生姜：**①散寒解表　②温胃止嘔　③化痰行水　**F．大棗：**①補気補脾　②養血安神　③薬性緩和

Ⅱ：防已黄耆湯の方剤考察

条文を再掲する「風湿脈浮身重、汗出悪風者、防已黄耆湯主之。」、風邪が肌表を侵犯すると発熱、発汗、悪風、浮緩脈、すなわち表虚証の症状を呈し、先に説明した様に衛気不固となり、またこの衛気不固の症状には中焦の脾胃の働きや、下焦の腎中の陽気の作用や、上焦の肺の宣発作用などが関係している。一方湿邪が肌表に鬱滞すると衛気が遮られて気機（気のはたらきのこと）が阻害されるが、湿邪が更に奥に伝わると気血が鬱滞し、経絡を塞ぎ、経気を損傷し、四肢の重だるさや拘急、痙攣などの症状となり、さらに筋骨に付着して湿痺となる。また陰邪である湿は陽気の宣発、輸布、温煦などの作用を妨げ、清陽を覆ってその上昇を遮り清竅を塞ぎ、また乾燥を好み湿を嫌う性質のある脾を損傷し、脾の昇清機能や運化機能が妨げられる。つまり衛気不固があって脾虚があり湿邪が鬱滞し湿痺も伴う病態である。防已黄耆湯の構成生薬（防已、甘草、白朮、黄耆、生姜、大棗）に於いて、君薬（主薬）は防已、黄耆であり、臣薬（輔薬）は白朮である。甘草、生姜、大棗は使薬と考えられる。**防已・黄耆**の利水作用に加えて黄耆の補気作用によって利水効果が強められ、健脾燥湿の白朮は黄耆の作用を助けて、黄耆と同じく脾の昇清機能や運化機能を回復し衛気不固を改善し、また利水消腫を助け、固表することにより止汗する。白朮には蒼朮には劣るが祛風湿作用もあり、防已の祛風湿作用を助けている。**甘草、生姜、大棗**はいずれも補脾作用がありまた薬性を調和し緩和する。これらの補脾作用を通して除湿に働き、生姜は陽気をめぐらせて解表し（解表作用は弱い）、胃を温めて胃気を降ろし湿を除き、また生姜が衛を大棗が営を主り、営衛調和を図っている。

この様に風湿が肌表を犯し身重の症状を伴う場合には衛営不固を伴っており、風湿の表邪を除くために汗法によって解

表するならば、衛気や営気をさらに損傷する可能性が強いのである。このために本方剤では補脾、利水することによって表虚を補い風湿の邪を除くのである。

本文「喘者加麻黄半両、胃中不和者加芍薬三分、気上衝者加桂枝三分、下有陳寒者加細辛三分。服後当如虫行皮中、従腰下如氷、後坐被上、又以一被繞腰以下、温令微汗、差。」、咳喘を伴う者には宣肺平喘・止咳作用のある麻黄を加え、胃部の不快感を伴う者には調和肝脾・養血和営し症状を緩和する芍薬を加え、気が上衝する者には下気作用・納気作用のある桂枝を加え、下半身の冷感が強い者には祛風散寒作用の強い細辛を加える。服薬後皮下を虫がはう様な感じがするならば衛陽が恢復する兆しであり、また下半身の冷感が強い者には積極的に温めて衛陽の働きを助け、すこし汗を出させる様にするならば、風湿の邪が除かれて治癒すると述べている。

【本条のポイント】

風湿邪が肌表を侵し、衛気の働きが阻害されて汗出・悪風となり、湿邪の重濁粘滞の性質により身重となっている者には、防已黄耆湯を用いる。防已黄耆の利水作用に加えて黄耆の補気作用によって利水効果を強め、黄耆白朮で脾の昇清機能や運化機能を回復し、利水消腫を助け、固表止汗する。白朮は防已の祛風湿作用を助けてもいる。

【原文】（二—24）

傷寒八九日、風湿相搏、身体疼煩、不能自転側、不嘔不渇、脈浮虚而渋者、桂枝附子湯主之。若大便堅、小便自利者、去桂加白朮湯主之。

桂枝附子湯方

桂枝四両（去皮）　生姜三両（切）　附子三枚（炮去皮、破八片）　甘草二両（炙）　大棗十二枚（擘）

右五味、以水六升、煮取二升、去滓、分温三服。

白朮附子湯方

白朮一両　附子一枚（炮去皮）　甘草二両（炙）　生姜一両半（切）　大棗六枚

右五味、以水三升、煮取一升、去滓、分温三服。一服覚身痺。半日許再服、三服都尽、其人如冒状、忽怪、則是朮附並走皮中、逐水気、未得除故耳。

【訓読】

傷寒八九日、風湿相搏《う》ち、身体疼煩し、自ら転側する能わず、嘔せず渇せず、脈浮虚にして渋の者は、桂枝附子湯之を主る。若し大便堅く、小便自利する者は、去桂加白朮湯之を主る。

桂枝附子湯の方

桂枝四両（皮を去る）　生姜三両（切る）　附子三枚（炮して皮を去り、八片に破る）　甘草二両（炙る）　大棗十二枚（擘く）

右五味、水六升を以て、煮て二升を取り、滓を去り、分ち温めて三服す。

白朮附子湯の方

白朮一両　附子一枚（炮して皮を去る）　甘草二両（炙る）

生姜一両半（切る）　大棗六枚

右五味、水三升を以て、煮て一升を取り、滓を去り、分ち温めて三服す。一服して身痺《しびる》るを覚ゆ。半日許《ばか》りにして再服し、三服都《すべ》て尽さば、其人冒状の如し、怪しむこと怱れ、則ち是れ朮附並びて皮中を走り、水気を逐《お》い、未だ除くことを得ざるが故のみ。

【注釈】

＊**不能自転側**：項背が強ばって重く動かしづらい状態であり、太陽病の経証であって病変が体表部にあることを示している。風寒の邪が表に侵入するとまず衛陽が抑えられて宣泄できなくなって悪寒発熱し、さらに太陽経の経脈が経気不利となり阻滞したための症状。

＊**不嘔不渇**：嘔は脾胃の昇清降濁の機能が障害されていることを示している。衛気営血弁証によると、衛分証と気分証は気の病変に属し、営分証と血分証は血の病変に属しているが、病邪が身体に侵入すると発熱、悪寒、咳嗽などの衛表および肺の症状となり、更に裏に入ると壮熱、口渇、黄苔舌、数脈などの裏熱による症状となるが、口渇は気分証候の症状である。気分証候に於いては邪気も亢進しているが正気も虚しておらず、正気と邪気が激しく争い裏熱亢盛となっており、壮熱（悪熱）、口渇、黄苔舌、数脈、心煩、赤色尿などの症状となる。ここでは「不嘔不渇」であるので、脾胃の昇清降濁の機能も障害されておらず、病邪が裏にも入り込んでいないことを示している。

＊**脈浮虚而渋者**：「渋」を「濇《しょく》」にする文献多し。「浮」は表証であって、「虚」は陽気が衰退していることを表し、虚にして「渋」は無力な脈証で、血管の収縮と拡張が緩徐であり、血液不足、津液不足を意味する。「嗇」は「ものおしみする」「けちをする」であるが、ただしここでは浮虚にして渋であるので、渋は血液不足、津液不足を表わすというのではなく、風湿が外表に滞留し衛陽が阻滞したための脈証と考えるのでよいか。

＊**若大便堅、小便自利者**：陽明病（裏熱実証）で邪熱が裏に入って燥屎と結合し（陽明腑実証）津液も損傷され、腸中の糞便も燥して便が堅くなり便秘する。また太陽病経証が治癒せず太陽経に沿って侵入すると太陽病腑証となり、膀胱にまで至ると膀胱の気化機能が失調して水気が内停し（蓄水証）小便不利となる。また膀胱の気化機能は腎にも影響され、腎気不足（腎虚）によっても膀胱の気化不順となる。一方手足陽明経は胃と大腸に属し、外邪が裏に入り手足陽明経に及ぶと、化熱し胃内で燥熱により津液が損傷し水穀が燥結するとともに、同様に大腸でも糟粕が燥結して便秘となる。大便が堅いのは病邪が手足陽明経にまで及んだ陽明腑実証であることを示し、小便自利であるのはまだ太陽病腑証にまでは至っていないことを示している。太陽病から陽明病への病邪の変遷過程を考

えるなら、大便が堅いことと小便自利であることの両者は矛盾している様にも思えるが、病邪の変遷過程を単純に深い浅いで論じることはできないと解釈するべきであると思われる。

＊**冒状**：帽子を被っている様な状態、すなわち頭が重くボーッとした様な状態（頭冒感）。

【桂枝附子湯に対する考察】

Ⅰ：構成生薬の薬理作用

A．附子

（1）キンポウゲ科のカラトリカブトその他同族植物の子根。加工・炮製にて使用することが多い。

（2）大辛、大熱。有毒。十二経。

（3）『神農本草経』「附子、味辛、温。主風寒咳逆邪気、温中、金創、破癥堅積聚、血瘕、寒湿痿躄、拘攣膝痛、不能行歩。生山谷。」

（4）**11**：①回陽救逆　②補陽益火　③温陽利水　④散寒止痛　**12**：①回陽救逆　②温陽　③散寒止痛　**13**：①回陽救逆　②逐寒燥湿　③温助腎陽　**14**：①回陽救逆　②扶陽解表　③温陽利水　④助陽去湿　⑤温下寒積　⑥回陽救陰　⑦扶陽消痞　⑧強陽摂陰　⑨温中止瀉　⑩温脾摂血

（5）附子は「走《ゆ》きて守らず」と言われるように、その性質は辛温大熱であって、上昇も下降もしながらよく走って十二経内を巡り、陽気や元気の虚した状態を回復させる。このため、皮毛においては表寒を除き、三焦やもろもろの臓腑に於いてその冷えを除く。病のために真陽が不足し虚火が上衝しているような病態に於いては、附子は命門（生命活力のこと、腎にあるとも考えられている）に入り込んで真陽を回復させ虚火を鎮めるとされ、すなわち「下焦命門の陽虚を補う薬である」とも言われる。冷えを除く作用に関しては、『名医別録』に述べられている様に、「脚が冷えて弱る、腰背が風寒で痛む、冷えにより心臓が痛む、腹部が冷えて嘔吐・下痢・膿血便となるのを治す」のであり、脾胃を温め脾湿を除き、腎の冷えも除き、裏にある寒湿を除く。また附子には強心作用があり、心不全の患者に用いるが、附子を君薬として佐薬に桂枝を用いると、表の風湿を散じ衛営の不和を改善する効果があり強心解肌剤となり、佐薬に麻黄を用いると強心発汗剤となり、茯苓・白朮を用いると強心利尿剤となる。また『神農本草経』で述べられている様に、寒湿が下肢の関節や筋骨に付着し、関節炎や関節痛、下肢痛によって歩行できない患者に対して、炎症や痛みを和らげる効果がある。附子には経絡を温める温経作用があり、これによって寒湿が除去されて止痛効果を表わし、寒湿による痺証に頻用される。そこで附子の作用を病因病機的に箇条書きしておく。

・**亡陽証**：心陽を助けて通脈し、腎陽を温め補い（益火）

元陽を回復する。乾姜、人参、竜骨、牡蛎などと用いる（四逆湯）。・**陽虚気脱（亡陽虚脱）**：微呼吸、出血を治す（人参などとともに：参附湯）。・**腎陽虚証**：四肢厥冷、腰下肢のだるさ、頻尿、性機能減退、遺精などを治す（八味地黄丸）。下腿浮腫、腰下肢の疼痛・脱力感、尿量低下に、白朮、茯苓、牛膝、車前子などと用いる（牛車腎気丸、真武湯）。・**脾腎陽虚証**：腹部冷痛、嘔吐、下痢に、人参、白朮、乾姜と用いる（附子理中丸）。・**脾陽虚証**：四肢の浮腫、腹部膨満感、泥状便に、乾姜、白朮、草果と用いる（実脾飲）。・**腎脾陽虚証**：浮腫、下痢に厚朴、白朮、茯苓、乾姜、炙甘草などと用いる（実脾散）。・**陽虚外感の風寒表証で悪寒**：麻黄、細辛と用いる（麻黄附子細辛湯）。・**陽虚外感で自汗**：衛表不固であり、黄耆、桂枝などと用いる（耆附湯：附子、黄耆）。・**風寒湿痺**：関節疼痛、しびれ感、冷えに、桂枝、白朮、炙甘草と用いる（甘草附子湯）。

　陽虚証は陽気による温煦・推動・蒸騰・固摂・気化作用などが低下して起る病証であり、陽が虚して相対的に陰が盛んになると温煦作用の低下によって寒証となり、「陽虚すればすなわち寒し」であって臓腑機能も低下している。亡陽は、高熱による大量の発汗や激しい嘔吐、下痢、出血などによって陰津が大量に失われそれに伴って陽気が喪失する病症である。

B．**桂枝**：①発汗解表　②温経　③通陽化気　C．**生姜**：①散寒解表　②温胃止嘔　③化痰行水　D．**甘草**：①補中益気　②潤肺・祛痰止咳　③緩急止痛　④清熱解毒　⑤調和薬性　E．**大棗**：①補気補脾　②養血安神　③薬性緩和

Ⅱ：桂枝附子湯の方剤考察

　桂枝附子湯は風湿が合わさって体表に侵入しているが裏にまでは達していない場合に用いる。表証としての「身体疼煩、不能自転側」を伴い、風湿が外表に滞留したために衛陽が阻滞して陽虚となっている場合であり、そこで体表での風湿を除き陽虚を回復させる方剤として、桂枝附子湯が考えられている。

　まず**桂枝**であるが、温通経脈して表証を取り除き（温通経脈）発汗解表し、陽気を温めて巡りをよくし（通陽）、痰湿を吸収して除き（化気）、腎と膀胱の気化を促進して利水作用を発揮し（利水）、血が鬱滞して固まるのを改善し（行瘀）、気の上逆を治療し（下気・納気）、中陽を温補して裏虚を補い（補中）、営衛を調和させる（和営）。つまり附子と同様に陽虚を補い、風湿ともに除き、補中することによって営衛を調和させている。次に生姜であるが、陽気を巡らせて風寒表証を解表するが（発汗解表）、解表作用は弱く、ここでは桂枝の補助薬として用いられている。他に生姜には和胃作用や止嘔作用、化痰行水作用や解毒作用が期待される。甘草は、脾胃をそして心気を補い（補気心脾・補中健脾）、急を緩め止痛に働

き（緩急止痛）、瀉火解毒し潤肺し薬性調和する。**大棗**は、甘草と同様に補脾和胃し補気し、さらに養血作用があるが、緩急止痛作用は甘草より弱く瀉火解毒・潤肺作用はない。気血や津液の不足を補い（養血作用）、十二經脈や九竅の気血の通りを改善し、また薬性を緩和する作用があるために、多くの処方中で用いられているが、生姜とともに用いられてること が多く（『傷寒論』『金匱要略』の中では58処方中47処方にて）、生姜が衛、大棗が営を主り、営衛調和を図っている。この処方中でも生姜とともに用いられ営衛を調和している。附子は真陽を回復させ虚火を鎮め、脾胃を温め脾湿を除き、腎の冷えも除き、経絡を温める温経作用によって裏にある寒湿を除き、これによって止痛効果を表わし、寒湿による痺証に頻用される。桂枝と附子を併用することによって通陽作用が増強され、温経散寒や止痛作用が強まっている。

この様に、桂枝・生姜によって表証を除き躯風し、附子・桂枝によって温通経脈し陽虚を温陽し通陽し、桂枝・生姜・甘草・大棗によって補脾和胃補気し、附子・桂枝・生姜によって利水除湿し、附子・桂枝・甘草によって緩急止痛していることになる。

桂枝附子湯は桂枝湯から芍薬を去り附子を加え、桂枝と附子の量を多くしたもので、まだ裏に入っていない症例であるので、微寒・清熱・養血で陰を補する芍薬よりも、表証を除き陽虚を回復することに、方剤としての力点がより置かれていると思われる。

【白朮附子湯＝去桂加白朮湯に対する考察】

Ⅰ：構成生薬の薬理作用

A．**白朮**：①健脾燥湿　②益気生血　③和中安胎　B．**附子**：①回陽救逆　②補陽益火　③温陽利水　④散寒止痛　C．**甘草**：①補中益気　②潤肺・祛痰止咳　③緩急止痛　④清熱解毒　⑤調和薬性　D．**生姜**：①散寒解表　②温胃止嘔　③化痰行水　E．**大棗**：①補気補脾　②養血安神　③薬性緩和

Ⅱ：白朮附子湯の方剤考察

桂枝附子湯から桂枝を去って白朮を加え、附子の薬量は三分の一になり、生姜、大棗は二分の一になっている。朮には蒼朮と白朮があり、燥湿健脾、益気生血、祛風除湿薬として用いられるが、風湿の邪を散じて湿濁の鬱を化す昇陽散鬱作用（別名、化湿作用・燥湿作用・昇散作用とも表現）は、白朮よりも蒼朮が優れているが、健脾・補気・生血の作用は蒼朮よりも白朮のほうが優れている。また『本経疏証』によれば、張仲景は痺証の治療に朮を用いる場合には必ず「煩」もしくは「重」を指標とすると述べており、たとえば麻黄加朮湯では「身煩痛」であり、防已黄耆湯では「身重」であり、白朮附子湯では「身体疼煩」であり、甘草附子湯では「骨節煩疼、掣痛、身微腫」であり、甘草苓朮湯では「腹重如帯五千銭」であり、桂枝芍薬知母湯では「肢節疼痛、脚腫如脱」であり、附

《近效方》朮附湯では「頭重」である、とされる。すなわち朮は、痓病で湿が強い場合や、頭眩し心下に痰飲があり湿が強い場合に用いられる（利水作用による）。つまり朮は湿を除くことによって燥湿健脾し陽気を回復し風湿の邪を散じるのであり、桂枝が温通経脈することにより発汗解表して表証を取り除くのとは異なっている。桂枝湯が外感中風表虚証に用いられるのに対し、白朮附子湯は桂枝が除かれ朮が使われることによって、風湿相関証でより身体が疼煩痛する場合に用いられ、さらに附子を加え温陽し通陽し陽虚を改善し、朮自体には止痛作用はないが附子により散寒止痛している。

先に語彙の説明でも述べたように、本文の「若大便堅、小便自利者」は、大便が堅いのは病邪が手足陽明経にまで及んだ陽明腑実証であることを示し、小便自利であるのはまだ太陽病腑証にまでは至っていないことを示しており、太陽病から陽明病への病邪の変遷過程を考えるなら、大便が堅いことと小便自利であることの両者は矛盾している様にも思える。『名医の経方応用』でも同様の見解で、方剤構成から考えるならば、「風湿により身体疼痛があり、横になれず、大便は泥状、小便不利の場合」と解釈するべきであるとしている。白朮はそもそも蒼朮に比し燥湿健脾作用は弱く、すなわち利水・利湿作用は弱いが、附子の温陽利水作用が合わさって利水作用が強められている。桂枝附子湯は表の陽虚証が強い場合に桂枝によって温通経脈して表証の風湿を取り除くが、それに対して白朮附子湯は白朮によって健脾益気することにより燥湿利水し祛風湿しており、裏の陽虚証が比較的軽い場合であり、本文の「小便自利者」を字義どおりに解釈するならば、語彙の説明で述べたように、膀胱の気化機能が失調し水気が内停（蓄水証）した状態にまでは至っておらず、従って裏の陽虚証が比較的軽い場合と考えられる。桂枝附子湯も裏湿よりは表湿を除く方剤であるが、表の陽虚証がより重い場合であり、桂枝による温通経脈作用を重視しており、附子の薬量も白朮附子湯の三倍を用いて温陽作用が更に強化されている。甘草、生姜、大棗の作用に関しては桂枝附子湯と同じであるが、白朮附子湯では生姜、大棗は二分の一になっているので、補脾和胃し補気し営衛調和する作用も桂枝附子湯よりは弱められ、全体的によりマイルドな処方となっている。

本文「一服覚身痺。半日許再服、三服都尽、其人如冒状、勿怪、則是朮附並走皮中、逐水気、未得除故耳。」の大意は、「身体が痺れた様な感じがしたり、頭が帽子を被っている様にボーとした様な感じがしても怪しむことはない。朮と附子が両者並んで皮中を走り回って、皮内の水気を逐っているためであり、しかし未だに水気を除くことができないためなのだから。」である。「朮と附子が皮内を走り回る」との表現は、朮と附子が水気を除くことが、皮内への何らかの直接的な作用であることを述べていると思われる。朮の直接作用により湿を除き、これにより燥湿健脾して裏をさらに補い陽気を回復し、さらに皮中の湿を除こうとしたとも考えられる。白朮附子湯は陽を補い皮中の湿を除くための適当な強さの方剤と考えることができる。

【本条のポイント】

桂枝附子湯は風湿が合わさって体表に侵入しているが裏にまでは達していない場合に用い、桂枝湯と比べて表証を除き陽虚を回復することにより力点が置かれている。白朮附子湯は桂枝附子湯に比べて、白朮により健脾益気することによって燥湿利水し祛風湿しており、裏の陽虚証が比較的軽い場合であり、桂枝附子湯は表の陽虚証が強い場合、白朮附子湯は裏の陽虚証が比較的軽い場合に用いると考えられる。

【原文】（二―25）

風湿相搏、骨節疼煩、掣痛、不得屈伸、近之則痛劇、汗出短気、小便不利、悪風不欲去衣、或身微腫者、甘草附子湯主之。

甘草附子湯方

甘草二両（炙）　白朮二両　附子二枚（炮、去皮）　桂枝四両（去皮）

右四味、以水六升、煮取三升、去滓、温服一升、日三服、初服得微汗則解、能食。汗出復煩者、服五合。恐一升多者、服六、七合為妙。

【訓読】

風湿相搏《あいう》ち、骨節疼煩し、掣痛《せいつう》し、屈伸するを得ず、これに近づけば則ち痛み劇しく、汗出で短気し、小便利せず、悪風して衣を去るを欲せず、或は身微腫する者は、甘草附子湯之を主る。

甘草附子湯の方

甘草二両（炙る）　白朮二両　附子一枚（炮じて、去を皮る）

桂枝四両（去を皮る）

右四味、水六升を以て、煮て三升を取り、滓を去り、一升を温服し、日に三服し、初め服して微汗を得れば則ち解し、能く食す。汗出で復た煩する者は、五合を服す。一升の多きを恐るる者は、六、七合を服するを妙と為す。

【注釈】

＊**風湿相搏**：桂枝附子湯の項と同じ表現で、風邪と湿邪がぶつかり合って症状が出現している動的なイメージを強調した表現。

＊**骨節疼煩**：桂枝附子湯の項では「身体疼煩」との表現であったが、「骨節疼煩」は風湿の邪が筋骨に付着したための症状であり、より裏に侵入していることを表している。風邪よりは湿邪がより影響しているか。

＊**掣痛、不得屈伸**：「掣」は、「引きとどめて自由にさせない」こと。「掣痛」は「ひきつれて自由に動かせない様な痛み」のことであり、このために身体を自由に曲げ伸ばしすることもできないのである。この症状は湿邪の重濁、粘滞の性質による。

＊**近之則痛劇**：風湿の邪によって営衛気血の流れが阻滞すると痛みを生じるが、身重感から一身尽痛まで様々であり、また

湿が関節に侵入すると激しい痛みを生じることになる。一方風邪は営血を傷つけ、このために筋脈が養われなくなり肝風内動を生じる。肝風内動は四肢の痙攣、牙関緊急、後弓反張などの筋症状を伴う。このような状態の患者に近づいただけでも痛みが増すのは、痛みに対する防御反応でもあり、被刺激性の亢進のためでもあると考えられる。

＊汗出短気：「汗出」は、風邪の侵入により肌表に於いて衛気が損傷し腠理が緩み、衛気が営陰を保護することができなくなって営陰が外泄するためである（営衛失和し腠理開泄する）。「短気」は「呼吸が短く、深い呼吸ができない状態」［7］である。風湿の邪が肌表に侵入すると『素問』陰陽応象大論篇で「肺は皮毛を主る」と述べられている様に、肺が侵されることになる。肺は宣発（肺気が衛気と津液を全身に散布して皮膚を温め潤し、全身を栄養し、皮膚上の汗孔が気と津液を散布するのを助ける作用）や粛降（肺気が清粛下降しようとする機能）の機能を持つ。また肺に於いては自然界から吸い込んだ気と脾の昇清機能により送られてきた水穀の精微物質が合わさって宗気となり、宗気は喉を遡上して呼吸をコントロールした後心脈に入って全身に運ばれ全身の気の基となっている。一方また脾の昇清機能により送られてきた津液は、肺気の宣発作用によって皮毛に運ばれ皮膚を温め潤した後汗となって汗孔から体外に排泄される。また残りの津液は肺気の粛降作用によって五臓六腑に運ばれ、三焦に於いて気化された後に膀胱にまで運ばれて尿となって排出される。従って肺気の粛降機能が失われると、津液が散布されないために身体が乾燥したり、津液が体内に停滞して痰飲となったり、水道が通じないために皮膚に溢れだして水腫となったりする。［8］このように一度肺の宣発粛降機能に異常が生じると、衛陽の働きが阻害されるとともに肺気が下降できなくなり上逆し、胸悶、喘息、咳嗽すなわち「短気」となり、また発汗異常などの原因となる。

＊小便不利：（二―24）の語彙の説明でも述べたが、太陽病経証が治癒せず太陽経に沿って侵入すると太陽病腑証となり、膀胱にまで至ると膀胱の気化機能が失調して水気が内停し（蓄水証）小便不利となる。また膀胱の気化機能は腎にも影響され、腎気不足（腎虚＝腎陽虚）によっても温化の働きが不足し、さらに膀胱の気化不順となり小便不利となる。腎陽は津液を蒸化し温煦《おんく》することによって、清気を肺から全身に散布する基となり（腎気の働きで濁中の清が気化して上昇し、肺の粛降作用によって清中の濁が腎に下降）、腎気は水液を気化しまた気化を制約することによって、濁物を膀胱から体外に排出する（濁中の濁が尿になる）。この作用は腎気である腎陰と腎陽のバランスによっており、開闔《かいこう》作用といわれている（開は水分の輸出と排泄を意味し、闔は一定の水分を体内に貯留し必要により供給する作用。腎陽不足になると水分排泄が低下し貯留が多くなり浮腫となるが、腎陰不足だと逆に多尿と

なる。）。また腎虚により腎のこの様な蒸騰気化機能が失調すると、前項に述べた様に肺の宣発粛降機能にも異常が生じ、水液代謝にも異常が生じて小便不利となる。

＊悪風不欲去衣：風邪が表を犯すと営衛失和し腠理開泄する。すなわち衛気が営陰を保護することができなくなって悪風《おふう》し発熱し発汗する。ここに湿邪が加わると風湿により陰陽のバランスがくずれて、風湿の寒への従化が起り悪寒してすなわち「衣服を去るを欲せず」となる。

＊或身微腫者：前述した様に、風湿の邪により肺気の粛降機能が失われると、津液が散布されないために身体が乾燥したり、津液が体内に停滞して痰飲となったり、水道が通じないために皮膚に溢れだして水腫となったりする。また腎虚により腎陽不足となると腎の蒸騰気化機能が失調し水分排泄が低下して貯留が多くなり浮腫となる。

【甘草附子湯に対する考察】

Ⅰ：構成生薬の薬理作用

A．甘草：①補中益気　②潤肺・袪痰止咳　③緩急止痛　④清熱解毒　⑤調和薬性　**B．白朮：**①健脾燥湿　②益気生血　③和中安胎　**C．附子：**①回陽救逆　②補陽益火　③温陽利水　④散寒止痛　**D．桂枝：**①発汗解表　②温経　③通陽化気

Ⅱ：甘草附子湯の方剤考察

原文の表現による甘草附子湯の適応は、語彙の説明をまとめると以下の様である。まず風湿の邪が湿優位で裏まで侵入して「骨節疼煩」となり、また湿邪が筋肉や関節に影響して「掣痛、不得屈伸」となっており、湿優位の風湿の邪が関節に侵入すると激しい痛みを生じて「近之則痛劇」となり、風邪の侵入により肌表に於いて衛気が損傷し腠理が緩み、衛気が営陰を保護することができなくなって営陰が外泄して「汗出」し、風湿の邪により肺の宣発粛降機能に異常が生じると、衛陽の働きが阻害されまた肺気が下降できなくなり上逆し、胸悶、喘息、咳嗽すなわち「短気」となり、肺の宣発粛降機能に異常が生じると腎の開闔《かいこう》作用も影響を受け腎虚も加わって「小便不利」となり、風邪による悪風と風湿の邪の寒への従化による悪寒が加わって「悪風不欲去衣」し、肺気の粛降機能が失われて水道が通じないために皮膚に溢れ、腎の蒸騰気化機能が失調して水分排泄が低下し浮腫となった「或身微腫者」などに対して適応である。すなわち風湿の邪ではあるが湿邪による影響がより強く、また病状がより裏にまでおよび、肺や腎や筋、骨、関節に症状が出ている者に用いる。つまり湿邪が勝って陽気が衰え裏にまで進行した風湿病に対してである。

白朮附子湯の考察でも述べたが、朮は湿を除くことによって燥湿健脾し陽気を回復し風湿の邪を散じるのであり、桂枝が温通経脈することにより発汗解表して表証を取り除くのとは異なっている。また**附子**を加え温陽し通陽し陽虚を改善し、朮自体には止痛作用はないが附子により散寒止痛してい

る。また桂枝附子湯の考察でも述べたが、**附子**は真陽を回復させて虚火を鎮め、脾胃を温めて脾湿を除き、腎の冷えも除き、経絡を温める温経作用によって裏にある寒湿を除き、これによって止痛効果を表わし、寒湿による痺証に頻用される。つまり朮は裏湿を除き燥湿健脾して陽気を回復し、附子も真陽を回復することによって脾湿を除き腎虚を改善しさらに温経作用によって裏にある寒湿を除くのであり、本文の「骨節疼煩、掣痛、不得屈伸、近之則痛劇」や「小便不利、悪風不欲去衣、或身微腫者」などの症状を改善する。これに対して**桂枝**は先に桂枝附子湯の考察で述べたが、温通経脈して表証を取り除き発汗解表し（温通経脈）、陽気を温めて巡りをよくし（通陽）、痰湿を吸収して除き（化気）、腎と膀胱の気化を促進して利水作用を発揮し（利水）、血が鬱滞して固まるのを改善し（行瘀）、気の上逆を治療し（下気・納気）、中陽を温補して裏虚を補い（補中）、営衛を調和させる（和営）。つまり附子と同様に陽虚を補うことによって、風湿ともに除き、補中することによって営衛を調和させる。温通経脈、通陽、化気、利水、補中、和営などの作用が、「汗出短気、小便不利、悪風不欲去衣、或身微腫者」等の症状で有効であり、また桂枝と附子を併用することによって通陽作用が増強され、温経散寒や止痛作用が強まっている。**甘草**は、脾胃をそして心気を補い（補気心脾・補中健脾）、急を緩め止痛に働き（緩急止痛）、瀉火解毒し潤肺し薬性調和するが、補中健脾・緩急止痛・潤肺・薬性調和などが、本文での症状に有効である。白朮・附子は裏の湿を除くのに主に作用し、桂枝は表の風に主に作用し、甘草は裏と表いずれにも作用して緩やかに脾胃をそして中焦を補い、表風と裏湿を除いている。この処方は裏湿を除くことにより力点が置かれており、桂枝附子湯や白朮附子湯に含まれる生姜、大棗が除かれているのは、生姜が衛、大棗が営を主って営衛調和を図っていることを考えると、あえて生姜により表衛を守ることには余り力点を置かなかったためであるとも考えられる。

【本条のポイント】

湿邪が勝って陽気が衰え裏にまで進行した風湿病に対しては、甘草附子湯を用いる。桂枝附子湯は風湿邪によって表の陽虚証が強い場合であり、白朮附子湯は裏にまで侵入しているが裏の陽虚証が比較的軽い場合であったが、甘草附子湯は白朮附子湯よりも白朮の量が倍になり、甘草・附子は同じで桂枝が加えられており（生姜は除かれている）、裏の陽虚証が比較的重い場合で裏湿が強い場合であると思われる。

【原文】（二―26）

太陽中暍、発熱悪寒、身重而疼痛、其脈弦細芤遅。小便已、洒洒然毛聳、手足逆冷、小有労、身即熱。口前開前板歯燥。若発其汗、則悪寒甚。加温針発熱甚。数下之、則淋甚。

【訓読】

太陽の中暍《ちゅうえつ》は、発熱悪寒し、身重くして疼痛し、其の脈は弦細芤遅なり。小便已り、洒洒然として毛聳《そび》え、手足逆冷し、小しく労することあれば、身即ち熱す。口の前開き、板歯燥《かわ》く。若し其の汗を発すれば、則ち悪寒甚だし。温針を加えれば発熱甚だし。数《しばしば》之を下せば、則ち淋甚だし。

【注釈】

＊中暍：「暍」は中暑と同義。真夏の炎天下の暑邪による急性の病証のこと。

＊其脈弦細芤遅：「**弦脈**」は陽中の陰を表す。指で押すと下から真っすぐ抜き出て来るような脈で、押しても移動せず、すこし指を緩めてもズンズンと脈動を感じる脈。肝胆の脈。肝気が鬱結し亢進し気逆となり経絡を拘束し気血を収斂したための脈。動脈硬化、肝炎、疼痛、怒りやイライラ時、に表れる。「**細脈**」は陰を表す。脈管が収縮して細く小さくなって正常の半分以下になっており、気虚のために血を循行させる動力が低下し血液が充足できずに無力となった脈。虚証の脈。気血ともに衰退した慢性消耗性疾患に多い。細で数は熱邪であり、細で弦は肝虚である。「**芤脈**」芤は葱《ねぎ》のことであり、浮大で柔らかい脈状で押していくと長葱のように外側が実で中が空のように感じられる脈象。大失血を起こした後によく見られる。浮脈であり、拍動は有力であるが内部の血液量は不足している脈象。「陰血大傷」であって、精気損傷し腎虚である。「**遅脈**」脈拍が遅い脈象であり、一呼吸に三回以下である。陰に属し、寒を主り、陽虚陰盛の徴であり、寒証を表す。脈診は（1）脈位の深さ、（2）脈数の多少、（3）脈拍の強弱、（4）脈巾の大小、（5）脈体の長短（寸・関・尺との長さの比較）、（6）脈律の変化、（7）脈形の変化、（8）合併脈象、の諸点に注意する。「弦細芤遅」は、「弦」で肝気が鬱結亢進し気逆となり経絡が拘束され気血が収斂しており、また「細弦」で肝虚であり、「芤」すなわち陰血大傷であり腎虚であり、「遅細」寒でありすなわち陽虚で気虚であり血虚でもある。

＊小便已、洒洒《しゃしゃ》然毛聳：「洒」は、そそぐ、あらいおとす、あざやか、などの意であるが、ここでは「ぞくぞくとする」「ざわざわとする」の意か。「洒洒然毛聳」で、「ぞくぞくとして皮毛が立つ、鳥肌が立つ」状態である。「芤脈」が浮脈であることから考えても、病変は肌表に留り表証である発熱悪寒が出現しているが、小便をすることにより内熱が失われ、失われた熱を補うための生理的な反応として、鳥肌が立つことになると思われる。肌表には体温調節作用があり、これらの機能は主に衛気によっており、外邪によって衛気の機能が失調すると、皮毛、皮膚、皮下組織を温める作用が低下して悪寒が出現する。「鳥肌が立つ」ことも衛気の失調の表われと考えられる。

＊手足逆冷：表寒裏熱の状態である。寒熱錯雑つまり陰陽のバランスが崩れた状態であり、この場合は熱証が寒証に転化した重陽必陰と言われる状態も考えられる。例えば陽明熱証で

は高熱で汗をかきすぎたためや邪毒が非常に強いために突然寒証が出現し四肢冷感となる。陽明経熱では、熱邪が裏に潜伏しこのために陽気が伸展して外表部に分布できなくなり四肢厥冷という仮寒状態となる。

＊**小有労、身即熱**：熱暑の病邪は陽邪であって必ず陽明に至る。病邪が気分に入って留まるとさらに営血に侵入し、暑は火邪であるので火臓である心を侵し、心包を侵し心営に入れば、肝風を起こすことになる。五行学説によれば木は火を生み、水は火に勝ち、火は金に勝つ、とされる。五臓をあてはめれば、肝（木）は心（火）を生み、腎（水）は心（火）に勝ち、心（火）は肺（金）に勝つ、ということになる。また肝（木）を親とすれば心（火）は子と言ってよく、心火の病邪は肝に及び肝火を誘発するのであり、心肝火旺となるのである。外感した温熱の邪が気分に入りさらに営血に入って心営に及び、肝陰が焼かれ、陰血が虚損し陰が陽を潤せなくなり、肝陽を制御することができなくなると肝風が内動することになる。心火が肺を焼くと心肺陰虚となり、腎陰が不足すると心火が下降して腎と交わることができずに心火が上昇して心腎不交となる。そこにおいては少し身体を動かしただけでも、陽明の熱が燃え上がることになると思われる。

＊**口前開板歯燥**：「口前開」は熱があって息苦しい様を表しているが、暑熱の邪は上から降り注いでまず華蓋である肺を侵し肺気を損傷し、肺の宣発粛降機能を傷害し、発熱、発汗、口渇、咳、赤色舌となる。また前述した様に、心火が肺を焼くと心肺陰虚となり同様に肺気を損傷することになる。口渇、赤色舌となり口内乾燥し呼吸状態も悪化するための症状と思われる。

＊**若発其汗、則悪寒甚**：前出した様に、外邪によって衛気の機能が失調すると、皮毛、皮膚、皮下組織を温める作用が低下して悪寒が出現するが、暑熱の邪によって気分が侵されて機能が低下し、さらに営血に侵入して陰血が虚損している患者に過って汗法を行えば、衛気の機能がさらに失調して悪寒が増悪することになる。

＊**加温針発熱甚。数下之、則淋甚。**：温針を加えれば、熱邪を煽る様なものであるし、瀉下法を行えば津液の消耗にさらに追い打ちをかけ、陰血の虚損が甚だしくなり、このために虚陽が亢進することになる。また中焦や腎系の湿熱が膀胱に蓄積されると、膀胱の気化作用が機能しなくなり、排尿機能が障害される。膀胱湿熱や熱積膀胱といわれる病態であり、排尿回数が増え、尿量が減少して出にくくなり、赤色尿や混濁尿となって、ぽたぽたと垂れ少腹拘急して痛むなどの淋証となる。

【考察】

太陽の中暍は、真夏の炎天下の暑邪による急性の病証のことであって、暑邪は上方から身体に感受してまず肺胃を襲う。熱暑の病邪は陽邪であって動きが速く必ず陽明に至り、気分から営血分に侵入して陰血を虚損する。また陽邪である暑邪は腠理を開いて大汗となり、その性質は炎熱であって大熱を生じ、このために気を消耗して気虚となり、また津液を損傷する。暑邪によって衛気失調となり、皮毛、皮膚、皮下組織を温める作用が低下して悪寒が出現する。夏の気候は天よりは暑邪が下降し、地よりは湿邪の熱気が上昇する。このため暑湿兼証となり、脾胃を損傷し脾の運化機能が失調して湿濁困脾となり、湿邪により陽気が傷つけられ経絡が阻滞され筋骨に付着すると、気血の虚損も加わって四肢の重だるさや食思不振、悪心嘔吐、疼痛などの原因となる。暑邪が心に及んで心火となり肺を焼くと心肺陰虚となり、暑邪による肺の直接的な損傷と合わさって肺気が損傷されて宣発粛降機能が失われ、発熱、発汗、口渇、咳、赤色舌となり口内乾燥して呼吸状態も悪化する。肺絡を損傷すると血を圧迫して喀血を引き起こす。暑は火邪であるので火臓である心を犯しやすく、直接心包を犯すと突然昏倒し人事不省となり、呼吸促迫、高熱、発汗、身熱はあるが四肢厥冷となる（暑厥）。これは熱邪が裏に潜伏し、このために陽気が伸展して外表部に分布できなくなったための仮寒状態である。外感した温熱の邪が気分に入り営血に入って心営に及び心火となり、心火の病邪がさらに肝に及んで肝火を誘発し肝陰が焼かれ、陰血が虚損し陰が陽を潤せなくなると肝陽を制御することができなくなり、肝風が内動することになる。風が上部を騒がすと頭痛、眩暈、四肢の麻痺、筋痙攣、言語障害などとなり、下部では歩行困難、ふらつきなどの症状となる。また肝はその疏泄調節機能によって筋膜に対して作用し、すなわち津液で潤し陽気で温め血液の流れがスムーズに通るようにしているが、温熱の邪によって肝陰が焼かれると疏泄調節機能が傷害されて、筋膜が拘急収引して各種症状の原因となる。腎陰が不足すると心火が下降して腎水と交わることができなくなって心火が上昇し、心腎不交となる。また中焦や腎系の湿熱が膀胱に蓄積されると、膀胱の気化作用が機能しなくなり、排尿機能が障害される。膀胱湿熱や熱積膀胱といわれる病態であり、排尿回数が増え、尿量が減少して出にくくなり、赤色尿や混濁尿となり、ぽたぽたと垂れ少腹拘急して痛むなどの淋証となる。以上の様にこの条文は簡潔な表現のなかに、真夏の炎天下の暑邪による急性の病証である「太陽中暍」の病証を余すところなく含んでいることになる。

【本条のポイント】

真夏の炎天下の暑邪による急性の病証である「中暍」の、症状とその病態をよく理解すること。また温針や下法は禁忌である。

【原文】（二―27）

太陽中熱者、暍是也。汗出悪寒、身熱而渴、白虎加人参湯主之。

白虎加人参湯方

知母六両　石膏一斤（砕）　甘草二両　粳米六合　人参三両

右五味、以水一斗、煮米熟湯成、去滓、温服一升、日三服。

【訓読】

太陽の中熱は、暍是なり。汗出でて悪寒し、身熱して渇す、白虎加人参湯之を主る。

白虎加人参湯の方

知母六両　石膏一斤（砕く）　甘草二両　粳米六合　人参三両

右五味、水一斗を以て、米を煮て熟し湯成れば、滓を去り、一升を温服し、日に三服す。

【注釈】

＊中熱：熱に中《あた》ることで、中暑・中暍と同義。夏季の炎天下の、暑邪による急性病証のことで、失神卒倒・身熱・煩燥・気喘・歯を食いしばる・口が開けっぱなしになる・大汗・あるいは無汗・脈浮などとなる。太陽病の腑証では邪が膀胱の血分に入ると、意識錯乱などを生じるとされ、暑熱邪が足太陽膀胱経に及んだために、足太陽膀胱経は脳に連絡しているところから、意識錯乱などを発症したとも考えられ、この場合脈は沈脈となる。太陽経病の中風では発熱・悪寒・口渇・発汗となるが、暍は暑熱邪が足太陽膀胱経に及んだための症状であって、太陽経病の中風と症状は似ているが病態は異なると思われる。[7]

【白虎加人参湯に対する考察】

Ⅰ：構成生薬の薬理作用

A．知母

（1）ユリ科のハナスゲの根茎。

（2）苦、寒。肺・胃・腎。

（3）『神農本草経』「知母、味苦、寒。主消渇熱中、除邪気、肢体浮腫、下水、補不足、益気。一名蚳母、一名連母、一名野蓼、一名地参、一名水参、一名水浚、一名貨母、一名（虫是）母。生川谷。」

（4）11：①清熱瀉火　②清肺潤燥　③滋陰・退虚熱　④生津止渇　12：①清熱瀉火　②滋陰降火潤燥　13：①清熱　②滋陰降火

（5）『神農本草経』の「主消渇熱中、除邪気」中の消渇は、糖尿病などの口渇・多飲・多尿を主訴とする疾患のことであるが、ここでは「熱中」すなわち熱邪に中《あた》って口渇・多飲・多尿となり、すなわち津液の損傷をともなっている患者に対して熱邪を除くことによって治すのであり、「肢体浮腫、下水」つまり利尿作用によって浮腫を除き、「補不足、益気」すなわち陰を補って滋陰し、益気するとされる。「中」を中焦ととる必要はないと思われる。上焦・中焦・下焦いずれにも作用し、上焦では肺熱を瀉火し、中焦では胃熱を瀉火し、下焦では腎火を瀉するが、清熱瀉火作用は石膏が実熱証に対してであるのに対して知母は虚熱証に対しても用いることができ、また知母の清熱瀉火作用は石膏より弱いが滋陰潤燥作用は石膏より強く、腎陰虚による陰虚火旺証や心血虚証、肺陰虚証、肺腎陰虚証などによる虚火炎上や、陰虚による排尿困難や腸燥便秘に用いられる。白虎湯中に於いては石膏の補佐として用いられるが、石膏は肺胃の実熱を清熱し、知母は肺胃の燥熱を清熱潤燥し、両者を併用することにより、陽明気分証で大熱・大汗・大渇・脈洪大があり津液不足状態にある患者に対しての、清熱・止渇し除煩する効果がより強められている。知母を用いる病態とその方剤を箇条書きしておく。

〈1〉**陽明気熱**：前述の白虎湯が適応。外邪が裏に入って正気と邪気が激しく争い化熱し、気と熱がぶつかって蒸発充満して陽明の熱が燃え上がり、肺を塞いだり、肺胃両方の熱が強くなって熱と燥が胃中で合して津液を損傷している、大熱・大汗・大渇・脈洪大などの症状に対して清熱瀉火し滋陰潤燥する。〈2〉**肺熱壅盛**：温熱の邪気が直接肺を犯したり、風寒の邪気が皮毛から入って経を伝わり肺に入り鬱結して化熱しその熱が肺を塞いだり、辛いものや熱いものばかり食べて内傷すると、肺経が熱に塞がれて肺気の宣発機能が障害されて肺気が上逆し咳嗽喘息となり、津液の消耗も加わって口渇・多飲となったり、また熱そのものによっても胸中煩躁して呼吸状態が悪化するが、この様な状態を清肺潤燥する。川貝母・沙参・麦門冬・天門冬などとともに用いる（二母丸）。知母は直接の止咳平喘作用はない。〈3〉**胃熱熾盛**：邪熱が胃に入ると正気と激しく争い裏に熱気が充満し、外は肌腠から内は五臓六腑までが焼かれることになる。胃火亢進による嘔吐・頭痛・口内炎・歯齦炎に用いる（玉女煎）。胃熱や燥熱による口渇に対して津液を補うことで治す（天花粉・麦門冬・生地黄・葛根・五味子などと用いる：玉液湯、麦門冬飲子）。〈4〉**陰虚火旺**：熱病の末期に腎陰にまで損傷が及び、このため陰虚し内熱し火旺する。症状は頭昏・耳鳴・不眠・健忘・顔面潮紅・煩燥・易怒・潮熱・盗汗・口渇・夢精などである。黄柏・地骨皮・牡丹皮・麦門冬・生地黄などとともに用いる（知柏地黄丸、大補陰丸、秦艽鼈甲散など）。〈5〉**肺陰欠損**：熱邪や内熱虚火によって肺の津液が損傷され枯渇すると、肺の潤いがなくなり肺気が巡らなくなるので宣発粛降機能が傷害され、また肺腎陰虚を伴えば陰が陽を制御することができなくなり、虚火が炎上することになる。黄芩・桑白皮などと用いる（清金化痰湯、滋陰降火湯・滋陰至宝湯）。〈6〉**肝陰不足**：肝の本体は陰でありその機能は陽である。そこで肝の陰血が虚損すると肝陽が上亢することになる。また腎は精を貯蔵し肝は血を貯蔵するが、腎精は血を化生するために欠くことができない物質であり、精は血に転化するので、腎精が不足しても肝血が不足し肝陽が上亢することになる。症状は潮熱・盗汗・煩燥・不眠・多夢・動悸・頭暈・目眩・口内乾燥などであり、酸棗仁・茯苓・川芎などとともに用いる（酸棗仁湯）。

B．石膏

（1）天然の含水硫酸カルシウムで、組成は$CaSO_4 \cdot 2H_2O$である。石膏、生石膏、煅《たん》石膏（$CaSO_4 \cdot 1/2H_2O$）など。

（2）辛・甘、寒。肺・胃。

（3）『神農本草経』「石膏、味辛、微寒。主中風寒熱、心下逆気驚喘、口乾舌焦、不能息、腹中堅痛、除邪鬼、産乳、金創。生山谷。」

（4）**11**：①清気分実熱（清熱降火・除煩止渇）②清肺熱 ③清胃火 ④生肌斂瘡 **12**：①清熱瀉火・除煩止渇 ②収斂生肌 **13**：①清火・止渇・除煩・退熱 ②斂瘡・袪湿・止痒 **2**：①清気分実熱 ②清肺熱 ③清胃熱

（5）『神農本草経』の「主中風寒熱」での「中風」は、太陽病証の表虚であり、風邪の侵入に対して肌表において正気と邪気の抗争が起った結果営衛失調となり、このために太陽経脈の領域に頭項強痛を生じ、発熱・悪風などの症状を伴った場合である。また風邪により衛気が損傷して衛が営を保護できなくなったために自汗し、脈は浮緩となる。一方「寒熱」は悪寒と発熱であり、寒邪による営衛失調で、太陽病証の表実であり、「主中風寒熱」は風寒の邪気による外感病表証の表虚と表実の症状を治療することを言っていることになる。

「心下逆気驚喘」での「心下」は、心下部・胃脘部のことで上腹部の胃のあたりを指すが、胃は中焦にあって手太陰肺経で肺の経脈と通じており、また肺気は津液や気をその粛降機能によって全身に下降させ散布しているが、胃気は肺気の働きを受けて、水穀を受納・腐熟し（受納機能）濁を降下させている（和降機能）。この胃気の和降機能が邪気によって失われると、胃気は逆上して肺を犯すことになり、肺胃不和の病態となり、喘息や嘔吐となる。

「口乾舌焦」は、発熱発汗によって津液が損傷され、また熱邪が裏に入って胃火亢進や肺陰欠損などとなり津液が失われ、口渇し紅舌・黄舌となる。「不能息」つまり呼吸困難となり、「腹中堅痛」腹部や内臓の筋肉が痙攣し堅くなって痛むものを、解痙の働きによって治す。この作用はCaによる鎮痙作用と思われ、「産乳」もCaの作用と関係があると思われる。「金創」は煅石膏の粉末を外用すると、収斂生肌・収湿の効能があり、火傷部や創傷部、皮膚潰瘍部などを清熱し肉芽形成を促進する。石膏を用いる病態とその方剤を箇条書きしておく。

〈1〉**陽明経証**（陽明腑証に対する。陽明腑証は腸に糟粕が燥結して実を形成しているが、陽明経証は形成していない）や**陽明気分証**（衛分証と気分証は気の病変であるが衛分証が表の病変であるのに対して気分証は裏の病変）で、大熱、大汗、大煩渇、脈洪大などの症状に対して用いる。知母・甘草・粳米などと用いる（白虎湯）。気虚証を伴うものには人参を加える（白虎加人参湯）。生石膏は陽明経の火熱を清熱瀉火する。〈2〉**陽明気分証の病邪が血分まで及び**、気血ともに犯されると、高熱・斑疹・出血疹となり、舌質は絳赤（紅舌よりも濃い赤で熱邪が営血に入ったシグナル）し舌苔は黄褐、脈細数となる。犀角・生地黄・牡丹皮・玄参・赤芍薬・知母・粳米などと用いる（清瘟敗毒飲、化斑湯）。〈3〉**清肺熱**に麻黄・杏仁・甘草・桑白皮などと用いる（麻杏甘石湯、五虎湯）。肺実熱証の咳嗽・気管支喘息・黄色痰・呼吸困難・呼吸促迫・脈浮数などに用いる。「知母」の項の「肺熱壅盛」の病態の説明と同じであるが、知母と異なり実熱証のみを治す。直接の止咳平喘作用がないのは知母と同じである。〈4〉**清胃熱**に用いる。胃熱（火）証は陽盛陰虚であり、陽熱により胃の消化機能が亢進した状態であって実熱証であり、熱邪が胃に入って正気と邪気が激しく闘う結果裏熱が充満して五臓六腑が焼かれることになる。この様な状態では津液が損傷して胃気が損なわれており、胃の受納作用や和降作用が傷害を受けている。すなわち胃熱（火）亢進から胃陰不足という病態で、胃の和降作用が失調する結果胃気上逆が起り悪心・嘔吐・呃逆となる。一方胃にたまった胃熱が燃え上がって陽明経に沿って上昇すると胃火上炎の病証となる。胃熱（火）亢進は高熱、大量の発汗、心窩部の灼熱性疼痛、胸やけ、顔面紅潮、口渇などであり、胃陰不足では心窩部のつかえ感、乾嘔、乾燥口舌、便秘、空腹感はあるが食べたくないなどの症状となる。また胃陰不足から虚熱が燃え上がると、微熱、心煩、光って潤いのない舌、脈細数となる。胃火上炎では悪熱、歯茎の腫脹・疼痛、歯痛、口唇や顎の腫脹・疼痛などとなり、さらに息が熱を持ち悪臭となり、血分にまで及べば歯茎が赤く腫れてただれて歯周炎となり、出血する。

C．粳米

（1）イネ科の植物イネ（うるちまい）Oryza sativa Linn. の種子。
（2）苦、平。
（3）『名医別録』「味甘、苦、平、無毒。主益気、止煩、止泄。」
（4）補中益気。健脾和胃。除煩渇。下痢を止める。生の場合寒性だが炒すと熱性。

D．人参

（1）ウコギ科のオタネニンジンの根。
（2）甘・微苦、微温。肺・脾。
（3）『神農本草経』「人参、味甘、微寒。主補五臓、安精神、定魂魄、止驚悸、除邪気、明目、開心益智。久服軽身延年。一名人銜《かん》、一名鬼蓋《がい》。生山谷。」
（4）**11：**①補気固脱　②補脾気　③益肺気　④生津止渇

⑤安神益智　12：①大補元気　②補脾益肺　③益気生津　④益智安神　⑤補気生血・摂血　⑥扶正祛邪　13：①救急虚脱　②気虚の治療　③扶正祛邪

〈5〉『神農本草経』に記載された人参の効能は、〈1〉五臓の虚損を補い、〈2〉不安感を鎮め精神を安定させ、〈3〉心気が不足し霊魂が動揺している精神状態を安定させ、〈4〉非常に驚いて胸騒ぎがしてがたがた震えるような状態を止め、〈5〉邪気を除き、〈6〉心の目を開いて光を注いで明るくし、〈7〉智慧を取り戻して心の闇を開き、〈8〉服用し続けることで邪気を払って身を軽くして長生きすることができる様になる、と述べられている。これら人参の作用の第一は、元気を補うことにある。元気は先天の精が化生して腎に蓄えられたもので、三焦を通して全身の臓腑器官に到達し、全身の臓腑器官は元気の推動を受けて始めてその機能を発揮することが可能となり、人参は元気を回復させることによって五臓の虚損を補っている。また人参には健脾和胃作用があり、これにより脾胃の気の働きを高めており、また脾陽は腎陽が十分にあってその機能が正常に営まれるところから、腎陽の虚損が人参で回復することも健脾作用にプラスに働いている。さらに脾の運化昇清作用により肺に送られた水穀の精微物質と、呼吸活動によって取り入れた自然界の清気とが結合して宗気となり、呼吸を維持するとともに心脈によって全身に運ばれており、また宗気は肺の粛降作用によって腎に運ばれ納められているとされる。この様に脾胃と肺、腎は相互に関連し、脾の運化機能が低下すると水湿が運ばれずに停滞することとなり、肺に停滞した水湿に外邪が作用して痰となり、この痰濁が肺に影響して肺気の宣発粛降作用が阻害されると、肺症状がさらに悪化することになる。人参は健脾和胃作用によってこれらの悪循環を断って益肺に働いている。

『神農本草経』においては人参の「益智安神」作用が強調されている。これは人参の大補元気の作用と関係しており、脾肺の気を補い腎の元気を回復することにより益血し生津し、これによって安神し知恵を増すのである。「神」とはひとつは人間の精神や思考活動の状態を意味し、またもう一方は人体の生理活動や病態の変化が外に表われた状態を意味しており、この場合は神気といわれる。またこの二つの「神」の作用の全体を「神志」と表現している。これらの働きは「心」の作用と密接に関係しており、心の作用はひとつは血脈を主ることであり、もうひとつは神志を主ることである。ところで血液が脈管の中を推動している原動力は心気であり、脾気が血液を統摂して脈管外に溢れさせないようにし、肝が血液を蔵して分配する作用をしている。血液は、脾胃により消化吸収された水穀の精微物質と、また同じく水穀の精微物質から作られて脈中を循行する営気や津液とが、脾胃の働きを受けた心気の化赤作用を受けて、作られる。また血液は基本物質である精が気の作用を受けて変化し生成されるものであり、精とは消化吸収された水穀の精微物質が血液の中に入って全身を滋養しているそのエネルギー源を指しているとともに、父母から受け継いだ生命力の基となる先天の精であり、『霊枢』決気篇に述べられているように「営気はその津液を泌し、これを脈に注し、化してもって血となす」と述べられているように、血脈中に存在する営気が、精を血に化生させる上で重要な役割を果たしている。すなわち気はよく血を生じるのであるが、さらに気はよく血を循行させまた気はよく血を固摂している。また血は気を載せて循行し全身に水穀の精微物質を滋養しているのであり、気と血の働きが相俟って人体が維持されているのである。以上の様に気と血は脾臓の機能と密接に関係し、さらに心・肺・腎・肝の相互に連携する活動により作られた産物であり、人参は大補気作用の生薬として、脾臓を中心にしての五臓の相互関係の中に作用して、気血ともに虚した状態を改善するのである。人参の作用を箇条書きする。

〔1〕**補脾**：①**脾気虚**に対しては、白朮・茯苓・炙甘草などとともに用いる（四君子湯・六君子湯）。②**脾陽虚**に対しては、乾姜・白朮・炙甘草と（人参湯）、乾姜・白朮・炙甘草・桂枝と（桂枝人参湯）、白朮・炮姜・炙甘草・炮附子と（附子人参湯）が、ともに用いられる。③**脾気下陥**に対しては、黄耆・白朮・升麻・柴胡・当帰・陳皮・炙甘草（補中益気湯）がともに用いられる。④**脾虚湿盛**・**脾気陰両虚**による慢性の嘔吐下痢に対して啓脾湯（人参・白朮・茯苓・蓮子・山薬・山楂子・陳皮・炙甘草）が、**胃内停水**による嘔吐・痞え感や脹り感・食欲不振に対して茯苓飲（人参・茯苓・白朮・枳実・陳皮・生姜）が、**脾虚失運**から気血欠虚し、裏熱から津液が巡らず脾虚湿盛から湿聚成痰となって痰湿を生じ、肝への気血が虚し、痰と火から風が起って肝陽が上昇し肝風内動し、小便不利・眩暈・悪心・嘔吐などの症状を呈するものに対しては半夏白朮天麻湯（人参・陳皮・半夏・麦芽・白朮・黄耆・茯苓・蒼朮・天麻・沢瀉・乾姜・黄柏）を用いる。

〔2〕**益肺**：肺気虚によって肺の宣発機能（津液を肌腠・皮毛に散布する作用）や粛降機能（気や水液を下降させて全身を巡らせる作用）が働かなくなれば肺気が塞がったり上逆したり痰飲が肺を塞いだりして、咳嗽・喘息・息切れ・倦怠感となる。また肺は上焦にあって水源としての役割を担い、腎は五液を統括して水液代謝をコントロールしているが、このために肺気虚によって腎陰が虚して陰火が炎上し、また腎病も肺に影響して、肺腎陰虚となる。肺腎両虚証には、補肺湯（人参・桑白皮・熟地

黄・黄耆・五味子）や人参蛤蚧散（人参・蛤蚧・杏仁・炙甘草・茯苓・貝母・桑白皮・知母）を用いる。〔3〕**益気生津（生津止渇）**：気を補うとともに津液を潤す効果があり、①**気虚傷津**（気液両傷）、②**気陰両虚証**（気陰両傷）、③**消渇病**などの病態に用いる。〔4〕**益智安神**：先に説明したが、『神農本草経』においては人参の「益智安神」作用が強調されている。気血が損傷することによって心気虚弱となれば精神は心気による支えがなくなって精神不安、恐怖感、悲愁感などに悩まされる。また心自体が栄養を受けられず温まらなくなるので動悸・息切れとなり、心気虚が陽にまで及ぶと心陽不振となる。①**心脾両虚証・脾不統血症**つまり心血虚と脾気虚が同時に見られる病態には、帰脾湯（人参・白朮・茯神・黄耆・竜眼肉・酸棗仁・木香・炙甘草・当帰・遠志）を用いる。②**心腎両虚証**つまり、心火の下降と腎水の上昇が互いに交流して助け合っているのであるが、陰血が虚したために心気がよりどころを失い心神不寧となり、心陰が虚す結果心陽が亢盛となるが、一方では腎陰も虚しているために陽が陰に入って火旺を鎮めることができない状態で、不眠・多夢・動悸・健忘・便秘・倦怠感・虚火上炎による口内炎などの症状を呈するものは、天王補心丹（人参・丹参・玄参・茯苓・五味子・炙遠志・桔梗・当帰・天門冬・麦門冬・柏子仁・酸棗仁）を用いる。思慮労心より心陰が消耗し心営不足となり、心火が上炎し腎陰も消耗して腎の気化作用も失調し心腎不交となり、また心と小腸は経絡で通じており心火の温煦作用があって小腸は清濁を泌別することができるのであるが、心熱によって小腸の清濁泌別機能が失調し、腎の気化作用の失調も加わって、遺精・排尿困難・排尿痛などを呈するものには、清心蓮子飲（人参・黄芩・麦門冬・地骨皮・車前子・炙甘草・蓮子・茯苓・黄耆）を用いる。〔5〕**補気生血摂血**：気と血は脾臓の機能と密接に関係し、さらに心・肺・腎・肝と相互に連携する活動によって作られた産物であり、人参は脾臓を中心にしての五臓の相互関係の中で、気血ともに虚した状態に対して、大補気作用の生薬として用いられている。①出血などにより肝血が不足して、肝血虚・営血虚滞したものには四物湯（当帰・川芎・白芍・熟地黄）に黄耆・人参を加えた聖癒湯が用いられる。②**気血両虚証**に対する温補気血のためには、八珍湯（人参・白朮・茯苓・熟地黄・当帰・白芍・川芎・炙甘草・生姜・大棗）に益気固表作用のある黄耆と温補脾腎作用のある肉桂を加えた十全大補湯が用いられる。気血両虚で不眠・動悸・不安などの心神不寧の症状や慢性の咳嗽・呼吸困難・息切れなどの肺気不降の症状がある場合は、十全大補湯から川芎を除いて寧心安神・交通心腎・止咳化痰作用のある遠志、収斂固澁・益気生津・寧心安神作用のある五味子、理気化痰の陳皮を加えた人参養栄湯が用いられる。〔18〕〔6〕**扶正祛邪（正をたすけ邪をはらう）**：正虚表証や裏実正虚証に於いて祛邪薬に少量加えて用いる。正虚は邪気の勢いが強く正気が虚弱で抵抗力が減弱している状態であり、補気することで正気を強め邪を除く。脾肺気虚で痰飲のある感冒には参蘇飲《じんそいん》（人参・紫蘇葉・葛根・前胡・半夏・茯苓・陳皮・甘草・桔梗・枳殻・木香を生姜・大棗と水煎する）を用いる。正虚の風寒湿邪外感には敗毒散（別名、人参敗毒散）（柴胡・前胡・川芎・枳殻・羌活・独活・茯苓・桔梗・人参・甘草）を盛り居る。また気虚の便秘には大承気湯に人参・当帰・甘草を配合した黄竜湯（大黄・亡硝・枳実・厚朴・甘草・当帰・人参・桔梗・生姜・大棗）を用いる。

E．**甘草**：①補中益気　②潤肺・祛痰止咳　③緩急止痛　④清熱解毒　⑤調和薬性

【白虎加人参湯の方剤考察】

先に述べたが、表裏ともに熱した気虚傷津に対して白虎加人参湯を用いる。石膏と知母で清熱瀉火するが、清熱瀉火作用は石膏が実熱証に対して作用し、知母は虚熱証に対しても作用している。清熱瀉火作用自体は石膏が知母よりも強いが滋陰潤燥作用は知母が勝り、石膏は肺胃の実熱を清熱し、知母は肺胃の燥熱を清熱潤燥し、両者を併用することによって陽明気分証で大熱・大汗・大渇・脈洪大があり津液不足状態にある患者に対して、清熱・止渇し効果的に除煩することが可能となっている。また甘草と粳米で健脾し補中益気し脾の運化昇清機能を高め、これにより肺の宣発粛降機能も高めている。夏期の中暑では津・気ともに強く傷害されて高熱となり口渇するが、津液が急激に失われた結果気虚となっている患者での気津の回復には、白虎湯（石膏・知母・甘草・粳米）では不十分であり、一方白虎加人参湯では石膏に人参を合わせて用いることにより、真陰を回復させる力がより強められている。また人参を加えることによって補脾・益肺・益智安神などの作用もより強められている。

【本条のポイント】

太陽の中熱の治療には、清熱瀉火作用と滋陰潤燥作用を併せ持った方剤である白虎加人参湯を用いて治療する。石膏・知母・人参の作用の意味を理解すること。

《気脱（気随液脱）について》

津液・気・血・精は、相互転化する中で化生されたものであり、その推動力は気の運動によっており、その結果としての物質およびエネルギーの転化化生である。また三焦は水穀の精気・津液・五臓六腑の気が出入りする通路であり、三焦の気化作用によって（水）気が津液に変化し、水道が調節されている。これらは腎陽の蒸化作用によって発動しており、同じく腎陽の蒸化作用によって発動した肺の宣発粛降・膀胱の気化・脾の水湿運化等の機能とも密接に結びついている。つまり津液や血と気の起源は同じであると言ってよく、津液や血が大

量に失われる様な出血・大量の発汗・吐瀉などの液脱が起ると、気もそれらの脱失に随って失われて気虚・気脱となり、顔面蒼白・呼吸促迫・息切れ・動悸・目眩・自汗・脈微弱となるが、重症の亡陽では突然に多量に発汗し玉の様な汗が出て、漏汗・多尿・尿失禁などの症状となり、津液の後を追って陽気も脱落することになる。気虚・気脱には人参単味を多量に用いる（独参湯）。また亡陽の陰陽気血暴脱に対しては附子とともに用いたり（参附湯）、附子・乾姜などと用いる（四逆加人参湯）。

【原文】（二—28）

太陽中暍、身熱疼重而脈微弱、此以夏月傷冷水、水行皮中所致也、一物瓜蔕湯主之。

一物瓜蔕湯方

瓜蔕二十個

右剉、以水一升、煮取五合、去滓、頓服。

【訓読】

太陽の中暍は、身熱して疼き重く而して脈微弱、これ夏月に冷水に傷られ、水皮中を行くを以て致す所なり、一物瓜蔕湯之を主る。

一物瓜《か》蔕《てい》湯の方

瓜蔕二十個

右剉《きざ》み、水一升を以て、煮て五合を取り、滓を去り、頓服す。

【注釈】

＊太陽中暍：真夏の炎天下の暑邪による急性の病証のこと。（二—27）参照。

＊身熱疼重而脈微弱：（二—26）に於いても説明したが、真夏の炎天下の暑邪は陽邪であって動きが速く必ず陽明に至り、気分から営血分に侵入して陰血を虚損する。また暑邪は腠理を開いて大汗となり、その性質は炎熱であって大熱を生じ、このために気を消耗して気虚となりまた津液を損傷する。また夏の気候は天よりは暑邪が下降し地よりは湿邪の熱気が上昇して暑湿兼証となり、脾胃を損傷し脾の運化機能が失調して湿濁困脾となり、湿邪が陽気を傷つけ経絡を阻滞して筋骨に付着すると、気血の虚損も加わって四肢の重だるさや疼痛などの原因となる。また大量の発汗によって津液が失われるとそれに伴って気も失われて気虚・気脱となり脈は微弱となる。

＊此以夏月傷冷水、水行皮中所致也：上述の様に、夏の気候は地よりは湿邪の熱気が上昇して暑湿兼証となるのであるが、冷水に傷られると暑邪に寒湿の邪が加わった暑兼寒湿の病証となり、暑湿邪が中焦を塞ぎ営血が鬱滞し寒邪が衛表を拘束して衛気が遮られる。また湿邪そのものも肌表に鬱滞して衛気を遮り、進んで経絡を阻滞して脾胃の機能を阻害し、このために水道が通じなくなって水湿が鬱滞することになる。「水行皮中」とは肌表に水湿が鬱滞して皮中を拡がっていることに対しての表現と思われる。

【一物《いちもつ》瓜《か》蔕湯《ていとう》の考察】

I：構成生薬の薬理作用

A．瓜蒂（瓜蒂に同じ）

（1）ウリ科マクワウリの瓜蒂（へた）。

（2）苦、寒。小毒。胃。

（3）『神農本草経』「瓜蒂、味苦、寒。主大水、身面四肢浮腫、下水、殺蠱《こ》毒、咳逆上気、及食諸果不消、病在胸腹中、皆吐下之。生平澤。」

（4）**11：**①涌吐痰食　②祛湿退黄

（5）催吐作用があり、このために有毒とされている。咽喉・胸膈・胃脘部などに痰湿が阻滞したり、宿食・毒物などが停滞している時に、嘔吐させて除去する目的で用いられる。また湿熱の黄疸や湿による頭痛や浮腫に用いられる。瓜蒂は湿が原因となって各臓器に痰飲による病変が生じた時に、その病変による「標」つまり続発的な症状に対する治療法として用いられるのであり、病変が急なための緊急的な治療法であって、本治とは異なるのである。また一物瓜蒂湯は古代の治療法であって、暑湿に対して弁証によって適当な方剤を用いるので、必ずしも拘泥する必要はない。［4］

《水液代謝と痰飲の形成について》

「痰飲」の「痰」は、体内の臓腑機能が、自然要因である六淫の邪気の湿・熱・風・寒や生活要因である飲食・労倦・七情などによって虚損し、このために津液が凝集して濃密になり粘稠性を帯びたものである。それに対して「飲」は、寒湿の邪や水飲による内傷によって陽気が損傷され、脾胃の運化昇清機能や和降機能が傷害されて水湿が停滞したもので、痰とは異なり清澄である。これら痰飲は水液代謝の障害による産物であり、肺・脾・腎の気化機能と密接に関係している。肺は気を主り自然界の精気と水穀の精微物質から宗気をつくり宣発作用で全身に散布し、脾より運ばれてきた水液である「清中の清」である営気を肺気の宣発作用や心脈を通して全身に運び、「清中の濁」である衛気を粛降作用によってあまねくめぐらし、通調作用によって腎に輸送している。脾は水穀の精微物質の消化吸収に関係するとともに、体内の水分をめぐらせる役割があり、水分の吸収と余分な水分の体外への排泄に重要な役割を果たしている。また胃と共同で働き、脾気が昇ることによって胃気が降りるようになる。腎は水を主り、腎に降りてきた「清中の濁」のうちの「濁中の清」は腎陽による蒸化作用により気化し、再び肺に上昇して全身に散布される。「濁中の濁」は膀胱に注いで尿となり、膀胱の気化作用によって体外に排出される。これらを腎の開闔《かいこう》（闔は「とじる」の意）作用という。さらに三焦は水液の通路であるとともに水穀精微からの気の通り道であり、この精気は脈に入って営気となり敏捷な部分は脈からでて衛気となる。また三焦の気化作用によって気（水気）を津液に変化させ、この津液はさらに汗や尿となるのである。この様な三焦の働きが調和していることによって水液の循環がスムーズに行われて、気もさらに血も行き渡って全身を潤す様になるのであり、三焦は全身の気化作用を主宰しているとも言われる。そこで肺・脾・腎の気化機能の失調が水液の停滞を引き起こして飲となりさらに三焦に及び津液が痰涎に変り、また痰は気に従って昇降して人体のあらゆる部分に入り込んで様々な症状を引き起こすことになる。そこで痰病の治療は標本緩急をよく把握して、火によって起きた痰はまずその火を治療し、寒によって起きた痰は中焦をあたため、風による痰はこれを散逸させ、湿による痰は乾燥させなければならないが、急性の痰証はまずその標つまり続発的な症状を治療しなければならないのである。〔8〕

百合狐惑陰陽毒病證治　第三

論一首　證三條　方十二首

【原文】（三―1）

論曰、百合病者、百脈一宗、悉致其病也。意欲食復不能食、常黙然、欲臥不能臥、欲行不能行、飲食或有美時、或有不用聞食臭時、如寒無寒、如熱無熱、口苦小便赤、諸薬不能治、得薬則劇吐利、如有神霊者、身形如和、其脈微数。

毎溺時頭痛者、六十日及愈。若溺時頭不痛、淅然者、四十日愈。若溺快然、但頭眩者、二十日愈。

其証或未病而預見、或病四五日而出、或病二十日或一月微見者、各随証治之。

【訓読】

論に曰く、百合病は、百脈一宗、悉く其の病を致すなり。意《こころ》に食せんと欲するも復た食する能わず、常に黙然として、臥せんと欲して臥する能わず、行かんと欲して行く能わず、飲食或は美《うま》き時有り、或は食臭を聞くを用いざる時有り、寒の如くにして寒無く、熱の如くにして熱無し、口苦く小便赤く、諸薬も治すること能わず、薬を得れば則ち劇しく吐利し、神霊有る者の如く、身形和するが如く、其脈は微数《びさく》なり。

溺《いばり》する毎《ごと》に頭痛する者は、六十日にして及《すなわ》ち愈ゆ、若し溺する時頭痛まず、淅然たる者は、四十日にして愈ゆ。若し溺快然として、但だ頭眩する者は、二十日にして愈ゆ。

其証或は未だ病まずして預見し、或は病んで四五日にして出で、或は病んで二十日或は一月にして微《わずか》に見《あらわ》る者は、各証に随って之を治せ。

【注釈および考察】

百合《びゃくごう》はユリ科のユリ属植物の鱗茎の鱗片であり、潤肺止咳・清心安神作用がある。百合病は治療が百合を用いた方剤によってなされるところからの命名であると思われるが、『外台秘要』巻二、傷寒百合病方によれば、「病源傷寒百合病者、謂無経絡百脈一宗悉致病也、皆因傷寒虚労、大病之后不平復、変成斯疾也。…」（『諸病源候論』巻八、傷寒百合候、にも同様の記載）にて「百合病は、経絡無きを謂う」とある様に、経絡と病状の間に相関関係を指摘することのできない疾患名である。そこで「論に曰く、百合病は、百脈一宗、悉く其の病を致すなり。」とある様に、「一宗」一つのおおもとから、百脈が流れ出て来るように、百合病からは様々な症状が現れ出て来るのであり、「一宗」とは一番根本の所を意味している。ところで百脈が流れ出て来るおおもととは、何であろうか。『素問』経脈別論篇によると、「脈気流経、経気帰於肺。肺朝百脈、輸精於皮毛。」（脈気経に流れ、経気肺に帰す。肺は百脈に朝し、精を皮毛に輸《おく》る。）と書かれ、百脈が流れ出て来る大元が肺であることが述べられている。そうすると「百合病」からはあたかも肺から百脈が流れ出て来る様に、合せて百にものぼる様な様々な症状が出現してくる、と述べていることになる。各条文ごとに考察する。

＊食せんと欲するも復た食する能わず、∴つまり「食欲があって食べようとするが食べると食がまったく進まず食べることができない」のであるが、食欲不振だけならば脾胃気虚による運化和降機能の失調の症状であり、一方食欲があるのは食べようとする意欲の恢復を意味し、「心は神を蔵す」と言われている様に、精神に影響する心の働きが恢復し、心の働きに影響する脾の働きも恢復していることを意味している。脾胃機能の失調と心脾の機能恢復状態との間に解離がある症状と言ってよい。なお食欲は胃陰とも関係しており、胃陰が充足して胃が潤っていないと胃が水穀を分解することができないのであり、胃陰が充たされているからこそ食欲が湧くのである。胃陰不足では「空腹感はあるが食べたくない」症状となり、本条の「食せんと欲するも復た食する能わず、」が胃陰不足のためとも考えられる。

＊臥せんと欲して臥する能わず、行かんと欲して行く能わず、∴何か行動をしようとするが、しようとすること自体が負担になって行動することができないという、頭で考えることと実際の行動が乖離している状態であり、鬱病患者などで見られる精神症状のひとつである。この様な精神症状に影響を与える臓器は心・肝・脾で、病因病機的な表現では肝失疏泄や心脾両虚であり、肝が疏泄機能を失うと気機が暢やかに巡らなくなり肝鬱気滞となり、また五行説では肝木は脾土を克する性質があるために脾胃の運化機能も失調して痰湿停滞の原因となる。さらに脾は気血を生む源であるために気血不足となり、心血も不足し心脾両虚となり、心の蔵神機能が影響を受けて精神症状が悪化することになると考えられる。

＊飲食或は美き時有り、或は食臭を聞くを用いざる時有り、∴『素問』痿論篇に於いて「肺は身の皮毛を主り、」とある様に肺は体表部を主り、また金匱真言篇では「肺は竅を鼻に開き」とある様に鼻に開竅しており、体表も嗅覚も肺気によって維持されているとされる。そこで食べ物の臭いを嗅ぐのも嫌がる症状は、肺気の異常によって引き起こされていると考えられる。また五蔵別論篇では「心肺に病あれば、鼻これがために利せざるなり」とされ、心肺の病が鼻症状と結びついており、心は肺を克する性質があるところから、心の蔵神機能が影響を受けると肺気も虚して嗅覚に変調を生じることになる。また心肺の異常は脾胃機能と密接に関連しており、「或は食臭を聞くを用いざる時有り」は脾胃・心肺・蔵神の全体的な異常と考えられる。

＊寒の如くにして寒無く、熱の如くにして熱無し、∴八綱弁証の寒熱に於いての寒証は、寒邪の侵襲により陽気が減退した実寒と、陽気が衰弱した陽虚によって陰寒内盛となった虚寒に分けられる。熱証も同様に熱邪の侵襲による実熱と陰虚によって火旺となった虚熱に分けられる。一方八綱弁証の表裏の関係での表証は表熱証と表寒証に分けられ、表熱証は悪寒

軽く発熱重いが、表寒証は悪寒重く発熱軽い（熱邪寒邪が体内を侵すことによる裏熱、裏寒もあるがここでは論じない）。寒の症状に対しては、実寒・虚寒・表寒・裏寒を考える必要がある（熱も同じ）。寒証の症状は、寒がる・四肢冷感・顔面蒼白・温熱を好む・口が乾かない・乾くと熱い湯を飲みたがる・寒冷をきらう、などであり、熱証の症状は、顔面潮紅・あつがる・温熱を嫌い寒冷を好む・口が乾き冷たい飲み物を好む・尿量少なく色が濃い・紅舌・黄舌苔・便が固い、などである。この様な症状があるのが「寒の如く」や「熱の如く」の意味であるが、この様な症状があっても「寒無く」「熱無し」であり、『素問』陰陽応象大論篇にある「陽勝則熱、陰勝則寒」から考えると、寒の症状があっても陰が陽に勝っていることがなく、熱の症状があっても陽が陰に勝っていることがないのである。この様な分裂した事態は、真寒仮熱や真熱仮寒と言われる病態が考えられ、本質と現象の間に陰陽の転化が起っているためとも考えられ、病が重篤であることを意味している。また「寒無く」「熱無し」が単に「悪寒がなく」「発熱がない」くらいの意味で使われている可能性もある。

＊**口苦く小便赤く、**：口苦は一つには肝胆と関係している。すなわち①肝胆湿熱で肝気疏泄ができなくなり胆気が上逆した場合、②胆気鬱阻から胆熱を生じ、この邪熱により胆経の経気が鬱滞した場合、③肝火上炎したために胆汁が肝気とともに上逆した場合、などである。また六気病機との関連では、湿熱相兼病で熱が強い場合や湿熱の邪により脾胃が傷害された場合、寒熱相兼病で上体に熱病変があり下体に寒病変がある場合の上熱症状として、などである。また胃気上逆で胃熱がある場合も口苦となる。さらに様々な原因によって心火が強まり経に沿って炎上すると、心火上炎となり精神症状とともに舌症状や口苦となる。また湿邪によって三焦の気機が滞れば、口苦・悪心嘔吐・胸脇痞悶・尿量減少などとなる。経絡との関連では、足少陽胆経証候や足厥陰肝経証候に伴って口苦症状を呈する。「小便赤く」は、上焦・中焦やその他の臓器の熱が下焦に移動したり膀胱に湿熱が蓄積することにより、膀胱湿熱や熱積膀胱となることが考えられ、頻尿・尿混濁・少腹拘急などの淋証症状とともに小便が赤くなる。これらはいずれも湿熱の邪が肝・胆・脾胃・三焦・心などに阻滞を生じ上炎や下注を生じたための病証と考えられる。

＊**諸薬も治すること能わず、薬を得れば則ち劇しく吐利し、**：この様な病証は病が表裏に亘って深く進行しているためであり、「諸薬も治すること能わず、」となり、そもそも治療を受け付ける様な状況にないために、「薬を得れば則ち劇しく吐利し、」て治療に抵抗する。

＊**神霊有る者の如く、身形和するが如く、其脈は微数なり。**：その言動は神がかりの者の様であり不可思議で超現実的な内容であってとりとめがなく、身体の外に表われた姿形は一見調和がとれて落ち着いた感じに見えているが、脈診をすると「其

脈は微数《びさく》」である。数脈は熱証を表し、また微脈は動脈の血液量が減少していることを示し、気血が消耗している徴候であり、気虚・失血・脱水などを表している。脈証からみると熱証であって気虚血虚であり、また熱証は実熱ではなく虚熱であって、虚火上炎が起っていることを示している。

＊溺《いばり》する毎に頭痛する者は、六十日にして及《すなわ》ち愈ゆ、‥「溺」は小便のことであり、小便をするたびに頭痛がするのは、足太陽膀胱経と膀胱症状との関係から考えられる。足太陽膀胱経は内眼角から発して頭頂部から下降して腰部に至り内腔に入って膀胱に入り、また支脈は腰部から臀部更に股部に、もう一つの支脈は肩甲骨内側縁を直下にくだり足少趾外側尖端に至り、足少陰腎経と連絡する。そこで足太陽膀胱経の経絡症状としては、目の痛み・涙目・気上衝による頭痛・後頭部背部痛・腰痛・脊柱痛・腫痛・下肢痛などがあり、膀胱症状としては、頻尿・遺尿・夜尿・尿失禁・血尿・小便不利・尿線細小・陰茎痛・小腹拘急などである。これらは先に論じた膀胱湿熱や熱積膀胱時の頻尿・尿混濁・少腹拘急などの淋証症状も含み、淋証症状が強い時には足太陽膀胱経の症状として排尿の度ごとに頭痛がするのであり、この場合は湿熱による気血の損傷も強く、治癒するまでに時間がかかるのである。もっとも本条の前段の説明で述べたように、『外台秘要』や『諸病源候論』によれば、「百合病は、経絡無きを謂う」とある様に、経絡と病状の間に相関関係を指摘することのできない疾患である考えると、足太陽膀胱経との関係で本条を説明することには、問題も残ると思われる。

＊若し溺する時頭痛まず、淅然たる者は、四十日にして愈ゆ、‥「淅然」は「寒くてぞくぞくする」ことであり、悪寒に類似した症状で、（二一26）の説明に於いても述べたが、悪寒は表証であり、小便をすることにより内熱が失われると、失われた熱を補うための生理的な反応として悪寒が起ると考えられる。肌表には体温調節作用があり、これらの機能は主に衛気によっており、外邪によって衛気の機能が失調すると、皮毛、皮膚、皮下組織を温める作用が低下して悪寒が出現する。衛気の機能の面からみると、排尿によって陽熱が失われ衛気の失調が強まり悪寒がするようになると思われる。この場合は病変が比較的に表にあり、治癒に要する時間も頭痛する者よりは短いのである。

＊若し溺快然として、但だ頭眩する者は、二十日にして愈ゆ、‥「溺快然」であるので膀胱症状はなく足太陽膀胱経の異常はない。「頭眩」はまず肝気上逆・肝火上炎・肝陽上亢や肝風内動に伴う症状であり、さらに腎精不足・気血不足・痰飲内停・瘀血内阻・外感湿邪、などと言われる病態に伴うこともある。また脾胃機能の失調により気血が不足すると、脾気が上昇して脳を滋養することができなくなり、また肝血も不足し肝陽が制御を失って内風が起ることも加わりめまいの原因となるが、いずれの場合もその他の症状を伴うと思われる。先に述

べた本条の脈象からは、背景は熱証で気血両虚があり虚火上炎が起こっている病態であるが、ここでの「頭眩」には頭痛もなく膀胱症状やその他の症状も伴わないところから、気血が阻滞し、気血が清竅を滋養できず虚火上炎し虚風内動しているための「頭眩」ではあっても、その程度は軽いのである。

＊其証或は未だ病まずして預見し、或は病んで四五日にして出で、或は病んで二十日或は一月にして微に見るる者は、各証に随って之を治せ。：百合病は一宗から百脈が流れ出て来るように様々な症状が表われ出て来るのであるが、この条文によると、膀胱症状・頭痛・脈微数などであり、湿熱の邪によって肝・胆・脾胃・三焦・心・腎・膀胱の各臓器が傷害を受け、気血が阻滞し虚したためであり、傷害程度の表裏虚実深浅に応じて多彩な症状を表しているのである。その症状は「未だ病まずして預見し」まだ病邪に侵されてしまったところまではいっていないが発病前に予兆が表われることがあるし、「病んで四五日にして出で」すぐ症状が出ないで4、5日して出ることもあるし、「病んで二十日或は一月にして微に見るる」二十日あるいは一カ月して症状が出ることもある。従って治療は画一的に行うことはできず、その症状の表している証に従って行わなければならないのである。

【本条のポイント】

百合病の総説がなされている。臓腑機能や虚実表裏や風寒湿熱の状態によって、表面的な症状と実際の臓腑機能との間に乖離がみられる場合があることを考え、経絡の側面からだけでなく、病態を分析して理解することが必要となる。

【原文】（三―2）

百合病、発汗後者、百合知母湯主之。

百合知母湯方

百合七枚（擘）　知母三両（切）

右先以水洗百合、漬一宿、当白沫出、去其水。更以泉水二升、煎取一升、去滓。別以泉水二升煎知母、取一升、去滓。後合和煎取一升五合。分温再服。

【訓読】

百合病、発汗の後の者は、百合知母湯之を主る。

百合知母湯の方

百合七枚（擘く）　知母三両（切る）

右先ず水を以て百合を洗い、漬けること一宿、当に白沫出づべし、其の水を去る。更に泉水二升を以て、煎じて一升を取り、滓を去る。別に泉水二升を以て知母を煎じ、一升を取り、滓を去る。後合わせ和し煎じて一升五合を取る。分かち温め再服す。

【百合知母湯の考察】

I：構成生薬の薬理作用

A．百合

（1）ユリ科ユリ属植物の鱗茎の鱗片。

(2)甘、微寒。心・肺。

(3)『神農本草経』「百合、味甘、平。主邪気腹脹、心痛、利大小便、補中益気。生川谷。」

(4)11：①潤肺止咳　②清心安神　12：①養陰潤肺・止咳　②清心安神　13：①潤肺止咳②清心安神　③益気調中

(5)『名医別録』には「主除浮腫、腫脹、痞満、寒熱、通身疼痛、及乳難喉痹腫、止涕泪。」(浮腫、腫脹、痞満、悪寒発熱、全身の疼痛を除き、母乳が出ない場合や喉痹腫を治し、流涙を止める)とあり、『神農本草経』での表現と合せて考えると、〈1〉水分代謝を改善することにより、除浮腫腫脹・利大小便し・母乳の出をよくし・喉頭浮腫を改善し・流涙を止める、などの作用を表す、〈2〉気血の通りを改善することで除邪気・除疼痛作用を表し、痞満・悪寒発熱・全身の疼痛などを除き、腹脹や心痛を除く、〈3〉補中益気する、などの作用を有することがうかがえる。百合は帰経は心・肺であり心肺に主に作用し、肺陰を潤して肺気を降ろし肺熱を冷ます。このため肺陰虚の乾咳や粘性少痰や痰に血がまじる慢性咳嗽に、生地黄・玄参・貝母・麦門冬などと用いる(百合固金湯)。肺熱があって痰に血がまじる慢性咳嗽に、款冬花・貝母・天花粉などと用いる(百花膏)とともに、止血作用があり気管支拡張症の出血時に用いられる。また心を潤し心熱を除き心神を安定させる清心安神作用があり、熱病後期の余熱があって心陰虚内熱で心神不寧証の、焦燥感・不眠・多夢・動悸・異常行動などに、知母・生地黄・酸棗仁などと用いる(百合地黄湯・百合知母湯)。『神農本草経』や『名医別録』では、百合の除浮腫や除邪気や補中益気が強調されており、このことは百合には気化機能が虚した病態を改善し気血の流れを改善する効果があることを示している。また百合の心肺に対する清潤作用も同様に、気化機能が虚し気血の流れの虚した状態を改善する作用によると思われる。百合は寒潤であるので、風寒咳嗽や寒性の下痢には禁忌である。

B．知母：①清熱瀉火　②清肺潤燥　③滋陰・退虚熱　④生津止渇

Ⅱ：百合知母湯の方剤考察

知母と百合からなる百合知母湯では、知母は肺胃の燥熱を清熱し潤燥し、実熱証だけでなく虚熱証に対しても用いることができ、また知母の清熱瀉火作用は石膏より弱いが滋陰潤燥作用は石膏より強く、腎陰虚による陰虚火旺証や心血虚証・肺陰虚証・肺腎陰虚証などによる虚火炎上や、陰虚による排尿困難や腸燥便秘に用いられる。百合病では既述したが、脈診をすると「其脈は微数《びさく》」とある様に、熱証であって血脈中の血液量が減少し気血が消耗している気虚血虚の状態であり、また熱証は実熱ではなく虚熱であって、虚火上炎が起っている。この様な患者を過って発汗させると陰液が更に消耗され

て陰虚がさらに強まり虚熱もさらに鬱することになる。そこでこの様な虚火上炎に対しては、清熱瀉火作用だけでなく滋陰潤燥作用の強い知母を用い、百合の清熱潤肺作用と合せて陰を補う作用を強めることによって、肺・胃・心の虚熱を鎮めるのである。

【本条のポイント】

知母は清熱瀉火に加えて滋陰潤燥を有し、肺胃の燥熱を清熱し潤燥する。百合は気化機能が虚し気血の流れの虚した状態を改善し、除浮腫や除邪気や補中益気に働くとともに、心肺に作用して肺陰を潤して肺気を降ろし肺熱を冷まし、心を潤し心熱を除き心神を安定させる。これらの作用によって、百合病の気血が消耗し、虚熱があって、虚火上炎が起っている病態を改善する。

《水腫の形成について》

水腫の形成には肺・脾・腎・三焦・膀胱の気化機能と臓器間の相互作用が密接に関係している。そこで各臓器の機能と水腫の関係を考える。まず肺は気を主り、宣発粛降を主り、水道を通調し、皮毛に合し皮膚を温め、鼻に開竅し、百脈が集まると言われるが、肺気である宗気は呼吸からエネルギーを得て心脈に入り全身に運ばれ、また心の血液循環を助けている。外邪により肺の宣発粛降作用が失調すると水道を通調することができなくなり水湿が停滞し、皮膚腠理を温めることができなりまた発汗作用も障害され水腫となる。脾の運化機能に失調がおこれば水穀精微を上昇させて心肺に送ることができなくなり、湿濁が停滞し水液の代謝が障害されて水腫が形成されることになる。腎は生殖・発育の根本である腎精を貯蔵し、水分代謝をコントロールし、納気を主り、骨を主り、髄を生みだし脳に通じ、聴覚や排尿排便などの生理機能とも関係している。膀胱は尿の貯蔵と排泄に関係し、また腎臓と膀胱は表裏の関係にあって足少陰腎経や足太陽膀胱経を通じて相互に連絡している。腎精から作られる腎陰（別名、元陰・真陰）と腎陽（別名、元陽・真陽）は、前者は人間の陰液の根本となり後者は人間の陽気の根本であり、両者は相対しながら依存し合っている。腎陰は人体の陰液の根本となるものであり各臓腑組織を潤し滋養し、腎陽は脾陽を温めて脾の運化昇清機能を助け、膀胱の気化機能を助けている。腎陰、腎陽は人体活動の根本となるものであり、いずれも虚損してはならず固秘されなければならないもので、従って腎の病証は実証はほとんどなく虚証となり、その原因は体質や内傷である。そこで腎陽が虚した腎陽虚では、脾の運化昇清機能が失調し膀胱や三焦の気化不利を生じ、また水液を蒸騰温化し水液を巡らせることができなくなり水腫が形成されることになる。

【原文】（三―3）

百合病、下之後者、滑石代赭湯主之

滑石代赭湯方

百合七枚（擘）　滑石三両（砕、綿裹）　代赭石一枚如弾丸大（砕、綿裹）

右先以水洗百合、漬一宿、当白沫出、去其水。更以泉水二升、煎取一升、去滓。別以泉水二升、煎滑石、代赭石、取一升、去滓。後合和重煎、取一升五合。分温服。

【訓読】

百合病、之を下して後の者は、滑石代赭湯之を主る。

滑石代赭湯方の方

百合七枚（擘く）　滑石三両（砕き、綿にて裹《つつ》む）　代赭石弾丸大の如き一枚（砕き、綿にて裹む）

右先ず水を以て百合を洗い、漬けること一宿、当に白沫出づべし、其水を去る。更に泉水二升を以て、煎じて一升を取り、滓を去る。別に泉水二升を以て、滑石、代赭石を煎じて、一升を取り、滓を去る。後合せ和し重ねて煎じ、一升五合を取る。分かち温めて服す。

【滑石代赭湯の考察】

Ⅰ：構成生薬の薬理作用

A．滑石

（1）正品は加水ハロサイト（Al_2O_3・$2SiO_2$・$2H_2O$・$4H_2O$）、含水ケイ酸アルミニウムおよび二酸化ケイ素からなる粘土物質、軟滑石）。中国では鉱物学上の滑石である天然の含水ケイ酸マグネシウムすなわち硬滑石を正品とする。

（2）甘、寒。胃・膀胱・肺。

（3）『神農本草経』「滑石、味甘、寒。主身熱、泄澼、女子乳難、癃閉、利小便、蕩胃中積聚寒熱、益精気。久服軽身、耐飢長年。生山谷。」

（4）**11：**①利水通淋・止瀉　②清熱解暑　③祛湿斂瘡　**12：**①清熱利湿　②清熱解暑　③収渋収湿　**13：**①通淋滑竅　②利水祛湿・清暑止渇　③滑潤皮膚・清熱祛湿

（5）『神農本草経』では、身熱があって下痢がある場合に用い、女子の乳汁分泌を促進し、小便の出をよくして水道を通じ、胃中の鬱積した寒熱を溶かして流し、益気する、と書かれている。また『本経疏証』に於いては、「滑石の作用の本質は身熱を治療するところにではなく、その身熱とはもっと本質的な意味であり、煩や渇も含んだ熱なのである。滑石は下痢を止める作用があるのではなく、水気が小便となって出て大腸に入らなくなるから止まるのである。この故に、咳をしている者や、吐いている者などの、水気が異常なバランスにある者の症状を改善するのであり、このことを踏まえて滑石の使用を広く推し進めると、その有用性は数多くあるのである。」と書かれている。滑石は利水剤というわけではないが、清熱作用にすぐれ、下焦の湿熱を尿より排泄して除く。このため熱淋（尿路系の炎症）による排尿痛・頻尿・排尿困難や石淋（尿路結石）などに用いられる。湿熱による下痢・腹痛には三加減正気散、猪苓湯。湿熱気分証の小便不利・身重感・下痢・悪心・腹満には三仁湯、黄芩滑石湯などが用いられる。また暑湿邪による発熱・口渇・煩燥・小便不利・下痢などに六一散、雷氏清涼滌暑法などが用いられる。また清熱するとともに浸出液を抑制するので、湿疹・あせもなどに粉末を外用する。

B．代赭石

（1）天然の赤鉄鉱（主成分は酸化第二鉄、Fe_2O_3）。

（2）苦、寒。肝・心包。

（3）『神農本草経』「代赭、味苦、寒。主鬼注賊風蠱毒、殺精物悪鬼腹中毒邪気、女子赤沃漏下。一名須丸。生山谷。」

（4）**11：**①平肝清熱　②鎮逆降気　③涼血止血　12：①平肝潜陽　②降逆止嘔　③降逆平喘　④降気涼血・止血　**13：**①鎮逆　②降火　③平肝　④養血

（5）『本経疏証』によれば、熱を除くことによって気血の流れをよくするのが作用の根本であり、『神農本草経』での「賊風」とは「肝熱盛」（肝熱が盛んである）とのことであり、「精物悪鬼」とは「肝熱而魂不安」（肝熱があって精神が不安定である）ことであり、「除五蔵血脈中熱」が代赭石の作用の要点であると述べられている。また張仲景が挙げている代赭石を用いた処方は、旋覆花代赭石湯と滑石代赭湯の二つであり、旋覆花代赭石湯は邪が未だ血脈に及ぶ以前にある場合であり、滑石代赭湯は邪がすでに長期に亘って血脈に留まり下痢の後に心下痞鞕がある場合と書かれている。

代赭石の作用の要諦は降逆して鎮めるにあり、気の昇降異常により上昇した気を降ろし、肝・胃・肺・血の各々に、肝に対しては肝陽上亢（陰血の虚損が原因）や肝火上炎（抑鬱や怒りが肝を損傷し火に変化し上逆したもの）による頭痛・眩暈・耳鳴に対して、陰虚を養陰し逆気を降ろし鎮める（清火平肝・平肝清熱）。胃に対しては上逆した胃気を降ろし嘔吐を止める、降胃の要薬である（降逆止嘔）。肺に対しては痰逆を降ろし喘息・呼吸困難を改善する（降逆平喘）。血に対しては、吐血・鼻出血に対して胃気を降ろすことによって止血し（降気涼血・止血）、また生血の作用もある。これら降逆作用は陽気の異常な上亢を降ろし、即ち熱を取ることでもあり、『本経疏証』に述べられた「除五蔵血脈中熱」の裏返しの表現と考えることもできる。

C．百合：①潤肺止咳　②清心安神　③益気調中

Ⅱ：滑石代赭湯の方剤考察

原文にもどると、先に述べた様に百合病は熱証であって、気血が消耗している気虚血虚の状態であり、また熱証は実熱ではなく虚熱であって、虚火上炎が起っている。滑石代赭湯の構成生薬において百合は、肺陰を潤して肺気を降ろし肺熱を冷まし、心を潤し心熱を除き心神を安定させ、気化機能が虚し気血の流れの虚した状態を改善し滋陰し補中益気する。滑石は清熱作用にすぐれ、下焦の湿熱を尿より排泄して除きこれにより清熱し、除水することにより下痢を止める。**代赭**

石は肝・胃・肺・血の陽気の異常な上亢を降ろし、これにより熱を取り、諸症状を降逆して鎮める。また代赭石の項で説明した様に『本経疏証』によれば、旋覆花代赭石湯は邪が未だ血脈に及ぶ以前にある場合に用いられるが、滑石代赭湯は邪がすでに長期に亘って血脈に留まり下痢の後に心下痞鞕がある場合と書かれている。つまり百合病で気血が消耗して気虚血虚の状態で虚火上炎が起っている患者に、過って瀉下法を用いたために邪が更に深くまで侵入して気血の流れが更に虚し陰虚がさらに強まったのであり、この様な患者は『本経疏証』に述べられた滑石代赭湯の適応症状にまさに一致している。百合・滑石・代赭石の各々が熱を冷まし、滋陰し、下痢を止め、心神を安定させるのに協同して働いている。

【本条のポイント】

百合病に誤って下法を行うと、気血の消耗が悪化し、虚熱も悪化する。滑石代赭湯の百合は、気化機能が虚し気血の流れの虚した状態を改善して除浮腫や除邪気や補中益気に働くとともに、心肺に作用して肺陰を潤して肺気を降ろし肺熱を冷まし、心を潤し心熱を除き心神を安定させる。滑石は利水剤ではないが、水気のバランス異常を改善する作用によって、水気を小便として除いて大腸に入らなくして下痢を止め、下焦の湿熱を尿より排泄して除き清熱する。代赭石は、降逆作用によって陽気の異常な上亢を降ろして清熱するとともに、五臓の血熱を除いて気血の流れを改善する。これらによって、気血の流れを改善し、清熱し、虚火の上炎を鎮める。滑石代赭湯は邪がすでに長期に亘って血脈に留まり下痢の後に心下痞鞕がある場合に用いるとされる。

【原文】（三―4）

百合病、吐之後者、用後方主之。

百合鶏子黄湯方

百合七枚（擘）　鶏子黄一枚

右先以水洗百合、漬一宿、当白沫出、去其水。更以泉水二升、煎取一升、去滓、内鶏子黄、攪匀、煎五分、温服。

【訓読】

百合病、之を吐して後の者は、後方を用い之を主る。

百合鶏子黄湯の方

百合七枚（擘く）　鶏子黄一枚

右先ず水を以て百合を洗い、漬けること一宿、当に白沫出づべし、其水を去る。更に泉水二升を以て、煎じて一升を取り、滓を去り、鶏子黄を内れ、攪ぜて匀しくし、五分煎じて、温服す。

【百合鶏子黄湯の考察】

I：構成生薬の薬理作用

A．鶏子黄

（1）鶏卵の黄身。

B．百合：①潤肺止咳　②清心安神　③益気調中

Ⅱ：百合鶏子黄湯の方剤考察

百合病の患者に誤って吐法を行うと、気虚血虚があり虚火上炎が起っている患者に、更に津液や気の消耗が加わり症状が悪化することになる。さらに百合病の患者では脾胃気虚による運化和降機能失調や胃陰不足もあり、吐法によってこれらの症状も悪化する。百合は、気血の流れの虚した状態を改善して除浮腫や除邪気や補中益気に働くとともに、心肺に作用して、潤肺止咳・清心安神・益気調中の作用によって心・肺の熱を冷まし陰を潤し、さらに心・肺の作用を通して運化和降機能失調や胃陰不足を改善するが、これらの作用が鶏子黄によって強められている。

【原文】（三―5）

百合病、不経吐、下、発汗、病形如初者、百合地黄湯主之。

百合地黄湯方

百合七枚（擘）　**生地黄汁一升**

右以水洗百合、漬一宿、当白沫出、去其水。更以泉水二升、煎取一升、去滓、内地黄汁、煎取一升五合。分温再服、中病勿更服、大便当如漆。

【訓読】

百合病、吐、下、発汗を経ず、病形初の如き者は、百合地黄湯之を主る。

百合地黄湯の方

百合七枚（擘く）　生地黄汁一升

右水を以て百合を洗い、漬けること一宿、当に白沫出づべし、其水を去る。更に泉水二升を以て、煎じて一升を取り、滓を去り、地黄汁を内れ、煎じて一升五合を取る。分かち温め再服す、病に中《あた》れば更に服すること勿れ、大便当に漆の如し。

【百合地黄湯の考察】

Ⅰ：構成生薬の薬理作用

A．生地黄《しょうじおう》

（1）ゴマノハグサ科のカイケイジオウあるいはアカヤジオウの肥大根。収穫した生の地黄を鮮生地または鮮地黄と言うが、供給時期は限られる。乾燥（日干し・陰干し・火で干す等）したものを、乾生地または乾地黄と言うが、こちらが一般的に使用される。また生地黄は熟地黄以外の総称であり、鮮生地（鮮地黄）や乾生地（乾地黄）を含む。生地黄を略したものが生地《しょうじ》であり、先の鮮生地や乾生地の他にものによって大生地・細生地・小生地などと表現される。炒めて炭にしたものを生地炭と言う。黄酒で蒸して乾燥することを繰り返したものを熟地黄（熟地・大熟地などども）と言う。

（2）甘・苦、寒。心・肝・腎。

（3）『神農本草経』（記述は乾地黄）「乾地黄、味甘、寒。主折跌《テツ》絶筋、傷中、逐血痺、填骨髄、長肌肉。作湯除寒熱積聚、除痺、生者尤良。久服軽身不老。一名地髄。生川澤。」

〈4〉11：①清熱滋陰　②涼血止血　③生津止渇　12：①清熱涼血　②涼血止血　③滋陰生津　13：①涼血清熱　②滋陰補腎　③養陰生津・生熱益胃

〈5〉生地黄の薬性は甘・苦であるが、鮮生地は甘よりも苦がまさり乾地黄は苦よりも甘がまさる。また鮮生地は大寒であり清熱涼血・止血作用が優れ熱盛時に用い、乾地黄は滋陰生津作用にすぐれ熱性疾患が遷延し傷陰がある時に用いられる。それに対して熟地黄は生地黄とは薬性が異なり甘・微温であり、補血滋陰の重要方剤である。生地黄の作用は『神農本草経』の記載によれば、〈1〉骨折や筋断裂などの回復作用、〈2〉気血が通らなくなった痺証（四肢のしびれ・疼痛など）を改善し、〈3〉骨髄を充たすことにより、骨粗鬆症や貧血を改善、〈4〉皮膚筋肉を伸びやかにし、〈5〉風寒湿邪が経絡深く侵襲して疼痛・しびれなどの症状を呈している場合を改善する。これらは清熱涼血し滋陰生津して気血の流れを改善し経絡の阻滞を改善する作用があることを示している。また止血作用もある。血虚陰虚内熱虚火がある病態を涼血清熱し滋陰生津する重要方剤である。また『名医別録』には「主男子五労、七傷、女子傷中、胞漏、下血、破悪血、溺血、利大小腸、去胃中宿食、飽力断絶、補五臓内傷不足、通血脈、益気力、利耳目。」とあり、「五臓の内傷不足を補い、血脈を通じ、気力を益し、耳目を利す」と五臓から感覚器までの広範な病態による機能低下に、気血を補うことで効果を表すことが述べられている。

Ⅱ：百合地黄湯の方剤考察

百合は心肺に主に作用し、肺陰を潤して肺気を降ろし肺熱を冷ます。また止血作用があり気管支拡張症の出血時などに用いる。また心を潤し心熱を除き心神を安定させる清心安神作用があり、熱病後期の余熱があって心陰虚内熱で心神不寧証に対して用いる。また百合は気化機能が虚した病態を改善し気血の流れを改善し心肺に対する清潤作用を示す。生地黄には清熱涼血止血作用があり、また滋陰生津作用がある。つまり百合で心肺の熱をさまし清心安神し、生地黄で血熱をとり止血し滋陰し、陰を回復させながら熱をとり気血の流れを改善して、心身を調和させる。そこで本文には百合病で吐法・下法・汗法などの治療法による修飾を受けていない本来の百合病の患者は百合地黄湯を用いると述べられている。百合地黄湯の構成生薬の薬理作用を考えれば、百合病が温熱の邪が五臓を傷害し気血の流れが阻滞し陰津が虚したための症状であることが理解される。また本文の「病に中《あた》れば更に服すること勿れ、大便当に漆の如し」は、方剤が的中して病が恢復したならば再服はするなということであり、「大便当に漆の如し」はタール便のことと思われ上部消化管出血があることを示しているが、何が原因であろうか。湿熱の邪によって脾胃が損傷を受けたためであるのかそれとも病に中ったのに再服したためであろうか。地黄は脾虚有湿で大量にまたは長期に服用すると膩《じ》滞して胃を害するとのことで、そのことを言っている可能性もある。いずれにしろ百合地黄湯の止血・通経・滋潤作用は消化管出血に有効であると思われる。

【本条のポイント】

百合病に対しての誤治に関して、（三―2）で汗法、（三―3）で下法、（三―4）で吐法をを論じ、ここでは本来の百合病の治療は、百合に加えて、血熱をとり止血し滋陰し陰を回復させながら熱をとり気血の流れを改善する、地黄を用いることを強調している。

【原文】（三―6）

百合病、一月不解、変成渇者、百合洗方主之。

百合洗方

右以百合一升、以水一斗、漬之一宿、以洗身。洗已、食煮餅、勿以塩鼓也。

【訓読】

百合病、一月解せず、変じて渇を成す者は、百合洗の方之を主る。

百合洗の方

右百合一升を以て、水一斗を以て、之を漬けること一宿、以て身を洗う。洗い已《おわ》って煮餅を食す、塩鼓《えんし》を以てすること勿れ。

【注釈および考察】

＊百合病、一月解せず、変じて渇を成す者は、百合洗の方之を主る：百合病が一月の間続いて快方に至らず、症状が変質して口渇が出現してきた者は、百合洗の方でその症状を治療する。百合病は温熱の邪が五臓を傷害し気血の流れが阻滞し陰津が虚すことによる症状ではあるが、吐法、下法、汗法などがなされていない本来の百合病は、陰津の傷害の程度がそれほど強くはなく、口渇が出現していなかったものと思われる。口渇が出現する病因の一つは脾胃の運化機能の減退であり、様々な原因（生活習慣・食事・外邪など）から脾臓の陰津が虚損して運化機能が減退し、水穀からの栄養素が臓腑に行き渡らなくなりまた津血も欠乏したのである。陰虚で陽を潤すことができないと虚熱が発生し、また血虚から血虚火旺となると、陰津の傷害が更に強まることになる。原因の二つには情緒失調などから肝気が鬱結し、全身の気機を巡らせる根本である肝の疏泄（のびのびと広がり巡らせる）機能が傷害されて気血津液が巡らなくなり、肝気鬱が火に化火して肝火が上炎し、津液も消耗されて口渇となる（脾胃や胆、心も関係するが詳述せず）。三つには外邪や多くは内傷によって腎陰（腎精から元陰と元陽が作られるが元陰は人体の陰液の根本であり各種臓器を潤しており、元陰と腎陰は同じ意味）が虚して陰虚陽亢となり、虚火が上行して肺に至ると、肺熱によって肺の宣発粛降や通調水道機能が障害されて水分代謝の異常が起

り、陰液も消耗されて口渇を生じる（肺腎陰虚証）。このように温熱の邪によって各種臓器の陰津が消耗されてると虚火を生じ、口渇を生じることになる。

＊百合洗の方：百合一味を漬けた浸出液で身体を洗うことによって、『素問』陰陽応象大論篇でも述べられている様に「肺は皮毛を主る」のであるから、外用によって皮膚から肺に作用が及び、百合の心肺の熱を冷ます作用によって肺熱を冷ますのである。また肺熱は腎虚や肝虚や脾虚とも結びついているところから、それらの虚火を鎮める作用も期待されるのである。

＊洗い已《おわ》って煮餅を食す、塩鼓《えんし》を以てすること勿れ：煮餅は米と小麦を煉って作った団子であり、身体を滋養する水穀精微の大元であるが、『本経疏証』によれば粳米は「主益気、止煩、止泄」であり、小麦は「主除客熱、止煩渇、咽燥、」とあり、熱をさまし、気を補い、渇きや咽候の乾燥症状を改善するのである。塩鼓は『本経疏証』によれば、淡豆鼓は「主傷寒、頭痛、寒熱、瘴気、悪毒、煩燥、満悶、虚労、喘吸、両脚疼冷」とあるが、塩は口渇を増し陰津を損なうので使用しない。

【本条のポイント】

百合の浸出液で身体を洗うことが、百合の心肺の熱を冷ます作用によって肺熱を冷ます、との治療法は、「肺は皮毛を主る」ことが意識されている。治療としては民間療法に近いか。

【原文】（三—7）

百合病、渇不差者、栝蔞牡蛎散主之。

栝蔞牡蛎散方

栝蔞根　牡蛎（熬）等分

右為細末、飲服方寸匕。日三服。

【訓読】

百合病、渇して差《い》えざる者は、栝蔞牡蛎散之を主る。

栝蔞牡蛎散の方

栝蔞根　牡蛎（熬《い》る）等分

右を細末と為し、方寸匕を飲服す。日に三服す。

【栝蔞牡蛎散の考察】

Ⅰ：構成生薬の薬理作用

A．牡蛎

（1）イタボガキ科のマガキ、イタボガキその他同族動物の貝殻。

（2）鹹《かん》・渋、微寒。肝・胆・腎。

（3）神農本草経「牡蛎、味咸、平。主傷寒寒熱、温瘧洒洒、驚恚怒気、除拘緩鼠瘻、女子帯下赤白。久服、強骨節、殺邪気、延年。一名蛎蛤。生池澤。」

（4）**11：**①鎮驚安心　②益陰潜陽　③収斂固脱　④軟堅散結　④制酸作用　**12：**①平肝潜陽・安神　②軟堅散結　③収斂固渋　④制酸　**13：**①益陰潜陽　②益腎養陰・清熱・解渇・除煩　③化痰散結　④軟堅散結・消化腫塊

⑤収斂固渋

（5）「潜陽」とは「陽を陰のなかに潜伏させて安定させる」の意味で、陽気の上亢による興奮を抑える意味であり、「固脱」は「脱するを固める」の意味で、陽気や陰気の脱失を防ぐことであるが、『内経』に「渋は固脱すべし」とある様に渋も同じ意味に用いられ「固渋」と表現される。気血精津が滑脱散失する原因は発汗・久咳・頻尿・下痢・帯下・滑精などであるが、固渋収斂によってまず脱失を防止することが必要になるのである。また加えて補益薬によって補気補陰し回陽することが必要になる。神農本草経での「主傷寒寒熱、温瘧洒洒」は牡蛎の益陰清熱作用を述べており、温熱病で傷陰がありこのために虚風内動し、また肝陰不足による肝陽上亢があって気血精津の滑脱散失が加わった症例を治す意味である。「驚恚怒気」は肝陽上亢証の心神不安症状を鎮める作用であり、「除拘緩鼠瘻、女子帯下赤白」は瘰癧や肛門結核を軟堅散結し、帯下異常などによる気血精津の滑脱散失を収斂固渋する意味である。「拘緩」は拘縮と弛緩が繰り返される痙攣様の病態と思われる。

牡蛎の効能において「益陰潜陽」は、温熱病による傷陰のために津液や血が欠損して肝陰も不足し、虚風内動から肝風が生じまた上亢した病態に、血の欠損によって筋肉が養われないことによる病態も加わった、眩暈・手足の痙攣様症状・昏倒などの症状を、益陰することにより鎮め改善するのである。また腎陰が不足したために水の腎が木の肝を潤せなくなり肝風が内動することも加わっている。「平肝潜陽・安神」は「益陰潜陽」の作用の中での肝陰に対する作用を強調した表現であり、肝陽上亢証の煩燥不安・不眠・動悸や、肝陰虚による肝風内動証の眩暈・痙攣などの症状を、益陰により鎮めるのである。

B．栝蔞根：①養胃生津・止渇　②清肺潤燥　③消腫排膿

Ⅱ：栝蔞牡蛎散の方剤考察

栝蔞根は養胃生津・止渇、清肺潤燥、消腫排膿作用があり、胃熱を冷まし、肺燥を潤し、生津作用にすぐれ、熱が盛んで津液不足の消渇病に多用される。また温経通脈し、煩躁や自汗を止める。百合病で口渇があって改善しない者は津液の損傷が強いのであるから、栝蔞根の生津作用で津液を補い、胃熱・肺熱を冷ますのである。また牡蛎で益陰潜陽して虚熱を清し、平肝潜陽して安神することで百合病による煩燥を鎮めている。

【本条のポイント】

百合病で陰液の虚損が強く、口渇の強い者は、栝蔞牡蛎散を用いる。いわゆる消渇病（糖尿病）に有用である。

【原文】（三―8）

百合病、変発熱者（一作発寒熱）、百合滑石散主之。

百合滑石散方

　百合一両（炙）　滑石三両

右為散、飲服方寸匕、日三服。当微利者、止服、熱則除。

【訓読】

百合病、変じて発熱する者は（一に寒熱を発すに作る）、百合滑石散之を主る。

百合滑石散の方

　百合一両（炙る）　滑石三両

右散と為し、方寸匕を飲服し、日に三服す。当に微利する者は、服を止むべし、熱則ち除く。

【百合滑石散の考察】

I：構成生薬の薬理作用

A．百合：①潤肺止咳　②清心安神　③益気調中　B．滑石：①清熱利湿　②清熱解暑　③収渋収湿

II：百合滑石散の方剤考察

滑石は清熱作用にすぐれ、下焦の湿熱を尿より排泄して除く（降熱利尿作用）。このため熱淋（尿路系の炎症）による排尿痛・頻尿・排尿困難や石淋（尿路結石）などに用いる。湿熱による下痢・腹痛に、また湿熱気分証の小便不利・身重感・下痢・悪心・腹満などに用いられる。さらに暑湿邪による発熱・口渇・煩燥・小便不利・下痢などに用いられる。一方百合は気化機能が虚した病態を改善し、気血の流れを改善し心肺に対する清潤作用を示す。

百合病は（三―1）で述べている様に、「寒の如くにして寒無く、熱の如くにして熱無し」であり、寒熱の症状はあっても悪寒なく発熱はないのであるから、ここで発熱があったのは百合病の病状が変化したためである。また同じく（三―1）では「口苦く小便赤く」と書かれ、湿邪によって三焦の気機が滞って口苦となり、膀胱湿熱や熱積膀胱によって小便が赤くなり、これらはいずれも湿熱の邪が肝・胆・脾胃・三焦・心などに阻滞を生じ上炎や下注を生じたための病証と考えられたが、しかしまだ発熱には到ってはいなかったのである。百合滑石散の滑石は、下焦の湿熱を除き尿路系の炎症や湿熱による下痢・腹痛に用いられるのであるから、百合病においての湿熱下注による尿路系の症状や、下痢・腹痛などの症状がさらに悪化して臓腑傷害が強まり、裏熱証（裏実熱証）が形成され発熱したものであり、この発熱は実熱であって虚熱ではないと思われる。もっとも先に述べた百合病での熱証は、気血が消耗した気虚血虚に伴う虚熱によって、虚火上炎が起っているためであるが、ここでの発熱は百合病の症状が変化した虚熱ではなく実熱であると考えられる。

「当に微利する者は、服を止むべし」、「少し下痢をするようになったら内服するのを止めなさい」とのことであるが、湿熱下注の場合は下痢になることが多く、患者は初めから下痢をしていたと考えられ、百合滑石散は止痢作用があるのであるから、下痢も収ってきて熱が下がったならば内服を中止し

てよいのである。寒性であるので、湿熱が収まって来たならば、内服を中止する。

【本条のポイント】

百合病の病状が変化し、裏実熱証が形成されて発熱した場合は、清熱作用にすぐれた滑石を含む、百合滑石散を用いる。

【原文】（三―9）

百合病、見於陰者、以陽法救之。見於陽者、以陰法救之。見陽攻陰、復発其汗、此為逆。見陰攻陽、乃復下之、此亦為逆。

【訓読】

百合病、陰に見《あらわ》れる者は、陽法を以て之を救う。陽に見れる者は、陰法を以て之を救う。陽に見れるに陰を攻め、復た其汗を発せしむるは、此を逆と為す。陰に見れるに陽を攻め、乃（すなわ）ち復た之を下すは、此を亦逆と為す。

【考察】

汗法は表証つまり邪気が皮毛にある場合に対して用いられる治療法であり、発汗とともに営衛の調和をはかり表邪を除くのであるが、裏証に用いるのは禁忌である。また汗と陽気は正気に属し、汗法を行うと正気を損傷しまた陰液を損なうことになるので、陽気が不足している人や陰虚の人に用いる際は補気薬を併用するなどの注意が必要である。また下法は邪気が中下焦にある場合に下して邪気を体外に排出する方法であり、裏証つまり五臓六腑にまで邪気が侵入している症状に対して用いられ、その中でも邪気が裏において正気に打ち克ち実をもって存在している、すなわち裏実証において用いられる。

そこで「百合病、陰に見れる者は、陽法を以て之を救う。陽に見れる者は、陰法を以て之を救う。」と述べられている治療法とは何なのであろうか。中医学における治療の原則のまず第一は「扶正去邪」つまり正気を助け邪気を取り除くであり、扶正は臓腑の機能を強めることであるが、臓腑の機能が強まれば邪気を取り除く助けにもなる。また去邪は邪気を取り除くことであるが、邪気が取り除かれれば臓腑の機能が強まる助けになる。そこで正気が虚しているのが主であるならば正気を強める治療を第一に行い、邪気が強まっているのが主であるならば邪気を取り除く治療を第一に行う。つまり陰の症状が表われている者には陰の症状の原因となる邪気を取り除くべきであるし、陰の症状によって弱まっている正気を補い強める治療を行うべきである。従って「陽法」とは邪気を取り除き正気を強める治療法と考えるべきであろうと思われる。逆に陽の症状が表われている者には陽の症状の原因となっている邪気を取り除き、陽の症状によって弱まっている陰を補う治療を行うべきである。従って「陰法」とは陽邪を取り除き陰を補う治療法である。

また陰は裏・虚・寒証であり陽は表・実・熱証である。そこで「陽に見れるに陰を攻め、復た其汗を発せしむるは、此を逆と為す」であるが、表実熱証の陽邪による症状が表われている場合は、本来は陽邪を攻めるべきであるのに陰を攻めたのであり、陽邪によって弱まっている陰がさらに弱まり逆治である。後段の汗法による治療は、この疾患が表証であるならば行ってもよいのであるが、百合病は温熱の邪が五臓を傷害し気血の流れが阻滞し陰津が虚したための症状で表証とは言い難く、また症状が陽に一見表われていてもそう単純ではないのであるから、汗法は逆治でもありそもそも的外れの治療というべきである。「陰に見れるに陽を攻め、乃ち復た之を下すは、此を亦逆と為す。」も同じく、裏虚寒証の陰証が表われている場合は陰にある邪気を攻めるか、陰邪によって虚した陽気を補うべきであり、陽を攻めるのは逆治である。また下法とはそもそも邪気が中下焦にある裏実証における治療法であり、百合病は邪気が中下焦にあっても邪気自体はそれほど強くなくむしろ臓腑機能が虚したための症状であり、裏実証とは言い難く、下法はそもそも的外れの治療である。

【本条のポイント】

陰の症状が現れているものは、虚している陽を補う治療を行い、陽の症状が現れているものは、虚している陰を補う治療を行う。陽邪による症状が表われている場合は、陰を攻めるのは逆治であり、表証でもないのに汗法を行うのも逆治である。陰邪による症状が現れているのに陽を攻めるのは逆治であり、裏実証でもないのに下法を行うのは逆治である。

【原文】（三―10、11、12）

狐惑之為病、状如傷寒、黙黙欲眠、目不得閉、臥起不安、蝕於喉為惑、蝕於陰為狐、不欲飲食、悪聞食臭、其面目乍赤、乍黒、乍白。蝕於上部則声喝（一作嗄）、甘草瀉心湯主之。

甘草瀉心湯方

甘草四両　黄芩三両　人参三両　乾姜三両　黄連一両　大棗十二枚（擘）　半夏半升

右七味、水一斗、煮取六升、去滓、再煎、温服一升、日三服。

蝕於下部則咽乾、苦参湯洗之。

苦参湯方

苦参一升

以水一斗、煎取七升、去滓、熏洗、日三服。

蝕於肛者、雄黄熏之。

雄黄熏法

雄黄

右一味為末、筒瓦二枚合之、焼、向肛熏之。

（脈経云、病人或従呼吸上蝕其咽、或従下焦蝕其肛陰、蝕上為惑、蝕下為狐、狐惑病者。猪苓散主之。）

【訓読】

狐惑の病為《た》る、状は傷寒の如く、黙黙として眠らんと欲するも、目閉じるを得ず、臥起安からず、喉を蝕《むしば》むを惑と為し、陰を蝕むを狐と為し、飲食を欲せず、食臭を聞くを悪み、其面目は乍《たちまち》赤く、乍黒く、乍白し。上部を蝕むは則ち声喝《かすれ》る（一に嗄に作る）、甘草瀉心湯之を主る。

甘草瀉心湯の方

甘草四両　黄芩三両　人参三両　乾姜三両　黄連一両　大棗十二枚（擘く）　半夏半升

右七味を、水一斗にて、煮て六升を取り、滓を去り、再煎し、一升を温服し、日に三服す。

下部を蝕むは則ち咽乾く、苦参湯にて之を洗う。

苦参湯の方

苦参一升

水一斗を以て、煎じて七升を取り、滓を去り、熏洗し、日に三服す。

肛を蝕む者は、雄黄にて之を熏ず。

雄黄熏法

雄黄

右一味を末と為し、筒瓦二枚之を合せて、焼き、肛に向けて之を熏ず。

（脈経に云う、病人或は呼吸に従って上って其の咽を蝕む、或は下焦従り其の肛陰を蝕む、上を蝕むを惑と為し、下を蝕むを狐と為す、狐惑病は、猪苓散之を主る。）

【考察】

狐惑病とはどの様な症状なのか文意に沿って考えると、〈1〉傷寒の様であり、〈2〉「黙黙として眠らんと欲するも、目閉じるを得ず、」すなわち不眠であり、〈3〉「臥起安からず、」精神不穏で落ち着かず、〈4〉「喉を蝕《むしば》むを惑と為し、」喉頭部にアフタ性の様な炎症があり、〈5〉「陰を蝕むを狐と為し、」外陰部にもアフタ性の様な炎症があり、〈6〉「飲食を欲せず、」食思不振であり、〈7〉「食臭を聞くを悪み、」食が脾胃を傷り、運化・昇清機能が傷害されて食思不振・嘔吐・腹部脹満感・下痢・便秘等の症状となり、また食積が化熱し湿が鬱滞すると、湿によって脾胃の機能が傷害され、さらに肝の疏泄が悪化し肝鬱となり、胸脇脹満とともに情緒不安定となる。これらに伴って食臭を悪む症状も出現する。〈8〉「其面目は乍赤く、乍黒く、乍白し」陰陽五行と臓象学説によれば、赤は心、黒は腎、白は肺と関係し、赤は熱証であり実熱と虚熱があり、黒は腎虚、寒証、痛証で水飲や瘀血と関係し、白は虚証、寒証で、失血、脱気と関係する。

これらの表現から狐惑病は、悪寒・発熱を伴って外感表証の様でもあり、脾胃の運化・昇清機能が傷害されて食思不振となり和降機能が障害されて食臭を悪み、湿が鬱滞し化熱しさらに肝鬱となって精神不穏や不眠となり、喉頭部や外陰部にアフタ性の炎症を伴う病像であり、ベーチェット病（口腔粘膜の再発性アフタ性潰瘍・皮膚症状・眼ブドウ膜炎・外陰部の再発性外陰部アフタ性潰瘍などが主症状であるが、時に消化管、血管、中枢神経系の病変を伴う）や結核やヘルペスウイルス感染症に伴う皮膚粘膜病変や、膠原病系統の多数の類似疾患が考えられる。肛門病変との関係では、クローン病や潰瘍性大腸炎が考えられる。「上部を蝕むは則ち声嗄れる、」「下部を蝕むは則ち咽乾く、」喉頭部の炎症は嗄声となり、外陰部の炎症は浸出液によって津液が失われて口渇となる。

【甘草瀉心湯の考察】

I：構成生薬の薬理作用

A．黄芩

(1)シソ科コガネバナの周皮を除いた根。根の性状や加工によって条芩・枝芩・枯芩・片芩・炒黄芩・酒芩・酒炒黄芩・黄芩炭などがある。

(2)苦、寒。肺・胆・大腸・小腸・胆。

(3)『神農本草経』「黄芩、味苦、平。主諸熱黄疸、腸澼《へき》泄利、逐水、下血閉、悪瘡疽蝕火瘍。一名腐腸。生川谷。」

(4)**11**：①清熱燥湿　②清熱瀉火・解毒・涼血　③清熱安胎　**12**：①清熱燥湿　②清熱瀉火　③清熱止血　④清熱安胎　⑤清熱解毒　**13**：①瀉中上焦実火　②燥腸胃湿熱　③清少陽邪熱　④涼血安胎

(5)『名医別録』によると、「主治痰熱、胃中熱、小腹絞痛、消谷、利小腸、女子血閉、淋露、下血、小児腹痛。」とあり『神農本草経』と合せて考えると、肺・脾胃・小腸・大腸・肝胆・膀胱の湿熱を清熱し燥湿する。特に肺・大腸・肝の瀉火清熱にすぐれている。このため肌表を守る作用にすぐれ、止血作用や抗菌作用があり、皮膚化膿症・火傷に用いられる。安胎作用（流産防止作用）があり、胎熱による胎動不安を清熱安胎する。苦寒であり脾胃を損傷しやすいので、脾胃虚証には禁忌である。また燥湿作用により津液を消耗しやすいので陰虚証には注意が必要であり、実熱証以外には使用しない。

《黄芩を用いる方剤例》

重要方剤が多いので、書き出しておく。

＊黄芩滑石湯（黄芩・滑石・茯苓皮・大腹皮・白豆蔻・通草・猪苓）：湿が熱より重く（湿熱内蘊）中焦に膠着し、発熱・発汗・胸腹部の痞満感・嘔吐などを治す。**＊葛根黄連黄芩湯**（葛根・炙甘草・黄芩・黄連）：別名、葛根芩連湯。大腸湿熱による発熱・下痢・裏急後重などに用いる。**＊黄芩湯**（黄芩・白芍・炙甘草・大棗）：胆火熾盛で、邪熱が腸に及び下痢を引き起こし、口苦・発熱を伴う症状を治す。**＊清心蓮子飲**（黄芩・麦門冬・地骨皮・車前子・炙甘草・蓮子・茯苓・黄耆・人参）：膀胱湿熱による小便不利・頻尿・排尿痛などで、不眠・焦躁感・易疲労感などがある、心火上炎・気陰不足を伴う症状を治す。**＊黄連解毒湯**（黄連・黄芩・黄柏・山梔子）：高熱・熱感・煩燥・不眠・焦躁感・意識障害・出血傾向・下痢などの症状の、実熱火毒が三焦に壅盛である症状を治す。**＊半夏瀉心湯**（半夏・黄芩・乾姜・人参・炙甘草・黄連・大棗）：湿熱中阻による寒熱錯雑（上熱下寒）による心窩部の痞え腹脹・嘔吐・悪心などの脾胃不和に対して用いる。**＊小柴胡湯**（柴胡・黄芩・人参・半夏・炙甘草・生姜・大棗）：少陽半表半裏証の往来寒熱や胸脇部脹満・食欲不振・悪心・口苦・めまいなどに用いる。**＊竜胆瀉肝湯**（竜胆草・黄芩・

山梔子・沢瀉・木通・車前子・当帰・生地黄・柴胡・生甘草）：肝胆実火による頭痛・めまい・耳鳴・いらいら・口苦・胸脇痛や、下焦湿熱による排尿痛・残尿感・排尿困難などに対して用いる。＊**大柴胡湯**（柴胡・黄芩・白芍・半夏・生姜・枳実・大棗・大黄）：風寒の邪が化熱して少陽半表半裏証の偏裏である心下に陥入して気機を痞結し、心窩部の痞脹や痛み・悪心・嘔吐・胸脇部の脹り痛み・煩燥・寒熱往来などに対して用いる。＊**清肺湯**（甘草・黄芩・桔梗・茯苓・陳皮・貝母・桑白皮・当帰・天門冬・山梔子・杏仁・麦門冬・五味子・生姜・大棗）：肺熱により化熱傷陰した状態の、長期にわたる切れにくい痰・咳嗽などに用いる。＊**三黄瀉心湯**（大黄・黄連・黄芩）：止血作用があり、血熱による吐血・鼻出血・喀血・血便や、心火による不眠・焦躁感・顔面潮紅・口内炎・動悸や、湿熱内蘊による胸のあつ苦しさ・上腹部痞え感・腹満などに対して用いる。＊**清上防風湯**（防風・荊芥・連翹・山梔子・黄連・黄芩・薄荷・川芎・白芷・桔梗・枳殻・甘草）：祛風清熱・解毒排膿作用があり、皮膚化膿症や火傷・細菌性下痢などに用いる。

B．**乾姜**

（1）ショウガ科ショウガの根茎を乾燥したもの。

（2）大辛、大熱。心・肺・脾・胃。

（3）『神農本草経』「乾姜、味辛、温。主胸満咳逆上気、温中、止血、出汁、逐風湿痹、腸澼下利。生者尤良。久服去臭気、通神明。生川谷。」

（4）11：①温中散寒・温脾陽　②回陽通脈　③温肺化痰・化飲　12：①温中散寒　②回陽救逆　③温肺化飲　④温経止血　13：①温中散寒　②回陽通脈［1：腹痛・腹瀉、2：亡陽虚脱、3：寒痰咳喘、に用いる。］

（5）『名医別録』には、「主治寒冷腹痛、中悪、霍乱、脹満、風邪諸毒、皮膚間結気、止唾血。」（霍乱《かくらん》：夏の時候あたりの腹くだし）と記され、寒邪による脾胃の損傷を、温中散寒作用により脾胃を温めて寒を散じ寒飲を除き腹痛・悪心・下痢・腹満を治す。また『神農本草経』で「主胸満咳逆上気」と記されている様に、胸中の寒飲を温めて除去し、咳嗽・呼吸困難・水様性の多量の痰・背部冷感などを治す。さらに『名医別録』に、「風邪諸毒、皮膚間結気、止唾血」（風邪や諸々の邪毒による肌表における気の結滞を治し、喀血を止める）とあるように、経絡を温めることによって気の通りを改善し、気虚により血が統摂されないことによる虚寒性出血に用いられる。また回陽救逆の作用があり、附子を補佐して亡陽証に用いられる。

C．**黄連**

（1）キンポウゲ科オウレンおよびその他同属植物の根茎。

（2）苦、寒。心・脾・胃・肝・胆・大腸。

（3）『神農本草経』「黄連、味苦、寒。主熱気目痛、眥《ジ》（まなじり）傷泣出、明目、腸澼腹痛下利、婦人陰中腫痛。

久服令人不忘。一名王連。生川谷。」

（4）**11・12**：①清熱燥湿　②清熱瀉火　③清熱解毒　**13**：①清瀉心胃火熱　②清肝明目　③燥湿

（5）『名医別録』には、「主治五臓冷熱、久下泄澼、膿血、止消渇、大驚、除水、利骨、調胃、厚腸、益胆、治口瘡」とある。『神農本草経』ではまず充血・痛み・結膜炎などの熱を伴った目症状（火眼）に効果があることが示されている。この明目作用は肝経は目につらなり開竅するところから清肝作用とも関係している。さらに大腸の湿熱を清熱し膿血便・腹痛・下痢を治す効力が強く単味でも用いられるとともに、炎症性の婦人科疾患にも効果があると書かれている。『名医別録』ではさらに心火亢進による煩燥・焦躁感・不眠などを清熱して治し（心火除煩作用）、胃熱を清熱することで調胃し止嘔し、消渇病の口渇・多飲も治し、下焦の湿熱を清して利水すると書かれているが、黄柏が主に下焦の湿熱に対して用いられるのに対して、黄連は主に中焦の湿熱を清することには留意が必要である。また肝胆の火熱を瀉し、肝火上炎による身体上部の熱症状である目症状を治すとともに、肝気が横逆して脾胃を犯し胃の受納・腐熟機能が傷害されて、胃痛・嘔吐・悪心・呑酸などの症状となったものを治す。また口内炎にも効果がある。肝気鬱結から肝火上炎となり、肝火上炎から心肝火旺となって心火亢進となるので、これらは相互に関係している。寒性と燥性が強いために、大量長期の服用で脾胃を損傷し易く、このため脾胃虚証には使用しない。また燥湿性により津液を消耗し易いので、陰虚証や陽虚証に対して使用する際には注意が必要であり、また実熱証以外には用いない（実熱瀉火）。黄芩と作用は類似しているが、黄芩がどちらかと言うと上焦特に肺に対してであり、黄連はどちらかと言うと中焦の脾胃に対する作用が重要である。

《黄連を用いた主な方剤》＊**黄連解毒湯**（黄連・黄芩・黄柏・山梔子）＊**黄連阿膠湯**（黄連・黄芩・阿膠・白芍・鶏子黄）＊**三黄瀉心湯**（大黄・黄連・黄芩）＊**半夏瀉心湯**（半夏・黄芩・乾姜・人参・炙甘草・黄連・大棗）＊**生姜瀉心湯**（半夏瀉心湯の乾姜を半量に減じ、生姜を倍量加えたもの）＊**清胃散**（生地黄・当帰・牡丹皮・黄連・升麻）＊**左金丸**（黄連・呉茱萸）＊**黄連湯**（黄連・炙甘草・乾姜・桂枝・人参・半夏・大棗）＊**葛根黄連黄芩湯**（葛根・炙甘草・黄芩・黄連）＊**小陥胸湯**（黄連・半夏・栝楼実）＊**竹茹温胆湯**（柴胡・竹茹・桔梗・枳実・黄連・人参・麦門冬・陳皮・半夏・茯苓・甘草・香附子・生姜・大棗）＊**清上防風湯**（防風・荊芥・連翹・山梔子・黄連・黄芩・薄荷・川芎・白芷・桔梗・枳殻・甘草）

D．半夏

（1）サトイモ科カラスビシャクの塊茎の外皮を除き乾燥したもの。

(2)辛、温。有毒。脾・胃。

(3)『神農本草経』「半夏、味辛、平。主傷寒寒熱、心下堅、下気、喉咽腫痛、頭眩、胸脹咳逆、腸鳴、止汗。一名地文、一名水玉。生川谷。」

(4)11：①燥湿化痰　②降逆止嘔　③消痞散結　④消腫止痛　12：①燥湿化痰　②降逆止嘔　③消痞散結　13：①燥湿化痰　②和中降逆

(5)『神農本草経』によれば、寒熱の外邪を外感して脾胃が傷害され心窩部が痞塞し堅くなった者を、脾胃の運化昇清降濁作用を回復することによって治す。「喉咽腫痛」は、少陰に病邪が入れば、少陰は心腎に属し水火を統括しており、本（主になるもの）が陰で標（副になるもの）が陽であるところから、陰の虚が強まって陰寒が強くなり、陽が外へ追い出されて、虚陽が熱化し上昇して火となり、これによって喉咽頭部が発赤腫脹し疼痛が出現するとされるが、半夏はこの様な者を治す。また「頭眩」は、外感および内傷により肺・脾・腎の機能が失調して痰飲が形成されたり、裏熱が強く津液が燃え上がった火によって焼かれて痰飲が形成される様な局面では、痰と火が風を起こして肝風が誘発され、肝陽が風痰を伴って上昇すると上盛下虚となり、このために頭痛・眩暈がして立っていられなくなると考えられる。この様な状態を半夏により燥湿化痰して痰飲を除き「頭眩」を治す。丹渓が「痰がなければ眩暈は起きない。痰は火によってできる。」と述べている点である。「胸脹咳逆、腸鳴」胸部の脹満や咳嗽は、まず脾の運化昇清機能が失調して水飲の停滞が起り痰飲が形成され、痰が気血とともに全身に運ばれて臓腑の気化機能が失調し、その影響が肺腎脾にも及ぶ結果、肺においては喀痰・咳嗽・喘息などとなり、脾においては心下部の膨満感・胸やけ・嘔吐・心下部冷感などとなるが、半夏により燥湿化痰し、これによって脾気を回復し降逆止嘔して治す。「腸鳴」は主に小腸の蠕動によるが、小腸の機能は脾胃の運化機能および心の温煦作用と関係が深く、そのおおもとは腎陽であり、腎陽が不足すると小腸も温煦されなくなって小腸虚寒となり、腹痛・腹鳴・腹部膨満・下痢などの原因となる。半夏により痰湿を除き脾胃の運化機能を改善し、腹鳴を改善する。

『名医別録』には「主消心腹胸中膈痰熱満結、咳嗽上気、心下急痛堅痞、時気嘔逆、消癰腫、胎堕、治萎黄、悦澤面目。」とあり、「心腹胸中膈の痰熱が満結しているのを消し、咳嗽・気の上昇・心下が急に痛んで堅く痞える・時に気が嘔逆する、などを治し、癰腫を消し、堕胎させ、萎黄を治し、顔の色艶をよくする。」であり、燥湿化痰して痰熱が鬱滞して生じる各種の病証を治療することが述べられている。半夏には燥湿化痰と同時に逆気を下ろし気を巡らせる作用がある。外用すると皮膚化膿症に有効である。

《半夏を用いた主な方剤》＊**二陳湯**（半夏・陳皮・茯苓・炙甘草）＊**小青竜湯**（麻黄・桂枝・半夏・乾姜・細辛・五味子・白芍・炙甘草）＊**苓甘姜味辛夏仁湯**（茯苓・炙甘草・五味子・乾姜・細辛・半夏・杏仁）＊**六君子湯**（人参・白朮・茯苓・半夏・陳皮・炙甘草・生姜・大棗）＊**竹筎温胆湯**（柴胡・竹筎・桔梗・枳実・黄連・人参・麦門冬・陳皮・半夏・茯苓・甘草・香附子・生姜・大棗）＊**小半夏加茯苓湯**（半夏・生姜・茯苓）＊**温胆湯**（半夏・竹筎・枳実・陳皮・炙甘草・茯苓＋生姜・大棗）＊**麦門冬湯**（麦門冬・半夏・人参・甘草・粳米・大棗）＊**半夏白朮天麻湯**（清半夏・天麻・茯苓・陳皮・白朮・炙甘草・生姜・大棗）＊**半夏厚朴湯**（半夏・厚朴・茯苓・生姜・紫蘇葉）

E．甘草：①補中益気　②潤肺・祛痰止咳　③緩急止痛　④清熱解毒　⑤調和薬性　F．人参：①大補元気　②補脾益肺　③益気生津　④益智安神　⑤補気生血・摂血　⑥扶正祛邪　G．大棗：①補気補脾　②養血安神　③薬性緩和

Ⅱ：甘草瀉心湯（甘草・黄芩・人参・乾姜・黄連・大棗・半夏）の方剤考察

瀉心湯類は、心下すなわち胃の痞えを瀉して除く方剤の意味であり、瀉に働くのは苦味であるので、苦味である**黄芩・黄連**で瀉して胃の痞えを除き同時に清熱・燥湿・瀉火して症状を改善する。散・行に働く辛味薬である**乾姜・半夏**によって散寒し散湿し、人参・甘草・大棗で補中し益気して陰陽虚実を調和させている。傷寒論の「甘草瀉心湯」の項を書き出すと、「傷寒中風の患者を、医者が誤って下法にて治療したために、下痢が一日数十回に達し、不消化であって、腹鳴が強く響き、心下部が痞えて堅くなり腹部が張って苦しく、乾いた嘔気があって、精神が落ち着かなく安心しない患者を、医者がこの患者の心下が痞え堅いのを診て、病がまだ尽きていないとして、再びこの患者に下法を行ったために、その痞えがますますひどくなった者に、甘草瀉心湯を用いる。」とある。ここでは、誤って下法を用いたために邪が心下に陥入し、心下で気機の痞結を生じたのである。ところで、肝胆と脾胃は密接な関係があり、心下は中焦にあり、中焦は脾・胃・胆腑・大腸・膜原が含まれ（肝は下焦に属する）、心下は胃・胆腑に関係している。また少陽病は病巣が半表半裏にあって、その病勢は胆腑と三焦に波及する。そこで病巣が少陽に及べば、邪気は停滞して少陽の経脈を塞いで胸脇苦満となり、胆腑の鬱結が起って胆熱が燃え上がり、胆腑の鬱結は肝鬱気滞を伴いさらに心煩となり、また胃腑も犯されて食欲低下・嘔吐、心下部の痞えなどの症状となる。また少陽の枢機が不利となると三焦の水道が阻滞して、上焦・中焦の熱は胸中に鬱結し、下焦の水飲は化生できなくなって停滞し、複雑な病像を呈することになる。

甘草瀉心湯は半夏瀉心湯と構成生薬は同じであるが、炙甘

草が倍量になっている（人参が除かれている処方もある）。人**参・甘草・大棗**は脾気を補って脾胃の働きを強め、脾の運化機能や胃の受納機能の失調による下痢を改善するが、甘草瀉心湯は甘草を重要視し、より脾胃の気を補い、脾胃虚による気滞・気結などに伴う心下痞・下痢に用いられる。王旭高によれば、半夏瀉心湯は寒熱交結の痞を、生姜瀉心湯は水と熱の結する痞を、甘草瀉心湯は胃虚気結の痞を治すとのことである。[14]

【苦参湯の考察】

Ⅰ：構成生薬の薬理作用（苦参のみ）

A．苦参《くじん》

（1）マメ科クララの根。
（2）苦、寒。
（3）『神農本草経』「苦参、味苦、寒。主心腹結気、癥瘕積聚、黄疸、溺有余瀝、逐水、除癰腫、補中、明目止涙。一名水槐、一名苦識。生山谷及田野。」
（4）**11：**①清熱燥湿　②殺虫止痒　**12：**①清熱燥湿　②清熱利尿　③殺虫止痒　**13：**①清熱　②燥湿　③殺虫
（5）大腸湿熱の下痢・裏急後重（香参丸）や、血便（苦参地黄丸）に用いる。また湿熱の黄疸に用いる（竜胆苦参湯）。風湿熱の蘊結による湿疹・蕁麻疹・皮膚瘙痒症・疥癬・皮膚化膿症に用いる（消風散）とともに、下焦湿熱の黄色帯下・陰部瘙痒症（トリコモナスなど）に用いる（苦参散・三物黄芩湯）。神農本草経でも述べられているが利尿作用があり、膀胱湿熱による小便不利・排尿困難・排尿痛などに用いる（当帰貝母苦参丸）。また女性の陰部瘙痒や皮膚疾患に外用することも多い。苦寒性が強く胃を損傷しやすいので、脾胃虚寒証や肝腎虚寒証に対しては使用を避け、長期連用には注意が必要である。

《苦参を用いた主な方剤》＊**消風散**（当帰・生地黄・防風・蝉退・知母・苦参・胡麻仁・荊芥・蒼朮・牛蒡子・石膏・生甘草・木通）＊**三物黄芩湯**（黄芩・苦参・生地黄）

【雄黄熏法の考察】

A．雄黄

（1）硫化砒素鉱 AsS
（2）苦・辛、温。有毒。
（3）『神農本草経』「雄黄、味苦、平、寒。主寒熱、鼠瘻悪瘡、疽痔死肌、殺精物、悪鬼、邪気、百蟲毒、腫五兵。錬食之、軽身神仙。一名黄食石。生山谷。」
（4）**11：**①解毒殺虫　②燥湿祛痰
（5）止痒殺虫にすぐれ、皮膚化膿症・疥癬・皮膚瘙痒症・毒蛇咬傷に用いる。多くは外用する。雄黄を煅くと三酸化砒素（As_2O_3）となり劇毒性となる。

【本条のポイント】

甘草瀉心湯の構成生薬から、その対象となる狐惑病は、①湿熱が上中焦に形成され（黄芩は肺・大腸・肝の瀉火清熱にすぐれ、黄連は主に中焦の湿熱を清熱・燥湿する）、②脾胃虚に伴う気滞・気結が強く（人参・甘草・大棗は補中益気に働き陰陽虚実を調和させ、半夏は脾胃の運化昇清降濁作用を回復して、心窩部の痞塞を除く）、③少陰に病邪が入り、陰の虚が強まって陰寒が強くなり、陽気が追い出され、このために虚陽が熱化し火となって上昇し、これによって咽喉部が発赤し疼痛する（半夏は燥湿化痰し降逆止嘔し、虚火を鎮める、乾姜は温中散寒・温肺化痰して経脈の通りを改善する）、などを特徴とする。これらの諸点を改善し、「上部を蝕む」を治す。「下部を蝕む」は、苦参湯や雄黄熏法を用いる。

【原文】（三―13）

病者脈数、無熱、微煩、黙黙但欲臥、汗出。初得之三四日、目赤如鳩眼、七八日、目四眥（一本此有黄字）黒。若能食者、膿已成也、赤小豆当帰散主之。

赤小豆当帰散方

　赤小豆三升（浸令芽出、曝乾）　当帰十両。

右二味杵為散、漿水服方寸匕、日三服。

【訓読】

病者脈数、熱なく、微煩し、黙々として但臥せんと欲し、汗出づ。初めて之を得て三四日、目赤きこと鳩眼の如く、七八日、目の四眥（一本此に黄字有り）黒し。若し能く食する者は、膿已に成るなり、赤小豆当帰散之を主る。

赤小豆当帰散の方

　赤小豆三升（浸して芽を出さしめ、曝《さら》して乾す）　当帰十両。

右の二味を杵《つき》て散と為し、漿水にて方寸匕を服す、日に三服す。

【注釈および考察】

狐惑病について（三―10）では、①脾胃の運化・昇清機能や和降機能が障害され、②湿が鬱滞し化熱しさらに肝鬱となる、③顔面の赤い時は熱証（実熱と虚熱）があり、黒い時は腎虚、寒証、痛証で水飲や瘀血があり、白い時は虚証、寒証で失血や脱気がある、と述べられている。そこで「脈数」は熱証で、このために気血や痰飲食積の停滞があることを示す脈象である。脈象が熱証であるのに「熱なく」は、三焦病証の「中焦湿熱証」に相当すると思われ、脾胃の運化機能の障害から昇清降濁機能が失調し、このために中焦において湿が鬱滞して化熱し、湿と熱が結しており、熱が湿中にあるが湿の粘滞性により閉じ込められて寒熱がはっきりしないのである。三焦は元気や水穀の精気の通路であり、人体の気化機能を統括しており、その中で中焦は脾胃の機能と密接に結びつき、ここでは中焦において湿熱鬱結があることが示唆されている。

＊微煩し、：精神的なストレスによる情志の火の内生や、湿熱の外邪によって肝の疏泄機能が失調すると、気機が阻滞して肝気鬱結となり、鬱結がさらに進むと熱を生じて化火し肝火上炎となる。肝火上炎が心に及べば心火を生じて心肝火旺とな

り、心腎の陰陽が協調できなくなって心腎不交となり、さらに進むと心火亢盛となる。また肝気鬱結から気鬱化火し津液が煎灼されると痰が形成され、痰と火が上逆して心神をかき乱し、最終的に痰火擾心を生じることになる。また肝腎の陰が虚し、肝陰が肝陽をコントロールすることができなくなって肝陽が上逆すると肝陽上亢となり、眩暈・耳鳴・いらいらして落ち着きがなくなる、などとともに肝経は目につらなるので顔が赤くなり目が充血する。以上の様な肝気鬱結・肝火上炎・心肝火旺・心火亢盛・痰火擾心・肝陽上亢などはいずれも心煩の原因となるが、「微煩」であるのでいずれの症状も重篤な段階までは到っていないと思われる。

***黙々として但臥せんと欲し、**：湿熱が臓腑に結した病証には、脾胃湿熱・肝胆湿熱・膀胱湿熱・大腸湿熱があるが、外からの湿熱が人体を侵すとその粘滞性からまず脾陽が傷害されて脾の運化機能が低下し、水湿の運化が滞り内湿が形成され、頭や身体が重だるい・下痢・尿量減少・熱感があり汗が出ても解熱しない、などの症状となる。また脾胃湿熱による運化昇降機能の失調は肝胆の疏泄機能に影響を与え、肝胆湿熱による疏泄機能の失調は脾胃の昇降機能に影響を与えることになる。この様に両者は相互に影響し合って人体の気化機能を傷害し、「黙々として但臥せんと欲し」という状況となる。

***汗出づ、**：裏実熱証ならば陽熱が陰精である津液を逼迫して発汗がしきりとなる。陰虚の患者では、入眠後に衛陽が裏を巡行する際、陰が虚しているために陽が陰にはいることができずに、衛陽が陰津を逼迫して発汗するとされる。気虚や陽虚の患者では体表の陽気が不足しているために固摂することができなくなって陰液が外泄されて発汗する。またその他亡陰・亡陽・陽明病証時などにも発汗する。湿熱が臓腑に結すると、湿熱が陰津を逼迫するとともに陰虚となり、また運化昇降機能や疏泄機能が失調して気虚や陽虚となって、発汗が生じるものと思われる。

***初めて之を得て三四日、目赤きこと鳩眼の如く、**：足厥陰肝経は目につらなるので、先に述べた肝火上炎や肝陽上亢では目の充血がみられる。また目には五臓六腑の状態が反映されており、眼球結膜（白眼）は肺に属しており、肺は「一身の気を主る」のであるから、一身の気の状態が反映され、また白眼が赤いのは肝火上炎や肝陽上亢に加えて肺火があることも示唆している。一方湿熱内盛の時は白眼は黄色になるとされる。

***眥**：し・せい、マナジリ、目のかど。四眥で内眼角二つ外眼角二つの合計四つの眼角のこと。

***七八日、目の四眥黒し、**：内眼角外眼角の四眥は「心」の状態を反映し、四眥が赤い場合は「心火」を白い場合は「血虚」を示しているが、一方黒は先にも述べた様に腎虚、寒証、痛証で水飲や瘀血がある場合であり、狐惑病が湿熱証であることを考えると腎虚や瘀血の反映と考えられる。腎虚では内傷や何らかの原因（湿熱も含む）により、諸臓器の陰分の基である

腎陰が欠損して陰が陽を制御することができなくなり虚陽が上浮し、それによる虚熱を伴っているが、腎陰が欠損するために腎と生理的に密接な関係がある心・肝・肺の陰分も欠損して様々な症状の原因となる。また瘀血は気血の正常な運行が阻滞したために形成されるが、原因は気滞・湿滞・熱滞・気虚・陰虚など様々であり、様々な臓器で症状を表す。また何らかの原因で心が滋養されなかったり、食生活の乱れなどにより湿熱痰火が発生して心包が覆い隠されると、心陽の流れが塞き止められ、さらに気虚・気滞や内因外因による様々な損傷や水飲の停滞も加わると、心脈が塞がれて瘀血による心の病変が生じることになる。また肝火上炎から心火を生じると、津液が煎灼されて痰となり、痰と火が心神をかき乱すとともに心包に内陥することになる。ここでの「目の四背黒し」は瘀血によると考えてよく、「七八日、目の四背黒し」は、気血の阻滞が強まり湿熱の邪気が裏である陰血にまで及び気血の正常な運行が阻滞し、「心」にまで瘀血が及んでいることを示している。

＊若し能く食する者は、膿已に成るなり、：湿熱の邪気による脾胃の運化・昇清機能や和降機能の障害がそれほど強くなく、食事をとることができる者は、化膿性の炎症が膿瘍を形成して限局され、収束してきているのである。脾胃は水穀の受納・運化・昇清・降濁・統血などの生理機能を持ち気血生化の源で後天の本であり、脾胃の運化・昇清機能や和降機能が障害されると、清陽が全身に輸布されなくなり肌肉が栄養されず、化膿性疾患の治癒が遷延することになる。また水液を運化する機能も失われて湿濁が停滞して痰飲が形成されると、脾陽の働きがますます抑制され、また湿熱の症状がますます悪化することになる。

【赤小豆当帰散の考察】

Ⅰ：構成生薬の薬理作用

A．赤小豆

（1）マメ科ツルアズキまたはアズキの成熟種子。

（2）甘・酸、微寒。心・小腸。

（3）『神農本草経』「赤小豆、主下水、排癰腫膿血。生平澤。」

（4）**11**：①利水消腫　②清熱利湿・退黄　③解毒排膿

12：①利水消腫　②解毒消腫

（5）『名医別録』では、「味甘、酸、平、温、無毒。主治寒熱、熱中、消渇、止泄、利小便、吐逆、卒澼、下脹満。又、吐名灌、主治小便数、去煩熱。」と書かれている。利水し、体内の湿熱を下注し利小便して除き、また消腫する。湿熱の邪気はまず中焦の脾胃の気機を阻滞させるが、健脾作用があり、脾虚による浮腫・腹水に対して用いられる。また湿熱を除くことによる解熱作用に加えて、心経に作用して上逆した火を降火させて行血・活血させ、これにより清熱し解毒する。また清熱解毒活血作用により、単味の粉末を調製して皮膚化膿症（癰腫）初期の発赤・腫脹・疼痛に対して外用する。

B．当帰

(1)セリ科トウキの根。日本産は日本野生のニホントウキを栽培化したもの。

(2)甘・辛・苦、温。心・肝・脾。

(3)『神農本草経』「当帰、味甘、温。主咳逆上気、温瘧寒熱、洗洗在皮膚中、婦人漏下絶子、諸悪瘡瘍金創、煮飲之。一名乾帰。生川谷。」

(4)**11**：①補血調経　②活血行気　③潤腸通便　**12**：①補血　②活血調経・止痛　③潤腸通便　④止咳平喘　**13**：①補血　②活血　③潤腸通便　④調月経

(5)当帰は、「血をそれぞれの場所に帰すことができる」との意味で「当帰」と名づけられたとのことであり、甘補し辛散し苦泄し温通し、心・肝・脾に入って補血・活血・行気し、また血脈を通調して止痛する。補血は血液が虧《き》損した状態を補うことであり、活血は血脈の通りを良くして血液の流れが滞らず身体の隅々にまで行き渡るようにすることで、それによって気の滞りも改善する。血液の循行は心気による推動を受け、また肺は宗気を血脈に注いで全身に送り、全身の血液はすべて経を通って肺に流れつき、つまり肺気が百脈をくまなく流れて全身に行き渡っている。また肝気による疏泄が正常に行われることによって、気機の働きもスムーズになり血液の流れもスムーズになるのであり、これら心気・肺気・肝気の働きによって血液が全身をめぐることが可能をなっている。またこれらの気の中でも肝気が特に重要であって、肝気が鬱滞すると血瘀の証を生じることになる。

　心は血を主り、肝は血を蔵し、脾は血を統摂し気血を化生し、腎精が血を生じる大元になっている。したがって血を考察する場合には、心・肺・肝・脾・腎の諸臓器の相互関係を考慮する必要があり、当帰の補血・調経・活血・行気などの作用は血脈に対する「血中の気薬」としての当帰の一連の作用として理解することができると思われる。このため当帰が使用される病態は血病全般に亘り、特に婦人病の要薬であり月経不順・閉経・月経痛・妊娠中や産後の腹痛・崩漏などに用いられるとともに、血虚証全般特に心と肝の血虚証に用いられ、また瘀血証や気滞証などに用いられており、重要方剤が多い。

《当帰を用いた主な方剤》＊**四物湯**（当帰・川芎・白芍・熟地黄）＊**人参養栄湯**（人参・白朮・茯苓・熟地黄・当帰・白芍・炙甘草・生姜・大棗・黄耆・肉桂・遠志・五味子・陳皮）＊**芎帰調血飲**（当帰・川芎・熟地黄・白朮・茯苓・陳皮・烏薬・香附子・乾姜・益母草・牡丹皮・甘草・大棗・生姜）＊**当帰補血湯**（黄耆・当帰）＊**帰脾湯**（白朮・茯神・黄耆・竜眼肉・酸棗仁・人参・木香・炙甘草・当帰・遠志・生姜・大棗）＊**温経湯**（呉茱萸・当帰・白芍・川芎・人参・桂枝・阿膠・牡丹皮・生姜・甘草・半

夏・麦門冬）＊当帰芍薬散（当帰・白芍・茯苓・白朮・沢瀉・川芎）＊**加味逍遙散**（柴胡・当帰・白芍・白朮・茯苓・炙甘草・煨姜・薄荷・牡丹皮・山梔子）＊**当帰建中湯**（白芍・桂枝・炙甘草・生姜・大棗・膠飴・当帰）＊**当帰四逆加呉茱萸生姜湯**（当帰・桂枝・白芍・細辛・炙甘草・通草・大棗・呉茱萸・生姜）＊**当帰飲子**（当帰・白芍・川芎・生地黄・白蒺藜・防風・荊芥穂・何首烏・黄耆・炙甘草・生姜）＊**潤腸湯**（当帰・熟地黄・麻子仁・桃仁・杏仁・枳殻・厚朴・黄芩・甘草・大黄）

Ⅱ：赤小豆当帰散の方剤考察

狐惑病は、精神的なストレスや外からの湿熱によって脾陽が傷害されて脾の運化機能が低下し、水湿の運化が滞り内湿が形成され、脾胃の運化・昇清機能や和降機能が障害されるとともに、同じく精神的なストレスによる情志の火の内生や湿熱の外邪によって肝の疏泄機能が失調し、気機が阻滞して肝気鬱結となり、鬱結がさらに進んで熱を生じて化火し肝火上炎となった病態である。湿熱が臓腑に結すると、湿熱が陰津を逼迫するとともに陰虚となり、また運化昇降機能や疏泄機能の失調に伴って気虚や陽虚となると、気血の阻滞が強まって湿熱の邪気が裏である陰血にまで及び、気血の正常な運行が阻滞されて瘀血となり、その影響が「心」にまで及ぶことになる。また狐惑病に化膿性の炎症を伴った場合であっても、湿熱の邪気による脾胃の運化・昇清機能や和降機能の障害がそれほど強くないならば、膿瘍を形成しても限局されて収束する。

そこでこの様な状態に対して、赤小豆で利水し、体内の湿熱を下注し利小便して除き、また湿熱の邪気を除くことによって健脾し脾虚を改善している。また湿熱を除くことによる解熱作用に加えて、心経に作用して上逆した火を降火させ行血・活血し、これによっても清熱し解毒している。また清熱解毒活血作用があり皮膚化膿症にも有効である。加えて当帰の補血・調経・活血・行気などの作用によって心・肝・脾の血脈を通調し、血虚・瘀血・気滞を改善している。

【本条のポイント】

脾胃湿熱や肝胆湿熱があり、肝気鬱結・肝火上炎・心肝火旺・心火亢盛・痰火擾心・肝陽上亢などにより心煩を生じ、湿熱によって陰虚となり、また気虚や陽虚となって発汗し、火が上炎して球結膜が充血し、腎虚や瘀血も伴っている狐惑病には、赤小豆当帰散が有効である。病態をよく理解すること。

【原文】（三―14）

陽毒之為病、面赤斑斑如錦文、咽喉痛、唾膿血。五日可治、七日不可治、升麻鱉甲湯主之。

【訓読】

陽毒の病為る、面赤く斑斑として錦文の如く、咽喉痛み、膿血を唾す。五日治可し、七日治す可からず、升麻鱉甲湯之を主る。

【注釈】

＊錦文《きんもん》：紋に同じ。

【原文】（三―15）

陰毒之為病、面目青、身痛如被杖、咽喉痛。五日可治、七日不可治、升麻鱉甲湯去雄黄蜀椒主之。

升麻鱉甲湯方

升麻二両　当帰一両　蜀椒（炒去汗）一両　甘草二両　雄黄半両（研）　鱉甲手指頭大一片（炙）

右六味、以水四升、煮取一升、頓服之。老少再服取汗（陰毒去蜀椒雄黄）（『肘後』、『千金方』陽毒用升麻湯、無鱉甲有桂。陰毒用甘草湯、無雄黄）。

【訓読】

陰毒の病為る、面目青く、身痛み杖《むち》を被るが如く、咽喉痛む。五日治す可し、七日治す可からず、升麻鱉甲湯去雄黄、蜀椒之を主る。

升麻鱉甲湯の方

升麻二両　当帰一両　蜀椒（炒りて汗を去る）一両　甘草二両　雄黄半両（研す）　鱉甲手指頭大一片（炙る）

右の六味、水四升を以て、煮て一升を取り、之を頓服す。老少は再服して汗を取る（陰毒は蜀椒雄黄を去る）（『肘後』、『千金方』は陽毒に升麻湯を用い、鱉甲無く桂有り。陰毒に甘草湯を用い、雄黄無し）。

【考察】

陰毒陽毒とは何を言っているのであろうか。毒は毒性の強い邪気とも考えられ、また邪気が解除されずに蓄積して鬱した状態とも考えられる。いずれにしろ邪気の程度および状態が甚だしいことを表現している。次に陰・陽とは何であろうか。『素問』陰陽応象大論篇によれば、「陰勝れば則ち陽病み、陽勝れば則ち陰病む。陽勝れば則ち熱し、陰勝れば則ち寒す。重寒は則ち熱し、重熱は則ち寒す。寒は形を傷り、熱は気を傷る。気傷るれば痛み、形傷るれば腫る。」と述べられている様に、陰陽は相対的であって、寒熱の様な温度の属性だけではなく、人体で考えると表が陽であり裏が陰であり、外が陽であり内が陰であり、気が陽であり血が陰である。そこでこの条文での陰毒陽毒は、陰を寒の強い状態であり陽を熱の強い状態と考えるのではなく、陽毒は邪毒が身体の表面に留まっている場合であり、陰毒は邪毒が身体の裏にまで入り込んでしまった状態と考えることもできる。

「陽毒の病為る、面赤く斑斑として錦文の如く、咽喉痛み、膿血を唾す。」、つまり「顔面が赤くなり、その状態は紋状で斑点状にまだらであり、咽喉部痛があり、炎症が強いために膿と血が混ざった痰が唾液に混じる」、これらの病状は咽喉部および体表部顔面に邪毒が強く鬱して存在していることを意味し、溶連菌などによる急性化膿性咽喉頭炎時にみられる症状である。それに対して、「陰毒の病為る、面目青く、身痛み杖《むち》を被るが如く、咽喉痛む。」、つまり「顔面と目が青くなり、身体の節々がむちで打たれたように痛み、咽喉部痛もある」は、邪毒が裏に入って鬱して存在し、このために気血の流れが阻滞されて節々が痛み顔面も青くなり、また肝血も阻滞するので、肝は目に開竅するところから、肝血が不足して目も青くなる。咽喉部は肺系に属しているが胃系にも属し、従って脾の影響も受け、また腎精によって滋養されるために腎虚では傷害され、肝気の疏泄が鬱滞すると気滞のために咽喉部の通りも悪くなる。このように裏に邪毒が入ると臓腑の気機の異常とともに、気血の流れが阻滞し、咽喉部痛の原因となる。またこの様な陰陽毒の治療は、適切な治療を早期に施せば治癒するが時期を失すると難治となる。これらのことは溶連菌感染症が適切に治療されないとリウマチ熱や腎障害の原因となることからも理解されるところである。

【升麻鱉甲湯の考察】

Ⅰ：構成生薬の薬理作用

A．升麻

(1)キンポウゲ科サラシナショウマやオオミツバショウマなどの根茎。

(2)甘・辛、微寒。

(3)『神農本草経』「升麻、味甘、平。主解百毒、殺百精老物殃鬼、辟温疾、瘴邪、毒蠱。久服不夭。一名周升麻。生山谷。」

(4)**11：**①発表透疹　②清熱解毒　③昇挙陽気　**12：**①発表透疹　②昇提中気　③清熱解毒

(5)『神農本草経』によれば、升麻は解毒の力が強く、多くの邪毒を除き毒証を治すことができ、温疾（急性伝染性疾患）や瘴邪（マラリアなどの毒素による瘧疾）や虫毒疾患を辟すなわち除く、とある。『名医別録』によれば、毒気による悪心・嘔吐・腹痛を毒を吐きださせて治し、諸毒による頭痛・悪寒・発熱・腫脹・喉頭痛・口内炎を治す、と書かれている。升麻は微寒で清熱作用があり、発表・昇陽・昇散・昇透の作用があり、肺胃の邪毒を除き、発表透疹・解毒昇陽に働く。また脾胃の清陽の気を昇挙する。このため陽明頭痛を除去し、肌表の風邪を除き、斑疹を透し、喉頭痛・口内炎を治し、化膿性炎症による腫毒を治し、気虚下陥による慢性下痢・脱肛・子宮脱に有効である。急性伝染性や急性化膿性の炎症による邪毒が肌表に鬱している病態に適し、単なる表証にはほとんど用いられない。昇散の性が強いので、陰虚火旺・肝陽上亢・咳嗽喘息などの気逆証には禁忌であり、麻疹後期には使用しない。

《升麻を用いた主な方剤》＊**升麻葛根湯**（升麻・葛根・赤芍・炙甘草）＊**清胃散**（生地黄・当帰・牡丹皮・黄連・升麻）＊**補中益気湯**（黄耆・炙甘草・人参・当帰・陳皮・升麻・柴胡・白朮）

B．蜀椒

(1)ミカン科サンショウやイヌザンショウ、カホクサンショウなどの成熟果皮。

（2）辛、熱。小毒。　脾・胃・腎

（3）『神農本草経』「蜀椒、味辛、温。主邪気咳逆、温中、逐骨節皮膚死肌、寒湿痹痛、下気。久服之頭不白、軽身増年。生川谷。」

（4）**11：**①散寒止痛・燥湿　②解毒駆虫　**12：**①温中化飲②殺虫

（5）『神農本草経』によれば、「主邪気咳逆」肺の寒邪を散じ肺寒による咳嗽を治し、「温中」は脾胃を温めて散寒燥湿し止痛し、「逐骨節皮膚死肌、寒湿痹痛、」寒湿による骨や関節の痺れや痛みを駆逐し、皮膚の麻痺や感覚障害を治療する、と書かれている。また『名医別録』によれば、「五臓六腑の寒冷・傷寒・温瘧・大風邪を受けて不汗で・心腹に痰飲が留まり・食あたりし・慢性の下痢をするものを止め、……風邪・腫瘤・水腫・黄疸・虫毒・魚毒などを散じる。」と書かれている。この様に、脾胃に入って散寒燥湿し止痛するとともに、腎に作用し命門の火を補うので、命門火衰による腎陽虚に伴う内寒を改善し、水液代謝の障害による痰喘を改善する。また回虫などの寄生虫疾患に対して駆虫作用がある。

《蜀椒を用いる主な方剤》＊**大建中湯**（蜀椒・乾姜・人参・膠飴）＊**当帰湯**（当帰・白芍・人参・黄耆・乾姜・蜀椒・半夏・厚朴・炙甘草・肉桂）＊**烏梅丸**（烏梅・細辛・乾姜・黄連・当帰・蜀椒・桂枝・附子・人参・黄柏）

C．鱉甲

（1）スッポン科シナスッポンの背甲。

（2）鹹、寒。肝・脾・腎

（3）『神農本草経』「鱉甲、味鹹、平。主心腹癥瘕、堅積寒熱、去痞息肉、陰蝕痔悪肉。生池澤。」

（4）**11：**①滋陰潜陽　②軟堅散結・破瘀通経　**12：**①滋陰潜陽　②軟堅散結

（5）『神農本草経』「主心腹癥瘕、堅積寒熱、」において「癥瘕」も「堅積」も腹部に塊・脹れ・疼痛などがある病態であり、「寒熱」は悪寒発熱で、つまりはマラリアの様な腹部腫瘤と悪寒発熱を伴う病証であり、「痞息肉、陰蝕痔悪肉」陰部や肛門部にポリープ状の腫瘤がある病態を、治すと書かれている。『本草綱目』や『本草求真』などでもマラリアを治すことが記載されている。陰虚発熱（陰虚内熱・陰虚火旺などともいう）を滋陰潜陽して退熱させるとともに、軟堅散結しまた破瘀通経するので、月経困難症や肝脾腫大に用いる。脾胃を損傷するので、脾胃虚寒による下痢・食欲不振・胃もたれなどには禁忌である。

《鱉甲を用いる方剤》＊**清骨散**（銀柴胡・胡黄連・秦艽・鱉甲・地骨皮・青蒿・知母・炙甘草）＊**青蒿鱉甲湯**（青蒿・鱉甲・生地黄・知母・牡丹皮）＊**二甲復脈湯**（炙甘草・生地黄・生白朮・麦門冬・阿膠・麻子仁・生牡蛎・生鱉甲）＊**鱉甲煎丸**（鱉甲・射干・黄芩・鼠婦・乾姜・大黄・桂枝・石葦・厚朴・瞿麦・凌霄

花・阿膠・柴胡・蜣螂・白芍・牡丹皮・䗪虫・蜂窠・赤硝・桃仁・人参・半夏・葶藶子）

D．当帰：①補血調経　②活血行気　③潤腸通便　**E．甘草：**①補中益気　②潤肺・祛痰止咳　③緩急止痛　④清熱解毒　⑤調和薬性　**F．雄黄：**①解毒殺虫　②燥湿祛痰

Ⅱ：升麻鱉甲湯の方剤考察

陰陽毒の病において陽毒の病には升麻鱉甲湯を用い、陰毒の病には升麻鱉甲湯去雄黄、蜀椒を用いる。陽毒の病は、咽喉部および体表部顔面に邪毒が強く鬱して存在している状態であり、それに対して陰毒の病は、邪毒が裏に入って鬱して存在し、このために気血の流れが阻滞され、また肝血も阻滞されている状態である。そこで升麻鱉甲湯の構成生薬の作用をみると、升麻で清熱解毒し発表透疹し、当帰で補血益気し柔肝して肝気による疏泄を正常化し、蜀椒で脾胃を温め散寒除湿し下気散結し、甘草で健脾益気し調和し、雄黄で解毒・燥湿し、鱉甲で滋陰潜陽して退熱させまた軟堅散結している。これらの生薬において、散・行に働く辛性薬は升麻・当帰・蜀椒・雄黄であり、鱉甲は鹹性で下・軟に働き、また温性薬は当帰・蜀椒・雄黄であり、寒性薬は升麻・鱉甲である。このように辛・温、辛・寒、鹹・寒などの温寒両薬が配合されており、加えて甘草・当帰・蜀椒・鱉甲で補気・補血・滋陰している。さらに升麻の発表・昇陽・昇散・昇透作用によって邪毒を除く強力な解毒作用が加わって、陽毒を除くのである。陰毒に関しては、温性薬である蜀椒・雄黄はその温燥性により陰を損なう恐れがあり除かれている。当帰の温燥性は強くはなく、また補血活血・調経の要薬であるので、陰毒に対しても使用されている。

【本条のポイント】

升麻鱉甲湯は邪毒が身体の表面に留まっている陽毒に用い、邪毒が身体の裏にまで入り込んでしまった陰毒には、陰を損なう恐れのある蜀椒・雄黄を除いて用いる。各生薬の作用を理解すること。

瘧病脉證并治　第四

證二條　方六首

【原文】（四—1）

師曰、瘧脈自弦、弦数者多熱、弦遅者多寒。弦小緊者下之瘥、弦遅者可温之、弦緊者可発汗針灸也。浮大者可吐之、弦数者風発也、以飲食消息止之。

【訓読】

師曰く、瘧《ぎゃく》の脈は自ら弦、弦数《さく》の者は熱多く、弦遅の者は寒多し。弦小緊の者は之を下せば瘥《い》ゆ、弦遅の者は之を温む可し、弦緊の者は発汗し針灸す可きなり。浮大の者は之を吐かす可し、弦数の者は風発なり、飲食を以て消息して之を止《とど》む。

【考察】

弦脈は抗病反応の起っている場所が半表半裏にある脈象であり、体表にある場合の浮脈と裏である沈脈の中間の脈象である。また半表半裏であるのはすなわち少陽病の脈象で、ここでは瘧病が少陽病であることが示唆されている。さらに弦脈は「肝胆の脈」とも言われ、肝気鬱結・肝火上炎・肝陽上亢・肝風内動などの病態時の脈象であり、また寒邪による水毒がある場合や脾虚がある場合の脈象でもある。肝気の疏泄条達機能がスムーズに働かないと、全身の気機の疏泄が妨げられて臓腑機能が失調し、肝気による血液の貯蔵と流通が妨げられて瘀血阻滞を生じ、筋膜が潤されずに筋症状が出現し、胆汁の分泌も障害され、脾胃の運化昇清機能も影響を受け、また情志が伸びやかに巡らず鬱屈する。弦脈は経絡が拘束され気血の流れが収斂する結果としての脈象であり、またそれらの弦脈を引き起こす原因は疼痛の原因ともなる。臨床的には動脈硬化・肝炎・怒りやイライラなどの気分の鬱屈・痰飲・虚寒の場合の脈象である。また少陽病で半表半裏にある瘧病においては、寒熱の強弱や表裏の深浅によって各種の兼脈を呈することになる。

数脈は熱証をあらわし、弦脈は「肝胆の脈」であるので、弦数は肝経に火があることを示唆している。遅脈は寒証で陽虚をあらわし、すなわち陽虚陰盛の徴である。また遅脈には有力と無力があり、寒邪直中・痰飲・血瘀では有力であり、陽虚による虚寒では無力である。緊脈は弦脈と脈形は似ているが、より緊急の感があり有力で、縄を触っているような感じであり、また脈が左右にゆれて安定しないなどの特徴をもち、寒証で実証の脈象である。太陽病傷寒の脈象であることが多いが、痛証や脾陽不振による腹痛・嘔吐・下痢・宿食などの脈象でもあり、陰陽のバランスのくずれが反映されている。一般的には緊脈の軽度のものを弦脈ととらえ、急性疾患を緊、慢性疾患におけるストレスがらみの病態を弦ととらえることが多く、また弦で緊は瘀血の反映のことが多いとされる。

＊弦数の者は熱多く、弦遅の者は寒多し。：この条文は前述の説明のとおりである。

＊弦小緊の者は之を下せば瘥ゆ、∵前述したように緊脈は寒証で実証の脈象であり、外邪が裏の体内臓腑において実勢をもって存在し邪正闘争が行われていることを反映しており、また少し緊であるとは、ここでの少は沈にちかく、病邪がより裏である中下焦に存在していることを意味している。中下焦に存在する食滞を伴った病邪を下すことによって除くのである。

＊弦遅の者は之を温む可し、弦緊の者は発汗し針灸す可きなり。∵弦遅の者は寒証であるので温法を用いるべきであるし、弦緊の者は半表半裏であるがより表証が強く太陽病傷寒を伴っており、発汗法により表邪を除くべきであり、また緊脈は痛証の脈象でもあり針灸によって経絡の流通と気血の調和を図り痛みを除くべきである。

＊浮大の者は之を吐かす可し、∵浮脈は病邪が体表にあることを示し、また大脈は邪熱の勢いが強いことであり、浮大で表熱の邪が強いことを示している。また表を上焦、裏を中下焦と捉えると、上焦に邪熱が強い場合も浮大の脈象となり、その様な上焦にある実熱邪毒を吐きださせて除く治療法である吐法の適応となる。

＊弦数の者は風発なり、飲食を以て消息して之を止む。∵先に述べた様に数脈は熱証をあらわし、弦脈は「肝胆の脈」であるので、弦で数は肝経に火熱があることを示唆している。肝胆の病証において弦数の脈象になるのは、虚証（虚実挟雑を含む）では肝風内動を伴う場合は熱極生風（先に熱証があって風証が続発する）であり、実証（虚実挟雑を含む）では肝火上炎や肝胆湿熱であり、また実証に属する肝気横逆では肝気犯胃や肝気犯脾の場合である。また各病証の分析をすると、肝鬱気滞が長期にわたると化火して気火上逆し肝火上炎の証となり、肝火上炎が長く続くと肝火によって肝陰が消耗されて肝陽上亢証（陰虚陽亢・陰虚肝旺も同じ）となる。それに対して肝風内動は肝腎の陰液の虧損が甚だしく肝陽が肝腎の陰液による滋潤や制御を受けることができなくなって（陰が陽を制御できなくなったと考えてもよい）「昇動無制」の状態となり、肝陽が変動して内風を生じたものである。また肝気の疏泄失調と脾胃の運化失調は相互に影響を及ぼし合っており、「飲食を以て消息して之を止む」すなわち飲食をもって肝への陰液や血の供給をはかり、肝気の上逆を柔らげて肝風を制御するのである。

【本条のポイント】

瘧病とは少陽病と関係し、弦脈が基本の脈象であるが、数・遅・緊・浮やその大小によって病態が異なり、治療も異なる。本条は極めて論理的であり、よく病態を理解して対処することが必要となる。

【原文】（四―2）

病瘧、以月一日発、当以十五日愈、設不差、当月尽解。如其不差、当云何。師曰、此結為癥瘕、名曰瘧母、急治之、宜鱉甲煎丸。

鱉甲煎丸方

鱉甲十二分（炙）　烏扇三分（焼）　黄芩三分　柴胡六分　鼠婦三分（熬）　乾姜三分　大黄三分　芍薬五分　桂枝三分　葶藶一分（熬）　石葦三分（去毛）　厚朴三分　牡丹五分（去心）　瞿麦二分　紫葳三分　半夏一分　人参一分　䗪虫五分（熬）　阿膠三分（炙）　蜂巣四分（炙）　赤消十二分　蜣蜋六分（熬）　桃仁二分

右二十三味、為末、取鍛竈下灰一斗、清酒一斛五斗浸灰、候酒尽一半、着鱉甲於中、煮令泛爛如膠漆、絞取汁、内諸薬、煎為丸、如梧子大、空心服七丸、日三服。

（千金方、用鱉甲十二片、又有海藻三分、大戟一分、䗪虫五分、無鼠婦赤消二味、以鱉甲煎和諸薬為丸）

【訓読】

瘧を病んで、月の一日を以て発し、当に十五日を以て愈《い》ゆべし、設《も》し差えざれば、当に月尽きて解《かい》すべし。如《も》し其れ差えざれば、当に何と云うべきか。師曰く、此を結びて癥瘕《ちょうか》を為す、名づけて瘧母と曰《い》う、急ぎ之を治せ、鱉甲煎丸に宜《よろ》し。

鱉甲煎丸の方

鱉甲十二分（炙る）　烏扇三分（焼く）　黄芩三分　柴胡六分　鼠婦三分（熬《い》る）　乾姜三分　大黄三分　芍薬五分　桂枝三分　葶藶一分（熬る）　石葦三分（毛を去る）　厚朴三分　牡丹五分（心を去る）　瞿麦二分　紫葳三分　半夏一分　人参一分　䗪虫五分（熬る）　阿膠三分（炙る）　蜂巣四分（炙る）　赤消十二分　蜣蜋六分（熬る）　桃仁二分

右二十三味を、末と為し、鍛竈下の灰一斗を取り、清酒一斛五斗に灰を浸し、酒尽くること一半を候《うかが》い、鱉甲を中に着け、煮て泛爛《はんらん》して膠漆の如くならしめ、絞って汁を取り、諸薬を内《い》れ、煎じて丸となし、梧子大の如くし、空心に七丸を服し、日に三服す。

（千金方は、鱉甲十二片を用う、又海藻三分、大戟一分、䗪虫五分有り、鼠婦赤消の二味無し、鱉甲煎を以て諸薬を和して丸と為す）

【注釈】

＊**癥瘕**《ちょうか》：腹部に塊、腫れ、疼痛をあらわす病証のことで、癥は形がはっきりして固定性であり、瘕は形がはっきりせず移動性のもの。

＊**鍛竈**：鍛《たん》は金属を赤熱し打って質をよくすること、竈《そう》はかまど。

＊**斛**《こく》：十斗に相当。

＊**泛爛**：泛《はん》は浮ぶ・浮かべる、爛《らん》は火に触れて焼けただれる・煮えたぎる・どろどろになる、などの意味。

＊**梧子**《ごし》：あおぎりの実。

【考察】

瘧病は先の条文によれば、半表半裏である少陽病に属し、寒熱、表裏の程度はさまざまである。また少陽病に属する経脈は足少陽胆経と手少陽三焦経であり、つまり少陽病は胆・肝・三焦と密接に結びついている。肝胆は気機の疏泄を主っており、気機の疏泄が阻滞すると気・津液の停滞がおこり、また肝火を生じてさまざまな病態の原因となる。さらに三焦は人体最大の腑であり、水穀の精気、五臓六腑の気や水液、元気衛気営気などの通り道でもあり、その気化作用によって津液や尿や汗を化生し、排出し、また諸気を主持してからだのすみずみまで行き渡らせている。そこでこの様な胆・肝・三焦に病邪が及ぶと、気滞、水湿の停滞、邪正相争による邪熱の鬱滞、などに加えて正気と邪気の攻防によって、寒熱、表裏の程度が異なるさまざまな症状が生じることになる。また気滞、血滞、水湿の停滞から、血瘀を生じて瘀血が形成され、痰飲・水腫を生じ、それらが「癥瘕」の原因となると思われる。

瘧病に対して適切な治療がなされ、病者の正気が順調に回復するならば、半月程で治癒するが、それでだめでも一月程で治癒する。それでも治癒しない場合は、先に述べたような様々な原因が結びあって気滞、血滞、水湿の停滞から「癥瘕」が形成されたためであり、此の状態を「瘧母」というのである。この様な「瘧母」は、腹部内の炎症性腫瘤とも考えられるが、各種感染症による肝脾腫を伴う病態、たとえばマラリア感染症に伴う肝脾腫などが考えられる。「瘧母」が形成されたら急いで治療しなくてはならない。ただし瘧病すなわちマラリアであるわけではない。

【鱉甲煎丸の考察】

I：構成生薬の薬理作用

A．柴胡

(1) セリ科ミシマサイコまたはその変種の根。

(2) 苦・微辛、微寒。肝・胆・心包・三焦。

(3)『神農本草経』「柴胡、味苦、平。主心腹、去腸胃中結気、飲食積聚、寒熱邪気、推陳致新。久服軽身、明目、益精。一名地熏。」

(4) 11：①透表泄熱　②疏肝解鬱　③昇挙陽気　12：①解表退熱　②疏肝解鬱　③昇提陽気　13：①和解少陽　②疏肝解鬱　③昇挙陽気　④治熱入血室　⑤治瘧疾

(5) 神農本草経の内容に加えて『名医別録』では、「除傷寒、心下煩熱、諸痰熱結実、胸中邪逆（一本作気）、五臓間游気、大腸停積、水脹及湿痺拘攣、亦可作浴湯」と書かれ、「表証や心下の煩熱や、諸々の痰熱が結実したものや、胸中の邪の逆上、五臓間の游気、大腸の停積、水脹及び湿痺による拘攣を除く」と、邪が半表半裏である少陽に入ったための様々な症状を除くことが書かれている。少陽病は寒熱往来、胸脇苦満、口苦、嘔吐、食欲不振、心煩などが特徴的であり、これらは病邪が少陽病が主る胆・肝・三焦に及んだための症状である。『本経疏証』において張仲景は、小柴胡湯を構成する生薬についての説明の中で、「上焦得通、津液得下、胃気因和、身濈然而汗出解」「上焦が通じると、津液が下がることが可能となり、それによって胃気が和すると、身体からうっすらと汗が出て解する」と述べた後で、柴胡証はみな上焦が通じないための証であり、「上焦不通則気阻、気阻則飲停、飲停則生火、火炎則嘔吐。」と上焦が通じないと気が阻まれ、痰飲が形成され、そのために火を生じ、少陽の症状となるのであり、小柴胡湯を構成する生薬の中で柴胡のみが上焦を通じさせると述べ、また上焦が通じないための症状は、「心下満、脇下満、胸脇満、脇下鞕満、心下支結、胸脇満微結、心下急郁郁微煩」などであると述べて、発汗・吐・下法によらずに邪を除く「和解」薬であるとした。

柴胡は少陽すなわち半表半裏の邪を上焦を通じさせることによって疏散し除き、透表泄熱し、肝気の鬱結を疏泄して解除し、清陽の気を昇挙して下陥症状を改善する。昇散・昇発の性質が強く気や陰を消耗しやすいので、陰虚証、陰虚火旺証、肝陽上亢証には使用しない。白朮、当帰などの柔肝薬を併用し陰を補う。また柴胡は黄芩とともに用いると肝胆気分の結熱を清散し、黄連とともに用いると心経血分の鬱熱を清散し、白芍、当帰とともに用いると和血調経して腹痛を治す。[13]

《柴胡を用いる方剤》＊**小柴胡湯**（柴胡・黄芩・人参・半夏・炙甘草・生姜・大棗）＊**柴葛解肌湯**（柴胡・葛根・甘草・赤芍・黄芩・知母・生地黄・牡丹皮・貝母）＊**逍遙散**（柴胡・当帰・白芍・白朮・茯苓・炙甘草・煨姜・薄荷）、（加味逍遙散は牡丹皮・山梔子を加味）＊**四逆散**（炙甘草・枳実・柴胡・白芍）＊**大柴胡湯**（柴胡・黄芩・白芍・半夏・生姜・枳実・大棗・大黄）＊**補中益気湯**（黄耆・炙甘草・人参・当帰・陳皮・升麻・柴胡・白朮）＊柴胡の昇提陽気作用を用いる方剤は他に、**昇陥湯**（黄耆・知母・柴胡・桔梗・升麻）、**乙字湯**（柴胡・黄芩・升麻・大黄・甘草・当帰）などがある。

B．蜂巣

（1）スズメバチ科キホシアシナガバチなどのつくる巣。露蜂房・蜂房とも。

（2）微甘、平。有毒。肝・腎・胃。

（3）『神農本草経』「露蜂房、味苦、平。主驚癇瘈瘲、寒熱邪気、癲疾、鬼精蠱毒、腸痔。火熬之良。一名蜂場。生山谷。」

（4）**11**：①解毒療瘡・散腫止痛　②祛風除痺　③益腎
12：①祛風・止痛止痒　②解毒消腫

（5）『神農本草経』における「驚癇瘈瘲」は、「驚風による痙攣ひきつけ」であり、「癲疾」は「精神錯乱の病」であり、「鬼精」は、鬼は病気を引き起こす邪悪なにものかで、精はそのおもとであるので、鬼精で「病を引き起こす邪悪なものや邪気」であり、「腸痔」は肛門周囲膿瘍と思われる。これらから、祛風することによって風邪や風湿邪に起因する関節痛・腫脹などの痺証を除き、風証による蕁麻疹・風疹などの皮膚瘙痒症を改善し、また皮膚化膿症である癰疽・悪疽・瘰癧などに用いられて解毒消腫する。また益腎作用があり腎虚の失禁・遺尿に用いられ、止咳袪痰作用もあり慢性の咳嗽や喘息に用いられる。

C. 鼠婦

（1）ダンゴムシ科ダンゴムシの乾燥した虫体。

（3）『神農本草経』「鼠婦、味酸、温。主気癃、不得小便、婦人月閉血瘕、癇痓寒熱、利水道。一名負蟠、一名蛜威。」

（5）気が血を阻んで湿熱が生じている場合に、淋証を通経し利水して治し、婦人の血瘀積滞による無月経に、また慢性のマラリアによる悪寒発熱に用いる。鱉甲のような軟堅散結薬と併用して、マラリアによる痞塊を治す。

D. 牡丹（皮）

（1）ボタン科ボタンの根皮。

（2）苦・辛、微寒。心・肝・腎。

（3）『神農本草経』「牡丹、味辛、寒。主寒熱、中風瘈瘲、痙驚癇邪気、除癥堅瘀血留舎腸胃、安五臓、療癰瘡。一名鹿韭、一名鼠姑。生山谷。」

（4）**11**：①清熱涼血　②活血散瘀・清肝火　**12**：①清熱涼血　②活血化瘀・清肝瀉火　**13**：①涼血止血　②涼血除蒸　③活血化瘀　④活血消癰

（5）『神農本草経』で、「主寒熱、中風瘈瘲、痙驚癇邪気」は、寒熱の邪気による脳血管性の痙攣やひきつけ、てんかん発作などを治し、「除癥堅瘀血留舎腸胃」は、腸や胃内に停留している停積、水脹などの堅積や瘀血による腫瘤を除くのであり、これによって五臓を安らかにし、「療癰瘡」癰腫による瘡疹を血熱を除くことによって治すと述べている。苦寒で血熱を冷まし清熱涼血・止血し、辛散で行瘀し、瘀血を除去することによって血脈を通じさせ、活血つまり新しい血が行き渡るようにし（袪瘀活血）、血熱に瘀滞を伴った病態を治す。また陰虚血熱（陰虚発熱）における伏熱を、清芬《せいふん》（すがすがしい香り）の気によって、清透して涼血除蒸して退熱させる。この場合には清芬透達して退熱することにより陰を生じさせている。また肝火を冷ます作用があり、肝鬱化火や虚実錯雑証の肝陽上亢などに使用される。

《牡丹を用いる方剤》＊**犀角地黄湯**（生地黄・白芍・牡丹皮・犀角）＊**青蒿鱉甲湯**（青蒿・鱉甲・生地黄・知母・牡丹皮）＊**桂枝茯苓丸**（桂枝・茯苓・牡丹皮・桃仁・赤芍）＊**大黄牡丹皮湯**（大黄・牡丹皮・桃仁・冬瓜仁・芒硝）＊**加味逍遥散**（柴胡・当帰・白芍・白朮・茯苓・炙甘草・煨姜・薄荷・牡丹皮・山梔子）＊**知柏地黄丸**（熟地黄・山茱萸・山薬・沢瀉・茯苓・牡丹皮・知母・黄柏）＊**膈下逐瘀湯**（炒五霊脂・当帰・川芎・桃仁・牡丹皮・赤芍・烏薬・延胡索・甘草・香附子・紅花・枳殻）

E. 赤消（硝）

（1）硝酸カリウムKNO_3である。硝石・消石・赤硝・火硝・焔硝などと呼ばれる。芒硝は含水硫酸ナトリウムで異なる。芒硝も一名消石である。

(2)辛・苦・鹹、大温。胃・大腸・三焦。

(4)**11**:①散寒　②利水通淋・破堅積　③散毒消腫

(5)臓腑の沈寒を逐散し、堅積を破り、瘀滞を逐散し、利水通淋に働き、三焦の鬱火を散じる。[11]

F. 烏扇《うせん》

(1)アヤメ科ヒオウギの根茎。射干《やかん》・嫩《どん》射干・射干片・扁竹とも呼ばれる。

(2)苦、寒。肺・肝。

(3)『神農本草経』「射干、味苦、平。主咳逆上気、喉痺咽痛不得消息、散結気、腹中邪逆、食飲大熱。一名烏扇、一名烏蒲。生川谷。」

(4)**11**:①清熱解毒・消腫利咽　②消瘀散結　**12**:①清肺祛痰　②利咽消腫

(5)神農本草経で、「主咳逆上気」肺気の上逆による咳嗽を治す、つまり上逆した気を降ろす作用があり、「喉痺咽痛不得消息」喉頭部が腫れて咽頭部が痛み痰喘のために息が苦しく自分の症状を述べることもできない状態を治し、「散結気」気の昇降出入が結滞した状態を解きほぐして散し、「腹中邪逆、食飲大熱」熱邪を外感したり飲食の内傷により大熱を起こし、胃腸の伝導機能が傷害されて上逆を起こしたものを治す。すなわち肺火を冷まし降ろして痰熱を除き、肺気を降ろして止咳平喘する。また痰熱壅盛による咽喉頭部の腫脹・疼痛を、熱毒を緩和して消腫する。降泄の性質があり下痢を起こしやすいので脾虚には用いない。

《烏扇を用いる方剤》***射干麻黄湯**(射干・麻黄・生姜・細辛・紫菀・款冬花・五味子・半夏・大棗)

G. 葶藶

(1)アブラナ科クジラグサやヒメグンバイナズナなどの成熟種子。葶藶子《ていれきし》・苦葶藶・甜葶藶とも呼ばれる。

(2)辛・苦、寒。肺・膀胱・大腸。

(3)『神農本草経』「葶藶、味辛、苦、寒。主癥瘕積聚結気、飲食寒熱、破堅逐邪、通利水道。一名大室、一名大適、生平澤。」

(4)**11**:①瀉肺平喘　②行水消腫　**12**:①瀉肺平喘　②利尿消腫　**13**:①瀉肺降気　②逐痰飲・消水腫

(5)神農本草経では、「主癥瘕積聚結気」気が結滞した肝脾腫などの腹腔内腫瘤や腹水、寒熱などを生じたものを、「破堅逐邪、通利水道」水道を通利して利尿作用を発揮し、これにより邪を追いやって腫瘤を除く、と書かれている。葶藶子はまず肺経に作用し、痰飲壅肺により肺気の粛降機能が失われて気逆し、痰が多く咳嗽し呼吸困難・喘鳴を呈したものを、瀉肺(痰飲を排泄)行水して緩和し、下気平喘し消腫する。また肺気を降瀉して水道を通調するとともに膀胱経に入って利水し、大腸に作用して通泄し大便を下泄する。葶藶子の性は激しく大黄や芒硝に劣らず、肺中の水気や胸悶を大いに瀉し、下って膀胱を巡り（瀉肺行水）、膈上の水すなわち胸水、胸膜炎に作用して胸悶を改善し咳喘を除き、全身や顔面の浮腫を改善する。

《葶藶を用いる方剤》＊**大陥胸丸**（大黄・葶藶子・芒硝・杏仁・甘遂）

H．瞿麦《くばく》

(1)ナデシコ科エゾカワラナデシコまたはカラナデシコの開花期の地上部。

(2)苦、寒。心・小腸。

(3)『神農本草経』「瞿麦、味苦、寒。主關格諸癃結、小便不通、出刺、決癰腫、明目去翳、破胎堕子、下閉血。」

(4)**11：**①利水通淋　②破血通経　**12：**①清熱利湿・通淋　②活血通経　**13：**①清心熱、利小腸・膀胱湿熱。

(5)『神農本草経』の、「主關格諸癃結」での「関格」とは、関が大便不通であって、格が小便不通であり、「癃」とは小便が円滑に出ないでタラタラと出る状態であり、各種の原因による尿貯留や便の不通状態を治し、「破胎堕子、下閉血」月経不通を破血通経する。表裏の関係にある心と小腸の湿熱を清し、また下焦にある膀胱の湿熱を除いて利水通淋する。熱淋・血淋・砂淋・血尿・尿道熱痛などの淋証を治す。活血祛瘀作用があり血瘀の無月経に用い、癰腫瘡毒に外用する。破血に働くので、脾気虚や妊婦には禁忌。

I．䗪虫《しゃちゅう》

(1)ゴキブリ科シナゴキブリやサツマゴキブリなどの雌の成虫体。

(2)鹹、寒。小毒。肝。

(3)『神農本草経』「䗪虫、味鹹、寒。主心腹寒熱洗洗、血積癥瘕、破堅、下血閉、生子大良。一名地鱉。生川澤。」

(4)**11：**①破血逐瘀・消癥　②続筋接骨　**12：**①破血逐瘀　②続筋接骨　**13：**①消癥瘕　②破瘀血　③続筋接骨

(5)『神農本草経』によると、「鹹寒の性により血に入って軟堅し、心腹において、血脈が凝滞して血瘀し経絡が通じず、悪寒発熱が次々と襲ってきて、肝脾腫や瘀血により血積・癥瘕となったものに対し堅を破り、また月経不通を破血通経する」と書かれている。破血逐瘀の作用が非常に強く、無月経・産後瘀阻による腹痛・肝脾腫・肝硬変初期・慢性肝炎・頭部外傷後遺症などに用いる他、瘀血を除き新血を生じる作用により、打撲傷や骨折などの腫脹・疼痛に用いられる。薬性が緩和であり虚証で血瘀がある者に用いることができる。

《䗪虫を用いる方剤》＊**大黄䗪虫丸**（大黄・黄芩・甘草・桃仁・杏仁・白芍・生地黄・乾漆・虻虫・水蛭・蠐螬・䗪虫）＊**下瘀血湯**（大黄・桃仁・䗪虫）

J．蟯蜋《ぎょうろう》

（1）カメムシ科カメムシ。

（3）『神農本草経』「蟯蜋、味鹹、寒。主小児驚癇瘈瘲、腹脹寒熱、大人癲疾狂易。一名蛣蜣。火熬之良。生池澤。」

（5）『神農本草経』で、「小児驚癇瘈瘲」小児の疳の虫や泣きいりひきつけを治し、「大人癲疾狂易」癲とは陰に属し虚にかたよって静かであるが、狂は陽に属し実にかたより騒いで動き回ることで、癲が長引くと痰が鬱して化火し狂となるのであり、癲狂で精神錯乱状態のことである。また蟯蜋はよく癥瘕を破り燥結を開く働きがあり、瘧病に用いられる。破瘀・通便・攻毒の作用がある。[14]

K．石葦

（1）ウラボシ科ヒトツバなどの葉。

（2）甘・苦、微寒。肺・膀胱。

（3）『神農本草経』「石葦、味苦、平。主労熱邪気、五癃閉不通利小便水道。一名石（革庶）。生山谷石上。」

（4）**11：**①利水通淋　②清熱止血　③清肺熱　**12：**①清熱利湿・通淋　②清肺化痰平喘③止血　**13：**①清利膀胱湿熱・利水通淋　②清熱肺経気分

（5）『神農本草経』での、「五癃閉不通利小便水道」の「五癃閉」は、石淋・気淋・膏淋・労淋・血淋の五種の淋証（五淋）のことである。実際の臨床症状では、熱淋・血淋・石淋が尿路感染症・血尿・尿路結石に相当し、石葦は膀胱の湿熱を除き（清熱利湿し）利水通淋し、熱淋・血淋・石淋を改善する。まず肺経の気分にある熱を清し、肺金と腎水は五行説において母子相生の関係にあり、また肺気が粛降することによって水道が通調されるので、肺熱を清することによって利水通淋され膀胱の湿熱も除かれるのである。清熱利湿し通淋するとともに、肺熱を冷まし痰を除き肺痰熱による多痰・咳嗽・呼吸困難・喀血などに用いられる。また止血作用があり不正子宮出血・吐血・鼻出血や特に血淋に対して用いられる。

《石葦を用いる方剤》＊**石葦散**（車前子・瞿麦・石葦・冬葵子・滑石・楡白皮・木通・赤茯苓）

L．紫葳

（1）ノウゼンカズラ科ノウゼンカズラの花。凌霄花《りょうしょうか》とも呼ばれる。

（2）辛、微寒。肝・心包。

（3）『神農本草経』「紫葳、味酸、微寒。主婦人産乳余疾、崩中、癥瘕血閉、寒熱羸《るい》痩、養胎。生川谷。」

（4）**11：**①行血破瘀　②涼血祛風

（5）『神農本草経』での「婦人産乳余疾」は、出産後や授乳、その他の婦人病諸々を治し、「崩中」つまり月経でない大量の性器出血を治すとのことで、婦人病全般に効果があると述べられている。いずれも大量の陰血が失われた状態であり、気血両虚や気滞血瘀とそれに伴う陽の偏旺があり、紫葳は直接血分に入って行血破瘀し陰を保護して陽の偏旺を収め涼血し祛風するのである。「癥瘕血閉」血熱が強く血脈が塞がれて瘀血を生じ、また月経も閉塞して滞り、これらにより腹腔内腫瘤も形成され、「寒熱羸痩」内熱による悪寒発熱で気血両虚となり消耗した状態を治し、「養胎」する。ここでの胎は母体と胎児と思われ、すなわち妊娠中の血虚を養うと述べられているが、行血破瘀は妊娠中の血虚に対して一概に有効ではなく、特に妊娠終期には使わないほうがよい、との指摘もされている。

M．阿膠《あきょう》

(1)ウマ科ロバやウシ科ウシなどの除毛した皮を水で煮て製したニカワ塊。

(2)甘、平。肺・肝・腎。

(3)『神農本草経』「阿膠、味甘、平。主心腹内崩、労極洒洒如瘧状、腰腹痛、四肢酸疼、女子下血、安胎。久服軽身益気。一名傅致膠。」

(4)**11**：①補血　②滋陰　③止血　④清肺潤燥　**12**：①補血止血　②滋陰潤燥　③その他、潤腸通便　**13**：①補血・滋陰　②潤肺・止血　③養血潤燥・滑腸

(5)『神農本草経』の表現での「心腹内崩」は、「崩」が大量の出血であり、胸腹腔内部での大量の出血があって、「労極洒洒如瘧状」は疲労が極限に達したために悪寒・発熱・ふるえ・発汗などの半表半裏の瘧症状を呈したものを治し、腰腹部痛や四肢のつらい痛みや女子の不正出血を、止血作用を発揮し補血し気血の阻滞を通じることによって治す、と書かれている。また『本経疏証』には鱉甲煎丸における阿膠の効能についての記述があり、「もしその邪気が牢固なために気血を脅かして癥瘕を結んだ場合、厚朴、烏扇、半夏、桂枝を用いて行気し、人参を用いてその行き過ぎを防ぎ、紫葳、牡丹、桃仁、䗪虫を用いて血を通じさせ、阿膠を使ってその行き過ぎを防ぐ。羸《るい》痩が甚だしくて、気血が空虚になったところへ風気の邪が侵襲した場合は、則ち薯蕷、白朮、甘草を用いて益気し、人参でそれを統率する。地黄、芎藭、芍薬、当帰を用いて血を和し、阿膠でそれを導く。これは鱉甲煎丸、薯蕷丸における阿膠の用い方であり、また軽んじてはならない」と書かれている。

　阿膠は肝・腎・肺において真陰を補い乾燥を潤す。またすぐれた補血作用があり血虚証に対して用いられるとともに、良好な収斂止血作用（粘膩の性質）があり多種の出血証に用いられる。熱病による陰液消耗（真陰損傷）や慢性病による肝腎陰虚により、四肢のほてり・動悸・倦怠感・めまい・ふらつき・筋肉のひきつりがあり、また陰虚火旺に伴う焦躁・不眠・熱感などがある者に用いられる。陰虚内風による痙攣や、肺陰虚による乾咳・少痰・

鼻腔乾燥などにも用いられ、また心肝の血虚証に伴う、めまい・動悸・顔色不良・不眠・煩燥などに用いられるとともに、吐血・喀血・鼻出血・血便・不正子宮出血・月経過多などの各種出血症状に対して用いられる。阿膠は真陰を補い補血することによって、紫葳、牡丹、桃仁、䗪虫による通血作用の行きすぎを防止し、地黄、芎藭、芍薬、当帰による清熱・涼血・活血・祛瘀・調経などの作用がスムーズに働くように地ならしをし、導いているのである。また潤腸通便作用があり、腸燥便秘に用いられる。

《阿膠を用いる方剤》**＊芎帰膠艾湯**（川芎・阿膠・甘草・艾葉・当帰・白芍・熟地黄）**＊黄土湯**（甘草・生地黄・白朮・附子・阿膠・黄芩・灶心黄土）**＊炙甘草湯**（炙甘草・人参・生地黄・桂枝・阿膠・麦門冬・麻子仁・生姜・大棗）**＊黄連阿膠湯**（黄連・黄芩・阿膠・白芍・鶏子黄）**＊清燥救肺湯**（桑葉・石膏・人参・甘草・炒胡麻仁・阿膠・麦門冬・炒杏仁・枇杷葉）**＊補肺阿膠湯**（阿膠・牛蒡子・炙甘草・馬兜鈴・杏仁・糯米）

N. 桃仁

（1）バラ科モモ、ノモモなどの成熟種子。

（2）苦・甘、平。心・肝・大腸。

（3）『神農本草経』「桃核、味苦、平。主瘀血血閉瘕邪気、殺小虫。桃花、殺注悪鬼、令人好顔色。桃梟、微温。主殺百鬼 精物。桃毛、主下血瘕、寒熱積聚無子。桃蠹、殺鬼邪悪不祥。生川谷。」

（4）**11**：①破瘀行血　②潤腸通便　③止咳平喘　**12**：①活血祛瘀　②潤腸通便　③止咳平喘　**14**：①破血散瘀　②潤燥通腸

（5）心・肝の二経に入って、苦で瘀血を泄降し、甘で気血を補い和中する。平性であるので、熱性（温性）の瘀血にも用いることが可能であり、各種瘀血証・蓄血証・打撲傷に広く用いられる。破瘀（祛瘀）し、また血をよく巡らせる活血力にすぐれ、あらゆる瘀血・蓄血の病証に用いることができる。『名医別録』には「咳逆上気を治し、心下の堅を消し、突発する出血を除き、癥瘕を破り、月経を通じさせ、痛みを止める」と書かれており、婦人の瘀血積滞による経閉・月経痛・癥瘕、また産後の瘀血阻滞・腹痛・悪露停滞・下腹部腫瘤に用いるとともに、慢性重症性瘀血や癥瘕積聚の病態に対して用いられる。また外傷性の打撲による内出血・腫脹・疼痛に用いるとともに、肺癰（肺化膿症）や腸癰（虫垂炎など）や癰腫毒瘡（皮膚化膿症）などに用いられる。その他、血虚津虧による腸燥便秘を潤腸通便し、また肺気を降ろし止咳平喘するため、咳嗽・呼吸困難時の補助薬として用いられる。『本経疏証』によれば、「張仲景の桃仁の用い方には三症候があり、表証がいまだ去らざる場合、少腹に異常がある場合、皮膚に甲錯がある場合である。」と書かれ、表証の例として、桃仁承気湯・抵当湯・葦茎湯・鱉甲煎丸・大黄牡丹皮湯が挙げられ、少腹に異常がある場合の例として、桃仁承気湯・抵当湯・大黄（庶虫）虫丸・大黄牡丹皮湯・下瘀血湯が挙げられ、皮膚に甲錯の例として、大黄䗪虫丸・葦茎湯・大黄牡丹皮湯が挙げられている。これらの用い方は、『神農本草経』とは微妙に異なっている。

《桃仁を用いる方剤》＊**桃核承気湯**（大黄・桃仁・桂枝・炙甘草・芒硝）＊**桃紅四物湯**（熟地黄・川芎・白芍・当帰・桃仁・紅花）＊**血府逐瘀湯**（桃仁・紅花・当帰・生地黄・川芎・赤芍・牛膝・桔梗・柴胡・枳殻・炙甘草）＊**抵当湯**（水蛭・虻虫・桃仁・大黄）＊**復元活血湯**（柴胡・天花粉・当帰・紅花・甘草・炮穿山甲・大黄・桃仁）＊**膈下逐瘀湯**（炒五霊脂・当帰・川芎・桃仁・牡丹皮・赤芍・烏薬・延胡索・甘草・香附子・紅花・枳殻）…瘀在膈下による癥瘕積聚に対して用いる。＊**身痛逐瘀湯**（秦艽・川芎・桃仁・紅花・甘草・羌活・没薬・当帰・炒五霊脂・香附子・牛膝・地竜）＊**葦茎湯**（芦根・薏苡仁・冬瓜仁・桃仁）＊**大黄牡丹皮湯**（大黄・牡丹皮・桃仁・冬瓜仁・芒硝）＊**腸癰湯**（牡丹皮・桃仁・冬瓜仁・薏苡仁）＊**五仁丸**（桃仁・杏仁・柏子仁・松子仁・郁李仁・陳皮）

O．鱉甲：①滋陰潜陽　②軟堅散結・破瘀通経　**P．芍薬**：①補血養陰　②養血栄筋　③緩急止痛　④柔肝安脾　**Q．厚朴**：①行気化湿　②下気除満　③燥湿化痰・下気降逆　**R．半夏**：①燥湿化痰　②降逆止嘔　③消痞散結　**S．桂枝**：①発汗解表　②温経　③通陽化気　**T．人参**：①補気固脱　②補脾気　③益肺気　④生津止渇　⑤安神益智　**U．乾姜**：①温中散寒・温脾陽　②回陽救逆　③温肺化飲　④温経止血　**V．黄芩**：①清熱燥湿　②清熱瀉火・解毒・涼血　③清熱安胎　**W．大黄**：①瀉下攻積②瀉火解毒　③瀉火止血　④活血化瘀

Ⅱ：鱉甲煎丸の方剤考察

瘧病は先の条文によれば少陽病に属し、少陽病は胆・肝・三焦と密接に結びついている。肝胆は気機の疏泄を主り、気機の疏泄が阻滞すると気・津液の停滞から肝火を生じてさまざまな病態の原因となる。また三焦は人体最大の腑であり、気化作用によって津液や尿や汗を化生し排出するとともに、諸気を主持して身体の隅々まで行き渡らせている。そこでこの様な胆・肝・三焦に病邪が及ぶと、気滞、水湿の停滞、邪正相争による邪熱の鬱滞、が起り様々な症状が生じることになる。また気滞、血滞、水湿の停滞から、血瘀を生じて瘀血となり、また痰飲・水腫を生じ、それらが「癥瘕」すなわち「瘧母」の原因となる。そこでこの様な「瘧母」を治療するには、①気滞、②水湿の停滞、③邪熱の鬱滞、④瘀血を改善する方剤が用いられることになる。また⑤滋陰、も重要な要素となる。そこで各種構成生薬と①～⑤に対する改善作用との関係を検討する。

＊**鱉甲**：陰虚発熱（陰虚内熱・陰虚火旺などともいう）を滋

陰潜陽して退熱させるとともに、軟堅散結しまた破瘀通経する。（③、④、⑤）＊**柴胡**：柴胡は少陽すなわち半表半裏の邪を上焦を通じさせることによって疏散しのぞき、透表泄熱し、肝気の鬱結を疏泄して解除し、清陽の気を昇挙して下陥症状を改善する。（①、③）＊**芍薬**：血脈の滞りを改善し通りをよくして「除血痹」し、散瘀・消積作用で「破堅積」し、発熱状態を改善し（退熱作用）、炎症性の大腸の痙攣を抗菌抗炎症作用や涼血活血作用、平滑筋痙攣の抑制作用などで改善し、湿邪の影響を止め津液を益して自然な排尿を回復させる「利小便益気」作用がある。白芍には瀉肝作用、安脾肺作用があり、肝鬱気滞による胸脇部の張りや痛み・憂欝感・イライラ感などの症状に用い（柔肝）、また肝陰不足・肝陽上亢を治す（平肝斂陰）。また白芍は血脈の通りをよくし（和営作用・調経作用、和血脈作用・収陰気作用）、さらに広範囲の疼痛に対して止痛作用があり、胃痛・腹痛だけでなく、腰痛・身痛・腫痛などに用いる。（①、③、④、⑤）＊**厚朴**：気を下げ巡らせ、湿滞をよく除く。蒼朮に比べ行気作用に優れる。湿邪が停滞し脾胃機能が失調した状態（湿困脾胃）や、脾胃の運化機能の低下や脾胃有寒が引き起こす食積（消化不良）や腹部脹満・大便秘結・嘔吐・食思不振や、熱結による胃腸症状に用いる（下気除満）。肺気上逆による喘咳を消痰下気・燥湿化痰する。（①、②）＊**半夏**：燥湿化痰して痰熱が鬱滞して生じる各種の病証を治療する。半夏には燥湿化痰と同時に逆気を下ろし気を巡らせる作用があり、燥湿化痰により脾気を回復し降逆止嘔して治す。腎陽の不足による小腸虚寒病証としての腸鳴を、半夏により痰湿を除き脾胃の運化機能を改善することにより改善する。（①、②）＊**蜂巣**：祛風することによって風邪や風湿邪に起因する関節痛・腫脹などの痺証を除き、風証による蕁麻疹・風疹などの皮膚瘙痒症を改善し、また皮膚化膿症である癰疽・悪疽・瘰癧などを解毒消腫する。また益腎作用があり腎虚の失禁・遺尿に用いられ、止咳祛痰もあり慢性の咳嗽や喘息に用いられる。（①、⑤）＊**鼠婦**：気が血を阻んで湿熱が生じている場合の淋証を通経し利水して治す。婦人の血瘀積滞による無月経や、また慢性のマラリアによる悪寒発熱に対して用いる。鱉甲のような軟堅散結薬と併用して、マラリアによる痞塊を治す。（①、②、③）＊**桂枝**：経絡を温めて血行を促進し、風寒湿の邪を散じ、疼痛を緩和する（温通経脈）。陽気を温めて巡りをよくし（通陽）、痰湿を吸収し除く（化気）。水が寒邪によって凝結している場合に、腎と膀胱の気化を促進し、利水作用を発揮する（利水作用）。血が鬱滞し固まるのを改善する（行瘀作用）。気の上逆を治療する（下気作用・納気作用）。中陽を温補し、裏虚を補う（補中作用）。これらは、営衛を調和させる作用が桂枝にはあることを示している（和営作用）。（①、②、④、⑤）＊**牡丹**：苦寒で血熱を冷まし清熱涼血・止血し、辛散で行瘀し、瘀血を除去することによって血脈を通じさせ活血つまり新しい血が行き渡るようにし（祛瘀活血）、血熱に瘀滞を伴った病態を治す。また陰虚血熱（陰虚発熱）における伏熱を清透して涼血除蒸して退熱させるとともに、退熱することにより陰を生じさせている。また肝火を冷ます作用があり、肝鬱化火や虚実錯雑証の肝陽上亢などに使用される。（③、④、⑤）＊**人参**：人参は元気を回復させることによって五臓の虚損を補う。また健脾和胃作用により脾胃の気の働きを高める。腎陽の虚損も回復させ、健脾作用を強め、また健脾和胃作用は脾の運化機能の低下による水湿の停滞や、肺における痰の形成を防ぎ益肺に働く。また脾肺の気を補い腎の元気を回復することより益血し生津し、これによって安神している。さらに気による血の循行や血の固摂や、気血による全身への水穀の精微物質の運搬と滋養を、回復させる。人参は大補気薬として気血ともに虚した状態を、心・肺・腎・肝の気を回復することによって改善する。（①、②、④、⑤）＊**赤消**：臓腑の沈寒を逐散し、堅積を破り、瘀滞を逐散し、利水通淋に働き、三焦の鬱火を散じる。（②、③、④）＊**烏扇**：肺火を冷まし降ろして痰熱を除き、肺気を降ろして止咳平喘する。また痰熱壅盛による咽喉頭部の腫脹・疼痛を、熱毒を緩和して消腫する。（③）＊**乾姜**：寒邪による脾胃の損傷を、温中散寒作用により脾胃を温めて寒を散じ寒飲を除き、腹痛・悪心・下痢・腹満を治す。胸中の寒飲を温めて除去し、咳嗽・呼吸困難・水様性の多量の痰・背部冷感などを治す。経絡を温めることによって気の通りを改善し、気虚により血が統摂されないことによる虚寒性出血に用いる。また回陽救逆の作用があり、附子を補佐して亡陽証に用いる。（①）＊**葶藶**：肺中の水気や胸悶を大いに瀉し、下って膀胱を巡り（瀉肺行水）、膈上の水すなわち胸水・胸膜炎に作用し胸悶を改善し咳喘を除き、全身や顔面の浮腫を改善する。（①、②）＊**瞿麦**：表裏の関係にある心と小腸の湿熱を清し、また下焦にある膀胱の湿熱を除いて利水通淋する。熱淋・血淋・砂淋・血尿・尿道熱痛などの淋証を治す。活血祛瘀作用があり血瘀の無月経に用い、癰腫瘡毒に外用する。（②、③、④）＊**䗪虫**：破血逐瘀の作用が非常に強く、無月経・産後瘀阻による腹痛・肝脾腫・肝硬変初期・慢性肝炎・頭部外傷後遺症などに用いる他、瘀血を除き新血を生じる作用により、打撲傷や骨折などの腫脹・疼痛に用いられる。（④）＊**蜣蜋**：小児の疳の虫や泣きいりひきつけを治し、大人の癲狂すなわち精神錯乱状態を治す。よく癥瘕を破り燥結を開く働きがあり、瘧病に用いられる。破瘀・通便・攻毒の作用がある。（④）＊**黄芩**：肺・脾胃・小腸・大腸・肝胆・膀胱の湿熱を清熱し燥湿する。特に肺・大腸・肝の瀉火清熱にすぐれている。このため肌表を守る作用にすぐれ、止血作用や抗菌作用があり、皮膚化膿症・火傷に用いられる。安胎作用（流産防止作用）があり、胎熱による胎動不安を清熱安胎する。（③、④）＊**大黄**：血閉を通じ瘀血を下すことで、悪寒発熱を除く。腹腔内の有形性の腫瘤を消す働きがあり、胃腸の中にて停滞した液体や、宿食つまり燥屎《そうし》に対して、腸胃を洗い清め洗滌し、つまり瀉下作用により陰濁を下降させて清陽を上昇させ、瘀血を取り去って塊を除き、新血を生じる。水穀の通りを改善し、中焦を整えて食物の消化を助け、五蔵を安和にする。(②、③、④) ＊**石葦**：膀胱の湿熱を除き（清熱利湿し）利水通淋し、熱淋・血淋・石淋を改善する。肺経の気分にある熱を清し、肺気が粛降することによって水道が通調され、肺熱を清することによって利水通淋され膀胱の湿熱も除かれる。清熱利湿し通淋するとともに、肺熱を冷まし痰を除き肺痰熱による多痰・咳嗽・呼吸困難・喀血などに用いられる。また止血作用があり不正子宮出血・吐血・鼻出血や特に血淋に対して用いられる。(①、②、③) ＊**紫葳**：血熱が強く血脈が塞がれて瘀血を生じ、また月経も閉塞して滞り、これらにより腹腔内腫瘤も形成され、「寒熱羸痩」内熱による悪寒発熱で気血両虚となり消耗した状態を治し、「養胎」する。(③、④) ＊**阿膠**：肝・腎・肺において真陰を補い乾燥を潤す。またすぐれた補血作用があり血虚証に対して用いるとともに、良好な収斂止血作用（粘膩の性質）があり多種の出血証に用いる。熱病による陰液消耗（真陰損傷）や慢性病による肝腎陰虚に用い、また陰虚火旺に伴う焦躁・不眠・熱感などがある者に用いる。陰虚内風による痙攣や、肺陰虚による乾咳・少痰・鼻腔乾燥などにも用い、また心肝の血虚証に伴う、めまい・動悸・顔色不良・不眠・煩燥などに用いられるとともに、吐血・喀血・鼻出血・血便・不正子宮出血・月経過多などの各種出血症状に対して用いられる。(③、④、⑤) ＊**桃仁**：婦人の瘀血積滞による経閉・月経痛・癥瘕、また産後の瘀血阻滞・腹痛・悪露停滞・下腹部腫瘤に用いるとともに、慢性重症性瘀血や癥瘕積聚の病態に対して用いられる。また外傷性の打撲による内出血・腫脹・疼痛に用いるとともに、肺癰（肺化膿症）や腸癰（虫垂炎など）や癰腫毒瘡（皮膚化膿症）などに用いられる。その他、血虚津虧による腸燥便秘を潤腸通便し、また肺気を降ろし止咳平喘するため、咳嗽・呼吸困難時の補助薬として用いられる。(③、④)

　主薬は**鼈甲**であり、肝絡に入り陰虚発熱を滋陰潜陽して退熱させ、軟堅散結して癥瘕を治しまた破瘀通経する。輔薬の**大黄**・**赤硝**・**䗪虫**・**蜣蜋**・**鼠婦**・**牡丹皮**・**桃仁**・**紫葳**は血結を破り逐瘀し癥瘕を消すのを主り、佐薬の**厚朴**・**半夏**・**葶藶**・**蜂巣**・**蜣蜋**・**烏扇**は気を降ろし行気消痰し、**瞿麦**・**石葦**で利水祛湿して気分に結する邪を駆逐し、**柴胡**・**芍薬**で肝気の鬱結を疏泄し気血の凝滞を解除し痰湿を除く。**乾姜**・**桂枝**で温中散寒し、**黄芩**で清熱して寒熱に対処し辛開苦降（辛味薬で表邪を発散し、苦味薬で逆気を降して胸脘を開通して裏熱を泄熱すること）し、**人参**・**阿膠**で補気養血し気血を調和している。**烏扇**も結熱を散じている。ただ各々の生薬は複雑に作用を重複させており、単純に割り切ることはできないと思われる。

【本条のポイント】

瘧病は半表半裏にあり、寒熱、表裏にわたり様々な症状を示し、その症状は気滞、水湿の停滞、邪熱の鬱滞、瘀血から病理産物を生じて癥瘕・瘧母を形成するなどである。二十三味の生薬構成はその構成は複雑であるが、構成の意図は明確であり、ここではその点を玩味するべきである。

【原文】（四―3）

師曰、陰気孤絶、陽気独発、則熱而少気煩寃、手足熱而欲嘔、名曰癉瘧。若但熱不寒者、邪気内蔵於心、外舎分肉之間、令人消鑠脱肉。

【訓読】

師曰く、陰気孤絶し、陽気独り発すれば、則ち熱して少気煩寃《はんえん》し、手足熱して嘔かんと欲す、名づけて癉瘧《たんぎゃく》と曰《い》う。若し但熱して寒せざる者は、邪気、内は心に蔵し、外は分肉の間に舎《やど》り、人をして消鑠《しょうしゃく》脱肉せしむ。

【注釈】

＊煩寃：もだえくるしむ、もだえわずらう。

＊癉瘧：温瘧一般を指すとの捉え方と、暑がりが重く寒がりが軽いものを温瘧とし、暑がりはあってもぜんぜん寒がらないものを癉瘧とする、との捉え方がある。[7]

＊消鑠：「鑠」は、「とかす」「熱を加えて金属を溶かす」の意。

【考察】

＊陰気孤絶し、陽気独り発すれば：『素問』瘧論篇の記述によれば、「其の但だ熱して寒せざる者は、陰気先ず絶え、陽気独り発すれば、則ち少気　煩寃し、手足　熱して嘔せんと欲す。名づけて癉瘧と曰う。」とあり、癉瘧とは陰気が陽気と断絶して虚すこと甚だしく、陽気だけが旺盛な陰虚陽盛状態のことである。熱邪が長く留まると陰液が消耗して津液が枯渇し、邪の影響が少陰である腎に及べば腎陰が虚し、腎陰は一身の陰液の根本であるので心・肝・肺の陰も虚して虚火が逆上することになる。この際には水が火を制御できずに陰はますます虚し火はますます燃え上がり、本来相互依存の関係にある陰と陽が断絶して、陰が陽を受け入れることができなくなるのである。腎虚が心・肝・肺に及ぼす影響は、心では心腎不交となり、肝では肝腎陰虚から肝陽上亢となり、さらに肝脾は相互に影響を及ぼし合うために脾の運化機能も失調して肝脾不調となり、肺に関しては肺腎陰虚となる。また肝火が上炎して肺の脈絡が傷害を受けると肝火犯肺となり、さらに肺が傷害されることになる。心腎不交では腎陰が心陰を助けて心火を制御し、心火が腎に下って腎水を温め腎陽が腎水を巡らすことを補助しているが、腎陽が腎水を巡らすことができなくなると心火が制御されずに、虚煩不眠・五心煩熱・潮熱盗汗・いらいら感・動悸・めまい・脱力感などの症状となる。肝腎陰虚の症状はめまい・耳鳴・不眠・下肢脱力感・筋痙攣・五心煩熱・盗汗・頬部紅潮などとなる。また肺は運

ばれてきた水液である「清」の「清中の清」を宣発作用・心の運搬作用によって全身に運び、「清中の濁」を粛降作用や水道を通調させる作用によって腎に下降させて、上焦での水源としての役割を果たしているが、腎陰が不足すると肺陰も不足しまたその逆も起り得、両者は「金水相生」といわれる母子相生の相互依存の関係にある。そこで肺陰が不足すると粛降作用が失われて肺気が上逆し、腎陰が不足すると滋潤作用が失われて相火（肝・腎などの陽気で、正気と邪気両側面を持つ。心の陽気の君火と対比される。）が妄動することになる。肺腎陰虚では陰虚内熱・相火妄動による下肢脱力感・心煩不眠・骨蒸潮熱・盗汗・頬紅・乾性咳・咽喉乾燥・血性痰などの症状となる。

＊**則ち熱して少気煩冤《はんえん》し、**：ここでの「少気」は、「気」すなわち生命活動の必要条件としての気であり、「少気」は元気・宗気・営気・衛気などが消耗して虚することを意味し、上述の様に陰陽が断絶し様々な症状が出現することであり、特に不眠・虚煩・煩熱によって悶え苦しむことを意味している。

＊**手足熱して嘔かんと欲す、**：「手足熱」は「五心煩熱」であると思われ、手足で四心であり「心」で五心で、この五心が煩熱して苦しむことであり、心腎不交や肝腎陰虚などの陰虚陽盛による内熱の症状（陰虚火旺ともいう）である。「嘔かんと欲す」は、脾胃の運化昇清降濁機能の失調による。腎陰の不足は肝陰を虧損《きそん》し肝陰の不足は腎陰を虧損する。また脾気の運化機能は肝の疏泄条達機能によって正常に保たれ（木は土を相克する、つまり肝は脾を制約・抑制するので）ているために、肝腎陰虚となると脾の運化機能も失調し、胃の受納降濁機能も失調して嘔気が出現することになる。

＊**若し但熱して寒せざる者は、邪気、内は心に蔵し、外は分肉の間に舎《やど》り、人をして消鑠《しょうしゃく》脱肉せしむ。**：この部分は『素問』瘧論篇の篇末に同様の記述がある。そこでその部分の現代語訳を『現代語訳・黄帝内経素問』から書き出すと、黄帝が癉瘧とはどの様なものかと質問したのに対して岐伯が答えて、「癉瘧なる者は、肺に素《もと》より熱あり。気身に盛んにして、厥逆して上衝し、中気　実して外泄せず。因りて力を用うる所ありて、腠理開き、風寒　皮膚の内　分肉の間に舎して発す。発すれば則ち陽気盛んなり。陽気盛んにして衰えざれば則ち病む。其の気　陰に及ばず。故に但だ熱して寒えず。気は内に心に蔵され、外に分肉の間に舎し、人をして消爍脱肉せしむ。故に命《なづ》けて癉瘧と曰う。」とある。まず肺熱があり宣発・粛降機能が傷害され、邪気が盛んで正邪の闘争が激しく、中焦に邪気が強く内熱が外泄せずに鬱滞し、つまり陽明腑証で胃腸に燥熱が実し（裏実熱証）、皮膚の肌肉の間に陽気が盛んとなり、この陽気は邪熱が肌肉に向って外蒸したためか、腠理が開いて外邪への防御が疎かになり風寒の邪を感受したためであるが、邪気が陰には及んでいないので、発熱するが悪寒はなく、また熱邪が胸膈に及び心に鬱すると熱擾胸膈となって

心煩懊悩し、営分に入ると熱擾心神や熱陥心包となり、肌肉の消耗と相俟って金属が融けるように痩せ衰えてしまうのである、この様な状態を癉瘧という。ここでの表現は、陰気が虚して陰気と陽気が断絶した前半の表現と異なり、陰気の虚にたいしては触れられてはいないが、陽明腑証は裏証であり陰気の虚を伴うと考えられる。

【本条のポイント】

癉瘧とは陰気が陽気と断絶して虚すこと甚だしく、陽気だけが旺盛な陰虚陽盛状態のことであり、少陰に属し、少気煩寃・手足熱・嘔となる。また中焦に邪気が強く内熱が外泄せずに鬱滞すると、営分に及んで心に鬱し、肌肉を消耗する。これらは陽明腑証に類するが、陽気だけが旺盛な陰虚陽盛状態であって、癉瘧に属すると考えられる。

【原文】（四—4）

温瘧者、其脈如平、身無寒但熱、骨節疼煩、時嘔、白虎加桂枝湯主之。

白虎加桂枝湯方

知母六両　甘草二両（炙）　石膏一斤　糖米二合　桂枝三両（去皮）

右剉、毎五銭、水一盞半、煎至八分、去滓、温服、汗出愈。

【訓読】

温瘧は、その脈平の如く、身に寒なく但熱し、骨節疼煩し、時に嘔す。白虎加桂枝湯之を主る。

白虎加桂枝湯の方

知母六両　甘草二両（炙る）　石膏一斤　糖米二合　桂枝三両（皮を去る）

右を剉《きざ》んで、毎五銭を、水一盞《さん》半にて、煎じて八分に至り、滓を去り、温服す、汗出づれば愈ゆ。

【注釈】

＊一銭は約1.5g位で、一両の十分の一。

＊**盞**：小さい盃。

【考察】

『素問』瘧論篇では温瘧についてどの様に述べているのであろうか。瘧疾とは何かも含めて箇条書きにしてみる。

①瘧疾の原因は風邪を感受することによる。まず風邪を感受して悪寒戦慄し腰背部痛を来たし、寒気が去れば内外に熱が出現して頭痛・口渇となる。これは陰と陽が相争い虚実が交互に入れ替わるためであり、陽気が陰分に侵入すれば陽気が虚して陰気が実するので、たとえば陽明経の気が虚せば悪寒戦慄が出現し、太陽経の気が虚せば腰背痛や頭痛となり、三陽経がすべて虚せば陰気が強まり骨節が冷えて痛み寒が内から現れ、内外ともに冷えてしまう。また陽盛となれば外に熱が出、陰虚になれば内に熱が出るので、陰虚陽盛では内外いずれも発熱し、呼吸が苦しくなって口渇となる。

②夏の暑気によって傷られた熱邪気は腸胃の外皮膚の内の営

気のあるところに留まり、衛気の流れとともに昼は陽分を循行し夜は陰分を循行するので、毎日発作を繰り返すことになる。また邪気が陰分の奥深くに留まっていると、衛気と一緒に循行することができずに日を隔てて発作が起るようになる。夏の暑気によって傷られて腠理が開いたところに、秋気や水気の邪気が入り込むと病となる。ここでは瘧邪は風邪とは異なり経絡に沿って内に伝入しており、衛気と出会って発作が起るのである。

③夏の猛暑に冒されて腠理が開き汗孔が弛んでいるところに、冷たい水湿の邪気に相遇すると邪気は腠理と皮膚の中に留まり、秋になって風邪に傷られれば、まず陰である水寒の邪による悪寒がし、後に陽である風邪による発熱が表われる。これを寒瘧という。逆に先に風邪に傷られ後に水寒の邪気に傷られると、先に発熱して後に悪寒するが、これを温瘧という。また発熱だけして悪寒しないものを癉瘧という。

④瘧疾の邪気が陽分に侵入すれば陽気が勝ち、陰分に侵入すれば陰気が勝つ。瘧疾の治療は発作の起る前に適切な治療を行うべきであり、発作が起ると正気と邪気が逆乱しているので治療するのは困難である。

⑤温瘧の邪気は、冬に感受した風寒の邪が骨髄の中に留まっており、次の春になって陽気が盛んとなっても自力では外に出ることができず、夏になって暑熱のひどさで精神も衰え脳髄が溶けたようになり肌肉も痩せ衰え更に労働による消耗が加わると、その虚に乗じて汗とともに外に出、邪気は腎臓に伏蔵されていて発作の時に内から外に出て来るのであり、この病証では陰気がまず虚して陽気だけが盛んとなって発熱し、極期を過ぎて邪気が陰分に入れば、陽気が虚して冷えが現れることになる。

以上の様に述べられている。この表現は西洋医学的には理解しがたいと思われるが、瘧邪が深部に潜伏してそれが環境の影響を受け、また陰陽のバランスの変化によって瘧疾が発現して来るとの見方は、本条文を理解する上で必要である。またマラリア原虫が赤血球内や肝細胞内に潜伏して時期を経てから症状を発現するのも、瘧疾の観点から捉えることが可能と思われる。

＊温瘧は、その脈平の如く、：温瘧の脈象は平常で特に異常がない脈象の如くであり、熱があっても表熱の浮・数脈ではなく、裏熱の沈・数脈でもなく、陰虚による虚・数脈でもない。

＊身に寒なく但熱し、：これは温瘧の症状そのものである。

＊骨節疼煩し、時に嘔す：①に記した様に風邪を感受し、風邪によって経絡の気の流れが阻滞したために骨節疼煩し、（四―3）で説明した様に、脾気の運化機能は肝の疏泄条達機能によって正常に保たれ（木は土を相克する、つまり肝は脾を制約・抑制するので）ているために、肝腎の陰虚が波及して脾の運化機能も失調し、胃の受納降濁機能も失調して嘔気が出現することになる。

【白虎加桂枝湯の考察】

Ⅰ：構成生薬の薬理作用

A．知母：①清熱瀉火　②清肺潤燥　③滋陰・退虚熱　④

生津止渇　B．**甘草**：①補中益気　②潤肺・祛痰止咳　③緩急止痛　④清熱解毒　⑤調和薬性　C．**石膏**：①清気分実熱（清熱降火・除煩止渇）　②清肺熱　③清胃火　④生肌斂瘡　D．**糖米**：①主益気　②止煩　③止泄　E．**桂枝**：①発汗解肌（表）　②温通経脈　③通陽化気

Ⅱ：白虎加桂枝湯の方剤考察

瘧邪が深部に潜伏し、その上に風邪を感受して瘧疾を発症したものを、白虎湯（**石膏・知母・炙甘草・糖米**）で内熱を清熱し、生津し、**桂枝**を加えて風寒表証を除いて通絡している。知母は熱邪にあたって口渇・多飲・多尿の症状となり、津液の損傷を伴っている患者の、熱邪を除き、利尿作用によって浮腫を除き、陰を補って滋陰し、益気する。上焦・中焦・下焦いずれにも作用し、上焦では肺熱を瀉火し、中焦では胃熱を瀉火し、下焦では腎火を瀉するが、清熱瀉火作用は石膏が実熱証に対してであるのに対して知母は虚熱証に対しても用いることができ、また知母の清熱瀉火作用は石膏より弱いが滋陰潤燥作用は石膏より強い。腎陰虚による陰虚火旺証や心血虚証、肺陰虚証、肺腎陰虚証などによる虚火炎上や、陰虚による排尿困難や腸燥便秘に用いられる。**石膏**は肺胃の実熱を清熱し、**知母**は肺胃の燥熱を清熱潤燥し、白虎湯中に於いては石膏の補佐として用いられるが、両者を併用することにより、陽明気分証で大熱・大汗・大渇・脈洪大があり津液不足状態にある患者に対しての、清熱・止渇し除煩する効果がより強められている。

石膏は知母と異なり実熱証のみを治し、陽明経証や陽明気分証での、大熱、大汗、大煩渇、脈洪大などの症状を、清熱瀉火し除煩止渇する。また清肺熱・清胃熱に用いられ、胃熱証によって胃熱亢進から胃陰不足となり、津液が損傷して胃気が損なわれ、胃の受納作用や和降作用が傷害を受けて胃気上逆となり、悪心・嘔吐・呃逆を生じ、また胃にたまった胃熱が燃え上がって陽明経に沿って上昇し胃火上炎となるが、そのような病証を治す。糖米は補中益気し健脾和胃し除煩渇し、下痢を止める。桂枝は風寒表証を除くのに用いられるが、体表部を温め、軽度に発汗させ、本条では風邪の感受による表証を除く。経絡を温めて血行を促進し、風寒湿の邪を散じ、疼痛を緩和する（温通経脈）。中陽を温補し、裏虚を補い（補中作用）、営衛を調和させ（和営作用）、症状を緩和する。

【本条のポイント】

瘧邪が深部に潜伏し、その上に風邪を感受して発症した瘧疾の治療は、陽明気分証を治療すると言われる白虎湯に桂枝を加えた、白虎加桂枝湯を用いて、表証を除きながら清熱瀉火し除煩止渇する。

【原文】（四―5）

瘧多寒者、名曰牡瘧、蜀漆散主之。

蜀漆散方

蜀漆洗去腥　雲母焼二日夜　竜骨等分
右三味、杵為散。未発前以漿水服半銭。温瘧加蜀漆半分、臨発時服一銭匕。(一方雲母作雲実)

【訓読】

瘧にして寒多き者は、名づけて牡瘧《ぼぎゃく》と曰う、蜀漆散之を主る。

蜀漆散の方

蜀漆洗って腥《なまぐさ》を去る　雲母焼くこと二日夜　竜骨等分

右三味、杵《つ》きて散と為す。未だ発せざる前に漿水を以て半銭を服す。温瘧は蜀漆半分を加え、発する時に臨んで一銭匕を服す。

【注釈】

＊牡瘧は『素問』『霊枢』にはなく、寒多き者であるから寒瘧に近いと思われる(前条の説明参照)。

＊「蜀漆洗去腥」の「洗」を「焼」とする文献有り。

【蜀漆散の考察】

Ⅰ：構成生薬の薬理作用

A．蜀漆

(1)ユキノシタ科ジョウザンアジサイの若い枝葉。甜茶ともいう。根は常山で、蜀漆と同様の作用がある。

(2)苦・辛、寒。小毒。肺・心・肝。

(3)『神農本草経』「蜀漆、味辛、平。主瘧及咳逆寒熱、腹中癥堅痞結、積聚邪気、蠱毒鬼注。生川谷。」

(4)**11：**①吐痰行水　②截瘧　**13：**①消痰・引吐　②截瘧

(5)「主瘧及咳逆寒熱」すなわち瘧疾の発作を止める強力な作用があり、「截瘧」と表現されている。また胸膈部に慢性の喀出困難な痰飲が結滞しているのを吐出させて除き、瘧疾による往来寒熱を除く。蜀漆は他の植物とは異なり生臭く、張仲景は必ず洗って生臭さを除いている。『本経疏証』によれば、「肺や肝に悪劣の気が結したのを除くが、肺では痰涎であり、腸胃では膜原(横隔膜の上の心肺の周囲の空間)の邪であり、肝胆では積聚である。痰涎では咳逆寒熱となり、膜原では瘧となり、積聚では腹中の堅と痞えとなるのを治す。悪劣の気が上にあるものはこれを吐かして除き、下にあるものは下して除く。」と書かれている。常山はマラリア原虫を殺す作用があり、瘧疾の発作を止めまた解熱するのに有効であるが、催吐の副作用には注意が必要である。また証に応じた治療を行って瘧邪を陽分まで出させた後に、常山(蜀漆)を加えて截瘧するとされる。

《蜀漆を用いる方剤》＊截瘧七宝飲(常山・厚朴・青皮・陳皮・炙甘草・檳榔子・草果)

B．雲母

『名医別録』、『本経疏証』の他に手持ちの文献には記載なし。故にこの二書より記載する。

(3)『神農本草経』「雲母、味甘、平。主身皮死肌、中風寒熱、如在車船上、除邪気、安五臓、益子精、明目、久服軽身延年。一名雲珠、一名雲華、一名雲英、一名雲液、一名雲沙、一名磷石。生山谷。」

（5）『名医別録』には、「下気堅肌、續絶補中、治五労七傷、虚損少気、止痢。久服悦澤不老、耐寒暑、志高神仙。」とある。虚陽を補い補中益気することがうかがえる。

C. 竜骨

（1）古代の大型哺乳動物の化石。ゾウ類・サイ類・ウマ類・シカ類・ウシ類など。生竜骨には平肝潜陽・鎮心安神の効能があり、煅竜骨には固澁収斂の効能がある。

（2）甘・渋、平。心・肝・腎。

（3）『神農本草経』「龍骨、味甘、平。主心腹、鬼注、精物老魅、咳逆、泄利膿血、女子漏下、癥瘕堅結、小児熱気驚癇。歯、主小児大人驚癇、癲疾狂走、心下結気、不能喘息、諸痙、殺精物。久服軽身、通神明延年。生山谷。」

（4）**11**：①鎮心安神　②平肝潜陽　③収斂固脱　④生肌斂瘡　12：①鎮心安神　②平肝潜陽　③収斂固澁　**14**：①平肝潜陽・鎮静安神　②固澁収斂

（5）『神農本草経』によると、「心腹、鬼注」心腹の突き刺すような痛みを治し、「精物老魅」老化により変化してしまった肉体の構成要素や精気に作用し、「咳逆」肺気上逆による咳を鎮め、「泄利膿血」下痢や膿血便を治し、「女子漏下」月経や帯下が絶え間なく続くのを治し、「癥瘕堅結」固定性や可動性の腹部腫瘤を治し、「小児熱気驚癇」小児における熱性痙攣やひきつけを治す。

心血虚や心気虚に伴って、驚き易く精神不安であり、動悸・不眠・健忘・多夢などの症状を呈する者を、重の性質により鎮め（鎮心）安神する。肝腎陰虚に伴う陰虚陽亢による、煩燥・めまい・ふらつき・耳鳴などを、陽気を抑えて内風を鎮める（平肝潜陽）作用により治す。その渋の性質により比較的に良好な収斂固澁作用（体内や体表から失われる汗・血液・便中の液体成分などを止める作用）を有し、自汗・盗汗・遺精・崩漏（不正性器出血や過多月経）・遺尿（尿失禁）・下痢に用いるとともに、皮膚潰瘍や外傷性出血に傷口を塞ぎ生肌する作用（生肌斂瘡）があり外用する。なお「収斂固脱」は「収斂固澁」と同様のニュアンスであるが、気を補って腠理を塞ぐようにして固め、陽気や陰気の脱失を防ぐ意味である。

《竜骨を用いる方剤》＊**柴胡加竜骨牡蛎湯**（柴胡・黄芩・人参・半夏・生姜・大棗・竜骨・牡蛎・桂枝・茯苓・大黄）＊**安神定志丸**（人参・茯苓・茯神・竜歯・遠志・菖蒲）＊**鎮肝熄風湯**（牛膝・生代赭石・生竜骨・生牡蛎・生亀板・生白芍・玄参・天門冬・川楝子・生麦芽・茵蔯・甘草）＊**金鎖固精丸**（炒沙苑子・芡実・蓮鬚・酥炙竜骨・煅牡蛎）＊**桂枝加竜骨牡蛎湯**（桂枝・白芍・生姜・甘草・大棗・竜骨・牡蛎）＊**救逆湯**（炙甘草・生地黄・生白芍・麦門冬・阿膠・生竜骨・生牡蛎・人参）＊**固衝湯**（炒白朮・生黄耆・煅竜骨・煅牡蛎・山茱萸・生白芍・烏賊骨・

茜草・棕櫚炭・五倍子）

Ⅱ：蜀漆散の方剤考察

蜀漆は悪劣の気が結したのを除く。肺では痰涎であり、腸胃では膜原（横隔膜の上の心肺の周囲の空間）の邪であり、肝胆では積聚であるが、痰涎では咳逆寒熱となり、膜原では瘧となり、積聚では腹中の堅と痞えとなるのを治す。悪劣の気が上にあるものはこれを吐かして除き、下にあるものは下して除いて截瘧する。牡瘧は寒多き者であるから寒瘧に近く、陽気が悪劣の気が結したために巡らず寒証になっているのを、吐出させて除き、すなわち痰涎を除いて水道を巡らし（吐痰行水）、陽気を巡らすのである。雲母は虚陽を補い補中益気し、竜骨は鎮心安神し平肝潜陽して陽気を扶助し正気を巡らせ蜀漆の截瘧を扶けている。

【本条のポイント】

胸膈部に慢性の喀出困難な痰飲が結滞し、悪劣の気が結したために陽気が巡らず寒瘧となっているものを、蜀漆で痰飲を吐出させて除き陽気を恢復し、雲母で虚陽を補い補中益気し、竜骨は鎮心安神し平肝潜陽して陽気を扶助し、蜀漆を助けて正気を巡らせている。

【原文】（四―6、7、8）

附『外台秘要』方

牡蠣湯、治牡瘧。

牡蠣四両（熬）　麻黄四両（去節）　甘草二両　蜀漆三両

右四味、以水八升、先煮蜀漆、麻黄、去上沫、得六升、内諸薬、煮取二升、温服一升。若吐、則勿更服。

柴胡去半夏加栝蔞湯、治瘧病発渇者、亦治労瘧。

柴胡八両　人参三両　黄芩三両　甘草三両　栝蔞根四両　生姜二両　大棗十二枚

右七味、以水一斗二升、煮取六升、去滓、再煎、取三升、温服一升、日二服。

柴胡桂姜湯、治瘧寒多微有熱、或但寒不熱。（服一剤如神）

柴胡半斤　桂枝三両（去皮）　乾姜二両　黄芩三両　栝蔞根四両　牡蠣三両（熬）　甘草二両（炙）

右七味、以水一斗二升、煮取六升、去滓、再煎、取三升、温服一升、日三服。初服微煩、復服汗出便愈。

【訓読】

附『外台秘要』の方

牡蠣湯、牡瘧を治す。

牡蠣四両（熬る）　麻黄四両（節を去る）　甘草二両　蜀漆三両

右四味、水八升を以て、先ず蜀漆、麻黄を煮て、上沫を去り、六升を得て、諸薬を内《い》れ、煮て二升を取り、一升を温服す。若し吐すれば、則ち更に服すること勿れ。

柴胡去半夏加栝蔞根湯、瘧病、渇を発する者を治し、また労瘧を治す。

柴胡八両　人参　黄芩　甘草各三両　栝蔞根四両　生姜二両　大棗十一枚

右七味、水一斗二升を以て、煮て六升を取り、滓を去り、再び煎じて、三升を取り、一升を温服す、日に二服す。

柴胡桂姜湯、瘧にて寒多く微かに熱有り、或は但だ寒して熱せざるを治す。（一剤を服して神の如し）

柴胡半斤　桂枝三両（皮を去る）乾姜二両　黄芩三両　栝蔞根四両　牡蠣三両（熬る）甘草二両（炙る）

右七味、水一斗二升を以て、煮て六升を取り、滓を去り、再び煎じて、三升を取り、一升を温服す、日に三服す。初め服して微煩し、復た服して汗出づれば便ち愈ゆ。

【牡蠣湯の考察】

Ⅰ：構成生薬の薬理作用

A．**牡蠣**：①鎮驚安心　②益陰潜陽　③収斂固脱　④軟堅散結　④制酸作　B．**麻黄**：①発汗解表　②宣肺平喘・止咳　③利水消腫　④散風透疹　C．**甘草**：①補中益気　②潤肺・祛痰止咳　③緩急止痛　④清熱解毒　⑤調和薬性

D．**蜀漆**：①吐痰行水　②截瘧

Ⅱ：牡蠣湯の方剤考察

原文では「牡瘧を治す」となっており、先の考察より牡瘧は寒瘧にちかく、その原因の一つは陽気が痰涎に阻まれて巡らないことであり、麻黄・甘草・蜀漆には痰涎を除いて陽気を巡らせる作用があるところから、これによって寒瘧を去るのであると思われる。牡蠣は温瘧による傷陰や陽気の上亢時に用いられるので、寒瘧には使用しないと思われるが、いかがであろうか。水寒の邪が優勢で寒瘧となっているが、傷陰を伴っている場合には、牡蠣の益陰や平肝・安神作用が有効であると思われる。牡蠣の作用を書き出す。

牡蠣は温熱病により傷陰し津液や血が欠損して肝陰も不足し、虚風内動して肝風が生じ上亢した病態で、血の欠損により筋肉が養われないことによる症状も加わって、眩暈・手足の痙攣様症状・昏倒などを呈した者を、益陰することにより鎮め、陽気の上亢による興奮を抑え改善する（益陰潜陽）。肝陽上亢証による煩燥不安・不眠・動悸や、肝陰虚による肝風内動証の眩暈・痙攣などの症状を、益陰により鎮める（平肝潜陽・安神）。発汗・久咳・頻尿・下痢・帯下・滑精などで気血精津が滑脱散失するのを、固渋収斂によって防止する。瘰癧や肛門結核を軟堅散結し、帯下異常などによる気血精津の滑脱散失を収斂固渋して防ぐ。

麻黄は、滞った肺気を開通させ、化痰・鎮咳する（宣肺平喘・止咳）し、下焦を助けて水気を宣化し、肺が通調を失うことにより引き起こされる水腫に対して、行水消腫の働きを為す（利水消腫）。また堅く積った痰や凝血（積痰凝血）の奥まで入り込んで、そのような「癥堅積聚」を打ち破る。**甘草**は補中益気するとともに、潤性であって潤肺・祛痰止咳する。**蜀漆**は、痰涎を除いて水道を巡らし（吐痰行水）、陽気を巡ら

し、截瘧する。

【柴胡去半夏加栝蔞根湯の考察】

Ⅰ：構成生薬の薬理作用

A．柴胡：①解表退熱　②疏肝解鬱　③昇提陽気　**B．人参**：①大補元気　②補脾益肺　③益気生津　④益智安神　⑤補気生血・摂血　⑥扶正祛邪　**C．黄芩**：①清熱燥湿　②清熱瀉火　③清熱止血　④清熱安胎　⑤清熱解毒　**D．甘草**：①補中益気　②潤肺・祛痰止咳　③緩急止痛　④清熱解毒　⑤調和薬性　**E．栝蔞根**：①養胃生津・止渇　②清肺潤燥　③消腫排膿　**F．生姜**：①散寒解表　②温胃止嘔　③化痰行水　④解毒　**G．大棗**：①補脾和胃　②養営安神　③緩和薬性

Ⅱ：考察

原文では「瘧病、渇を発する者を治し、また労瘧を治す」とある。『素問』瘧論篇の記述によれば、「温瘧の邪気は、冬に感受した風寒の邪が骨髄の中に留まっており、次の春になって陽気が盛んとなっても自力では外に出ることができず、夏になって暑熱のひどさで精神も衰え脳髄が溶けたようになり肌肉も痩せ衰え更に労働による消耗が加わると、その虚に乗じて汗とともに外に出、邪気は腎臓に伏蔵されていて発作の時に内から外へと出て来るのであり、この病証では陰気がまず虚して陽気だけが盛んとなって発熱し、極期を過ぎて邪気が陰分に入れば、陽気が虚して冷えが現れることになる。」とあり、瘧病で口渇となり労働による消耗で悪化するのであるから、温瘧時の症状であると思われる。

瘧病は半表半裏である少陽病に属し、胆・肝・三焦と密接に結びついている。肝胆は気機の疏泄を主っており、気機の疏泄が阻滞すると気・津液の停滞がおこりまた肝火が生じるとともに、気滞、水湿の停滞、邪正相争による邪熱の鬱滞、などに加えて正気と邪気の攻防によって、寒熱、表裏の程度が異なるさまざまな症状を生じる。熱邪が長く留まると陰液が消耗し津液が枯渇して口渇となり、労働によって症状が悪化するとともに、邪の影響が少陰である腎に及べば腎陰が虚し、腎陰は一身の陰液の根本であるので心・肝・肺の陰も虚して虚火が逆上することになる。

そこで**柴胡**で少陽すなわち半表半裏の邪を、上焦を通じさせて疏散し除き（透表泄熱）、肝気の鬱結を疏泄して解除し（疏肝解鬱）、清陽の気を昇挙（昇挙陽気）しているが、ここでは柴胡は黄芩とともに用られて肝胆気分の結熱を清散している。**人参**は元気を回復させることによって五臓の虚損を補い、脾胃の気の働きを高め、肺に停滞した水湿によって形成された痰濁が、肺気の宣発粛降作用を阻害し肺症状がさらに悪化するのを防ぎ、腎の元気を回復することによって益血生津する。黄芩は肺・脾胃・小腸・大腸・肝胆・膀胱の湿熱を清熱し燥湿するが、ここでは柴胡とともに肝胆気分の結熱を清散している。**栝蔞根**は胃熱を冷まし、肺燥を潤すとともに生津

作用にすぐれ、熱邪により消耗して津液不足となった消渇病に多用され（養胃生津・止渇・清肺潤燥）、口渇を治すとともに温経通脈している。**生姜**で散寒解表して風邪寒熱を除くが、大棗とともに用いて、生姜が衛、大棗が営を主って営衛調和を図っている（薬性緩和）。甘草で急を緩めて緩急止痛し、清熱解毒し、調和薬性している。

【柴胡桂姜湯の考察】

Ⅰ：構成生薬の薬理作用

A．**柴胡**：①解表退熱　②疏肝解鬱　③昇提陽気　B．**桂枝**：①発汗解表　②温経　③通陽化気　C．**乾姜**：①温中散寒・温脾陽　②回陽救逆　③温肺化飲　④温経止血　D．**栝蔞根**：①養胃生津・止渇　②清肺潤燥　③消腫排膿　E．**黄芩**：①清熱燥湿　②清熱瀉火　③清熱止血　④清熱安胎　⑤清熱解毒　F．**牡蠣**：①平肝潜陽・安神　②軟堅散結　③収斂固渋　④制酸　G．**甘草**：①補中益気　②潤肺・祛痰止咳　③緩急止痛　④清熱解毒　⑤調和薬性

Ⅱ：考察

原文には、「瘧にて寒多く微かに熱有り、或は但だ寒して熱せざるを治す。」とあり、寒熱ともにあるが寒が強い病態であり、『素問』瘧論篇の記述によるならば、「陽気が陰分に侵入すれば陽気が虚して陰気が実するので、たとえば陽明経の気が虚せば悪寒戦慄が出現し、太陽経の気が虚せば腰背痛や頭痛となり、三陽経がすべて虚せば陰気が強まり骨節が冷えて痛み寒が内から現れ、内外ともに冷えてしまう。」とあるように、陽気が虚している病態である。しかし三陽が全て虚しているわけではなく、寒熱錯雑であるが寒がまさっている病態である。寒邪によって気化機能が損傷されて衰弱し、少火が欠乏すると、外にあっては陽気による肌膚の温煦や血脈の温通が阻害され、また内にあっては水液の温化や水穀の腐熟が阻害されて寒が生じることになる。寒が生じて水穀津液を温化することができなくなると、痰飲などの病理産物が形成される。

柴胡で少陽すなわち半表半裏の邪を、上焦を通じさせて疏散し除き（透表泄熱）、肝気の鬱結を疏泄して解除し（疏肝解鬱）、清陽の気を昇挙（昇挙陽気）するが、**黄芩**とともに用いて肝胆気分の結熱を清泄している。桂枝と乾姜で脾胃を温めて脾陽を振い立たせて寒を除き水飲の産生を防止し、経絡や三焦を温めて痰飲の邪を除いている。**栝蔞根**は胃熱を冷まして清熱し、肺燥を潤し、また生津作用にすぐれ、**牡蠣**は傷陰し津液や血が欠損して肝陰も不足し、虚風内動して肝風が生じ上亢した病態を、益陰することにより鎮め、陽気の上亢による興奮を抑え改善し（益陰潜陽・平肝潜陽・安神）、気血精津が滑脱散失するのを固渋収斂によって防止している。辛熱の桂枝・乾姜による過度の昇陽を、苦寒の黄芩が抑制してバランスを取っている。**炙甘草**で諸薬を調和している。

【本条のポイント】

牡蠣湯は、陽気が痰涎に阻まれて巡らない寒瘧に近い病態で、傷陰を伴っている場合である。柴胡去半夏加栝蔞根湯は温瘧で、熱邪や労働によって陰液が消耗し津液が枯渇して口渇となり、また邪の影響が肝胆におよび、気機の疏泄が阻滞して気・津液の停滞が起こり肝火を生じるとともに、邪の影響が少陰である腎に及んで腎陰が虚し、腎陰は一身の陰液の根本であるので心・肝・肺の陰も虚して虚火が逆上している病態である。柴胡桂姜湯は寒熱錯雑であるが寒がまさっている病態で、少陽すなわち半表半裏に邪があって、肝気も鬱結し鬱熱が形成されて清陽の気も滞り、水液の温化や水穀の腐熟も阻害されて寒が内生し、痰飲などの病理産物も形成されている病態で用いられる。それぞれの病態に応じた方剤構成になっている点を理解すること。

中風歴節病脈證并治　第五

論一首　脈證三條　方十一首

【中風・歴節について】

太陽病は一身の表を主っており、太陽病経証と太陽病腑証に分けられている。太陽病経証は病初期にみられる表証であり、病邪が体表部に留まっている（太陽病そのものが六経病証においては表証であるが、ここでは太陽病のなかでの表証との意味）。ところで風寒の邪が膚表に侵入して営衛の調和が失われることが、太陽病の病機である。膚表において衛陽と営陰は陰陽の関係にあり、両者は拮抗しながらお互いを補い合って調和し、衛外の邪に対する守りを固めている。衛陽は陽気としての上昇・発散・活動的な性質を持ち、営陰は陰の沈着・下降・凝集・静謐の性質をもつ。風や寒の邪を外感すると、風の性質は陽であるので、風邪は衛陽の陽気としての性質を強め、寒の性質は陰であるので寒邪は営陰の陰の性質を強める。寒邪によって営強衛弱の病機となれば、衛陽は抑鬱され肌表を温めることができなくなって悪寒となり、抑鬱された陽気が発散できずに上昇すると発熱となる。また営陰の沈着・下降・凝集・静謐の性質により無汗・脈浮緊となる。この病態を太陽表実証と言い、傷寒とも表現する。ここでの中風は、「風に中《あた》る」の意味であり、外邪としての風である。

それに対してこの章の表題中の中風は、内臓の機能失調によって生じる内生の邪としての風であり、内風証であって、外風証とは本質が異なる点に注意が必要である。一般的には脳血管障害や中毒性の脳症状を中風と言っているが、それらは突然に起る風証の意味で使われている。『素問』陰陽応象大論篇には「風勝則動」（風勝てば則ち動ず）と書かれ、至真要大論篇には「諸暴強直、皆属于風」（諸暴強直、皆風に属す）と書かれており、「動揺性の」「突然に発症する痙攣や強直」の症状が内風病機の特色である。その他、眩暈・動揺感・突然の意識消失・昏倒・震え・顔面麻痺などの症状であり、急に発症して変化をする特色を持つ。これら内風病機の原因は、脳卒中などの中枢神経の疾患であるが、中医学的には筋肉・眼・精神の異常であり、筋膜が柔軟で活発に動くためには肝の疏泄調節機能に負うところが大きく、目の精気が充足してものを見ることができるのも肝の疏泄機能が適切に働いてこそであり、精神が穏やかで明るく保たれて精神情志が安定するのも肝の疏泄機能によっており、肝によって全身の気機の疏泄が正常に保たれ、血液の貯蔵と流通が正常に保たれてこそ生命活動が維持されているのである。そこで肝風内動が内風証の主病機であり、その臨床症状は肝陽化風・熱極生風・陰虚動風・血虚生風に大別されている（ここでは詳述せず）。

歴節は歴節風・白虎風・痛風とも表現され、関節が腫脹し疼痛し屈伸ができなくなる病証であり、リウマチ性関節炎・痛風・変形性関節炎などにおいて見られる。いたみが強くて関節形態の変化が強いものを白虎歴節という。古人は歴節も風邪によると考えていた。

【原文】（五—1）

夫風之為病、当半身不遂、或但臂不遂者、此為痺。脈微而数、中風使然。

【訓読】

それ風の病為る、当に半身不遂すべし、或は但だ臂《ひ》のみ不遂の者は、此を痺と為す。脈は微にして数、中風然らしむ。

【注釈および考察】

＊**臂**《ひ》：肩から手首までの部分をさす。

＊**それ風の病為る、当に半身不遂すべし、或は但だ臂**《ひ》**のみ不遂の者は、此を痺と為す。**：前半は内風証としての中風の症状を述べていると思われる（前項の説明を参照のこと）。それに対して痺証は『素問』痺論篇において、「風寒湿の三気雑《まじ》わり至り、合して痺となるなり。其の風気の勝れる者は行痺となり、寒気の勝れる者は痛痺となり、湿気の勝れる者は著痺となるなり。」とある様に、風寒湿の外邪が錯雑して侵入したためであり、その風・寒・湿の程度に応じて行痺・痛痺・著痺となる、と書かれている。行痺はだるい痛みがあちこち移動し、痛痺は寒のために血脈が凝滞し脈が不通となったためで、移動性の少ない激しい疼痛となり、著痺は肌肉に湿が侵入したための重滞感のある痛み・しびれとなる。いずれも経絡が塞がれ、気血が阻滞し、関節や筋肉に栄養が行き渡らずに疼痛やしびれを生じる病証である。中風は半身の麻痺を生ずるが、痺証の場合は部分的で一肢のみのこともあり、中風に比して症状は軽度である。

＊**脈は微にして数、中風然らしむ。**：微脈は虚脈類に属し、陰陽気血ともに虚した脈象であり、多くは陽衰証であり、一方数脈は熱証の脈象である。肝風内動により中風となるが（前項の説明を参照のこと）、肝陽上亢に引き続き発生する肝風が肝陽化風であり、発熱が続いて陰が消耗されて発生するのが熱極生風であり、肝腎陰虚によるものが陰虚動風であり、肝血虚に伴うものが血虚生風である。これらは気血の虚も伴いまた虚熱としての熱証も伴っており、微にして数脈を呈し得る。成書によると典型的な脈象は、肝陽化風は弦数または浮数、熱極生風は弦数、陰虚動風は細数または細促、血虚生風は細である。

【原文】（五—2、3）

寸口脈浮而緊、緊則為寒、浮則為虚。寒虚相搏、邪在皮膚。浮者血虚、絡脈空虚。賊邪不瀉、或左或右。邪気反緩、正気即急、正気引邪、喎僻不遂。邪在於絡、肌膚不仁。邪在於経、即重不勝。邪入於府、即不識人。邪入於藏、舌即難言、口吐涎。

侯氏黒散、治大風四肢煩重、心中悪寒不足者（『外台』治風癲）。

菊花四十分　白朮十分　細辛三分　茯苓三分　牡蠣三分
桔梗八分　防風十分　人参三分　礬石三分　黄芩五分　当帰三分　乾姜三分　芎藭三分　桂枝三分
右十四味、杵為散、酒服方寸匕。日一服。初服二十日、温酒調服、禁一切魚肉大蒜、常宜冷食、六十日止、即薬積在腹中不下也、熱食即下矣、冷食自能助薬力。

【訓読】

寸口の脈浮にして緊、緊は則ち寒と為し、浮は則ち虚と為す。寒虚相搏《う》ち、邪は皮膚に在り。浮は血虚にして、絡脈空虚なり。賊邪泄せざれば、或は左し或は右す。邪気反って緩み、正気即ち急し、正気邪を引き、喎僻《かへき》して遂《かな》わず。邪絡に在れば、肌膚不仁す。邪経に在れば、即ち重くして勝《た》えず。邪府に入れば、即ち人を識《し》らず。邪蔵に入れば、舌即ち言い難く、口は涎《ぜん》を吐す。

侯氏黒散は、大風にして四肢煩重し、心中悪寒不足の者を治す（『外台』は風癲を治す）。

　菊花四十分　白朮十分　細辛三分　茯苓三分　牡蠣三分
桔梗八分　防風十分　人参三分　礬石三分　黄芩五分　当帰三分　乾姜三分　芎藭三分　桂枝三分

右十四味、杵きて散と為し、酒にて方寸匕を服す。日に一服す。初め服してより二十日、温酒にて調え服し、一切の魚肉大蒜《たいさん》を禁じ、常に宜しく冷食すべし、六十日にして止む、即ち薬積りて腹中に在りて下らざるなり、熱食すれば即ち下る、冷食は自ら能く薬力を助く。

【注釈および考察】

＊寸口の脈浮にして緊、緊は則ち寒と為し、浮は則ち虚と為す、：寸口の脈浮緊は太陽病経証の表実証である傷寒の脈象である。緊脈は寒証の脈象であり、陰陽のバランスが陰に偏ってくずれたための緊急の脈象である。浮脈には表証を表す場合と、虚証（陰液不足）を表す場合がある。邪の侵入に対して生体が起こす最初の反応が表証であり、表に邪気があって、体表において正気と邪気が抗争する結果、気血がこれに抵抗し外に向かうために浮脈となるとされる。また人体の陰液と陽気は相互に依存し制約する関係にありバランスを取り合っているが、陰液が不足すると陽気を収斂し潜蔵することができなくなって、脈気が上浮し浮脈となるとされる。虚証による浮脈の場合は、陰血不足によって脈が上浮しているにすぎず、有力ではなく、中取・沈取では無力である。一方浮緊脈は傷寒表実証の脈象であり、他に風痺による疼痛が有る場合や、陰寒内生によって陽気が外部に格陽された場合などであり、本条の「浮は則ち虚と為す」は、陰寒内生と陰血不足による脈の上浮とが混在した病態と考えられる。［19］一方寒邪が生体に侵入すると、衛陽は抑鬱されて肌表を温めることができなくなって悪寒となり、抑鬱された陽気が発散できずに上昇すると発熱となり、その収引の性質によって経脈気血が凝結して塞がると疼痛の原因となる。寒邪の影響が水液代謝に及べば気化不利となり、津液が化生されず、筋骨に付着すれ

ば身体痛・関節痛などの固定性の激痛となる。経絡が鬱滞すると気血が凝結して経脈がひきつることになり、疼痛とともに、痙攣・緊張痛・屈伸不利などの様々な症状を表す。

＊**寒虚相搏《う》ち、邪は皮膚に在り。浮は血虚にして、絡脈空虚なり。**∴気虚・陽虚や血虚・陰虚がある虚証のひとが寒邪を感受すると、体表において正気と邪気の抗争が生じ、血虚・陰虚も更に強まり浮脈となる。寒邪の収引の性質によって経脈気血が凝結して塞がると血虚が強まり、経脈から別れて身体の隅々まで行き渡っている絡脈の気の流れも阻滞されて空虚となる。慢性疾患や出血などによって気血が虚すと、前述のように浮脈を呈する場合があり、ここはそれに相当すると思われる。

＊**賊邪泄せざれば、或は左し或は右す。**∴邪気が排泄されずに体内に留まり、経絡の空疎な所に向って、左に行ったり右に行ったりする。

＊**邪気反って緩み、正気即ち急し、正気邪を引き、喎僻して遂わず。**∴「喎僻して遂わず」は、顔面神経麻痺や脳血管障害時に、顔面の一方の随意運動ができなくなり、他方に歪んだ状態となることで、口喎・口僻で口が歪むことである。邪気に侵された側は逆に弛緩して緩み、侵されていない側は緩んだ側を引き寄せて緊張して急迫し、顔面神経麻痺や脳血管障害時の様に、健側に歪んだ状態となる。病状の程度による中風の分類法によれば、症状の軽度から重度の順に、中絡・中経・中腑・中臓の四種に分けられているが、外邪はまず皮膚の絡脈に侵入し、さらに進んで経脈に侵入し、六腑に至り、さらに五臓に至る。

＊**邪絡に在れば、肌膚不仁す。**∴「肌膚不仁」は痺れて皮膚の感覚のない状態であり、邪気が皮膚に侵入し気血の運行が妨げられることが原因で、中風の後遺症時などに見られる。邪気が絡脈あれば末梢の気血の流れが阻滞されて痺れ、皮膚の感覚がなくなる。絡脈は気血津液を全身の末梢組織に直接浸透させる役割がある。

＊**邪経に在れば、即ち重くして勝えず。**∴邪気が経脈にあれば、筋骨に気血津液が巡らなくなり、四肢が重だるくて手足が思うように動かせなくなる。

＊**邪腑に入れば、即ち人を識らず。**∴六腑は、胆・胃・大腸・小腸・膀胱・三焦であり、その機能は食物の消化吸収と糟粕の伝送にあり、胆は肝、胃は脾、大腸は肺、小腸は心、膀胱は腎と表裏の関係にある。六腑に邪が及ぶと六腑が不通となり、その影響が五臓にまで及び、さらに中枢神経系も影響を受けることになる。中風の分類法中での中腑は、経に入ったものより重く、臓に入ったものより軽い、ぐらいの意味で使われている。

＊**即ち人を識らず。**∴意識レベルが低下して人事不省になるが、このことは、足陽明胃経・足太陽膀胱経・足少陽胆経などが脳に連絡していることによっても説明される。

＊邪臓に入れば、舌即ち言い難く、口は涎を吐す。：舌は五臓のすべてと経絡によって直接連絡しており、さらに邪が奥に侵入して五臓に及べば、五臓の機能不全によって舌に気血が巡らなくなり、舌が麻痺して動かせなくなるのである。また五臓の中では心との関係が最も密接であり、心の血脈を主宰し神明を主宰する機能が邪によって傷害されると、舌も障害されて機能不全となり、麻痺して発語ができなくなり、口から涎を垂らすようになる。顔面神経に加えて、舌咽神経や三叉神経にも影響が及んでいるのである。

＊侯氏黒散は、大風にして四肢煩重し、心中悪寒不足の者を治す：「大風」は風の症状が重くであるが、風邪はまず表衛を侵し、さらに気へ伝入すると筋骨に付着し、経絡が空疎になれば経絡に中ることになる。さらに血に入れば、風は陽邪なので必ず熱に変り関節の腫脹などとなる。また暑邪や湿邪を伴うと煩燥し粘滞し清陽が塞がれるとともに気機が阻滞して、「四肢煩重」四肢が重だるく感じ煩悶する。経絡が塞がれ気血が阻滞し、関節や筋肉に気血津液が巡らなくなって栄養が巡らず、四肢が重だるくて手足が思うように動かせなくなる。それに対して「心中悪寒」であり、心や中焦は寒がまさり、表熱裏寒の病態である。「不足」は、心陽虚に中焦の脾の脾気虚が加わり、心腎不交も伴って心腎陽虚となり、陽虚による悪寒などを伴った心不全類似の症状を呈しているとも考えられる。

【侯氏黒散の考察】

Ⅰ：構成生薬の薬理作用

A．菊花

（1）キク科キクの頭花。

（2）甘・微苦、微寒。肺・肝。

（3）『神農本草経』「菊花、味苦、平。主風頭眩腫痛、目欲脱、涙出、皮膚死肌、悪風湿痺。久服利血気、軽身耐老延年。一名節華。生川澤及田野。」

（4）**11**：①疏散風熱　②明目　③平肝陽　**12**：①疏散風熱　②清肝明目　③清熱解毒　**13**：①疏風散熱　②祛肝風・養肝明目　③清利頭目

（5）名医別録には、「主治腰痛去来陶陶、除胸中煩熱、安腸胃、利五脈、調四肢。」と書かれている。風邪による表証での発熱時に用い、風熱を疏散して除くが、発散力は弱く他の疏散風熱薬とともに用いられる。風熱による頭痛・眼充血・眼腫脹・目のかすみ・涙目などを疏散して除くとともに、肝火上炎や肝陽上亢証（肝陰不足による）に伴う、頭痛・眩暈・顔面潮紅・眼充血や腫痛・目のかすみ・涙目（風にあたると涙が出る）などに用いられる。これらは、肝は目に開竅しているためであり（肝経の経脈と督脈が頭頂部で出会うため）、清肝することによって瀉火し、清頭・明目する。苦寒の性質により泄熱するが、甘の性質により益陰する。神農本草経に於いて「皮膚死肌、悪風湿痺」を治すとされ、邪気が皮膚に侵入してしびれ、衛気が傷害されて風を嫌がる悪風となり、さらに肌肉に湿が侵入し経絡が塞がれ、気血が阻滞し、関節や筋肉に栄養が行き渡らずに疼痛やしびれを生じた状態を治す。

《菊花を用いる方剤》＊**杞《こ》菊《ぎく》地《じ》黄《おう》丸《がん》**（熟地黄・山茱萸・山薬・沢瀉・茯苓・牡丹皮・枸杞子・菊花）

B．桔梗

（1）キキョウ科キキョウの根。

（2）苦・辛、平。肺。

（3）『神農本草経』「桔梗、味辛、微温。主胸脇痛如刀刺、腹満腸鳴幽幽、驚恐悸気。生山谷。」

（4）**11**：①宣肺祛痰　②排膿消腫　**12**：①宣肺化痰・利咽　②排膿　③開提肺気　**13**：①宣通肺気・疏風解表　②祛痰・排膿　③利咽。④昇提

（5）肺経気分薬であり、肺の宣発作用（宣散と輸布の機能のことで、呼吸作用および皮毛を主る機能を含む）を高め去痰し止咳する（宣肺去痰作用）。昇浮の性質があり、引経薬として諸薬を浮上させ上焦の病変を治し、また解表し咽喉を利し（解表利咽）、咽喉の痛みを治す。昇提化痰（陽気の下降を防ぎ上昇させ、持ち上げることによって痰を去痰し解消する）して邪を除くが、慢性咳嗽では昇提することによる肺気の上逆によって咳が悪化することがある。肺気の鬱滞を除いて宣肺することにより水道を通調して巡らし利尿を促進し（通利）、尿閉・排尿困難を改善する。また肺と大腸は表裏の関係にあるところから、肺気の鬱滞を除くことによって大腸や胃の気を降ろし疏通するので、大腸や胃の気の鬱滞による流飲（腸内の運化失調による津液の凝滞）が原因の腹満・腹鳴・下痢・泥状便・裏急後重などに用いる（『神農本草経』の「腹満腸鳴幽幽」の症状と同じ）。排膿血作用も下痢に有効である。排膿消腫作用があり、肺癰（肺化膿症）・咽頭扁頭炎・皮膚化膿症などに用いる。

《桔梗を用いる方剤》＊**杏蘇散**（紫蘇葉・半夏・茯苓・前胡・桔梗・枳殻・甘草・生姜・陳皮・杏仁）＊**桑菊飲**（杏仁・連翹・薄荷・桑葉・菊花・桔梗・甘草・芦根）＊**桔梗湯**（桔梗・甘草）＊**排膿散及湯**（枳実・白朮・桔梗・鶏子黄・生姜・大棗・甘草）＊**十味敗毒湯**（柴胡・桔梗・独活・川芎・防風・茯苓・桜皮・荊芥・甘草・生姜）＊**清上防風湯**（防風・荊芥・連翹・山梔子・黄連・黄芩・薄荷・川芎・白芷・梗桔・枳殻・甘草）

C．防風

（1）セリ科ボウフウの根および根茎。

（2）辛・甘、微温。膀胱・肝・脾。

（3）『神農本草経』「防風、味甘、温、無毒。主大風、頭眩痛、悪風、風邪、目盲無所見、風行周身、骨節疼痺煩満。久服軽身。一名銅芸。生川澤。」

(4) **11：**①散風解表　②勝湿止痙　③祛風止痙　**12：**①祛風（祛風解表・祛風止痛・祛風止痙・祛風止痒）　②止瀉　**13：**①祛風解表　②祛風湿　③祛風解痙

(5) 本経疏証によると、「雖《すい》（…ではあるが）然風行周身、骨節疼痛及百節痛風、非特風病、亦必兼湿、茲《じ》（ここに）二味者、固亦能兼治湿歟《よ》（疑問・反問）！」「防風亦能治湿、然其所治之湿、是風化湿、本於陽者也。」とあり、風と湿が相俟って病態が形成されているのであり、防風は風だけでなく湿をよく治すことが作用のポイントであると述べられている。防風は辛・甘、微温で陽性であり昇浮に働き、発汗・発散作用があり辛温発汗剤として外感表証時に寒熱を問わずによく用いられ、風邪を散じる。また経絡や筋骨に付着した風寒湿を除くことにより、風寒湿痺による関節痛・筋肉のひきつりや、全身の重だるさや、筋肉・骨節・関節の痛みやしびれを治す。また祛風解痙作用があり、肝風内動や風痰上擾による四肢の痙攣・ひきつり・歯ぎしりなどを祛風することによって筋肉の緊張をゆるめて緩和するとともに、破傷風による痙攣・角弓反張などに有効である。また防風は炒用すると、肝経および脾に作用し、肝鬱気滞・肝気抑鬱により脾胃が損傷を受けて脾湿から痰を生じて肝気不疏となり、肝脾不和・肝胃不和となって、腹痛や下痢となったものを治す。炒炭すると止血に作用する。また抗アレルギー作用があり、皮疹に用いるとともに祛風止痒作用があり、瘙痒感を緩和するのに用いられる。

《防風を用いる方剤》＊**玉屏風散**《ぎょくへいふうさん》（黄耆・白朮・防風）＊**防風通聖散**（防風・荊芥・連翹・麻黄・薄荷・川芎・当帰・白芍・白朮・山梔子・大黄・芒硝・石膏・黄芩・梗桔・甘草・滑石）＊**川芎茶調散**（香附子・川芎・荊芥・白芷・羌活・甘草・防風・薄荷を細茶で服用）＊**立効散**（細辛・炙甘草・升麻・防風・竜胆草）＊**玉真散**（天南星・防風・白芷・天麻・羌活・白附子）＊**消風散**（当帰・生地黄・防風・蝉退・知母・苦参・胡麻仁・荊芥・蒼朮・牛蒡子・石膏・生甘草・木通）＊**治頭瘡一方**（連翹・蒼朮・川芎・防風・忍冬藤・荊芥・生甘草・紅花・大黄）＊**清上防風湯：**前出

D．礬石《ばんせき》

(1) 天然の明礬石を精製した結晶。硫酸アルミニウム・カリウム。$KAl(SO_4)_2 \cdot 12H_2O$。

(2) 酸・渋、寒。肺・脾・大腸・肝・胆。

(3)『神農本草経』「涅石、旧作礬石、据郭璞注《山海経》引作涅石。味酸、寒。主寒熱、泄利、白沃、陰蝕、悪創、目痛、堅骨歯。煉餌服之、軽身、不老増年。一名羽涅。生山谷。」

(4) **11：**①解毒医瘡・収湿止痒　②渋腸止瀉・収斂止血　③祛風痰　④清熱退黄

(5) 明礬は酸渋によって収斂し濁りを澄ませる（酸は収により、散乱したものを収める）。生品を内服すると祛風痰・清熱退黄するので、風熱の邪による痰壅盛な痰証で、中風・癲癇・湿熱黄疸などに用いる。煅いた枯礬は解毒医瘡・収湿止痒に外用し、または内服すると渋腸止瀉・収斂止血に働く。[11]『神農本草経』によると、「寒熱、泄利、白沃、陰蝕、悪創、目痛」「悪寒発熱があり、下痢や、白色の帯下や、陰部びらんや、皮膚の化膿びらん巣や、眼痛」に効果がある。皮膚粘膜の化膿性のびらん潰瘍であるが、女性の外性器の炎症やびらん潰瘍に特に用いられる。

E．芎藭《きゅうきゅう》

(1) セリ科マルバトウキ属植物の根茎。川芎に同じ。川芎は四川に産する芎藭の意味。

(2) 辛、温。肝・胆・心包。

(3)『神農本草経』「芎藭、味辛、温。主中風入脳頭痛、寒痹筋攣緩急、金創、婦人血閉無子。生川谷。」

(4) **11**：①活血行気　②祛風止痛　**12**：①活血行気　②祛風止痛　**13**：①行気活血　②燥湿捜風　③開鬱調肝　**14**：①行気活血　②燥湿捜風　③開鬱調肝

(5)『名医別録』によれば、「主除脳中冷動、而上游風去来、目涙出、多涕唾、忽忽如酔、諸寒冷気、心腹堅痛、中悪、卒急腫痛、脇風痛、温中内寒。」訳すと、「脳中の冷えによる動揺性の頭痛を除き、頭上部の移動性の風邪による症状を去り、涙が出て、鼻水や涎が多く、酔ったようにふらつき、諸の寒冷の気や、心や腹部の堅い痛みや、悪心や、突然の腫れと痛みや、脇部の風邪による痛みを治し、体内の冷えによる寒を温めて除く。」とある。川芎は辛温であり、香竄《こうざん》（竄は逃げまわること）つまり香りにより走竄し、「走《ゆ》きて守らず、」「上って頭目を巡らし、下って血海を巡らし、」と表現されている様に、各種頭痛を祛風止痛して治し、「血中の気薬」（『本草綱目』）として気血の鬱滞を血中の気を整えることによって除き、血海である子宮に作用して寒凝気滞血瘀の状態を活血化瘀・行気止痛して改善するが、「走きて守らず、」であって、養血するのではなく、気を整えることで血を生じさせている。『神農本草経』や『名医別録』に書かれている様に、「冷えによる寒を温めて除く」のであり、温めて気を巡らせることで血を巡らせ、血を巡らせることで血中の湿邪を燥して除き、また風寒の邪を除いている。月経痛・月経障害・難産・産後痛・閉経・胎盤残留などに使用される。風寒湿による各種頭痛に常用するとともに各種婦人科疾患に常用する。また風寒湿によって引き起こされた痺証による筋関節痛・しびれ・半身麻痺などに用いられる。また気を巡らせ肝に於ける気の鬱滞を除き疏肝することで、肝鬱気滞や瘀血による脇痛・胸痛・腹痛・季肋部痛・痞塞感を除き、疏肝することで和胃もしている。《芎藭を用いる方剤》＊**四物湯**（当帰・川芎・白芍・熟地黄）＊芎

帰調血飲（当帰・川芎・熟地黄・白朮・茯苓・陳皮・烏薬・香附子・乾姜・益母草・牡丹皮・甘草・大棗・生姜）＊**温経湯**（呉茱萸・当帰・白芍・川芎・人参・桂枝・阿膠・牡丹皮・生姜・甘草・半夏・麦門冬）＊**治打撲一方**（川骨・撲樕・川芎・桂枝・大黄・丁香・甘草）＊**柴胡疏肝散**（柴胡・陳皮・川芎・香附子・枳殻・白芍・炙甘草）＊**血府逐瘀湯**（桃仁・紅花・当帰・生地黄・川芎・赤芍・牛膝・桔梗・柴胡・枳殻・炙甘草）＊**川芎茶調散**（香附子・川芎・荊芥・白芷・羌活・甘草・防風・薄荷を細茶で服用）＊**羌活勝湿湯**（羌活・独活・藁本・防風・炙甘草・川芎・蔓荊子）＊**大防風湯**（人参・白朮・黄耆・大棗・甘草・当帰・川芎・白芍・熟地黄・杜仲・牛膝・附子・羌活・防風・乾姜）

F．細辛

（1）ウマノスズクサ科ウスバサイシン、ケイリンサイシンの根をつけた全草（中国）、根および根茎（日本）。

（2）辛、温。肺・肝。（心・腎・肝・肺の4経に入ると記載の書もある）

（3）『神農本草経』「細辛、味辛、温。主咳逆、頭痛脳動、百節拘攣、風湿痹痛、死肌。久服明目、利九竅、軽身長年。一名小辛。生山谷。」

（4）**11：**①散寒解表　②温肺化飲　③袪風止痛　**12：**①袪風散寒・止痛　②温肺化飲　③宣通鼻竅　④風火歯痛　**13：**①発散風寒　②竄透開滞

（5）『名医別録』によれば、「主温中、下気、破痰、利水道、開胸中、除喉痹齆鼻風癇、癲疾、下乳結、汗不出、血不行、安五臓、益肝胆、通精気。」訳すと、「中を温め、気を下降させ、痰を破り、水道を利し、胸中の気滞を開いて痰結を除き、喉頭部の痹塞感を除き、副鼻腔炎で臭いが分からなくなったのを改善し、ひきつけや痙攣を除き、乳房のしこりを除き、汗を出させ、血を巡らせ、五臓を安らかにして、肝胆を益し、精気を通じさせる。」とある。『神農本草経』においても同様に、胸中の気滞を改善して肺竅を通じ咳嗽を改善し、昇浮の性質があり風寒邪による頭痛を改善し、風湿邪による関節痛や筋症状を改善する。

　風寒湿邪を温めることによって散じ、風寒邪による外感表証の頭痛・悪寒・発熱・四肢関節痛・鼻閉などを改善するとともに、風寒湿邪による関節拘縮・関節疼痛・胸痛などを伴う痹証を改善する。これらは細辛の「竄透開滞」つまり「走り回って浸透し鬱滞を除く」の性質によっており[13]、胸中の気滞を除き肺竅を通し、鼻塞を温めて通して鼻閉を改善し、経絡の阻滞を温通して痹証を改善している。「温肺化飲」は肺中の寒飲を温めて除くことであり、呼吸困難・咳嗽・希薄多痰などを改善するが、肺気を疎通することによって「利水道」もしている。鬱滞を除くことにより、婦人の乳結腫痛や経血不行などに効果がある。歯痛・舌炎・口内炎にも用いる。散寒力は強いが、発汗力（解表作用）は弱く、また乾姜に比して止痛作用は優れている。

《細辛を用いる方剤》＊**当帰四逆加呉茱萸生姜湯**（当帰・桂枝・白芍・細辛・炙甘草・通草・大棗・呉茱萸・生姜）＊**九味羌活湯**（羌活・防風・蒼朮・細辛・川芎・白芷・生地黄・黄芩・甘草）＊**麻黄附子細辛湯**（麻黄・細辛・附子）＊**小青竜湯**（麻黄・桂枝・半夏・乾姜・細辛・五味子・白芍・炙甘草）

G．茯苓

（1）サルノコシカケ科マツホドの外層を除いた菌核。

（2）甘・淡、平。心・脾・胃・肺・腎。

（3）『神農本草経』「茯苓、味甘、平。主胸脇逆気、憂恚驚邪恐悸、心下結痛、寒熱煩満、咳逆、口焦舌干、利小便。久服安魂養神、不饑延年。一名茯菟。生山谷。」

（4）**11**：①利水滲湿　②健脾補中　③寧心安神　**12**：①利水滲湿　②健脾利湿　③安神　**13**：①利水除湿　②益脾止泄　③寧心安神　**14**：①利水滲湿　②健脾益胃　③寧心安神

（5）茯苓は利水滲湿薬であり、水道を通利して水湿を滲除する。身体のどの様な場所における水湿の停滞も、いずれも茯苓で治療することができる。また甘で補・和・緩に働き、淡で滲・利に働き、利水しても正気を損傷することがなく、平性であって虚・実・寒・熱いずれの病態にも用いることができる。『神農本草経』によれば、「主胸脇逆気」胸脇部の水湿を除くことで逆気を治し、「憂恚驚邪恐悸」憂鬱や怒りや驚きや恐れなどの精神不安を鎮静し安神することが強調されている。また「心下結痛、寒熱煩満」心下部すなわち胃部の痛みに効果があり、悪寒や発熱による煩満を改善する。茯苓の甘味で健脾し、脾の水湿運化を助けるので、脾虚および脾虚による中焦の水湿停滞による胃腸機能の異常に効果があり、下痢・食欲不振・悪心・嘔吐・腹鳴・腹満などの病態に用いられる。

《茯苓を用いる方剤》＊**五苓散**（猪苓・沢瀉・白朮・茯苓・桂枝）＊**半夏白朮天麻湯**（半夏・天麻・茯苓・陳皮・白朮・炙甘草・生姜・大棗）＊**苓姜朮甘湯**（乾姜・茯苓・白朮・甘草）＊**小半夏加茯苓湯**（半夏・生姜・茯苓）＊**茯苓飲**（茯苓・人参・白朮・枳実・陳皮・生姜）＊**竹茹温胆湯**（柴胡・竹茹・桔梗・枳実・黄連・人参・麦門冬・陳皮・半夏・茯苓・甘草・香附子・生姜・大棗）＊**苓甘姜味辛夏仁湯**（茯苓・炙甘草・五味子・乾姜・細辛・半夏・杏仁）＊**六君子湯**（人参・白朮・茯苓・半夏・陳皮・炙甘草・生姜・大棗）＊**啓脾湯**（人参・白朮・茯苓・蓮子・山薬・山楂子・陳皮・沢瀉・炙甘草）＊**酸棗仁湯**（酸棗仁・甘草・知母・茯苓・川芎）＊**帰脾湯**（白朮・茯神・黄耆・竜眼肉・酸棗仁・人参・木香・炙甘草・当帰・遠志・生姜・大棗）

H．白朮：①健脾燥湿　②益気生血　③和中安胎　**I．牡蠣**：①平肝潜陽・安神　②軟堅散結　③収斂固渋　④制酸　**J．人参**：①大補元気　②補脾益肺　③益気生津　④

益智安神　⑤補気生血・摂血　⑥扶正祛邪　K．**黄芩**：①清熱燥湿　②清熱瀉火　③清熱止血　④清熱安胎　⑤清熱解毒　L．**当帰**：①補血　②活血調経・止痛　③潤腸通便　④止咳平喘　M．**乾姜**：①温中散寒・温脾陽　②回陽救逆　③温肺化飲　④温経止血　N．**桂枝**：①発汗解表　②温経　③通陽化気

Ⅱ：侯氏黒散の方剤考察

「侯氏黒散は、大風にして四肢煩重し、心中悪寒不足の者を治す」であり、経絡や気機の阻滞があり、寒熱相兼の病証であって心脾の陽虚があると考えられるので、祛風・散寒・補中・補血・祛痰・清熱・安神作用のある生薬が配合されている。**菊花**・**細辛**・**桔梗**・**防風**・**礬石**・**芎藭**が祛風に関係し、**細辛**・**乾姜**・**桂枝**で散寒し、**白朮**・**茯苓**・**人参**で補中益気し、**白朮**・**人参**・**当帰**で補血し、**細辛**・**茯苓**・**桔梗**・**礬石**で祛痰し、**菊花**・**礬石**・**黄芩**で清熱し、**茯苓**・**牡蠣**・**人参**で安神している。

本文の最後、「初め服してより二十日、温酒にて調え服し、一切の魚肉大蒜《たいさん》を禁じ、常に宜しく冷食すべし、六十日にして止む、即ち薬積りて腹中に在りて下らざるなり、熱食すれば即ち下る、冷食は自ら能く薬力を助く。」について記す。「熱食すれば即ち下る」より温熱病邪が中焦にあり脾胃が疲弊している病態であり、熱食により温熱病邪が強まり、津液が下焦に押し下げられて下痢となる。ここでの表現は、「心中悪寒不足」で述べた様に「心脾の陽虚がある」寒の病態と矛盾する様に思えるが、「虚によって気の働きが低下した状態」を広義に「寒」と表現していると捉えるならば矛盾ではないのではと思われる。また「一切の魚肉大蒜《たいさん》を禁じ」は、胃腸に負担になるものを食べるな、と言っているのだと思われる。冷食を勧めるのは、温熱病邪があるためである。

【本条のポイント】

侯氏黒散を用いる病態は、重症の風邪に侵されて、表衛から筋骨、経絡、さらに血に及び、風邪による熱症状を伴うとともに、気血津液が巡らないために、心や中焦では寒が形成され、寒熱が錯雑した病態となり、心腎不交も伴って心腎陽虚が加わり、悪寒などを伴って心不全類似の症状も呈するようになった病態である。侯氏黒散には祛風・散寒・補中・補血・祛痰・清熱・安神作用のある生薬が配合されていて、その各々がそれぞれの作用と目的を持って、症状の改善が図られている。

【原文】（五—4）

寸口脈遅而緩、遅則為寒、緩則為虚。栄緩則為亡血、衛緩則為中風。邪気中経、則身痒而癮疹。心気不足、邪気入中、則胸満而短気。

【訓読】

寸口の脈遅にして緩、遅は則ち寒と為し、緩は則ち虚と為す。栄緩なるは則ち亡血と為し、衛緩なるは則ち中風と為す。邪気経に

中《あた》れば、則ち身痒くして癮疹《いんしん》となる。心気不足し、邪気中に入れば、則ち胸満して短気す。

【注釈および考察】

＊寸口の脈遅にして緩、遅は則ち寒と為し、緩は則ち虚と為す、：遅脈は陽虚陰盛で寒を表す脈象である。また緩脈は遅脈類に属し、去来が緩慢な脈で、一般的には湿証や脾虚（脾胃虚弱）の脈象である。ここでは条文に則り、緩を虚と考えることにする。

＊栄緩なるは則ち亡血と為し、衛緩なるは則ち中風と為す、：人体の生理機能と生命活動を正常に保つためは衛・営・気・血の四要素が重要である。また『直指方』血栄気衛論篇によれば、気は陽を統轄し血は陰を統轄し、また陰陽ともに気血が備わっており、血は脈の中を巡って全身に栄養を与えるところから「栄」とされ、気は脈の外を巡って脈の外を衛る所から「衛」とされる。また気と血は起源を同じくして水穀の精微物質からつくられ、相互に依存し合っており、「気は血を生成し、血は気を養い、気は血をリードし、血は気の母である。また気は血の循環を推進し、血は気を載せて運ぶので、気は血がなければ失調するし、血は気がなければ停滞する」と述べられている。[8] また後代の衛気営血病機理論によれば、衛は陽に属して表・外を主り、営は陰に属して裏・内を主る。衛と営、気と血は表裏関係にあり、衛気と営血も表裏関係であり、「営は血の前身であり、衛は気の一部であり、営と衛、気と血とは、交流しあい支えあうが、その分布部位と機能により、表裏浅深の4段階に分けられる」とされる。そこで条文にもどると、「栄緩なるは則ち亡血と為し」、裏で血である栄＝営が虚すと亡血であると言っているが、ここでの亡血は出血性疾患で血液が失われた状態だけでなく、血脈中の血液の循環障害も意味していると思われる。「衛緩なるは則ち中風と為す」、中風は内風による中風と外風による中風があるが、ここでは衛が虚すのであるから、外風により表衛が虚した中風であり、太陽病表虚証としての中風で、『傷寒論』で「太陽病、発熱、汗出、悪風、脈緩者、名曰中風」と記されている通りである。ここの条文での「緩」は脈象としての「緩脈」ととるよりも、条文により「虚」と同じぐらいの意味と考えるのでよいと思われる。

＊邪気経に中《あた》れば、則ち身痒くして癮疹《いんしん》となる、：癮疹は、「癮」は中国語では、「やみつき、くせ、嗜好、夢中になること」の意味であるので、繰り返して起る皮疹であり、痒みを伴うのであるから、蕁麻疹のような痒疹が繰り返して起ることと思われる。経絡とは気・血・津液の通り路として全身にくまなく分布して、臓腑や四肢・関節などの人体の各部間を連絡し、上下内外を通じさせ調節している通路である。『素問』繆《びゅう》刺論篇によれば、「夫れ邪の形に客するや、必ず皮毛に舎す。留まりて去らざれば、入りて孫脈に舎す。留まりて去らざれば、入りて絡脈に舎す。留まりて去らざれば、入りて経脈に舎す。

内に五蔵に連なり、腸胃に散じ、陰陽　倶に感ずれば、五蔵乃ち傷る。此れ邪の皮毛よりして入り、五蔵に極まるの次《ついじ》なり。此くの如くんば、則ち其の経を治す。」「病邪が人体を襲うと、必ずまず皮毛に留まり去らなければ孫絡に入ります。孫絡に留まって去らなければ、次に絡脈に入ります。そして絡脈に留まって去らなければ、次には経脈に入ります。経脈は五蔵と互いに連絡しており、流れ散じて胃腸に至っているので、もし陰経と陽経がともに邪気を受けると五蔵は傷つきます。これが邪気がまず皮毛に入ってから最後に五蔵に入るまでの順序です。このような場合には、その経穴を治療します。」[1]とあり、病邪が皮毛より及んで経脈に入る経路が記されている。また内傷の場合も経絡によって他臓器に影響が及ぶことになる。そこで風邪により気血不暢から肌膚失陽となり、湿邪や熱邪は肌膚に鬱滞し、燥邪によって肌膚失潤となり、瘀血は気滞血瘀から肌膚失養となり、臓腑失調は気血不和から肌膚失養となり、皮膚疾患の原因となる。[20]　また、『素問』陰陽応象大論篇によれば「肺は皮毛を主る」のであり、肺の宣発作用により肺気が衛気と津液を全身に散布し、皮膚を暖め、全身に栄養を行き渡らせ、皮毛を潤しているのであるから[8]、邪気が肺を傷害すると影響が皮膚に現れることになる。

＊心気不足し、邪気中に入れば、則ち胸満して短気す、∵心には神明を主宰することと、血脈を主宰することの二つの機能があるとされる。神明を主宰するとは、人間の精神活動や意識活動などが心気によって統轄されている事を意味し、血脈を主宰するとは、血脈中の血液の循環が心気による絶え間ない作用によって統轄されていることを意味する。また心気は肺・脾・腎の働きを受けて生成される。脾は後天の本であり、腎は先天の本であり、脾の働きによって消化吸収された水穀の精微物質は脾気の昇清（清は精微物質の意味）機能によって肺に送られ、肺が空気中から吸入した清気（清中の清）と合わさって宗気となる。宗気は胸中に積り喉に出て呼吸を主るとともに、心脈に入って全身に散布され、さらに心気を生成する際の後天の本となる。一方腎には元陰と元陽がありいずれも腎精から作られ、元陰は腎陰・真陰・腎水・真水とも言われ人体の陰液の基であり、すなわち「肝木を潤し、心火を助け、金水相生という関係を通して各臓腑組織を潤し、滋養」している。元陽は腎陽・真陽・真火・命門の火・先天の火とも言われ人体の陽気の根本であり、各臓腑組織を温煦し生化している。[8]　腎気は腎陽が腎陰を蒸化することによって形成され、腎精の化生したものと言ってよく、先天の本としての腎の機能活動そのものを表している。すなわち腎陰腎陽が協調することによって全身の各臓腑組織の陰陽も協調している。腎気は心においてもその活動のもととなっており、心気は先天の腎気と後天の宗気から作られている。

条文に戻ると、以上のことから、先天的や後天的な原因により肺・脾・腎の働きが低下すると、心気が不足する状態となり、心の神明を主宰する機能や、血脈を主宰する機能が低下するのである。心気が不足すれば、精神は心気によって栄養を受け心気を拠り所としているので、精神不安・恐怖感・情緒不安などとなり、また心自体が栄養を受けられず温煦されないために、動悸・息切れ・不安感・心臓痛などとなる。そこでそのような心気不足の状態で、邪気が表から裏に及んで心に至ると、火熱が心包に内陥することによる精神の錯乱や、寒邪が心に及び血液循環が障害されることによる胸痺感や心臓痛などがさらに悪化することになる。胸満は胸痺感や心臓痛を意味し、短気は動悸・息切れを意味しているが、狭心症や心筋梗塞、心不全などの病態であると思われる。

【本条のポイント】

風邪が皮毛より侵入し、表衛が虚した中風となり、陽気が虚して寒が内生し、風寒邪が栄血に至ると、血脈中の血液の循環障害となり亡血となる。さらに邪が経絡に至ると、気血不暢から肌膚失陽となり、風・湿・熱・燥邪によって皮膚症状が出現し、さらに五臓におよぶと、陰陽の本である心気・腎気が影響を受けて、胸部症状の原因となる。

【原文】（五—5）

風引湯除熱癱癇

大黄　乾姜　竜骨各四両　桂枝三両　甘草　牡蠣各二両

寒水石　滑石　赤石脂　白石脂　紫石英　石膏各六両

右十二味、杵、麤篩、以韋嚢盛之、取三指撮、井花水三升、煮三沸、温服一升（治大人風引、少小驚癇瘈瘲、日数十後、医所不療除熱方巣氏云脚気宜風引湯）

【訓読】

風引湯　熱癱癇を除く。

大黄　乾姜　竜骨各四両　桂枝三両　甘草　牡蠣各二両

寒水石　滑石　赤石脂　白石脂　紫石英　石膏各六両

右十二味、杵きて、麤《あら》く篩《ふる》い、韋嚢を以て之を盛り、三指撮を取り、井花水三升にて、煮て三沸し、一升を温服す（大人の風引、少小の驚癇、瘈瘲《けいじゅう》の日に数十の後、医療せざる所を治す。除熱の方は巣氏云う、脚気は風引湯宜しと）

【注釈】

＊**風引**：「引」は牽引痛やひきつけの発作の意味があり、『素問』至真要大論篇によれば「諸暴強直、皆属於風」と書かれ、「突然発症する諸々の痙攣・強直の病証は、ほとんどすべて風鉦に属し風邪に関係している」であり、風引は風邪による痙攣・強直の病証の意味である。

＊**熱癱癇**：「癱」は、「中風になる」の意味であり、脳血管障害で手足の運動障害がある病態である。「癇」は、「突然倒れ口から泡をだしてひきつけるもの」であるが、本文記載の原注によれば、「大人の痙攣・強直、子供の痙攣やひきつけの発作が日に数十回におよび、医者も治療することができず、」に対する

熱を除くの方剤である。『諸病源候論』の著者である隋の巣元方は、風引湯が脚気に効果があると述べている。」とあり、子供の熱性痙攣や癲癇発作、また大人の脳内出血に併発した脳室内穿破時に中枢性の発熱を伴う病証、などに有効と考えられる。

【風引湯の考察】

I：構成生薬の薬理作用

A．寒水石（凝水石）

（1）古代の正品はGlauberite$Na_2Ca(SO_4)_2$であるが、近年は炭酸カルシウム塩類結晶の方解石$CaCO_3$を用いている。［11］『金匱要略講話』によれば、塩の苦汁《にがり》をとって固めた凝水石を用いるべきで、方解石ではだめであると述べられている。

（2）辛・鹹、大寒。肺・胃・腎。

（3）『神農本草経』「凝水石、味辛、寒。主身熱、腹中積聚邪気、皮中如火焼、煩満、水飲之。久服不飢。一名白水石、生山谷。」

（4）**11**：①清熱瀉火・除煩止渇・涼血

（5）暑邪により発熱・発汗・口渇となり、熱により津液が損傷し、壮火により気が消耗された病態に、石膏・金銀花・滑石などと用いる。暑邪はまず肺に入り、直接陽明気分に入り、胃に入る。寒水石は肺・胃に入り、さらに腎に入り、清熱瀉火・除煩止渇する。『神農本草経』で腹中の邪気を除くと述べられている通りである。『名医別録』には、「主除時気熱盛、五臓伏熱、胃中熱、煩満、止渇、水腫、少腹痹。」とある。五臓の伏熱と胃熱を除く。

B．赤石脂

（1）酸化第二鉄Fe_2O_3を多量に含む雲母を源とする粘土塊。

（2）甘・酸・渋、温。腎・大腸。

（3）『神農本草経』「青石、赤石、黄石、白石、黒石脂等、味甘、平。主黄疸、泄利腸澼膿血、陰蝕下血赤白、邪気癰腫、疽痔、悪創、頭瘍疥瘙。久服補髄益気、肥健不飢、軽身延年。五石脂、各随五色補五臓。生山谷中。」

（4）**11**：①渋腸止瀉　②斂血止血・固精止滞　③生肌収口
12：①澁腸止瀉　②収斂止血・止帯　③収湿斂瘡・生肌
13：①収斂固腸　②固渋止血

（5）収渋薬（収斂固渋薬）である。正気が虚して固摂できなくなり、陰液や陽気の滑脱が続き、正気がさらに虚して病変が悪化するのを防ぐ。斂によって収め、渋によって固める。酸は収・渋に働き、甘は補・和・緩に働く。『本草綱目』によると、「渋で重なので、収渋止血固下の働きがある。甘で温なので、益気生肌調中の働きがある。」とされ、下すなわち下痢・脱肛・膿血便・吐血・下血・不正性器出血・帯下などを止め、中では傷口を修復し、皮膚潰瘍・湿疹・皮膚化膿症・外傷出血などに用いられる。

『神農本草経』で「主黄疸」は甘・温による緩の作用による、「泄利腸癖膿血、陰蝕下血赤白」は水様性や膿血性の下痢・疫痢・赤痢などに用い、「邪気癰腫、疽痔、悪創、頭瘍疥瘙」つまり皮膚化膿症・脱肛・痔疾・皮膚潰瘍・外傷出血・頭部疥癬膿瘍などに用いられる。『本草綱目』の説明の通りである。燥性が強く、水・痰・湿を除くのにはよいが、火・燥・風証の治療には用いることはできない。下痢の初期で熱痢がある場合には用いない。

《赤石脂を用いる方剤》＊桃花湯（赤石脂・乾姜・粳米）＊赤石脂禹余粮湯（赤石脂・禹余粮）

C. 白石脂

『中医臨床のための中薬学』や『実践漢薬学』に記載なし。『名医別録』の記載を書き出す。『神農本草経』では、青石、赤石、黄石、白石、黒石脂が同列に論じられている。『名医別録』「味甘、酸、平、無毒。主養肺気、厚腸、補骨髄、治五臓驚悸不足、心下煩、止腹痛、下水、小腸澼熱溏、便膿血、女子崩中漏下、赤白沃、排癰疽瘡痔。久服安心、不飢、軽身長年。生太山之陰、採無時。」。「収渋止血固下の働き」と「益気生肌調中の働き」が、赤石脂と同じく強調されているが、「主養肺気、厚腸、補骨髄、治五臓驚悸不足、心下煩」と、益気調中することで脾気を補い従って肺気を補うことが、まず強調されている。また肺・脾・腎の働きが低下すると、心気が不足する状態となり、心の神明を主宰する機能や、血脈を主宰する機能が低下して、驚悸や心下煩となるが、これらの症状を治す。「下水、小腸澼熱溏、便膿血、女子崩中漏下、赤白沃、排癰疽瘡痔」の症状に関しては、赤石脂で論じたのと同様である。

D. 紫石英

（1）紫色の蛍石の鉱石（主成分はフッ化カルシウム CaF_2）。古来の正品は紫水晶アメジスト（主成分は二酸化ケイ素 SiO_2）である。

（2）甘、温。心・肝・腎・肺。

（3）『神農本草経』「紫石英、味甘、寒。主身熱、泄澼、女子乳難、癃閉、利小便、蕩胃中積聚寒熱、益精気。久服軽身、耐飢長年。生山谷。」

（4）**11：**①鎮心定驚　②温腎養肝　③温肺下気

（5）安神薬の中でも重量の重い鉱物質や介類の薬物は、鎮めて不安を除くので重鎮安神薬（または鎮心安神薬）といわれ、植物性の薬物は養心滋肝に働いて不安を除くので養心安神薬（または養心化痰安神薬とされ、養心化痰安神薬を養心安神薬と化痰安神薬にわける）といわれる。重鎮安神薬はその質は重く、陽気躁導し心神が脅かされている実証者に用い、心神を脅かしている邪気を取り去り、心神不安を鎮めて静かに安定させる。心・肝に作用するものが多い。

紫石英は重鎮安神薬であり、心・肝の血分に入って重く鎮心定驚し、温腎養肝するとともに、暖宮益血することによって、子宮虚冷の不妊・不正性器出血・帯下などに用いるとともに、温肺下気するので肺寒の呼吸困難・喘咳に用いる。『名医別録』の説明は『神農本草経』よりも詳細である、以下に示す。「主治上気心腹痛、寒熱、邪気、結気、補心気不足、定驚悸、安魂魄、填下焦、止消渇、除胃中久寒、散癰腫、令人悦澤。生太山、採無時。」、「結気、補心気不足、定驚悸、安魂魄、」と鎮心定驚が強調されている。

E．大黄：①瀉熱通腸　②清熱瀉火・涼血解毒　③行瘀破積　④清化湿熱　**F．乾姜**：①温中散寒　②回陽通脈　③温肺化痰・化飲　**G．竜骨**：①鎮心安神　②平肝潜陽　③収斂固脱　④生肌斂瘡　**H．桂枝**：①発汗解肌（表）　②温通経脈　③通陽化気　**I．甘草**：①補中益気　②潤肺・祛痰止咳　③緩急止痛　④清熱解毒　⑤調和薬性　**J．牡蠣**：①鎮驚安心　②益陰潜陽　③収斂固脱　④軟堅散結　⑤制酸作用　**K．滑石**：①清熱利湿　②清熱解暑　③収渋収湿　**L．石膏**：①清気分実熱（清熱降火・除煩止渇）　②清肺熱　③清胃火　④生肌斂瘡

Ⅱ：風引湯の方剤考察

『本経疏証』によれば、張仲景は風引湯について次の様に述べている。「在風引湯、癱癇以引与縦為歧、熱以起与落為歧、是以非特用赤石脂、且復以白石脂焉、亦以併其歧中之歧、而仍用乾姜、桂枝輩去其寒、石膏、寒水石輩去其熱、且以諸石鈐其浮越也。」と書かれている。原文中の「熱癱癇」は語彙の項で説明したように、「子供の熱性痙攣や癲癇発作、また大人の脳内出血時に痙攣などの症状に加えて、脳室内穿破による中枢性の発熱を伴う病証」などが考えられ、中枢性の痙攣や癲癇発作を抑え、鎮静し、寒熱を除いて風邪を取り去る方剤構成が考えられる。張仲景が述べているように、**乾姜・桂枝**で寒を去り、**石膏・寒水石**で熱を去り、**滑石・赤石脂・白石脂・紫石英・石膏**の諸石でその浮越を引き戻して鎮めている。他に**竜骨・牡蠣**で鎮心・安神・鎮驚し紫石英が助け、大黄が清熱瀉火を強め、甘草で補中益気し調和薬性するが、**赤石脂・白石脂**も益気調中に、**紫石英**は益血に働く。

【本条のポイント】

本条は内風による中風の治療を論じている。やはり寒熱錯雑であり、熱性痙攣や癲癇、脳内出血時の痙攣などの、重篤な中枢神経系の病状を、風引湯を用いて治す。寒熱を去り、風邪の浮越を引き戻し、鎮心安神し、補中する方剤構成であり、無機性の薬物が多用され、各々薬理作用が微妙に異なっている点が、注目される。

【原文】（五—6）

防已地黄湯、治病如狂状、妄行独語不休、無寒熱、其脈浮。

防己一錢錢　桂枝三錢　防風三錢　甘草二錢
右四味、以酒一盃、浸之一宿、絞取汁。生地黄二斤、㕮咀、蒸之如斗米飯久、以銅器盛其汁、更絞地黄汁、和分再服。

【訓読】

防己地黄湯　病狂状の如く、妄行独語して休《や》まず、寒熱無く、其の脈浮なるを治す。

防己一錢　桂枝三錢　防風三錢　甘草二錢

右四味、酒一盃を以て、之を浸《ひた》すこと一宿、絞って汁を取る、生地黄二斤、㕮咀《ふそ》し、之を蒸すこと斗米飯の久しきが如くし、銅器を以て其汁を盛り、更に地黄の汁を絞り、和して分ち再服す。

【考察】

浮脈は一般的には表証の脈象であるが、ここでは「寒熱が無く」とあり、単なる表証とは考えにくい。(五—2、3)でも論じたが、浮脈はまた陰液不足・気血不足の反映として慢性疾患時にみられ、たとえば肝硬変や癌疾患時には、浮取するとやや力があるが沈取するとほとんど無力な浮脈の脈象となる。本条の浮脈も陰液不足・気血不足の反映と考えてよいと思われる。条文「病狂状の如く、妄行独語して休まず」は、精神や思索などがその正しい働きを失った状態であり、統合失調症を思わせる症状である。精神や思索などの働きである神明は、『素問』霊蘭秘典論篇に「心は、君主の官にして、神明出づ」とある様に、心が主宰するところであり、条文の症状は心の生理機能に生じた異常の反映であるとも考えられる。心の生理機能は一つには血脈を主宰することであり、もう一つは神明を主宰することである。この両者の機能は相互に関係しており、『霊枢』に「心は脈を蔵し、脈は神を舎《やど》す」「血とは神気なり」と述べられている様に、血は精神活動を支えている基本物質として、心が主宰する血脈中を流通しており、そこでの血の過不足や流通状態が、神明すなわち精神の働きを大きく左右する。本条では血の不足が考えられる。また火熱の邪が心包に内陥すると、『素問』至真要大論篇で「諸もろの熱の瞀瘛《ぼうせい》(意識が暗み、ひきつけること)するは、皆火に属す」、「諸もろの禁・鼓慄して、神の守りを喪うが如きは、皆火に属す」、「諸もろの逆して上に衝くは、皆火に属す」、「諸もろの躁にして狂越するは、皆火に属す」と書かれている様に、精神が錯乱することになる。火熱の邪は津液・営血を焼き、津液や血が巡らなくなることによる五臓の機能障害も加わって、症状が悪化することになる。この様に精神錯乱の状態は、心・心包への内外の邪の影響とそれによって引き起こされる気血の病態とともに、火熱の邪による障害が関係していると考えられる。但し条文では「寒熱が無く」と記載されており、火熱の邪の影響が原因であるとすることは、ここでは妥当ではないと思われる。

【防己地黄湯の考察】

Ⅰ：構成生薬の薬理作用

A．防己：①利水退腫　②祛風止痛　③下焦血分の湿熱を

除く　B．**桂枝**：①発汗解肌（表）　②温通経脈　③通陽化気　C．**防風**：①祛風解表　②祛風湿　③祛風解痙　D．**甘草**：①補中益気　②潤肺・祛痰止咳　③緩急止痛　④清熱解毒　⑤調和薬性　E．**地黄**：①清熱涼血　②涼血止血　③滋陰生津

Ⅱ：防已地黄湯の方剤考察

防已はa除湿（風湿、皮湿を除く）、b下焦血分の湿熱を瀉す（膀胱の熱や下痢を治す、利大小便）、c利道・通行経絡（中風による手足の攣急を解離して治し、腠理を通じさせ、九竅を利する）、d温瘧熱気諸癇（温瘧による諸症状や癰腫、疥癬、刺虫などの皮膚症状や熱気による癲癇などを治す）などの作用がある。条文より気血不足により血脈が通じなくなっている病態が考えられるが、防已は除湿するとともに経絡の通りを改善し、**桂枝**も温通経脈し気血の通りをよくする。また**防風**は外感表証に用いて風邪を散じ、さらに経絡や筋骨に付着した風寒湿を除くことにより、風寒湿痺による関節痛・筋肉のひきつりや、全身の重だるさや、筋肉・骨節・関節の痛みやしびれを治す。また祛風解痙作用があり、肝風内動や風痰上擾による四肢の痙攣・ひきつり・歯ぎしりなどを祛風することによって筋肉の緊張をゆるめて緩和する。肝風内動や風痰上擾は、陰虚陽亢から肝陽上亢となり、また七情による損傷や日常生活や食生活の乱れから気鬱となり痰を生じ、風痰が気機を遮って心竅を遮り、あるいは経絡の通り路に流れ込んで気血が逆乱すると、意識障害や中風のような四肢の麻痺などを生じるとされるが、この様な状態を祛風することによって解痙し、清竅を開いて精神症状を改善する。**地黄**は清熱涼血し滋陰生津して気血の流れを改善し経絡の阻滞を改善する。また止血作用もあり血虚陰虚内熱虚火がある病態を涼血清熱し滋陰生津する重要方剤である。ここでは血熱を取り、生津することにより血虚を改善し、精神症状を改善している。

【本条のポイント】

陰液不足・気血不足があって、心が神明を主宰することができなくなった病態を、防已で経絡の通りを改善し、桂枝で温通経脈して気血の通りを改善し、防風で経絡や筋骨に付着した風寒湿を除くとともに、祛風解痙して清竅を開き精神症状を改善し、地黄で清熱涼血し滋陰生津して陰液不足や気血の流れを改善し、経絡の阻滞を改善して、心の神明を主宰する機能を回復している。

【原文】（五—7）

頭風摩散

大附子一枚（炮）　塩等分

右二味、為散、沐了、以方寸匕、已摩疾上、令薬力行。

【訓読】

頭風摩散

大附子一枚（炮ず）　塩等分

右二味、散と為し、沐し了りて、方寸匕を以て、疾上を摩し、
薬力を行《めぐ》らしむ。

【注釈】

***沐**：洗う。髪を洗う。

***摩**：こする。こすって薬をすりこむこと。

【考察】

附子の作用は、内服の場合は①回陽救逆②補陽益火③温陽利水④散寒止痛である。本条では内服ではなく髪を洗った後の頭皮に外用で用いている。頭風とは風邪による頭部の症状であるが、風の性質は軽く風邪はまず上にある頭部や肺を傷り、表面の皮膚に入り、肌腠に停滞し筋骨を動き回って、衛気の開閉を妨げて頭痛・発熱・悪風などの症状となる。進行すると裏に入って臓腑を傷害する。風邪が頭部の皮膚・肌腠にあって、頭痛・頭眩・頭部の皮膚症状などを呈するものに対して附子を外用すると、その祛風散寒作用により表の風寒を散じる効果があるのである。

【原文】（五—8）

寸口脈沈而弱、沈即主骨、弱即主筋、沈即為腎、弱即為肝。汗出入水中、如水傷心、歴節黄汗出、故曰歴節。

【訓読】

寸口の脈沈にして弱、沈は即ち骨を主り、弱は即ち筋を主り、沈は即ち腎と為し、弱は即ち肝と為す。汗出でて水中に入り、如《も》し水が心を傷れば、歴節し黄汗出づ、故に歴節と曰う。

【注釈および考察】

***歴節**：関節が赤く腫脹し、激痛を伴い、屈伸ができなくなるなどの関節炎の症状が、複数の関節を移動して渡り歩く様に生じること。リウマチ性関節炎、痛風、変形性関節炎などで見られる。

***寸口の脈沈にして弱**：沈脈は浮取・中取であまり触れず、強く押さえた沈取ではじめて触れる脈象であり、陽気が衰退して気血が裏にこもってしまい、外邪の侵入に対して営衛気を鼓舞することができなくなった脈象である。裏証・鬱証・水証を表す。裏において水寒邪による邪正相争が行われ気血が鬱阻された場合は沈実となり、陽気の衰退によるものは沈無力となる。沈脈類には、沈・伏・牢・弱の四脈象が含まれる。弱脈は沈細で柔らかく強く抑えると止まりそうになる脈象で、元気虚損・気血損傷・陽気衰微などの反映である。

***沈は即ち骨を主り**：本条では沈は腎気不足の反映であり、弱は肝血不足の反映と考えられている。腎は精を蔵し、腎精は腎陰・腎陽生成の基礎物質であり、腎陰は腎陽の活動を支えまた人体の各臓腑を滋養・滋潤し、腎陽は命門の火として人体の生理活動全般を支える原動力となっている。腎陰は人体の陰液の根本であり、腎陽は人体の陽気の根本である。腎精は父母から受け継いだ先天の精と、水穀の精微物質が化生して腎に蓄えられた後天の精からなり、後天の精は先天の精を

滋養し、両者は不可分の関係にある。また腎陽が腎陰を蒸化することによって生成される腎気も、腎の精気の化生したものであり、気は陽であるので、腎陽と同じ様な意味で用いられている。腎は骨を主り、骨髄を生じ、髄海である脳も主っている。従って腎気不足は陽気不足となり、脈象は沈となる。

＊弱は即ち筋を主り、：肝は疏泄を主り、疏泄とは、肝に備わっている各種臓器の気機の昇降出入がスムーズに行われる様にする機能、すなわち気機をのびのびさせたり広げたりする機能のことである（気機とは各臓腑における気のはたらきや臓腑機能の変化のしくみのことである）。そこで肝臓の疏泄機能は次の六種に分類される。①全身の気機を疏泄する、②全身の血液の貯蔵流通を調節する、③筋膜を柔軟にし活性化する、④胆汁を疏泄し、運化を促進する、⑤精を目に送る、⑥精神情志をのびのびさせる。［8］　筋膜・筋肉が活発に柔軟に動くためには、陽気津液が三焦をスムーズに昇降出入し、脈管の中を血液がスムーズに流れ肝血が筋膜を潤す必要があり、その働きは肝の疏泄機能によっている。肝は生理状態の変化に応じて血液量を調節する作用があるが、肝血不足により血液量を調節できなくなると、疏泄機能も傷害されて筋膜を潤すことができなくなり、脈象は気血虚損のために弱脈となる。

＊汗出でて水中に入り、如し水が心を傷れば、歴節し黄汗出づ、：暑邪に侵されると腠理が開き発熱し大量に発汗するが、この際津液や気は消耗される。その様な状態にあるものが、沐浴のために冷水中に入ると湿邪が腠理から侵入して、外湿病機が形成される。肌表に侵入した湿邪は衛気を遮り悪寒・発熱・倦怠感・頭重感などとなり、さらに奥に侵入すると経絡を遮り経気を損傷して四肢の重だるさや痛みとなり、さらに進行すると拘急・痙攣などの症状となる。湿邪が深部に留まると筋骨に付着し湿痺となるとともに、四肢関節の腫脹や疼痛となる。また条文の症例においては、湿邪と暑邪が結合する結果、湿熱がこもって穢濁となり、また熱は湿のために鬱滞し、湿は熱のために燻蒸されて上半身を覆ったり下半身に流れ落ちたりする。熱邪が経絡に侵入すると、気血との激しい抗争を生じ、関節・筋肉が赤く腫脹して熱を持つようになり、湿邪による四肢関節の腫脹や疼痛も加わって、歴節症状となる。また熱邪が津液を煮つめると、津液は痰に変化して痰熱が肺や心包・心竅を塞ぐことになる。さらに湿邪は脾胃を損傷しやすく、脾の運化機能が失調すれば水湿をさばくことができなくなり、湿邪による症状が増悪することになる。痰熱によって心包・心竅が塞がれると、心陽が遮られ、血脈を温めることができなくなり、気滞血瘀となって陽気が四肢の末梢に届かず症状が悪化することになる。また肝腎の気血不足が内因として存在すると、外邪が侵入しやすくなり、外邪による症状がさらに悪化することになる。

　津液は三焦において気（水気）が化生作用を受けて生成されたものであり、汗は津液が汗孔から排出されたものである。

湿熱の邪によって気虚陽虚血瘀となり、陽気による営陰を固摂する機能が傷害されると発汗し、また陽熱が津液を逼迫することも加わって発汗することになる。この場合、汗は三焦の湿熱による穢濁や津液や気の消耗を反映して粘稠となり、黄汗となる。

【本条のポイント】

歴節黄汗病の症状とその原因を、きわめて論理的に説明している。

【原文】（五―9）

趺陽脈浮而滑、滑則穀気実、浮則汗自出。

【訓読】

趺陽の脈浮にして滑、滑は則ち穀気実し、浮は則ち汗自ら出づ。

【注釈】

＊趺陽脈：別名、衝陽脈ともいわれる。古代に用いられた脈診法の一種である三部九候の脈診部位にあたり、足陽明胃経に属し、足背動脈の拍動部に一致する。胃脈であり、脾胃の状態を反映する。

【考察】

寸口の脈においては、浮脈は表証を意味し、滑脈は邪気・正気ともに盛んで痰湿が体内にあり、このために脈内の液量が増加して、血流が粒の様に珠の様に感じられる脈象である。寸口の脈においては浮・滑の脈象は、風痰の存在を意味しているとされる。この条文での趺陽脈は足陽明胃経に属し脾胃の状態を反映するので、脾胃に痰湿が停滞していることを反映しているとも考えられる。脾胃に影響する六淫の邪気は湿・熱・寒が多く、脾には湿邪が最も影響し、胃には熱邪が最も影響する。脾と湿邪との関係では、寒湿困脾や脾胃湿熱の病態が考えられ、とくに脾胃湿熱は湿熱の邪を感受したためであり、もともとの体質が陽に傾いていると、邪が熱化して高熱となるとともに、足陽明胃経は燥熱の経であり気血が多いので、邪熱が胃に入り邪正争闘が激しくなり裏に熱気が充満することになる。高熱とともに大量の発汗・心煩・顔面潮紅・口渇となる。一方もともとの体質が虚していると湿が強く熱は軽くなる。

以上の様に、湿熱の邪によって胃熱が亢進して胃津が枯渇するとともに、脾胃の運化昇清降濁機能が傷害されて水湿の停滞が起こることになる。また湿熱の邪は歴節病の原因でもあり、前項に引き続いて湿熱の邪の説明をしているとも考えられる。条文の、「滑は則ち穀気実し、浮は則ち汗自ら出づ」には以上の様な意味があると思われるが、原文自体に欠文があり強いて解説しないほうがよいとの指摘もなされている。

【本条のポイント】

湿熱の邪によって胃の実熱邪が亢進し、脾胃の運化昇清降濁機能が傷害されることによる水湿の停滞も加わって、趺陽脈が滑となり、実熱邪によって発汗する。浮脈は気血の消耗を反映しているとも考えられる。

【原文】（五—10）

少陰脈浮而弱、弱則血不足、浮則為風。風血相搏、即疼痛如掣。

【訓読】

少陰の脈浮にして弱、弱は則ち血不足、浮は則ち風と為す。風血相搏《う》ち、即ち疼痛掣《せい》するが如し。

【注釈および考察】

　少陰脈の少陰は、手の少陰心経と足の少陰腎経の合称であるが、ここでは脈の拍動を触れるのは足少陰腎経の太谿《けい》穴部位の拍動であり、後脛骨動脈の内果後方を通る内果枝の拍動である（谿は沢の意であるが、ここでは骨の谷間の意）。多気少血の経であり、身体の表面と深部を執り持つ扇の要の位置にある。足少陰腎経は腎に属して膀胱に連絡し、また足底・踵・膝・腰・肝・横隔膜・肺・気管・咽喉・舌根に連なる。従って腎に病変が発生すると、これらの部位に異常が現われることになる。ここでは腎脈を取りあげることによって、腎による関節や筋の症状を論じている。（五—8）を再掲すると、「腎は精を蔵し、腎精は腎陰・腎陽生成の基礎物質であり、腎陰は腎陽の活動を支えまた人体の各臓腑を滋養・滋潤し、腎陽は命門の火として人体の生理活動全般を支える原動力となっている。腎陰は人体の陰液の根本であり、腎陽は人体の陽気の根本である。腎精は父母から受け継いだ先天の精と、脾の運化作用により生成された水穀の精微物質が化生して腎に蓄えられた後天の精からなり、後天の精は先天の精を滋養し、両者は不可分の関係にある。また腎陽が腎陰を蒸化することによって生成される腎気も、腎の精気の化生したものであり、気は陽であるので、腎陽と同じ様な意味で用いられている。腎は骨を主り、骨髄を生じ、髄海である脳も主っている。」、以上述べたように、腎陰は人体の陰液の根本であり、腎陽は人体の陽気の根本であるので、腎陰・腎陽の不足は必ず他の臓腑に波及し、また腎も臓腑機能の影響を受けることになる。脾の運化昇清機能が傷害されると、水穀の精微物質が化生されず、腎に蓄えられる後天の精が影響を受けて脾腎陽虚となり、肝腎同源であって肝血と腎精は補い合うところから、肝腎陰虚を生じることになる。すなわち血と精は同源であり互いに転化しあうところから、「肝腎同源」と言われ、肝陰が不足すると腎陰が虧損し、腎陰が不足すると肝陰が虧損する。肝腎陰虚においては陰虚内熱となり、虚火内擾する。これらは七情内傷や久病、過労などにより肝腎の陰が消耗されて生じることが多い。

　条文「弱は則ち血不足」は肝腎陰虚の状態のことであり、頭痛・目眩・耳鳴・筋脈の痙攣疼痛・足腰のだるさ・拘急・五心煩熱などの症状となる。その様な陰血不足の状態にあるものが、外邪である風邪につけこまれると、衛表が損傷されて脈浮が強まり、さらに奥へ伝入すると筋骨に付着し経絡を塞ぐと気血が滞り筋骨や関節に栄養が巡らず、四肢の関節が痛み屈伸がしにくくなる。また腎陰虚は、足少陰腎経に連なる足底・踵・膝・

腰に症状を引き起こすことになる。「風血相搏ち」は、肝腎陰虚の血虚による筋脈の痙攣疼痛に風邪が追い打ちをかけて、筋骨や関節の症状が悪化することを述べていると思われる。また肝陰虚では肝陽化風となって内風を生じ、症状が悪化する。掣は「引っ張る・牽制する。干渉して他人の行動を妨げる・押さえつけて自由にさせないこと。」の意である。

【本条のポイント】

少陰の脈は腎に連なり、腎は陰陽の根本であり、腎精の本であり、腎虚は脾腎陽虚や肝腎陰虚となり、血が不足し、経絡が塞がれて気血が通らず筋脈の痙攣疼痛となり、風邪の影響も加わって症状が悪化する。また肝陰虚では肝陽化風となって内風を生じ、症状が悪化する。

【原文】（五―11）

盛人脈濇小、短気自汗出、歴節疼、不可屈伸、此皆飲酒汗出当風所致。

【訓読】

盛人脈濇《しょく》にして小、短気して自ら汗出で、歴節痛み、屈伸す可からず、此皆酒を飲んで汗出で風に当り致す所なり。

【注釈】

＊**盛人**：本来元気が盛んな人。身体が肥満している人と考える説もある。

＊**濇**：嗇はしみったれている・けちである、濇脈は「しぶる脈」「渋脈」で、脈拍の昇降速度が緩徐である脈。虚に属する場合は、血液不足・津液不足で、渋で無力となり、実の場合は痰飲による循行阻害で、渋で有力となる。

＊**小脈**：または細脈という。脈管が収縮してあたかも線のように細くなったもので、気虚のために血液を循行させる動力が不足し無力となった脈象。

＊**短気**：呼吸が浅く深い呼吸ができない状態であり、虚証と実証がある。虚証は体質虚弱や真元不足が原因で、疲労感や眩暈を伴う。実証は痰飲が原因で胸腹脹満し呼吸が荒くなる。

【考察】

酒の性質は昇であって気が従い、痰が上部に鬱し、尿が下部に渋るとされる。［8］また酒熱の気は脾胃を傷め、内湿・内熱を醸成し湿熱の原因となる。つまり、飲酒の習慣によって生じた胃熱が脾の運化機能の失調による脾湿と結びついて湿熱となり、またもともと肝陰虚の体質で陰虚陽亢があったり、気血が失われて陰虚火旺があったりすると、外湿が作用すると化熱して湿熱が形成される。自汗は気虚や陽虚によるものが考えられるが、体表部における陽気が不足したために固摂することができず、営陰から陰液が外泄されて自汗となる。

＊**盛人脈濇にして小、**：ここでの「盛人」は、老人でもなく小児でもなく特別にこれといった疾患のない働き盛りの大人、ぐらいの意味で使われていると思われる。しかし「脈濇にして小」つまり血液不足・津液不足があり渋脈となり、気虚のた

めに血液を循行させる動力が不足して小脈となっており、これらはいずれも無力な脈象であり、不節制の結果の体調異変を表している。

***短気して自ら汗出で、**：体質虚弱や真元不足のために呼吸が浅くなり、深く吸い込むことができない状態となり、気虚や陽虚のために体表部における陽気が不足し、固摂することができず、営陰から陰液が外泄されて自汗となるが、汗は肌腠には外湿として作用する。

***歴節痛み、屈伸す可からず、**：先に述べたように多年の飲酒による気虚・陽虚・血虚・津液不足や湿熱があり、そこに外邪の風湿が加わると、風湿熱邪による四肢関節の腫脹や疼痛、屈伸障害とともに、経絡中の気・血・津液が阻滞し、加えて邪熱が経絡に侵入すると、正気である気血との間に激しい抗争を生じ、関節・筋肉が赤く腫脹して熱を持つようになり、歴節症状となる。

***此皆酒を飲んで汗出で風に当り致す所なり、**：飲酒による気虚・陽虚・血虚・津液不足や湿熱があるところに発汗し、汗が外湿となり風邪が作用し内湿も加わって風湿熱邪が形成され、風湿熱邪の経絡への侵入に対して四肢関節で邪正相争を生じる結果、歴節症状となる。本条では、生活習慣である飲酒により引き起こされた虚した状態をとりあげ、そこに外邪が加わることで歴節症状が発病する、と論じている。

【本条のポイント】

飲酒により湿熱が形成されて発汗し、風邪が作用して風湿熱となり、筋骨に付着するとともに、関節に至って正気との間に抗争を生じて歴節症状となる。

【原文】（五―12）

諸肢節疼痛、身体尫羸、脚腫如脱、頭眩短気、温温欲吐、桂枝芍薬知母湯主之。

桂枝芍薬知母湯方

桂枝四両　芍薬三両　甘草二両　麻黄二両　生姜五両　白朮五両　知母四両　防風四両　附子二枚（炮）

右九味、以水七升、煮取二升。温服七合、日三服。

【訓読】

諸《もろもろ》の肢節疼痛し、身体尫羸《おうるい》、脚腫れて脱するが如く、頭眩して短気し、温温と吐せんと欲す、桂枝芍薬知母湯之を主る。

桂枝芍薬知母湯の方

桂枝四両　芍薬三両　甘草二両　麻黄二両　生姜五両　白朮五両　知母四両　防風四両　附子二枚（炮ず）

右九味、水七升を以て、煮て二升を取る。七合を温服す、日に三服す。

【注釈】

***尫羸**：『趙本』では「魁羸」に、『脈経』や『醫方類聚』では「魁瘰」に作る。尫・魁は大きいの意で関節が腫大していることであり、羸・瘰はやせ衰える意であり、身体は痩せ衰えてい

るが関節は腫大している様。

***脚腫如脱**：両下肢に浮腫があって脚に力が入らないで脱力した様になり、思うように両下肢を動かせない様。

***温温**：むかむかする様。

【考察】

手足の全ての関節がひどく痛み、身体は痩せ衰えているが関節は炎症を起こして腫れて腫脹し、下腿は浮腫があって脚に力が入らないで脱力した様になり、思うように両下肢を動かせず、気血が不足してめまいとなり、呼吸が浅くなって深い呼吸ができない状態で、むかつきがあって吐きたい気分である。手足の関節がひどく痛んで腫れているのは、前条に説明した様に、風湿熱邪による四肢関節の腫脹や疼痛・屈伸障害があり、経絡中の気・血・津液の阻滞や邪熱による気血との激しい抗争によって、関節・筋肉が赤く腫脹して熱を持つようになっているためである。また身体が痩せ衰えているのであるから、気血不足が高度であり、気が不足すると清陽の気が上昇して脳を滋養することができなくなり、眩暈となる。また先天的や後天的な要因により腎精が不足し、精は髄を生むところから、腎精の不足により髄海が空虚となって眩暈・耳鳴・物忘れなどとなる。また腎陰が不足すると心・肝・肺の陰虚が引き起こされ、呼吸が浅く深い呼吸ができない状態となる。また湿熱の邪が下焦に影響すると下肢の浮腫腫脹や疼痛の原因となり、中焦では脾胃を障害し悪心・嘔吐・食思不振などの原因となる。

【桂枝芍薬知母湯の考察】

Ⅰ：構成生薬の薬理作用

A．**桂枝**：①発汗解肌（表）②温通経脈　③通陽化気　B．**芍薬**：①補血養陰　②養血栄筋　③緩急止痛　④柔肝安脾　C．**甘草**：①補中益気　②潤肺・祛痰止咳　③緩急止痛　④清熱解毒　⑤調和薬性　D．**麻黄**：①発汗解表　②宣肺平喘　③利水消腫　④透疹・祛風湿　E．**生姜**：①散寒解表　②温胃止嘔　③化痰行水　④解毒　F．**白朮**：①健脾燥湿　②益気生血　③和中安胎　G．**知母**：①清熱瀉火　②清肺潤燥　③滋陰・退虚熱　④生津止渇　H．**防風**：①祛風解表　②祛風湿　③祛風解痙　I．**附子**：①回陽救逆　②補陽益火　③温陽利水　④散寒止痛

Ⅱ：桂枝芍薬知母湯の方剤考察

桂枝で祛風活血通経し、**麻黄**・**防風**で祛風湿し、**芍薬**で滋陰し柔肝平肝するとともに血脈の滞りを改善して涼血活血し、平滑筋痙攣を抑制する。芍薬と桂枝で営衛を調和し、芍薬と甘草で解痙・止痛作用を強めている。**知母**・**甘草**で清熱し養陰し、**生姜**で止嘔降逆し、また寒熱錯雑病態に対して、温薬と清熱薬を併用し、風湿熱寒邪の全体に配慮している。さらに**麻黄**の宣肺作用によって肺の通調作用を恢復して湿を除き、**附子**は命門に入り込んで真陽を回復させ、陽虚を補って虚火を鎮め、脾胃を温め脾湿を除き、腎の冷えも除き、裏にある寒湿を除いている。また白朮は利水作用により湿熱を治し、

風寒湿熱の邪気によって経絡が阻滞し気血の運行が悪化し、肢体や関節や筋肉に、疼痛、だるさ、知覚麻痺、時に発赤や腫脹が起った状態を改善するとともに、補脾補中補気にも働いている。これらの作用が合わさって風湿を除いて熱を除き、止嘔し、補血・補中・養陰している。

【本条のポイント】

風湿熱邪による四肢関節の腫脹や疼痛・屈伸障害に加え、経絡中の気・血・津液の阻滞や邪熱による気血との激しい抗争があり、気血不足が高度で清陽の気も不足し、腎精も不足し、肺陰虚によって呼吸が浅くなり、脾胃も傷害されて悪心・嘔吐・食思不振となっている病態に対しては、桂枝芍薬知母湯を用いる。表に作用する生薬、裏に作用する生薬、温薬と清熱薬、風を除く生薬、湿を除く生薬、滋陰する生薬、営衛を調和する生薬が配合されて、複雑な病態に対処可能となっている。

【原文】（五—13）

味酸則傷筋、筋傷則緩、名曰泄。鹹則傷骨、骨傷則痿、名曰枯。枯泄相搏、名曰断泄。榮気不通、衛不独行、榮衛倶微、三焦無所御、四属断絶、身体羸痩、独足腫大、黄汗出、脛冷。仮令発熱、便為歴節也。

【訓読】

味酸は則ち筋を傷り、筋傷るれば則ち緩む、名づけて泄《えい》と曰う。鹹は則ち骨を傷り、骨傷るれば則ち痿え、名づけて枯と曰う。枯泄相搏つ、名づけて断泄と曰う。榮気通ぜざれば、衛は独り行かず、榮衛倶に微にして、三焦御するところ無く、四属断絶し、身体羸痩し、独り足腫れて大《ふと》く、黄汗出で、脛《ひ》冷ゆ。仮令《もし》発熱すれば、便ち歴節と為すなり。

【注釈】

＊**泄**：読み「セツ」は、「もれる」「もらす」の意であり、読み「エイ」は、「おこたる」の意であり、力がなえてだらりとした様と思われる。

＊**枯**：枯れる、衰える、尽きる、生気がない、などの意味。

＊**四属断絶**：四属は手足であり、手足に気血が巡らず、筋骨が滋養されずに動きが断たれてしまうこと。

【考察】

＊**味酸は則ち筋を傷り、筋傷るれば則ち緩む、名づけて泄と曰う。鹹は則ち骨を傷り、骨傷るれば則ち痿え、名づけて枯と曰う。**：『素問』陰陽応象大論篇によれば、「風は木を生じ、木は酸を生じ、酸は肝を生じ、肝は筋を生じ、筋は心を生ず。」とあり、酸味は肝気を養い、肝気は筋を養うので、酸味は筋を養うことが書かれている。また同じ条文には「酸は筋を傷り、辛は酸に勝つ。」とも書かれ、酸味の過食は筋を損なうことが書かれている。また同じく『素問』陰陽応象大論篇には、「寒は水を生じ、水は鹹を生じ、鹹は腎を生じ、腎は骨髄を生じ、髄は肝を生ず。」とあり、寒は水気を盛んにし、水気は鹹味を生じ、鹹味は腎気を滋養し、腎気は骨髄を滋養し、骨髄

は充実していれば肝を生じ養うとある。鹹味は腎気を滋養し腎気は骨髄を滋養するので、鹹味は骨髄を滋養すると言っているが、一方鹹味の過食は腎気を損ない骨髄を損なうことになる。鹹味の過食に関しては『素問』五蔵生成篇に、「是の故に、多く鹹を食えば、則ち脈　凝位して色を変ず。」とあり、鹹味を多く食べると、血脈はのびやかに流れず凝滞するようになり、色沢にもまた変化が生ずるようになると書かれ、腎は鹹を欲するが、鹹味の過多は血脈の凝滞を通して腎気を損ない骨を損なう、と考えてよいと思われる。

＊**榮気通ぜざれば、衛は独り行かず、榮衛倶に微にして、**：榮（営）気・衛気ともに水穀の精微物質が化生した精気であり、衛気は水穀の精微の濁なるもので、悍気（すばやくすべる気）として脈管外の皮膚腠理の分肉の間を巡って衛を守り、営気は水穀の精微の清なるもので、脈管内を巡って五臓六腑を潤し栄養を与えている。衛は気の一部であり、営は血の前身であり、衛・営・気・血は相互に転化しあい、依存し支え合っている。衛は気を主って表・外にあるが、血なしではいられず、営は血を主って裏・内にあるが、気なしではいられないのである。そこで、「榮気通ぜざれば、衛は独り行かず」の意味は営・衛の相互関係の重要性を強調しているのだと思われる。

＊**三焦御するところ無く、四属断絶し、**：歴節症状は風湿熱邪や飲食中の酸味や鹹味の過多により、経絡中の気・血・津液が阻滞して営気が不通になるとともに衛気も不通となり、関節・筋肉が赤く腫脹して熱を持つようになった状態であり、衛分の表証と営分の裏証の両者が現れる。そこでは邪熱が営分に入って営陰が焼かれて、奥に侵入すると血も損傷し、肝・腎におよぶと意識障害や痙攣となり陰精も消耗される。また邪はまず衛分で感受されるので衛気の損傷も伴い、また営分の損傷は脾胃による水穀の精微物質による営衛気の化生に影響を与え、「営衛倶に微にして」という状態となる。「三焦御するところ無く」で述べられている三焦は、五臓六腑の中での六腑の一つであり、『素問』五蔵別論篇には、「夫れ胃、大腸、小腸、三焦、膀胱、此の五者は、天気の生ずる所なり。其の気は天に象る。故に写して蔵さず。此れ五蔵の濁気を受く。名づけて伝化の府と曰う。此れ久しく留むること能わずして、輸写する者なればなり。」とあり、胆を加えて六腑は、五臓の濁気を受けてそれを伝化して天気を生じ、さらに身体全体に転写する役目がある。三焦は伝化の腑として、水穀の精微物質を受けて精気を化生し、気化作用により水気を津液に変化させ、肌腠を温煦し滋養し、肺・腎・膀胱・肌腠を結び、水穀の精気、津液、営衛気や五臓の気などが、内外を結んで出入りする通路であり、「人体の気化を総司する」「三焦は諸気を主持する」と言われている。特に腎において先天の精が化生して生成される元気の通り道であり、元気によって各臓腑組織の機能が維持されている。以上より「三焦御するところ無く」は、この様な三焦の機能が傷害されて、三焦が諸気を

主持することができなくなると、「四属断絶し」当然手足にも気血が巡らず、筋骨が滋養されずに動きが断たれてしまうことになる。

＊身体羸痩し、独り足腫れて大《ふと》く、黄汗出で、脛冷《ひ》ゆ。：ここの内容は条文（五―12）で説明し、また黄汗については条文（五―18）で説明している。気血不足が高度で身体が痩せ衰えており、湿熱の邪が下焦に影響すると下肢の浮腫腫脹や疼痛となり、湿熱の邪によって気虚陽虚血瘀となり、陽気による営陰を固摂する機能が傷害され、また陽熱が津液を逼迫することもさらに加わって発汗し、汗は三焦の湿熱による穢濁や津液や気の消耗を反映して粘稠となり、黄汗となる。「脛冷《ひ》ゆ」は経絡や三焦の気血の流れが阻滞して下肢を温煦することができないためである。

＊仮令《もし》発熱すれば、便ち歴節と為すなり。：条文（五―9）で述べた様に、発熱は湿熱の邪を感受したためであり、もともとの体質が陽に傾いていると、邪が熱化して高熱になり、一方もともとの体質が虚していると湿が強く熱は軽くなる。歴節は各種原因による体質的な虚の状態に、風湿熱の外邪が作用したためであり、特に湿熱の邪が強く影響しており、発熱の原因となる。

【本条のポイント】

酸の肝・筋への影響、鹹の腎・骨への影響を論じ、湿熱邪が脾胃に影響して水穀の精微が化生されず、営衛気血の流れが阻滞し、気虚陽虚血瘀となり、湿熱邪の影響は肝・腎・三焦に及んで、筋・骨・関節が影響を受け、四肢がなえて身体羸痩し、黄汗となり、関節に及んで歴節症状となる。

【原文】（五―14）

病歴節不可屈伸、疼痛、烏頭湯主之。

烏頭湯方　治脚気疼痛、不可屈伸。

麻黄　芍薬　黄耆各三両　甘草三両（炙）　川烏五枚（㕮咀、以蜜二升、煎取一升、即出烏頭）

右五味、㕮咀四味、以水三升、煮取一升、去滓、内蜜煎中、更煎之。服七合、不知、尽服之。

【訓読】

歴節を病んで屈伸すべからず、疼痛するは、烏頭湯之を主る。

烏頭湯の方　脚気疼痛し、屈伸すべからざるを治す。

麻黄　芍薬　黄耆各三両　甘草三両（炙る）　川烏五枚（㕮咀し、蜜二升を以て、煎じて一升を取り、即ち烏頭を出す）

右五味、四味を㕮咀し、水三升を以て、煮て一升を取り、滓を去り、蜜煎中に内《い》れ、更に之を煎じる。七合を服し、知らざれば、尽く之を服す。

【注釈】

＊脚気：西洋医学上ではビタミンB1欠乏症であり、多発性ニューロパチーやうっ血性心不全などの症状を呈す。下肢の倦怠感、知覚異常、知覚鈍麻などであり、疼痛は主症状では

ない。疼痛は痺証や歴節の症状であり、ここでの脚気の概念は西洋医学上の概念とは異っている。『中国医学辞典』によれば、「外部から湿邪や風毒などが身体に入ることや、あるいは高カロリー食物の過食で生じる熱が下肢に流れ込むなどが原因とされている。症状は下部よりおこり、次第に上部への症状に進行し、知覚障害、運動障害、自律神経障害などを起こす。」とありまた、「干脚気と湿脚気に二分されている。湿脚気はさらに寒湿脚気、湿痰脚気、湿熱脚気、湿毒脚気に分かれる。これらの他に、風毒脚気、瘴毒脚気、脚気衝心、脚気入腹、脚気迫肺などがある。」とある。主に湿邪が影響し、風・熱邪が加わった気血経絡の異常と考えられる。

＊㕮咀：元来は噛み砕くということであるが、転じて薬物を細かくすること。

【烏頭湯の考察】

I：構成生薬の薬理作用

A．川烏

（1）烏頭は川烏《せんう》と草烏《そうう》があり、川烏は四川省で栽培された烏頭の意味。草烏は野性品でその他の産地で生産されたものである。トリカブト属植物の母根。附子は傍生の子根。効能主治禁忌は附子に同じ。主成分であるアコニチンの量は附子よりも多く、毒性も強く注意が必要である。附子は回陽救逆・強心に用いられることが多く、烏頭は風寒湿痺に用いられることが多い。効能の詳細に関しては、附子の項を参照のこと。

（3）『神農本草経』「烏頭、味辛、主中風悪風、洗洗出汗、除寒湿痹、咳逆上気、破積聚寒熱。其汁煎之名射罔、殺禽獣。一名奚毒、一名即子、一名烏喙。」

B．麻黄：①発汗解表　②宣肺平喘　③利水消腫　④透疹・祛風湿　**C．芍薬**：①補血養陰　②養血栄筋　③緩急止痛　④柔肝安脾　**D．黄耆**：①補気昇陽　②補気摂血　③補気行滞　④固表止汗　⑤托瘡生肌　⑥利水消腫　**E．甘草**：①補中益気　②潤肺・祛痰止咳　③緩急止痛　④清熱解毒　⑤調和薬性　**F．川烏**：①回陽救逆　②補陽益火　③温陽利水　④散寒止痛

II：烏頭湯の方剤考察

烏頭は附子と同様に、命門に入り込んで真陽を回復させ、脾胃を温め脾湿を除き、腎の冷えも除き、裏にある寒湿を除くとともに、経絡を温める温経作用によっても寒湿を除去し、寒湿が下肢の関節や筋骨に付着して関節炎や関節痛、下肢痛が引き起こされた患者に対して、炎症や痛みを和らげる効果がある。麻黄と烏頭（附子）の併用は、裏寒があり冷えのある場合に、温経散寒の効能を強める意味がある。また**麻黄**は肺系に作用して宣肺し下焦を助けて水気を宣化し利水消腫するが、この作用は**黄耆**の利水消腫作用と協調し合う。**芍薬**は血脈の滞りを改善し、抗菌抗炎症作用により発熱状態を改善し、平滑筋痙攣の抑制作用を有し、瀉肝作用、安脾肺作用があり

脾胃病や肝鬱気滞に用いられ、その和営作用・調経作用、和血脈作用・収陰気作用によって、広範囲の疼痛に対して止痛効果がある。芍薬と附子の併用は風寒湿による疼痛に対して協調的に作用する。黄耆は裏に作用すると、補気昇陽、補気摂血、補中益気、利水消腫などの作用を示し、脾胃や腎や肺の気の虚を補い、「補気昇陽、補気摂血、補中益気」する。この作用は芍薬の補血養陰、養血栄筋作用や、甘草の補中益気作用と協調し合うことになる。

この様に烏頭湯は湿熱に寒をともなった病態で、経絡や血脈の阻滞があり、関節や筋骨に寒湿熱邪が付着して疼痛となり、脾胃や腎や肺の気の虚がある病態を改善するが、そのいずれにも作用するのは烏頭であり、他の生薬が各々に相互的に作用しあって効果を高めていることが考えられる。

【本条のポイント】

烏頭湯は湿熱に寒をともなった病態で、経絡や血脈の阻滞があり、関節や筋骨に寒湿熱邪が付着して疼痛となり、脾胃や腎や肺の気の虚がある病態を改善する。烏頭が裏の寒湿を除く要であるが、麻黄と烏頭（附子）の併用は温経散寒の効能を強め、麻黄の水気を宣化し利水消腫する作用は黄耆の利水消腫作用と協調し、芍薬は血脈の滞りを改善し、平滑筋痙攣を抑制し、和営作用・調経作用、和血脈作用・収陰気作用によって、広範囲の疼痛に対して止痛効果を表すとともに、芍薬と附子の併用は風寒湿による疼痛に対して協調的に作用する。黄耆は裏に作用して補気昇陽、補気摂血、補中益気し、利水消腫するが、この作用は芍薬、甘草と協調しあっている。

【原文】（五―15）

礬石湯　治脚気衝心

礬石二両

右一味、以漿水一斗五升、煎三五沸、浸脚良。

【訓読】

礬石湯　脚気衝心を治す

礬石二両

右一味、漿水一斗五升を以て、煎じて三五沸し、脚を浸して良し。

【注釈】

＊脚気衝心：脚気に伴う心症状であり、うっ血性心不全を呈する。『外台秘要』巻18（七五二年、唐代）に見られる言葉で、脚気攻心、脚気入心などともよばれる。邪毒が心胸を攻撃することにより、心悸、気喘、嘔吐などの症状となる。湿脚気では湿毒の上攻により陽気が傷つけらることにより、干脚気では湿火壅盛・毒気上攻による攻心による。［7］

＊漿水：漿は、字義上は「のり状の液体」の意。「のみもの・飲料・汁」の意も。大塚敬節によれば、『本草綱目』にあり、粟または米を炒ってから水と合せて醗酵させてつくる酢のことであると言う。

【礬石湯の考察】

Ⅰ：構成生薬の薬理作用

A．礬石：①解毒医瘡・収湿止痒　②渋腸止瀉・収斂止血　③祛風痰　④清熱退黄

Ⅱ：礬石湯の方剤考察

礬石を煆いた枯礬は、外用して解毒医瘡・収湿止痒に用いるが、この条では生品を煎じて足浴している。脚気衝心は『中国医学辞典』によれば、『外台秘要』巻18（七五二年、唐代）に見られる言葉であり、中国の何任によれば、脚気が病名となったのは隋唐以後であり、明らかに後人の付加であるとのことである。生品の内服は、祛風痰・清熱退黄するので、風熱の邪による痰壅盛の痰証や、中風・癲癇・湿熱黄疸などに用いられる。（五―14）の脚気の項で説明したが、祛風痰・清熱退黄は、湿脚気での湿毒の上攻による脚気衝心や、干脚気での湿火壅盛による脚気衝心に有効であると思われるが、足浴でも同様の効果が期待できるかどうかは、足浴が気血の流れを改善する可能性はあるとしても、詳細不明である。

附方

【原文】（五―16）

『古今録験』続命湯、治中風痱、身体不能自収、口不能言、冒昧不知痛処、或拘急不得転側。（姚云。與大続命同、兼治婦人産後去血者。及老人小児。）

麻黄　桂枝　当帰　人参　石膏　乾姜　甘草各三両　芎藭
一両五銭　杏仁四十枚

右九味、以水一斗、煮取四升、温服一升、当小汗。薄覆脊、憑几坐、汗出則愈、不汗更服。無所禁、勿当風。並治但伏不得臥、欬逆上気、面目浮腫。

【訓読】

『古今録験』続命湯は、中風、痱にして、身体自ら収むる能わず、口言う能わず、冒昧として痛む処を知らず、或は拘急して転側することを得ざるを治す。（姚云う。大続命湯と同じ、兼ねて婦人産後去血の者、及び老人小児を治す。）

麻黄　桂枝　当帰　人参　石膏　乾姜　甘草各三両　芎藭
一両五銭　杏仁四十枚

右九味、水一斗を以て、煮て四升を取り、一升を温服す、当に小しく汗すべし。薄く脊を覆い、几《き》に憑《よ》りて坐し、汗出づれば則ち愈ゆ、汗せざれば更に服す。禁ずる所なし、風に当ること勿れ。並びに但だ伏して臥するを得ず、欬逆上気し、面目浮腫するを治す。

【注釈】

＊**附方：**大塚敬節によれば、宋代に林億等が校訂したときに、これは多分張仲景の処方に違いないという薬方を、『千万金』や『外台』などの色々な本から持ってきて附け加えたので、附方というとされる。実際は他の医書中から相当する部分を補ったものと思われる。

＊中風：ここでは脳血管障害や中毒性の脳症状の意味。

＊痱：身体の一部が廃用になること。風病に属し、一般には風痱とよばれている。半身不随状態で、意識障害もみられる。［7］

＊冒昧：中国語の意味は、「失礼である」「あつかましい」である。冒は「おかす」「立ちのぼる」、昧は「隠す」「ごまかす」「はっきりしない」「くらい」であり、ここでは意識が朦朧としている様子と思われる。

＊几：小さい、または低い机。

＊憑《よ》りて：憑は、「たよる」「もとづく」の意。

【続命湯の考察】

Ⅰ：構成生薬の薬理作用

A．**麻黄**：①発汗解表　②宣肺平喘　③利水消腫　④透疹・祛風湿　B．**桂枝**：①発汗解肌（表）　②温通経脈　③通陽化気　C．**当帰**：①補血　②活血調経・止痛　③潤腸通便　④止咳平喘　D．**人参**：①大補元気　②補脾益肺　③益気生津　④益智安神　⑤補気生血・摂血　⑥扶正祛邪　E．**石膏**：①清気分実熱（清熱降火・除煩止渇）　②清肺熱　③清胃火　④生肌斂瘡　F．**乾姜**：①温中散寒・温脾陽　②回陽救逆　③温肺化飲　④温経止血　G．**甘草**：①補中益気　②潤肺・祛痰止咳　③緩急止痛　④清熱解毒　⑤調和薬性　H．**芎藭**：①活血行気　②祛風止痛　I．**杏仁**：①止咳平喘　②潤腸通便

Ⅱ：続命湯の方剤考察

部分訳する。「脳血管障害や中毒性の脳症状の者で、半身不随状態で意識障害もみられ、自分で自由に身体を動かすことができず、構語障害があって話すことができず、ぼーっとして意識が朦朧とした状態であって、身体のどこが痛いかも分からず、あるいは引きつれがあって手足が強直して寝がえりもできない状態を治す。」

桂枝で温通経脈し陽気を温めて、痰湿を吸収し除き、腎と膀胱の気化を促進して利水し、気の上逆を治療し（下気作用・納気作用）、中陽を温補し、裏虚を補い（補中作用）、営衛を調和させる（和営作用）。**麻黄**は宣肺作用を改善し、下焦を助けて水気を宣化し、肺が通調を失うことにより引き起こされる水腫に対して、行水消腫の働きを為す。両者で痰湿を除き、温通経脈して気血の流れを改善し、気の上逆を鎮め、発汗解表している。また**当帰**で補血活血調経し、**人参**で元気を補い補脾益肺益気生津して益智安神し、桂枝と同じく**乾姜**で脾胃や胸中を温めて寒を散じ寒飲を除き、経絡を温めることによって気の通りを改善し陽気を回復し（回陽）し、芎藭で活血行気し祛風止痛し、**杏仁**で止咳平喘し、**甘草**で補中益気し潤肺・祛痰止咳し緩急止痛し、**石膏**で清火・止渇・除煩・退熱し実熱による煩燥を鎮静する。生命の危険がある時に用いることのできる方剤であり、水分代謝を改善し、気血を補い、気血の通りを改善し、肺に働き、表邪を除き、下気して痙攣

を和らげる、などを考えた方剤である。

【本条のポイント】

脳血管障害や中毒性による中枢性脳神経症状を、補脾益肺益気生津して気血を補い、経脈の気血の流れを改善し、痰湿を吸収し除き、腎と膀胱の気化を促進し、通調作用を回復して行水消腫し、実熱による煩燥を清熱して鎮め、下気し祛風して症状を改善する方剤構成である。中枢性の脳神経症状を改善するのは、困難ではあるが、試みる価値はあると思われる。

【原文】(五―17)

『千金』三黄湯、治中風手足拘急、百節疼痛、煩熱心乱、悪寒、経日不欲飲食。

麻黄五分　独活四分　細辛二分　黄耆二分　黄芩三分

右五味、以水六升、煮取二升、分温三服、一服小汗、二服大汗。心熱加大黄二分、腹満加枳実一枚、気逆加人参三分、悸加牡蠣三分、渇加栝蔞根三分、先有寒加附子一枚。

【訓読】

『千金』三黄湯は、中風して手足拘急、百節疼痛し、煩熱して心乱れ、悪寒し、経日飲食を欲せざるを治す。

麻黄五分　独活四分　細辛二分　黄耆二分　黄芩三分

右五味、水六升を以て、煮て二升を取り、分かち温めて三服す、一服すれば少しく汗し、二服すれば大いに汗す。心熱には大黄二分を加え、腹満には枳実一枚を加え、気逆には人参三分を加え、悸には牡蠣三分を加え、渇には栝蔞根三分を加え、先に寒有れば附子一枚を加う。

【注釈および考察】

＊煩熱：外感熱病では、表証段階で邪熱の外泄ができない場合にあらわれる。裏証では、裏実熱が盛んな場合や便秘で燥糞が内結している場合にあらわれる。内傷雑病では、肝火旺盛、陰虚火旺などの時にあらわれる。症状としては、①気がめいるような熱、②蒸し暑さを感じるような熱、③煩燥を伴うような熱、などであるが、ここでは③に相当するか。[7]

＊『千金』三黄湯：『千金翼方』(六八二年、唐、孫思邈)に載っている三黄湯は、手足拘急(手足が引きつれて強直する)、百節疼痛(身体中の関節が強く痛む)、煩熱して心乱れ(熱邪が心に及んで意識障害があらわれる)、悪寒し(邪気が肌表にも存在して、表証が残っており)、経日飲食を欲せざる(何日にも亘って、脾胃機能やその他の臓腑機能が失調して食欲不振となり)、などの症状をともなった中風を治すとする。これらの症状は、脳血管障害や中毒性の脳症状としての中風とは症状が一致せず、一方太陽病経証表虚証としての中風などの、急性の炎症性疾患に類似してはいるが、手足拘急・百節疼痛では、表虚証としての中風よりも病邪は深くまで及んでいると考えられる。さらに「煩熱して心乱れ」は、心は神を蔵し神志を主り、血脈を主って営血の運行を主るところであり、病邪が経絡脈を阻滞していることを意味しており、ここでは熱

邪による陰液の枯渇や筋への侵襲があることの反映であり、邪熱が心や心包に及んで、心神や営血が擾乱されて意識障害があらわれているのであって、病邪が深くまで及んでいることを示している。「経日飲食を慾せざる」も同様である。

【三黄湯の考察】

Ⅰ：構成生薬の薬理作用

A．独活

(1) セリ科シシウドやその他同属植物の根や根茎。

(2) 辛・苦、微温。肝・腎・膀胱。

(3)『神農本草経』「独活、味苦、平。主風寒所撃、金瘡止痛、賁豚、癇痙、女子疝瘕。久服軽身耐老。一名羌活、一名羌青、一名護羌斯使者。生川谷。」

(4) **11：**①祛風勝湿・止痛 **12：**①祛風勝湿止痛 ②散寒解表 **13：**①発散風寒・祛風勝湿 ②止痛 ③傷風頭痛・歯痛 ④風湿痺痛 **15：**①風を治療する ②風湿痺による痛みを治療する ③昇陽達表

(5) 辛で散じ、苦で燥し、風邪を散じ湿邪を除き、微温で通経している。足少陰腎経に入り少陰経の伏風を改善し、気分に対する治療薬であり(気分証は裏を主る)、風寒湿邪の外感時に風邪が足少陰腎経に波及することによって生じる頭痛・発熱・悪寒・関節痛・足腰のだるさや痛みなどを、辛温発散して改善する。また祛風勝湿作用が強く筋骨間の風湿を除き痺証を改善するので、風寒湿痺による腰背部のしびれや痛み歩行困難、硬直などに対して用いる。主に下半身の疼痛が明らかなものに対して用い、上半身の疼痛に対しては羌活を用いる。陰中の陽に属し、気を上昇させ全身に行き渡らせることにより、風邪を散じ湿邪を除く。[15]

《独活を用いる方剤》**＊独活寄生湯**(独活・桑寄生・杜仲・牛膝・細辛・秦艽・茯苓・肉桂・防風・川芎・人参・甘草・当帰・白芍・生地黄)**＊十味敗毒湯**(柴胡・桔梗・独活・川芎・茯苓・桜皮・荊芥・甘草・生姜)

B．麻黄：①発汗解表 ②宣肺平喘 ③利水消腫 ④透疹・祛風湿 **C．細辛：**①散寒解表 ②温肺化飲 ③祛風止痛 **D．黄耆：**①補気昇陽 ②補気摂血 ③補気行滞 ④固表止汗 ⑤托瘡生肌 ⑥利水消腫 **E．黄芩：**①清熱燥湿 ②清熱瀉火 ③清熱止血 ④清熱安胎 ⑤清熱解毒

Ⅱ：三黄湯の方剤考察

条文の病態では、病邪が経絡を阻滞し、邪熱が心や心包に及んで心神や営血を擾乱し、邪気が肌表にも存在して表証が残り、脾胃機能やその他の臓腑機能が失調して食欲不振となっている。また手足拘急・百節疼痛は、風寒湿邪によって経絡が阻滞し気血が通じなくなるとともに、湿邪の筋骨への付着が原因と思われる。風寒湿邪の陰陽転化としての寒邪の「従陽」による化熱や、湿邪の「従陽」による化燥、なども邪熱の原因として考えられる。そこで**麻黄**は、表邪を除くとと

もに、宣肺作用を改善して下焦を助け水気を宣化し、肺が通調を失うことにより引き起こされる水腫に対して、行水消腫している。**細辛**は風寒湿邪を温めることによって散じ、経絡の阻滞を温通して痺証を除き、走り回って浸透して鬱滞を除き、胸中の気滞を除いて肺竅を通し、肺中の寒飲を温めて除き、肺気を疎通することによって利水道している。麻黄と細辛は協力して解表し、また利水道している。**独活**は散寒解表に働き麻黄と細辛に協力するが、祛風勝湿作用が強く、筋骨間の風湿を除き主に下半身の疼痛を改善する。**黄耆**は、脾胃や腎や肺の気の虚を補い補気昇陽し、脾胃気虚の全身倦怠感や食思不振、下痢を改善し、また補気摂血、補中益気、利水消腫などに働く。**黄芩**は、肺・脾胃・小腸・大腸・肝胆・膀胱の湿熱を清熱し燥湿するが、苦寒であり脾胃を損傷しやすいので脾胃虚証には禁忌であり、また燥湿作用により津液を消耗しやすいので陰虚証には注意が必要である。この症例では、脾胃虚や陰虚の程度がそれほど強くないために用いられていることが窺える。

【本条のポイント】

手足拘急などの中枢性の中風の症状を伴い、病邪が深くまで及んで筋骨から血脈・心に及び、熱邪によって陰液が枯渇し、風寒湿邪が筋骨に付着し、経絡脈が阻滞し、心神や営血が擾乱されて意識障害もあり、脾胃機能に及んで食欲不振もある病態である。麻黄と細辛は協力して解表し温通し、また利水道している。独活は散寒解表に働き麻黄と細辛に協力するが、祛風勝湿作用が強く、筋骨間の風湿を除き主に下半身の疼痛を改善する。黄耆は補気摂血、補中益気、利水消腫に働き、黄芩は清熱し燥湿して湿熱を除いている。寒熱錯雑病態であり、邪がより裏に及んで臓腑機能が傷害されている病態である。

【原文】（五—18）

『近効方』朮附湯、治風虚頭重眩苦極、不知食味、煖肌補中益精気。

白朮二両　甘草一両（炙）　附子一枚半（炮去皮）

右三味、剉、毎五銭匕、姜五片、棗一枚、水盞半、煎七分、去滓、温服。

【訓読】

『近効方』の朮附湯は、風虚にして頭重く眩し苦極まり、食味を知らざるを治す、肌を煖め中を補い精気を益す。

白朮二両　甘草一両（炙る）　附子一枚半（炮して皮を去る）

右三味、剉み、五銭匕毎に、姜五片、棗一枚を、水盞の半にて、七分に煎じ、滓を去り、温服す。

【考察】

ここでの「風虚」は、風証であって虚証と考えるべきである。「食味を知らざる」は、寒湿邪によって脾胃虚弱となり運化機能が減退したために、食事の味が分からなくなったと考えられ、脾胃虚の症状である。また風証には外風と内風があるがここでは内風がより重要であり、「頭重く眩し苦極ま」るのであるから内風である肝風が上亢しており、肝腎陰虚により肝陽が制御できなくなったり、心肝火旺により陰血が消耗されるなどして、陰が陽を制御できなくなって肝陽上亢証を来たした病態が考えられ、脾・胃・肝・腎が虚していることの表われである。また脾胃虚による気血不足も眩暈の原因となり、脾虚が肝に及ぶ肝木乗脾の病態によっても眩暈が起り易くなっている。

【朮附湯の考察】

Ⅰ：構成生薬の薬理作用

A．白朮：①健脾燥湿　②益気生血　③和中安胎　**B．甘草：**①補中益気　②潤肺・祛痰止咳　③緩急止痛　④清熱解毒　⑤調和薬性　**C．附子：**①回陽救逆　②補陽益火　③温陽利水　④散寒止痛

Ⅱ：朮附湯の方剤考察

白朮は化湿作用・燥湿作用があり、風湿の邪を散じ、湿濁の鬱を化す。風寒湿の邪気によって経絡が阻滞し気血の運行が悪化した痺証などを改善し、利水作用により湿熱を除いて発汗を止め、脾胃の湿を除いて機能を回復させるので、湿困脾胃証の下痢・腹部膨満感・胃もたれ・悪心・嘔吐・身体の重だるさなどに用いられ、健脾・補気・生血に働く。これらの作用によって眩暈や頭痛を治し、痰水を消し、皮間の風水結腫を除き、急激な心下の脹満感を改善し、吐き下しが止まらない症状を治し、津液を補い、消化を助け、食欲を増す。このために条文の「風虚」や「頭重く眩し」や「食味を知らざる」に効果があるとともに、条文の「肌を暖め中を補い精気を益す」作用にも働くのである。

附子は真陽が不足し虚火が上衝しているような病態に於いて、腎にあると考えられている命門に入り込んで真陽を回復させ虚火を鎮め、白朮と協力して条文の「頭重く眩し」を改善する。陽気や元気の虚した状態を回復させ、皮毛においては表寒を除いて「肌を暖め」るとともに、脾胃を温め脾湿を除き、腎の冷えも除き、裏にある寒湿を除く。脾胃虚弱を改善し、肝腎陰虚により肝陽が制御できなくなった肝陽上亢証の病態を改善する。

甘草も補中益気して脾胃虚を改善し気血不足を改善し、調和薬性している。

【本条のポイント】

脾・胃・肝・腎が虚し、脾胃虚に加えて、肝腎陰虚により肝陽が制御できなくなり、すなわち虚熱により陰血が消耗されて陰が陽を制御できなくなって、肝陽上亢証を来たした病態であり、附子で真陽を回復させ虚火を鎮め散寒し、白朮で風湿熱の邪を散じ、脾胃の湿を除いて機能を回復させ、甘草と合せて「肌を煖め中を補い精気を益す」のである。

【原文】（五―19）

『崔氏』八味丸　治脚気上入少腹不仁。

乾地黄八両　山茱萸　薯蕷各四両　沢瀉　茯苓　牡丹皮各三両　桂枝　附子（炮）各一両

右八味、末之、煉蜜和丸梧子大。酒下十五丸、日再服。

【訓読】

『崔氏』の八味丸は、脚気上《あが》って少腹に入り不仁するを治す。

乾地黄八両　山茱萸　薯蕷各四両　沢瀉　茯苓　牡丹皮各三両　桂枝　附子（炮《あぶ》る）各一両

右八味、之を末とし、蜜にて煉り和し梧子大に丸める。酒にて十五丸を（飲み）下し、日に再服す。

【注釈および考察】

＊**脚気**：（五―14）で説明した。中医学では、湿邪や風邪などの外感や、過食で生じた熱が下肢に流れ込むことにより、主に湿邪が影響し風・熱邪が加わった気血経絡の異常と考えられた。ただし八味丸の構成生薬から考えると、腎陽虚による温煦気化機能の低下により形成された寒湿が、下焦や下腿に下注したための症状とも考えられる。下部より起り次第に上部に波及し、知覚障害・運動障害・自律神経障害などを起こす。脚気の影響が腹部に及んだ脚気入腹では心部を攻めるようになり、腹部の皮膚感覚がなくなる・腹脹・嘔吐・腹部煩悶・胸悶・気喘・心悸亢進などの症状となる。[7]

＊**少腹**：下腹部全体のこと。または下腹部の両脇部分。

＊**不仁**：からだがしびれること。

＊**脚気上って少腹に入り不仁するを治す**：「脚気の症状が下部より起り次第に上部に波及して下腹部に及び、皮膚感覚がなくなりしびれたようになったものを治す」との意味である。西洋医学的にはビタミンB1欠乏症であり、多発性ニューロパチーやうっ血性心不全などの症状に対応している。

【八味丸の考察】

I：構成生薬の薬理作用

A．山茱萸

（1）ミズキ科サンシュユの成熟した果肉。

（2）酸・渋、微温。肝・腎。

（3）『神農本草経』「山茱萸、味酸、平。主心下邪気寒熱、温中、逐寒湿痹、去三虫。久服軽身。一名蜀棗。生山谷。」

（4）**11**：①補益肝腎　②渋精縮尿　③固経止血　④斂汗固脱　**12**：①補肝腎陰　②収斂固渋　**13**：①補肝腎　②止頻尿　③斂汗益陰

（5）『名医別録』によれば、「主治腸胃風邪、寒熱、疝瘕、頭脳風、風気去来、鼻塞、目黄、耳聾、面皰、温中下気、出汗、強陰、益精、安五臓、通九竅、止小便利。」とある。肝経・腎経に入って酸・渋で収斂固渋し、温で滋陰し補陽している。収斂固渋（収渋）薬は、斂汗・止瀉・縮尿・固精・止帯・止咳などに働くが、このことが「下気・出汗・小便利を治す」と表現され、また精気を固精して腎精を貯蔵し、これによって元陰と元陽を保持し、すなわち人体の陰液と陽気の根本を収斂固渋して補っている。

元陰と元陽を保持して人体の陰液と陽気の根本を補うことが、『名医別録』の記述の、「強陰、益精、安五臓」に相当しており、肝・腎においては肝血と腎精を固摂しているが、微温の性質によっても滋養し、これらにより肝陰と腎陽を補っている。また山茱萸には温中作用はなく呉茱萸の温中作用と誤ったためではないかとの説もあり、実際『綱目』や『草木典』においては温中の二字は省かれている。補益による滋陰補陽の力は収斂固渋力よりも劣っている。肝腎不足で足腰がだるく力が入らない・めまい・耳鳴・ふらつきなどの症状に用いる（補益肝腎・補肝腎陰）。

　陰虚陽亢による腎陽亢進・湿鬱内蘊による下焦有熱・小便不利には収斂作用により症状を悪化させるので用いない。

《山茱萸を用いる方剤》＊**六味丸**（熟地黄・山茱萸・山薬・沢瀉・茯苓・牡丹皮）＊**左帰飲**（熟地黄・山薬・枸杞子・炙甘草・茯苓・山茱萸）＊**固衝湯**（炒白朮・生黄耆・煅竜骨・煅牡蠣・山茱萸・生白芍・烏賊骨・棕櫚炭・五倍子）

B. 薯蕷《しょよ》

（1）ヤマノイモ科ナガイモの外皮を除去した根茎。山薬・懐山薬・懐山・淮山薬・淮山などとも言われる。

（2）甘、平。脾・肺・腎。

（3）『神農本草経』「薯蕷、味甘、温。主傷中、補虚羸、除寒熱邪気、補中益気力、長肌肉。久服耳目聡明、軽身不飢、延年。一名山芋。生山谷。」

（4）**11**：①補脾止瀉　②養陰扶脾　③養肺益陰・止咳　④補腎固精・縮尿・止帯　**12**：①補気健脾・養陰　②補益肺陰　③補腎陰　**13**：①補脾胃　②益肺気　③強腎固精　④治帯下

（5）『神農本草経』での「傷中」は、中焦すなわち水穀の腐熟と精微物質の化生を主る脾胃の機能が虚した状態のことであり、「虚羸《きょるい》」は「羸」が痩せ衰えるであり、脾胃虚や腎虚の結果身体が痩せ衰えて弱った状態となったのを治し、寒熱の邪気による外感病を治し、「補中益気力」補中することによって気力を益《ま》す、と書かれている。『名医別録』には「主治頭面游風、風頭、眼眩、下気、止腰痛、補虚労、羸痩、充五臓、除煩熱、強陰。」と書かれ、頭風を除き、気を降ろし、腰痛を止め、煩熱を除き、陰を強める、ことが強調されている。

　脾・肺・腎に於いて補気と養陰に働くが、性は平であって潤さず乾かさず、補気するがそれによって気は滞らず、養陰するがそれによって水湿が滞ることがない。脾においては健脾補気養陰に働き（補脾胃）、肺においては肺気肺陰を補い（益肺気）、腎においては腎陰を補う（強腎固精）。また渋性があり軽度の収斂作用を持ち、泄瀉・帯下・遺精などに用いられる。補腎することによって腎精を生じ、脾肺腎の陰を補うところから、慢性消耗性疾患や消渇病に用いられる。

《薯蕷を用いる方剤》＊**啓脾湯**（人参・白朮・茯苓・蓮子・山薬・山楂子・陳皮・沢瀉・炙甘草）＊**六味丸**（熟地黄・山茱萸・山薬・沢瀉・茯苓・牡丹皮）：腎陰虚・火旺　＊**知柏地黄丸**（熟地黄・山茱萸・山薬・沢瀉・茯苓・牡丹皮・知母・黄柏）＊**左帰飲**（熟地黄・山薬・枸杞子・炙甘草・茯苓・山茱萸）＊**右帰飲**（熟地黄・山薬・山茱萸・枸杞子・炙甘草・杜仲・肉桂・製附子）

C. 沢瀉

（1）オモダカ科サジオモダカの周皮を除いた塊茎。

（2）甘・淡、寒。腎・膀胱。

（3）『神農本草経』「澤瀉、味甘、寒。主風寒湿痹、乳難、消水、養五臓、益気力、肥健。久服耳目聰明、不飢、延年、軽身、面生光、能行水上。一名水瀉、一名芒芋、一名鵠瀉。生池澤。」

（4）**11**：①利水滲湿・泄熱　②除痰飲　**12**：①利水滲湿　②清腎火　**13**：①肝・腎2経の瀉火　②膀胱・三焦の逐水（利尿祛湿清熱薬）

（5）『神農本草経』では、痺証に用い、乳汁の分泌を促進し、利水作用があることが強調されている。『名医別録』には、「主補虚損、五勞、除五臓痞満、起陰気、止泄精、消渇、淋瀝、逐膀胱三焦停水。」とあり、利水とともに補陰の作用があることが示唆されている。『本経疏証』によれば、「夫水飲為病、除大腹水水腫不論外、其小者在上為喘、欬、悸、眩、渇、嘔、吐、噦；在下為腸鳴、泄瀉、小便不利。」とあり、腹水や浮腫がある重症の場合にも用いるが、水飲による症状が軽症であり、このために上中焦において、咳喘、動悸、眩暈、嘔吐などを、また下焦において腸鳴、下痢、排尿困難、頻尿、排尿痛などを呈する場合に用いると書かれている。また『傷寒論』『金匱要略』には沢瀉を用いる処方が六処方あり、そのうち猪苓・茯苓の二生薬が併用された五苓散・猪苓湯を用いるのは、心下に痰飲や水気が停留し眩暈に苦しむ場合であり、茯苓のみが併用された腎気丸・茯苓沢瀉湯は、腰以下に水気がある場合であるとされている。

沢瀉は、茯苓・猪苓・沢瀉の中では利水力が最も強い。健脾作用はなく、腎陰を滋補して陰虚を補陰する。寒で除熱し淡で滲湿し、腎経の虚火を泄熱し膀胱の湿熱を瀉するので、湿と熱が混在する病態での清熱利湿薬として重要である。水湿停滞・膀胱気化不利による小便不利・水腫、中焦の湿による下痢に用いる。

《沢瀉を用いる方剤》＊**五苓散**（猪苓・沢瀉・白朮・茯苓・桂枝）＊**四苓散**（猪苓・沢瀉・白朮・茯苓）＊**五淋散**（赤茯苓・当帰・生甘草・赤芍・山梔子・黄芩・生地黄・滑石・車前子・沢瀉・木通）＊**六味地黄丸**（熟地黄・山茱萸・山薬・沢瀉・茯苓・牡丹皮）

D. 牡丹皮：①清熱涼血　②活血化瘀　③清肝瀉火　**E.**

地黄：①涼血清熱②滋陰補腎　③養陰生津・生熱益胃　F. **茯苓**：①利水滲湿　②健脾補中　③寧心安神　G. **桂枝**：①発汗解肌（表）②温通経脈　③通陽化気　H. **附子**：①回陽救逆　②補陽益火　③温陽利水　④散寒止痛

〔牡丹皮の考察追加分〕

『名医別録』には、「主除時気、頭痛、客熱、五労、労気、頭腰痛、風噤、癲疾。」と書かれ、季節性の天候不順による流行病で、邪熱が気分から営血分に及び、五臓の機能が傷害されまた中枢に及んで痙攣や癲癇を起こしたものを治すことが記されている。『本草綱目』にも、血中の伏火を治し煩熱を除く、と記され、清熱涼血・除煩熱作用により解熱し鎮痛する。血分に熱があると吐血・鼻出血・咳血・血尿・月経前の発熱・月経過多・発疹発斑などの症状となり、温熱病の営分血分証で邪熱が血分に留まると夜間発熱があらわれる。温熱病後期の営分血分証で陰分に邪熱が伏在することによる夜間発熱や、無汗の骨蒸潮熱にも用いる。血熱だけでなく虚熱を冷ます作用もあり、陰虚火旺による体のほてり、血虚による発熱・心煩・夜間の手足煩熱などにも用いる。牡丹皮は苦寒で血熱を清し、辛散で行瘀し、清芬（すがすがしいかおり）の気で透達している。そこで牡丹皮には涼血作用の他に活血作用、すなわち血を勢いづけ生き生きとスムーズに流す作用、があり血脈を通じさせることによって瘀血を除き、これによって血熱も除いている。また『神農本草経』で「腸胃の癥堅を除く」と述べているように、瘀血を除くことによって癰腫を消す（排膿する）ことが可能であり、急性虫垂炎の初期に用いたり、肺癰、皮膚化膿症に用いるとともに、打撲外傷などでも用いられる。また婦人病の要薬であり、経脈の不通を改善し、瘀血による無月経・月経痛・腹腔内腫瘤（癥堅・癥積）を改善する。月経過多には用いない。また肝火を冷ます作用があり、肝鬱化火や虚実錯雑証の肝陽上亢などに使用される。

Ⅱ：八味丸の方剤考察

八味丸は六味丸に桂枝・附子が加えられた方剤構成である。六味丸は腎陰虚に用いられる基本方剤であり、**地黄**で養陰生津し気血の通りを改善して滋陰し補腎し、山茱萸で肝腎の陰を固摂するとともに滋養し（補肝腎陰）、**薯蕷**（山薬）で健脾補気養陰するとともに益肺気しまた腎陰も補い強腎し固精している。これら三生薬においては、地黄は主に腎陰を補い、山茱萸は主に肝陰を補い、薯蕷は主に脾虚を補うところから、三補と言われている。一方**沢瀉**は利水滲湿し清熱し、**茯苓**は利水滲湿とともに健脾補中し、**牡丹皮**は清熱涼血し清肝火するところから、三瀉と言われている。これら六味丸の作用は補陰し利水瀉濁する点にあるが、腎は陰陽の根本であり、また陰陽は相互に依存し合い、腎陰が虚すれば腎陽も虚すのであり、すなわち六味丸で腎陰を補うことによって腎陽を補っている意味もあり、腎の陰陽両虚証に用いられる方剤である点が重要である。また腎の病証において、腎陰が損なわれると陰が陽を制約できなくなって相火が妄動して五心煩熱・盗汗・潮熱となり、腎陽が虚すると温化の作用が低下して寒がり・四肢冷感・膝腰の冷痛・精神疲労・小便不利などの症状となる。また腎虚による気化機能の失調は水液の貯留を引き起こし、腎気虚によって腎の納気機能が失調すると納気不全により呼吸困難となり、腎精が不足すると耳鳴・聴力低下などの症状となる。以上の諸点を考えると、補陰することによって相火を鎮め、腎陽も補い、これにより温化して気血の巡りを改善し、利水滲湿して水液貯留を改善していることになる。また肝・脾・腎は相互に関係し合っており（ここでは詳述せず）、各構成生薬の臓器への個別の作用も加味されている。

　六味丸は腎陰虚に用いられるが、八味丸は腎陽虚証に用いられる方剤であり、以上の様な滋補腎陰の六味丸に、温陽散寒の**附子**と、温通経脈の**桂枝**が加えられ、補陽散寒の作用が強められており、温腎陽することにより、腎陽虚による気化機能の失調による水液の貯留や、寒湿停滞による寒がり・四肢冷感・膝腰の冷痛・精神疲労・小便不利・浮腫などの症状に有効である。

【本条のポイント】

　脚気は（五―14）では、湿邪が影響し風・熱邪が加わった気血経絡の異常が原因であるとした。八味丸は六味丸に桂枝・附子が加えられた方剤構成であり、六味丸の構成生薬により三補しさらに三瀉によって湿熱を除き、温陽散寒の附子と、温通経脈の桂枝が加えられている。主に腎陰虚を補う六味丸によって相火を鎮めるとともに、腎陽を強力に補って、腎陽虚による気化機能の失調を原因とする水液の貯留や、寒湿停滞を改善している。これらから脚気には寒湿の下注も影響しており、寒熱の錯雑した病態であることが理解される。八味丸は腎陰腎陽ともに虚した病態に用いると考えられる。

【原文】（五―20）

『千金方』越婢加朮湯、治肉極、熱則身体津脱、腠理開、汗大泄、厲風気、下焦脚弱。

**　麻黄六両　石膏半斤　生姜三両　甘草二両　白朮四両　大棗十五枚**

右六味、以水六升、先煮麻黄、去上沫、内諸薬、煮取三升、分温三服。悪風加附子一枚炮。

【訓読】

『千金方』の越婢加朮湯は、肉極し、熱して則ち身体の津《しん》脱し、腠理開き、汗大いに泄《も》れ、厲風気にして、下焦脚弱きを治す。

　麻黄六両　石膏半斤　生姜三両　甘草二両　白朮四両　大棗十五枚

右六味、水六升を以て、先ず麻黄を煮て、上沫を去り、諸薬を内れ、煮て三升を取り、分かち温めて三服す。悪風には附子一枚を炮《あぶ》り加える。

【注釈および考察】

＊**肉極**：『中国医学辞典』によると、「六極」は六種の重い虚損の状態のことであって種々の分類法があり、『諸病源候論・虚労病諸候』では気極・血極・筋極・膚極・骨極・精極であり、『備急千金要方』では気極・脈極・筋極・肉極・骨極・精極であり、『奇効良方』では気極・肺極・臓極・筋極・骨極・肉極である。五臓との関係では、肺は気極であり、心は血極・脈極であり、肝は筋極であり、腎は骨極・精極と関係があるので、肉極は残りの脾と関係しているとも考えられる。しかし個別の臓器の状態を意味するのではなく、肉体が極度に虚損し消耗している状態を意味しているとも考えられる。

＊**厲《れい》風気**：『素問』風論篇に「風の人を傷るや、或いは寒熱となり、或いは熱中となり、或いは寒中となり、或いは癘風となり、或いは偏枯となり、或いは風となるなり。」とありまた、「癘なる者は、栄気に熱胕ありて、其の気清からず。故に其の鼻柱をして壊して色敗せしめ、皮膚をして瘍潰せしむ。風寒脈に客して去らず。名づけて癘風と曰う。或いは名づけて寒熱と曰う。」とある。厲と癘は同じ意味であって、「ライ」との読みもあり、『素問』で述べられている症状はいわゆるライ病つまりハンセン病に一致している。厲風とは風邪が人体を傷る症状の一つであり、栄分に及んで熱邪を伴って肌肉が消耗されていると考えられる。同じく『素問』風論篇には、「風なる者は善く行《めぐ》りて数しば変じ、腠理開けば則ち洒然《そん》として寒《こご》え、閉ずれば則ち熱して悶ゆ。其の寒ゆるや則ち食欲を衰《そ》ぎ、其の熱するや則ち肌肉を消す。」とあり、風邪による寒熱の症状が肌肉を消耗することが述べられている。また厲風気は、以上の様な厲風による邪気の意味であると思われる。一方癘気は、天然痘・コレラ・チフス・ポリオ・ペストなどの激烈な症状を呈する急性伝染病の総称としても用いられるが、ここではハンセン病のことを意味していると考えられる。

＊**肉極し、熱して則ち身体の津《しん》脱し、腠理開き、汗大いに泄《も》れ、厲風気にして、下焦脚弱きを治す**：は、「肉体が極度に虚損し消耗している状態にある人に、風邪が侵入すると、風邪は陽邪であって発熱し、また衛表が損傷されて固摂できなくなり腠理が開き大量に発汗し、身体中の津液が失われるとともに、発汗後に寒邪が侵入する。この様に風寒熱が裏に及び栄分にまで侵入すると肌肉が消耗して、厲風による邪気にとらわれた状態となり、さらに下焦にまで邪気が及んで腎虚となり、温煦作用が低下するとともに、筋骨への邪気の付着や気血の阻滞も加わって、下肢の力が弱った者となるが、この様な者を治す」と述べている。

【越婢加朮湯の考察】

I：構成生薬の薬理作用

A．**麻黄**：①発汗解表　②宣肺平喘　③利水消腫　④透疹・祛風湿　B．**石膏**：①清気分実熱（清熱降火・除煩止渇）②清肺熱　③清胃火　④生肌斂瘡　C．**生姜**：①散寒解表　②温胃止嘔　③化痰行水　④解毒　D．**甘草**：①補

中益気　②潤肺・祛痰止咳　③緩急止痛　④清熱解毒　⑤調和薬性　E．白朮：①健脾燥湿　②益気生血　③和中安胎　F．大棗：①補気補脾　②養血安神　③薬性緩和

Ⅱ：越婢加朮湯の方剤考察

風邪によって肺の粛降機能が失調すると、肺気や水液を下降させ全身を巡らせて気道や水道をスムーズに通すことができなくなり、すなわち水道通調作用が失われて痰飲となり水腫となる。**麻黄**は肺気の宣発作用や粛降作用に作用して宣肺平喘し利水消腫する。麻黄は表証を伴う水腫である表湿に用いる。また麻黄はその発散作用により風邪湿邪を肌表から追い出し、腠理を開いて発汗させ発汗解表するが、このことは津液の損失にはマイナスに作用する。一方白朮は李東垣が述べている様に、「朮には上行する強力な気が備わっていて湿邪を除き太陰を保護し、邪気が脾に伝わるのを防ぐ」のであり、また朮の健脾燥湿作用はその性味の甘により補中し苦により燥湿することによっている。脾虚で運化不足のために水湿が停滞した病態に用いられ除湿し健脾するが、麻黄と異なり表湿ではなく裏湿を除くのに用いられ、『本経疏証』で「張仲景が痺証の治療に朮を用いる場合には、必ず「煩」もしくは「重」が指標となる」と述べている様に、湿邪が裏に及んで強い場合である。**石膏**は清熱の要薬であるが、その性味の寒甘で生津し、辛で散熱し、大寒で清熱している。つまり清熱・散熱・生津することによって除煩止渇している。**生姜**は陽気をめぐらせて風邪寒熱を除く辛温解表薬であるが、脾胃を温め整えて、胃気を降ろし、湿を除き、悪心・嘔吐を止めている。また解表作用は弱く、麻黄と共に用いて麻黄の強い性質を和らげるとともに、その解表作用を助けている。**甘草・大棗**も同様に麻黄の強い性質を和らげるとともに、石膏の重い性質による胃症状を緩和して、補中益気し補気補脾養血し、気血や津液の不足を補っている。

麻黄・白朮で表湿・裏湿を除くが、生姜も補助している。麻黄・生姜で解表し風邪寒熱を除くが、主に石膏で清熱している。白朮・生姜・甘草・大棗で健脾し補気補脾養血に作用するとともに、津液の喪失を補っている。また石膏も生津に作用している。さらに麻黄は宣肺平喘に働くが、石膏も清肺熱してその重い性質により肺気を下降させている。この様に、湿を除く生薬、生津に働く生薬、健脾し補気補脾養血する生薬、清熱する生薬、宣肺平喘する生薬、が組み合わされている。

【本条のポイント】

越婢加朮湯は、腎虚があって肉体が極度に虚損し消耗している人に、風邪が侵入して、発熱発汗し、津液の損失とともに寒邪の侵入を招いて、形成された風寒熱邪が裏に及んだ病態に用いる。肌肉が消耗し、邪気の筋骨への付着を招いて下肢の力が弱まり、肺の粛降機能や脾の運化昇清機能も傷害されて水湿が巡らず裏湿が形成され、気血や津液も不足した病態である。生薬の作用は前述参照のこと。

血痺虚労病脈證并治　第六

論一首　脈證九條　方九首

『素問』痺論篇には次のように述べられている。「黄帝問いて曰く、痺はこれ安んぞ生ずるや。岐伯対えて曰く、風寒湿の三気雑《まじ》わり至り、合して痺となるなり。其の風気の勝れる者は行痹となり、寒気の勝れる者は痛痺となり、湿気の勝れる者は著痺となるなり。」と述べられている。風寒湿の三邪が交わって結びつくと、経絡が塞がり、気血が滞り、筋骨関節に気血が巡らず栄養不足となり、四肢の関節が痛み、手足がしびれた様になってうまく屈伸ができなくなり、痺証となる。風寒湿の三邪が交わって結びついた病邪が血分に及んで痺証の症状を呈したものを血痺という。もともとの五臓の機能低下や気虚血虚の状態に、気血が阻滞した状態が加わり症状は更に悪化する。虚は機能が衰えた状態であり、虚が臓腑に機能障害として残った状態を損といい、さらに損が長期に及んだ状態を労といい、肺労・肝労・心労・脾労・腎労を五労としている。五労を、見る・臥す・坐る・立つ・行う、の五種の動作による過労性疾病とする意味もあるが、ここでは虚損による臓器の機能障害と考える。痺証が長期に及び肝腎の機能が障害されると、息切れ・動悸・顔色不良・胃もたれ・味覚低下・下肢のだるさなどの、虚労による症状を呈することになる。

【原文】（六―1）

問曰、血痺病従何得之。師曰、夫尊栄人骨弱肌膚盛、重困疲労汗出、臥不時動揺、加被微風遂得之。但以脈自微濇在寸口、関上小緊、宜鍼引陽気、令脈和緊去則愈。

【訓読】

問いて曰く、血痺の病は何に従りて之を得るや。師曰く、夫れ尊栄の人は骨弱く肌膚盛んにして、重ねて疲労に因りて汗出で、臥して不時に動揺し、加えて微風を被るによりて遂に之を得る。但だ脈自ら微濇にして寸口に在り、関上は小しく緊なるを以て、宜しく針して陽気を引き、脈をして和せしむれば緊去りて則ち愈ゆ。

【注釈】

＊**尊**：地位が高い。

＊**困**：鄧陳本は「因」とするが、因が正しいか。

＊**微濇**《びしょく》：微脈は細く・弱く・指にふれにくく、陰陽気血ともに虚している脈象。濇脈は渋脈と同じで、脈の昇降速度が緩徐であり、虚の場合は血液不足・津液不足・衛営気ともに消耗している脈象であり、実の場合は痰飲があり脈管中の気血の循行が阻害され瘀血がある脈象である。

＊**寸口**：寸口部の脈は関にあたる橈骨茎状突起部を中心として末梢側から、寸・関・尺の三部に分かれ、寸は横隔膜より上の病変を、関は横隔膜から臍部までの病変を、尺は臍以下の

病変を反映するとされる。

＊緊：緊脈は縄を触っているように感じる脈象で寒象を表す。太陽病傷寒・脾陽不振・動脈硬化などでみられる。陰陽のバランスがくずれて寒に傾いている脈象。

【考察】

まず血痺の病の原因が述べられている。地位や身分が高く経済的にも豊かな人は、その運動不足や過食のために腎精が虚損しており、『素問』宣明五気論篇で述べられているように「腎は骨を主る」ところから骨が弱くなり、肌の色艶がよくて肥満し一見丈夫そうに見えるが内実は五臓に虚損があり、そのような虚損があるところに重ねて、身体を使って疲労するような事態に遭遇すると、陰陽のバランスがくずれ、気虚や陽虚があるために陰液を固摂することができずに発汗したり、陰虚のために盗汗したりする。また床に就いて休息をとろうとしても、陰陽のバランスが悪いために睡眠が浅くなり、転々として寝返りを打って身体が休まらず苦しむことになる。夜間は衛気が陰に入って副交感神経が働き身体を維持しているが、その様な自律神経のバランスが崩れているのである。また肥満のために睡眠時無呼吸症候群となり、睡眠が浅くなっているとも考えられる。これらの五臓の虚損があるために、少しの風邪に遭遇しても易々と病邪の侵入を許し、遂には病邪が血分にまで及んで血痺となるのである。その寸口での脈象は、陰陽気血などがともに虚して血液・津液・衛営気が消耗されて不足していることを反映して微濇となる。横隔膜から臍部までの病状を反映した関上の脈は、陰陽のバランスがくずれて寒に傾いていることを表して、強くはないが緊脈となる。この様に寒証があって陽気のめぐりが悪い場合は、針治療を行い陽気を引き入れる様にするならば、陰陽の調和がはかられて緊脈も和らぎ病も治癒するのである。

【本条のポイント】

血痺虚労病の症状および病態が説明されている。

【原文】（六―2）

血痺陰陽倶微、寸口関上微、尺中小緊、外證身体不仁、如風痺状、黄耆桂枝五物湯主之。

黄耆桂枝五物湯方

黄耆三両　芍薬三両　桂枝三両　生姜六両　大棗十二枚

右五味、以水六升、煮取二升。温服七合、日三服。（一方有人参）

【訓読】

血痺は陰陽倶に微にして、寸口関上は微、尺中は小しく緊、外證は身体不仁し、風痺の状の如し、黄耆桂枝五物湯之を主る。

黄耆桂枝五物湯の方

黄耆三両　芍薬三両　桂枝三両　生姜六両　大棗十二枚

右五味、水六升を以て、煮て二升を取る。七合を温服し、日に三服す。（一方に人参有り）

【注釈】

＊寸口関上微：寸口と関上は寸と関の呼び名であり、寸は心・肺・胸中に、関は肝・胆・脾・胃に、尺中は尺の呼び名であり腎・膀胱・大腸・小腸に対応している。微脈は陰陽気血がともに虚している脈象であり、「血痺陰陽倶微」の再説明といってよい。

＊尺中小緊：下焦部分に寒証があって陽気の巡りが悪い、つまり陽虚であることの反映か。（六―1）においては、関上に小緊であったが、ここでは尺中であり、陽虚が更に下焦に進行したことを意味している。

＊外證身体不仁：皮膚の表面に頑固な痺れや知覚麻痺があり、痛みやかゆみの感覚がなくなっている状態。

＊如風痺状：風痺は、風寒湿邪による痺証のうちで、風邪が主体の、遊走性・多発性の疼痛やしびれ、運動障害を呈するもので、行痺とも呼ばれる。気血経絡の巡りが悪く、皮膚の表面がしびれた有様が風痺に似てはいるが、風痺ではなく血痺なのである。

【考察】

血痺に較べて風痺は、邪気がまだ体内の深部にまで侵入していないために、気血経脈の阻滞は比較的に軽度であり、治療にも反応しやすい。また風邪は人体の上部から入り込むために、風痺では上半身の疼痛が強くなるが、血痺の症状は下半身にも及ぶ。ここでは表証だけを見ると風痺に似ているが、寸関尺の脈象を詳細に検討すると症状がより深部で裏にまで及んでいる。諸書も指摘しているが、この様な症例では（六―1）の様に針で治療するのではなく、『霊枢』邪気蔵府病形第四で「諸々の（脈が）小なる者は、陰陽形氣倶に不足なり、鍼を以て取ること勿れ、甘薬を以て調えるなり」とあるように、陰陽形気ともに不足し虚している者には針治療をしてはならず、甘薬を用いて補気・補血・和中して不足を補う治療を優先しなくてはならないのである。

【黄耆桂枝五物湯の考察】

Ⅰ：構成生薬の薬理作用

A．**黄耆**：①補気昇陽　②補気摂血　③補気行滞　④固表止汗　⑤托瘡生肌　⑥利水消腫　B．**芍薬**：①調和肝脾　②養血和営　③止痛止痢　C．**桂枝**：①発汗解肌（表）　②温通経脈　③通陽化気　D．**生姜**：①散寒解表　②温胃止嘔　③化痰行水　④解毒　E．**大棗**：①補脾和胃　②養営安神　③緩和薬性

Ⅱ：黄耆桂枝五物湯の方剤考察

陰陽気血がともに虚し、血液・津液・衛営気が消耗されて不足し、風寒湿邪が交わって邪が血分にまで及び、経絡を塞ぎ、気血が滞っている病態である。そこで補脾補血して消耗した血液・津液を補うとともに、陰陽の気を充実させて営衛のバランスを回復させ、風寒湿邪を除いて、身体全体の調和を取り戻すことが必要となる。すなわち甘薬を用いて補気・補血・和中し、辛温解表薬を用いて表邪を除き、利水薬を用

いて痰湿を除き、温通経脈して営衛を調和するのである。本方剤においては、黄耆・桂枝・大棗は甘薬である。特に主薬となる**黄耆**は、まず気を治すことによって血を巡らせるためであり、表に作用して衛気の働きを助けて固摂作用を強めることによって止汗し、裏に作用して脾胃や腎や肺の気の虚を補い補気昇陽、補気摂血、補中益気し、脾陽不振によって運化機能が傷害を受けることによる食思不振、下痢などを改善し、肺胃不和によって肺気の粛降機能が失われたり、胃気の和降機能が傷害を受けている状態を改善する。また肺は宣発を主り「外は皮毛に合す」るところから、肺気が虚すと、衛気が肌腠や皮毛を温めたり潤したりすることができなくなって肌表不固となり、発汗や皮膚の防御機能が傷害を受けることになるが、黄耆は肺気を補うことで腠理を密にし衛気の機能を改善する。これらは条文の「外証身体不仁」を改善する理由でもあると思われる。また腎の気の虚を補うことによる利水作用もある。

芍薬は血脈の滞りを改善し通りをよくする活血作用があり、抗炎症作用があって退熱・涼血に働き、寒性の補血滋陰薬として滋陰し、津液を益して利小便作用を発揮して水気を去り、瀉肝作用、安脾肺作用があり脾胃病の治療に多用され、また肝鬱気滞による胸脇部の張りや痛み・憂欝感・イライラ感などの症状を柔肝・平肝し斂陰して改善する。血脈の通りをよくして和営作用・調経作用・和血脈作用・収陰気作用などを発揮し、これにより広範囲の疼痛に対して止痛作用があり、胃痛・腹痛だけでなく腰痛・身痛・腫痛などに用いられる。これらの作用はいずれも血痺による諸症状の改善に有効である。**桂枝**は表裏の陽気を温め温通経脈し気血を巡らせるとともに、辛温解表薬として表邪を除く。陽気を温めて巡りをよくすること（通陽）により痰湿を吸収し除き（化気）、水が寒邪によって凝結している場合に腎と膀胱の気化を促進して利水作用を発揮する（利水作用）。血が鬱滞し固まるのを改善する行瘀作用や、気の上逆を治療する下気作用・納気作用や、中陽を温補し、裏虚を補う補中作用があり、このことは営衛を調和させる和営作用が桂枝にはあることを示している。また芍薬の活血作用と桂枝の温通経脈作用が相乗的に作用し、併用することにより営衛を調和する作用が強められ、和営止痛作用も強められている。平肝健脾作用も同様である。生姜は辛温解表薬として陽気をめぐらせて、風寒表証の悪寒・発熱・頭痛・鼻閉などを解表するが、桂枝の補助薬として用いられている。脾胃を温め整えて胃気を降ろし、湿を除き、悪心・嘔吐を止める。また大棗と併用することにより脾胃機能を改善し、温中祛湿作用を強めている。また白芍と併用することにより白芍の寒を抑えて温経止痛している。**大棗**は補脾作用があり補中益気に働き、養血作用があり気血の通りを改善して気血や津液の不足を補い、神経の過敏な状態や四肢の倦怠感を改善するが、薬性を緩和する作用があり多くの薬物と合わせて用いられる。この大棗の薬性を緩和する作用は、特に生姜との併用が多く、生姜が衛を主り大棗が営を主って、営衛調和を図っている。このことは大棗のほうが生姜よりも、内を助け裏を和する作用が強いことを意味している。

以上の様に、甘薬である黄耆・桂枝・大棗により補脾補血して、消耗した血液・津液を補い、芍薬の活血作用と桂枝の温通経脈作用で血脈の通りを改善し、桂枝・生姜で表邪を除き、黄耆・芍薬・桂枝で利水に働き痰湿を除き、芍薬・桂枝・生姜・大棗はいずれも営衛調和に働き和営し、また桂枝・生姜で芍薬による止痛作用を強めている。この方剤は血痺のみならず、脳卒中後遺症の四肢麻痺や脱力、老人や体質虚弱による四肢のしびれや脱力に有効である。

【本条のポイント】

血液・津液・衛営気が消耗されて陰陽気血がともに虚し、風寒湿邪が交わって邪が血分にまで及び、経絡が塞がれ、気血が滞っている血痺の病態には、黄耆桂枝五物湯を用いる。主薬となる黄耆は、表に作用して衛気の働きを助け、固摂作用を強めて止汗し、裏に作用して脾胃や腎や肺の気の虚を補い、補気昇陽、補気摂血、補中益気し、肺気を補うことで腠理を密にし衛気の機能を改善する。他の生薬の作用は前出参照。

【原文】（六―３）

夫男子平人、脈大為労、極虚亦為労。

【訓読】

夫れ男子の平人、脈大は労と為し、極虚もまた労と為す。

【考察】

『素問』平人気象論篇によれば、「平人とは健康な人の意」である。健康な人とは、気血が平常な人のことであり、気とは脈気を指し、平人とはつまりは気血が調和した健康な脈象を持った人のことである。ここでは、「普通の男子ではあるが、その脈象に脈大や極虚の異常があるようならば、その人は労の状態にある」と述べており、普通であることに力点がおかれている。

大脈は血管の拡張を反映して脈動の巾が拡大して粗大であり、ゆったりとして満ちてあふれるような脈象である。大で有力と大で無力があり、大で有力な場合は、邪気が盛んなために気血が対抗して充実したためであり、邪熱実証を表す。大で無力な場合は、慢性消耗性疾患や出血性疾患のために陰虚・血虚があることを表し、陰虚・血虚があるために陽亢状態となり、また陰虚により気の働きが低下して脈を収斂することができなくなっているためであって、虚労亡血の反映とされる。大脈で無力な脈象は、臓器の機能障害を反映した虚労の脈象であることには、注意が必要である。それに対して虚脈は、脈位は浮で脈形としては大であるが、軟で無力であって押すと空虚な感じがする脈象である。気虚があるために脈管が弛緩しており、そのために大に感じ、気虚血虚があるために脈管の推動力が虚弱となり空虚な無神の脈象となる。気血両虚が強いことを意味する虚労の脈象である。

【本条のポイント】

大脈で無力な脈象や、虚脈で空虚な無神の感じのする脈象は、虚労の脈象である。

【原文】（六―4）

男子面色薄者、主渇及亡血、卒喘悸、脈浮者、裏虚也。

【訓読】

男子の面色薄き者は、渇及び亡血を主る、卒《にわか》に喘し悸し、脈浮の者は、裏虚なり。

【考察】

口渇は一つは津液が消耗し不足していることの反映である。津液が消耗する様な病態は、五臓の虚損の反映であり、脾虚・腎虚やその結果としての血虚・水湿・痰飲・瘀血などが原因となる。脾虚は飲食の乱れや過労による虚損が原因となり、飲食物の摂取と運搬が障害されて、水穀の精微を吸収して気血を化生することができなくなり気血の生成が低下する。気血の生成が低下すると肌肉・四肢・唇などに気血が巡らなくなり、顔色や唇が淡色になり、「面色薄き者」となる。また脾の運化機能の失調は、水湿の散布を阻害して中焦への水湿の停滞を招き、少陽三焦（三焦は『難経』では、「名有りて形無く、その経は手少陽に属す」とされる）を伝って水湿が全身に溢れるとともに、湿は集まって痰となり様々な病態の原因となる。また湿は鬱滞すると、もともと陽の体質が強い人においては熱化し、燥熱による津液の消耗が起るとともに、津液の生成の低下も加わって口渇の原因となる。また肝腎の気は脾気にしたがって上昇して心肺に運ばれ、心肺の気は逆に下降して肝腎に還るので、脾胃の気の昇降出入が障害されると肺からの宗気が全身に行き渡らず、また後天の精の水穀精微が全身に行き渡らないことになる。肺気が不足すれば宗気も虚し、呼吸困難や息切れとなる。また脾虚が肺に波及し脾肺気虚となる病態の他に、血に波及すれば心脾両虚となり、血虚による動悸・息切れなどの原因となり、「卒《にわか》に喘し悸し、」となる。

次に腎虚との関係を見ると、腎には腎精から作られる元陰と元陽があり、元陰は腎陰または真陰ともいわれ人体の陰液の基本であり、また元陽は腎陽または真陽ともいわれ人体の陽気の根本であって、各臓腑組織を温煦し化生の原動力となっている。そこで過労や房事不摂生などによって腎虚となり腎陰が虚損すると、陰が陽を制御できなくなって陰虚陽亢となり虚火が上炎してほてり・口渇の原因となる。また心腎との関係では、腎陰は上行して心陰を助けて心陽が過剰に亢進しない様にしており、さらに心陽は下降して腎の真陽を助けて腎水を温め腎水の氾濫を制御しているところから、腎陰が不足すると心火が上擾して心腎不交の病態となり、虚煩不眠・動悸・健忘・口渇・耳鳴・眩暈・下肢脱力などの症状となる。その他、肝腎陰虚により肝陽上亢となったり、肺腎陰虚により陰虚内熱となり肺気上逆や虚火内擾（相火妄動）に伴って、乾性の咳や口内乾燥などの症状となる。また肝鬱気滞によって肝の疏泄条達機能が失われると、脾の運化機能は肝の疏泄機能によって正常に保たれているために、脾の運化機能も失われて、前述したように気血の生成が阻害されて「面色薄き者」となる。この様に各臓器は相互に脾・腎を要として連関しており、虚労の症状の原因と病態も各臓器に亘っており様々である。

「亡血」は、吐血・喀血・咳血・鼻衄《じく》・歯衄・便血・尿血・紫斑（皮下出血）などによって出血し、血液が失われる証候のことである。そこで脾は「後天の本」といわれ、精・気・血・津液を化生する源であり、また腎は「先天の本」といわれ、人間の生命力の源であり、「命火を主る」と表現されている。脾胃は水穀を受納し、精微物質を消化・吸収してその後天の精を運化機能によって全身に散布し、また脾の運化機能は腎中の陽気による温煦作用があってはじめて働くことができ、腎精も水穀の精微の化生によって絶えず補充されている。そこで気・血は脾胃の働きを受けて水穀の精微物質が化生してつくられたものであるが、『霊枢』決気篇で「中焦は気を受け汁を取り変化して赤し。これを血という」と述べられているように、中焦において水穀の精微物質から化生した津液が、三焦の蒸化作用により孫絡から脈中に滲入し、経脈中を運行している血液と化合して、心臓の化赤作用により血液に変化するとされる。つまり血液と津液は同源であり、気と血も同源である。また精を促して血に変化させるのは気の作用であり、血液を循環させている動力も気の推動作用であり、血液が血管外に漏れ出ないように統摂しているのも脾気の作用なのである。さらに気が血を駆動できるのは、血が気を載せているからであり、血が気の活動のための精微物質を運び絶えず栄養補給しているからである。つまり血が病めば必ず気も病み、血が盛んならば気も盛んとなるのであり、亡血の病態においては必ず気虚となるのである。[10]

以上のように、血は脾の働きで化生され、心は血脈を主って身体の隅々まで血液を送って滋養し、脾気による統血作用を受けて脈中をスムーズに流れ脈外に漏れ出ないようにし、また血は肝に蔵血されて循環血液量が調節されている。従って脾・肝・心・腎・肺の五臓のいずれが虚しても亡血の原因となるが、脾・腎の影響が特に重要である。五臓を虚損させる病態としては、外邪の侵入・飲食失調による脾胃損傷・情緒失調による肝気鬱結・過労・慢性疾患による気血の消耗、などが考えられる。

浮脈は表証を意味するとされるが、浮脈で無力な場合は気血不足・陰陽ともに虚弱を表しており、浮で渋は血が損傷されており、浮で短は気が損傷され、浮で濡は陰虚を表すとされる。すなわち「脈浮の者は、裏虚なり」で、浮脈で無力な場合は裏虚といってよい。

【本条のポイント】

渇及び亡血は、臓腑の虚損を原因とし、面色薄き者や、喘し、悸し、脈浮などの症状となるが、その病態を理解すること。

【原文】（六—5）

男子脈虚沈弦、無寒熱、短気裏急、小便不利、面色白、時目瞑、兼衄、少腹満、此為労使之然。

【訓読】

男子、脈虚にして沈弦、寒熱無く、短気にして裏急し、小便利せず、面の色白く、時に目瞑し、兼ねて衄《じく》し、少腹満するは、此れ労之をして然《しか》らしむると為す。

【注釈および考察】

＊**脈虚沈弦**：虚脈は指に無力に感じる脈象であり、虚証で気血両虚が相当程度あることを示している。糖尿病・膠原病・喘息・腎臓病などの慢性疾患で見られる。沈脈は浮取・中取であまり触れず沈取で触れる脈象であり裏証をあらわし、沈で有力な場合は裏実であり、裏において邪正相争があったり気血が鬱阻されていることを意味するが、沈で無力な場合は陽気が衰退して脈を昇挙できないことをあらわしている。弦脈は肝胆の脈ともいわれ、肝気鬱結・肝陽上亢・肝風内動・肝火旺などで気逆となり、経絡が拘束されて気血が収斂し経脈の鼓動力が減退して、琴の弦を触っているような感触となる。また動脈硬化・瘀血・痰飲でもみられる。弦で無力なものは虚弦といわれ虚証の脈象であり、陰虚陽亢でみられる。ここでは虚脈で気血両虚をあらわし、沈で無力であって陽気の衰退を反映し、弦で無力であって虚証で陰虚（陽亢）を反映し、陰陽の気がともに虚していることをあらわしている。

＊**無寒熱**：寒熱は弁証の綱領となる八綱（表裏・虚実・寒熱・陰陽）のなかで、疾患の属性（性質）をあらわし、『素問』陰陽応象大論篇に、「陽勝れば則ち熱し、陰勝れば則ち寒す。」とあるように、陰陽の消長に伴って寒熱としての性質も変化する。また表証から裏証へ病状が推移する過程において、外邪や内因による陰陽の消長にともなって寒熱の状態も変化する。本条では気血の虚損が両方ともに強く、すなわち陰陽ともに虚した状態であり、陰虚にともなう裏虚熱や陽虚にともなう裏虚寒が症状としてあらわれないのである。

＊**短気**：呼吸の病的状態である、喘・哮・上気・短気・少気の五つの内の一つであり、呼吸が短く、回数が多く、深い呼吸ができない状態で肺陰虚であり、喘に似ているが肩を上げない呼吸である。実証と虚証があるが、虚証は虚弱体質や真元不足が原因であり、実証は胸腹脹満や心胸の痞塞感などを伴い痰飲が原因である。肺の呼吸作用が正常に保たれるためには、肺が吸入した清気と脾の運化作用による水穀の精気とが結合して宗気となり、宗気が喉に出て呼吸を維持し、心脈を貫いて全身に散布されて人体の生理機能を正常に維持し、また肺の粛降作用により下降して腎気の納気作用によって腎に納められ、またその中の濁中の清は、腎陽の蒸化作用により気化して上昇し腎から肺に至り全身に散布されているとされる。この様に脾・腎・肺の相互作用によって呼吸が正常に維

持されているのであり、そのために脾虚・腎虚により肺気も虚し呼吸状態も悪化することになる。

＊**裏急**：痢疾の症状の一つであり、腹痛があって排便が間にあわずに漏らす様な切迫した状態のことである。「裏急後重」の後重は、排便がスムーズに出ないで肛門に何か詰まっているような重墜感があることである。飲食失調や脾胃虚弱により脾の運化機能が失調すると、水穀が胃腸に停滞して水が寒湿に変り脾胃の働きがさらに弱まり、上昇すべき脾気が下降すると下痢となり、下降すべき陰濁が上逆すると悪心・嘔吐となり、気血の生成も低下して「面の色白く」なって、疲れやすくなる（前条参照）。裏急の元意を、筋脈の攣縮や、腹部内の気の促迫による症状とする考えもある。

＊**小便不利**：小便は膀胱の気化作用によって膀胱から排尿される。『素問』経脈別論篇に次の様にある、「飲　胃に入れば、精気を游溢し、上りて脾に輸る。脾気　精を散じ、上りて肺に帰す。水道を通調し、下りて膀胱に輸る。」、水分が胃に入れば、水穀の精気として脾気により全身に行き渡って滋養する。それとは別に脾気はその精気を昇らせて肺に輸送し、肺気はその宣発・粛降作用によって三焦という水道を通して精気を腎に送る。腎に下った水液のうち濁中の清は、腎陽の蒸化作用により気化して上昇し腎から肺に至り全身に散布され、濁中の濁は膀胱に下り膀胱の気化作用によって尿となって排出される。この様に、脾・肺・三焦・腎・膀胱の働きで水液代謝が維持されており、気血両虚や脾虚・腎虚・肺気虚などに伴って「小便不利」となる。

＊**時目瞑**：「瞑」は「目を閉じる・目がくらむ」が語意であるが、瞑眩《めんげん》でめまいがするの意になり、目がくらくらしてよく見ることができないことである。めまいの原因は①肝病、②腎虚、③気血両虚、④痰飲、⑤瘀血である。①**肝病**としては、㈠もともとの体質や内傷のために肝陰が虚損し陽亢となる（肝陰虚）、㈡肝陰が不足するために陰が陽を潤せず陽気が高ぶって気血が陽気に従って上逆し肝陽が上部で高ぶる（肝陽上亢）、などがあるが、肝陰不足から内風を生じ、四肢の麻痺・筋肉の痙攣・手足の痙攣などの筋膜の症状を伴う肝風内動も、頭痛・眩暈が強くなる。肝風内動は、肝陽化風・熱極生風・陰虚風動の三種に大別されている。②**腎虚**としては、腎精には髄を生みだす機能があり、髄は脳につながり脳髄となり、『霊枢』海論篇によれば「脳は髄の海となす」とある様に、腎精が不足すると髄海である脳が空虚となり滋養されず、眩暈・健忘・耳鳴・足腰がなえ・精神が萎縮するなどの症状となり、またその影響が五臓六腑に及び諸臓器の陰精が欠損して機能失調の原因となる。その他、腎陽虚では眩暈に虚寒症状を伴い、腎陰虚では眩暈に五心煩熱などの熱証を伴うが、条文に「寒熱無く」とあるところから、ここでは腎精不足（腎虚）が原因と考えられる。③**気血両虚**については、条文（六―4）の「亡血」の項で気血の関係について詳述した。気・血は脾胃

の働きを受けて水穀の精微物質が化生してつくられたものであって気と血は同源であり、また精を促して血に変化させるのは気の作用であり、血液を循環させている動力も気の推動作用であり、血液が血管外に漏れ出ないように統摂しているのも脾気の作用なのである。さらに気が血を駆動できるのは、血が気を載せているからであり、血が気の活動のための精微物質を運び絶えず栄養補給しているからである。つまり血が病めば必ず気も病み、血が盛んならば気も盛んとなるのであり、外邪の侵入・飲食失調による脾胃損傷・情緒失調による肝気鬱結・過労・慢性疾患による気血の消耗や出血性疾患などによって気血両虚となると、脳脊髄が清陽の気によって滋養されず、髄海の開竅部である目や耳も滋養されず、瞑眩し眩暈することになる。また脳脊髄の働きは、髄を生じる腎と、意識や思惟活動である神明を主る心と、情緒や運動神経系や自律神経系の働きの基であり、疏泄を主り筋を主る肝の、腎・心・肝の活動によっており、気血両虚はそれらの機能を低下させ脳脊髄の働きを障害することになる。④**痰飲**については、痰は濁って粘稠な病理産物であり、外感や内傷により五臓の機能が虚損した結果、津液が凝集したものであり、気に促されて昇降し全身のあらゆる部位に到達して様々な病変を引き起こす。特に脾肺腎の気化機能の失調が、津液の正常な生成と輸布に影響して水湿が停滞することが主な原因であり、脾の運化機能と肺の宣発粛降機能が失調すると「脾を生痰の源となし、肺を貯痰の器となす」と言われる状況となる。また脾肺の病状は必ず腎に波及し腎が虚して水をさばくことができなくなり津液が停滞して痰となり、また腎の病変もさらに脾肺に及ぶことになる。痰は気血の循行を阻止停滞させ、経絡の流れを撹乱して、臓腑の機能を障害する。痰が内風を伴って上擾し頭部に停滞すると、眩暈・昏倒となるが、内風は肝陰が不足したために生じたものである（①参照）。飲についてはここでは述べない。⑤**瘀血**は、外傷・寒凝・熱邪感受・血熱妄行・湿滞・痰飲・水腫・津液消耗・正気虚損（気滞・気虚・陽虚・血虚・陰虚）・気不摂血・情志内傷など様々な原因による血流停滞や内出血によって生じる病理産物である。体内に瘀血があると経脈中の気血の流れが阻滞し、清陽の気が脳に巡らなくなり眩暈の原因となる。

＊**兼衄**：衄は出血証の一種であり、鼻出血のことを指すことが多いが、眼衄・耳衄・歯衄・舌衄・肌衄などにも使われる。咳血・喀血・吐血・便血・尿血・崩漏（子宮出血）なども出血証に含まれる。外邪侵入・飲食失調による脾胃失運・情緒失調による肝鬱化火・極度の疲労による心血や脾気の消耗・慢性疾患による気血の消耗と瘀血の形成、などが原因となる。「脾は統血を主る」ところから、脾気が虚すると、血液が血管外に漏れ出ないように統摂している脾気の作用が失われて出血することになる。また情緒失調により肝の疏泄機能が失われると肝気鬱結から肝火が上炎して血絡が傷つけられ、鼻

衄・吐血・咳血などの上部出血の原因となる。極度の疲労による気血の消耗によって心脾の機能が失調すると、慢性的な吐血・便血・尿血や歯衄などの原因となる。また慢性疾患により気血が消耗すると、血の流れが停滞して血絡が阻滞し瘀血が形成され、この病理産物によりさらに出血が引き起こされるようになる。

＊**少腹満**：少腹は下腹部全体であり、太陽病腑証で膀胱気化不利を伴う蓄水証では下腹部が脹満する。また邪が小腸に入り化熱して血と結びつき瘀熱と瘀血が小腸を阻滞する蓄血証では、少腹がかたく脹って痛む（少腹急結）。しかしここでは、脾虚のために運化機能が低下し、脾気虚弱・気血の化生不足に加えて、寒が中焦に生じて水穀を温めることができずに脾陽不振となり、清陽が上昇せず陰濁が下降しなくなり、嘔吐・下痢・消化不良・眩暈・四肢冷感などの症状とともに、陰寒が強まって寒湿が下焦に流れ込み、このために少腹が脹ってしくしく痛むことになる。

【本条のポイント】

虚労に伴う諸症状の原因となる病態を考察すると、この短い文章の中に、色々な意味を込めた張仲景の意図が感じられる。

【原文】（六―6）

労之為病、其脈浮大、手足煩、春夏劇、秋冬瘥、陰寒精自出、酸削不能行。

【訓読】

労の病為《た》る、其の脈浮大、手足煩し、春夏は劇《はげ》しく、秋冬は瘥《い》ゆ、陰寒く精自《おのずか》ら出で、酸削して行くこと能わず。

【注釈】

＊**其の脈浮大**：（六―4）でも述べたが、浮脈は表証を意味するとされるが、浮脈で無力な場合は気血不足・陰陽ともに虚弱を表し、浮で渋は血が損傷されており、浮で短は気が損傷され、浮で濡は陰虚を表すとされる。ここでは気血不足・陰陽ともに虚弱の徴である。大脈は一般的には陽熱の邪気が盛んで気血が対応して充実し血管が拡大するためであるが、大脈で無力な場合は虚労が長引いて陰虚血虚となり脈を収斂することができないことの反映であり、慢性消耗性疾患や出血性疾患の病状が重大な局面にあることを意味する。脈浮大で、気血不足・陰陽虚弱・陰虚血虚で病が重篤であることの現れである。

＊**手足煩し**：手足《しゅそく》心熱は陰虚証や火熱内鬱時に出現し、たとえば五心煩熱（両手掌、両足底、胸部で五心）は虚労や虚損があり陰虚火旺・火熱内鬱・病後の虚熱時などにみられる。陰虚に伴う手足の熱が重要であり、「陰虚すれば則ち内熱す」と表現される。心陰虚・腎陰虚・心腎不交・肺腎陰虚・脾陰虚・肝腎陰虚などの病態においてみられる。陰虚は血虚も含んだ概念であり、全身的な陰液（体液）の毀損状態により、陰が陽を制御することができずに虚熱が内生し、人体の気化機能が

虚性の興奮状態となったもので、もともとの陰虚体質・高熱による陰液の消耗・七情などの精神的ストレスの内傷による消耗・過度の性生活による腎精の損傷・虚労による消耗、などが原因である。陰津が虚損し血脈が虚すると血液循環が障害されて瘀血を生じる場合も手足に熱感を生じる。陰虚による虚損は末梢血流を低下させるが、虚熱と末梢血管の拡張により末梢血流を維持しようとする合目的な人体の反応であるとみることも可能であり、また自律神経の関与も考えられる。

＊春夏は劇しく、秋冬は瘥ゆ、：陰虚体質では、陰虚内燥し陽熱偏亢しているので、暑さに対しての適応力が低下し、春先の陽気の変化でもまるで夏のように暑熱に苦しみ、熱邪を感受しやすくなる。気血両虚では暑さにも寒さにも弱くなる。

＊陰寒く精自ら出で、：気血は同源であるので、気が虚すれば血も虚し血が虚すれば気も虚す。また精と血も同源であり、過度の性生活などによって腎精が損傷すると、気血両虚となる。虚寒が生じるのは、陽虚によって陰が相対的に強くなった場合であり、陽気が衰えて温煦作用が低下したためでもあるが、ここでは腎精が不足した腎虚により腎陽が虚し、腎陽は人体の陽気の根本であるので、寒証を生じたのである。つまりは、「手足煩」の項で説明した腎陰虚と、ここでの腎陽虚が混在している病態である。腎精が不足し腎気の固摂作用が低下すると、腎気不固の病態となり、尿失禁・夜尿などの症状や、夢精・早漏・滑精などとなる。

＊酸削して行くこと能わず：「酸」は、だるい・筋肉がこる、の意味であり、「削」は、「けずる」の意から、手足や体が痩せこけている様。「手足がだるく、痩せ衰えて歩くことができない」の意味になる。『素問』痿論篇で述べられているように、「肝は身の筋膜を主り」であり、また肝は疏泄を主り、血を蔵する。全身の血脈・経絡脈・三焦の精気血水の流れや昇降出入りが、かたよらずにスムーズに行われるように調節している機能が疏泄であり、これらは感情面の興奮や抑鬱によって変動する気の推動作用を、調和がとれるように調節している機能でもあり、自律神経の調節機能とも密接に関連している。そこで筋膜がその活動性を維持するためには、気血水によって潤され、陽気によって温められることが必要であり、それらは肝の疏泄機能によって調節されている。また筋の緊張弛緩や運動は神経系によって調節されており、神経系の働きは肝の疏泄条達機能や自律神経調節機能と密接に関連している。さらに「肝腎同源」であって、肝血と腎精は互いに滋養しあうとともに、肝血は腎精に腎精は肝血に変化生成しあう。また相火（臓器を温養して生命活動を維持するもとになる火）は命門を源として生成され肝腎に内蔵され維持されている。このために肝血の不足は腎精の不足をもたらし、腎精の不足は肝血の不足をもたらす相互関係にあり、肝腎の陰血が不足した肝腎陰虚では、水が潤し血が滋養することができなくなって筋膜が栄養されずに手足がだるく痩せ衰えることになり、また相

火が妄動し、かつ陰虚火旺となって、眩暈・五心煩熱・筋膜の痙攣疼痛・足腰のだるさ・耳鳴り・目のかすみ、などの症状となる。

【本条のポイント】

前条に引き続き虚労の病について、主に肝腎の陰虚との関係で、手足の症状である、手足煩や手足のだるさ筋力低下などを論じ、肝血と腎精の関係から、腎精の虚損による腎気不固の症状である滑精を論じている。

【原文】（六―7）

男子脈浮弱而濇、為無子、精気清冷。（一作冷）

【訓読】

男子脈浮弱にして濇なるは、無子と為す、精気清冷なり。（一は冷に作る）

【考察】

前項で説明した様に、浮脈で無力な脈象は気血不足・陰陽ともに虚弱を表し、浮で渋は血が損傷されており、浮で短は気が損傷され、浮で濡は陰虚を表すとされる。濇は渋と同じであり、渋は脈の昇降すなわち血管の収縮と拡張の勾配が緩徐な脈象であり、渋で虚な場合は血液不足・津液不足をあらわす。

精は人体を構成する基本物質であり、生命現象のすべてに影響し、人体を滋養し、生殖機能を主る根本である。精は先天の精と後天の精に分けられ、先天の精は父母から授かった個人生命の発生以前から存在している精で元精とも呼ばれ、命門に備わっているとされる。後天の精は水穀の精微が脾胃によって化生されて生じたもので、人体の隅々にまで栄養を与えて生理活動を正常に保持しており、五臓の精（臓腑の精）ともいわれ、気・血・津液・髄などの精微物資を含んだ概念である。また腎精は五臓の精の中でも「特別な精」であり、腎精および腎精から変化した気である腎気は、人間の生殖と成長発育を主り、「狭義の精」ともいわれている。先天の精は後天の精による生成変化に常に影響を与え、また後天の精は常に先天の精に転化して先天の精の機能を保持している。命門において先天の精は「天癸《てんき》」（人体の成長発育と生殖機能を促進させる物質）を生成し、天癸の作用を受けて腎において腎精が形成され、腎精は人間の生殖と成長発育を主り、これらは後天の精によって滋養されている。また命門において先天の精は、「特別な精である腎精」に作用して基礎物質としての陰陽を形成して陰精と陽精となり、陰精は腎陰に含まれて「元陰」「真陰」となり、陽精は腎陽に含まれて「元陽」「真陽」となる。陽は温煦を主り人体を構成する諸要素を暖め津液を蒸化し、生殖や発育や気化機能を促進し、陰は涼潤を主り熱を冷まして人体を構成する諸要素を寒涼とし、組織を滋潤し、正常な成長および生殖機能を支えている。

そこで腎の病証を考えると、腎の元陰元陽は腎に固秘され貯蔵されていたずらに消耗してはならないもので、別の見方をすると「腎に実証なし」であって、つまり腎の病証の根本は不足が原因であり虚証のかたちをとる。腎精や腎陰や腎陽の虚に対応して、腎精では腎虚（腎精不足）・腎気不固が、腎陰では腎陰虚が、腎陽では腎陽虚（腎陽不足）・腎虚水泛などの病態となる。

この条文においては、浮脈で無力な脈象より気血不足・陰陽ともに虚弱であって腎虚（腎精不足）であり、濇脈より血液不足・津液不足の病態であって腎陰虚であり、「精気清冷」より腎陽も虚して、陽による温煦が減弱し清冷となった腎陽虚であり、陰陽ともに虚している病態が表現されている。腎虚（腎精不足）は、生来の虚弱・房事過多・慢性病による消耗・過労・老化・栄養不足などが原因であり、骨・髄・脳や生殖機能が影響を受け、知脳減退・骨格形成不良・発育不良・男性不妊・月経早期休止・不妊症・早期老化・インポテンツなどの症状となる。腎陰虚は腎虚に虚熱の症状が加わり、腎陽虚は命門火衰であり、温煦や気化機能が低下して虚寒が内生し、性機能も減弱する。

【本条のポイント】

腎陰虚があり血液不足・津液不足となり、腎陽虚があって温煦が減弱し、精気清冷となると、男性不妊となる。

【原文】（六―8、9）

夫失精家、少腹弦急、陰頭寒、目眩（一作目眶痛）髪落、脈極虚芤遅、為清穀亡血失精。脈得諸芤動微緊、男子失精、女子夢交、桂枝竜骨牡蠣湯主之。

桂枝竜骨牡蠣湯方

桂枝　芍薬　生姜各三両　甘草二両　大棗十二枚　竜骨牡蠣各三両

右七味、以水七升、煮取三升、分温三服。

【訓読】

夫れ失精家は、少腹弦急し、陰頭寒く、目眩《くら》み（一に目、眶《きょう》痛に作る）髪落ち、脈極虚にして芤遅なり、清穀亡血失精と為す。脈は諸《これ》を芤動微緊に得るは、男子は失精し、女子は夢交す、桂枝竜骨牡蠣湯之を主る。

桂枝竜骨牡蠣湯の方

桂枝　芍薬　生姜各三両　甘草二両　大棗十二枚　竜骨牡蠣各三両

右七味、水七升を以て、煮て三升を取り、分かち温めて三服す。

【注釈および考察】

＊失精家：精は前条で説明した様に、先天の精と後天の精と考えるべきで、単なる夢精や性欲減退のことではない。先天の精と「特別な精である腎精」から腎陰・腎陽が形成され、また命門において先天の精は天癸《てんき》を生成し、天癸の作用を受けて腎において腎精が形成され、後天の精とともにこれらが生命現象のすべてに影響し、人体を滋養し、生殖や発育機能を主る根本となっている。失精は狭義には、腎虚（腎精不足）を指すと考えられる。

＊少腹弦急：「少腹」は下腹部全体をさすと考えられ、脾虚のた

めに運化機能が低下し、脾気虚弱・気血の化生不足に加えて、寒が中焦に生じて水穀を温めることができずに脾陽不振となり、清陽が上昇せず陰濁が下降しなくなり、嘔吐・下痢・消化不良・眩暈・四肢冷感などの症状となり、水湿停滞によって陰寒が強まり寒湿が下焦に流れ込むと、少腹が脹ってしくしく痛むことになる。弦とあるから、弓の弦の様に少腹が張っていることになる。ここでの病態は脾腎陽虚であり、脾は腎陽によって温煦されることによって運化機能を正常に発揮することができ、腎も脾胃によって化生されて生じた後天の精の精気を受けて腎精・腎陽・腎陰がその機能を保つことが可能となり、両者は相互依存の関係にあるので、腎虚（腎精不足）においては脾虚となり、少腹弦急する。

＊**陰頭寒**：上述の様に、寒湿が強まって下焦に流れ込むと、その影響が体表部に及び、陰茎の先が冷える。また足厥陰肝経は肝と生殖器を連絡しており、腎精や肝血不足によって経脈が阻滞し陰茎部が養われなくなるためとも考えられる。

＊**目眩髪落**：一つは前述の様に、脾陽不振から清陽が上昇せずに眩暈となる。（六―5）で説明したが、眩暈の原因としては①肝病、②腎虚、③気血両虚、④痰飲、⑤瘀血が考えられ、腎虚では腎精・腎陽・腎陰のいずれが不足しても眩暈の原因となり、脾腎陽虚では気血の生成が低下して気血両虚となり、また精と血は同源であるところから、腎陰・腎精が不足すると肝陰も不足し、その結果肝陽が亢進して陰虚火旺となり、相火が妄動して、眩暈・五心煩熱・筋膜の痙攣疼痛・足腰のだるさ・耳鳴り・目のかすみ、などの症状となる。頭髪は、「髪は血の余となす」といわれ、また「腎の華」ともいわれている。血と精は同源であり、腎精の不足は血の不足となり、脱毛の原因となる。脱毛は毛髪の栄養不足を引き起こす各種病態（先天的は除く）で引き起こされ、ストレスによる肝気鬱結・久病や大量出血による心脾両虚・肝腎両虚・食生活の不摂生による湿熱内蘊などが原因となる。腎は精を蔵し、肝は血を蔵し、脾胃は気血を化生し、心は心脈を主るので、これらのいずれが傷害されても脱毛の原因となる。

＊**脈極虚芤遅**：芤とは葱《ねぎ》のことで、葱の茎の様な脈で、脈位は浮脈であって大脈（脈管が拡大して粗大）で、長葱の様に中が空な感じの脈であるが、浮脈で無力な脈象は、気血不足・陰陽ともに虚弱で腎虚（腎精不足）を反映し、大脈で無力な脈象は、慢性的な虚労や血虚の反映である。芤脈は浮大であり、大出血後や腎虚（腎精不足）で見られる。虚脈も浮大で空虚であり、気虚のために脈管が弛緩して血を巡らせることができなった脈象であり、遅脈も陽虚のために営血を駆動する力が低下して脈拍数が低下した脈象であり、「陰盛而陽虧《き》」の病の脈象とされる。従って「極虚芤遅」の脈象は、気虚・血虚・腎虚・陽虚の脈象であって、陰陽気血ともに虚していることになる。

＊**清穀亡血失精**：「清穀」は、「清穀下痢」の意味と思われ、『傷

寒論』辨厥陰病篇に、「下利清穀、裏寒外熱、汗出而厥者、通脈回逆湯主之。」とある様に、脾虚（脾腎陽虚）のために運化機能が低下し、脾気虚弱・気血の化生不足に加えて、水湿の停滞とともに寒が中焦に生じて水穀を温めることができずに脾陽不振となって、下痢・消化不良となったのであり、食べた清穀が消化されずにのそのまま出て来る様な下痢便となる。また「亡血」については（六―4）で説明したが再掲すると、「血は脾の働きで化生され、心は血脈を主って身体の隅々まで血液を送って滋養し、脾気による統血作用を受けて脈中をスムーズに流れ脈外に漏れ出ないようにし、また血は肝に蔵血されて循環血液量が調節されている。従って脾・肝・心・腎・肺の五臓のいずれが虚しても亡血の原因となるが、脾・腎の影響が特に重要である。」であり、脾虚・腎虚の病態である。失精に関しては、「失精家」の項で説明した。腎虚（腎精不足）を指すと考えられる。

＊**芤動微緊**：「芤脈」は気血不足・陰陽ともに虚弱で腎虚（腎精不足）を反映し、「動脈」は頻数で有力な脈で、陰陽が相打ち、邪気と正気がともに盛んで痰湿が体内にある脈象であり、「微脈」は気虚・失血・脱水・失精などにより気血が消耗した細く弱い脈象であり、「緊脈」は、陰陽のバランスがくずれたために縄を触っているように感じる寒象の脈象で、太陽病傷寒でみられるが、脾陽不振や動脈硬化でもみられる。そこで「芤動微緊」は、一見正気邪気ともに盛んな動脈のように感じられるが、その内実は葱を触った様に中空が虚しており、一見縄を触っている緊脈のように感じられるが、よくよく脈に触れるとその実体は力がなく弱々しく、気血が消耗していることを表している、の意味と思われる。

＊**男子失精、女子夢交**：腎精や腎の元陰元陽は、腎気によって腎に固秘され貯蔵されていたずらに消耗してはならないものであるが、腎気が虚弱となるような病態においては、腎気による封蔵固摂機能が失調して、泌尿生殖器系の守りがおろそかとなり、残尿感・失禁・頻尿などとともに夢精・滑精・早漏などとなる。この病態は腎気不固といわれ、老化による機能減退・幼児の発育遅延による腎気不足・久病・過労・性生活不摂制による消耗、などによる傷腎が原因となる。また腎気が衰えると衝任脈を守ることができなくなって流産や早産の原因となる。女子夢交も男子の夢精と同じと思われる。

＊そこで以上をまとめると、腎虚（腎精不足）により脾腎陽虚となって下腹部が張って痛み、腎虚から肝血不足となって陰茎が冷え、腎精・腎陽・腎陰の不足から気血不足となって肝陰も不足し、肝陽が亢進して陰虚火旺から眩暈し、また腎精や肝血や気血の化生（脾胃による）が低下し心脈も影響をうけて脱毛が引き起こされる。気虚・血虚・腎虚・陽虚で陰陽気血ともに虚していることを反映した「極虚芤遅」の脈象となり、脾虚・腎虚の病態を反映して亡血となり、また不消化下痢便となる。脈象は気血の消耗を反映して実体のない「芤動微緊」

となり、腎気が虚弱となりその封蔵固摂機能が失調して泌尿生殖器系の守りがおろそかとなって、男子夢精や女子夢交となる。桂枝竜骨牡蠣湯はこの様な病態に対して効果がある。

【桂枝竜骨牡蠣湯の考察】

Ⅰ：構成生薬の薬理作用

A．**桂枝**：①発汗解肌（表）②温通経脈　③通陽化気　B．**芍薬**：①調和肝脾　②養血和営　③止痛止痢　C．**生姜**：①散寒解表　②温胃止嘔　③化痰行水　④解毒　D．**甘草**：①補中益気　②潤肺・祛痰止咳　③緩急止痛　④清熱解毒　⑤調和薬性　E．**大棗**：①補脾和胃　②養営安神　③緩和薬性　F．**竜骨**：①鎮心安神　②平肝潜陽　③収斂固澁　G．**牡蠣**：①平肝潜陽・安神　②軟堅散結　③収斂固渋　④制酸

Ⅱ：桂枝竜骨牡蠣湯の方剤考察

この病態は、腎陰腎陽ともに虚している。腎陰腎陽は腎精からつくられて、腎陰は人体の陰液の、腎陽は人体の陽気の根本であり、腎陰は肝を潤し、心火を助けて心火の高ぶりを鎮め、腎陽は五臓六腑を温煦し化生を助けている。腎陰腎陽ともに虚した病態では、肝腎陰虚・脾腎陽虚・心腎不交・心腎陽虚、などといわれる二臓病機が出現するとともに、腎陽虚・腎気不固・腎虚水泛・腎精虧損などといわれる各種の腎病態となる。

桂枝は経絡を温めて血行を促進し、陽気を温めて巡りをよくし（通陽）、気の上逆を治療し（下気作用・納気作用）、中陽を温補し、裏虚を補い（補中作用）、営衛を調和させる（和営作用）。桂枝と白芍を併用すると、営衛の調和をはかる作用が強められ、虚寒を温陽和裏し、自律神経安定化作用を発揮する。**芍薬**は補血滋陰するとともに、柔肝平肝作用があり、肝陰不足に伴う肝陽上亢による頭痛・めまい・ふらつきなどに対して用いられる。安脾肺作用があり、脾胃病の治療に多用され、また血管拡張作用があり、血脈の通りをよくし（和営作用・調経作用、和血脈作用・収陰気作用）、広範囲の疼痛に対して止痛作用があり、胃痛・腹痛だけでなく、腰痛・身痛・腫痛などに用いられる。ここでは肝陰を補い、また柔肝平肝作用により陰虚火旺を改善し、さらに営衛の調和をはかる作用を強めている。**生姜**は陽気をめぐらせて脾胃を温め整え、中焦を和して除湿し止嘔する。**甘草**は補中健脾して、脾胃をそして心気を補い、また急迫を緩める作用があるが、諸薬の作用を緩和して調和させる働きがあり多用される。**大棗**は脾胃虚弱で中気不足に用い、脾気を補い、十二經脈や九竅の気血の通りを改善し、気血や津液の不足を改善する。また薬性を緩和する作用によって多くの処方で用いられるが、とくに生姜と併用されることが多く、大棗が内を助け裏を和する作用が強く、生姜が衛、大棗が営を主り、桂枝・白芍の営衛調和作用とともに、営衛を調和している。このように生姜・甘草・大棗は、脾胃に働いて陰血を補うとともに、陽気を補い、営

衛を調和し、薬性を緩和していることになる。**竜骨**は心血虚や心気虚に伴う、驚き易さ・精神不安・動悸・不眠・健忘・多夢などの症状を、重の性質により鎮め（鎮心）安神する。また肝腎陰虚に伴う陰虚陽亢の、煩燥・めまい・ふらつき・耳鳴などの症状を、平肝潜陽作用（陽気を抑えて内風を鎮める）により治す。さらに収斂固澁作用があり陰液の脱失を防ぎ、すなわち自汗・盗汗・遺精・崩漏（不正性器出血や過多月経）・遺尿（尿失禁）・下痢を防ぐ。条文の「清穀亡血失精」や、「男子失精、女子夢交」に効果がある。**牡蠣**も竜骨と同様に、平肝潜陽・安神作用や、収斂固渋作用があるとともに、益陰とくに肝陰を補うことによって、肝陽上亢証による煩燥不安・不眠・動悸や、肝陰虚による肝風内動証の眩暈・痙攣などの症状を鎮める。また気血精津が滑脱散失する発汗・久咳・頻尿・下痢・帯下・滑精などを、固渋収斂によって脱失を防止し治療するのは、竜骨と同様である。

　腎陰腎陽ともに虚している病態において、まず生姜・甘草・大棗によって脾胃を補い、さらに芍薬も加わって陰血を補い、これらにより心・肝の陰を補い、さらに桂枝によって陽気の虚を補って経脈の阻滞を改善し、直接的ではないが腎陰と腎陽の虚を改善する。また牡蠣と竜骨の直接的な平肝潜陽・安神作用や、収斂固渋作用、益陰作用によって、腎陰腎陽の虚によって引き起こされた諸症状を改善している。

【本条のポイント】

腎虚により脾虚が引き起こされて脾腎陽虚となり、下腹部が張って痛み、腎虚から腎精・腎陽・腎陰が不足して、気血不足となり肝陰が不足し、肝陽が亢進して陰虚火旺となって眩暈し、心脈に影響が及んで脱毛となり、陰陽気血ともに虚した「極虚芤遅」の脈象や、気血の消耗を反映して実体のない「芤動微緊」の脈象を呈し、腎気による封蔵固摂機能が失調して、男子夢精や女子夢交となっているものは、桂枝竜骨牡蠣湯の適応である。

【原文】（六―10）

天雄散方

　天雄三両（炮）　白朮八両　桂枝六両　竜骨三両

右四味、杵為散、酒服半銭匕。日三服、不知、稍増之。

【訓読】

天雄散の方

　天雄三両（炮《あぶ》る）　白朮八両　桂枝六両　竜骨三両

右四味、杵きて散と為し、酒にて半銭匕を服す。知らざれば、稍《やや》之を増す。

【天雄散の考察】

Ⅰ：構成生薬の薬理作用

　A．天雄

　（1）『本経疏証』によれば、「其初種之母為烏頭、附烏頭旁生者為附子、又左右附而偶生者為鬲子、種而独生無附、長三、四寸者為天雄。」また、「烏頭老陰之生育已竟者也。

天雄孤陽之不能生育者也。」とある。天雄は附子と同じくキンポウゲ科カラトリカブトの根で、大きさは三、四寸（一寸は3・03㎝）と大きく子根を有さないものである。従って薬効は基本的には附子に同じである。附子の項参照。

(3) 神農本草経「天雄、味辛、温。主大風、寒湿痹、歴節痛、拘攣緩急、破積聚邪気、金創、強筋骨、軽身健行。一名白幕。」である。ちなみに附子は、「附子、味辛、温。主風寒咳逆邪気、温中、金創、破癥堅積聚、血瘕、寒湿痿躄、拘攣膝痛、不能行歩。生山谷。」であり、附子の方が作用が強いことが窺える。

(4) **11**：①回陽救逆　②補陽益火　③温陽利水　④散寒止痛　**12**：①回陽救逆　②温陽③散寒止痛　**13**：①回陽救逆　②逐寒燥湿　③温助腎陽　**14**：①回陽救逆　②扶陽解表　③温陽利水　④助陽去湿　⑤温下寒積　⑥回陽救陰　⑦扶陽消痞　⑧強陽摂陰　⑨温中止瀉　⑩温脾摂血

B．白朮：①健脾燥湿　②益気生血　③和中安胎　**C．桂枝**：①発汗解肌（表）②温通経脈　③通陽化気　**D．竜骨**：①鎮心安神　②平肝潜陽　③収斂固澁

Ⅱ：天雄散の方剤考察

桂枝・竜骨の作用は桂枝竜骨牡蠣湯と同様であり、**桂枝**によって陽気の虚を補い経脈の阻滞を改善し、**竜骨**はその直接的な平肝潜陽・安神作用や、収斂固渋作用、益陰作用によって、腎陰腎陽の虚によって引き起こされた諸症状を改善する（前項参照）。**天雄**は附子と同じく十二経内を巡り、陽気や元気の虚した状態を回復させ、皮毛においては表寒を除き、三焦やもろもろの臓腑に於いてその冷えを除く。また「下焦命門の陽虚を補う薬」であり、病のために真陽が不足し虚火が上衝しているような病態に於いて、命門（生命活力のこと、腎にあるとも考えられている。）に入り込んで真陽を回復させ虚火を鎮める。桂枝が温通経脈し通陽化気するのに対して、天雄はより本質的に命門に作用して真陽を回復させており、両者が合わさって陽気を補う力が強められている。『新古方薬嚢』に、天雄は「よく気を補ひ、生気を助く、故に労を治して天雄散の主薬となす」と述べられているところである。白朮は補脾補中することによって脾気を補い、陰津を補い、生血している。また白朮は、腎陰腎陽ともに虚している病態においては、脾気を補い除湿するとともに、心・肝の陰も補っている。天雄・桂枝・白朮で陽気を補い、竜骨・白朮で陰を補っている。

【本条のポイント】

桂枝は温通経脈し通陽化気し、天雄は命門に作用して真陽を回復させ、両者で陽虚を強力に補い、白朮で脾気を補い・陰津を補い・生血し、竜骨で平肝潜陽して陽気を抑えて内風を鎮め安神し、収斂固渋や益陰作用によって、腎陰腎陽の虚によって引き起こされた陽気や陰気の脱失を防ぎ、陰陽虚に伴う諸症状

を改善する。

【原文】（六―11）**男子平人、脈虚弱細微者、喜盗汗也。**

【訓読】

男子平人、脈虚弱細微の者は、喜く盗汗するなり。

【考察】

「男子平人」は（六―3）参照、ここでは「一見すると普通の男子であるが」ぐらいの意味である。虚脈の脈形は浮で大で、押さえると空虚であり、気虚のために脈管が弛緩し、また気虚のために血行の推動作用が低下して、拍動が微弱となった脈象で、気血の虚損が高度であることを表している。弱脈・微脈も同様に気血の虚損を表し、細脈も虚証を表し、気血ともに虚し脈管を充満させることができないことを意味し、虚弱細微のいずれも気血の虚損が高度であることを反映している。

盗汗は夜間睡眠時にみられる発汗で、心血不足や腎陰不足などによる陰虚のために、陰陽のバランスがくずれて虚火が内生し、また衛陽の気は昼は体表部（陽分）をめぐり入眠すると裏（陰分）をめぐるが、陰虚のために衛陽を陰に収斂することができなくなり、夜になると虚火と衛陽が合わさり「両陽相得」となって、虚火内熱による津液の逼迫が強められて発汗する。発汗によって内熱を津液とともに外に出すので、一面では合目的な意味もある。また陰陽ともに不足すると、陽気によって固表し止汗することや、陰分を固護することができなくなって発汗しやすくなるが、そのような状態に夜間の「両陽相得」が影響してさらに発汗しやすくなるとも考えられる。

【本条のポイント】

気血の虚損が高度となると、虚火が内生し、また夜間に衛陽を陰に収斂することができなくなることや、陽気による固表し止汗する作用が減弱するためなどによって、盗汗となる。

【原文】（六―12）**人生五六十、其病脈大者、痺侠背行、苦腸鳴、馬刀侠癭者、皆為労得之。**

【訓読】

人、年五六十、其の病脈大の者は、痺《しびれ》背を侠《はさ》みて行く、苦《はなはだ》腸鳴し、馬刀侠癭《ばとうきょうえい》の者は、皆労にて之を得たりと為す。

【注釈】

＊**大脈**：（六―6）より再掲すると、「大脈は一般的には陽熱の邪気が盛んで気血が対応して充実し血管が拡大するためであるが、大脈で無力な場合は虚労が長引いて陰虚血虚となり脈を収斂することができないことを示し、慢性消耗性疾患や出血性疾患の病状が重大な局面にあることを意味する。」とされる。

＊**痺侠背行**：痺証では風寒湿邪が合わさって経絡を阻滞し、気血の流れが悪くなり、関節や筋肉に疼痛・しびれ・だるさな

どを生じる。ここでは、脊柱を挟んで走行している経脈の、足太陽膀胱経の気血の流れが阻滞されて痺証となり、脊柱の両側に痺れを生じたと思われる。また痺れの部位は移動性であり、痺証の中でも風邪の影響が強い「行痺」である。足太陽膀胱経の脊柱に沿った経穴は、第一胸椎下部の大杼から下向し、第二胸椎下（以下同じ）の風門、第三の肺兪、第四の厥陰兪、第五の心兪、第六の督兪、第七の膈兪、第九の肝兪、第十の胆兪、第十一脾兪、第十二の胃兪、第一腰椎の三焦兪、第二腰椎の腎兪、第三腰椎の気海兪、第四腰椎の大腸兪、第五腰椎の関元兪、第一仙椎の小腸兪、第二仙椎の膀胱兪と連なっている。五臓六腑と関連し、風邪との関係では「風門」があり、表裏が虚した人に風邪が入って身体が弱り痩せ細る「風労」や、傷寒による鼻汁・後背部のこわばり・咳して胸背が痛む・胸中熱感などの症状に関係する。肺兪は、虚労による発熱喘鳴（労熱は必ずしも肺結核だけではない）・腰背部の痛みこわばり・結核の発熱咳嗽などの症状と関係する。また五臓六腑それぞれの病状が、脊椎両側部の痛みに関係する（以下の詳細はここでは述べず）。

＊**苦**：「若」にする文献もあり。「苦」で、「苦しい」の他に、程度が激しいことを意味する。

＊**腸鳴**：ここでの腸鳴は虚労に伴う腸鳴である。虚労による脾虚のために運化機能が低下すると、脾気虚弱・気血の化生不足に加えて、寒が中焦に生じて水穀を温めることができずに脾陽不振となり、清陽が上昇せず陰濁が下降しなくなり、嘔吐・下痢・消化不良・眩暈・四肢冷感などの症状とともに、陰寒が強まって寒湿が下焦に流れ込み、このために少腹が脹ってしくしく痛むことになる。虚労に伴う脾が関係する病態は、脾気虚・脾胃気虚・脾陽虚・脾胃陽虚・寒湿困脾などがあるとされるが、脾気虚においては、気虚に伴う全身的な症状とともに、気滞を反映した食欲不振・腹満・弛緩性便秘や消化吸収障害による泄瀉（下痢）となり、また水滞を反映した腹鳴・水振音となる。また停滞した水湿は先述した様に寒湿に変り、腸中の気の流通が寒湿によって塞がれることによって腸鳴が起る。また脾虚との関係では、腎虚に伴う脾腎陽虚や、肝の疏泄機能の失調が脾胃に影響した肝胃不和や肝脾不和、肺気虚に脾気虚を伴った肺脾両虚や、心血虚と脾気虚が同時にみられる心脾両虚などの病態においても、腸鳴を生じる。

＊**馬刀侠瘻者**：出典は『霊枢』経脈篇であり、瘰癧（リンパ結核や慢性リンパ節炎に相当する）の一種で、腋窩リンパ節結核や慢性リンパ節炎に相当し、連なって腫脹する様が中国の馬刀に似ているところから名付けられ、馬刀瘡や瘰串とも呼ばれる。［7］　馬刀は二枚貝の一種の「マテガイ」から採られているとの説もある。［6］

【考察】

年齢五六十歳の、人生の盛りを過ぎた人間で、脈象が大脈で無力であり、虚労が長引いて陰虚血虚となり、脊柱を挟んで走行している足太陽膀胱経の気血の流れが風寒湿邪に阻滞されてしびれ、いわゆる痺証となり、しびれの位置は風邪の性質を反映して移動し、行痺の性質を表し、また風邪は経穴の風門に影響してしてしびれの原因となっている。虚労による発熱喘鳴・腰背部の痛みこわばり・結核の発熱咳嗽などは、経穴の肺兪に影響し、また慢性的な五臓六腑の機能異常を反映して各々に対応した経穴に影響し、それらにより脊椎を挟んでの両側部が痛むことになる。また虚労による脾虚を反映して腸鳴を生じ、頸部や腋窩のリンパ節が累々と腫れ、馬刀状を呈する。ここではあくまで虚労の説明であって肺労の説明ではないと考えると、リンパ節腫脹の原因は肺結核に留まらず、ウイルス性疾患・悪性リンパ種・転移性腫瘍・リンパ節炎などを包括していると考えられ、それらの根本原因が虚労にあることを述べていると考えられる。

【本条のポイント】

人生の盛りを過ぎた人間で、虚労により気虚血虚となると、風邪が足太陽膀胱経を介して侵入し脊柱を挟んでしびれとなり、脾虚腹鳴となり、頸部や腋窩のリンパ節が累々と腫れて馬刀状を呈するなどは、これらすべては虚労が根本原因である。

【原文】（六―13）

脈沈小遅、名脱気、其人疾行則喘喝、手足逆寒、腹満、甚則溏泄、食不消化也。

【訓読】

脈沈小遅を、脱気と名づけ、其人疾行すれば則ち喘喝《ぜんかつ》し、手足逆寒し、腹満し、甚しければ則ち溏泄し、食消化せざるなり。

【注釈】

***脈沈小遅**：沈で無力は、陽気が衰退したために脈気が不足し、営衛気を挙上することができず、気血が裏にこもってしまった脈象である。小脈は陰血不足・陰陽両虚であり、前者では脈管を充実させることができず、後者では循行のための動力不足から、小（細）脈となる。陰血の不足では浮脈となるが、本条のように陽気不足では沈脈で無力となる。遅脈は陽虚陰盛の脈象であり寒証を表す。

***脱気**：正気が消耗して虚脱状態にあること、または慢性の虚労病で脾腎陽虚、中気不足となったものを指す。[7]

***喘喝**：「喝」はここでは、大声でどなる・叫ぶ、の意味であり、喘鳴が強く唸り声を上げる様。

***手足逆寒**：「逆」は、「寒」の程度や症状の進展が一般的でないことであり、寒の症状が強いことを意味している。ここでは脾陽虚や腎陽虚に伴って、陽気による温煦作用が失われて内寒が生じ、四肢の冷えを生じたのである。他に、身体冷感・顔面蒼白・精神疲労などとともに、気化機能の減退を反映して、浮腫・大便溏泄・白色帯下などを生じる。

***腹満**：脾陽虚により、脾の運化機能が失調し、小食・腹満と

なる。

【考察】

陽虚内寒の病状が述べられている。「其人疾行則喘喝」は、脾腎陽虚や心陽虚による心・肺の症状であり、脾腎陽虚により気化不利となり、水湿の邪が体内に停滞して痰飲や水腫が形成され、それら水邪が上逆して虚している心陽をさらに阻み、心気不寧から体動による動悸や息切れとなる（水気凌心）。また水気が同様に肺を侵し、肺の宣発粛降機能が傷害されると、咳嗽・喘息・多量の稀薄痰などの症状となる（水寒射肺）。これらのために、早歩きにより動悸・息切れ・咳嗽・喘鳴を生じる。

脾胃の運化・受納機能が失調すると、水穀が停滞して水が寒湿となり、脾胃の働きがさらに弱まり、脾胃の昇清降濁機能が失調して、下痢となり消化不良となる。また命門の火の腎陽が虚すと、脾陽も虚し、寒湿が長期に亘って停滞して下痢が長引くことになる。

【本条のポイント】

陽虚内寒によって、脾腎陽虚や心陽虚から心・肺の症状となり、脾胃の運化・受納機能も失調して腹満・下痢・食思不振となる。

【原文】（六―14）

脈弦而大、弦則為減、大則為芤、減則為寒、芤則為虚、虚寒相搏、此名為革。婦人則半産漏下、男子則亡血失精。

【訓読】

脈弦にして大、弦は則ち減と為し、大は則ち芤と為し、減は則ち寒と為し、芤は則ち虚と為す、虚寒相搏つ、此を名づけて革と為す。婦人は則ち半産漏下し、男子は則ち亡血失精す。

【注釈】

＊**弦脈**：（一―26）再掲。「弦脈」は陽中の陰を表す。指で押すと下から真っすぐ抜き出て来るような脈で、押しても移動せず、すこし指を緩めてもズンズンと脈動を感じる脈で、肝胆の脈とされる。肝気が鬱結し亢進して気逆となり経絡を拘束し気血を収斂したための脈。動脈硬化、肝炎、疼痛、怒りやイライラ時に表れる。肝火上炎・肝陽上亢・肝風内動などでも見られ、弦で無力なものは、陰虚陽亢を表す。弦脈は半表半裏の少陽病の脈象であり、寒邪による水毒や脾虚がある場合の脈象である。

＊**大脈**：（六―6）再掲。大脈は一般的には陽熱の邪気が盛んで気血が対応して充実し血管が拡大するためであるが、大脈で無力な場合は虚労が長引いて陰虚血虚となり脈を収斂することができないことを示し、慢性消耗性疾患や出血性疾患の病状が重大な局面にあることを意味する。弦脈で大、無力は虚証。

＊**芤脈**：（一―26）再掲。「芤脈」芤は葱《ねぎ》のことであり、浮大で柔らかい脈状で押していくと長葱のように外側が実で中が空のように感じられる脈象。大失血を起こした後によく見られる。

浮脈であり、拍動は有力であるが内部の血液量は不足している脈象。「陰血大傷」であって、精気損傷し腎虚である。

＊**革**：①かわ、皮革。②改める、改革。③（職務を）取り消す。④あやうい、病革（病が重篤になる）。ここでは、④の意味と思われる。皮がぴんと張った状態から、ゆとりがなく緊迫した状態を示す。

＊**半産漏下**：半産は、三ヶ月以上での流産。崩漏は月経以外の出血であり、突然の出血を血漏・崩中・崩などと呼び、出血量は少ないがだらだらといつまでもつづく場合を漏下という。[7]

＊**亡血失精**：亡血は、吐血・衄血・血尿・血便・崩漏などの出血証の総称であり、失精は遺精のことで、睡眠時に無意識に精液を排出してしまうのを夢精、白昼に自然に出てしまうのを滑精という。[7]

【考察】

条文の表現に沿って考えると、弦↓減↓寒であり、大↓芤↓虚であって、虚寒↓革である。寒は陽気の減弱であり、陽気のスムーズな条達が阻害されると、経絡の気血の流れが収斂されて弦脈になると考えられる。大脈も芤脈も陰虚血虚によって脈を収斂することができず、内実が空虚となった状態を反映した脈象であり、精気の損傷も意味している。弦脈で大、無力は、陰陽ともに虚損し病状が重篤であり一面虚寒であり、「革」と表現される。陽気の減弱は、腎虚・脾虚を反映し、気による統摂（固摂）作用が失われる結果各種の出血証となり、また腎虚により失精となる。詳細は（六—7）参照のこと。

【本条のポイント】

虚寒が相搏つと、「革」となって症状が重篤となり、婦人は半産漏下となり、男子は亡血失精となる。

【原文】（六—15）

虚労裏急、悸、衄、腹中痛、夢失精、四肢酸疼、手足煩熱、咽乾口燥、小建中湯主之。

小建中湯方

桂枝三両（去皮）　甘草三両（炙）　大棗十二枚　芍薬六両　生姜二両　膠飴一升

右六味以水七升、煮取三升、去滓、内膠飴、更上微火消解。温服一升、日三服。（嘔家不可用建中湯。以甜故也。）

（千金療男女、因積冷気滞、或大病後、不復常苦四肢沈重、骨肉痠痛、吸吸少気行動喘乏、胸満気急、腰背強痛、心中虚悸、咽乾唇燥、面體少色者、或飲食無味脇肋腹脹頭重不挙、多臥少起、甚者積年、軽者百日、漸致痩弱、五臓気竭則難可復常、六脈倶不足、虚寒乏気、少腹拘急、羸瘠百病、名曰黄耆建中湯、又有人参二両）

【訓読】

虚労にて裏急し、悸し、衄し、腹中痛み、夢に失精し、四肢酸疼し、手足煩熱し、咽乾き口燥く、小建中湯之を主る。

小建中湯の方

桂枝三両（皮を去る）　甘草三両（炙る）　大棗十二枚　芍薬六両　生姜二両　膠飴一升

右六味水七升を以て、煮て三升を取り、滓を去り、膠飴を内れ、更に微火に上せて消解す。一升を温服し、日に三服す。（嘔家は建中湯を用う可からず。甜《あま》きを以ての故なり。）

（千金は男女、積冷に因って気滞し、或は大病の後に、常に復せず苦しみ、四肢沈重し、骨肉疼痛し、吸吸として少気し行動すれば喘乏し、胸満し気急し、腰背強痛し、心中は虚悸し、咽乾き唇燥し、面體少色の者、或は飲食味無く脇肋腹脹り、頭重く挙らず、多臥少起す、甚しき者は積年、軽き者は百日、漸やくに痩弱を致す、五臓の気竭くるは則ち常に復す可きこと難く、六脈倶に不足し、虚寒にして気乏しく、少腹拘急し、羸瘠《るいせき》せる百病を療す、名づけて黄耆建中湯と曰う、又人参二両有り）

【注釈】

＊裏急：（六―5）参照。腹痛があり、排便が間にあわずに漏らしてしまう様な、切迫した状態のこと。裏急後重での後重は、排便をしたくてもできず、肛門部に何か詰まっている様な感じがすることである。虚労による脾虚があると水穀が停滞し水湿が寒湿に変化して、下痢（陽虚泄瀉）となる。裏急後重は一般的には湿熱の邪気によって津液が下に押し下げられたためであり、脾虚による下痢に較べ症状が激しくなるが、本条では脾虚の程度が強く、気血の流れが阻滞して腹痛も強くなり、症状は急迫している。

＊悸：心の動力としての心気と、血液としての心血が、心の機能を維持する二大要素であるが、心気や心血が不足する病態では心悸が出現する。心気の源泉は、腎気、脾肺の気から生成される宗気であり、虚労により腎気・宗気が虚弱となると心気も虚し、心気虚弱となる。心気虚弱から心陽不振となり、心陽不振から心腎陽虚、心脈瘀阻、心陽虚脱などの症状に進展し症状が悪化することもある。また虚労によって血液が消耗されたり、失血したりすれば、心血が不足することになる。

＊衄：（六―5）参照。脾気が虚すと、血液が血管外に漏れ出ないように統摂している脾気の作用が失われて出血することになるのが主因である。

＊腹中痛：（六―5）の「少腹満」及び「裏急」の項参照。脾虚による気血の阻滞による腸蠕動の不和が原因となる。

＊夢失精：（六―6）参照。腎精が不足し腎気の固摂作用が低下すると、腎気不固の病態となり、尿失禁・夜尿などの症状や、夢精・早漏・滑精などとなる。

＊四肢酸疼：（六―6）参照。「手足がだるくなって痛む」のは、肝腎の陰血が不足した肝腎陰虚により、水が潤し血が滋養することができなくなって筋膜が栄養されずに手足がだるく痩せ衰えることになり、また陽虚に伴う寒証により気血が阻滞し通じなくなり、疼痛を生じることになる。

＊手足煩熱：（六―6）参照。虚労や虚損により陰虚証となり、陰虚火旺・火熱内鬱したためである。

＊咽乾口燥：（三―6）参照。口渇が出現する病因は①脾胃の運化機能の減退であり、様々な原因（生活習慣・食事・外邪など）から脾臓の陰津が虚損して運化機能が減退し、水穀からの栄養素が臓腑に行き渡らなくなりまた津血も欠乏したためである。陰虚で陽を潤すことができないために虚熱が発生し、また血虚から血虚火旺となり陰津の傷害が更に強まることになる。②情緒失調などから肝気が鬱結し、全身の気機を巡らせる根本である肝の疏泄（のびのびと広がり巡らせる）機能が傷害されて気血津液が巡らなくなり、肝気鬱が火に化火して肝火が上炎して津液も消耗され口渇となる。③外邪や多くは内傷によって腎陰が虚して陰虚陽亢となり、虚火が上行して肺に至り、肺熱によって肺の宣発粛降や通調水道機能が障害されて水分代謝の異常が起り、陰液も消耗されて口渇を生じる（肺腎陰虚証）。このように温熱の邪によって各種臓器の陰津が消耗されて虚火が生じ、口渇を生じる。

＊以上より小建中湯の証は、脾虚・心気虚弱・心血不足・腎虚・肝腎陰虚・陽虚・肺腎陰虚証などによる病態であり、後半の括弧内からは、気血の流れが阻滞されて痺証となり腰背強痛し、また心・肺の気も虚して各種症状となり、清陽の気が昇らず陰濁が下降しないために「頭重く挙らず、多臥少起す」し、「漸やくに痩弱を致す」ことになる。

【小建中湯の考察】

Ⅰ：構成生薬の薬理作用

A．膠飴《こうい》

（1）糯《だ》米粉末を麦芽汁を加えて醗酵糖化した水飴を、濃縮し加工し麦芽を加えて精製したもの。糯米はもち米のこと。

（2）甘、微温。脾・胃・肺。

（4）**11**：①補虚建中　②潤肺止咳　**12**：①補中緩急止痛　②潤肺止咳

（5）甘味で補脾益気し、緩急和中し、中虚で痛む者を止痛する。脾虚を補い、虚寒による腹痛を鎮め、肺虚を補い止咳する。気虚に対しては黄耆・人参を、血虚に対しては当帰を併用する。

B．桂枝：①発汗解肌（表）　②温通経脈　③通陽化気　**C．甘草**：①補中益気　②潤肺・祛痰止咳　③緩急止痛　④清熱解毒　⑤調和薬性　**D．大棗**：①補気補脾　②養血安神　③薬性緩和　**E．芍薬**：①調和肝脾　②養血和営　③止痛止痢　**F．生姜**：①散寒解表　②温胃止嘔　③化痰行水　④解毒

Ⅱ：小建中湯の方剤考察

小建中湯は、桂枝・甘草・大棗・芍薬・生姜の構成が桂枝湯と同じである。各生薬の薬理作用は（六―8、9）の桂枝竜骨牡蠣湯の項で説明した、再掲する。①**桂枝**は経絡を温め

て血行を促進し、陽気を温めて巡りをよくし（通陽）、気の上逆を治療し（下気作用・納気作用）、中陽を温補し、裏虚を補い（補中作用）、営衛を調和させる（和営作用）。桂枝と白芍を併用すると、営衛の調和をはかる作用が強められ、虚寒を温陽和裏し、自律神経安定化作用を発揮する。②**芍薬**は補血滋陰するとともに、柔肝平肝作用があり、肝陰不足に伴う肝陽上亢による頭痛・めまい・ふらつきなどに対して用いられる。安脾肺作用があり、脾胃病の治療に多用され、また血管拡張作用があり、血脈の通りをよくし（和営作用・調経作用、和血脈作用・収陰気作用）、広範囲の疼痛に対して止痛作用があり、胃痛・腹痛だけでなく、腰痛・身痛・腫痛などに用いられる。ここでは肝陰を補い、また柔肝平肝作用により陰虚火旺を改善し、さらに営衛の調和をはかる作用を強めている。③**生姜**は陽気をめぐらせて脾胃を温め整え、中焦を和して除湿し止嘔する。④**甘草**は補中健脾して、脾胃をそして心気を補い、また急迫を緩める作用があるが、諸薬の作用を緩和して調和させる働きがあり、多用される。⑤**大棗**は脾胃虚弱で中気不足に用い、脾気を補い、十二經脈や九竅の気血の通りを改善し、気血や津液の不足を改善する。また薬性を緩和する作用によって多くの処方で用いられるが、とくに生姜と併用されることが多く、大棗が内を助け裏を和する作用が強く、生姜が衛、大棗が営を主り、桂枝・白芍の営衛調和作用とともに、大棗・生姜で営衛を調和している。このように生姜・甘草・大棗は、脾胃に働いて陰血を補うとともに、陽気も補い、営衛を調和し、薬性緩和にも働いている。⑥**膠飴**は、脾気虚を補い、虚寒による腹痛を鎮め、肺虚を補い止咳している。

条文に則して考えるならば、1脾虚（裏急・衄・腹中痛・咽乾口燥）：甘草・大棗・生姜・膠飴、2心気虚弱・心血不足（悸）：芍薬、3腎虚（夢失精）：芍薬（肝を補うことで腎を補う）、4肝腎陰虚・陽虚（四肢酸疼）：芍薬・桂枝・生姜、5陰虚（手足煩熱）：甘草・大棗・生姜・膠飴・芍薬、6肝火上炎・脾虚（咽乾口燥）：甘草・大棗・生姜・膠飴・芍薬、7肺腎陰虚（少気・喘乏・胸満・気急）：桂枝・芍薬・膠飴となり、各条文の症状を改善する方剤が組み合わされている。

小建中湯においては桂枝湯に比し、芍薬の量が倍になり膠飴が加えられている。桂枝・生姜で表（衛）に作用し、芍薬・膠飴で肝・脾・腎・肺の陰を補血滋陰し、裏（営）を補い補中することに力点が置かれている。五味上は、甘（桂枝・甘草・大棗）、酸（芍薬）、辛（桂枝・生姜）、苦（芍薬）であり、甘は補・和・緩に、酸は収・渋に、辛は散・行に、苦は泄・燥・堅に作用し、温薬の桂枝・大棗・生姜・膠飴と、寒薬の芍薬が組み合わされ、寒熱いずれの病態にも対応するとともに衛営を調和している。

【本条のポイント】

脾虚・心気虚弱・心血不足・腎虚・肝腎陰虚・陽虚・陰虚・肺腎陰虚などの病態に用いられる小建中湯の、生薬構成上の意味をよく理解すること。

【原文】（六―16）

虚労裏急、諸不足、黄耆建中湯主之。（於小建中湯内、加黄耆一両半、余依上法。気短胸満者加生姜、腹満者去棗加茯苓一両半、及療肺虚損不足、補気加半夏三両。）

【訓読】

虚労にして裏急、諸《もろもろ》の不足は、黄耆建中湯之を主る。（小建中湯内に於いて、黄耆一両半を加え、余は上法に依る。気短く胸満する者は生姜を加え、腹満する者は棗を去り茯苓一両半を加え、及び肺の虚損不足を療し、気を補うに半夏三両を加える。）

【考察】

黄耆の中医学的薬理作用は、①補気昇陽、②補気摂血、③補気行滞、④固表止汗、⑤托瘡生肌、⑥利水消腫である。黄耆は甘温であって補気に働くとともに昇陽する。補気作用を人参と較べると人参に劣るが、昇陽作用は強く、人参が気虚益陰の要薬であるのに対して、黄耆は表虚で気虚で陽虚である病態に対する要薬である（二―23参照）。また黄耆は表に作用すると、固表止汗、托瘡生肌（傷口を塞ぐ）、托毒排膿（膿を排出し傷口を塞ぐ）などの作用となり、裏に作用すると、補気昇陽、補気摂血、補中益気、利水消腫などの作用となる。これらの黄耆の作用を考えると、小建中湯の補血滋陰に加えて、黄耆の補気昇陽が加重され、補気摂血・補中益気によって補血滋陰も更に強化されて、陰陽ともに虚した状態を補っている。「虚労にして裏急、」は小建中湯と表現が同じであり、「諸の不足は、」との表現の中に、小建中湯よりも虚労の程度が強い意味が込められており、陰陽ともに虚した状態がより強いことが示唆されている。

【本条のポイント】

小建中湯よりも虚労の程度がより強く、すなわち陰陽の虚がより強い場合は、黄耆建中湯を用いる。

【原文】（六―17）

虚労腰痛、少腹拘急、小便不利者、八味腎気丸主之。（方見脚気中）

腎気丸方

乾地黄八両　山薬　山茱萸各四両　沢瀉　丹皮　茯苓各三両　桂枝　附子（炮）各一両

右八味末之、煉蜜和丸、梧桐子大、酒下十五丸、加至二十丸、日再服。

注：趙本には「腎気丸方」以下なし。

【訓読】

虚労にして腰痛し、少腹拘急し、小便利せざる者は、八味腎気丸之を主る。（方は脚気中に見ゆ）

腎気丸の方

乾地黄八両　山薬　山茱萸各四両　沢瀉　丹皮　茯苓各三両　桂枝　附子（炮る：あぶる）各一両

右八味之を末とし、蜜にて煉り和し梧桐子大に丸め、酒にて十五丸を（飲み）下し、日に再服す。

【考察】

（五―19）で詳細に解説済。（五―19）では「治脚気上入少腹不仁」となっており、「下腹部にしびれた様な感覚がある」のであるが、ここでは「拘急」つまり「ひきつれて強直した様になって痛む」のであり、腎陰腎陽が虚したために、足少陰腎経の気血の流れが阻滞され、また血虚によって下腹部の筋肉への滋養が行き渡らなくなったための症状と考えられる。また水液代謝のバランスは、腎陽の気化作用を受けて、水液の昇降や降濁が行われるとともに、肺の宣発粛降・三焦の気化・膀胱の気化・脾の水湿運化などの機能が相互に関係して維持されており、腎虚を引きがねとしてこれら各種機能が傷害されて「小便不利」となる。

八味腎気丸の方剤考察を、（五―19）より再掲しておく。「八味丸は六味丸に桂枝・附子が加えられた方剤構成である。六味丸は腎陰虚に用いられる基本方剤であり、地黄で養陰生津し気血の通りを改善して滋陰し補腎し、山茱萸で肝腎の陰を固摂するとともに滋養し（補肝腎陰）、薯蕷（山薬）で健脾補気養陰するとともに益肺気しまた腎陰も補い強腎し固精している。これら三生薬においては、地黄は主に腎陰を補い、山茱萸は主に肝陰を補い、薯蕷は主に脾虚を補うところから、三補と言われている。一方沢瀉は利水滲湿し清熱し、茯苓は利水滲湿とともに健脾補中し、牡丹皮は清熱涼血し清肝火するところから、三瀉と言われている。これら六味丸の作用は補陰し利水瀉濁する点にあるが、腎は陰陽の根本であり、また陰陽は相互に依存し合い、腎陰が虚すれば腎陽も虚すのであり、すなわち六味丸で腎陰を補うことによって腎陽を補っている意味もあり、腎の陰陽両虚証に用いられる方剤である点が重要である。また腎の病証において、腎陰が損なわれると陰が陽を制約できなくなって相火が妄動して五心煩熱・盗汗・潮熱となり、腎陽が虚すと温化の作用が低下して寒がり・四肢冷感・膝腰の冷痛・精神疲労・小便不利などの症状となる。また腎虚による気化機能の失調は水液の貯留を引き起こし、腎気虚によって腎の納気機能が失調すると納気不全により呼吸困難となり、腎精が不足すると耳鳴・聴力低下などの症状となる。以上の諸点を考えると、補陰することによって相火を鎮め、腎陽も補い、これにより温化して気血の巡りを改善し、利水滲湿して水液貯留を改善していることになる。また肝・脾・腎は相互に関係し合っており（ここでは詳述せず）、各構成生薬の臓器への個別の作用も加味されている。六味丸は腎陰虚に用いられるが、八味丸は腎陽虚証に用いられる方剤であり、以上の様な滋補腎陰の六味丸に、温陽散寒の附子と、温通経脈の桂枝が加えられ、補陽散寒の作用が強められており、温腎陽することにより、腎陽虚による気化機能の失調による水液の貯留や、寒湿停滞による寒がり・四肢冷感・膝腰の冷痛・精神疲労・小便不利・浮腫などの症状に有効である。」

【本条のポイント】

腎陰腎陽が虚して足少陰腎経の気血の流れが阻滞され、血虚も加わって、下腹部がひきつれて強直した様になって痛み、水液代謝のバランスもくずれて小便不利となっている者には、温腎陽の作用が強い八味腎気丸を用いる。

【原文】（六―18）

虚労諸不足、風気百疾、薯蕷丸主之。

薯蕷丸方

薯蕷三十分　当帰　桂枝　乾地黄　麹　豆黄巻各十分　甘草二十八分　芎藭　麦門冬　芍薬　白朮　杏仁各六分　人参七分　柴胡　桔梗　茯苓各五分　阿膠七分　乾姜三分　白斂二分　防風六分　大棗百枚為膏

右二十一味、末之、煉蜜和丸、如弾子大、空腹酒服一丸、一百丸為剤。

【訓読】

虚労にして諸の不足、風気の百疾は、薯蕷丸之を主る。

薯蕷丸の方

薯蕷三十分　当帰　桂枝　乾地黄　麹　豆黄巻各十分　甘草二十八分　芎藭　麦門冬　芍薬　白朮　杏仁各六分　人参七分　柴胡　桔梗　茯苓各五分　阿膠七分　乾姜三分　白斂二分　防風六分　大棗百枚膏と為す。

右二十一味、之を末とし、蜜にて煉り和して丸とし、弾子大の如くし、空腹に酒にて一丸を服す、一百丸を剤と為す。

【注釈】

***風気百疾**：風邪によって引き起こされた諸々の疾病のこと。この表現は、『素問』骨空論篇の「風者百病之始也」に由来し、外感の風邪による外風病機と、臓腑特に肝の機能失調に伴う内風病機の両者を合わせた概念である。風邪は陽邪であって熱を伴い、上方や外方に向う性質があり、上擾して肺や頭部を傷害したり、肌表を傷害しやすい。また病変が固定せず、移動しやすく変化しやすく動揺しやすい。肺の宣発粛降機能が傷害されるといわゆる風邪症状となり、また頭部では頭痛・眩暈・眼充血などの症状に、肌表では蕁麻疹・湿疹・皮膚瘙痒症などの症状となる。生活の乱れなどから衛表のまもりが疎かになり風邪の侵入を許すと、まず衛気の働きが傷害されて表証が出現し、肺衛が傷害されて鼻づまり・咳嗽・だるさなどとなる。更に深く侵入を許すと、筋骨から経絡に及び更に血分に侵入し、寒邪・湿邪と結びついて痺証を引き起こし、関節痛やしびれなどの症状となる（特に行痺）。内風は陰虚・血虚のために肝陰が虚して肝陽を鎮めることができずに風陽が上昇して肝風を生じたもので、血虚により筋が養われず、脾虚により痰湿を生じて、風と結びついた風湿が上昇すると、拘急・眩暈・震顫・昏倒などとなる。

【考察】

「虚労諸不足、風気百疾」の条文からは、虚労により陰虚血虚があり、諸々の臓腑機能が傷害されているところに、風邪が外から侵入し、内から風を生じ、衛陽がさらに傷害され、肝風が内動し、脾虚も重なって風寒湿熱邪による痺証（行痺）が出現している病態に、薯蕷丸は有効であると考えられる。

【薯蕷丸の考察】

Ⅰ：構成生薬の薬理作用

A．麹

（1）小麦粉や米の麩に、鮮青蒿・鮮蒼耳・鮮辣蓼の液汁と赤小豆粉・杏仁泥を混合し醗酵させたもの。神麹《しんきく》・六麹・六神麹・神曲・六曲・六神曲などともいう。

（2）辛・甘、温。脾・胃。

（4）**11・12：**①消食和胃

（5）甘温で和中し、辛で行気する。脾胃機能を調節して胃の動きを改善し（健脾和胃）、消化をたかめ（特にでんぷん質）、飲食積滞（食積証）・脾胃虚証による食思不振・もたれ感・胃部脹満感・噯気・食積による下痢などに用いられる。

B．豆黄巻《ずおうかん》

（1）黒大豆を水に漬して発芽させたもの。別名、豆巻《ずけん》・大豆黄巻・大豆。

（2）甘、平。脾・胃。

（4）**11：**①透発解表・化湿　②通達宣利・分利湿熱

（5）表邪を解表し湿熱を利湿して除くので、風湿熱の表証に用いるとともに、茯苓・滑石・黄芩などと用いて湿熱内蘊・湿熱痺などに用いる。

C．麦門冬

（1）ユリ科ジャノヒゲの塊根。

（2）甘・微苦、微寒。肺・心・胃。

（3）『神農本草経』「麦門冬、味甘、平。主心腹結気、傷中傷飽、胃絡脈絶、羸痩短気。久服軽身不老不飢。生川谷及堤坂。」

（4）**11：**①清熱潤肺・止咳　②養胃生津　③清心除煩　④潤腸通便　**12：**①養陰潤肺　②養胃生津　③養心陰・清心火　**14：**①滋陰潤肺　②養陰清心　③清津益胃　④潤肺利咽

（5）麦門冬は甘寒で養陰生津し、苦寒で清熱する。肺・心・胃の三経に入って燥を潤し煩熱を除き、肺・心・胃の陰を養う。五臓が虚労により陰虚となると、内火を生じ、内火が肺陰を焼き陰が焼失し、肺陰虚・焼灼肺津・肺熱や肺燥となり、咳嗽・乾咳・口乾燥・咽喉乾燥となるが、そのような者を治す。また心陰が虚し、このために心中煩熱から不眠・動悸・不穏となり、また心気心陰両虚証のために、息切れ・倦怠・不眠・口渇などの虚脱症状となった者を治す。温熱病（外感熱病）後期や慢性疾患のために津液が消耗し、胃陰が不足となった胃陰虚証の口渇・口燥を、津液を生じ胃陰を養い、胃熱を去ることによって治す。

『神農本草経』の「心腹結気、傷中傷飽、胃絡脈絶、羸痩短気」は、上記の肺・心・胃の陰虚による症状を述べている。『本経疏証』には次のように述べられている。「《傷寒論》《金匱要略》で麦門冬を用いるのは五処方あるが、ただ薯蕷丸は薬味が多く、その補虚の効能以外は用いない。炙甘草湯は、陽中の陰が虚し、脈道が渋って順調に流れない者に用いるべきである。竹葉石膏湯は、胃火が盛んで胃気胃陰が消耗された者に用いるべきである。麦門冬湯は其気によって火が上逆している者に用いるべきである。温経湯は、下焦に実が見られ上焦に虚が見られる者に用いるべきである。下焦に実があると言っても、手掌の煩熱や、口唇の乾燥がない者には、用いてはならない。」とある。

《麦門冬を用いる方剤》＊**麦門冬湯**（麦門冬・半夏・人参・甘草・粳米・大棗）＊**滋陰降火湯**（炙甘草・当帰・白芍・生地黄・熟地黄・天門冬・麦門冬・白朮・陳皮・黄柏・知母・生姜・大棗）＊**滋陰至宝湯**（当帰・白芍・白朮・陳皮・知母・貝母・香附子・地骨皮・麦門冬・薄荷・柴胡・甘草・煨姜）＊**益胃湯**（沙参・麦門冬・氷砂糖・生地黄・玉竹）＊**清暑益気湯**（西洋参・石斛・麦門冬・黄連・竹葉・荷梗・知母・炙甘草・粳米・西瓜皮）＊**炙甘草湯**（炙甘草・人参・生地黄・桂枝・阿膠・麦門冬・麻子仁・生姜・大棗）＊**竹葉石膏湯**（竹葉・石膏・半夏・麦門冬・人参・炙甘草・粳米）

D．白斂

（1）ブドウ科ビャクレンの肥大根。

（2）苦・辛、微寒。心・脾・肝・胃。

（3）『神農本草経』「白蘝、味苦、平、微寒。主癰腫疽瘡、散結気、止痛除熱、目中赤、小児驚癇、温瘧、女子陰中腫痛。一名菟核、一名白草。生山谷。」

（4）**11**：①清熱解毒・消腫生肌　②理気止痛

（5）「苦辛・微寒で、心胃二経の火毒を清解し、結熱を消散し邪滞を疏散して、癰腫を消退させ瘡口を収斂させる。癰腫腫毒に内服・外用すると、未膿は消し、已膿は発し、膿尽は斂し、配合が適切であればよく奏効する。それゆえ熱毒癰腫・湯火灼傷および熱毒留滞による瘡口不斂に対する要薬である。」［11参照］

E．**薯蕷**：①補気健脾・養陰　②補益肺陰　③補腎陰　F．**当帰**：①補血　②活血調経・止痛　③潤腸通便　④止咳平喘　G．**桂枝**：①発汗解肌（表）　②温通経脈　③通陽化気　H．**乾地黄**：①涼血清熱　②滋陰補腎　③養陰生津・生熱益胃　I．**甘草**：①補中益気　②潤肺・祛痰止咳　③緩急止痛　④清熱解毒　⑤調和薬性　J．**芎藭**：①活血行気　②祛風止痛　K．**芍薬**：①調和肝脾　②養血和営　③止痛止痢　L．**白朮**：①健脾燥湿　②益気生血　③和中安胎　M．**杏仁**：①止咳平喘　②潤腸通便　N．**人参**：①

大補元気　②補脾益肺　③益気生津　④益智安神　⑤補気生血・摂血　⑥扶正祛邪　O．**柴胡**：①解表退熱　②疏肝解鬱　③昇提陽気　P．**桔梗**：①宣肺化痰・利咽　②排膿　③開提肺気　Q．**茯苓**：①利水滲湿　②健脾補中　③寧心安神　R．**阿膠**：①補血　②滋陰　③止血　④清肺潤燥　S．**乾姜**：①温中散寒・温脾陽　②回陽救逆　③温肺化飲　④温経止血　T．**防風**：①散風解表　②勝湿止痙　③祛風止痙　U．**大棗**：①補気補脾　②養血安神　③薬性緩和

Ⅱ：薯蕷丸の方剤考察

　薯蕷丸は、虚労により陰虚血虚があり、諸の臟腑機能が傷害されているところに、風邪が外から侵入して風を生じ、衛陽がさらに傷害され、肝風が内動し、脾虚も重なって風寒湿熱邪による痺証（行痺）も出現している病態である（前出）。そこで、陰虚・血虚を改善し、内風・外風を除き、肝風内動を鎮め、脾虚を改善し、風寒湿熱邪による痺証を除く方剤構成が求められる。薯蕷・甘草・麦門冬・人参・大棗・阿膠・芍薬・麹で健脾し陰虚を補い営衛を調和させ、当帰・乾地黄・芎藭・芍薬・白朮・人参・茯苓で血虚を改善し気を補い、杏仁・桔梗・桂枝・防風・柴胡・白斂・豆黄巻で風邪を除いて気のめぐりを改善し、解表し疏肝し、また豆黄巻・白朮・茯苓で湿邪を除き、乾地黄・豆黄巻・麦門冬・白斂で清熱して湿熱を除き生津し、合せて風寒湿熱邪を除いて痺証（行痺）を改善するのである。

【本条のポイント】

　虚労により陰虚血虚があるところに風邪を感受し、内風も加わり、風寒湿熱邪による痺証（行痺）となり、風気百疾を生じている場合には、薯蕷丸を用いる。構成生薬が多いため、たとえば麦門冬などにも多くの効能があるが、『本経疏証』に述べられているように、その補虚の効能以外は実際上の効能は期待されていないと考えられる。

【原文】（六―19）

虚労虚煩不得眠、酸棗仁湯主之。

酸棗仁湯方

　酸棗仁二升　甘草一両　知母二両　茯苓二両　芎藭二両

（深師有生姜二両）

右五味、以水八升、煮酸棗仁得六升、内諸薬、煮取三升、分温三服。

【訓読】

虚労にして虚煩し眠るを得ず、酸棗仁湯之を主る。

酸棗仁湯の方

　酸棗仁二升　甘草一両　知母二両　茯苓二両　芎藭二両

（深師は生姜二両有り）

右五味、水八升を以て、酸棗仁を煮て六升を得、諸薬を内れ、煮て三升を取り、分かち温めて三服す。

【注釈および考察】

＊**虚煩**：陰虚内熱、虚火内擾のために落ち着かず、食事もすすまず、熟睡できず、悶々としている状態。重い熱性病や外感病の後や精神的疲労の激しい時にあらわれる。［7］　肝腎の陰液が毀損し虚すると、肝陽が肝腎の陰液による滋潤とコントロールを失って逆上し、本虚標実の肝陽上亢証となり、めまい・耳鳴・頭痛・不眠多夢・動悸・健忘などとなる。また腎陰が不足すると肝陰も不足して肝腎陰虚証となり、陰虚内熱を生じて虚火内擾となる。これらの肝腎陰虚証や肝陽上亢証は、虚煩の原因となる。また腎陰（水）は上昇して心を助けて心火を制御し、心火は腎に下降して腎陰（水）と交わり心火が高ぶらないようにするとともに、腎陽の腎水を巡らす機能を助けている。このために腎陰が不足すると腎水が心を助けることができなくなって心火が燃え上がり、心火は腎に降って腎水を巡らすことができず、腎水が凝滞することになる。この病態を心腎不交といい、虚煩・不眠・動悸・五心煩熱となる。これらは、神明（＝精神）への栄養不足も原因となっている。腎虚から肝腎陰虚・肝陽上亢となり、また心腎不交が原因となって、虚煩症状となるのである。

【酸棗仁湯の考察】

Ⅰ：構成生薬の薬理作用

A．酸棗仁

（1）クロウメモドキ科サネブトナツメの成熟種子。

（2）甘・酸、平。心・肝・胆・脾。

（3）『神農本草経』「酸棗、味酸、平。主心腹寒熱、邪結気聚、四肢酸疼湿痺。久服安五臟、軽身延年。生川澤。」

（4）**11**：①補肝寧神　②収斂止汗　**12**：①養心安神　②養陰収汗　**13**：①養肝・寧心・安神

（5）酸棗仁は、心肝の血を養補するとされる。心は神を蔵し、神は神明ともいわれ、意識や思惟活動などの高次の精神現象のことであり、心血が満たされていれば神の働きも正常に維持される。また「肝は血を蔵し、血は魂を舎《やど》す」（『霊枢』本神）であり、肝の蔵血機能が異常をきたすと、肝が魂を舎すことができず、多夢・悪夢・夢遊・幻覚などとなる。『素問』宣明五気篇によれば神・魂の他に、魄・意・志の五神があり、魄は肺、意は脾、志は腎に蔵され、それらは神によって統轄されているとされる。肝の蔵血機能の異常による魂の病理が前面に出て来るのは、神の機能が低下した場合であり、魂そのものには安定した精神状態を支え、意識を正常に保つ働きがある。そこで肝血が不足した肝血虚に心血の不足が重なって、神・魂の異常となるのであり、酸棗仁はその様な病態に有効である。

酸棗仁は、酸により収・渋に働き、甘により補に働く。このため津液を収斂して陰虚による盗汗・多汗を収め、心肝の血を補うことによって心神不寧を改善する。心肝の血虚に虚火上擾が加わり血虚有熱となり、虚煩不眠となったものには酸棗仁湯を用い、心脾両虚による気虚・血虚により不眠・多夢・倦怠感・動悸・健忘となったものには帰脾湯を用いるとされる。

B．**甘草**：①補中益気　②潤肺・祛痰止咳　③緩急止痛　④清熱解毒　⑤調和薬性　C．**知母**：①清熱瀉火　②清肺潤燥　③滋陰・退虚熱　④生津止渇　D．**茯苓**：①利水滲湿　②健脾補中　③寧心安神　E．**芎藭**：①活血行気　②祛風止痛

Ⅱ：酸棗仁の方剤考察

肝腎陰虚により肝の陰血が不足して肝陽が制御されなくなると肝陽上亢となり、あるいは肝鬱気滞から心肝火旺となり陰血が消耗し陰が陽を制御できなくなり、また肝の疏泄機能の失調も加わって煩躁となるとともに、肝陽が上部へ上亢し肝熱が昇騰すると、眩暈・耳鳴・ふらつき・頭痛・口咽の乾燥、などの症状となる。また肝腎の陰分が不足すると肝火が上炎し、心火が誘発されて心火亢盛となり、また心腎の陰陽が協調できずに心腎不交となるために心火が下降できず、また陰血によって脳が滋養されなくなるために、動悸・健忘・不眠・多夢などの症状となる。「心は神を蔵する」ところから心血が不足すると心不蔵神となり不眠となる。酸棗仁湯はこのような虚火に伴う不眠を治療する代表的な方剤であり、**酸棗仁**で養血安神し、**茯苓**で健脾安神し、**炙甘草**で健脾し緩急し諸薬調和し、川芎で行気活血し、**知母**で清熱除煩している。

先に「虚煩」の注釈で説明した様に、酸棗仁湯は、腎虚から肝腎陰虚となり心腎不交となって神・魂不寧となり、虚火上亢も加わって虚煩となった病態に対して用いられる。各構成生薬の作用は先述の通りであるが、茯苓は心腎不交により凝滞した水湿を除き、芎藭（川芎）は止痛にも作用している。

【本条のポイント】

腎虚から肝腎陰虚となり心腎不交となって神・魂不寧となり、肝腎陰虚証による肝陽上亢、肝火上炎などの虚火上炎や、心腎不交による心火亢盛に、陰虚によって脳が滋養されなくなることなども加わって、虚煩不眠となったものには、酸棗仁湯を用いる。

【原文】（六―20）

五労虚極、羸痩、腹満不能飲食、食傷、憂傷、飲傷、房室傷、飢傷、労傷、経絡榮衛気傷、内有乾血、肌膚甲錯、両目黯黑。緩中補虚、大黄（庶虫）虫丸主之。

大黄䗪虫丸方

大黄十分（蒸）　黄芩二両　甘草三両　桃仁一升　杏仁一升　芍薬四両　乾地黄十両　乾漆一両　虻虫一升　水蛭百枚　蠐螬一升　䗪虫半升

右十二味、末之、煉蜜和丸小豆大、酒飲服五丸、日三服。

【訓読】

五労の虚極まり、羸痩し、腹満して飲食する能わず、食傷し、憂

傷し、飲傷し、房室傷し、飢傷し、労傷し、経絡営衛気傷するは、内に乾血有り、肌膚甲錯し、両目黯黒す。中を緩め虚を補うは、大黄䗪虫丸之を主る。

大黄䗪虫丸の方

　大黄十分（蒸す）　黄芩二両　甘草三両　桃仁一升　杏仁一升　芍薬四両　乾地黄十両　乾漆一両　虻虫一升　水蛭百枚　蠐螬一升　䗪虫半升

右十二味、之を末とし、蜜にて煉り和して小豆大に丸め、酒にて五丸を飲服し、日に三服す。

【注釈】

＊五労：『素問』宣明五気篇には、「五労の傷る所、久しく視れば血を傷り、久しく臥せば気を傷り、久しく坐せば肉を傷り、久しく立てば骨を傷り、久しく行けば筋を傷る、是を五労の傷る所と謂う。」とあり、視る・臥す・坐す・立つ・行く、の五つの動作を長時間行ったための過労に伴う傷害である。血は脾胃・肺・心・肝の機能と関係し、気は腎・脾・肺と深く関係し、肉・筋は肝が筋肉を主っており脾によって栄養されている。骨は腎によって主られており、五労により五臓の機能が傷害されて、「羸痩し、腹満して飲食する能わず」という状態となる。

＊食傷、憂傷、飲傷、房室傷、飢傷、労傷、経絡営衛気傷：病因としての七傷（金匱要略での分類）であり、『素問』宣明五気篇によれば、食傷は飲食の不節制や偏食、憂傷は情志による損傷であり、肺は悲しみ、肝は憂え、脾は畏れ、腎は怒りに関係しているとされる。飲傷はここでは飲酒の害を強調しており、房室傷は房室過度による腎精の毀損である。経絡営衛気傷は、経絡は気血の通り道であり、人体の臓器・組織や表裏・内外を連絡している通路であるので、気血の循環が虚したり実したりしてバランスが失われた状態であるが、ここでは気血が虚して枯渇し栄養が送られず、経絡の阻滞のために清気が上昇できず濁気が下降できず、絡脈に瘀滞が生じて血瘀が形成される、などの病態を意味している。また営衛気は衛気・営血（営気は血に化生する）と考えられ、衛気は表を主り気分証であり、営血は裏を主り血分証である。経絡営衛気で、気血の全身的な循環がイメージされており、それらの傷害が起っていることを経絡営衛気傷と表現したと思われる。

＊乾血：「乾」には乾燥の意味の他に、「空しい」「からっぽだ」「空虚だ」などの意味があり、ここでは後者と思われる。経絡営衛気傷を受けて、経絡脈中を循環する血が虚して栄養が身体のすみずみまで送られなくなっていることを意味している。

＊肌膚甲錯：血虚のために皮膚がかさかさになって、甲羅状やうろこ状になった状態。

＊両目黯黒：「黯《あん》」は、「暗い」に同じ。これは、両眼の視力が低下し視野中が暗くなっていることであり、血虚栄養不足によって網膜が機能不全を起こしているためと思われる。目に通じる腎経・肝経・心経などを介して五臓の機能不全が影響

していると考えられる。

【大黄䗪虫丸の考察】

Ⅰ：構成生薬の薬理作用

A．乾漆

（1）ウルシ科ウルシの樹皮を傷つけて浸出して来る樹脂を乾燥させたもの。

（2）辛・苦、温。有毒。肝・胃。

（3）『神農本草経』「乾漆、味辛、温、無毒。主絶傷、補中、續筋骨、填髓脳、安五臓、五緩六急、風寒湿痹。生漆去長虫。久服軽身耐老。生川谷。」

（4）**11：**①祛瘀破癥　②消積殺虫

（5）『名医別録』では、「有毒。主治咳嗽、消瘀血、痞結、腰痛、女子疝瘕、利小腸、去蛔虫。生漢中。夏至后採、乾之。半夏為之使、長鶏子。」とある。肝経の血分に入って活血・祛瘀して、通経し腹腔内腫瘤を破癥する。血瘀による無月経に用いるとともに、胃腸に入って小腸を利して消積し駆虫する。

B．虻虫

（1）アブ科フタスジアブまたはその他同属昆虫の雌の虫体。

（2）苦、微寒。有毒。肝。

（3）『神農本草経』「蜚虻、味苦、微寒。主逐瘀血、破下血積、堅痞癥瘕、寒熱、通利血脈及九竅。生川谷。」

（4）**11：**①破血逐瘀・消癥　**12：**①破血逐瘀　**13：**①破血逐瘀・消癥通経

（5）名医別録、蜚虻では、「有毒。主女子月水不通、積聚、除賊血在胸腹五臓者及喉痹結塞。生江夏。五月取、腹有血者良。」とある。苦寒によって泄降し、強力な破血（瘀血を除く作用）があり、肝経の血分に入って活血・祛瘀・通経し、腹部に瘀血による癥瘕積聚があって無月経となった者に用いる。産後の悪露・腹痛や打撲外傷後の腫脹疼痛にも用いるとともに、堕胎作用がある。水蛭《すいてつ》とともに用いることが多く、水蛭は虻虫よりも作用が緩和で持続性があり、両者は補い合って効果を発揮する。

C．水蛭《すいてつ》

（1）ヒルド科ウマビル、チャイロビル、チスイビルなどの全虫体を乾燥したもの。

（2）鹹・苦、平。有毒。肝。

（3）『神農本草経』「水蛭、味咸、平。主逐悪血瘀血月閉、破血瘕積聚、無子、利水道。生池澤。」

（4）**11：**①破血逐瘀・消癥　**12：**①破血逐瘀　**13：**①破血活瘀・散結

（5）前述したが、水蛭は虻虫よりも作用が緩和で持続性があり、両者は補い合って効果を発揮する。『本経疏証』によると、水蛭は鹹によって血に入り血を散らせ、苦によって血を泄降して除き、鹹・苦で血を巡らせるが、気分には影響せず肝経血分に入って破血するので、使用しやすい。衝任経の瘀血を除くことで不妊症に効果があり、膀胱の瘀血を除くことによって水道を通じる。

D．蠐螬《せいそう》

(1)コガネムシ科チョウセンクロコガネムシあるいは近縁昆虫の幼虫を乾燥したもの。

(2)鹹、微温。有毒。

(3)『神農本草経』「蠐螬、味咸、微温、主悪血血瘀、御覧作血痺気破折、血在脇下堅満痛、月閉、目中淫膚、青翳、白膜。生平澤。」

(5)瘀血を除き、血痺証に効果がある。外傷性で脇下が瘀血により堅満して疼痛があり、瘀血による無月経があり、目周囲の皮膚が瘀血により青黒く腫れあがっている者に効果がある。『名医別録』には、「吐血が胸腹にあって去らない場合や、骨折による血結、切創による閉塞血腫、産後の冷え症を治し、乳汁分泌を促進する」とある。

E．大黄：①瀉熱通腸　②清熱瀉火・涼血解毒　③行瘀破積　④清化湿熱　**F．黄芩**：①清熱燥湿　②清熱瀉火　③清熱止血　④清熱安胎　⑤清熱解毒　**G．甘草**：①補中益気　②潤肺・祛痰止咳　③緩急止痛　④清熱解毒　⑤調和薬性　**H．桃仁**：①活血祛瘀　②潤腸通便　③止咳平喘　**I．杏仁**：①止咳平喘　②潤腸通便　**J．芍薬**：**白芍**①補血斂陰　②柔肝止痛　③平肝斂陰　**K．乾地黄**：①清熱涼血　②涼血止血　③滋陰生津

II：大黄䗪虫丸の方剤考察

過労に伴う虚が極まり、五臓の機能が傷害されて脾胃・肺・心・肝・腎が虚し、そこに生活習慣の乱れが加わって、羸痩し、腹満して飲食する能わずとなり、経絡が阻滞して気血の流れが滞り、営衛気が巡らなくなって、瘀血が形成され、血虚のために皮膚がかさかさとなり、甲羅状やうろこ状になって、腎経・肝経・心経などが通じず、血虚栄養不足のために網膜の機能不全も起こしている者を、まず穏やかに中の虚を補って、さらに瘀血を除き治療するのが方意である。

補中益気し滋陰生津するとともに血虚を補い、瘀血を除き活血し、瘀熱を除き、消癥散結し、平肝し、気血の流れを正常に戻して治療するのである。甘草・芍薬で補中益気し滋陰生津するとともに血虚を補い、大黄・桃仁・䗪虫・乾漆・虻虫・水蛭・蠐螬で瘀血を除き活血し消癥散結し、大黄・黄芩・乾地黄で瘀熱を清し血を巡らせ、芍薬・乾地黄で養血滋陰し、芍薬で平肝し、杏仁で宣肺降気して活血を補助し、全体で気血の流れを正常に戻している。正気を損なわずに瘀血を除き五臓の虚を改善している。

【本条のポイント】

五労の虚が極まった状態で、五臓の機能が傷害され、気滞・血滞・瘀血・気虚・血虚となり、虚熱を生じて瘀熱となり気血が巡らず、羸痩・腹満・肌膚甲錯・両目黯黒となっているもの

は、大黄䗪虫丸を用いて補中益気し滋陰生津して血虚を補い、瘀血を除き活血し、瘀熱を除き、平肝し、養血滋陰して、気血の流れを正常に戻して治療する。過労に伴う虚が極まると、瘀血・瘀熱が形成されて症状が悪化することが示されている。

【原文】（六―21、22）

附方

『千金翼』炙甘草湯（一云復脈湯）、治虚労不足、汗出而悶、脈結悸、行動如常、不出百日、危急者十一日死。

甘草四両（炙）　桂枝　生姜各三両　麦門冬半升　麻仁半升
人参　阿膠各二両　大棗三十枚　生地黄一斤

右九味、以酒七升、水八升、先煮八味、取三升、去滓、内膠消尽、温服一升、日三服。

『肘後』獺肝散、治冷労、又主鬼疰一門相染。

獺肝一具、炙乾末之、水服方寸匕、日三服。

【訓読】

附方

『千金翼』の炙甘草湯（一に云う復脈湯）、虚労不足、汗出でて悶《もだ》え、脈は結し悸するを治す、行動は常の如くなるも、百日を出でず（して余後不良となり）、危急の者は十一日にして死す。

甘草四両（炙る）　桂枝　生姜各三両　麦門冬半升　麻仁半升　人参　阿膠各二両　大棗三十枚　生地黄一斤

右九味、酒七升、水八升を以て、先ず八味を煮て、三升を取り、滓を去り、膠を内れて消尽し、一升を温服し、日に三服す。

『肘後』獺肝《だつかん》散、冷労を治し、又鬼疰《しゃ》にて一門相染るを主る。

獺肝一具、炙り乾かして之を末とし、水にて方寸匕を服し、日に三服す。

【注釈】

＊汗出でて悶え：自汗は気虚自汗と陽虚自汗がある。気虚は全身の臓腑の機能低下を反映し、元気が不足し、宗気が不足し、気血や栄養素が全身に回らず衛気も虚して、肌表を固摂することができずに営陰が外泄する。陽虚自汗も同様に固摂機能が低下して営陰を固護することができずに発汗する。陽虚自汗では陽虚寒象を伴う。ただしここでは「大汗」であり、亡陽・亡陰に伴う発汗であり、亡陽は多量の冷汗、亡陰は多量の粘稠発汗となり、疾患が重篤であることを示す。

＊脈は結し悸する：脈が結代し心悸（＝動悸）するのは、ここでは心虚（心気虚・心陽虚、心陰虚・心血虚など）による心気・心血の不足のためである。過労・長患い・生活習慣の乱れなどにより脾胃虚弱となり気血が不足したり、出血性疾患や精神疲労によって気血が消耗すると、心の血脈と精神を主る機能が低下するとともに、心気による推動作用が低下して血液のスムーズな運行が妨げられ、結代や心悸（＝動悸）となる。

＊行動は常の如くなるも：虚損が五臓において進行していても、すぐに症状が悪化する訳ではなく、代償できる限度を越えて限界点に達した時に症状が発現するのである。たとえば心筋

梗塞後に、壊死を免れた心筋組織で心不全にならずに経過していても、代償できる限度を越えて限界点に達した時に心不全が発症する。しかし虚損の程度が強いと、日月を経ずに症状が発現する。

＊**冷労**：虚労により陽気が衰弱した状態か。

＊**鬼疰**：「鬼」は、亡霊・幽霊であり、死者の霊魂の意である。家本誠一によれば、疰は「注」であり、ここでは「一か所にくっつく」の意で、死者の霊魂が身体にくっついて生じる病とのことであり、人から人に伝わる感染症であるとする。結核や腸チフスなどの伝染性疾患を指す。

＊**一門相染る**：一族全員が感染すること。

＊**獺肝**：かわうその肝。『名医別録』には、「獺肝　味甘、有毒。主治鬼疰、蠱毒、却魚鯁、止久嗽、焼服之。」とある。詳細は不詳である。

【炙甘草湯の考察】

Ⅰ：構成生薬の薬理作用

A．麻仁

（1）アサ科アサの種子。麻子仁に同じ。

（2）甘、平。脾・胃・大腸。

（3）『神農本草経』「麻子、味甘、平。主補中益気、肥健不老。生川谷。」

（4）**11**：①潤腸通便・滋養補虚　**12**：①潤腸通便　②養血・生津潤燥　**13**：①滋潤滑腸

（5）麻仁は『神農本草経』で強調されている様に、補中益気することによって気血を補う。油脂を多く含み腸管と糞便を潤滑にするが、気虚によって腸管の動きが悪くなったり、血虚・陰虚によって腸管内が乾燥状態となり、腹痛や膨満感がなく兎糞状の便となる、腸燥便秘や習慣性便秘に有効であり、老人・虚弱・久病・産婦の血虚や津液化燥による便秘に用いられる。また通乳作用もある。炙甘草湯では、補血補陰の補助薬として用いられている。

《麻仁を用いる方剤》＊**麻子仁丸**（麻子仁・白芍・枳実・大黄・厚朴・杏仁）＊**潤腸湯**（当帰・熟地黄・麻子仁・桃仁・杏仁・枳殻・厚朴・黄芩・甘草・大黄）

B．甘草：①補中益気　②潤肺・祛痰止咳　③緩急止痛　④清熱解毒　⑤調和薬性　**C．桂枝**：①発汗解肌（表）②温通経脈　③通陽化気　**D．生姜**：①散寒解表　②温胃止嘔　③化痰行水　④解毒　**E．麦門冬**：①清熱潤肺・止咳　②養胃生津　③清心除煩　④潤腸通便　**F．人参**：①大補元気　②補脾益肺　③益気生津　④益智安神　⑤補気生血・摂血　⑥扶正祛邪　**G．阿膠**：①補血　②滋陰　③止血　④清肺潤燥　**H．大棗**：①補気補脾　②養血安神　③薬性緩和　**I．生地黄**：①清熱涼血　②涼血止血　③滋陰生津（P121）

Ⅱ：炙甘草湯の方剤考察

虚労による気血の不足が極まって、肌表を固摂することができずに多量の発汗となり、気血津液の虚損がさらに強まり、心の血脈と精神を主る機能が低下し、心気による推動作用が低下して、結代や心悸（＝動悸）となっている者を治す。心陽不足・心陰不足・肺気不足・肺陰不足に対して、益気し滋陰しする。心陽が不足すると心自体が温まらず、動悸・不安感・息切れなどとなり、腎に影響が及ぶと心腎陽虚となる。津液と血液が不足し心陰が不足すると心陽が高ぶって動悸・不眠・健忘・多夢となる。肺気が不足すると宗気も不足し呼吸困難や息切れとなり、肺陰が不足すると鼻やのどの乾燥症状が現れ、虚火が生じてさらに肺陰が焼かれ、腎に影響が及べば肺腎陰虚となり、腸に影響が及べば陰陽両虚となって虚寒性の便秘となる。炙甘草・人参・生姜・大棗・阿膠で気・津液・血の不足を補い（益気養心・生津）、炙甘草・生地黄・麦門冬で心血を補い、阿膠・麦門冬で肺陰を補い、桂枝・生姜で温通経脈し、麻子仁で潤腸通便し養血・生津している。

【本条のポイント】

気虚陽虚によって固摂機能が低下して大量の発汗となり、心気・心血の不足のために心気虚・心血虚となり、血液のスムーズな運行が妨げられ、結代や動悸となる場合は、気血の虚損が高度であり、一見して普通であっても、遠からずして重篤となる。補中益気・養血・養心・生津・温通経脈の生薬が含まれる炙甘草湯が有効である。

肺痿肺癰欬嗽上気病脉證治　第七

論三首　脉證四條　方十六首

【注釈】

＊**肺痿**：「痿」は、「身体のある一部分が萎縮あるいは機能を失う病態」のことで、肺の機能が失われた状態のことであるが、『素問』痿論篇には、「肺なる者は、蔵の長なり。心の蓋となすなり。失亡する所ありて、求むる所得ざれば、則ち肺　熱し葉　焦ぐ。故に、五蔵は肺　熱し焦ぐるに因りて、発して痿躄となるというは、此れを謂うなり。」とあり、「肺は百脈の朝」であって（朝は集めるの意味）、五臓に気をめぐらせている中心であり、「肺痿」は五臓の機能に影響しまた影響されることになる。

＊**肺癰**：「癰」は、悪性の腫れ物の一種。肺部に発生した癰瘍のことで、膿血を排出する。肺膿瘍、肺壊疽などが相当する。[7]

＊**欬嗽**：欬は咳に同じ。『素問』咳論篇に、「五蔵六府は皆　人をして咳せしむ。」とあり、欬嗽には様々な成因や症状があることが述べられている。元来は咳とは無痰のものを指し、嗽とは痰がからむものを指していたが、現代では前者を咳や干咳、後者を咳嗽とよぶ。[7]「嗽」には、口をすすぐ・うがいをする、の意味もある。

＊**上気**：『素問』五蔵生成篇には、「咳嗽上気は、厥　胸中に在り、」とあり、同じく玉機真蔵論篇には、「其の不及なれば、則ち人をして喘し、呼吸　気少なくして咳して、上気して血を見わし、下　病音を聞かしむ。」とあり、調経論篇には、「気有余なれば則ち喘咳上気し、不足なれば則ち息　利して少気たり。」とある。いずれも、「気の上逆」（気逆）の意味で用いられている。人体上部にある気の意味で用いることもある。

【原文】（七—1）

問曰。熱在上焦者、因咳為肺痿。肺痿之病、何従得之。師曰、或従汗出、或従嘔吐、或従消渇、小便利数、或従便難、又被快薬下痢、重亡津液、故得之。曰。寸口脈数、其人欬、口中反有濁唾涎沫者何。師曰。為肺痿之病。若口中辟辟燥、咳即胸中隠隠痛、脈反滑数、此為肺癰、咳唾膿血。脈数虚者為肺痿、数実者為肺癰。

【訓読】

問うて曰く。熱上焦に在る者は、咳するに因りて肺痿と為る。肺痿の病は、何に従りて之を得たるか。師曰く、或は汗出づるに従り、或は嘔吐するに従り、或は消渇にて、小便利すること数なるに従り、或は便難にて、又快薬を被りて下痢するに従りて、重ねて津液を亡《な》くし、故に之を得る。曰く、寸口の脈数にして、其の人咳し、口中反って濁唾涎沫《だくだぜんまつ》有る者は何ぞや。師曰く、肺痿の病と為す。若し口中辟辟として燥き、咳しては即ち胸中隠隠として痛み、脈反って滑数なるは、此れ肺癰と為し、咳して膿血を唾す。

脈数虚の者は肺痿と為し、数実の者は肺癰と為す。

【注釈】

＊**熱上焦に在る者は、咳するに因りて肺痿と為る**：「熱上焦に在る」での熱の原因としては外感と内傷があり、外感は、一つは風熱の邪が直接口鼻から入って肺臓を犯すことであり、もう一つは風寒の邪が皮毛から入って経をへて肺臓に伝わりそれが鬱結して熱に変化した場合で、熱のために肺気が鬱滞して肺気の宣発機能が失われ、肺気の上逆が引き起こされて咳となる。内傷は、陽熱の勢いが強いために生じた熱邪が上昇して、上焦の肺を焦がすのであり（燥邪犯肺）、心火偏亢や脾胃積熱、肝胆鬱熱や、辛いものや熱いものを食べた場合などが原因となり、肺経が熱に塞がれて肺気の上逆となる。「咳するに因りて肺痿と為る」は、肺気の宣発機能が失われて肺気が上逆して咳となっている此の状態は、すでに肺に機能障害が起っている「肺痿」の状態であり、咳が肺痿の原因なのではない。

＊**快楽《けらく》**：「快楽は大黄なり」から、下剤のことである。[5]

＊**寸口の脈数**：数脈は邪熱（陽熱）によって気とともに血も盛んとなった脈象で、有力なものは実火であり、無力なものは虚火である。

＊**口中反って濁唾涎沫有る**：肺は宣発作用によって衛気と津液を全身に散布し、肌腠・皮毛を潤し暖め全身に栄養を行き渡らせており、また粛降作用によって津液を粛々と下降させて全身に散布し、これにより津液は、五臓を潤し水道を通調し、さらに三焦の水道で気化された後膀胱に注がれる。また肺で吸入された気は、肺の粛降作用によって腎に納気されて、呼吸を正常に保つことが可能となっている。肺熱によってこれらの宣発・粛降作用が傷害を受けると、津液が散布されず下降せず肺系にたまって痰や鼻水になるとともに、痰飲が形成されて肺が塞がれ、気逆や喘息症状に伴って濁唾涎沫が口中に上って来ることになる。「反って」は「反対の」と取るよりは、「そこで」ぐらいの意味か。

＊**辟辟**：辟は、「避ける・排除する」の意であるが、ここでは口中の乾燥の程度が耐えがたい程の苦痛を伴っている様を表現したものと思われる。

＊**隠隠**：ぼんやりしている・はっきりしない・かすかである、の意であるが、痛みの形容としては「しくしく痛む」の意。

＊**脈反って滑数**：滑脈は、脈管の拡張や収縮が迅速で、気血が充実している陽脈であるが、邪気正気ともに盛んで痰湿が体内にあり、脈内の液体量が増加している脈象であり、妊娠の脈象でもある。痰湿は陰であるので、陽中の陰の脈であり、滑で数は、痰火を生じている脈象である。[2]

【考察】

外感や内傷のために、熱によって肺経が塞がれると、肺の宣発と粛降機能が傷害され、肺気が上逆すると咳となり、肺の機能が障害されると肺痿の病となる。この病は、発汗・嘔吐・糖尿病による多尿・あるいは頑固な便秘に下剤を用いて下痢となる、などによって津液が失われ、肝腎心肺の陰が損傷を受けて虚火を生じ、燥邪犯肺・心火偏亢・脾胃積熱・肝胆鬱熱などの病態となり、肺経が熱に塞がれることによって、肺の宣発と粛降機能が傷害された結果の肺痿である。また肺熱により宣発と粛降機能が傷害されると、津液が散布されず下降せずに肺系にたまって痰や鼻水になるとともに、肺気の下降も妨げられて気逆となり喘咳し、また痰飲が形成されて肺が塞がれ、呼吸症状が悪化することになるが、この症状も肺痿の病である。肺癰は肺膿瘍や肺壊疽などであり、肺熱が強まり血瘀が形成され、痰濁と血瘀が合わさって痰火となり、滑数の脈となるとともに、膿瘍が形成され、膿血痰を排出し、胸部がしくしくと痛み、熱による津液の消耗により口渇がさらに耐えがたい程に強まることになる。また「脈数虚の者は肺痿と為し、数実の者は肺癰と為す」とあるように、肺痿は機能が障害された虚の状態であり、肺癰は邪正相争が亢進した実の状態である。

【本条のポイント】

津液が消耗し、虚熱を生じ、熱が上焦に及び、肺の宣発と粛降機能が傷害されると、津液が巡らず、肺気の下降も妨げられて肺痿となる。津液が散布されず下降せずに肺系にたまって痰となり、肺熱によって形成された血瘀と結びついて痰火となると、肺膿瘍や肺壊疽が引き起こされる。これらの病態を理解すること。

【原文】（七—2）

問曰。病咳逆、脈之何以知此為肺癰。当有膿血、吐之則死、其脈何類。師曰。寸口脈微而数、微則為風、数則為熱。微則汗出、数則悪寒。風中於衛、呼気不入。熱過於営、吸而不出。風傷皮毛、熱傷血脈。風舎於肺、其人則咳、口乾喘満、咽燥不渇、時唾濁沫、時時振寒。熱之所過、血為之凝滞、蓄結癰膿、吐如米粥。始萌可救、膿成則死。

【訓読】

問うて曰く。咳逆を病むに、之を脈して何を以って此れを肺癰と為すを知るや。当に膿血有りて、之を吐すれば則ち死す、其の脈何に類するや。師曰く。寸口の脈微にして数、微は則ち風と為し、数は則ち熱と為す。微なれば則ち汗出《い》で、数なれば則ち悪寒す。風が衛に中《あた》れば、呼気するも入らず。熱が営を過《よ》ぎれば、吸して出でず。風は皮毛を傷《やぶ》り、熱は血脈を傷る。風は肺に舎《やど》れば、其の人則ち咳し、口乾き喘満し、咽燥《のどかわ》くも渇せず、時に濁沫を唾《つばき》し、時時振寒す。熱の過《よ》ぎる所、血之が為に凝滞し、蓄結して癰膿となり、米粥の如きを吐す。始めに萌ずるを救うべし、膿成れば則ち死す。

【注釈】

＊**膿血有りて、之を吐すれば則ち死す**：肺癰による膿血痰が有る者に、膿血痰を更に除く目的で吐法を用いて治療するなら

ば、陽気や津液の消耗が更に強くなって死に至ることになる。

＊寸口の脈微にして数、微は則ち風と為し、数は則ち熱と為す：肺癰の脈象はどのようなものか、との問いに対する答えであり、肺癰は痰濁と血瘀が合わさって痰火となり気血の虚損も強く、それを反映して微数の脈になると思われる。

　数脈は邪熱（陽熱）によって気血ともに盛んとなり、気血の流れが加速されたための脈象で、有力なものは実火（実熱）であり、無力なものは虚火（虚熱）である。微脈は本来は気血が消耗している気虚・血虚・脱水・失精などでみられる脈象であり、陽気の衰弱を反映して無力な拍動となる。風邪は体表に侵入すると体内の衛気や陽気との間に邪正相争を生じ、その結果衛陽が虚すと悪寒となり、裏に入ると熱を生じて熱邪が内鬱し陰津を消耗し、気血の虚損が悪化し陽虚も強まり微脈となる。

＊微なれば則ち汗出《い》で、数なれば則ち悪寒す：風邪は陽邪であり腠理を開泄する性質があり発汗し易くなる。また営衛の協調性が失調し（営衛不和）、営である津液が漏れやすくなっているとも考えられる。すなわち亡陽においては、陰陽は互いに支え合っているところから、陰が陽の支えを失って陰液が外泄されることになる。悪寒は表において衛気の働きが損なわれて温煦作用が妨げられたための症状であり、寒邪の外感による場合が多いが、ここでは風熱邪によって衛気の働きが傷害されたための悪寒であり、痰濁と瘀血が合わさって痰火となり発熱している肺癰では（前出）、裏に於いて熱邪が内鬱し外表部では衛気の働きが傷害されて悪寒と発熱が同時に現れるのである。熱邪が営分に及ぶと津液が灼傷されてさらに熱盛となる。

＊風が衛に中れば、呼気するも入らず：『素問』痿論篇によれば「肺は身の皮毛を主り」であり、皮膚に外邪（風邪）が侵入し正気と抗争し衛気の機能失調が起ると、その影響は肺に及び（逆もまたある）、肺気の宣発と粛降機能が傷害されて肺気が上逆し咳となり、咳が強いために呼気はできるが吸気ができなくなる吸気性呼吸困難となる。

＊熱が営を過ぎれば、吸して出でず：温熱の邪が肺臓を犯して肺気の宣発粛降機能を傷害するとともに、営すなわち陰血や津液に及ぶと、津液が外泄されまた消耗され（熱灼営陰）、血が妄行して血絡を損傷し脈絡内で瘀血を形成して営気の運行が障害され、肺癰が形成されることになる。痰濁と瘀血が合わさった膿血痰が気道を塞げば、呼気性呼吸困難となる。

＊風は皮毛を傷り、熱は血脈を傷る：『素問』痿論篇に「肺は身の皮毛を主り、心は身の血脈を主り」とあり、風邪はまず皮毛を傷り肺の宣発粛降機能を傷害し、熱邪は営陰を熱灼し、経絡を損傷し、血脈を傷って耗血し瘀血を形成し、その影響は心に及ぶ。

＊風は肺に舎れば、其の人則ち咳し、口乾き喘満し、咽燥くも渇せず：風邪により肺の宣発粛降機能が傷害されると肺気が

上逆して咳となり、水道の通りが悪くなって痰飲が形成されて肺を塞ぐと口が乾いて喘満（喘息症状があって胸満する）となる。また咽喉部が風邪の上昇、肺気の上逆、風邪と衛気との抗争などに伴ってかわくが、宣発粛降機能の傷害により水液や津液が巡らなくなって水液が停滞するために渇は生じない。

＊時に濁沫を唾し、時時振寒す：（七―1）の「口中反って濁唾涎沫有る」で説明済。「振寒」は寒くて震えることで、悪寒が強いために振戦状態となることであり、風熱邪によって衛気の働きが傷害されて振寒となる。

＊熱の過ぎる所、血之が為に凝滞し、蓄結して癰膿となり：「熱が営を過ぎれば、吸して出でず」で説明済。

＊米粥の如きを吐す：肺膿瘍により空洞が形成されると、原因菌の種類によって、黄色、緑色、錆色などの膿性痰を喀出する。「米粥の如き」であるから黄白色痰と漿液が混じった状態である。

＊始めに萌ずるを救うべし、膿成れば則ち死す：風熱の邪による肺の病はできるだけ早期に、膿瘍を形成してしまう前に治療しなくてはならない。膿瘍を形成してしまうと死に到る。

【考察】

風熱邪の侵入による脈象は、肺癰が形成される時点では気血の虚損は高度であるから、脈は微数となる。ただし微数の脈をみて微の原因が風邪であり疾患が肺癰であるとすることは臨床上は困難である。喘息時もそうであるが、呼気性の呼吸困難は気管支の収縮と痰の形成による。吸気性の呼吸困難は、肺自体の弾力性が失われたり、胸郭に問題がある場合であるが、咳が強く吸気ができないのは後者である。

【本条のポイント】

風邪の侵入によって肺癰が形成され気血の虚損が高度であると、微数の脈となり、発汗し悪寒し呼吸状態が悪化する。すなわち、宣発粛降機能が傷害され水液や津液が巡らなくなり、熱邪が営陰を熱灼し経絡を損傷し、血脈を傷って耗血し瘀血が形成され、痰濁と瘀血が合わさって肺癰が形成される。昔は膿瘍を形成してしまうと死を免れ得なかったと思われる。

【原文】（七―3）

上気面浮腫、肩息、其脈浮大、不治、又加利尤甚。

【訓読】

上気して面浮腫し、肩息し、其の脈浮大なるは、治せず、又利を加うるは尤も甚し。

【注釈】

＊上気して面浮腫し：上気は「気の上逆」（気逆）の意味であり、ここでは肺気の宣発と粛降機能が傷害されて肺気が上逆して咳喘となり、また水道を通調して水液や津液を巡らせることができなくなって水湿が体内に貯留し浮腫となるが、浮腫はまず目のまわりの顔面からはじまり次第に全身に及ぶ。

***肩息**：呼吸困難が重篤なために、肩を持ちあげて呼吸することで、酸素を少しでも多く摂取しようとする呼吸のことである。ここでは水湿が肺に貯留した肺水腫が考えられ、呼吸状態は非常に悪化している。

***脈浮大**：浮脈は表証の場合と、陰血不足・陰陽気虚損による虚証の場合があり、表証は肌表での邪正相争を反映し、虚証は陰血が不足し陽気を収斂し潜蔵することができないために、脈気が上浮したためであるとされる。[19]　大脈は脈管の拡大を反映して波動の巾が平常脈の倍ほどにもなっており、陽熱の邪気が盛んで気血が充実している邪熱実証時の脈象であるが、大で無力なものは陰虚よって脈を収斂できないためであり、慢性消耗性疾患や虚労により血気虚や虚損が甚だしい場合の脈象である。本条での「脈浮大」は陰血不足・陰陽気虚損が甚だしいことの反映である。

***又加利尤甚**：またこの様な症状に加えて下痢症状があるということは、脾胃虚弱から脾陽不振があり、また脾陽不振の原因に腎陽虚弱があり、脾腎陽虚の状態であって運化機能が傷害されていることを示している。さらに下痢は陰液の虚損をさらに強め症状がはなはだしく悪化することになる。

【考察】

肺気が上逆して咳喘がある者で、頭部顔面に浮腫があり、呼吸困難が強く肩呼吸となっている者は、肺気の宣発と粛降機能の障害が高度であって水道が通調しなくなり、顔面に留まらず全身に水腫がまわっており、加えて陰血不足・陰陽気虚損が甚だしく、脾・腎の陽虚も強くなり、運化機能も傷害されて下痢が続き陰液の虚損もさらに強くなり、治療が困難となっている。また「肩息」の原因として、心不全による肺水腫も考えられる。中医学的には心気虚弱であるが、肺脾腎の機能と心気は深く関係しており、肺脾腎の虚損が心気を虚弱にして（心腎陽虚・心肺気虚など）肺水腫の原因となる。

【本条のポイント】

肺の宣発と粛降機能が傷害されて、肺気が上逆し、水道を通調して水液や津液を巡らせることができなくなり水湿が体内に貯留し、加えて陰血不足・陰陽気虚損が甚だしく、脾腎陽虚も伴っている場合には、陰液を更に失う事態が加わると、症状の悪化は甚だしくなる。

【原文】（七—4）

上気喘而躁者、属肺脹、欲作風水、発汗則愈。

【訓読】

上気し喘して躁する者は、肺脹に属し、風水を作《な》さんと欲す、汗を発すれば則ち愈《い》ゆ。

【注釈】

***上気し喘して躁する者**：「躁」は、「おちつきがない・さわぐ・うごきまわる」の意であり、咳喘が強く苦しさのために片時もじっとしていられない状態の形容。

＊**肺脹**：脹病の一種であり、肺の粛降作用の障害により胸部が脹満状態となったもの。実証と虚証がある。実証は邪気による肺の壅塞が原因であり、虚証は肺腎両虚により腎不納気となり肺気が上逆したためである。肺炎・急性気管支炎時や、気管支喘息・肺気腫時に気道感染症が加わり増悪した際の症状である。『霊枢』脹論篇には、「肺脹者、虚満而喘咳」とある。

＊**風水**：『素問』水熱穴論篇によれば、「勇而労甚、則甚汗出。腎汗出逢於風、内不得入於蔵府、外不得越於皮膚。客於玄府、行於皮裏、伝為胕腫。本之於腎。名曰風水。」とある。虚労を原因として腎陰腎陽が虚し、陽虚陰虚に伴って発汗となる。そこに風邪を感受すると、肺気の宣発粛降作用が失調し、肺は水道を通調し皮毛を主るところから、水道と皮毛が同時に不通となり、発汗もできず小便も不利となり、風は上昇して水とぶつかり、頭面部から全身の皮膚にあふれ出して浮腫となる、と考えられる。急性糸球体腎炎やネフローゼ症候群時にみられる。

【考察】

風邪に侵襲されて肺気の宣発粛降作用が失調し、体内に水湿が貯留して浮腫となり、また腎精不足や腎陰虚・腎陽虚も加わって肺腎両虚から腎不納気となり、肺気が上逆して喘咳が強く、呼吸苦のために片時もじっとしていられない状態のものは、風水の病であり、発汗によって水湿を除去し、同時に解表して風邪を除くことによって治療する。ただし肺腎両虚の強い状態に汗法を用いると陽気の虚損を強めてしまうので注意が必要であり、本症例は正気の虚損がまだ少ないために汗法が有効なのだと思われる。

【本条のポイント】

浮腫・咳喘・肺脹を伴う場合は、肺腎両虚を伴った風水の病であるので、発汗法によって、水湿と風邪を除いて治療する。

【原文】（七―5）

肺痿吐涎沫而不咳者、其人不渇、必遺尿、小便数、所以然者、以上虚不能制下故也。此為肺中冷、必眩、多涎唾、甘草乾姜湯以温之。若服湯已、渇者、属消渇。

甘草乾姜湯方

甘草四両（炙）　乾姜二両（炮）

右㕮咀、以水三升、煮取一升五合、去滓、分温再服。

【訓読】

肺痿にて涎沫《ぜんまつ》を吐くも咳せざる者は、其の人渇せず、必ず遺尿し、小便数なり、然る所以《ゆえん》の者は、上虚して下を制すること能《あた》わざるを以っての故なり。此れを肺中冷と為し、必ず眩し、涎唾多し、甘草乾姜湯を以って之を温む。若し湯を服し已《おわ》って、渇する者は、消渇に属す。

甘草乾姜湯の方

甘草四両（炙る）　乾姜二両（炮る）

右㕮咀し、水三升を以って、煮て一升五合を取り、滓を去り、分かち温めて再服す。

【注釈】

＊肺痿にて涎沫を吐くも咳せざる者：『中医病因病機学』によれば、「中焦に虚寒があって清陽が上昇できず、肺中が虚冷となったために気が津液を化生できず、津液が凝集して分布されないときなどは、大量の水っぽい涎を流す・口が渇かない・頭眩・息切れなどの症状が現れる。さらに、こうしたケースでは肺気が不足しているので、上焦が虚して下焦を制約することができず、膀胱をコントロールできないために、頻尿・遺尿などの症状が現れる。臨床ではこれを肺痿証という。」とある。中焦における正気虚弱・陽気虚弱が根本にあってこのために内寒が生じ、陽気が上焦に巡らなくなって肺中の陽気が不足して肺気が鬱し、肺気の温煦作用が失われて津液が化生できなくなると、津液が凝集して分布されず「涎沫を吐く」ことになる。肺気が鬱しているために「咳せざる者」となるが、停滞が長引けば肺気の宣発粛降機能が失調して咳逆し、衛気が全身に巡らなくなり虚寒症状が強まることになる。

＊其の人渇せず：陰液の虚損はないので渇はない。

＊必ず遺尿し、小便数なり：前述、「上焦が虚して下焦を制約することができず、膀胱をコントロールできないために、頻尿・遺尿などの症状が現れる」であり、肺気が虚寒となって宣発粛降機能が失調し、津液・水液を分布することができなくなって肺虚失制となったためであるとする。肺気には、粛降作用によって三焦水道を通し調節する作用（疎通機能）とともに、水の循環を調節して貯蔵と排泄のバランスを保つ作用（抑制機能）があり、肺気が虚寒となると津液を宣発散布することができなくなり、すなわち抑制が効かなくなって、水液が直接下から漏れ出てしまうこととなり、肺虚失制となるとされる。［8］

＊必ず眩し：前述、「中焦に虚寒があって清陽が上昇できず」のためである。

＊若し湯を服し已って、渇する者は、消渇に属す：消渇病は、口渇があって多飲・多尿・多食するが痩せている、などの症状であり糖尿病に相当する。消渇病の口渇は、脾胃の運化機能が傷害されて水湿が停滞し、停滞した水湿が熱化して津液が消耗され津液の分布が妨げられたためや、肝気鬱結による化熱に伴う津液の消耗や、腎虚に伴う陰虚火旺によって虚火上炎となり、肺が灼熱されることによっても生じる。消渇病では上記の各種躁熱の形成とともに、肺の宣発粛降機能が失調して水液が停滞することによっても躁熱が生じ、これら躁熱により肺の津液が消耗されて咽喉を潤すことができなくなり口渇となる。これらはいずれも、口渇が熱邪による津液・陰液の消耗によることを示している。

　本条の肺痿は、「中焦に虚寒があって清陽が上昇でき」ないためであり、甘草乾姜湯によって虚寒が回復し清陽が上昇できるようになれば、肺気の温煦作用も回復して肺痿の諸症状も改善すると思われるが、もともと消渇病であったものでは陰液の虚損が強く、口渇が再出現する。消渇が肺痿に被われていたが、隠れていた消渇の症状が表面に出てきたと考えられる。

【考察】

「涎沫を吐くも咳せざる者」の原因を［注釈］では虚寒によると説明した。しかし「涎沫を吐く」状態では、当然咳もあると考えるのが普通で、肺気が鬱しているから咳にはならない、とするのは無理やりの感がぬぐえない。この点に関して『傷寒・金匱」薬方大成』において中川良隆は江部洋一郎の説を参考にして以下の様に述べている。略述する。『つまり、虚寒による肺痿というようなことを言い出すのでわからなくなる。肺痿は（肺の）津液が傷られた陰虚の状態が基本である。これでよしとすべきだ。一方…胃寒の病態が併存する。…胃寒により、その降濁機能が障害され水飲が胃にたまる。…ところで、生体には異常、歪があるとそれを正そうとするメカニズムが生ずる。しかし、胃寒によって心下に寒飲がプールされているのでその動きは自然ではない。スムーズではないギクシャクした動きをする。この肺陰虚を正そうとそのまま胃の寒飲が上に昇って来るのが〈吐涎沫〉である、と考えればよい。これは直接肺の問題ではないので「而不咳者」としたのだ。しかも胃には寒飲が溜っているので「其人不渇」となる。胃に寒飲があれば、…遺尿、小便数は当然であろう。胃の寒飲によって隣接する肺が冷やされるので「肺中冷」と表現したのであろう。「肺中寒」ではない。』とある。この様に、「胃寒」が病態の本質であり、「胃寒」を治療する乾姜をまず用い、甘草は胃気を傷らないことに主眼がおかれ、補脾温中することによって「脾土を補い肺金を生じる」と考えなくてもよいのではとしている。卓見であると思われる。

【甘草乾姜湯の考察】

Ⅰ：構成生薬の薬理作用

A．甘草：①補中益気　②潤肺・祛痰止咳　③緩急止痛　④清熱解毒　⑤調和薬性　**B．乾姜：**①温中散寒　②回陽通脈　③温肺化痰・化飲

Ⅱ：甘草乾姜湯の方剤考察

乾姜は、寒邪による脾胃の損傷を、温中散寒作用により脾胃を温めて寒を散じ、寒飲を除くとともに、『神農本草経』で「主胸満咳逆上気」と記されている様に、胸中の寒飲を温めて除去する。また経絡を温めることによって気の通りを改善する。胃中の寒飲も胸中の寒飲も除く作用があり、本条の病態を改善する。甘草は脾胃をそして心気を補い急を緩め、温中下気に働き、胃の寒飲による症状を緩和する。

【本条のポイント】

「中焦に虚寒があって清陽が上昇できず、肺中が虚冷となったために気が津液を化生できず」と考えるのと、「肺陰虚」があって「胃寒」により胃中に寒飲形成があり、肺陰虚を正そうと胃の寒飲が上がってくるのが病態の本質、と考えるのとでは、「中焦

に虚寒」があるのは共通であるが、「胃の寒飲形成」を病態の本質と考えるかどうか、及び「肺痿」の原因をどう考えるか、において違いがある。中川良隆の説を採りたいが、いかがであろうか。

【原文】（七—6）

咳而上気、喉中水鶏声、射干麻黄湯主之。

射干麻黄湯方

射干十三枚一云三両　麻黄四両　生姜四両　細辛三両　紫苑三両　款冬花三両　五味子半升　大棗七枚　半夏（大者八枚洗　一法半升）

右九味、以水一斗二升、先煮麻黄両沸、去上沫、内諸薬、煮取三升、分温三服。

【訓読】

咳して上気し、喉中に水鶏の声するは、射干麻黄湯之を主る。

射干麻黄湯の方

射干十三枚（一に云う三両）　麻黄四両　生姜四両　細辛三両　紫苑三両　款冬花三両　五味子半升　大棗七枚　半夏（大なる者八枚洗う　一法には半升）

右九味、水一斗二升を以って、先ず麻黄を煮て両沸し、上沫を去り、諸薬を内れ、煮て三升を取り、分かち温めて三服す。

【注釈】

＊**咳して上気し：**肺気の上逆により咳となるが、肺陰不足が原因となる。

＊**喉中に水鶏の声するは：**水鶏は、「くいな」（くいな科の小形の水鳥）のことであるが、青蛙の意味もあり、ここでは後者。咽喉部でゴロゴロと鳴く。痰の量が多く咽喉部に痰がからんでいるための音。

【射干麻黄湯の考察】

Ⅰ：構成生薬の薬理作用

A．射干《やかん》

（1）アヤメ科ヒオウギの根茎

（2）苦、寒。肺・肝。

（3）『神農本草経』「射干、味苦、平。主咳逆上気、喉痹咽痛不得消息、散結気、腹中邪逆、食飲大熱。一名烏扇、一名烏蒲。生川谷。」

（4）**11：**①清熱解毒・消腫利咽　②消瘀散結　**12：**①清肺祛痰　②利咽消腫　**13：**①清熱解毒・消痰散結

（5）射干はその苦により泄降の性質があり、その寒により清熱解毒する。このため気の上昇を降ろす作用が強く、肺気の上逆を降ろして鎮咳平喘するとともに、肺火を冷まして降ろすので、肺熱による黄色多痰・咳嗽・呼吸困難などに用いられる。また降気することによって散結するので、痰熱が交結して壅塞したための咽喉の腫脹疼痛を消腫散結し、また腹中の積痰や瘀血による肝脾腫大などを散結し消痰して、消積し開結する。『神農本草経』『本草綱目』によれば、喉痺咽痛を治す要薬である。また痰の多い咳喘に用いる。

B．紫苑

（1）キク科シオンの根および根茎。

（2）辛・苦、温。肺。

（3）『神農本草経』「紫菀、味苦、温。主咳逆上気、胸中寒熱結気、去蠱毒、痿蹶、安五臓。生山谷。」

（4）**11：**①潤肺下気・化痰止咳　**12：**①止咳化痰　**13：**①化痰降気・清肺泄熱・通調水道

（5）紫苑は苦味により降気し、辛味により辛散行気して、肺経の気分と血分に入って肺鬱を開泄し、肺気の流れを整えて化痰し止咳する。温性であるが潤性であって乾燥させることがなく、『神農本草経』で述べている様に、肺気が塞がれて咳喘があり多痰である肺疾患に対して、外感・内傷や寒熱にかかわらず用いることができる。外感風寒証や肺気壅滞による喘咳や多痰・肺癆による咳嗽や血痰・肺熱による黄色粘性痰などの病態に用いる。紫苑の苦味による降気は、益肺することにより肺気による水道通調作用を改善し、最終的には膀胱に作用することによって利水作用を発揮する。款冬花に比べ化痰作用にすぐれる。

《紫苑を用いる方剤》＊**止嗽散**（桔梗・荊芥・紫苑・百部・白前・甘草・陳皮）

C．款冬花《かんとうか》

（1）キク科フキタンポポの花蕾。

（2）辛・苦、温。肺。

（3）『神農本草経』「款冬花、味辛、温。主咳逆上気、善喘、喉痹、諸驚癇寒熱邪気。一名橐吾、一名虎須、一名兎奚。生山谷。」

（4）**11：**①潤肺止咳・消痰下気　**12：**①止咳化痰　**13：**①温肺化痰　②止咳平喘

（5）款冬花は紫苑と同じく苦味により降気し、辛味により辛散行気して肺経の気分と血分に入って肺鬱を開泄し、肺気の流れを整えて化痰し止咳する。温性であるが潤性であって乾燥させることがなく、潤肺止咳化痰する。外感・内傷や寒熱にかかわらず、あらゆる肺疾患による咳嗽に用いることができるが、寒性の咳嗽に多用される。紫苑に比べ降気止咳作用にすぐれ、このため両者は併用されることが多い。肺癰の膿性血痰などの火熱咳嗽には使用を避ける。

《款冬花を用いる方剤》＊**定喘湯**（銀杏・麻黄・蘇子・甘草・款冬花・杏仁・桑白皮・黄芩・半夏）

D．五味子

（1）マツブサ科チョウセンゴミシの成熟果実。

（2）酸、温。肺・心・腎。

（3）『神農本草経』「五味子、味酸、温。主益気、咳逆上気、労傷羸痩、補不足、強陰、益男子精。生山谷。」

（4）**11**：①斂肺止咳・定喘　②固表斂汗　③益腎固精　④渋腸止瀉　⑤益気生津・止渇　**12**：①収斂固渋（斂肺止嗽・渋精縮尿・渋腸止瀉・斂汗）②益気生津　③寧心安神　**13**：①斂肺　②補腎　③養心・斂汗　④生津止渇

（5）収斂固渋薬であり、体内や体表から流失している液体成分である汗・血液・尿・便などをひきしめて収め、固めて止める作用がある。上逆した肺気を収めると止咳・平喘となり、陰虚盗汗や陽虚自汗などの発汗を皮膚を引き締めることにより止め（斂汗）、腎虚により腎の締まりが悪くなり遺精・滑精・頻尿・尿失禁などの症状を呈したものを、固精し補腎し収納腎気することにより収め（益腎固精）、脾腎陽虚による慢性下痢を収めて止める。また肺気や腎気が耗散した状態を収めて益気するとともに生津して止渇し、肝腎の陰を潤し、亡陽証や消渇病に用いられる。さらに心腎の陰を潤して心気不足を補い、心腎陰虚による不眠・心悸・多夢・易驚などを改善する。肺の実熱証・肝火妄動・麻疹の初期・初期の咳嗽などに用いてはならない。

《五味子を用いる方剤》＊**小青竜湯**（麻黄・桂枝・半夏・乾姜・細辛・五味子・白芍・炙甘草）＊**清暑益気湯**（黄耆・蒼朮・人参・陳皮・白朮・麦門冬・当帰・炙甘草・黄柏・五味子・升麻・葛根・神麹）

B．**麻黄**：①発汗解表　②宣肺平喘・止咳　③利水消腫　④散風透疹　C．**生姜**：①散寒解表　②温胃止嘔　③化痰行水　④解毒　D．**細辛**：①祛風散寒・止痛　②温肺化飲　③宣通鼻竅　④風火歯痛　E．**大棗**：①補気補脾　②養血安神　③薬性緩和　F．**半夏**：①燥湿化痰　②降逆止嘔　③消痞散結　④消腫止痛

Ⅱ：射干麻黄湯の方剤考察

射干・紫苑・款冬花で逆気を降ろすが、**射干**はその寒の性質により肺熱のある場合に用いられ、紫苑・款冬花は温性であるが潤性であって寒性の咳嗽に多用されるが寒熱ともに用いられる。紫苑と款冬花を較べると、**紫苑**は化痰作用にすぐれ、**款冬花**は降気止咳作用にすぐれる。この三者で寒熱いずれにも対応している。

麻黄・生姜・細辛は表邪を散じているが、**麻黄**は「肺経の専薬（専門薬）」であって、肺に働きかけることで解表発汗だけでなく、宣肺・利水の各作用もおこなっている。生姜は陽気をめぐらせて解表し、風寒表証の悪寒・発熱・頭痛・鼻閉などを除くが解表作用は弱く、ここでは麻黄の補助薬として用いられている。**細辛**は風寒湿邪を温めることによって散じ、その「走り回って浸透し鬱滞を除く」性質により、胸中の気滞を除き肺竅を通すとともに、「温肺化飲」つまり肺中の寒飲を温めて除き、呼吸困難・咳嗽・希薄多痰などを改善し、肺気を疎通することによって「利水道」もしている。**半夏**は、脾の

運化昇清機能が失調して水飲の停滞が起り痰飲が形成されてその影響が肺に及び、喀痰・咳嗽・喘息などの症状となったものを、燥湿化痰して除き、脾気の回復も図っている。また麻黄・細辛の利水道作用によっても湿邪を除き、半夏と協調してはたらいている。五味子は斂肺止嗽にはたらきまた益気生津し、大棗で補気補脾し、中を安定（安中）させている。**五味子**はその収斂固渋の性質により、麻黄・生姜・細辛・半夏による発散・燥湿作用が過度になり正気が損傷するのを抑制するはたらきもしている。

全体で寒邪と痰飲の形成により肺の宣発粛降機能が阻害され、肺気が上逆して咳嗽・呼吸困難・喘鳴となり、痰飲が気道に阻滞し、寒飲が昇って喉におよび、咽喉部でゴロゴロと鳴るようなものを治すのである。

【本条のポイント】

麻黄・生姜・細辛を用いて陽気を巡らせ宣肺し、温肺化飲している点から、本条は寒邪によって肺の宣発粛降機能が阻害されたことが原因である。射干は寒性であるが痰の多い咳喘に用いられる。紫菀・款冬花は肺経の気分と血分に入って肺鬱を開泄し、肺気の流れを整えて化痰し止咳し、益肺に働く。紫菀は化痰作用にすぐれ、款冬花は降気止咳作用にすぐれる。五味子は上逆した肺気を収めて止咳・平喘し益気生津する。半夏で燥湿化痰して、痰飲を除き、大棗で補気補脾している。合せて痰の多い咳喘を改善する。

【原文】（七―7）

咳逆上気、時時吐濁、但坐不得眠、皂莢丸主之。

皂莢丸方

皂莢八両（刮去皮、用酥炙）

右一味、末之、蜜丸梧子大、以棗膏和湯服三丸、日三夜一服。

【訓読】

咳逆上気し、時時濁を吐し、但だ坐して眠を得ざるは、皂莢丸之を主る。

皂莢丸《そうきょうがん》の方

皂莢八両（皮を刮《けず》って去り、酥《そ》を用いて炙る）

右一味、之を末とし、蜜にて梧子大の丸とし、棗膏を湯に和して以って三丸を服す、日に三夜に一服す。

【注釈】

＊酥：ウシ・ヒツジの乳からとった油。乳脂肪でクリームのこと。

＊膏：濃い糊状のもの。語素は、脂肪・油。

【考察】

肺気の宣発粛降機能が傷害されて衛気と津液が散布されなくなると、肺気が上逆して咳喘つまり「咳逆上気」となり、また肺系に津液が停滞して蓄積されると痰が形成される。痰の形成には脾肺腎三臓と三焦の機能失調が深く関係している。脾は中焦にあって水液を運行させ、腎は下焦にあって水液を蒸化し濾過し、肺は上焦にあって水道を通調しており、これら三臓の機能失調により水液が巡らなくなり、さらに三焦の機能障害も加わって痰が形成される。これら三臓の病証は、急性の外感病や慢性の内傷疾患のいずれにおいても出現し、虚実様々な病態となる。原文での「濁」は痰と同義であり、津液が滞って濁り、気血の上逆の影響を受けて煮つまって凝集し痰が形成される有様を、濁と表現したのである。また「時時吐濁」であり、量は多くはないが濁った粘稠痰である。

「但だ坐して眠を得ざるは」は、粘稠痰が気道を塞いで咳喘が強く、起座呼吸となっていることを示しており、喘息でみられる病態に一致している。

【皂莢丸の考察】

Ⅰ：構成生薬の薬理作用

A．皂莢

（1）マメ科トウサイカチの果実。成熟品を皂角・大皂角、未熟品を牙皂・猪牙皂として区別する。

（2）辛・鹹、温。小毒。肺・大腸。

（3）『神農本草経』「皂莢、味辛、咸、温。主風痹死肌邪気、風頭涙出、利九竅、殺精物。生川谷。」

（4）**11：**①祛痰　②通竅開閉　③消腫止痒　**13：**①開竅捜風　②祛痰

（5）『名医別録』には、「主治腹脹満、消谷、破咳嗽嚢結、婦人胞下落、明目、益精。」とある。辛により散行して走竄し、鹹により軟堅消痰する。強烈な祛痰通竅の薬物であり、中風の意識障害・牙関緊急（口噤不開）の患者に、細辛などとともに鼻腔内に吹き込みくしゃみを誘発して肺竅を通じさせ、気血の流れを改善させて覚醒させ、また喉に入ると嘔吐を誘発する。内服すると、痰涎が気道を塞ぎ喀出困難な粘稠痰・咳嗽・呼吸促迫などの症状を、稀涎降痰して改善する。また二便を通じさせる作用があり、燥性の便秘に用いられる。腹中に痰積結聚して塊を生じたものを軟堅消痰する。外用に用いられると消腫止痒し、皮膚化膿症に外用する。正気を損傷しやすいので痰結邪実にのみ用い、虚弱者・妊婦・癰瘡がすでに破れたものには用いない。原文では大棗膏を用いて、皂莢の峻列な薬力を調和させ、正気の損傷を防いでいる。

【本条のポイント】

粘稠痰が気道を塞いで咳喘が強く、起座呼吸となっているものには、皂莢丸を用いる。

【原文】（七―8）

咳而脈浮者、厚朴麻黄湯主之。

厚朴麻黄湯方

厚朴五両　麻黄四両　石膏如鶏子大　杏仁半升　半夏半升

乾姜二両　細辛二両　小麦一升　五味子半升

右九味、以水一斗二升、先煮小麦熟、去滓、内諸薬、煮取三升、

温服一升、日三服。

【訓読】

咳して脈浮の者は、厚朴麻黄湯之を主る。

厚朴麻黄湯の方

厚朴五両　麻黄四両　石膏鶏子大の如し　杏仁半升　半夏半升　乾姜二両　細辛二両　小麦一升　五味子半升

右九味、水一斗二升を以って、先ず小麦を煮て熟せしめ、滓を去り、諸薬を内れ、煮て三升を取り、一升を温服す、日に三服す。

【注釈】

＊咳して脈浮の者は：浮脈は表証の場合と、陰血不足・陰陽気虚損による虚証の場合があり、表証は肌表での邪正相争を反映し、虚証は陰血が不足し陽気を収斂し潜蔵することができないために、脈気が上浮したためであるとされる（七—3参照）。風邪が表衛を損傷すれば、肺は皮毛に連絡し鼻に開竅しているところから、肺系が犯され、宣発と粛降機能が傷害されて咳喘となる。寒邪が侵入すると衛表が拘束されて衛陽が鬱滞し、営陰も凝結して経絡中の気の流れが悪くなり、毛竅も閉じ、肺の宣発と粛降機能も傷害される。本条では咳の他の症状は記載されておらず、脈象と咳だけでは厚朴麻黄湯の適応証を尽くしているとは言えない。

【厚朴麻黄湯の考察】

Ⅰ：構成生薬の薬理作用

A．小麦

『名医別録』の記述を書き出す。「味甘、微寒、無毒。主除熱、止燥渇、咽乾、利小便、養肝気、止漏血唾血。以作曲、温。消谷、止痢。以作面、温、不能消熱、止煩。」とある。大意は「熱を除き、咽喉の乾燥や、口渇を止め、小便を利し、肝気を養い、性器出血や喀血を止める」であり、臓躁を治療するのであるが、傷陰や陰陽失調による虚火妄動を鎮めるとともに、その結果としての養心安神作用もあり、「甘麦大棗湯」で用いられている。「甘麦大棗湯」は、（二十二—6）参照。［14］

B．厚朴：①行気化湿　②下気除満　③燥湿化痰・下気降逆　**C．麻黄**：①発汗解表　②宣肺平喘　③利水消腫　④透疹・祛風湿　**D．石膏**：①清気分実熱（清熱降火・除煩止渇）　②清肺熱　③清胃火　④生肌斂瘡　**E．杏仁**：①止咳平喘　②潤腸通便　**F．半夏**：①燥湿化痰　②降逆止嘔　③消痞散結　④消腫止痛　**G．乾姜**：①温中散寒・温脾陽　②回陽救逆　③温肺化飲　④温経止血　**H．細辛**：①散寒解表　②温肺化飲　③祛風止痛　**I．五味子**：①収斂固渋（斂肺止嗽・渋精縮尿・渋腸止瀉・斂汗）　②益気生津　③寧心安神

Ⅱ：厚朴麻黄湯の方剤考察

厚朴は気を下げ巡らせて行気し、湿滞を除き、湿邪停滞による脾胃機能の失調や、肺に湿邪が停滞した痰湿壅肺を、消

痰下気・燥湿化痰して痰湿を除き下気降逆し、肺気上逆による喘咳に有効である。**麻黄**は風寒邪の侵入による表証を辛温発汗し解表散寒する。また宣肺作用があり肺気を宣通させ、滞った肺気を開通させて化痰・鎮咳する（宣肺化痰）とともに、膀胱を温化して利水し、肺が通調を失うことにより引き起こされる水腫に対して、行水消腫する。麻黄は宣通肺気し杏仁は降気化痰するので、両者の併用により止咳平喘作用がより強められている。**杏仁**は肺の粛降機能を改善して肺気を降ろし降気化痰する。石膏は、風寒の邪気による外感病表証の表虚と表実の症状を治療するとともに、発熱発汗によって津液が損傷され、また熱邪が裏に入って胃火亢進や肺陰欠損などとなり津液が失われた状態を、清熱降火・除煩止渇・清肺熱・清胃火して治療する。**半夏**は、脾の運化昇清機能が失調して水飲の停滞が起り痰飲が形成され、その影響が肺腎にも及んで肺においては喀痰・咳嗽・喘息などとなり、脾においては心下部の膨満感・胸やけ・嘔吐・心下部冷感などとなったものを燥湿化痰し、これにより脾気を回復して治す。燥湿化痰により痰熱が鬱滞して生じる各種の病証を治療するとともに、逆気を下ろし気を巡らせる作用がある。**乾姜**は寒邪による脾胃の損傷を、温中散寒作用により脾胃を温めて寒を散じ寒飲を除き腹痛・悪心・下痢・腹満を治し、胸中の寒飲を温めて除去し、咳嗽・呼吸困難・水様性の多量の痰・背部冷感などを治す。**細辛**は、風寒湿邪を温めることによって散じ、風寒邪による外感表証の頭痛・悪寒・発熱・四肢関節痛・鼻閉などを改善するとともに、風寒湿邪による関節拘縮・関節疼痛・胸痛などを伴う痹証を改善する。これらは細辛の「走り回って浸透し鬱滞を除く」性質によっており、胸中の気滞を除き肺竅を通し、鼻塞を温めて通して鼻閉を改善し、経絡の阻滞を温通して痺証を改善している。また肺中の寒飲を温めて除き「温肺化飲」し、呼吸困難・咳嗽・希薄多痰などを改善するが、肺気を疎通することによって「利水道」もしている。**五味子**はその収斂固渋の性質により、上逆した肺気を収めて止咳・平喘し、発汗を皮膚を引き締めることにより止め（斂汗）、腎虚による遺精・滑精・頻尿・尿失禁などの症状を、固精し補腎し収納腎気することにより収める（益腎固精）。また肺気や腎気が耗散した状態を収めて益気するとともに生津して止渇し、肝腎の陰を潤し、亡陽証や消渇病に用いられる。

以上の様な方剤の多岐に亘る作用をまとめると、①表証を除く、寒湿邪を除く（麻黄・細辛・乾姜）②湿滞を除き、痰飲を除く（厚朴・麻黄・半夏・細辛）③肺気上逆を鎮める、肺気を通じる（厚朴・麻黄・杏仁・半夏・細辛・五味子）④清熱降火、臓躁を鎮める（石膏・小麦）⑤利水道する（麻黄・細辛・五味子）⑥脾胃の機能を補う（半夏・乾姜）、などである。寒湿邪に侵され、化熱し、湿滞から痰飲が形成され、咳逆上気し咳喘となっているものを治すのである。

【本条のポイント】

厚朴麻黄湯の方意は前述のように、「寒湿邪に侵され、化熱し、湿滞から痰飲が形成され、咳逆上気し咳喘となっているものを治す」であり、本文「咳して脈浮の者は」の浮脈は、単なる表証の反映ではなく、湿滞による陰液不足が強いための虚証による浮脈と考えられる。

【原文】（七—9）

脈沈者、沢漆湯主之。

沢漆湯方

半夏半升　紫参五両（一作紫苑）　沢漆三斤（以東流水五斗煮取一斗五升）　生姜五両　白前五両　甘草　黄芩　人参　桂枝各三両

右九味、㕮咀、内沢漆汁中、煮取五升、温服五合、至夜尽。

【訓読】

脈沈の者は、沢漆湯之を主る。

沢漆湯の方

半夏半升　紫参五両（一に紫苑に作る）　沢漆三斤（東流水五斗を以って煮て一斗五升を取る）　生姜五両　白前五両　甘草　黄芩　人参　桂枝各三両

右九味、㕮咀し、沢漆の汁中に内れ、煮て五升を取り、五合を温服す、夜に至って尽す。

【注釈】

***脈沈の者**：沈脈は皮下深くに触れる脈象で裏証・鬱証・水証を表すとされる。沈脈には裏実と裏虚があり、裏実は病邪が裏にあるために気血が裏に向かい、病邪によって気血が裏に鬱阻されたためで、正気との間の邪正相争を反映して有力となる。裏虚は臓腑の虚を反映して陽気が衰退したために、営衛気を表に出すことが出来ず、気血が裏にこもり脈を昇挙できなくなった脈象である。水寒の邪が裏に蓄積したものは沈で有力となり（沈実）、陽気の衰退によるものは沈で無力となる。ただし脈沈だけで沢漆湯の適応証を論じることはできず、方剤内容の考察が必要である。

【沢漆湯の考察】

Ⅰ：構成生薬の薬理作用

A．紫参

（1）タデ科イブキトラノオなどの根茎。処方名、挙参・草河車など。

（2）苦・酸、微寒。小毒。肝・胃・大腸。

（3）『神農本草経』「紫參、味苦、辛、寒。主心腹積聚、寒熱邪気、通九竅、利大小便。一名牡蒙。生山谷。」

（4）**11：**①清熱解毒　②涼血止血　③清熱止痢

（5）苦で降泄し、酸で収斂し、寒で清熱する。癰腫瘡毒（皮膚化膿症）、咽喉の腫脹疼痛、吐血・鼻出血、痔出血、大腸湿熱の下痢・テネスムス・赤痢などに用いられる。清熱と収斂の効能があるので、婦女の熱性帯下に用いられる（11参照）。『名医別録』には、「主治腸胃大熱、唾血、衄血、腸中聚血、癰腫諸瘡、止渇、益精。」とあり、前説明と同様の記述である。

B．沢漆

（1）トウダイグサ科トウダイグサの全草。

（2）辛・苦、微寒。有毒。肺・大腸、小腸。

（3）『神農本草経』「澤漆、味苦、微寒。主皮膚熱、大腹水気、四肢面目浮腫、丈夫陽気不足。生川澤。」

（4）**11**：①逐水消腫　②清熱消痰・散結解毒

（5）『名医別録』には、「利大小腸、明目、軽身。」とある。『綱目』『草木典』などには「利大小便」と記載されているとのことであり、いずれにしても苦寒の性により清熱・瀉下・燥湿に働き、利水消腫・清熱消痰・散結解毒し、腹水による脹満や全身の浮腫、肺熱のある痰や咳に有効である。

C．白前《びゃくぜん》

（1）ガガイモ科リュウハビャクゼンなどの根茎。

（2）苦・辛、微温。肺。

（4）**11**：①降気消痰　**12**：①化痰降気・止咳　**13**：①下気降痰

（5）『名医別録』には、「主治胸脇逆気、咳嗽上気。」と書かれている。苦降辛散の性で、よく肺気を降ろし痰涎を消散させて除き、咳嗽を止める。肺気壅実で痰濁が停留した肺気上逆による咳嗽に、寒熱にかかわらず用いることができる。外感風寒の咳嗽・多痰や、肺熱の咳嗽・呼吸促迫・呼吸困難、久咳上気や胸脇脹満などの諸症状に用られ、肺家の要薬と言われている。虚証には慎用する。

D．半夏：①燥湿化痰　②降逆止嘔　③消痞散結　④消腫止痛　**E．生姜**：①散寒解表　②温胃止嘔　③化痰行水　④解毒　**F．甘草**：①補中益気　②潤肺・祛痰止咳　③緩急止痛　④清熱解毒　⑤調和薬性　**G．黄芩**：①清熱燥湿　②清熱瀉火　③清熱止血　④清熱安胎　⑤清熱解毒　**H．人参**：①大補元気　②補脾益肺　③益気生津　④益智安神　⑤補気生血・摂血　⑥扶正祛邪　**I．桂枝**：①発汗解肌（表）　②温通経脈　③通陽化気

II：沢漆湯の方剤考察

半夏は、脾の運化昇清機能が失調して水飲の停滞が起り痰飲が形成され、その影響が肺腎にも及んで肺においては喀痰・咳嗽・喘息などとなり、脾においては心下部の膨満感・胸やけ・嘔吐・心下部冷感などとなったものを、燥湿化痰しこれにより脾気を回復して治す。燥湿化痰により痰熱が鬱滞して生じる各種の病証を治療するとともに、逆気を下ろし気を巡らせる作用がある。**紫参**は咽喉の腫脹疼痛を、清熱と収斂の効能により鎮める。**沢漆**は肺熱のある痰や咳を清熱消痰する。**生姜**は陽気をめぐらせて、風寒表証の悪寒・発熱・頭痛・鼻閉などを解表するが、解表作用は弱く、ここでは辛温

解表薬の桂枝の補助薬として用いられている。胃を温めて胃気を降ろし、湿を除き、悪心・嘔吐を止める。**白前**は肺気壅実で痰濁停留し肺気上逆した咳嗽を、降気消痰する。甘草は補中益気して潤肺し、これにより祛痰止咳する。**黄芩**は肺・脾胃・小腸・大腸・肝胆・膀胱の湿熱を清熱し燥湿するが、特に肺・大腸・肝の瀉火清熱にすぐれている。**人参**は元気を回復させることによって五臓の虚損を補うとともに、健脾和胃作用によって脾胃の気の働きを高めて脾陽を回復させる。脾の運化機能が低下し肺に水湿が停滞した状態に、外邪が作用して痰濁が形成され、肺気の宣発粛降作用が阻害された状態を、健脾和胃作用によって悪循環を断って益肺する。**桂枝**は経絡を温めて血行を促進し、温通経脈し、風寒湿の邪を散じて疼痛を緩和するとともに、陽気を温めて巡りをよくし（通陽）、痰湿を吸収し除く（化気）。腎と膀胱の気化を促進して利水作用を発揮するとともに、下気作用・納気作用があって気の上逆を治療し、補中作用があって裏虚を補って営衛を調和させている（和営作用）。

以上の様に方剤の多岐に亘る作用をまとめると、①水湿・痰飲・痰濁を除く（半夏・沢漆・白前・人参・桂枝）②痰熱・咽喉腫脹・肺熱などの清熱（半夏・紫参・沢漆・黄芩）③肺気上逆を降ろす（半夏・白前・人参・桂枝）④補中作用・脾陽の回復（生姜・甘草・人参・桂枝）⑤解表作用（生姜・桂枝）などである。この様に沢漆湯は、陽気が衰退し気血が裏にこもって沈脈となり、脾の運化機能も低下して水湿が停滞し、痰濁が形成され、痰熱・咽喉腫脹・肺熱となり、肺気上逆があって多痰の咳喘となっている病態を治すのである。

【本条のポイント】

本条の脈沈は、裏において水湿・痰飲・痰濁が形成されており、裏実の要素もある。しかし痰濁より湿熱も形成され、肺気上逆もあって多痰の咳喘となっており、臓腑の虚も強く陽虚も強いと思われ、沈脈は陽気の衰退の反映と考えてよいと思われる。

【原文】（七—10）

大逆上気、咽喉不利、止逆下気者、麦門冬湯主之。

麦門冬湯方

麦門冬七升　半夏一升　人参三両　甘草二両　粳米三合
大棗十二枚

右六味、以水一斗二升、煮取六升、温服一升、日三夜一服。

【訓読】

大いに逆して上気し、咽喉利せず、逆を止め気を下す者は、麦門冬湯之を主る。

麦門冬湯の方

麦門冬七升　半夏一升　人参三両　甘草二両　粳米三合
大棗十二枚

右六味、水一斗二升を以って、煮て六升を取り、一升を温服す、日に三夜に一服す。

【注釈および考察】

＊大逆：『趙開美本』では「大逆」に、『医宗金鑑』では「火逆」に作る。

＊大いに逆して上気し、：気逆は臨床上肺・胃・肝でみられるが、ここでは本来宣発粛降機能によって下行する肺気が下行できずに上逆（＝上気）し、咳嗽や喘息症状を呈していることを述べている。咳嗽は、六淫の外邪である風・寒・燥・熱邪が肺に侵入することによって肺の宣発粛降機能が傷害されて生じるが、一方で内因性であり、臓腑機能の失調が肺に影響することによっても生じる。脾の運化昇清機能に異常が生じると、水湿の停滞が起り、痰湿が形成されて肺に上行し、肺気の宣発粛降機能が不利となり咳嗽を生じる。このことは、「脾を生痰の源となし、肺を貯痰の器となす」と述べられているところである。また脾気虚の場合も肺気虚となって肺機能が低下し、咳嗽の原因となる。肝では、精神的ストレスなどから疏泄機能が失調し、肝気が鬱結して熱化すると肝火となって上炎し肺を犯し、肺気の宣発粛降機能が傷害されて咳嗽となる。また気の消耗や脾虚腎虚による肺気不足（肺気虚）でも肺の宣発粛降機能が失われる。燥熱の邪気や内熱虚火によって肺の津液が消耗され、肺陰欠損（肺陰虚）となり、肺系の潤いが失われて肺の宣発粛降機能が傷害され、これらによっても咳嗽となる。腎陰は諸臓器の陰分の基であり、腎陰虚では肺の陰分も毀損し、また陰が陽を制御することができなくなり虚熱を生じると、さらに肺陰が損なわれ津液が枯渇し、宣発粛降機能が働かなくなって少痰の咳喘となるとともに、鼻腔・口腔・咽喉部の乾燥症状が強くなる。また腎虚に伴い肺で吸入された気を粛降作用により腎に納気することができなくなると、肺気が上逆して喘息症状となる。肺腎陰虚の他に、心火、胃火による虚火炎上でも肺陰が焼かれ、肺陰虚の原因となる。麦門冬湯はその方剤構成上からは陰虚により肺の潤いがなくなった少痰のカラ咳に用いられる。

＊咽喉利せず、：咽喉部は前方は気管を介して肺につながり、後方は食道を介して胃につながる。従って肺・胃の病変と咽喉部の症状との間には直接的な関連性があり、肺陰欠損から鼻腔・口腔・咽喉部が乾燥し咽喉部痛を生じるとともに、虚火が発生して症状がさらに悪化することになる。また辛いものを食べたなどで胃火を生じると咽喉部も傷害されて、嗄声や咽喉部痛となる。また他の五臓六腑のうち、脾・腎・肝が咽喉部の症状と関係が深く、脾虚・腎虚・肝気鬱結などにより虚火や気滞が起ると咽喉部の症状の原因となる。

【麦門冬湯の考察】

Ⅰ：構成生薬の薬理作用

A．麦門冬：①清熱潤肺・止咳　②養胃生津　③清心除煩　④潤腸通便　B．半夏：①燥湿化痰　②降逆止嘔　③消痞散結　④消腫止痛　C．人参：①大補元気　②補脾益

肺　③益気生津　④益智安神　⑤補気生血・摂血　⑥扶正祛邪　**D．甘草：**①補中益気　②潤肺・祛痰止咳　③緩急止痛　④清熱解毒　⑤調和薬性　**E．粳米：**補中益気・健脾和胃・除煩渇　**F．大棗：**①補気補脾　②養血安神　③薬性緩和

Ⅱ：麦門冬湯の方剤考察

腎虚や胃陰・心陰が虚し、このために生じた虚火が肺を焼き肺陰虚となり、「大いに逆して上気し、咽喉利せず」となる。そこで陰を補って生津し、それにより潤肺し止咳するとともに、虚火を清熱して鎮め、脾の運化昇清機能が失調し水湿が停滞し痰湿が形成されて肺に上行したものを燥湿化痰している。麦門冬は肺・心・胃に作用し潤肺・止咳・養胃生津するとともに清熱し、人参・甘草・粳米・大棗は健脾し補中益気し、益肺・益気生津・補気生（養）血している。半夏は燥湿化痰して痰湿を除くとともに、逆気を下ろし気を巡らせる作用がある。

【本条のポイント】

腎陰虚から肺陰虚となり、また燥熱の邪気を感受し、肝・心・胃に生じた虚火によって肺陰が損なわれ肺陰虚となり津液が枯渇し、また腎虚に伴う納気不全、などによって肺気の上逆が強くなるとともに、陰液欠損に伴う咽喉部の乾燥症状が強い場合には、麦門冬湯を用いる。

【原文】（七―11）

肺癰喘不得臥、葶藶大棗瀉肺湯主之。

葶藶大棗瀉肺湯方

葶藶（熬令黄色、擣丸如弾子大）　大棗十二枚

右先以水三升、煮棗取二升、去棗、内葶藶、煮取一升、頓服。

【訓読】

肺癰にて喘し臥するを得ざるは、葶藶大棗瀉肺湯之を主る。

葶藶大棗瀉肺湯の方

葶藶（熬《い》りて黄色ならしめ、擣《つ》きて丸とし弾子大の如くす）

大棗十二枚

右先ず水三升を以て、棗を煮て二升を取り、棗を去り、葶藶を内れ、煮て一升を取り、頓服す。

【注釈】

＊肺癰：肺膿瘍・肺壊疽などが該当し、膿血を排出する。温邪や湿熱邪によって肺臓が犯されて、熱邪が肺気を鬱滞させ肺気の宣発粛降機能が奪われ、このために肺気が上逆して咳喘となった、肺熱壅盛といわれる病態で、肺熱のために血瘀を生じると、痰濁と血瘀に、感染による腐敗が加わって膿が形成され、悪臭のする膿血痰を喀出し、胸部がしくしく痛むことになる。呼吸状態が悪いために起座呼吸となる。

【葶藶大棗瀉肺湯の考察】

Ⅰ：構成生薬の薬理作用

A．葶藶：①瀉肺平喘　②行水消腫　**B．大棗：**①補気補

脾　②養血安神　③薬性緩和

Ⅱ：葶藶大棗瀉肺湯の方剤考察

葶藶の薬効については、生薬の説明において述べた、再掲する。神農本草経では、「主癥瘕積聚結気」気が結滞した肝脾腫などの腹腔内腫瘤や腹水、寒熱などを、「破堅逐邪、通利水道」水道を通利して利尿作用を発揮し、これにより邪を追いやって腫瘤を除く、と書かれている。葶藶子は膈上の水を除くのに優れ、まず肺経に作用し、痰飲壅肺により肺気の粛降機能が失われて気逆し、痰が多く咳嗽し呼吸困難・喘鳴を呈したものを、瀉肺（痰飲を排泄）行水して緩和し、下気平喘し消腫する。また肺気を降して水道を通調するとともに膀胱経に入って利水し、大腸に作用して通泄し大便を下泄する。葶藶子の性は激しく大黄や芒硝に劣らず、肺中の水気や胸悶を大いに瀉し、下って膀胱を巡り（瀉肺行水）、膈上の水すなわち胸水、胸膜炎に作用し胸悶を改善し咳喘を除き、全身や顔面の浮腫を改善する。

（七―21）にも葶藶大棗瀉肺湯が述べられており、いずれも肺癰（肺膿瘍・肺壊疽）に伴って水湿が貯留し痰飲（水）壅肺となり、つまり肺水腫と類似の病態となり、呼吸状態が悪化したものを、水道を通利し利尿作用を発揮して行水し瀉肺して消腫し、気逆を下気平喘しており、瀉法薬として用いられている。但し膿瘍が完成して肺の気血の消耗が激しいときには、さらに気血を消耗させるので用いず、実証で膿瘍が未完成の時期に使用する。大棗は葶藶の激しい性を緩和するとともに、補気補脾している。

【本条のポイント】

葶藶子は、肺癰（肺膿瘍・肺壊疽）・肺水腫の病態を、その激しい性で、肺中の水気や胸水を瀉し、胸悶・咳喘を除く。葶藶子は膈上の水を除くのに優れ、同時に水道を通利し利尿作用を発揮して行水し瀉肺し、それによって肺気の上逆も鎮める。

【原文】（七―12）

咳而胸満、振寒、脈数、咽乾不渴、時出濁唾腥臭、久久吐膿如米粥者、為肺癰、桔梗湯主之。

桔梗湯方（亦治血痺）

桔梗一両　甘草二両

右二味、以水三升、煮取一升、分温再服、則吐膿血也。

【訓読】

咳して胸満ち、振寒し、脈数、咽乾くも渇せず、時に濁唾腥臭を出《い》だし、久久として膿を吐すこと米粥の如き者は、肺癰と為す、桔梗湯之を主る。

桔梗湯の方（亦血痺を治す）

桔梗一両　甘草二両

右の二味、水三升を以て、煮て一升を取り、分け温めて再服す、則ち膿血を吐すなり。

【注釈】

＊咳して胸満ち：熱邪が呼吸器系に影響すると、呼吸に関わる肺の機能が阻害されて、熱邪阻肺・肺熱壅盛・熱邪犯肺などと表現される病態となる（書物によって表現が異なる）。すなわち水穀の精気と自然界の気から宗気が形成され、宗気は呼吸をコントロールするとともに血脈に注がれて全身に運ばれ、また肺気の持つ宣発機能によって衛気と津液を全身に散布し、粛降機能によって肺気を下降させ、水道を通調し津液を輸送下降している。熱邪はこれらの宗気の働きや肺気による宣発粛降機能を阻害するが、それらを「熱が肺を塞ぐ」と表現する。熱が肺を塞いだ状態では、宣発粛降機能が阻害されて咳嗽・喘息となり、水湿の停滞から痰湿が形成され、熱と痰が結びついて気道が塞がれるとともに、宗気による呼吸をコントロールする機能も阻害されて呼吸困難となる。呼気の障害が強ければ胸満し、即ち「咳して胸満ち」となる。

＊振寒し、脈数、：「振寒」は寒くて震えることで、寒象であり、「脈数」は陽熱の脈象である。「振寒」は表寒証・裏寒証・表熱証・裏熱証に分けて考えるならば、表寒証に当てはまる。また虚寒・実寒・虚熱・実熱に分けて考えると、肺癰が遷延化して陽気が減弱した状態であり、虚寒である。虚寒とは、体内の陽気が不足して寒が内生したものであり、このために陽気による温煦や化生機能が低下し、生体が温められなくなり寒の症状が出現したのである。それに対して「脈数」は、病状が「真熱仮寒」つまり熱病であるのに寒象を示していることを意味し、「振寒し、脈数」で裏に於いては熱が、表には寒が盛んであることを示している。実臨床に於いては寒熱錯雑の複雑な病像を呈することがしばしばある。

＊咽乾くも渇せず：「口は乾くが飲みたくない」状態であり、津液の消耗や不足は余りないが、津液が咽喉を潤すことができないことを意味している。痰飲・湿熱・血瘀などによって気機が阻滞し、気が津液を載せて上昇し咽喉を潤すことができなくなるためと考えられる。

＊時に濁唾腥臭を出だし、久久《い》として膿を吐すこと米粥の如き者は：時々排出される混濁した生臭い匂いのする米粥の如き膿性痰は、肺癰の急性期の膿血粘稠痰と較べて病期が慢性期に入り、病勢が減弱限局しながらも持続し、先に述べた様に痰飲・湿熱・血瘀などによって気機が阻滞して、正気の消耗が進行していることを意味している。

＊亦血痺を治す：「血痺」は、邪が血分に入り込んで生じる痺証のことであり、気血が阻滞したために強ばり・しびれ・疼痛・腫脹などの症状を呈する。

【考察】

以上の症状から推察すると、肺癰が慢性期に移行して、宣発粛降機能が阻害され、水湿の停滞から痰湿が形成され、熱と痰が結びついて気道が塞がれ、痰飲・湿熱・血瘀などによって気機が阻滞して気が津液を載せて上昇して咽喉を潤すことができなくなり、体内の陽気が不足して寒が内生し、表には寒が裏には熱があり、また場合によっては邪が血分に及び、それらにより正気の消耗が進行している病態である。

【桔梗湯の考察】

Ⅰ：構成生薬の薬理作用

A．桔梗：①宣通肺気・疏風解表　②祛痰・排膿　③利咽　④昇提　B．甘草：①補中益気　②潤肺・祛痰止咳　③緩急止痛　④清熱解毒　⑤調和薬性

Ⅱ：桔梗湯の方剤考察

桔梗は、肺の宣発作用を高め去痰し止咳する（宣肺去痰作用）、解表し咽喉を利す（解表利咽作用）、陽気の下降を防ぎ上昇させて痰を去痰し解消する（昇提化痰作用）、肺気の鬱滞を除いて宣肺することにより水道を通調し利尿を促進する（通利作用）、排膿消腫作用などがあり、本条の病態に合致していることが分かる。肺癰が慢性期に移行して体内の陽気が不足し、正気が虚損している病態においては、強力な方剤を用いると正気の虚損をさらに強める恐れが強いので、桔梗を用いて陽気を持ち上げ肺気の鬱滞を除いて宣肺し利尿し、痰飲・湿熱・血瘀などによる気機の阻滞を改善し、肺熱と膿を除くのである。甘草は補中益気するとともに潤肺し祛痰止咳している。

【本条のポイント】

前条の葶藶大棗瀉肺湯は、葶藶の烈しい性質により気血を消耗するために、実証で膿瘍が未完成の時期に使用するのに対して、本条の桔梗湯は肺癰が慢性期に移行した場合に用いられ、陽気の虚損を悪化させないために、昇提作用のある桔梗を用いて陽気を持ち上げ、肺気の鬱滞を除いて宣肺し利尿し、気機の阻滞を改善して症状の改善を図っている。

【原文】（七―13）

咳而上気、此為肺脹、其人喘、目如脱状、脈浮大者、越婢加半夏湯主之。

越婢加半夏湯方

麻黄六両　石膏半斤　生姜三両　大棗十五枚　甘草二両　半夏半升

右六味、以水六升、先煮麻黄、去上沫、内諸薬、煮取三升、分温三服。

【訓読】

咳して上気するは、此を肺脹と為す、其人喘し、目脱状の如し、脈浮大の者は、越婢加半夏湯之を主る。

越婢加半夏湯の方

麻黄六両　石膏半斤　生姜三両　大棗十五枚　甘草二両　半夏半升

右の六味、水六升を以て、先ず麻黄を煮て、上沫を去り、諸薬を内れ、煮て三升を取り、分け温めて三服す。

【注釈】

＊**咳して上気するは、此を肺脹と為す**：上気とは「気の上逆」

（気逆）の意味であり、『素問』調経論篇には、「気　有余なれば則ち喘咳上気し、不足なれば則ち息　利して少気たり。」とあり、邪気が肺を壅塞して肺気が宣発できなくなり、肺気が余ることにより生じるとされる。肺脹は『霊枢』脹論篇によれば、「肺の脹は虚満にして喘咳す」とあり、脹とは気腫および水腫によって張った状態であって、経脈の外を流通している衛気の流れが乱されることによるとされ、肺では肺気腫や気管支喘息に一致する。

＊其人喘し、目脱状の如し：元来は咳とは無痰のものを指し、喘（実喘）は風寒や痰濁・痰熱により呼吸が促迫し喘ぐ様な息づかいとなったものを指す。『霊枢』によれば、経脈外を流れている衛気であるリンパ液が、経脈に従って血管周囲を流れて筋肉群の中に入り込み、皮膚の腫脹や浮腫となるとされる。[22]　ここでは脹病が顔面に及び目周囲の皮膚が浮腫により腫脹し、咳喘による上逆も加わって「脱状」つまり陰陽離決し、陰陽失調が極度にまで達している様な目相を呈していることであると思われる。

＊脈浮大：浮脈は表証を表す場合と、虚証で陰液不足の場合がある。大脈は、脈管が拡張し粗大に感じられる脈象で、一般的には陽熱の表われであり、邪気が盛んなために、邪気に対抗して気血が充実し、血管を拡大したためであるが、大脈で無力は陰虚不斂であり、慢性虚労のために血虚の程度が甚だしいことを意味する。ここでは外には表証があり、内には陽熱があって肺気が宣発できなくなり、水湿の停滞から痰濁・痰熱の邪による壅塞があることの反映である。

【考察】

外邪が肺を犯す場合は、風寒の邪が皮毛から肺を犯したり（寒邪犯肺）、風熱の邪が肺を犯し痰熱が肺を塞いだり（熱邪壅肺）、温燥の邪が肺を犯し肺津を傷つけたり（燥邪犯肺）、風寒湿邪が肺を侵したりする（痰湿犯肺）ことにより、宣発や粛降機能が失われて、肺気が上逆すると咳となり、肺気が鬱滞すると喘となる。水湿の停滞が起り痰が形成されるとともに、肺は皮毛に合するところからしばしば表証を伴う。これら外邪の侵入によって、肺内の衛気の流れが乱されるとともに、肺が壅塞されて肺気が宣発できなくなると肺脹となり、水湿の停滞から痰も加わって、喘咳が起り苦しむことになる。また衛気の乱れがリンパ液に及び顔面浮腫となり、咳喘による上逆も加わってはなはだしくは「脱状」を呈することになる。

【越婢加半夏湯の考察】

Ⅰ：構成生薬の薬理作用

A．**麻黄**：①発汗解表　②宣肺平喘　③利水消腫　④透疹・袪風湿　B．**石膏**：①清気分実熱（清熱降火・除煩止渴）②清肺熱　③清胃火　④生肌斂瘡　C．**生姜**：①散寒解表　②温胃止嘔　③化痰行水　④解毒　D．**大棗**：①補気補脾　②養血安神　③薬性緩和　E．**甘草**：①補中益気　②潤肺・袪痰止咳　③緩急止痛　④清熱解毒　⑤調和薬性

F．半夏：①燥湿化痰　②降逆止嘔　③消痞散結　④消腫止痛

Ⅱ：越婢加半夏湯の方剤考察

麻黄は肺に働きかけることで、解表発汗・宣肺・利水の各作用を行う。宣肺作用として働き、外感により引き起こされる咳喘を治療するだけでなく、下焦を助けて水気を宣化し、すなわち膀胱を温化して利水し、肺が通調を失うことにより引き起こされる水腫に対して行水消腫の働きを為す。**石膏**は清肺熱し、肺実熱証の咳嗽・気管支喘息・黄色痰・呼吸困難・呼吸促迫・脈浮数などに用いるが、知母と異なり実熱証のみを治す。麻黄と石膏を併用すると発表作用は減弱するが、鬱熱を清し煩渇を解す作用は強まる。**生姜**は陽気をめぐらせて、風寒表証の悪寒・発熱・頭痛・鼻閉などを解表するが、解表作用は弱くここでは麻黄の補助薬として用いられている。また胃を温めて胃気を降ろし湿を除き、悪心・嘔吐を止め、脾胃の働きを助けるとともに、解毒作用があり半夏の毒性や刺激性を緩和している。**大棗・甘草**は補気補脾や補中益気するとともに、薬性緩和に働いている。**半夏**は燥湿化痰している。

外邪が肺を犯して、宣発や粛降機能が失われ、肺気が上逆して咳となり、肺気が鬱滞して喘となった病態で、水湿の停滞から痰が形成され、化熱して痰熱となり、肺が壅塞されて肺気がさらに宣発できなくなって肺脹となり、衛気の乱れがリンパ液に及び浮腫となっている病態に対して、①表証を除く（麻黄・生姜）、②宣肺作用により咳喘を除く（麻黄）、③鬱熱を清する（麻黄・石膏）、④衛陽を巡らす（生姜）、⑤行水消腫して利水する（麻黄）、⑥燥湿化痰し降気止咳する（半夏）、⑦脾胃の働きを補うことで肺気を整える（生姜・大棗・甘草）、などの作用により肺気の上逆や鬱滞を除き、湿を除き、鬱熱を清して肺脹に伴う諸症状を改善するのである。越婢湯は半夏がなく、病位が表にある風水病で浮腫を伴う場合に用い、越婢加朮湯は越婢湯に朮が加わり、水気が皮裏に高度に停滞し脾虚があり熱証を伴う場合であり、越婢加朮附湯は越婢加朮湯に附子が加わり、陽気が虚損して悪風が強い時に用いる。

【本条のポイント】

越婢湯（麻黄・石膏・生姜・大棗・甘草）は風水病に用いるとされ、風水病は風邪と湿邪が相搏つことで発症するとされる。越婢湯は表においては衛気が虚し、体質的な脾虚や、肺が水道を通調することができなくなること、などによって停滞した水湿（裏水）が、風邪と相搏つことで形成される病証を治す。越婢加半夏湯は越婢湯に半夏が加えられ、風水病があって肺気腫や気管支喘息などを呈し、咳喘・目脱状・脈浮大がある場合に用いられると考えられる。

【原文】（七―14）

肺脹、咳而上気、煩躁而喘、脈浮者、心下有水、小青竜加石膏湯主之。

小青竜加石膏湯方

麻黄　芍薬　桂枝　細辛　甘草　乾姜各三両　五味子　半夏各半升　石膏二両。

右九味、以水一斗、先煮麻黄、去上沫、内諸薬、煮取三升、強人服一升、羸者減之、日三服。小児服四合。

【訓読】

肺脹、咳して上気し、煩躁して喘し、脈浮の者、心下に水有るは、小青竜加石膏湯之を主る。

小青竜加石膏湯の方

麻黄　芍薬　桂枝　細辛　甘草　乾姜各三両　五味子　半夏各半升　石膏二両。

右の九味、水一斗を以て、先に麻黄を煮て、上沫を去り、諸薬を内れ、煮て三升を取り、強人は一升を服し、羸者は之を減ず、日に三服す、小児は四合を服す。

【注釈】

***肺脹、咳して上気し：** 前条参照。外邪により肺気が上逆すると咳となり、肺気が鬱滞すると喘となり、肺が壅塞されて肺気が宣発できなくなると肺脹となる。

***煩躁して喘し：**「煩」は『素問』生気通天論篇に「陽気者、煩労則張精絶。」とありまた「煩則喘喝」とある様に、陽気が過度のために陰精を消耗してしまい、それによって肺気が鬱滞して喘が生じ肺脹となり、陽明まで病邪がおよぶと、陽明は四肢を主るために「躁」となる。「躁」は暑さのために手足を激しく動かして苦しむ状態で、前出の理由で陽熱によって煩躁が生じる。実熱証・虚熱証時の虚火内擾・虚寒証時の虚陽擾動などであらわれる。陽明病証は邪正相争が盛んで熱邪が津液を消耗し裏実であり、足陽明胃経と手陽明大腸経からなり、燥の性質をもつ。

***脈浮の者：** 浮脈は表証を表す場合と、虚証で陰液不足の場合がある。ここでは後者の要素が強い。

***心下に水有るは：** 心下は通常は横隔膜より上の部分を指すが、胃との境界部にあると考えられている。心下悸・心下急・心下痞・心下満などは、胸部より上腹部にかけてを指す。三焦・胆・膜原・心下は半表半裏にあるとされ、「少陽」に属し、少陽病は太陽病と陽明病のあいだに位置すると考えられており、少陽は表裏の間にあって衛気と津液や陰陽の通り道になっている。熱邪によって衛気の流れが阻滞され津液は消耗しており、肺気の宣発粛降や水道の通調が失われて水飲が半表半裏である心下に停滞していると思われる。必ずしも胃内停水ではない。

【考察】

前条で考察した様に、外邪が肺を犯す場合は、風寒の邪が皮毛から肺を犯したり（寒邪犯肺）、風熱の邪が肺を犯し痰熱が肺を塞いだり（熱邪壅肺）、温燥の邪が肺を犯し肺津を傷つけたり

（燥邪犯肺）、風寒湿邪が肺を侵したりする（痰湿犯肺）ことによるが、本条では半表半裏で少陽に位置する心下や、裏である陽明に実熱の邪が侵入し、肺脹に加えて、煩躁となり、津液は消耗し、一方水飲が半表半裏である心下に停滞している病態である。従って肺気の鬱滞を除き、実熱の邪を冷まし、津液を補い、停滞している水飲を除くことが必要となる。

【小青竜加石膏湯の考察】

Ⅰ：構成生薬の薬理作用

A．**麻黄**：①発汗解表　②宣肺平喘　③利水消腫　④透疹・祛風湿　B．**芍薬**：＊赤芍①清熱涼血　②祛瘀止痛　③清肝泄火　＊白芍①補血斂陰　②柔肝止痛　③平肝斂陰　C．**桂枝**：①発汗解肌（表）　②温通経脈　③通陽化気　D．**細辛**：①散寒解表　②温肺化飲　③祛風止痛　E．**甘草**：①補中益気　②潤肺・祛痰止咳　③緩急止痛　④清熱解毒　⑤調和薬性　F．**乾姜**：①温中散寒・温脾陽　②回陽救逆　③温肺化飲　④温経止血　G．**五味子**：①収斂固渋（斂肺止嗽・渋精縮尿・渋腸止瀉・斂汗）　②益気生津　③寧心安神　H．**半夏**：①燥湿化痰　②降逆止嘔　③消痞散結　④消腫止痛　I．**石膏**：①清気分実熱（清熱降火・除煩止渇）　②清肺熱　③清胃火　④生肌斂瘡

Ⅱ：小青竜加石膏湯の方剤考察

麻黄は肺に働きかけることで、解表発汗・宣肺・利水の各作用を行う。宣肺作用として働き、外感により引き起こされる咳喘を治療するだけでなく、下焦を助けて水気を宣化し、すなわち膀胱を温化して利水し、肺が通調を失うことにより引き起こされる水腫に対して行水消腫の働きを為す。**芍薬**は、麻黄と桂枝の併用で発汗作用が強まる（相乗効果）ことによる過度の発汗を、補血斂陰作用により営衛を調和させて抑える。また甘草とともに気管支平滑筋の攣縮を緩めて咳喘を改善する。**桂枝**は陽気を温めて巡りをよくする（通陽）とともに、経絡を温めて血行を促進し風寒湿の邪を散じ、体表部を温めて軽度に発汗させ、表証を取り除く。また水の凝結に対して、腎と膀胱の気化を促進し、利水作用を発揮する。さらに気の上逆を治療し、中陽を温補して裏虚を補い（補中作用）、営衛を調和させる。**細辛**は「走り回って浸透し鬱滞を除く」性質により、風寒湿邪を温めることによって散じ、胸中の気滞を除き肺竅を通し、経絡の阻滞を温通して痺証を改善する。肺中の寒飲を温めて除き（温肺化飲）、肺気を疎通することによって利水道している。散寒力は強いが、発汗力（解表作用）は弱い。**甘草**は芍薬とともに営衛を調和させ、補中益気し潤肺・祛痰止咳している。**乾姜**は、温中散寒作用により脾胃を温めて脾虚を温補し、これにより脾胃の寒を散じて寒飲を除き腹痛・悪心・下痢・腹満を治し、胸中の寒飲も温めて除き咳嗽・呼吸困難・水様性の多量の痰・背部冷感などを治し、また麻黄・細辛とともに水道を宣通している。**五味子**はその収斂固渋の性質により、上逆した肺気を収めて止咳・平喘し（斂

肺止嗽）、陰虚盗汗や陽虚自汗などの発汗を皮膚を引き締めることにより止め（斂汗）、肺気や腎気が耗散した状態を収めて益気するとともに生津して止渇する。また肝腎の陰を潤し、亡陽証や消渇病に用いるとともに、心腎の陰を潤して心気不足を補う。**半夏**は、燥湿化痰して脾気を回復し降逆止嘔するとともに、痰熱が鬱滞して生じる各種の病証を治す。燥湿化痰と同時に逆気を下ろし気を巡らせる作用がある。心腹胸中膈の痰熱満結を除いて、咳嗽・気の上昇・心下が急に痛んで堅く痞える・時に気が嘔逆する、などを治す。**石膏**は清肺熱し、肺実熱証の咳嗽・気管支喘息・黄色痰・呼吸困難・呼吸促迫・脈浮数などに用いるが、知母と異なり実熱証のみを治す。麻黄と石膏を併用すると発表作用は減弱するが、鬱熱を清し煩渇を解す作用は強まる。（前条参照）

小青竜加石膏湯は小青竜湯に石膏が加えられている。小青竜湯は、風寒の外邪により心下に水飲が停滞し、水飲が肺を上犯し肺気の宣発粛降が妨げられて咳嗽・呼吸困難・水様性の稀薄な痰・喘鳴となり、胃気上逆となって乾嘔し、脾気が妨げられて下痢となり、水道が阻滞されて小便不利となり、肌表に溢れて浮腫となるが、その様な病態を治す。それに対して小青竜加石膏湯は、条文にある様に心下に水飲が停滞しているが、それに加えて少陽に位置する心下や、裏である陽明に実熱の邪が侵入し、肺脹に加えて煩躁があり、津液も消耗している病態である。ここでの熱は虚熱というよりは裏実熱であり、より病位が深くなっている。

主薬の麻黄で発汗解表し散寒し宣肺平喘し行水し、辛温の桂枝で麻黄の発汗解表や温陽化気を強め、補助している。白芍・甘草で営衛調和し営陰を保護して麻黄・桂枝の行き過ぎを抑え、乾姜で温肺化痰して咳を止め、脾虚を温補し、麻黄・細辛とともに水道を宣通している。半夏で燥湿化痰して降逆し、細辛で肺中の寒飲を温めて除き（温肺化飲）、散寒止咳し、水気を除き、肺気を疎通し、五味子で斂肺止咳して咳を止め、麻黄の宣肺平喘を助けている。辛散の細辛と酸収の五味子で補い合ってバランスをとっている（細辛の項参照）。石膏は清肺熱し、肺実熱証の咳喘を治す。麻黄・桂枝・乾姜・細辛はいずれも温薬であり、水飲の停滞を除く役目があり、石膏は寒薬で燥熱を除き、温寒両薬が配合されてバランスをとっている。また体質の強弱や年齢によって加減することが述べられている。

【本条のポイント】

小青竜湯は、風寒の外邪により心下に水飲が停滞した場合に用いる方剤であり、それに対して小青竜加石膏湯は、心下に水飲が停滞しているが、それに加えて少陽に位置する心下から、裏である陽明に実熱の邪が侵入し、そのために肺脹に加えて煩躁があり、津液も消耗している病態に用いられる。前条で説明した越婢湯は風邪と湿邪が相搏つ場合であったが、それに対して小青竜湯は風寒邪と水飲内停が心下で結びついた場合であり、除き難い水飲内停を除くためには、散寒解表薬に加えて、麻黄・桂枝・乾姜・細辛の温薬で強力に温肺化飲する必要があるのである。また小青竜加石膏湯は寒温ともにある病態に用いられ、水飲と熱をともに除く方剤構成となっており、裏である陽明に侵入した実熱の邪を除くのである。

附方

【原文】(七—15)

『外台』炙甘草湯、治肺痿涎唾多、心中温温液液者。(方見虚労)

【訓読】

『外台』の炙甘草湯、肺痿にて涎唾多く、心中温温液液たる者を治す。(方は虚労に見ゆ)

【注釈】

***炙甘草湯**については(六—21、22)に詳述。

***肺痿にて涎唾多く**:(七—10、11)参照のこと。肺熱によって宣発・粛降作用が傷害を受けると、気逆や喘息症状が現われ、津液が散布されず下降せず肺系にたまって痰や鼻水になるとともに、痰飲が形成されて肺が塞がれ呼吸症状が悪化する。

***心中温温《うんうん》液液たる**:字義どおりでは、胸の奥に熱が籠っている感じがあり、水液が溜まっているつまり水飲の停滞が感じられる、との意味であり、心下や心に熱邪と水飲が停滞していることをいっていると思われる。一方胃火があると胃陰が消耗して胃陰不足となり、胃の受納・和降機能が失調し(胃失和降)胃気上逆となる。また胃脘部での痰飲内停も胃失和降の原因となる。このような胃火や痰飲内停による胃失和降にともなう症状のことを言っているとも考えられる。

【考察】

炙甘草湯は、虚労による気血の虚損が極まり、心の血脈と精神を主る機能が低下し、心気による推動作用が低下して、結代や心悸(=動悸)となっている者を治すのが本来の方意である。心陽不足・心陰不足・肺気不足・肺陰不足に対して、益気し滋陰する方剤構成であり、肺気が不足すると宗気も不足し呼吸困難や息切れとなり、肺陰が不足すると鼻やのどの乾燥症状が現れ、虚火が生じてさらに肺陰が焼かれ、腎に影響が及べば肺腎陰虚となる。炙甘草・人参・生姜・大棗・阿膠で気・津液・血の不足を補い(益気養心・生津)、炙甘草・生地黄・麦門冬で心血を補い、阿膠・麦門冬で肺陰を補い、桂枝・生姜で温通経脈し、麻子仁で潤腸通便し養血・生津している。このため、「肺痿にて涎唾多く」を肺気・肺陰を補って治し、気血の虚損を益気し滋陰することによって補い、陰虚による虚火の上炎を鎮め、心・肺・腎の陰を補うことで水飲の停滞を除くのである。

【本条のポイント】

(六—21、22)においては、呼吸症状に関しては述べられてはいなかった。しかし虚労による気血の虚損が極まると虚火を生じるとともに、肺気不足・肺陰不足より津液が停滞して痰飲が形成され、痰や鼻水となり、また呼吸症状が悪化する。

【原文】（七―16）

『千金』甘草湯。

甘草

右一味、以水三升、煮減半、分温三服。

【訓読】

『千金』の甘草湯。

甘草

右の一味、水三升を以て、煮て半を減じ、分け温めて三服す。

【考察】

甘草湯は、各種の急迫症状で、局所的であって、全身症状に大きな変化がないものに用いる。咽痛・各種疼痛・呼吸促迫・咳・心悸亢進・痙攣・腹痛発作・尿閉・薬物中毒・細菌性中毒・虫さされ等であり、気逆や急迫を緩める作用がある。中医学的薬理作用は、①補中益気、②潤肺・祛痰止咳、③緩急止痛、④清熱解毒、⑤調和薬性であり、その薬理作用は多岐に亘っており、1消化器系では、胃酸や蛋白分解酵素などの胃液分泌抑制作用、抗潰瘍作用、鎮痙作用（平滑筋の弛緩作用）などで、これらは甘草中のグリチルリジンをほとんど含まない画分にあり、芍薬甘草湯での作用であり、さらに2鎮痛作用、3鎮咳作用（18-βグリシレチン酸類似物質、中枢性の作用であり、その効力はコデインに匹敵）、4解毒作用（グリチルリジンなど）、5抗菌作用（瘡癰腫毒の治療）、6副腎皮質ホルモン類似作用（グリチルリジンなど）、7抗炎症作用（グリチルリジンなど）、8抗アレルギー、免疫抑制作用、9前庭機能に対する保護作用、10免疫賦活作用（グリシルリザン類に）、などが考えられている。

【原文】（七―17）

『千金』生姜甘草湯、治肺痿咳唾涎沫不止、咽燥而渇。

生姜五両　人参三両　甘草四両　大棗十五枚

右四味、以水七升、煮取三升、分温三服。

【訓読】

『千金』の生姜甘草湯は、肺痿にて咳唾し涎沫止まず、咽燥《のどかわ》いて渇するを治す。

生姜五両　人参三両　甘草四両　大棗十五枚

右の四味、水七升を以て、煮て三升を取り、分け温めて三服す。

【注釈】

＊**肺痿にて咳唾し涎沫止まず**：肺陰虚に伴って生じた肺熱によって宣発・粛降作用が傷害を受けると、気逆や喘息症状が現われ、津液が散布されず下降せず肺系にたまって痰や鼻水になるとともに、痰飲が形成されて肺が塞がれ呼吸症状が悪化する。（七―15）の注釈参照のこと。「咳唾し涎沫」は考察参照のこと。

＊**咽燥いて渇する**：燥熱の邪気や内熱虚火によって肺の津液が消耗した肺陰虚では、鼻腔・口腔・咽喉部が乾燥し咽喉部痛

が生じるとともに、虚火が発生して症状がさらに悪化する。また他の五臓六腑のうち、脾・腎・肝が咽喉部の症状と関係が深く、脾虚・腎虚・肝気鬱結などにより虚火や気滞が起ると咽喉部の症状の原因となる。

【考察】

　肺痿ですなわち、慢性の肺疾患によって肺の萎縮や機能低下があり、脾虚・腎虚も伴っている病態であり、肺陰が虚して内熱虚火を生じ、宣発・粛降機能も傷害を受けて津液が散布されずまた下降せず肺系にたまり、咳唾つまり、咳に伴って肺より排出される痰と唾が合わさって泡沫状の涎沫となっている者では、脈中や三焦中を流れる人体に有用な液体成分としての津液は減少し口渇となり、また臓腑の陰虚による虚火上炎も反映して、咽燥して口渇することになると考えられる。さらに慢性疾患のために脾陽不足となると陰寒が強まり、肺中虚冷や胃中虚寒となり、胃寒によって寒飲が形成されるとともに、それに虚熱が加わった複雑な病態となり、さらに津液の肺系への停滞が加わって、「咳唾し涎沫止まず」との状態となると考えられる。

　生姜は陽気をめぐらせて胃を温め、胃気を降ろして湿を除き、脾胃の働きを助ける。生姜の気味は乾姜の劇烈性には及ばないが、その強い温性によって心下の水飲を除いている。人参・甘草・大棗は健脾し補中益気し、益肺・益気生津・補気生（養）血している。いずれの生薬も健脾し補中益気し益気生津養血して津液の消耗を改善し、湿を除き胃気上逆を降ろして渇を鎮め、津液をめぐらして痰飲を除き、気逆や喘息症状を改善する。

【本条のポイント】

　生姜甘草湯の適応である「肺痿にて咳唾し涎沫止まず、咽燥いて渇する」の病態を理解すること。

【原文】（七―18）

『千金』桂枝去芍薬加皂莢湯、治肺痿吐涎沫。

**　桂枝　生姜各三両　甘草二両　大棗十枚　皂莢二枚（去皮子、炙焦）**

右五味、以水七升、微微火煮、取三升、分温三服。

【訓読】

『千金』の桂枝去芍薬加皂莢《そうきょう》湯、肺痿で涎沫を吐すを治す。

　桂枝　生姜各三両　甘草二両　大棗十枚　皂莢二枚（皮子を去り、炙《あぶ》り焦《こが》す）

右の五味、水七升を以て、微微火にて煮て、三升を取り、分け温めて三服す。

【注釈】

＊肺痿で涎沫を吐す：前条注参照。

【桂枝去芍薬加皂莢湯の考察】

Ⅰ：構成生薬の薬理作用

　A．桂枝：①発汗解肌（表）　②温通経脈　③通陽化気　B．生姜：①散寒解表　②温胃止嘔　③化痰行水　④解毒　C．甘草：①補中益気　②潤肺・祛痰止咳　③緩急止痛　④清

熱解毒　⑤調和薬性　D．大棗：①補気補脾　②養血安神　③薬性緩和　E．皂莢：①祛痰　②通竅開閉　③消腫止痒

Ⅱ：桂枝去芍薬加皂莢湯の方剤考察

皂莢は強烈な祛痰通竅の薬物であり、痰涎が気道を塞ぎ喀出困難な粘稠痰・咳嗽・呼吸促迫などの症状を、稀涎降痰して改善する。正気を損傷しやすいので痰結邪実にのみ用い、虚弱者・妊婦・癰瘡がすでに破れたものには用いないとされ、本来肺痿すなわち肺の萎縮および機能低下があり肺陰虚となっているものには使用すべきではない。また燥熱の邪気や内熱虚火によって肺の津液が消耗した肺陰虚の病態では、本来は乾性の咳となり肺絡が損傷を受けて時に血性痰となる。「涎沫を吐す」ような水性の痰とはならず、ここでは病因と症状の間に矛盾がみられる。この点に関して『「傷寒・金匱」薬方大成』で中川良隆は、「胃寒が併存し、胃寒により胃の降濁機能が阻害され、水飲が胃（または心下）にたまる。生体は異常、歪があるとそれを正そうとするメカニズムが作動する。しかし、胃寒によって心下に寒飲がプールされているので、そのメカニズムが正常に作動せず、胃の寒飲が直接上昇して肺陰虚を直そうとする、これが〝吐涎沫〟である。」とする。肺陰虚の病態は津液の枯渇と虚火の内生であり、一方では慢性疾患のために脾陽不足となり陰寒が強まり、肺中虚冷や胃中虚寒となっており、胃寒によって寒飲が形成され、肺陰虚と寒飲の形成と胃の降濁機能の阻害と虚火内生の相互関係の中で、「涎沫を吐す」症状を考える必要があると思われる。

桂枝去芍薬湯は桂枝湯から芍薬が除かれており、収斂に働く芍薬を除いて、桂枝・生姜・甘草・大棗で温通経脈し補中益気し肺陰を補うとともに営衛を鼓舞し、肺気の鬱滞を表に向わせて邪を除く。一方本条では、肺結核などの慢性消耗性の肺疾患において、胸満を取る桂枝去芍薬湯に、正気を損傷しやすく本来は使用を躊躇するべきである、祛痰通竅の皂莢をあえて組み合わせて、肺気の鬱滞を何とか通竅して改善しようとしたのであり、病態論や薬理論上の問題があっても、臨床においては緊急の症状を救うことを優先しなければならない、との考えが示されていると考えるべきと思われる。

【本条のポイント】

肺痿は、慢性疾患のための脾陽不足を背景として、肺陰虚、宣発・粛降機能の傷害による津液の肺への貯留、虚火の発生、胃寒による寒飲の形成と寒飲の上昇、などを伴うが、肺系が痰で塞がれて肺気が鬱滞し、呼吸状態が悪化して苦しむことになる。胸満を取る桂枝去芍薬湯に、本来は使用を躊躇するべきである皂莢をあえて組み合わせた処方の意図を、くみ取ることが重要である。

【原文】（七―19）

『外台』桔梗白散、治咳而胸満、振寒脈数、咽乾不渇、時出濁唾腥臭、久久吐膿如米粥者、為肺癰。

桔梗　貝母各三分　巴豆一分（去皮、熬、研如脂）
右三味、為散、強人飲服半銭匕、羸者減之。病在膈上者吐膿血、膈下者瀉出、若下多不止、飲冷水一杯則定。

【訓読】

『外台』の桔梗白散、咳して胸満し、振寒して脈数、咽乾くも渇せず、時に濁唾の腥臭なるを出し、久久にして膿を吐くこと米粥の如き者で、肺癰と為すを治す。

桔梗　貝母各三分　巴豆一分（皮を去り、熬《い》り、研《す》って脂の如くす）

右の三味、散と為し、強人は半銭匕を飲服し、羸《るい》者は之を減ず。病膈上に在る者は膿血を吐し、膈下の者は瀉出す、若し下ること多く止まざれば、冷水一杯を飲めば則ち定まる。

【注釈】

＊咳して胸満し、振寒して脈数、咽乾くも渇せず、時に濁唾の腥臭なるを出し、久久にして膿を吐くこと米粥の如き者で、肺癰と為す：（七―12）の注釈参照。

【桔梗白散の考察】

Ⅰ：構成生薬の薬理作用

A．貝母《ばいも》

（1）ユリ科アミガサユリ属植物の鱗茎。

（2）川《せん》貝母：苦・甘、微寒。浙《せき》母貝：苦、寒。心・肺。

（3）『神農本草経』「貝母、味辛、平。主傷寒煩熱、淋瀝邪気、疝瘕、喉痺、乳難、金創、風痙。一名空草。」

（4）**11**：①清化熱痰　②潤肺止咳　③泄熱散結　**12**：①清熱化痰・止咳　②清熱散結　**13**：川貝母①潤肺化痰　②解鬱寧心：浙母貝①清熱化痰　②散結

（5）浙貝母はアミガサユリ由来で、川貝母はその他同属植物由来である。日本産は浙貝母である。川貝母は浙貝母に比べ潤性で、潤肺化痰作用に優れ、肺熱燥痰や慢性の肺陰虚労熱で喀痰の喀出が困難な場合に用い、浙貝母は苦寒により川貝母に比べ辛散清熱に優れ清熱止咳するとともに、痰火鬱結による瘰癧（頸部リンパ節腫大）や癰瘍（皮膚化膿症）の初期に用いる。川貝母は虚証に浙貝母は実証に用いる。川貝母は心経の気機が鬱結したのを開散し、胸悶・胸痛・心悸・不眠・気鬱を解鬱寧心する。『神農本草経』には、「淋瀝」に効果があると記されている。肺の粛降し水道を通調し、気と津液を宣発し散布する機能を改善し、「淋瀝」を治すと考えられる。

　よく肺熱を冷まし、痰を除き、咳を止めるので、肺熱が鬱滞し、肺の津液不足や肺陰虚となり、肺陰虚から虚熱が内生し、これらのために黄色粘稠痰・咳嗽・咽痛・咽頭乾燥・紅色舌などとなったものに有効である。外感風邪や肺熱鬱滞などの表邪による実証性の症状には、苦寒で開泄力の強い浙貝母が用いられ、虚証性の肺熱燥咳や肺陰虚による痰喀出困難な慢性咳嗽などには、苦甘・微寒で滋潤性の強い川貝母が用いられる。浙貝母は清肺湯・二母散などで、川貝母は貝母散・滋陰至宝湯・養陰清肺湯などで用いられる。また清熱散結の効があり、痰熱の鬱滞や結実を除くが、この作用は浙貝母が優れているが、川貝母も用いられる。頸部リンパ節腫脹・肺癰・甲状腺腫・皮膚化膿症・膿瘍などで用いられる。消瘰丸を用いる。

B. 巴豆

(1)トウダイグサ科ハズの成熟種子。

(2)辛、熱。大毒。胃・大腸。

(3)『神農本草経』「巴豆、味辛、温。主傷寒温瘧寒熱、破癥瘕結聚堅積、留飲痰癖、大腹水脹、蕩練五臓六腑、開通閉塞、利水谷道、去悪肉、除鬼毒蠱注邪物、殺虫魚。一名巴椒。生川谷。」

(4)**11:** ①峻下寒積　②逐痰行水　③温通祛積　④解毒療瘡・蝕腐肌肉　**12:** ①峻下寒積　②逐水行腫　③祛痰利咽　**13:** ①瀉寒積・逐痰癖　②腹中の癥結積塊を除く

(5)腸胃が寒邪に犯されて、温煦・運化・気化機能が傷害され、気血が凝滞して経絡が塞がれ、食積が滞積し(腸胃への寒痰積聚)、腹痛・便秘・腹部脹満感・腹部や四肢の冷感などとなったものを、峻下する。瀉下することによって水分を除き、利水し、実証性の水腫脹満や腹水、浮腫を消退させる。また強力な消積・祛痰作用があり、咽頭や肺に滞積した痰を除くが、その刺激性により嘔吐や下痢を起こして、咽頭や気道の閉塞した痰を除く。また肺癰の多量の膿痰をよく排泄する。小児の痰づまりや乳食停滞による便秘・腹部膨満などにごく少量使用される。また皮膚化膿症の排膿前に用い、排膿を促進する。多くは、圧搾して油分を除去した巴豆霜を用い、巴豆霜は薬力がやや緩和されている。外用して疥癬の重症化したものに用いることもある。

C. 桔梗: ①宣通肺気・疏風解表　②祛痰・排膿　③利咽　④昇提

II: 桔梗白散の方剤考察

桔梗で肺気を宣通し、祛痰するとともに、利咽して咽の乾きを鎮め、貝母で裏の肺熱を冷まし、痰を除き、咳を止め、また肺癰を散結し、巴豆で咽頭や気道の閉塞した痰を除き、強力な消積・祛痰作用により肺癰の多量の膿痰をよく排泄する。

【本条のポイント】

(七―11)の葶藶大棗瀉肺湯は、実証性で膿瘍が未完成の時期に用い、(七―12)の桔梗湯は、肺癰が慢性期に移行した場合に用いると考えられ、陽気の虚損を悪化させないために、昇提作用のある桔梗を用いて陽気を持ち上げ肺気の鬱滞を除いている。本条の桔梗白散は、(七―12)と条文が同じであるが、貝母で清熱潤肺化痰し肺癰を散結し、巴豆の刺激性により嘔吐や下痢を起こして、咽頭や肺に滞積した痰を除くのであり(肺では吐法が相当する）、肺癰が形成された後の比較的早期に用いられ、陽気がさらに虚損するリスクを侵しても吐法によって滞積した痰を除かなくてはならない、緊急の場合に用いる処方と考えられる。

【原文】（七—20）

『千金』葦莖湯、治咳有微熱、煩満、胸中甲錯、是為肺癰。

葦莖二升　薏苡仁半升　桃仁五十枚　瓜瓣半升

右四味、以水一斗、先煮葦莖、得五升、去滓、内諸薬、煮取二升、服一升、再服、当吐如膿。

【訓読】

『千金』の葦莖湯、咳して微熱有り、煩満し、胸中甲錯するを治す、是れ肺癰と為す。

葦莖二升　薏苡仁半升　桃仁五十枚　瓜瓣半升

右の四味、水一斗を以て、先ず葦莖を煮て、五升を得、滓を去り、諸薬を内れ、煮て二升を取り、一升を服す、再服す、当に膿の如きを吐くべし。

【注釈】

＊煩満：胸中が、熱鬱状態による煩悶で満ち満ちている有様。暑苦しくて寝がえりを打ち、いらいらして気が滅入っている状態。邪熱内盛・痰瘀阻滞・瘀血内停・留飲などが原因となるとされる。『素問』五蔵生成篇・熱論篇などに見られる。［7］

温病学的には、熱鬱気分証の中の熱鬱胸膈の病態に似ており、邪熱が裏にあるが裏熱はつよくなく津液の損傷も軽度であり、熱も高くならず、乾燥症状はない。邪熱が胸膈で鬱して心神を擾乱するので、心煩し・胸中が何ともいえず苦しい・じっとしていられない、などの症状となる。胸中煩熱も類似の表現で、血虚火炎にともなう心煩状態のことである。［22］

＊胸中甲錯：上記、「胸中が何ともいえず苦しい・じっとしていられない」交錯した状態のことか。甲は亀甲からきているか。また「肌膚甲錯《きふこうさく》」は、皮膚が乾燥して魚鱗状になること、であり、胸膈で鬱した邪熱により、胸中がかさかさに乾燥して潤いが失われたような感じがする有様の形容か。

【考察】

肺癰があり、邪熱が裏にあるが裏熱はつよくなく津液の損傷も軽度であり、このために熱も高くならず、咳と微熱があり、邪熱が胸膈で鬱して心神を擾乱するので、心煩し・胸中が何ともいえず苦しい・じっとしていられない、などの症状があるものには、葦莖湯を用いる。

【葦莖湯の考察】

Ⅰ：構成生薬の薬理作用

A．葦莖

（1）イネ科アシの根茎を乾燥したもの、あるいは新鮮なもの。別名、芦根。

（2）甘、寒。肺・胃。

（3）『名医別録』「味甘、寒。主治消渇、客熱、止小便利。」

『神農本草経』記載なし。

（4）**11**：①清熱生津　②清肺瀉熱　③清胃止嘔　④宣毒透疹　**12**：①清熱生津　②清肺熱　③清熱止嘔　④清熱利尿　**13**：①清熱解毒　②清肺熱　③清肺透疹

（5）甘で生津し寒で清熱する。上焦では肺、中焦では胃の熱を清し、下焦では利小便して尿から熱を排出するとともに、生津作用があり津液を潤して渇を治す。熱病傷津による口渇や、邪熱が胸膈で鬱して心神を擾乱することによる心煩などの煩熱を治す。裏熱を冷ますだけでなく、外感風熱による表邪を除き、発熱・咳嗽・口乾などを治す（桑菊飲・銀翹散）。よく肺熱を冷まし、風熱犯肺の肺熱にともなう咳嗽・黄色粘調痰・胸悶などに用いるとともに、大葉性肺炎や、肺気不宣のために邪熱が鬱壅して化膿し肺膿瘍（肺癰）となったものに用いる。胃熱による悪心・嘔吐・吃逆などに用いる。また小児麻疹の早期に用いて麻疹を透発しやすくさせる。

《葦茎を用いる方剤》＊**桑菊飲**（杏仁・連翹・薄荷・桑葉・菊花・桔梗・甘草・芦根）＊**銀翹散**（連翹・金銀花・桔梗・薄荷・竹葉・甘草・荊芥穂・淡豆豉・牛蒡子）

B．瓜瓣《かべん》

（1）ウリ科トウガンの成熟種子。別名、冬瓜仁、冬瓜子、瓜仁・瓜子。

（2）甘・寒。肺・胃・大腸・小腸。

（4）**11**：①清肺化痰・消癰排膿　②清熱利湿

（5）上は肺癰（肺化膿症）や肺熱咳嗽に用い、下は腸癰（虫垂炎）や白濁分泌物尿、帯下、排尿痛などに用いる。蘊熱を清し、滑痰排膿する。肺癰を清肺化痰し消癰排膿し清熱利湿する。[11]

《瓜瓣を用いる方剤》＊**大黄牡丹皮湯**（大黄・牡丹皮・桃仁・冬瓜仁・芒硝）＊**腸癰湯**（牡丹皮・桃仁・冬瓜仁・薏苡仁）

C．薏苡仁：①利湿健脾　②利湿除痺　③清熱排膿　④舒筋　**D．桃仁**：①活血祛瘀　②潤腸通便　③止咳平喘

Ⅱ：葦茎湯の方剤考察

葦茎は清肺熱し生津し、肺気不宣のために邪熱が胸膈で鬱して心神が擾乱されて心煩して煩満となったものを治す。**薏苡仁**は利湿健脾するとともに微寒による清熱作用を合わせ持ち、排膿に働く。**桃仁**は破瘀（祛瘀）し、血をよく巡らせて活血し、瘀血・蓄血を除き、また肺気を降ろし止咳平喘する。**瓜瓣**は肺の蘊熱を清し、滑痰して排膿をうながし、清肺化痰し消癰排膿し清熱利湿する。

【本条のポイント】

本条は肺癰が形成されているが限局的であり、そのために邪熱が裏にあるが裏熱はつよくなく津液の損傷も少なく、熱も高くならないが、咳と微熱があり、邪熱が胸膈で鬱して心神が擾乱され、肺気の鬱滞も伴って煩満している状態である。葦茎は清肺熱し生津し、薏苡仁は利湿健脾し清熱し排膿し、桃仁は瘀血を除き肺気を降ろし、瓜瓣は肺の蘊熱を清し排膿し、各々の

生薬の作用が絶妙に組み合わされて、症状が改善される。

【原文】（七―21）

肺癰胸満脹、一身面目浮腫、鼻塞清涕出、不聞香臭酸辛、咳逆上気、喘鳴迫塞、葶藶大棗瀉肺湯主之。（方見上、三日一剤、可至三四剤、此先服小青龍湯一剤及進、小青龍方、見咳嗽門中。）

【訓読】

肺癰にて胸満脹し、一身面目浮腫し、鼻塞がり清涕出で、香臭酸辛を聞かず、咳逆上気し、喘鳴迫塞するは、葶藶大棗瀉肺湯之を主る。（方は上を見よ、三日に一剤、三四剤に至る可し、此れは先に小青龍湯一剤を服して、及ち進む、小青龍方は、咳嗽門中に見ゆ。）

【考察】

葶藶大棗瀉肺湯は、（七―11）で解説済。肺癰（肺膿瘍・肺壊疽）に伴って水湿が貯留し肺水腫と類似の病態となり、呼吸状態が悪化したものを、水道を通利し利尿作用を発揮して行水し瀉肺して消腫し、気逆を下気平喘しており、瀉法薬として用いられていた。（七―11）の条文は、「肺癰にて喘し臥するを得ざるは」であるが、本条文では「咳逆上気し、喘鳴迫塞するは、」と「迫塞」と表現され、より急迫した症状であることが窺える。本条文「胸満脹し、一身面目浮腫し、鼻塞がり清涕出で、香臭酸辛を聞かず、」は、（七―13）（七―14）での説明と関連する。すなわち肺の宣発や粛降機能が失われて、肺気が上逆すると咳となり、肺気が鬱滞すると喘となる。また肺内の衛気の流れが乱されて、肺が壅塞されて肺気が宣発できなくなると肺脹となり、衛気の乱れがリンパ液に及び顔面浮腫となり、咳喘による上逆も加わり顔面浮腫が悪化し、鼻粘膜の浮腫により嗅覚も低下する。また肺の宣発や粛降機能が失われることによって水湿の停滞が起り、痰が形成されるとともに、風寒の外邪により少陽である心下に水飲が停滞し、水飲が肺を上犯することによっても、肺気の宣発粛降が妨げられて咳嗽・呼吸困難・水様性の稀薄な痰・喘鳴となる。また水道の阻滞によって小便不利となることも、浮腫の原因となる。葶藶大棗瀉肺湯は葶藶・大棗の二味であるが、小青龍湯は麻黄・芍薬・桂枝・細辛・甘草・乾姜・五味子・半夏の八味からなり、「胸満脹し、一身面目浮腫し、鼻塞がり清涕出で」の症状を治すのは葶藶大棗瀉肺湯では不十分であり、風寒邪の強い病態を考えて、風寒邪により心下に水飲が停滞し、水飲が肺を上犯したことによる症状に用いられる、小青龍湯を併用するのだと思われる。

「三日一剤、可至三四剤」は、葶藶の激しい性を考慮してまず三日に一剤を服用し、様子を見ながら三四剤に至るまで服用してみる、と述べていることになる。

【本条のポイント】

肺癰に伴う水湿の貯留に葶藶大棗瀉肺湯を用いる際は、風寒邪による心下への水飲の停滞を考慮して、小青龍湯を併用する。

奔豚気病脈證治　第八

論二首　方三首

【原文】（八―1、2）

師曰。病有奔豚、有吐膿、有驚怖、有火邪、此四部病、皆従驚発得之。

師曰。奔豚病、従少腹起、上衝咽喉、発作欲死、復還止、皆従驚恐得之。

【訓読】

師曰く。病に奔豚有り、吐膿有り、驚怖有り、火邪有り、此の四部の病は、皆驚従り発して之を得る。

師曰く。奔豚病、少腹従り起り、上って咽喉を衝き、発作して死せんと発するも、復た還って止む、皆驚恐従り之を得る。

【注釈】

＊**奔豚**：「奔」は、「走る・駆ける」の意であり、「豚」は、「子ブタ・ブタの総称」の意である。ブタは中国語ではふつうは「猪」という。ここでは子ブタが駆ける様を表現している。その症状は条文後半の表現から、「少腹（下腹部）から起って心胸部から咽喉へと衝き上げる発作で、死ぬかと思う様な激烈な症状であるが、死ぬことはなくそのうちに収まり、その原因は驚きや恐れなどの情動より生じる。」とされる。出典は『霊枢』邪気蔵府病形篇によっており、「腎脈急甚だしきは骨癲疾と為し、微急は沈厥奔豚と為す」とあり、「腎の脈で甚だしく緊急のときは骨癲疾（癲狂の一種、骨に病変があって精神錯乱状態となる）であり、緊急度が低いときは沈厥（下肢の血行障害）であって、厥逆（劇烈な胸腹部痛が生じ、手足が突然に冷える状態）の一種である奔豚症となる」と奔豚症は腎の脈と関係があり厥逆の一種であることが述べられている。

驚きや恐れなどの情動因子によって、肝が傷害されると肝気上逆や肝陽上亢となるが、肝に加えて腎気も傷害される。肝は血を貯蔵し腎は精を貯蔵し、血は精から化生されるところから精と血は同源であり、肝腎は相互に影響しあって症状を悪化させる。また両者は相火（肝・胆・腎・三焦の内部にあって、臓器を温養している火で、命門を根源としている）を統括しているために、肝腎陰虚では陰が陽を制御できずに相火が異常に高ぶり陰虚火旺となる。また六淫や情志因子によって気機の不利を生じると、それにより気鬱・気滞を生じ、このために気機の昇降出入が阻害されると、気化機能は一方では興奮し一方では衰退する。また肝経の乱れにより肝気は上逆の他に横逆し、このために少腹部や脇部の脹痛を生じ、また経脈（足少陰腎経や衝脈）に沿って上昇したり下降したりする。奔豚症はこれら経脈に沿っての症状とも考えられる。また肝陰腎陰の虚損に加えて肝陽腎陽が不足する病態も考慮する必要があり、陽虚により温煦機能と気化機能が低下して虚寒が内生すると、水湿の停滞と合わさって、水寒の邪が下焦に形成され、経脈に沿って陰寒の気が上逆することになり、奔豚症の原因となる。また腎陽虚から肝陽虚となり、肝の陰気が上逆する病態も考えられる。

＊吐膿：膿血を吐くことであるが、情志の失調から気機が鬱滞して肝経が滞り肝気不疏（肝の疏泄条達機能の失調）となり、肝気が横逆して胃が犯されると、胃の和降機能が失調し、胃の脈絡が損傷されて出血し、また胃気上逆によって吐き出されて「膿血を吐く」ことになる。

＊驚怖：驚とは、外界の刺激に対して過剰に反応することであるとともに、特に原因が見当たらなくとも驚きの感情が湧きあがってくることで、肝・胆・腎の虚があり、心気不足や気血の虚があるための症状である。怖は恐怖の感情であり、恐怖感が強くて被害妄想や不安感が強くなる。心・腎・肝・胃などの虚損が関係すると考えられる。

＊火邪：火は六淫の邪気一つであり、風・寒・湿・燥などの他の六淫の邪気も鬱すると化生して火に変化する。熱と火は同じ様に用いられるが、熱が極まったものが火であり、またどちらかと言うと体内から発生する内因性の熱証を火と呼ぶ。実火と虚火に分けて考えられ、実火は気鬱化火による心火や肝火（肝鬱化火）であり、虚火は陰虚に伴う陰虚火旺・陰虚陽亢などである。火邪は陽邪であって、『素問』至真要大論篇に「諸もろの逆して上に衝くは、皆火に属す」あるように炎上して肺・心・頭部などに症状が強くあらわれ、陰津を消耗し、気を消耗し、症状が激しく、風を生じて血を妄行して失血し、肝陰も焼かれて傷害され肝風が内動し、筋脈が栄養されずに症状の原因となる。

【考察】

驚より起る諸臓器の虚損が原因となって、奔豚・吐膿・驚怖・火邪が出現する。奔豚は、肝腎の陰虚による肝気上逆や肝陽上亢に加えて、肝気横逆による下焦部の脹痛や、経脈（足少陰腎経や衝脈）に沿っての上昇や下降、肝腎の陽虚による陰寒の気の上逆などが複合的に作用しあって生じるのであり、吐膿は肝気横逆による胃の損傷と胃気上逆が原因であり、驚怖は肝・胆・腎の虚に心気不足や気血の虚が加わったためであり、火邪は実火としての気鬱化火に加えて、陰虚に伴って虚火が生じて陰虚火旺・陰虚陽亢となるためであり、いずれももともとの心・腎・肝・胃などの陰虚や陽虚が根底にあって、驚によってさらに悪化して起る症状である。他に腹部血管系やヒステリー性、胃腸神経系の症状との関連についての説明もなされている。

【本条のポイント】

奔豚病の症状とその原因、とくに臓腑の虚との関係について理解すること。

【原文】（八―3）

奔豚、気上衝胸、腹痛、往来寒熱、奔豚湯主之。

奔豚湯方

甘草　芎藭　当帰各二両　半夏四両　黄芩二両　生葛五両
芍薬二両　生姜四両　甘李根白皮一升

右九味、以水二斗、煮取五升、温服一升、日三、夜一服

【訓読】

奔豚、気上って胸を衝き、腹痛み、往来寒熱するは、奔豚湯之を主る。

奔豚湯の方

甘草　芎藭　当帰各二両　半夏四両　黄芩二両　生葛五両
芍薬二両　生姜四両　甘李根白皮一升

右の九味、水二斗を以て、煮て五升を取り、一升を温服す、日《ひる》に三、夜に一服す。

【注釈】

***奔豚、気上って胸を衝き、腹痛み**：前条注釈参照。

***往来寒熱**：少陽病証の症状であり、少陽は半表半裏に位置し、半表半裏において正気と邪気が争う結果、邪気が勝れば悪寒を生じ、正気が勝れば発熱となる。少陽病の病位・症状・病態などの病機変化は、胆・三焦に現れるのを基本とし、邪気が少陽に侵入すると胆火が炎上して胆気が降りなくなり胃気が上逆し、少陽経証の病機変化となり、熱が胆腑に鬱結して少陽胆経の経脈を塞ぐと少陽腑証の病機変化となる。経脈では、少陽胆経は胸中を下って膈を貫き肝におよび胆に属するので、塞がれると心下急・心下痞鞕・胸脇苦満などの症状となる。また少陽病証において胆（木）の鬱結の影響は、胃（土）と相克関係にあるところから胃腑に及び、胆気が降りないための症状も加わって、食思不振・嘔吐・心煩などの症状となる。さらに上焦・中焦の熱の鬱結により三焦の水道が遮られると、下焦の水飲が化生できなくなり水飲が停滞し、熱と水飲が三焦で錯綜して排尿困難などの症状となる。

【考察】

前条で驚より生じる奔豚が、肝腎の陰陽虚を引き金として、足少陰腎経や衝脈に沿っての上逆病機であることを考察したが、本条では少陽病で胆腑や三焦に熱が鬱結し、少陽胆経の経脈が塞がれたために起る症状としての奔豚が述べられている。

【奔豚湯の考察】

Ⅰ：構成生薬の薬理作用

A．生葛

葛根については、解説済である。生で葛根を用いると、生津・透疹・解表に働く（乾燥品にも同様の作用がある）。

B．甘李根白皮

バラ科スモモの根皮の甘皮部分を乾燥したもので、清熱・降気に作用し、心煩・奔豚気を治す。

C．甘草：①補中益気　②潤肺・祛痰止咳　③緩急止痛　④清熱解毒　⑤調和薬性　**D．芎藭**：①活血行気　②祛風止痛　**E．当帰**：①補血　②活血調経・止痛　③潤腸通便

④止咳平喘　F．半夏：①燥湿化痰　②降逆止嘔　③消痞散結　④消腫止痛　G．黄芩：①清熱燥湿　②清熱瀉火　③清熱止血　④清熱安胎　⑤清熱解毒　H．芍薬：白芍①補血斂陰　②柔肝止痛　③平肝斂陰　I．生姜：①散寒解表　②温胃止嘔　③化痰行水　④解毒

Ⅱ：奔豚湯の方剤考察

清熱し（黄芩・甘李根白皮）、理気活血し（芎藭・当帰・芍薬）、解表し（生葛・生姜）、降気し（半夏・甘李根白皮）、化痰し（半夏）、生津し（生葛）、平肝し（芍薬）、止痛し（甘草・芎藭・当帰・芍薬）、脾胃を整える（甘草・生葛）方剤が組み合わされている。これらは少陽病で胆腑や三焦に熱が鬱結し、少陽胆経の経脈が塞がれたために起る奔豚病の、原因となる各種病態を改善する。

【本条のポイント】

少陽胆経の経脈が塞がれたために起る奔豚病の、原因となる各種病態について理解すること。

【原文】（八―4）

発汗後、焼針、令其汗、針処被寒、核起而赤者、必発奔豚、気従少腹上至心。灸其核上各一壮、与桂枝加桂湯主之。

桂枝加桂湯方

桂枝五両　芍薬三両　甘草二両（炙）　生姜三両　大棗十二枚

右五味、以水七升、微火煮取三升、去滓、温服一升。

【訓読】

発汗の後、焼針し、其をして汗せしめ、針処寒を被（こうむ）り、核起りて赤き者は、必ず奔豚を発し、気少腹従り上りて心に至る。其核上に灸すること各一壮、桂枝加桂湯を与えて之を主る。

桂枝加桂湯の方

桂枝五両　芍薬三両　甘草二両（炙る）　生姜三両　大棗十二枚

右の五味、水七升を以て、微火にて煮て三升を取り、滓を去り、一升を温服す。

【注釈】

＊焼針：鍼治療の方法の一種。火鍼《かしん》に同じ。長さ3～4寸の比較的太い鍼の鍼先部を火で焼き、赤くなったのをすばやく刺入してすぐに抜く方法。[7]

＊針処寒を被り：解釈の一つは、焼針治療で発汗したところに寒邪の侵入を受けたことであり、もう一つは原病によって発汗後の焼針治療によりさらなる発汗が加わり、それによって陽気が消耗し、さらに諸臓器機能の虚損も加わって寒証が出現したとも考えられる。また『金匱要略訳注』（家本誠一）では、原因となる寒邪としては細菌を考え、針治療部への細菌の侵入のことであるとしている。病原性微生物・寒冷環境・冷物の飲食などは、いずれも寒証を引き起こす寒邪の要因となり得る。針治療部への局所的な細菌感染によって、悪寒が

生じているとも考えられる。

＊**核起りて赤き者は**：細菌の侵入により化膿性膿疱を形成して、発赤腫脹する。

＊**其核上に灸すること各一壮**：艾草に火をつけ燃やす行為を「一壮」「二壮」…と呼ぶ。

【考察】

『傷寒論』太陽病中篇第六十四章に同様の記述がある。原病は外感であり、外感そのものによる発汗であれ、外感に対して汗法を行ったための発汗であれ、その後焼針にて発汗させたために、「気は液にしたがって脱す」であるから、さらに陽気が虚損し陽虚となり、陰液が失われて陰虚となる。この様な陰陽虚の状態が外邪に対する抵抗力を弱め、焼針部に細菌が感染し、化膿性膿疱を形成して発赤腫脹すると、陽虚により温煦機能と気化機能が低下して虚寒が内生し、悪寒が起り、水湿の停滞と合わさって、水寒の邪が下焦に形成されると、経脈に沿って陰寒の気が上逆し奔豚症の原因となる。このことは、（八―1、2）で考察したところである。また裏に及んで肝腎の陰が虚損すると陰虚火旺となり、奔豚症の原因となる。

【桂枝加桂湯の考察】

Ⅰ：構成生薬の薬理作用

A．**桂枝**：①発汗解肌（表）　②温通経脈　③通陽化気　B．**芍薬**：**赤芍**①清熱涼血　②祛瘀止痛　③清肝泄火　**白芍**①補血斂陰　②柔肝止痛　③平肝斂陰　C．**甘草**：①補中益気　②潤肺・祛痰止咳　③緩急止痛　④清熱解毒　⑤調和薬性　D．**生姜**：①散寒解表　②温胃止嘔　③化痰行水　④解毒　E．**大棗**：①補気補脾　②養血安神　③薬性緩和

Ⅱ：桂枝加桂湯の方剤考察

桂枝湯から桂枝を増量し生姜を減量している。桂枝の作用は、①桂枝は経絡を温めて血行を促進し、風寒湿の邪を散じ、疼痛を緩和する（温通経脈）。②陽気を温めて巡りをよくし（通陽）、痰湿を吸収し除く（化気）。③水が寒邪によって凝結している場合に、腎と膀胱の気化を促進し、利水作用を発揮する（利水作用）。④血が鬱滞し固まるのを改善する（行瘀作用）。⑤気の上逆を治療する（下気作用・納気作用）。⑥中陽を温補し、裏虚を補う（補中作用）。これらは、⑦営衛を調和させる作用が桂枝にはあることを示している（和営作用）。

奔豚症の症状は、陽虚により温煦機能と気化機能が低下して虚寒が内生し、水湿の停滞と合わさって、水寒の邪が下焦に形成され、経脈に沿って陰寒の気が上逆したためであり、桂枝の温通経脈・通陽・利水・下気・和営の各作用が、奔豚症の症状には有効であり、このために桂枝湯中の**桂枝**を増量して症状の緩和が図られている。**生姜**も陽気をめぐらせるが、**大棗**も十二経脈や九竅の気血の通りを改善し、気血や津液の不足を補う。また両者は併用されることが多く、生姜が衛、大棗が営を主り、営衛調和を図っている。外邪によるときは、生姜・大棗の量は同量であり（桂枝湯類、柴胡剤の場合）、内

邪によるときは、大棗を生姜より多くする。これは大棗のほうが、内を助け裏を和する作用が強いことを示している。ここ桂枝加桂湯では生姜を減らすことで、相対的に裏を和する作用が強調されている。また（二―12）でも説明したが、**芍薬**と**甘草**は解痙・止痛作用を強め、生姜と白芍は白芍の寒を抑えて温経止痛を強めている。また桂枝と芍薬の配合は営衛を調和させる点にあり、営衛の調和は交感神経と副交感神経のバランスにも相当し、自律神経のバランスの側面からも、方剤構成を検討することができる。

【本条のポイント】

発汗後の焼針治療によって、陽気陰液ともに失われ、虚寒が内生して、水湿の停滞と合わさり水寒の邪が下焦に形成されると、経脈に沿って陰寒の気が上逆し、肝腎の陰虚による虚火上炎も加わって奔豚症となっているものは、桂枝加桂湯を用いる。桂枝湯から桂枝を増量し生姜を減量して、桂枝湯に比して中陽を温補し、裏虚を補う力が強められ、陰寒の気の上逆による奔豚症の改善が図られている。

【原文】（八―5）

発汗後、臍下悸者、欲作奔豚、茯苓桂枝甘草大棗湯主之。

茯苓桂枝甘草大棗湯方

茯苓半斤　甘草二両（**炙**）　**大棗十五枚　桂枝四両**

右四味、以甘瀾水一斗、先煮茯苓減二升、内諸薬、煮取三升、去滓、温服一升、日三服。（**甘瀾水法　取水二斗、置大盆内、以杓揚之、水上有珠子五六千顆相逐、取用之。**）

【訓読】

発汗後、臍下に悸する者は、奔豚を作《な》さんと欲す、茯苓桂枝甘草大棗湯之を主る。

茯苓桂枝甘草大棗湯の方

茯苓半斤　甘草二両（炙る）　大棗十五枚　桂枝四両

右の四味、甘瀾水一斗を以て、先ず茯苓を煮て二升を減じ、諸薬を内れ、煮て三升を取り、滓を去り、一升を温服す、日に三服す。（甘瀾《かんらん》水の法　水二斗を取り、大盆の内に置き、杓を以て之を揚げ、水上に珠子五六千顆相逐う有るを、取りて之を用う。）

【注釈及び考察】

＊発汗後、臍下悸：（八―1、2）の注釈で述べたように、『霊枢』邪気蔵府病形篇では、奔豚症は腎の脈と関係があり厥逆の一種であるとされた。一方汗は津液の一部であり、津液は血の一部であるので、汗は血の一部と言ってよく同源である。体内の陽気が陰である精や津液に作用すると発汗となるが、発汗によって陰液や陽気は消耗する。表証を除く目的で汗法をおこなったが、陰液や陽気の消耗によって、病変が裏に及び、気血が損傷して陰陽両虚となり、それらを背景として「臍下悸」が起るが、『中国医学辞典』［7］では「臍下悸」を次のように説明している。「下腹部に脈動が感じられる症状。下焦に

水液が停留している患者が不当な発汗法を施され、腎気が傷つけられ、水気が衝逆する時にもあらわれる。」としている。不当な発汗によって気血が損傷して陰陽両虚となると、心気も消耗して心気虚弱となって血脈が巡らなくなり、心陽不振にまで発展して、陰寒が内生する。また腎も損傷され心腎陽虚となり、心腎の陽虚により温煦機能と気化機能が低下してさらに虚寒が内生し、水湿の停滞と合わさって、水寒の邪が下焦に形成される。また気化機能が減退すると水が循環せず、水気が鬱滞してさらに心陽が阻まれると、心腎不交となり水気が氾濫する。これらの氾濫した水気が、衝気上逆と合わさると臍下悸が引き起こされると考えられる。また衝脈は任脈とともに胞中より発して会陰に及び、鼠蹊部中央で足少陰腎経と合流し、腹部大動脈を影響下におきながら、臍の西側を上行して胸中に散布するとされ、衝脈および足少陰腎経の症状としての腹部大動脈を介しての「臍下悸」であると考えられる。

先に述べたように、『霊枢』邪気蔵府病形篇では、奔豚症は腎の脈と関係があり厥逆の一種とあり、『中国医学辞典』では水気の衝逆が「臍下悸」となり、さらに厥逆としての奔豚症となるともされ、いずれにしても逆気が起ることが病態の核心である。『金匱要略解説』で何任は、「発汗が不適当であったために、患者が心気不足を起し、腎の邪である水飲が虚に乗じて動き、脾土に及んだ」ことが「臍下悸」の原因であるとする。しかしこの点は原因を論じているというよりは、結果として脾に影響が及ぶことを述べているのであると思われる。

【茯苓桂枝甘草大棗湯の考察】

Ⅰ：構成生薬の薬理作用

A．茯苓：①利水滲湿　②健脾補中　③寧心安神　B．甘草：①補中益気　②潤肺・祛痰止咳　③緩急止痛　④清熱解毒　⑤調和薬性　C．大棗：①補気補脾　②養血安神　③薬性緩和　D．桂枝：①発汗解肌（表）　②温通経脈　③通陽化気

Ⅱ：茯苓桂枝甘草大棗湯の方剤考察

陰陽両虚から心腎陽虚・心腎不交となり水寒の邪が中下焦に形成され、水気が衝逆し「臍下悸」となっているが、まだ奔豚症にまでは到っていない病態であり、**茯苓**で利水滲湿しつつ健脾補中し、水気を除いて奔豚を防ぐともに、寧心安神して悸を鎮めている。**桂枝**は陽気を温めて巡りをよくし（通陽）心腎の陽を補い、痰湿を吸収し（化気）水気を除き、中陽を温補して裏虚を補い、**甘草・大棗**は脾気を補って健脾補中し、これにより水気をめぐらして水邪を除き、また**大棗**は養血安神にも働き奔豚を防ぎ、**甘草**は緩急止痛にも働いて「臍下悸」の症状を緩和している。生姜に比べて大棗は、内を助け裏を和する作用が強いので、病変が裏に及んでいることを考慮して、茯苓甘草湯と異なり生姜を用いず大棗が用いられている。甘瀾水は「水を練って甘にし、水の寒の性質を暖める」効果が

あると考えられている。［14］

【本条のポイント】

不当な発汗によって気血が損傷して陰陽両虚となり、このため心気虚弱から心陽不振となって血脈が巡らず陰寒が内生し、腎に影響が及んで心腎陽虚となり温煦機能や気化機能が低下すると水寒の邪が下焦に形成され、心腎不交となって水気が氾濫し、これらの氾濫した水気が衝気上逆と合わさると臍下悸が引き起こされる。その病態は衝脈および足少陰腎経の症状として理解される。方剤は茯苓桂枝甘草大棗湯が適応である。

胸痺心痛短気病脈證治　第九

論一首　證一首　方十首

【原文】（九—1）

師曰、夫脈当取太過不及、陽微陰弦、即胸痺而痛、所以然者、責其極虚也。今陽虚知在上焦、所以胸痺、心痛者、以其陰弦故也。

【訓読】

師曰く、夫れ脈は当に太過と不及を取るべし、陽微陰弦は、即ち胸痺にして痛み、然る所以《ゆえん》の者は、其の極虚を責むるなり。今陽虚なるは上焦に在るを知る、胸痺、心痛する所以の者は、其の陰弦なるを以ての故なり。

【注釈】

＊**太過不及**：「太過」は、五運（木運・火運・土運・金運・水運）の性質が過度にあらわれる年の意味であり、「不及」は、その年にあたっている五運の性質が衰えて、五行の相克関係にある気の性質があらわれる年の意味である。［7］　転じて各々の性質が過度であるのが「太過」であり、衰えているのが「不及」である。すなわち実が「太過」で虚が「不及」である。

＊**陽微陰弦**：陽の脈が微脈であり、陰の脈が弦脈である。微脈は細脈＋弱脈で気血両虚を表し、弦脈は肝胆の脈で、肝鬱気滞による肝陽上亢・肝火旺・肝風内動などでみられ、経絡が拘束されて気血が収斂していることの反映で実脈に属し、また痛みや、痰飲・虚寒を反映する脈でもある。橈骨動脈拍動部を末梢側から寸・関・尺（関は橈骨茎状突起部に相当）に分け、古代の文献では、寸は横隔膜より上の病変をあらわし陽に属し、関は横隔膜から臍部までを、尺は臍以下の病変をあらわし陰に属するとされ、各々は上焦・中焦・下焦に対応している。この点は陰陽学説において上にあるものは陽であり、下にあるものは陰であるとされるのに一致している。すなわち「陽微陰弦」は、「陽に属する寸脈が微であり、これは横隔膜より上で気血が虚していることを反映し〝不及〟であり、陰に属する尺脈が弦であり、これは臍以下に痛みや痰飲や虚寒があり、経絡が阻滞され病変の勢いが強い実であり〝太過〟であることを反映している」との意味と思われる。具体的には寸脈は心・心包・肺・胸中を、尺脈は腎・膀胱・小腸・大腸を反映する。

＊**胸痺**：痺証は気血が阻滞して通らなくなったために、こわばり・疼痛・腫脹などを生じる病証であるが、胸痺は胸部が何かに塞がれてつまったような感じや、しめつけられる痛みなどを感じる病証であり、狭心症や心筋梗塞に相当するが、胃痺を包含して用いる場合もある。心の血脈が阻滞して通じなくなったためであり、心気虚・心陽虚・心血虚・心陰虚などの病証に相当し、特に陽気が不足する心気虚・心陽虚によることが多い。心気虚は、血液を推動する原動力である心気の作用が低下した状態であり、心気は宗気の作用によっており、

宗気が虚す肺疾患の病態では心気も虚すことになる。心陽虚は、心陽による血脈の温煦作用が低下した状態で、陰寒の邪によって心脈が阻滞されると痺証の原因となる。心陽の不足は多くは腎陽が不足することが原因であり（心腎陽虚）、また水気凌心による心気心陽の損傷なども原因となる。心血虚は、血の化源不足・失血などが原因となり、心陰虚は熱病後や情志による消耗が原因となるが、腎陰虚によることが多い（心腎陰虚）。

＊其の極虚を責むるなり：陽気（心気・心陽）が極度に虚したことが根本原因である。

【考察】

「陽微」は、陽に属する寸脈が微で、陽気（心気・心陽）が極度に虚していることを意味し、「陰弦」は、陰に属する尺脈が弦で、下焦に痛みや痰飲があり経絡が阻滞され、このために陰寒の邪が下焦で強くなったためであり、さらに上逆して心陽を塞いでいることの反映であるが、経絡上は足少陰腎経に沿っての上逆と考えられる。また心陽虚は腎陽が不足することが原因となるのであり、腎虚が背景にある点も考慮する必要がある。そこで「今陽虚なるは上焦に在るを知る、胸痺、心痛する所以の者は、其の陰弦なるを以ての故なり」は、上焦に陽虚があっても、下焦に陰寒の邪が実して存在していないならば、上逆して心陽がさらに塞がれて胸痺・心痛を発症することはない、つまり下焦で陰寒の邪が盛んであることが病態の本質なのである、と述べていることになる。

【本条のポイント】

陽微の原因は陰弦にある、との条文表現の意味するところを理解すること。

【原文】（九―2）

平人無寒熱、短気不足以息者、実也。

【訓読】

平人にして寒熱無く、短気して以て息するに足らざる者は、実なり。

【注釈および考察】

＊寒熱：寒熱自体は各種病態で生じる。寒は、寒邪の感受・陽気不足・陰気偏盛・臓腑の機能低下などであり、熱はその逆である。本条は表証としての悪寒や発熱であり、六淫の邪の侵犯に対して表（裏に対するものとしての表）において、正気との間で邪正闘争が行われて営衛気血が機能失調をおこし、そのために悪寒や発熱がみられる病態を意味している（衛気の機能が失調して皮下組織や筋肉を温煦する機能が減弱すると悪寒となり、邪正闘争によって陽邪に衛気の陽の性質が加わると発熱する）。したがって「寒熱無く」は表証においての邪正闘争がない、ということである。

＊短気：『霊枢』癲狂篇に「短気し息短くして属《しょく》せず、動作して気索《ち》るは、足の少陰を補い、血絡を去るなり」とある。呼吸

の病的状態の一つで呼吸促迫であり、呼吸が短く、浅く、回数が多くなり、次の呼吸とうまくつながらないで途切れてしまう呼吸である。喘に似ているが肩呼吸とならず、痰鳴もはっきりしない。虚証では虚弱体質や真元不足が原因であり、実証では痰飲・気滞・瘀阻などが原因となり、胸腹脹満・心胸窒悶となる場合で、気管支喘息・肺気腫などが相当する。肺気虚で胸中に痰飲がある場合も短気の原因となる。［2・7］

本条文では、一見健康な人のように見え、六淫の邪気が肌表に侵入したための表証もみられないが、呼吸が促迫し、息を十分に吸うことができない状態である人は、その病因は胸中に実邪が充満しているためであるとする。先述したように、胸中に痰飲・気滞・瘀阻などが充満することが、短気の原因となるが、ここでは症状の詳細は記載されず不明である。一般的には、肺に外邪が侵入すると実証が引き起こされるが、肺への外邪侵入による4病証（寒邪肺犯・熱邪壅肺・燥邪犯肺・痰湿阻肺）のうち痰湿阻肺以外は悪寒発熱をともない、条文の病証とは異なる。痰湿阻肺は風寒湿邪の侵入後に脾虚が加わって痰湿が形成されることが原因であるが、表証は伴わず短気の原因となる。一方肺気虚は虚証であって実証とは異なる。瘀血や痰湿などの病理産物によって気道が通じなくなると肺気が塞がり、上逆が起り喘鳴や呼吸促迫となる。気管支喘息や肺気腫などに類似の病態であり、粛降機能が働かなくなると、水道が通調せず水液が散布されなくなり痰飲が形成され、痰飲が肺を塞いで痰水壅肺となるが、これらは実証である。しかし本条文では平人であり、一見健康な人のように見えるのであるから、それらの症状には該当しないと思われるが、呼吸促迫の程度が軽いためとも考えられる。

【本条のポイント】

肺の病証の短気においての、実とはなにかが問われている。また気滞証は実証であることがポイントと思われる。

【原文】（九—3）

胸痺之病、喘息咳唾、胸背痛、短気、寸口脈沈而遅、関上小緊数、栝蔞薤白白酒湯主之。

栝蔞薤白白酒湯方

栝蔞実一枚（搗）　薤白半升　白酒七升

右三味、同煮、取二升、分温再服。

【訓読】

胸痺の病にして、喘息し咳唾し、胸背痛み、短気し、寸口の脈は沈にして遅、関上は小緊数なり、栝蔞薤白白酒湯《かろうがいはくはくしゅとう》之を主る。

栝蔞薤白白酒湯の方

栝蔞実一枚（搗く）　薤白半升　白酒七升

右の三味、同じく煮て、二升を取り、分かち温め再服す。

【注釈】

＊寸口の脈は沈にして遅：寸口の脈を寸・関・尺の三部に分けるが、ここは寸脈を意味すると考えられ、左は心・心包絡に、

右は肺・胸中に対応し、いずれも上焦の反映である。沈脈は陽気の衰退を反映し、気血が裏にこもって営衛気を表に出すことができなくなった脈象である。遅脈は陰に属して陽虚陰盛を反映し、寒証を表す。沈遅で、心・心包絡・肺・胸中に裏寒があることを反映している。

＊関上は小緊数：関脈は、左は肝・胆に、右は脾・胃に対応している。緊脈は傷寒の太陽病期にみられ寒象の脈であるが、陰陽のバランスがくずれていることを反映し、動脈硬化や脾陽不振で腹部冷感・嘔吐・下痢があるときにみられ、また疼痛の脈象でもある。数脈は、有力なものは実火であり、無力なものは虚火であり、また気虚でもみられる。小緊数は中焦に寒象疼痛があるが、肝・脾の気虚があり脾陽不振や肝鬱気滞からの虚火の症候もあると考えられる。

【考察】

胸痺を、気血の流れが阻滞して通らなくなったために、胸部にこわばり・疼痛を生じる症候群と考えると、胸部の気血の流通を妨げる諸要因が胸痺の原因となる。条文（九―1）で考察したが、心気虚では、心気は宗気の作用によるところから、宗気が虚す肺疾患の病態では心気も虚し胸痺の原因となる。心陽虚では、心陽の不足の多くは腎陽が不足する心腎陽虚であり、心陽による血脈の温煦作用が低下したために、陰寒の邪によって心脈が阻滞され、痺証の原因となる。またさらに心腎陽虚では、腎陽が虚すと温煦作用が低下して体内の水液が気化されずに停滞し氾濫し浮腫となり、痰が形成されて気血の流通が妨げられ痰湿内停となり、肺気や心陽もさらに塞がれると、胸痺の原因となる（水気凌心）。また条文（九―2）で考察したように、外因内因（脾・肝の虚も影響する）により肺の粛降機能が働かなくなると、水道が通調せず水液が散布されなくなり痰飲が形成され、痰飲が肺を塞いで痰水壅肺となるが、これら病理産物によって気道が通じなくなると肺気が塞がり、上逆が起り喘息や呼吸促迫や短気となり、また宗気が虚損することによって心陽も塞がれて胸痺の原因となる。このような肺・腎・心に加えて、脾・肝も関係して（ここでは詳述せず）、裏寒・痰湿・瘀血が形成され気血の流れが阻滞し、胸痺の原因となる。

裏寒・痰湿・瘀血などによって経絡中の気血の流れが阻滞すると、経絡の影響が及ぶ身体各部が潤されず温煦されなくなり、痺れ・疼痛・萎縮・痙攣などとなる。本条文での胸背部痛は、足少陰腎経やこれと連絡する足太陽膀胱経や任衝脈などの気血の流れが虚したための症状と考えられ、また各経絡は相互に連絡しあっており、特定の経絡でなくても胸背部痛の原因となると思われる。また手太陰肺経は呼吸を統括しており、喘息・咳嗽・胸痛などの原因となり、足少陰腎経は腎から上昇して肺を貫くので、咳嗽・胸悶・脹満などの原因となる。

寸脈が沈遅より、心・心包絡・肺・胸中に陽虚裏寒があり、関脈が小緊数より、肝・脾に気虚陽虚による寒象疼痛や脾陽不振があり、肝鬱気滞から肝火も発生していることが窺える。いずれにしても陽虚裏寒が症状の本質であり、経絡の気血の流れも虚し、心腎陽虚や、各種原因による痰水壅肺によって、喘息・咳唾・胸背痛・短気を伴う胸痺が出現している。

【栝蔞薤白白酒湯の考察】

Ⅰ：構成生薬の薬理作用

A．栝蔞実（栝蔞根については、P49参照）

(1) ウリ科シナカラスウリ・トウカラスウリ・キカラスウリの果実。果実の皮殻を栝楼皮・栝楼殻、種子を栝楼仁という。

(2) 甘、寒。肺・胃・大腸。

(4) **11：**①清熱化痰　②利気寛胸・降濁散結　③消腫散結　④潤腸通便　**12：**①清熱化痰・止咳　②利気寛胸　③潤腸通便　④解毒散結　**13：**①清熱化痰　②寛胸降気　③潤腸通便　④消乳癰

(5) 甘により潤性があり、寒により清熱降気に働く。これにより上焦の火を降ろし、痰濁を下降させ、胸中の鬱熱を通じさせて肺熱をさまし、潤肺止咳する。肺熱鬱滞による熱性黄色粘調痰を清熱化痰し、肺陰虚内熱・津液不足による燥性粘性痰を潤肺化痰する。痰濁が胸中に阻滞し、胸痛・胸部の痞満痛・背部痛などを伴う胸痺を、肺や胃の気を通じさせ痰熱による鬱滞を開くことによって利気寛胸する。狭心症にも用いる。また下焦においては腸燥便秘を潤腸通便する。乳癰（乳房の腫脹疼痛）・皮膚化膿症などを解毒散結する。

《栝蔞実を用いる方剤》＊柴陥湯（柴胡・半夏・黄芩・大棗・人参・甘草・生姜・栝楼仁・黄連）**＊小陥胸湯**（黄連・半夏・栝楼仁）

B．薤白《がいはく》

(1) ユリ科ラッキョウやチョウセンノビルの地下鱗茎。

(2) 辛・苦、温。肺・胃・大腸。

(3)『神農本草経』「薤、味辛、温。主金瘡瘡敗、軽身不飢耐老。生平澤。」

(4) **11：**①通陽散結　②下気行滞　**12：**①行気通陽　②行気止痢　**13：**①助胸陽・開心竅　②行気散滞　③活血

(5) 辛・苦、温より、辛散苦降し温通する。陽気不振があり胸中に寒性の痰湿が停滞凝結したための、胸痺による刺痛・胸悶感・心痛血滞・喘息・咳嗽・呼吸困難などを、陽気を巡らして寒痰凝結を散じて除き、気滞を除き、気血瘀滞も除くことによって改善し、「胸痺の要薬」とされる。また胃・大腸の気滞と湿停滞による下痢・裏急後重・腹痛などを、気滞を行らせ湿滞を除くことによって改善する。気滞を伴わない場合には使用しない。

C．白酒

『名医別録』によれば、酒は「味苦、甘辛、大熱、有毒。主行藥勢、殺百邪悪毒気。」とある。また『本経疏証』によれば、「白酒、酒之新篤者也、其色白、其味甘辛、其気軽揚、故為用在上焦之肺而治胸痺、詳見薤白下。」とあり、白酒は陽気を浮昇させて薬の上行を助け、陽気を宣通させる。(宣通とは宣布し流通させるの意で、気血・津液を全身にくまなく行き渡らせる意味である)

Ⅱ：栝蔞薤白白酒湯の方剤考察

心腎陽虚があって肺の粛降機能が働かなくなり、痰飲が肺を塞いで痰水壅肺となると、これらの病理産物によって気道が通じなくなって肺気が塞がり上逆が起り、喘息や呼吸促迫や短気となり、さらに心陽も塞がれて胸痺となるが、そのような者では、脈象が表すように上焦の心・心包絡・肺・胸中に裏寒があり、中焦では肝・脾の気虚があって脾陽不振や肝鬱気滞がある。**栝蔞実**は、胸中の痰濁阻滞を、肺や胃の気を通じさせ、鬱滞を開くことによって利気寛胸し、胸痛・胸部の痞満痛・背部痛などを伴う胸痺を改善する(除痰下気)。**薤白**は、陽気を巡らして寒痰凝結を散じて除き、これにより気滞を除き、気血瘀滞も除くが、**白酒**も薬の上行を助け、薤白とともに陽気を宣通させて胸痺による諸症状を改善している(通陽散結)。栝蔞実は清熱化痰し、薤白は陽気を巡らして寒痰凝結を除くので、栝蔞実の作用は寒痰凝結の改善に逆行するようにも思えるが、ここでは鬱滞を開く利気寛胸の作用に重点が置かれている。

【本条のポイント】

腎陽虚を背景として、中焦の脾胃肝胆に脾陽不振による寒象の形成があり、それが上焦の心心包、肺胸中に及んで胸部の気血の流れが阻滞し胸痺となっているものは、栝蔞薤白白酒湯を用いて、栝蔞実で清熱化痰・利気寛胸し、薤白で陽気を巡らして寒痰凝結を散じて除き、気滞を除き、気血瘀滞も除き、白酒で薬の上行を助け、薤白とともに陽気を宣通させて、胸痺を除く。

【原文】(九―4)

胸痺不得臥、心痛徹背者、栝蔞薤白半夏湯主之。

栝蔞薤白半夏湯方

栝蔞実一枚(搗)　薤白三両　半夏半升　白酒一斗

右四味、同煮、取四升、温服一升、日三服。

【訓読】

胸痺にて臥するを得ず、心痛背に徹する者は、栝蔞薤白半夏湯之を主る。

栝蔞薤白半夏湯の方

栝蔞実一枚(搗く)　薤白三両　半夏半升　白酒一斗

右の四味、同じく煮て、四升を取り、一升を温服す、日に三服す。

【注釈および考察】

＊**胸痺不得臥：**(九―3)の考察で述べたが、胸痺は気血の流れが阻滞して通らなくなったために、胸部にこわばり・疼痛を生じる症候群であり、原因としては、心気虚・心陽虚(心腎

陽虚）・肺の粛降機能不全から宗気が虚損し心陽が塞がれる、などが考えられ、また心腎陽虚では痰湿内停や水気凌心となり、肺の粛降機能不全となって水道が通調せず痰飲が形成され、痰飲が肺を塞いで痰水壅肺となる。「胸痺不得臥」は、呼吸状態が悪化して横になれない起座呼吸の状態であり、気血の流れの阻滞が強度であり、痰水壅肺も強度で咳喘が強いことを示している。（九―３）は短気であるが、起座呼吸までは到っていないとすると、本条の方が症状がより重篤であることを示していると思われる。

＊**心痛背に徹する者は**：「徹する」との表現は、（九―３）の「胸背痛み」だけに比べて、痛みの程度が強烈であることを示しており、症状がより重篤であることを示している。

【栝蔞薤白半夏湯の考察】

Ⅰ：構成生薬の薬理作用

Ａ．**栝蔞実**：①清熱化痰・止咳　②利気寛胸　③潤腸通便　④解毒散結　Ｂ．**薤白**：①通陽散結　②下気行滞　Ｃ．**半夏**：①燥湿化痰　②降逆止嘔　③消痞散結　④消腫止痛

Ⅱ：栝蔞薤白半夏湯の方剤考察

栝蔞薤白白酒湯に半夏が加わった方剤構成であるが、栝蔞薤白白酒湯の薤白を減じ半夏を追加している。**栝蔞実**は清熱化痰し、**半夏**は燥湿化痰する。栝蔞実は肺・胃に作用し、清熱化痰し利気寛胸する。一方半夏は脾・胃に作用し、半夏により痰湿を除き脾胃の運化機能を改善することによって燥湿化痰する。半夏を加えることによって、痰湿を除く作用が強められているが、脾胃の運化機能を改善することを重視したための追加と思われる。**薤白**は、陽気を巡らして寒痰凝結を散じて除き気滞を除くが、一方半夏には燥湿化痰と同時に逆気を下ろし気を巡らせる作用があり、薤白を減量しても気滞を除く作用が減弱することはなく、また薤白・半夏ともに辛・温であるので、温燥の性質が強すぎて傷津・助火・動血し過ぎることを恐れて薤白を減量したものと思われる。

栝蔞薤白白酒湯と同じく、心気虚・心陽虚（心腎陽虚）・肺の粛降機能不全があり、また中焦の脾胃肝胆に脾陽不振による寒象の形成があって、痰湿内停や水気凌心や痰水壅肺となっている病態に用いるが、脾胃の運化機能の虚損がより高度であり、胸痺の症状がより高度であるものに用いられる。狭心症・心筋梗塞・うっ血性心不全にともなう肺水腫、などが考えられる。

【本条のポイント】

栝蔞薤白白酒湯よりも、脾胃の運化機能の虚損がより高度で、胸痺の症状がより高度である場合は、栝蔞薤白半夏湯を用いる。薤白を減量し半夏を追加した方剤意図を理解すること。

【原文】（九―５）

胸痺心中痞、留気結在胸、胸満、脇下逆搶心、枳実薤白桂枝湯主之。人参湯亦主之。

枳実薤白桂枝湯方

枳実四枚　厚朴四両　薤白半升　桂枝一両　栝蔞実一枚
（搗）

右五味、以水五升、先煮枳実、厚朴、取二升、去滓、内諸薬、煮数沸、分温三服。

人参湯方

人参　甘草　乾姜　白朮各三両

右四味、以水八升、煮取三升、温服一升、日三服。

【訓読】

胸痺にて心中痞《つか》え、留気結びて胸に在り、胸満し、脇下より逆して心を搶《つ》くは、枳実薤白桂枝湯之を主る。人参湯亦之を主る。

枳実薤白桂枝湯の方

枳実四枚　厚朴四両　薤白半升　桂枝一両　栝蔞実一枚
（搗く）

右の五味、水五升を以て、先に枳実、厚朴を煮て、二升を取り、滓を去り、諸薬を内れ、煮ること数沸、分かち温めて三服す。

人参湯の方

人参　甘草　乾姜　白朮各三両

右の四味、水八升を以て、煮て三升を取り、一升を温服す、日に三服す。

【注釈】

＊胸痺にて心中痞え：胸痺は気血の流れが阻滞して通らなくなったために、胸部にこわばり・疼痛を生じる症候群であるが、心気虚や心陽虚損では心脈が塞がれ、心血の供給が不足して心脈が養われなくなり、陽気が虚し陰血が滞り、さらに心気不足から血脈の循環が阻滞して瘀血が形成される。また痰濁が脈絡を塞いでも同様に瘀血が滞り、「心血瘀阻」や「心脈瘀阻」と呼ばれる病態となる。ここでは「心血瘀阻」によって心中に痞えが生じていると考えられる。ただし、『中医臨床のための方剤学』では、「痰濁が胃気不足に乗じて逆上するので胃（心中）が痞え、胸陽を痺阻し気が結するために胸痺・胸満がみられる」とする。

＊留気結びて胸に在り：「結胸」は、邪気が胸中に結集して、心下痛や胸腹脹満の症状を表すことであるが、ここでは心陽が振るわないために胸陽（ひろく上焦にある陽気のこと）も宣びやかに通じなくなり、肺気も鬱滞し津液も散布されなくなって、凝集した状態のことであり、そのことを留気と表現したのだと思われる。胸満も同様。

＊脇下より逆して心を搶く：手少陰心経は、胸脇痛、肩から腕にかけての内側痛、心痛となり、心下痛・胸脇痛・肩への放散痛などの原因となる。

【考察】

心気虚や心陽虚損から心脈が塞がれ、血脈の循環が阻滞し瘀血が滞り、胸陽も宣びやかに通じなくなって肺気も鬱滞し、津液も散布されずに凝集している病態では、気血や津液の鬱滞を反映して、手少陰心経に沿っての上逆が起って、脇下部から心・

肩へと貫く放散痛となる。

【枳実薤白桂枝湯の考察】

Ⅰ：構成生薬の薬理作用

A．**枳実**：①破気消積　②化痰除痞　B．**厚朴**：①行気化湿　②下気除満　③燥湿化痰・下気降逆　C．**薤白**：①通陽散結　②下気行滞　D．**桂枝**：①発汗解肌（表）　②温通経脈　③通陽化気　E．**栝蔞実**：①清熱化痰・止咳　②利気寛胸　③潤腸通便　④解毒散結

Ⅱ：枳実薤白桂枝湯の方剤考察

枳実は強力な行気力を有し、凝縮停滞した気・痰・食積を取り除く寒性の理気薬であり、気結による痰阻を気を巡らせて除き、胸部や胃部の痞塞感、黄色粘性痰、呼吸困難などを改善する。このために気血や津液の鬱滞が胸部・心下（胃部）にある本条で用いられている。**厚朴**は、気を下げ巡らせ（下気降逆）、湿滞をよく除き、行気作用に優れ、湿邪が停滞し脾胃機能が失調した状態（湿困脾胃）での下痢・胃もたれ・腹部膨満感・悪心・嘔吐や、気滞による脾胃の症状である胸腹部脹満感・痞塞感や、脾胃の運化機能の低下や、脾胃有寒が引き起こす食積（消化不良）による腹部脹満・大便秘結・嘔吐・食思不振などに対して用いる。本条文での胸腹部脹満感・痞塞感を、行気し除湿することによって改善する。枳実・厚朴で強力に行気している。**薤白**は、陽気を巡らして寒痰凝結を散じて除き気滞を除く。**桂枝**は、陽気を温めて巡りをよくし（通陽）心腎の陽を補い、痰湿を吸収し（化気）、水気を除き、中陽を温補して裏虚を補う。**栝蔞実**は、痰濁が胸中に阻滞し、胸痛・胸部の痞満痛・背部痛などを伴う胸痺を、肺や胃の気を通じさせ、痰熱による鬱滞を開き、清熱化痰して利気寛胸する。

枳実・厚朴・薤白で行気し、また湿滞を除き寒痰凝結を散じ、気滞を除く。桂枝で陽気を温めて巡りをよくし心腎の陽を補い、枳実・厚朴・薤白と同様に痰湿を吸収して水気を除き、中陽を温補して裏虚を補う。栝蔞実も同じく肺や胃の気を通じさせ、痰熱による鬱滞を開いて寛胸する。いずれも気の巡りをよくし、気を温め、痰湿を除く方剤の組み合わせであるが、邪実が主体である実証時に用い、後述する人参湯は正気が虚損している場合に用いられる。何任によれば、「突然発症したような場合には実証が多く、枳実薤白桂枝湯を用いる」とし、「かなり以前からこの症状がある場合には虚証が多く、陽気を養い回復させて陰邪を除く必要があるため、人参湯を用いる」とする。

【人参湯の考察】

Ⅰ：構成生薬の薬理作用

A．**人参**：①大補元気　②補脾益肺　③益気生津　④益智安神　⑤補気生血・摂血　⑥扶正祛邪　B．**甘草**：①補中益気　②潤肺・祛痰止咳　③緩急止痛　④清熱解毒　⑤調和薬性　C．**乾姜**：①温中散寒・温脾陽　②回陽救逆　③

温肺化飲　④温経止血　D．白朮：①健脾燥湿　②益気生血　③和中安胎

Ⅱ：人参湯の方剤考察

人参は元気を回復させることによって五臓の虚損を補い、健脾和胃作用により脾胃の気の働きを高め、さらに腎陽の虚損を回復することで、健脾作用を強めている。また脾の運化機能が低下すると水湿が停滞し、肺に停滞した水湿が痰濁となり、この痰濁が肺に影響して肺気の宣発粛降作用が阻害されると肺症状がさらに悪化するが、人参は健脾和胃作用によってこれらの悪循環を断って益肺に働いている。さらに脾は運化昇清作用により水穀の精微物質を肺に送り、呼吸作用によって取り入れた自然界の清気と水穀の精微物質から宗気が形成され、呼吸を維持するとともに心脈によって全身に運ばれ、また宗気は肺の粛降作用によって腎に運ばれて納められている。この様に脾胃と肺、腎は相互に関連しており、人参はそれらの相互作用を改善し益肺に働いている。**甘草**は補中益気している。**乾姜**は温中散寒作用により脾胃を温めて寒を散じ寒飲を除き、胸中の寒飲も温めて除去し、また経絡を温めることによって気の通りを改善し、陽気を高めて裏寒を除いている。**白朮**は、健脾燥湿することで人参の健脾和胃作用を助けている。**蒼朮**は湿熱の実証に用いるが、白朮は虚湿の病態に於いて用いられ、補脾補中補気して除湿している。この様に、補中益気し、湿を除き、益肺し、裏寒を除き、元気を回復することによって、胸痺を除くのである。枳実薤白桂枝湯は、気の巡りをよくし、気を温め、痰湿を除く方剤の組み合わせで、邪実が主体である実証時に用いるのに対して、何任が述べている様に、人参湯はまず補中益気することによって陽気を養い回復させて陰邪を除くことに主眼がおかれ、虚証で用いられるのである。

【本条のポイント】

胸痺にて心陽が振るわず肺気も鬱滞し津液も散布されなくなって留気を形成し、心中痞となり、胸満し、脇下に放散痛がある場合は、陽虚・湿滞・寒痰凝結・気滞などが原因である。比較的急性で邪実が主体の実証性の場合は枳実薤白桂枝湯を用い、強力に気を巡らせ、慢性に経過した虚証性の場合は人参湯を用いて、補中益気し陽気を養い回復させることに主眼をおいて治療する。

【原文】（九―６）

胸痺、胸中気塞、短気、茯苓杏仁甘草湯主之。橘枳姜湯亦主之。

茯苓杏仁甘草湯方

茯苓三両　杏仁五十個　甘草一両

右三味、以水一斗、煮取五升、温服一升、日三服。（不差更服。）

橘枳姜湯方

橘皮一斤　枳実三両　生姜半斤

右三味、以水五升、煮取二升、分温再服。（肘後千金云、治胸

痺胸中愊愊如満噎塞習習如癢喉中渋、唾燥沫。)

【訓読】

胸痺にて、胸中気塞がり、短気するは、茯苓杏仁甘草湯之を主る。橘枳姜湯も亦之を主る。

茯苓杏仁甘草湯の方

　茯苓三両　杏仁五十個　甘草一両

右の三味、水一斗を以て、煮て五升を取り、一升を温服す、日に三服す。(差えざるは更に服す。)

橘枳姜湯の方

　橘皮一斤　枳実三両　生姜半斤

右の三味、水五升を以て、煮て二升を取り、分け温めて再服す。(『肘後』『千金』に云う、胸痺、胸中愊愊として満るが如く、噎塞、習習として癢の如く、喉中渋り、燥沫を唾すを治す。)

【注釈】

＊胸中気塞がり、短気するは：(九―2)で説明したが、一部再掲する。瘀血や痰湿などの病理産物によって気道が通じなくなると肺気が塞がり、上逆が起り喘息や呼吸促迫となる。また粛降機能が働かなくなると、水道が通調せず水液が散布されなくなり痰飲が形成され、痰飲が肺を塞いで痰水壅肺となるが、これによっても肺気が塞がり、短気となる。

【茯苓杏仁甘草湯の考察】

Ⅰ：構成生薬の薬理作用

A．茯苓：①利水滲湿　②健脾補中　③寧心安神　B．杏仁：①止咳平喘　②潤腸通便　C．甘草：①補中益気　②潤肺・祛痰止咳　③緩急止痛　④清熱解毒　⑤調和薬性

Ⅱ：茯苓杏仁甘草湯の方剤考察

先に述べた様に、瘀血や痰湿などの病理産物によって気道が通じなくなると肺気が塞がり、上逆が起り喘息や呼吸促迫となる。また粛降機能が働かなくなると、水道が通調せず水液が散布されなくなり痰飲が形成され、痰飲が肺を塞いで痰水壅肺となるが、これによっても肺気が塞がり短気となる。そこで瘀血や痰湿を除き、上逆を降ろし、痰飲を除いて肺気の塞がりや短気を改善する。

茯苓は、甘で補・和・緩に働き、淡で滲・利に働き、水道を通利して水湿を滲除し、胸脇部の水湿を除くことで逆気を治し、甘味で健脾して脾の水湿運化を助けるので、脾虚および脾虚による中焦の水湿停滞に用いられる。**杏仁**は苦・辛、温で苦降辛散に働き、肺の粛降機能を改善し肺気の上逆を改善して肺気を降ろし、喉頭部が閉阻した状態での、急性咽喉頭炎による喉頭浮腫のような状態を改善し、血を温める。**甘草**は、補中益気し潤肺・祛痰止咳に働く。上焦に陽虚があり寒痰が肺を塞いで上逆・短気となり、中焦に水湿停滞がある病態であり、気管支喘息・肺気腫・心臓喘息などが相当する。

【橘枳姜湯の考察】

Ⅰ：構成生薬の薬理作用

A．橘皮

（1）ミカン科オオベニミカン・コベニミカン、ウンシュウミカン・コウジミカンなどの成熟果皮。陳皮ともいう。
（2）辛・苦、温。脾・胃・肺。
（3）『神農本草経』「橘柚、味辛、温。主胸中瘕瘕熱逆気、利水谷。久服去臭、下気通神。一名橘皮。生川谷。」
（4）**11**：①理気健脾　②燥湿化痰　**12**：①行気健脾　②和胃止嘔　③燥湿化痰　**13**：①消脹止嘔　②燥湿化痰止嗽　③理気開胃　④補薬による壅気脹満の副作用の防止
（5）気の昇降出入りを調整し、気を順調に巡らせるようにする薬物を、理気薬といい、気滞証や気逆証に用い、行気薬・破気薬・降気薬に分類される。気滞証は実証であり、理気薬は虚証には使用しないが、使用する場合は補益薬を併用する。理気薬の中でも甘橘類薬は、行気作用に加えて、気を巡らせることによって化痰作用、和胃消積作用があり、化痰・和胃消積に用いられる。甘橘類薬は、脾・胃の気を巡らせることによって脾胃の機能を整える理気和中薬と、気を巡らせることによって痰を取り除く行気化痰薬に分けられている。橘皮は、理気和中薬に分類されるが、行気化痰作用も有しており、気を巡らせ化痰することによって燥湿もしている（燥湿化痰）。
　従って橘皮は、脾・胃・肺に入って気を巡らせることによって、健脾し、燥湿化痰し、辛散苦降によって胃気を降ろして調え和胃止嘔している。健脾作用は強くはなく、他薬と併用することが多い。脾胃気滞に伴う湿停滞や食積による症状には、蒼朮・厚朴と併用（平胃散）、脾胃虚証には、人参・白朮・茯苓・炙甘草と併用（六君子湯）する。胃気を降ろして調える和胃止嘔作用は、寒熱ともに用い、寒性は半夏・生姜と併用（橘皮湯）し、熱性は竹筎・枇杷葉と併用（橘皮竹筎湯）する。燥湿化痰作用では、湿困脾胃証に対して半夏・茯苓と併用（二陳湯）し、脾に入って燥湿化痰し、痰湿壅肺には、胸中の痰湿を取り除いて肺気の流れを順調に巡らせるように麻黄・厚朴・杏仁と併用（神秘湯）し、また気痰交結（気と痰の鬱滞）があり、胸部痞塞感・息切れ・悶絶感などを伴った胸痺には、本条のように枳実と併用する。［12］
《橘皮を用いる方剤》＊**平胃散**（蒼朮・厚朴・陳皮・甘草）＊**六君子湯**（人参・白朮・茯苓・半夏・陳皮・炙甘草・生姜・大棗）＊**橘皮湯**（橘皮・生姜）＊**橘皮竹筎湯**（橘皮・竹筎・大棗・生姜・甘草・人参）＊**神秘湯**（麻黄・紫蘇葉・陳皮・柴胡・杏仁・厚朴・甘草）
B．**枳実**：①破気消積　②化痰除痞　C．**生姜**：①散寒解表　②温胃止嘔　③化痰行水　④解毒

Ⅱ：橘枳姜湯の方剤考察

橘皮は脾・胃・肺に作用し、行気し健脾し燥湿化痰する。**枳実**は脾・胃・大腸に作用し、橘皮と同じく理気薬であり、強力な行気力により気結による痰阻を気を巡らせて除き、胸

部や胃部の痞塞感、黄色粘性痰、呼吸困難などを改善する。どちらもまず中下焦の寒痰凝結や湿滞を、行気し脾・胃腸を整えることによって除き、これにより胸部も化痰し、胸痺を改善する。**生姜**は陽気をめぐらせるとともに、胃を温めて散寒し胃気を降ろし、温中祛湿して湿を除く。

　茯苓杏仁甘草湯も橘枳姜湯も、陽気の虚損や胸痺の程度が、今までのその他の条文の方剤に比して軽いので、行気し上逆を降ろす生薬と、補脾し補中益気する生薬の組み合わせで、痰湿を除き気滞を改善し胸痺を治すことが可能になるのである。

【本条のポイント】

　瘀血や痰湿などの病理産物や、粛降機能が働かなくなって水道が通調せず痰飲が形成される、などによって気道が通じなくなると、肺気が塞がり短気となり胸痺を呈するが、胸痺の程度は比較的軽度であり、行気し上逆を降ろす生薬と、補脾し補中益気する生薬の組み合わせで構成された茯苓杏仁甘草湯や橘枳姜湯を用いて治療する。

【原文】（九―7）

胸痺緩急者、薏苡附子散主之。

薏苡附子散方

　薏苡仁十五両　大附子十枚（炮）

右二味、杵為散、服方寸匕、日三服。

【訓読】

胸痺にして緩急なる者は、薏苡附子散之を主る。

薏苡附子散の方

　薏苡仁十五両　大附子十枚（炮る）

右の二味、杵《つ》きて散と為し、方寸匕を服す、日に三服す。

【注釈及び考察】

＊胸痺緩急：ここまでの諸条で、胸痺の急迫症状は栝蔞薤白白酒湯や栝蔞薤白半夏湯で治療し、亜急性の症状に対しては枳実薤白桂枝湯や人参湯で治療し、比較的症状が軽い場合は茯苓杏仁甘草湯や橘枳姜湯で治療する、と述べた後で、ここでは「緩急」、つまり急迫症状があってもその症状がときに緩解し、または急迫する、という具合に繰り返す場合について述べている。その原因は生薬の作用から考えると、薏苡仁の作用が利湿・健脾・舒筋（筋肉を緩める作用）であり、附子の作用が、下焦命門の陽虚を補うことにより人体各部の冷えを除き、脚腰背部の冷えによる症状を改善し、心臓や腹部の冷えによる症状を改善し、強心作用があり、また温経作用によって寒湿を除去して止痛し、寒湿による痺証を治療する、などであるところから、胸痺の原因として陽虚やそれによる寒湿の停滞があり、経絡脈が阻滞し、筋肉や関節が栄養されずに、特に上焦において痛みやこわばりを生じている、などの病態が考えられる。背景には脾腎陽虚があり、心陽虚もあると思われる。具体的には、不安定狭心症や肋間神経痛などが考え

られるが、必ずしも西洋医学の病名にあてはめて考える必要はないと思われる。

症状の「緩急」に関しては、寒湿の邪気が正気よりも強まると急迫症状となるが、寒湿の邪気が弱まり正気が相対的に強まると症状が緩むのである。生体内の正気の虚の程度は弱く、寒湿の邪気も不安定であって、上焦での陽虚の程度も不安定である、などの病態が考えられる。

【薏苡附子散の考察】

Ⅰ：構成生薬の薬理作用

A．薏苡仁：①利湿健脾　②利湿除痺　③清熱排膿　**B．附子：**①回陽救逆　②補陽益火　③温陽利水　④散寒止痛

Ⅱ：薏苡附子散の方剤考察

先に述べたような薏苡仁の作用や附子の作用から考えると、特に上焦における陽虚により寒湿が停滞し、経絡脈が阻滞し、筋肉や関節が栄養されずに痛みやこわばりを生じた緩急性の胸痺において、薏苡仁で筋脈を緩めるとともに、利湿健脾して湿を除き、附子で陽気を巡らして寒湿を除くとともに温通経脈して陽気を通じ、筋肉や関節を栄養して、胸痺の諸症状を改善していると考えられる。

【本条のポイント】

体内の正気と寒湿の邪気の関係が不安定であって、緩急をともなう胸痺に対しては、附子で下焦命門の陽虚を補い人体各部の冷えを除き、特に上焦における陽虚に対しては、陽気を巡らして寒湿を除き温通経脈して陽気を通じ、筋肉や関節を栄養するとともに、薏苡仁で利湿・健脾・舒筋して症状を改善する。

【原文】（九―8）

心中痞、諸逆、心懸痛、桂枝生姜枳実湯主之。

桂枝生姜枳実湯方

桂枝　生姜各三両　枳実五枚

右三味、以水六升、煮取三升、分温三服。

【訓読】

心中痞《つか》え、諸の逆にて、心懸痛するは、桂枝生姜枳実湯之を主る。

桂枝生姜枳実湯の方

桂枝　生姜各三両　枳実五枚

右の三味、水六升を以て煮て三升を取り、分け温めて三服す。

【注釈および考察】

＊心中痞：「心」は、両側乳頭から、両側乳頭と正中線が交わる点のツボである膻中や、剣状突起の下のツボである鳩尾まであたりを指し、胃の部位に相当する心下とは異なる。「痞」は、「手を触れて分かる腹部のしこり」が原意であるが、「何かが塞がっているように感じられる不快な自覚症状」であり、気虚気滞や邪熱壅聚の反映である。「痺」も「塞がる・詰まる」の意であるが、気血の流通が滞ったために痛みを生じる場合をいう。［7］

＊諸逆：胃・肺の気は、本来下降すべきなのであるが、上逆す

ると各種症状の原因となる。肝気の疏泄機能が失調すると肝気鬱結となり、肝鬱気滞が長期化すると化火して上衝し、肝火上炎となる。肝腎の陰が虚すと肝陰が肝陽をコントロールできなくなって肝陽が逆上し肝陽上亢となる。これらも広義には諸逆に含まれる。また肝臓の疏泄機能が過亢進すると、肝気上逆や肝気横逆となり、短気・胸脇部の脹満感や疼痛・側腹部の脹痛などとなる。肝気横逆が胃を犯すと、受納・腐熟・和降機能が傷害されて胃部のつかえ感・ゲップ・悪心・嘔吐・呑酸などの症状となる。心火は下降して腎水を温養し、腎水は上昇して心火を調整して心火が高ぶらないようにしているが、腎陰が虚して心腎不交となれば心火が上炎し、腎陰虚・心火旺の病態となる。これらも広義の諸逆と考えられる。

＊心懸痛：『中国医学辞典』によれば、「胸部内に何かがぶら下がっているように感じる心窩部の痛みをいう。胸腹部内に水飲邪、寒邪が停留し、気機上逆によって生じる。」、「邪が陽気を迫害し、陽気の宣暢作用を損い、壅塞状態を発症させるのが原因とも言われている」とある。また、「物がぶら下げられて揺れ動くような、動揺性の痛みであって、逆気によって生じる」（『金匱要略心典』より）とある。「枳実薤白桂枝湯」の条で説明したが、心気虚や心陽虚損から心脈が塞がれて心血の供給が不足し心脈が養われなくなり、陽気が虚し陰血が滞り、さらに心気不足から血脈の循環が阻滞して瘀血が形成され、また痰濁が脈絡を塞いで同様に瘀血が滞り、「心血瘀阻」や「心脈瘀阻」と呼ばれる病態となって胸痺心痛となるが、ここではさらに寒湿の停滞と諸逆による症状が加わって、動揺性の心懸痛となっていると考えられる。寒湿の邪気が不安定であるのは、前条でも考察したところである。

【桂枝生姜枳実湯の考察】

Ⅰ：構成生薬の薬理作用

A．**桂枝：**①発汗解肌（表）②温通経脈　③通陽化気　B．**生姜：**①散寒解表　②温胃止嘔　③化痰行水　④解毒　C．**枳実：**①破気消積　②化痰除痞

Ⅱ：桂枝生姜枳実湯の方剤考察

桂枝は陽気を温めて温通経脈し、心腎の陽を補い、枳実と同様に痰湿を吸収して水気を除き、中陽を温補して裏虚を補う。**生姜**は陽気を巡らせ、胃を温め、散寒し、胃気を降ろし、温中祛湿して湿を除く。**枳実**は強力な行気力によりまず中下焦の寒痰凝結や湿滞を、行気し脾・胃腸を整えることによって除き、これにより胸部の気結による痰阻を気を巡らせて除き化痰し、胸部や胃部の痞塞感、黄色粘性痰、呼吸困難などを改善し、心中痞を改善する。行気し、寒湿の停滞を除き、中陽を温補して脾胃を整え、諸逆を鎮めて、心中痞を取り除き、心懸痛を改善する。

【本条のポイント】

「心血瘀阻」や「心脈瘀阻」と呼ばれる病態に、寒湿の停滞と諸逆による症状が加わり、動揺性の心懸痛となっている場合は、

桂枝生姜枳実湯を用いる。

【原文】（九―9）

心痛徹背、背痛徹心、烏頭赤石脂丸主之。

烏頭赤石脂丸方

蜀椒一両（一法二分）　烏頭一分（炮）　附子半両（炮）（一法一分）　乾姜一両（一法一分）　赤石脂一両（一法二分）

右五味、末之、蜜丸如桐子大、先食服一丸、日三服。（不知、稍加服。）

【訓読】

心痛背に徹し、背痛心に徹するは、烏頭赤石脂丸之を主る。

烏頭赤石脂丸の方

蜀椒一両（一法に二分）　烏頭一分（炮る）　附子半両（炮る）（一法に一分）　乾姜一両（一法に一分）　赤石脂一両（一法に二分）

右の五味、之を末とし、蜜にて丸とすること桐子大の如くし、食に先だちて一丸を服す、日に三服す。（知らざれば、稍（やや）加えて服す。）

【注釈および考察】

＊**心痛徹背、背痛徹心**：（九―3）の考察で述べたが、裏寒・痰湿・瘀血などによって経絡中の気血の流れが阻滞すると、経絡の影響が及ぶ身体各部が潤されず温煦されなくなり、痺れ・疼痛・萎縮・痙攣などとなる。胸背部痛と経絡との関係では、足少陰腎経やこれと連絡する足太陽膀胱経や任衝脈などの気血の流れが虚したための症状が考えられるが、各経絡は相互に連絡しあっており、特定の経絡でなくても胸背部痛の原因となる。『諸病源候論・心痛病諸候』によれば、「心痛は風冷の邪気が心経を侵すことで生じる」とされ、『霊枢・経脈篇』によれば、「手少陰心経は心中に起って心系に属し」「是れ動ずるときは則ち病む、のど乾き、心痛み、渇いて飲まんと欲す」とあり、手少陰心経が胸脇痛、肩から腕にかけての内側痛、心痛や、心下痛・肩への放散痛などの原因となるとする。

心の痛みが背中に貫通しひきつれるように痛み、背中の痛みが心部を貫通しひきつれるように感じられ、これらが間断なく続くのは、陰寒の邪により上焦の経絡の阻滞が極度に強まり、また陽気の虚損が非常に強いためであり、胸痺の急迫症状で用いた栝蔞薤白白酒湯や栝蔞薤白半夏湯では、治療効果が期待できない場合である。

【烏頭赤石脂丸の考察】

Ⅰ：構成生薬の薬理作用

A．**蜀椒**：①散寒止痛・燥湿　②解毒駆虫　B．**烏頭**：①回陽救逆　②補陽益火　③温陽利水　④散寒止痛　C．**附子**：効能・効果は烏頭に同じ　D．**乾姜**：①温中散寒・温脾陽　②回陽救逆　③温肺化飲　④温経止血　E．**赤石脂**：①渋腸止瀉　②斂血止血・固精止滞　③生肌収口

Ⅱ：烏頭赤石脂丸の方剤考察

蜀椒は脾胃に入って散寒燥湿し止痛するとともに、腎に作用し命門の火を補うので、命門火衰による腎陽虚に伴う内寒を改善し、水液代謝の障害による痰喘を改善する。**烏頭**はトリカブト属植物の母根、**附子**は傍生の子根であり、主成分であるアコニチンの量は附子よりも多く毒性も強い。烏頭は祛風作用に勝り、表の風邪を散じ裏の寒湿を除き温化することで風寒湿痺を治療するが、附子は陽気を回復させる補陽力に優れ回陽救逆するとともに、腎陽を補い心陽も補い、また元陽を補って相火を補うことで、人体の生理機能の根本を賦活している。経絡を温め散寒止痛し寒湿を除く作用は、附子よりも烏頭のほうが強い。烏頭の量を1とすると、附子の量は2～5（文献で異なる）であり、烏頭で裏の寒湿を除き温化し、附子で腎陽・心陽・元陽を補い、その十二経脈を巡る作用により、経絡脈中の凝寒痼冷（沈寒痼冷ともいう、「痼冷」とは、寒邪が経絡や臓腑に長期間伏在し、局所に寒証を形成して治癒が遷延したもの）を温散し開通する。この点は、『傷寒・金匱」の薬方大成』にて中川良隆が、「烏頭は臓の沈寒痼冷の治療に用いられ、これを温化する。附子は経にある風寒の邪を疏散する」と述べているところと同じである。烏頭と附子の併用を誤りであるとする見解もあるが、ここでは上述のような両者の作用の違いを踏まえて、併用していると思われる。

乾姜は、寒邪による脾胃の損傷を、温中散寒作用により脾胃を温めて寒を散じ寒飲を除いている。また経絡を温めることによって気の通りを改善するとともに、回陽救逆の作用があり、附子を補佐して亡陽証を改善する。

以上のように蜀椒・烏頭・附子・乾姜はいずれも、「心痛徹背、背痛徹心」の原因となる陰寒の邪による上焦の経絡の阻滞や、陽気の虚損が非常に強い状態を、経絡を温通し、散寒し、陽気の虚損を回復して症状を改善する生薬の組み合わせであるが、温性の収斂固渋薬である**赤石脂**を用いることにより、辛味薬による散・行の行き過ぎを抑えている。また赤石脂はその燥性により、水湿を除く作用が加味されている。

【本条のポイント】

陰寒の邪により上焦の経絡の阻滞が極度に強まり、陽気の虚損が非常に強いために、「心痛徹背、背痛徹心」の症状を呈するものは、胸痺の急迫症状で用いた栝蔞薤白白酒湯や栝蔞薤白半夏湯では治療効果が期待できないものであり、烏頭と附子の両方を用いるとともに、さらに蜀椒・乾姜の入った烏頭赤石脂丸で治療をする必要がある。

【原文】（九―10）

九痛丸　治九種心痛。

附子三両（炮）　生狼牙一両（炙香）　巴豆一両（去皮心、熬、研如脂）　人参　乾姜　呉茱萸各一両

右六味、末之、煉蜜丸如桐子大、酒下。強人初服三丸、日三

服。弱者二丸。兼治卒中悪、腹脹痛、口不能言。又治連年積冷、流注心胸痛、并冷衝上気、落馬墜車血疾等、皆主之。忌口如常法。

【訓読】

九痛丸は九種の心痛を治す。

附子三両（炮る）　生狼牙一両（炙り香《こうば》しくし）　巴豆一両（皮心を去り、熬《い》り、研ぎて脂の如くす）　人参　乾姜　呉茱萸各一両

右の六味、之を末とし、蜜にて煉って丸め桐子大の如くし、酒にて下す。強人は初め三丸を服し、日に三服す。弱者は二丸とす。兼ねて卒中悪、腹脹痛、口言う能わざるを治す。又連年の積冷、心胸に流注して痛み、并びに冷衝上気、落馬墜車血疾等を治す、皆之を主る。口を忌むこと常法の如くす。

【注釈】

＊**九種心痛**：『中国医学辞典』によれば、《狭心症をはじめとする9種の胸痛を指す。歴代の書物によりその内容が異なる。「九種心痛、一虫心痛、二注心痛、三風心痛、四悸心痛、五食心痛、六飲心痛、七冷心痛、八熱心痛、九去来心痛」〈千金要方・心臓〉。「心痛分為九種、曰飲、曰食、曰気、曰血、曰冷、曰熱、曰悸、曰虫、曰疰」〈張氏医通・諸痛門〉。「心痛有九種。一曰気、二曰血、三曰熱、四曰寒、五曰飲、六曰食、七曰虚、八曰虫、九曰疰、宜分而治之」〈医学心悟・巻3〉。「飲食、寒、火、気、血、悸、虫、疰」〈類証治裁・心痛〉。》とある。心痛の症状が九種あるというのではなく、心痛の原因が九種列挙されている。原因によって症状も異なるであろうが、その点の分析はなされていない。

＊**卒中悪**：「卒」は、「にわかに・急に」の意である。「中悪」は『中国医学辞典』によれば、「悪いものにあたること。不正の気が侵入したり、或いは何か恐ろしいものを見たりして、突然に卒倒し、意識を失い、手足逆冷になる、顔が青くなる、うわごとをいう、などの状態になること。または、悪いものにあたり、心痛・腹脹・大便不通・昏倒・口がきけなくなる、などの症状があらわれること。」とある。

＊**腹脹痛、口不能言**：前述「卒中悪」の症状であり、不正の気が侵入したための症状である。「腹脹」は、風冷の邪が侵入して脾気を損傷し、脾気虚から脾陽虚となり、運化機能が低下して脾虚失運状態となったためであり、温煦機能も低下して虚寒の症候も現れる。「口不能言」は、心は君主の官であり神明を主宰しているので、心陽不振から虚脱に陥るような状況では、心の影響が神明にも及んで、精神機能も虚脱に陥ることになる。

＊**連年積冷、流注心胸痛**：裏寒・痰湿・瘀血などによって経絡中の気血の流れが阻滞すると、経絡の影響が及ぶ身体各部が潤されず温煦されなくなり、痺れ・疼痛・萎縮・痙攣などとなる。また（九―3）で述べたが、胸背部痛は、足少陰腎経やこれと連絡する足太陽膀胱経や任衝脈などの気血の流れが虚

したための症状とも考えられる。また手太陰肺経は呼吸を統括しており、喘息・咳嗽・胸痛などの原因となり、足少陰腎経は腎から上昇して肺を貫くので、咳嗽・胸悶・脹満などの原因となる。したがって長年に亘って、寒冷の邪により臓腑の機能が傷害されると、その影響が積もり積もって五臓の陽気が抑制され、前述の経脈を介して心に影響し、胸部の気血の流れが阻滞して、心胸痛の原因となる。

＊冲衝上気：「衝」は、衝動で、激しい興奮状態のことであり、冷気が激しく上逆して胸部に衝きあげる、の意味である。奔豚症の説明（八―1、2）で述べたが、肝陰腎陰の虚損に加えて肝陽腎陽が不足すると、陽虚により温煦機能と気化機能が低下して虚寒が内生し、水湿の停滞と合わさって、水寒の邪が下焦に形成され、経脈に沿って陰寒の気が上逆する。また腎陽虚から肝陽虚となり、肝の陰気が上逆する病態も考えられる。ここでも陰寒の邪が経脈に沿って上逆していることが考えられる。

＊落馬墜車血疾等：外傷によって血脈や経絡が遮られ、また出血を伴うと失血し、瘀血を生じ、気血が失われるために陽虚となる。

【考察】

突然の不正の気の侵入により、脾気虚から脾陽虚となり、このために運化機能が低下して脾虚失運状態となると腹脹痛となり、さらに温煦機能も低下して虚寒の症候も現れる。また心陽不振から精神機能も虚脱となり、血液循環が傷害されると、気虚陽虚となり、温煦機能が失われ、寒冷の邪により臓腑の機能が傷害され、その影響が積もり積もって五臓の陽気が抑制されると、積冷が経脈を介して胸部に及び、気血の流れが阻滞して心胸痛の原因となる。また肝陰腎陰の虚損に加えて肝陽腎陽が不足し、陽虚による温煦機能と気化機能の低下に伴い虚寒が内生すると、陰寒の邪が経脈に沿って上逆し胸部が衝きあげられて、心痛など胸部症状の原因となる。また外傷性に血虚瘀血を生じ陽虚となったものにも、九痛丸は効果がある。

【九痛丸の考察】

Ⅰ：構成生薬の薬理作用

A．生狼牙

（1）『中医臨床のための中薬学』では、「狼毒」にあてはめている。「狼毒」は、ジンチョウゲ科のStellera Chamaejasme L.あるいはトウダイグサ科トウダイグサ属植物、マルミノウルシ、サトイモ科クワズイモなどの根茎。

（2）辛・苦、平。大毒。肝・脾。

（3）『神農本草経』「狼毒、味辛、平。主咳逆上気、破積聚飲食、寒熱水気、悪瘡鼠瘻疽蝕、鬼精蠱毒、殺飛鳥走獣。一名續毒。生山谷。」

（4）**11**：①殺虫散結　②破積逐飲

（5）外用すると、治療が遷延したシラクモ・タムシなどの頑癬に著効する。内服すると、長年にわたる冷積が原因の胸腹部疼痛や、心下停飲による咳逆上気・胸部痞満を破積逐飲する。『名医別録』には、「主治脇下積癖」とある。

B. 呉茱萸

(1)ミカン科ニセゴシュユ、ホンゴシュユの未成熟果実。

(2)辛・苦、熱。小毒。肝・腎・脾・胃。

(3)『神農本草経』「呉茱萸、味辛、温。主温中下気、止痛、咳逆、寒熱、除湿血痹、逐風邪、開腠理。根、殺三虫。一名藙。生山谷。」

(4)**11**：①暖肝・散寒止痛　②下気止嘔　**12**：①温中散寒・止痛　②温中止瀉　③疏肝降気　**13**：①温胃散寒　②疏肝燥脾　③暖腎治疝

(5)『名医別録』には、「大熱、有小毒。主去痰冷、腹内絞痛、諸冷、實不消、中悪、心腹痛、逆気、利五臓。」とある。大熱で温燥性が強く、また辛散苦降の性質であり、これにより寒湿の邪を温め散ずるとともに、寒湿の邪によって経絡が阻滞したことによる疼痛を、理気することによって止痛し、肝気の疏泄を良好にして下気し、気逆を治す。また散寒燥湿して脾湿を散じ、胃寒や脾陽虚さらに腎陽虚を改善する。このように特に肝経の寒邪を温め散じ、また疏肝下気するために、肝経治療の重要薬とされる。

散寒・理気止痛・燥湿・疏肝下気に適合する各種病態で用いられる。①脾胃を温め胃寒（肝寒犯胃）による寒性痛を除き、また嘔吐・下痢を止める。②四肢・大腿内側・陰部・両側下腹部の冷えや痛み（疝痛）などの、足厥陰肝経に沿った寒滞による症状に用いる。③子宮虚寒による月経痛に用いる。④肝気鬱結して熱（化火）となり、肝熱犯胃して呑酸・嘔吐・噯気・胸満などとなった症状に用いる。⑤厥陰の寒気上逆による頭痛（厥陰頭痛）や、寒飲上逆の頭痛（痰飲頭痛）・嘔吐などに用いる。各病態での方剤は、①呉茱萸湯・四神丸、②当帰四逆加呉茱萸生姜湯、③温経湯、④左金丸、⑤呉茱萸湯、などである。

《呉茱萸を用いる方剤》＊**呉茱萸湯**（呉茱萸・人参・大棗・生姜）＊**四神丸**（肉豆蔻・補骨脂・五味子・呉茱萸）＊**当帰四逆加呉茱萸生姜湯**（当帰・桂枝・白芍・細辛・炙甘草・通草・大棗・呉茱萸・生姜）＊**温経湯**（呉茱萸・当帰・白芍・川芎・人参・桂枝・阿膠・牡丹皮・生姜・甘草・半夏・麦門冬）＊**左金丸**（黄連・呉茱萸）

C. 附子：①回陽救逆　②補陽益火　③温陽利水　④散寒止痛　**D. 巴豆**：①峻下寒積　②逐水行腫　③祛痰利咽　**E. 人参**：①大補元気　②補脾益肺　③益気生津　④益智安神　⑤補気生血・摂血　⑥扶正祛邪　**F. 乾姜**：①温中散寒・温脾陽　②回陽救逆　③温肺化飲　④温経止血

Ⅱ：九痛丸の方剤考察

附子は十二経内を巡り、陽気や元気の虚した状態を回復させ、命門に入り込んで真陽を回復させる。表寒を除くとともに、三焦やもろもろの臓腑に於いてその冷えを除いて、五臓の陽気を回復させる。**生狼牙**は、長年にわたる冷積が原因の胸腹部疼痛を、破積逐飲して改善する。巴豆は強力な消積・祛痰作用により、咽頭や気道の閉塞した痰を除き、また腸胃が寒邪に犯されて、気血が凝滞し経絡が塞がれて食積が滞積した、腸胃への寒痰積聚による腹痛・便秘・腹部脹満感・腹部や四肢の冷感を、瀉下することによって水分を除き、利水し、水腫脹満や腹水、浮腫を消退させる。**人参**は元気を回復させることによって五臓の虚損を補い、健脾和胃作用によって脾胃の気の働きを高め、これにより腎陽の虚損も回復し、さらに脾の運化昇清作用の低下により生じる水湿の停滞や痰の形成、宗気の形成不全、肺の粛降作用の阻害、などの悪循環を断って益肺に働く。乾姜は温中散寒作用により脾胃を温めて寒を散じ寒飲を除く。また経絡を温めることによって気の通りを改善するとともに、回陽救逆の作用があり、附子を補佐して亡陽証を治す。**呉茱萸**は、散寒・理気止痛・燥湿・疏肝下気に働き、胃寒（肝寒犯胃）による寒性痛や、足厥陰肝経に沿った寒滞による冷え・疼痛を改善し、寒気上逆による症状を下気して改善する。

そこで、脾気虚から脾陽虚となり脾虚失運状態から温煦機能も低下して虚寒の症状を呈したものに、人参・乾姜で健脾和胃し寒痰を温め、また心陽不振から精神機能も虚脱し、血液循環が傷害されて気虚陽虚となり、温煦機能が失われて寒冷の邪により臓腑の機能が傷害され、その影響が積もり積もって五臓の陽気が抑制されて生じた積冷が、経脈を介して胸部に及び、気血の流れが阻滞して心胸痛となっているものには、附子・乾姜で陽気を巡らして寒を除き回陽し、生狼牙・巴豆で胸腹部の寒積を除いて改善する。陰寒の邪が経脈に沿って上逆して胸部が衝きあげられ、心痛など胸部症状を呈しているものには、呉茱萸で散寒・理気止痛するとともに、疏肝下気によって寒気上逆を下気して改善する。これら生薬の相互作用により、散寒・理気・回陽・除湿・下気に働いて心痛を改善する。

【本条のポイント】

九痛丸は、不正の気の侵入による突然の症状や、脾気虚から脾陽虚さらに心陽不振となり腹脹痛や精神虚脱を来たすとともに、寒冷の邪による影響が長年の間積り積って心胸痛を生じ、下焦に形成された陰寒の気が激しく上逆して胸部に衝きあげるなどの症状や、外傷性の陽虚による症状を改善する。各生薬の作用を理解すること。

腹満寒疝宿食病脉證　第十

論一首　脉證十六條　方十四首

腹満は、腹部に脹満感を自覚することであり、気滞が原因となり、虚実寒熱で弁証する必要がある。虚証は脾の運化機能が失調したためであることが多く、実証は胃腸に熱が鬱積したためであることが多い。具体的には、虚証は、脾気陰両虚・脾陽虚衰などであり、実証は、肝気犯胃・肝気犯脾（肝脾不和）・脾胃湿熱・熱結腸胃・腸胃積滞・食滞などの病態である。

寒疝は、『中国医学辞典』によると、「脾胃虚寒の患者や産後血虚の患者たちが風寒の侵襲を受けて生じる激烈な急性腹痛を指す。臍の周囲に絞るような疼痛がある、四肢厥冷、冷汗などがあらわれる。血虚者は両脇まで痛くなる。」とある。「疝」は、邪が陰分に集結したための症状であり、発病部位は多くは肝経である。

宿食病は脾胃の運化機能が失調したために、食物が胃から腸に送られずに停滞し、消化不良となったもので、脾胃有寒が原因となる。

【原文】（十一1）

趺陽脈微弦、法当腹満、不満者必便難、両胠疼痛、此虚寒従下上也、以温薬服之。

【訓読】

趺陽の脈微弦なるは、法として当に腹満すべし、満せざる者は必ず便難く、両胠疼痛す、此れ虚寒下従り上るなり、温薬を以て之を服す。

【注釈および考察】

＊趺陽脈微弦：趺陽脈は、古代に用いられた脈診法である三部九候の脈診部位の一つで、足背動脈の拍動部位であり、足の陽明胃経の衝陽穴に一致し、脾胃の状態をうかがうことができる脈であるとされる。趺陽の脈は、足陽明胃経の走行部位である脾胃の状態を反映するが、走行からは胃の状態をより反映していると考えられる。微脈は気血が消耗した陽衰証の脈で虚脈に属し、ここでは胃気の虚をあらわす。『素問』平人気象論篇に、「人は水穀を以て本となす。故に人　水穀を絶てば則ち死す、脈に胃気なきも亦た死す。」とあるように、胃気は生体の維持に必須の水穀の消化吸収の状態を反映している。弦脈は肝胆の脈であり、肝気が鬱結して経絡を収斂し、肝陽上亢や肝風内動を生じている脈象であるが、疼痛や痰飲時にもみられる。また弦数で有力は緊脈であり、寒証・疼痛の反映であって実脈類に属するが、いっぽう弦脈は沈脈類に属し、弦脈そのものでも痰飲・虚寒をあらわすこともある。本条のように沈脈としての弦脈で微弦で虚寒である場合は、実脈・寒証としての緊弦脈と同様には論じられないと思われる。

＊法として当に腹満すべし：「趺陽脈微弦」は、脾胃気虚・脾胃

虚寒の反映であり、運化機能が失調し昇清降濁機能が傷害されて消化不良となり、腹部が膨満することになる。脾胃気虚はすなわち脾胃の機能減退であり、肝・腎などの他臓器の虚損の影響を受けて生じることが多く、脾気虚がすすんで脾陽虚となると、本条のように機能減退にとどまらずに、温煦機能が低下して虚寒の症候を呈する。さらに脾陽虚から腎陽虚となり脾腎陽虚となると症状はさらに悪化する。「法として」に、張仲景がいかに病態を認識した上で執筆していたかが、窺われる。

＊満せざる者は必ず便難く、両胠疼痛す：「胠」は、わきの下・わき腹の意味。前文と同じく虚寒が原因であるが、ここは腹満しない場合である。腹満は、便性状が下痢であれ便秘であれ、気滞があり、胃腸の気の運行が滞るような状況下で生じる。一方脾気が不足して気虚が強くなると、腸の蠕動運動そのものが低下して便秘となり、また陽虚により寒が内生すると、寒による凝滞も加わって便秘となる。この場合には寒により経絡の阻滞も強くなり、「通じざれば痛む」で脘腹部（脘は胃腔のこと）に疼痛を生じるが、寒による凝滞のために腹満は強くならない。

＊此れ虚寒下従り上るなり：寒気上逆に関しては（九―10）で説明したが、水寒の邪が下焦に形成されると、経脈や三焦を介して陰寒の気が上逆して、両胠部の疼痛の原因となる。当然温薬をもって胃腸を温め脾胃の虚寒を除く治療を行う。

【本条のポイント】

脾胃の状態をうかがうことのできる趺陽脈の脈象と、腹脹や便性状などの腹部症状、およびそれらの病態との関係について理解すること。

【原文】（十―2）

病者腹満、按之不痛為虚、痛者為実、可下之。舌黄未下者、下之黄自去。

【訓読】

病者腹満し、之を按じて痛まざるは虚と為し、痛む者は実と為す、之を下す可し。舌黄にして未だ下さざる者は、之を下せば黄自《おのずか》ら去る。

【注釈および考察】

＊之を按じて痛まざるは虚と為し、痛む者は実と為す：ここでの虚実は中医学的虚実で、虚は「正気の衰退した状態」であり、実は「邪気が優勢である状態」である。虚は気虚・陽虚・血虚・陰虚に分けられるが、気虚・陽虚は陽に属し機能が低下した状態の反映であり、血虚・陰虚は陰に属し実質的虚損を意味している。実は邪気が正気よりも盛んな状態であり、正気もまだ衰えず、このために正気と邪気の間の闘争が盛んであって、体内の抵抗機能が亢進して発熱などを伴い、また五臓六腑の障害の結果生じる病理産物である痰飲・瘀血・水湿・食積などが、実邪として症状に影響を与える。また五臓

六腑の機能が減退し正気不足となると、気血の運行も障害されてその結果、痰飲・瘀血・水湿・食積などが形成され、それらが実邪として病状に影響を与えると、虚実が転化することにもなる。

一般的に、虚証における疼痛は、これを圧迫して刺激を与えるとむしろ軽減し、実証における疼痛は、これを圧迫して刺激を与えると悪化する。虚証においては正気を刺激して虚が改善し、実証においては邪気を刺激するためであると考えられる。［2］

＊之を下す可し：瀉下法は邪気が中下焦にあるときに、下すことによって病邪を取り除く目的で行われる。虚証においては瀉下によって正気を消耗する恐れがあるので、瀉下法の適応は、病邪が裏である五臓六腑に侵入して裏実を形成した場合であり、虚実の弁別が重要になる。また裏実も寒熱により弁別が必要で、裏熱がある場合は寒下を行い、裏寒がある場合は温下を行う。裏熱実に対しては寒下を行うが、六経弁証の陽明病腑証の病期であり、熱結腸胃（または熱結腑実）すなわち熱が胃腸にまで入り込んで糟粕と結びつき、陰津を消耗し腸腑の気機が阻害された病態であり、舌苔は黄色・褐色となる。大承気湯・小承気湯・調胃承気湯などの適応である。温下は裏寒実に用い、寒積があり舌は厚膩となる。大黄附子湯などを用いる。

＊舌黄にして未だ下さざる者は、之を下せば黄自ら去る：舌黄であるので、熱結腸胃や陽明腑実と言われる病期に相当し、大便は固く停留するが、時に津液が遊離し悪臭のある真っ青な下痢を伴う熱結傍流となる。ここではそこまでは述べられていない。下すことで邪熱が除かれれば、舌黄も改善する。

【本条のポイント】

腹満の患者の腹部按診において、痛みがあれば実であり痛みがなければ虚である点は臨床上重要である。中下焦において裏実が形成されている場合は下法の適応であり、また舌黄苔の原因は裏実熱証の場合が多く、その場合も下法の適応となる。

【原文】（十—3）

腹満時減、復如故、此為寒、当与温薬。

【訓読】

腹満時に減ずるも、復故《またもと》の如し、此れ寒と為す、当に温薬を与うべし。

【注釈および考察】

＊腹満時に減ずるも、復故の如し、此れ寒と為す：腹満は先に述べたように、腹部に脹満感を自覚することであり、気滞が原因となるが、虚実寒熱で弁証する必要がある。虚証は脾の運化機能が失調したためであることが多く、実証は胃腸に熱が鬱積したためであることが多い。具体的には、虚証は脾気陰両虚・脾陽虚衰などであり、実証は、肝気犯胃・肝気犯脾（肝脾不和）・脾胃湿熱・熱結腸胃・腸胃積滞・食滞などであ

る。また寒熱に関しては、寒証では実寒と虚寒が考えられ、熱証では実熱と虚熱が考えられる。腹満との関係では、熱証では実熱は炎症が主体であり虚熱は陰虚が主体であり、いずれの場合も簡単には解消されず腹満も軽減することはない。それに対して寒証は、実寒は簡単には解消しないが、虚寒は陽気が減弱し温煦作用が衰えて寒が内生したもので、正気の強弱や温熱の気によって変動し、これに伴い腹満も変動すると思われる。また陽虚により機能が衰え、体内物質が転化されず陰濁が蓄積し、陰陽のバランス失調が甚だしくなると、気そのものがよりどころを失って妄動昇浮し、陽虚発熱となり陰火を形成し、一時的に寒内生の程度が軽減されて、腹満は軽減するが、背景となる脾陽虚衰が改善しなければ再び腹満する、ことも考えられる。

【本条のポイント】

腹満が時に軽減するが、また悪化するというように、症状に波がある場合は、その原因が虚寒の場合である。この点は臨床上重要である。

【原文】(十一―4)

病者痿黄、躁而不渇、胸中寒実而利不止者死。

【訓読】

病者痿黄《いおう》、躁なるも渇せず、胸中寒実なりて利止まざる者は死す。

【注釈】

＊痿黄：「痿」は、体のある一部分が萎縮あるいは機能を失う病気、であるが、『素問』痿論篇によれば一般的には、五臓の熱が、対応する筋骨・肌肉・皮毛・血脈に影響して起り、筋脈が弛緩し萎え衰えて運動機能が失われる状態とされる。ただし情志障害・房事過多・水湿・疲労なども原因となる。「黄」は皮膚の色が黄色いことであるが、五行説によれば脾に対応した色である。「痿黄」で、皮膚が枯れて光沢のない薄黒い黄色になっていることを意味し、虚証であり、脾胃虚弱や気血不足・虫積・食滞などの反映であり、疲労倦怠感・冷感・溏泄(ゆるい稀薄な大便の排泄)などを伴う。西洋医学的には貧血や黄疸時の皮膚症状に対応する。[7]

＊躁なるも渇せず：「躁」は、おちつきがない・せっかちである・さわぐ・うごきまわる、などの意であり、手足をとめずに慌しく動かす状態や狂躁状態を表す。陰躁と陽躁があり、陽躁は火熱が原因であるが、陰躁は陰火上炎や陰盛格陽による。陰盛格陽とは、体内の陰寒状態が極度に盛んになり、減弱した陽気が陰と連係を保つことが出来ず、このため強い陰が弱い陽を隔離して体表へ追いやり(虚陽の浮越とも表現される)、真寒仮熱証をあらわすことであり、『素問』気交変大論篇に「陰厥かつ格し、陽反《かえ》りて上行し」とあるところである。[7・10]

陽躁であるならば、熱証であり、臓腑の機能活動が過剰に亢進して口渇し冷たい水を欲しがる。陰躁は陰火上炎や陰盛格陽で発症し、手足をむげに動かす動作を伴うが、体内の陰寒状態が極度に盛んで、本質的には寒証である。寒証では口渇がないのが一般的であるが、陰盛格陽では虚熱により顔面が赤くなり口は渇くが、温かい飲み物を好み多くは飲めなくなる。「渇せず」との条文の表現は寒証の側面が強調されたためであると考えられる。

＊胸中寒実：胸部は上焦にある心・肺を指すと考えられるが、胃の部分を指す心下を含んでいるとも考えられる。寒実は、「実」は「邪気が優勢である状態」であるので、寒邪が胸中に侵入して寒証を呈しており、病源微生物・自然界の寒邪を感受する・生冷物の飲食、などの外因が原因となっている。

＊利止まざる者：体内の陰寒状態が極限に至り、裏にまで及んで脾胃の陽気が損傷を受けると、脾の運化機能と胃の受納機能が失調し、水穀が胃腸に停滞して停滞した水湿が寒湿に変り、脾胃の機能が更に障害され、上昇すべき脾気が下降して下痢となり、下降すべき陰濁が上逆すると悪心・嘔吐となる。また腎陽が虚弱となると命門の火が弱まり、脾陽も弱まることになり、下痢となる。

【考察】

病者で、皮膚が枯れて光沢のない薄黒い黄色になっている者は、五臓特に脾の機能が衰えて脾胃虚弱や気血不足があり、体内の陰寒状態が極限に至り、減弱した陽気が陰と連係を保つことが出来ず、このため強い陰が弱い陽を隔離して体表へ追いやって真寒仮熱証となり、陰躁となって手足をむげに動かす動作を伴うが、寒証であるので口渇はなく、さらに心・肺に寒邪が侵入して機能が障害されるとともに、寒邪が裏に及んで脾胃や腎の陽気も衰えて下痢となっている。このような者は脾・胃・心・肺・腎の寒邪による虚損が回復しないようならば、死に至ることを免れない、と述べている。

【本条のポイント】

脾胃虚弱や気血不足があり、陰火上炎や陰盛格陽があって陰躁となり、体内の陰寒が極度に盛んとなって、寒証のために口渇がない患者が、さらに寒邪を外感して胸中に寒実を形成し、脾胃や腎の陽気も衰えて下痢となっている場合は、死を免れない。

【原文】（十—5）

寸口脈弦者、即脇下拘急而痛、其人嗇嗇悪寒也。

【訓読】

寸口脈弦なる者は、即ち脇下拘急して痛み、其人嗇嗇《しょくしょく》として悪寒するなり。

【注釈】

＊寸口脈弦：弦脈は肝胆の脈であり、肝気が鬱結して経絡を収斂し、肝陽上亢や肝風内動を生じている脈象であるが、疼痛・痰飲・虚寒時にもみられる。動脈硬化・肝炎・怒り・イライ

ラ時の脈でもある。

＊**脇下拘急して痛み**：「脇」は横隔膜に沿った部位に相当し、その周辺を表すのに「胸脇」や「脇肋」の表現も用いられる。「脇下」はほぼ季肋部から側胸腹部に相当すると思われる。『素問』繆刺論篇には、「邪　足の少陽の絡に客すれば、人をして脇痛して息することを得ざらしめ、咳して汗　出でしむ。」とあり、脇胸痛は足少陽胆経と関係があると記されており、風寒・食積・痰飲・瘀血・気鬱・火邪などが原因となるとされる。また、足厥陰肝経も原因となり、心・肺・脾・胃・腎・膀胱いずれも脇痛の原因となる。寒邪が少陽経にあたると、脇痛の他に耳聾や嘔吐をともなうが、これは寒熱による外感表証の場合である。[23]

「拘急」は、筋肉が牽引されたように引き攣《よじ》ることで、血虚や六淫の外邪の侵入が原因となる。本条文でも、血虚や寒邪の侵入が原因である。

＊**嗇嗇悪寒**：「嗇」は、けちである・しみったれである、の意味であるが、筋肉がちぢこまっている有様の表現であり、ここでは悪寒の形容として使われ「ぞくぞく・ざわざわ」ぐらいの意味である。寒邪の侵入によって、表陽が阻滞されて体表を温煦することができない陽虚衛弱状態で生じる。

【考察】

寒邪が侵入して足少陽胆経に侵入し、このために季肋部から側胸腹部の筋肉が牽引されたように引き攣れて痛み、表陽が阻滞されてざわざわと悪寒がしている人は、痛みと寒邪の侵入を反映して弦脈となる。足少陽胆経や足厥陰肝経を介して、肝鬱気滞によって脇下痛が引き起こされるが、ここでは寒邪の侵入が中心である。

【本条のポイント】

寒邪が少陽経にあたり、脇下痛が引き起こされ、体表が温煦されずに悪寒となり、寸口の脈は疼痛を反映して弦となる。

【原文】（十―6）

夫中寒家、善欠。其人清涕出、発熱色和者、善嚏。

【訓読】

夫《そ》れ中寒の家（人）は、善く欠《あくび》す。其の人清涕《せいてい》出《い》づ、発熱し色和する者は、善く嚏《くしゃみ》す。

【注釈および考察】

＊**中寒**：『中国医学辞典』によれば、①類中風の一種、②寒邪が三陰経に直中した状態、③中焦の虚寒状態、とある。③は陽気不足で脾胃機能が減退した状態であり、腹痛するが按を喜ぶ、とある。「腹痛するが按を喜ぶ」は（十―2）で説明したが、「之を按じて痛まざるは虚と為し」で虚証である。また『中医病因病機学』によれば「傷寒とは寒邪が肌表を損傷することであり、中寒とは寒邪が直接臓腑に中《あた》ることである」とするが、②もここに含まれると思われる。それに対して内寒は、生体の陽気が虚するための寒である。

＊善く欠す：寒邪が臓腑に直中したために、臓腑の陽気が傷つけられて様々な症状の原因となる。欠《あくび》との関係では、『霊枢』口問篇に欠の成因についての記述があり、衛気が昼間は陽を行き夜間は陰を行き、陽は上を主り陰は下を主ることを述べた後で、陰気が下に積まれてあり、陽気が上に尽きずに残っている時は、陽が上に引き上げ陰が下に引き下げ、また相互に引き合うために欠が起ると書かれている。さらに陽気が尽き陰気が盛んになれば眠り、陰気が尽きて陽気が盛んになれば起きるとされる。『霊枢』宣明五気篇には、「腎主欠」とあくびが腎と関係があると書かれており、寒邪の直中によって陽気が遮られ腎陽不足から脾陽不足となり、上下の陰陽のバランスが乱れるために、欠を生じると考えられる。

＊其の人清涕出づ：「其の人」は寒邪が直中した人であり、また肺は皮毛を主り鼻に開竅しているので、皮毛—鼻—肺系に寒邪を外感すると鼻汁が出ることになる。また足陽明胃経が鼻部、顔面、耳介、喉頭、横隔膜、胃、脾、下肢と連絡しており、胃に直中した寒邪が足陽明胃経を介して鼻に及び鼻汁となることを表現しているとも考えられる。

＊発熱し色和する者は、善く嚔す：寒邪が直中して陽気が減退している人が、正気が回復してくると、病邪に対する抵抗力が激しくなって邪正相争が強まり、寒を熱に転化させて発熱となるが、これは陽気が回復して病気が快方に向かっていることを意味している。この際陽気の回復にともなって顔色も良くなり、また肺気が邪気に抵抗して邪気を追い出そうとする力が強まって、その表われであるくしゃみが頻回に出ることになる。くしゃみは陽気の回復を意味する。

【本条のポイント】

寒邪の直中によって陽気が遮られて腎陽不足から脾陽不足となり、上下の陰陽バランスに乱れを生じると欠となる。また肺系への寒邪の外感や胃に寒邪が直中することによって、鼻汁が出るようになるが、正気が回復してくるとかえって邪正相争が強まり発熱し、顔色は良くなるが、邪気を追い出そうとする力が強まるために、よくくしゃみをするようになる。

【原文】（十—7）

中寒、其人下利、以裏虚也、欲嚔不能、此人肚中寒（一云痛）。

【訓読】

寒に中《あた》り、其人下利するは、裏虚を以てなり、嚔せんと欲し能わざるは、此の人の肚《と》中寒《ひ》えればなり。

【注釈および考察】

寒邪が胃腸に直中すると、寒湿が結びついて裏に入り込み、脾の運化機能が失調するとともに、脾の昇清機能も失調して脾気が上ることができなくなり、下降すると下痢となる。これは裏において寒邪により正気が消耗されていることを意味しており、裏における陽虚で裏虚と表現される。嚔は前条で考察したが、脾虚のために清陽の気（水穀からの栄養物質）が昇らないと、肺気が虚して正気も回復せず、肺気が邪気に抵抗して、嚏によって邪気を追い出そうとしても嚏をすることができず、寒邪を追い出すことができないためである。肚は腹・腹部の意味である。

【本条のポイント】

寒邪が胃腸に直中し裏虚となり、脾気が下降して下痢となる。脾気が昇れず肺気が虚すと、嚏をして邪気を追い出すこともできなくなる。

【原文】（十―8）

夫痩人繞臍痛、必有風冷、穀気不行、而反下之、其気必衝、不衝者、心下則痞也。

【訓読】

夫れ痩せたる人臍を繞《めぐ》りて痛むは、必ず風冷有ればなり、穀気行《めぐ》らず、而《しか》るに反って之を下せば、其気必ず衝く、衝かざる者は、心下則ち痞《つか》えるなり。

【注釈および考察】

＊**痩人：**痩せた人は、先天的や後天的な様々な原因で正気が虚した、虚証の状態にある。脾胃や肺腎や腎の元真が、過労・七情・飲食・性生活・慢性病などによって虚し、そこに外因が加わって症状となる。

＊**臍を繞りて痛むは、必ず風冷有ればなり：**風は動揺して定まらないのが性質であり、冷《ひ》は冷えるであるので、寒冷の邪が風を伴って腹部に侵入し、寒邪により陽気が傷つけられ、その凝滞の性質により疼痛となり、風邪の動揺性の性質も伴って移動性の臍周囲部痛となる。

＊**穀気行らず：**もともとの虚証体質に風冷の邪が影響すると、脾胃の気がさらに損傷を受けて、脾胃気虚（脾胃の機能減退）となり、進行すると脾陽虚（温煦機能が減退し虚寒を伴う）となる。脾胃の昇清降濁機能が障害されて消化吸収機能が働かなくなると、水穀の精微（すなわち穀気）の転輪が失調し、栄養が全身を巡ることができなくなる。

＊**而るに反って之を下せば、其気必ず衝く：**下法は病邪を攻撃して下し除くことであるが、同時に正気も攻撃を受けて多少の損傷を被る。元来虚証で正気が弱っている人に下法を行うと、正気が一層虚すことになり、気滞や気逆の症状が強まる。気逆は本来下降すべき気が下降できずに上逆することであり、肺気上逆・胃気上逆・肝気上逆などが考えられる。ここでは腹部に風冷の邪が入り込み引き起こされた脾胃機能の傷害が、下法を行ったことによってさらに強まり胃気上逆が引き起こされたことを述べていると思われる。

＊**衝かざる者は、心下則ち痞えるなり：**風冷の邪により、上記の肺・胃・肝の気機の運行の失調に加えて、腸の清濁を泌別し伝導を主る機能も失調し、気滞に伴う悶脹（脹って苦しい）や疼痛も出現するが、下法により機能の失調が更に強まると、心下すなわち胸部・上腹部の何かが塞がったような不快な感

じ（痞塞感）も強まる。下法により気滞が強まり心下に邪気が逆結したためであるとも考えられ、対して上逆症状があればむしろ逆結はなく痞えはないのである。痞に関しては（三―10、11、12）（九―8）を参照のこと。

【本条のポイント】

痩せて虚証の状態にある人が風寒の邪を感受すると、移動性の臍周囲部痛となり、脾胃の昇清降濁機能が障害されて消化吸収機能が働かなくなり、水穀の精微が全身を巡ることができなくなる。そのような状態にある人に誤って下法を行うと、臓腑の正気がさらに傷害されて上逆症状が出現するが、上逆症状が現れない場合は、気滞が強まり心下に邪気が逆結して、痞塞感が強くなる。

【原文】（十―9）

病腹満、発熱十日、脈浮而数、飲食如故、厚朴七物湯主之。

厚朴七物湯方

厚朴半斤　甘草三両　大黄三両　大棗十枚　枳実五枚　桂枝二両　生姜五両

右七味、以水一斗、煮取四升、温服八合、日三服。嘔者加半夏五合、下利去大黄、寒多者加生姜至半斤。

【訓読】

腹満を病み、発熱すること十日、脈は浮にして数、飲食故《もと》の如し、厚朴七物湯之を主る。

厚朴七物湯の方

厚朴半斤　甘草　大黄各三両　大棗十枚　枳実五枚　桂枝二両　生姜五両

右七味、水一斗を以て、煮て四升を取り、八合を温服す、日に三服す。嘔する者は半夏五合を加え、下利は大黄を去り、寒多き者は生姜を加えて半斤に至る。

【注釈】

＊腹満を病み、発熱すること十日：（十―1、2、3）の腹満の説明を参照のこと。腹満は気滞が原因となり虚実の弁別が重要になるが、ここでの病態は実証で胃腸に熱が鬱積したための腹満であり、実証は肝気犯胃・肝気犯脾（肝脾不和）・脾胃湿熱・熱結腸胃・腸胃積滞・食滞などが原因となる。

＊脈は浮にして数：浮数脈は、①表熱証、②陰虚陽亢、③気虚発熱によるとされる。[19]　浮脈は本条では表証を意味し、数脈は陽熱の証であり、浮数で表熱を表すと思われる。浮数で有力は実であり、急性感染症の場合である。陰虚陽亢では虚熱となり、沈取すると無力である。

＊飲食故の如し：食欲は以前と変らずに保たれているのであるから、脾胃の受納や運化機能は傷害されておらず、病変部位は腸にあることがわかる。

【考察】

腹満は虚実寒熱で弁証する必要があり、詳細は（十―1、2、3）で論じている。脈象からは、本条は表熱であるが、さらに腸管の感染症が遷延して10日に及び、邪熱が腸管にまで入り込んでいると考えられる。一方邪熱の勢いが強く糟粕と結びつき、その結果陰津が消耗し、腸管の伝導機能が失われると、邪結腸腑と表現される陽明腑証の病態となるが、その場合は脈は沈実となり、本条とは異なると思われる。また『景岳全書』によれば、「邪が表にあれば心腹が満ちず、邪が裏にあれば心腹が脹痛する。邪が表にあれば伸吟して安まらず、邪が裏にあれば躁煩して悶乱する。邪が表にあれば食し、邪が裏にあれば不食となる。」とされ、本条の腹満は裏の症状であるが、食事が摂れるのであるから、邪は表にあって裏にまでは及んでいない、とも考えられる。病変部が腸にあるとその影響は胃に及び、「飲食故の如し」であるとも思えないが、邪が表から裏に及びつつある段階ぐらいを考えてよいと思われる。

加減法の説明で、「寒多き者」となっているが、ここは「実寒」と考えるよりは、寒熱錯雑で、裏熱があって表寒がある病態であると思われる。

【厚朴七物湯の考察】

Ⅰ：構成生薬の薬理作用

A．**厚朴**：①行気化湿　②下気除満　③燥湿化痰・下気降逆　B．**甘草**：①補中益気　②潤肺・祛痰止咳　③緩急止痛　④清熱解毒　⑤調和薬性　C．**大黄**：①瀉熱通腸　②清熱瀉火・涼血解毒　③行瘀破積　④清化湿熱　D．**大棗**：①補気補脾　②養血安神　③薬性緩和　E．**枳実**：①破気消積　②化痰除痞　F．**桂枝**：①発汗解肌（表）　②温通経脈　③通陽化気　G．**生姜**：①散寒解表　②温胃止嘔　③化痰行水　④解毒

Ⅱ：厚朴七物湯の方剤考察

表証が残っているのに邪熱が腸管にまで入り込み、裏実も形成されている病態であり、裏実を行気散結し、表証を解表する生薬により構成されている。

厚朴は、苦で下気し、辛で散結し、温で燥湿し、湿邪が停滞し脾胃機能が失調した状態（湿困脾胃）や、気滞による脾胃の症状や、脾胃の運化機能の低下や脾胃有寒が引き起こす食積（消化不良）による症状に用いるが、ここでは外感寒邪が裏に入り熱と化した、熱結による胃腸症状に対して大黄、枳実などとともに用いられている（下気除満）。**大黄**は苦、寒の攻下薬であり、血液・尿・鼻水・唾液に作用している火を除き、もとの状態にもどす働きがあり、火・熱の邪により営陰が損傷し脈絡が傷つけられて瘀血を生じたものを、血閉を通じ、瘀血を下して瀉火する。瀉下作用により陰濁を下降させて清陽を上昇させ、瘀血を取り去って塊を除き、それにより新血を生ずる。水穀の通りを改善し、中焦を整えて食物の消化を助け、脹満を改善する。**枳実**は苦・寒で強力な行気力を有し、凝縮停滞した気・痰・食積を取り除く寒性の理気薬であり、胃腸の結気を破泄し、気結による堅積を気を巡らせて取り除き、腹脹腹満、嘔吐、心下痞塞感を改善するとともに、

下気し導滞して大便を通じさせるため、便が秘結して通じない者に用いる。

厚朴・大黄・枳実の三味は苦味であり、泄降に作用し、行気散結し裏実を除き脹満を改善する。それに加えて大黄は瀉火に働き瘀血を除き下気している。また三味は大承気湯の構成生薬でもあり、大承気湯の適応証である「陽明腑実証」の病態との類似点も多い。**桂枝・生姜**は陽気をめぐらせ解表して表邪を除き、**大棗・甘草**は補脾・補中し、作用の異なる生薬間の薬性を調和している。（八―4）で説明したが、生姜・大棗は陽気をめぐらせ、十二經脈や九竅の気血の通りを改善するが、併用すると生姜が衛を大棗が営を主って営衛調和を図っており、外邪によるときは、生姜・大棗の量は同量であり（桂枝湯類、柴胡剤の場合）、内邪によるときは、大棗を生姜より多くするとされる。これは大棗のほうが、内を助け裏を和する作用が強いことを意味しているが、桂枝湯では生姜三両・大棗十二枚であることと比べると、本条は生姜の量が多く大棗が少なくなっており、外邪の表に対する影響のほうがより強いことが窺える。

【本条のポイント】

邪が表から裏に及ぶ段階で、表証である浮数脈と裏証である腹満が混在しているが、まだ食事も摂れている状態に対しては、強力に行気散結して裏実を除き脹満を改善する厚朴・大黄・枳実と、表邪を除く桂枝・生姜の両方が含まれる厚朴七物湯を用いる。

【原文】（十―10）

腹中寒気、雷鳴切痛、胸脇逆満嘔吐、附子粳米湯主之。

附子粳米湯方

附子一枚（炮）　半夏半升　甘草一両　大棗十枚　粳米半升

右五味、以水八升、煮米熟湯成、去滓、温服一升、日三服。

【訓読】

腹中に寒気あり、雷のごとく鳴り切るがごとく痛み、胸脇に逆満し嘔吐するは、附子粳米湯之を主る。

附子粳米湯の方

附子一枚（炮《あぶ》る）　半夏　粳米各半升　甘草一両　大棗十枚

右五味、水八升を以て、煮て米熟し湯成れば、滓《かす》を去り、一升を温服す、日に三服す。

【注釈】

＊**腹中寒気**：腹部内臓全体を腹中と考えると、腹部の諸臓器の中に「寒気」がある状態を述べているが、特に腹鳴・腹痛に関係しては脾胃・腎・腸が問題となる。「寒気」の「寒」は、腹部内臓中の寒であり「裏寒」と考えられ、裏寒は陽気虚衰・機能減退に伴う虚寒証としての「内寒」と、外因性の寒邪に伴う実邪としての寒、の両者を含むが、外因性の寒邪も陽虚を引き起こすこと「内寒」と同様である。一方「寒気」の「気」は、寒邪の機能面を強調した表現で、寒邪が腹部内臓に影響を及ぼ

し、諸臓器の気との間で邪正相争を起こしている状況が表現されている。

＊雷のごとく鳴り切るがごとく痛み：脾・胃・腎・小腸・大腸の病態において寒と関係する項目を取り出すと、脾・胃においては脾気虚（脾胃気虚・脾胃虚弱）・脾陽虚（脾陽不振・脾陽不振・脾胃虚寒）・胃陽虚（胃虚寒・胃気虚寒）・寒湿困脾・胃寒などが考えられ、腎においては腎陽虚衰による温煦気化機能の減退が、小腸では小腸気滞・小腸虚寒であり、大腸では大腸虚寒などである。これらの詳細な病態はここでは論じないが、脾・胃・腎・小腸・大腸は相互に連関しており、腎陽が虚すると命火が弱まり影響は脾胃・腸に及んで、温煦作用が働かなくなり、そこに寒邪が影響するとさらに陽気の虚損が強まり症状が悪化する。脾胃が虚すると受納運化機能が失調して消化吸収機能が失調し、脾気が昇らず、水穀精微が巡らず、したがって気血が供給されなくなり陰陽両虚となる。また陽気不振が長引けば脾腎陽虚となり真元が影響を受ける。本条ではその症状の強さから察すると、腎虚・脾胃虚を伴った根本的な裏寒があって、その上に寒邪が加わった病態であり、陽気が通じなくなって腸管における気血の阻滞が強くなり、このために「切るがごとく痛」み、また脾胃虚に加えて胃腸の伝導機能が失調し、腸管運動のバランスがとれなくなり、水湿の貯留と相まって、時に「雷のごとく鳴」ることになると思われる。『素問』蔵気法時論篇には、「脾病者、（略）、虚則腹満腸鳴」とあり、脾虚が腹満腸鳴の原因であると書かれている。

＊胸脇に逆満し嘔吐するは：「胸脇」に関しては、（十―5）で考察した。寒気に伴い、下焦における腸の清濁を泌別し伝導を主る機能の失調や気滞が強まり、胸脇部に及んで逆結し悶脹や疼痛となり、また胃の和降機能が傷害されて胃気上逆となり嘔吐する。「胸脇」部の症状に関しては、足少陽胆経や足厥陰肝経に寒気が影響しての症状であるとも考えられる。

【考察】

腎虚があって命火が弱まり、温煦作用が低下して脾胃や腸の裏寒があるところに、寒邪が加わると、腹中の寒気がさらに強まって、気血の阻滞が強まり、通じざれば痛むで、切り裂かれたように痛み、脾胃の受納運化機能が失調し腸の伝導機能も失調すると、脾虚による水湿の停滞も加わって腹鳴が雷のように鳴り、気滞の影響が胸脇に及んで脹満逆結し、胃の和降機能が傷害されて胃気上逆となり嘔吐する。このような症例には附子粳米湯を用いる。

【附子粳米湯の考察】

Ⅰ：構成生薬の薬理作用

A．附子：①回陽救逆　②補陽益火　③温陽利水　④散寒止痛　**B．半夏：**①燥湿化痰　②降逆止嘔　③消痞散結　④消腫止痛　**C．粳米：**補中益気、健脾和胃、除煩渇　**D．甘草：**①補中益気　②潤肺・祛痰止咳　③緩急止痛　④清

熱解毒　⑤調和薬性　E．大棗：①補気補脾　②養血安神　③薬性緩和

Ⅱ：附子粳米湯の方剤考察

附子は、命門に入り込んで真陽を回復させ、脾胃腸の陽気を快復させて裏寒を除き、脾湿も除く。また十二経内を巡って直接的に陽気や元気の虚した状態を回復させ寒を除く。さらに経絡を温める温経作用があり、これにより寒湿を除去して止痛効果を表わす。**半夏**は、燥湿化痰し痰湿を除くことにより脾胃の運化機能を改善し、脾気を回復して、降逆し止嘔するとともに、小腸の虚寒状態も改善して腹鳴を鎮める。また燥湿化痰と同時に逆気を下ろし気を巡らせる作用があり、気滞にともなう胸脇満を降逆して改善する。

粳米・甘草・大棗で補脾・補中して温中して裏寒を除き、また甘草は緩急止痛に働いている。合せて命門虚衰による、腎虚・脾胃虚を伴った根本的な裏寒があり、その上に寒邪が加わり、陽気が通じなくなって、腸管における気血の阻滞が強く、「雷のごとく鳴り切るがごとく痛み、胸脇に逆満し嘔吐する」病態を治す。乾姜も温中散寒・回陽通脈作用により、脾胃を温め経絡を温めて寒を除くが、本条では命門虚衰が強いために附子を用いている。

【本条のポイント】

腎虚による命門虚衰に寒邪が加わって「雷のごとく鳴り切るがごとく痛み、胸脇に逆満し嘔吐する」病態には、附子粳米湯を用いる。

【原文】（十―11）

痛而閉者、厚朴三物湯主之。

厚朴三物湯方

厚朴八両　大黄四両　枳実五枚

右三味、以水一斗二升、先煮二味、取五升、内大黄、煮取三升、温服一升、以利為度。

【訓読】

痛みて閉なる者は、厚朴三物湯之を主る。

厚朴三物湯の方

厚朴八両　大黄四両　枳実五枚

右三味、水一斗二升を以て、先ず二味を煮て、五升を取り、大黄を内れて、煮て三升を取り、一升を温服す、利を以て度と為す。

【注釈】

＊閉：大小便が通じないことである。

【考察】

「痛みて閉なる者」は、「閉ありて痛む」、とは書かれておらず、「便が通じないための閉が原因で痛みがある」のではなく、本条ではまず痛みの原因があって、その原因から引き起こされる随伴症状として閉を伴っていると考えられる。痛みは「通ぜざれば痛む」であり、気滞・血瘀・寒邪・火熱・湿邪などによって

気血の循環が阻滞し、経絡が通じなくなることが原因である。閉も、熱が大腸に結することによる熱結便秘の他に、気滞・気虚・陽虚・血虚・陰虚などによって、肺気・脾気・肝気・心気・腎気などの五臓の気の状態が様々に影響を受けることが原因となる。大便が通じないことも腎虚が原因となり得るが、尿は津液が腎の気化作用により化生して生成され、尿の貯留と排泄は腎陽と腎陰の共同作業によっていると考えられるので、腎虚は大小便の両方を通じなくさせる。本条の閉を、「大小便が通じないこと」と考えると、腎虚が背景にあるとも考えられる。

厚朴三物湯の構成生薬は、小承気湯・厚朴大黄湯と同じであり、また大承気湯から芒硝を除くと小承気湯になる。厚朴三物湯と小承気湯を較べると、大黄の量は同じであるが、厚朴は4倍量に、枳実は約1.6倍量になっており、下気・行気力が強められていることから、気滞・気結が本条の症状の主因である。大承気湯は「痞・満・燥・実」に帰納され、小承気湯はそれらがいずれも軽度の場合であり、厚朴三物湯は裏実を除くとともに気滞を除くことに主眼がおかれている。

【厚朴三物湯の考察】

Ⅰ：構成生薬の薬理作用

A．**厚朴**：①行気化湿　②下気除満　③燥湿化痰・下気降逆　B．**大黄**：①瀉熱通腸　②清熱瀉火・涼血解毒　③行瘀破積　④清化湿熱　C．**枳実**：①破気消積　②化痰除痞

Ⅱ：厚朴三物湯の方剤考察

（十一9）厚朴七物湯の項での説明を再掲する。「**厚朴**は、苦で下気し、辛で散結し、温で燥湿し、湿邪が停滞し脾胃機能が失調した状態（湿困脾胃）や、気滞による脾胃の症状や、脾胃の運化機能の低下や脾胃有寒が引き起こす食積（消化不良）による症状に用いるが、ここでは外感寒邪が裏に入り熱と化した、熱結による胃腸症状に対して大黄、枳実などとともに用いられている（下気除満）。**大黄**は苦、寒の攻下薬であり、血液・尿・鼻水・唾液に作用している火を除き、もとの状態にもどす働きがあり、火・熱の邪により営陰が損傷し脈絡が傷つけられて瘀血を生じたものを、血閉を通じ、瘀血を下して瀉火する。瀉下作用により陰濁を下降させて清陽を上昇させ、瘀血を取り去って塊を除き、それにより新血を生ずる。水穀の通りを改善し、中焦を整えて食物の消化を助け、凝縮脹満を改善する。**枳実**は苦・寒で強力な行気力を有し、胃腸停滞した気・痰・食積を取り除く寒性の理気薬であり、胃腸の結気を破泄し、気結による堅積を気を巡らせて取り除き、腹脹腹満、嘔吐、心下痞塞感を改善するとともに、下気し導滞して大便を通じさせるため、便が秘結して通じない者に用いる。」

厚朴は、下気除満に働き、枳実も下気消痞し、大黄で瀉熱通腸し瀉下するが、大承気湯の適応証である「陽明腑実証」に較べて「燥・実」の程度は強くない。

【本条のポイント】

腎虚を背景として大小便が通じず、気滞・気結があって腹痛もあるものは、厚朴・大黄・枳実からなる厚朴三物湯を用いて、強力に気滞・気結・痰・食積を除いて治療する。

大柴胡湯方

【原文】（十—12）

按之心下満痛者、此為実也、当下之、宜大柴胡湯。

柴胡半斤　黄芩三両　芍薬三両　半夏半升（洗）　枳実四枚（炙）　大黄二両　大棗十二枚　生姜五両。

右八味、以水一斗二升、煮取六升、去滓再煎、温服一升、日三服。

【訓読】

之を按じて心下満痛する者は、此れ実と為すなり、当に之を下すべし、大柴胡湯に宜し。

大柴胡湯の方

柴胡半斤　黄芩三両　芍薬三両　半夏半升（洗う）　枳実四枚（炙る）　大黄二両　大棗十二枚　生姜五両。

右八味、水一斗二升を以て、煮て六升を取り、滓を去り再び煎じ、一升を温服す、日に三服す。

【注釈】

＊**之を按じて心下満痛する者は、此れ実と為すなり**：（十—２）の条文「之を按じて痛まざるは虚と為し、痛む者は実と為す」で説明したので、参照のこと。

＊**心下満痛**：心下は胸部・上腹部を含んでいるが、ここでは上腹部であり、胃脘部とほぼ同じと考えてよい。胃脘痛の原因としては、『いかに弁証論治するか』によると、寒凝中焦・肝鬱気滞・瘀血阻絡・脾胃虚寒が考えられ、特に胃と脾、胃と肝の関係は緊密であり、脾・肝と胃の症状の関係が強調されるとともに、ストレスによる肝鬱気滞が、胃脘痛の大きな原因であるとする。また『中国医学辞典』によると、胃気痛・肝胃気痛の他に、陰虚・気鬱・火鬱・積熱・瘀血・積冷・痰飲・外感・内傷・蚘動などが原因となるとし、六淫の邪気を含んだ自然要因や様々な内生要因が原因となって、気血の通りが阻滞し鬱し、それらが積み重なって胃脘痛が引き起こされるとしている。また心下に「満痛」となるのは、気血の通りが阻滞し、実邪が胃脘部に鬱し積み重なったためであり、特に肝気が鬱滞すると脾気も停滞し、気滞にともなって肝胆の経絡が通る胸脇部に脹満痛を生じることになると考えられる。

＊**当に之を下すべし**：ここは下法を用いて病邪を攻撃して下し除くべきである。

【考察】

大柴胡湯は、小柴胡湯から人参・甘草を除いて、枳実・大黄を加えている（傷寒論の大柴胡湯には、白芍が加わる）。枳実・大黄に厚朴を加えると小承気湯であり、大柴胡湯は、小柴胡湯プラス小承気湯から、人参・甘草・厚朴を除いていることになる。小柴胡湯は、六経病機の少陽病の代表的方剤で、半表半裏に病邪がある場合に用いられ、小承気湯は陽明病腑実証つまり裏熱実証で、邪熱が裏に入って燥屎と結合している病態の方剤である。つまり大柴胡湯はその方剤構成上からは、少陽半表半裏証に裏熱実証を伴っている場合に用いられると考えられる。補気の働きのある人参・甘草が除かれているのは、大柴胡湯証では正気がまだ虚していないためと思われる。

少陽病は半表半裏に病邪があって、少陽経（手少陽三焦経・足少陽胆経）に属する胆と三焦に症状が現れ、邪気が内外の間で争い停滞して少陽経脈を塞ぐために、胸脇苦満となるとされる。三焦は人体最大の腑であって、衛気や津液の通り道として表裏の間を網羅しており、また胆は肝とともに疏泄を主っているので、これらの部位に病邪が侵入して通行が妨げられると、気や津液が鬱滞して気鬱化火となり胆火が発生する。『霊枢』にて「邪は胆にありて、逆するは胃にあり」とされるように、胆火が炎上して胆気が降りなくなると胃の症状とともに胃気が上逆する。『中医病因病機学』によれば、『傷寒論』において大柴胡湯について論述した三条（103・136・165条）には、胃腸の燥結・便秘という症状は含まれず、つまり疾患は裏である陽明までは達しておらず、「陽明に病変がないにもかかわらず大柴胡湯で下すのは、通下利導することによって胆腑に鬱結した熱を排泄させようとしているのである」としており、大柴胡湯証は少陽病と陽明病の併病であるとの考えは誤りであるとしている。また胆腑は心下にあるので、「心下急」や「心下痞鞕」などの症状は、胆腑の気機の鬱滞の影響によるとする。何任はそれに対して「積実を取り除くために下す」とし、熱が裏に入って燥屎と結合している病態を考慮しており、表現は異なっている。

【大柴胡湯の考察】

Ⅰ：構成生薬の薬理作用

A．**柴胡**：①解表退熱　②疏肝解鬱　③昇提陽気　B．**黄芩**：①清熱燥湿　②清熱瀉火　③清熱止血　④清熱安胎　⑤清熱解毒　C．**芍薬**：＊**赤芍**①清熱涼血　②祛瘀止痛　③清肝泄火　＊**白芍**①補血斂陰　②柔肝止痛　③平肝斂陰　D．**半夏**：①燥湿化痰　②降逆止嘔　③消痞散結　④消腫止痛　E．**枳実**：①破気消積　②化痰除痞　F．**大黄**：①瀉熱通腸　②清熱瀉火・涼血解毒　③行瘀破積　④清化湿熱　G．**大棗**：①補気補脾　②養血安神　③薬性緩和　H．**生姜**：①散寒解表　②温胃止嘔　③化痰行水　④解毒

Ⅱ：大柴胡湯の方剤考察

柴胡は少陽すなわち半表半裏の邪を、上焦を通じさせることによって疏散しのぞき、解表退熱させるとともに、肝気の鬱結を疏泄して解除し、これにより清陽の気を昇挙して下陥症状を改善する。上焦が通じないための症状は、「心下満、肋下満、胸肋満、肋下鞕満、心下支結、胸肋満微結、心下急郁郁微煩」などであり、また発汗・吐・下法によらずに邪を除く「和解」薬である。黄芩とともに用いると肝胆気分の結熱を清散し、白芍とともに用いると和血調経して腹痛を治す。**黄**

芩は、肺・大腸・肝の実熱証において湿熱を清熱し燥湿する。柴胡とともに用いて、肝胆気分の結熱を清散する。**芍薬（白芍）**は、柔肝・平肝作用があり、柴胡・枳実などと用いて、肝鬱気滞による胸脇部の張りや痛みを除く。また血脈の通りをよくし（和営作用・調経作用・和血脈作用）、柴胡とともに用いて腹痛を治す。**半夏**は、燥湿化痰し、これによって脾気を回復し降逆止嘔する。また燥湿化痰と同時に逆気を下ろして気を巡らせる。**枳実**は、強力な行気力を有し、凝縮停滞した気・痰・食積を取り除く寒性の理気薬であり、胃腸の結気を破泄し、気結による堅積を気を巡らせて取り除き、腹脹腹満、嘔吐、心下痞塞感を改善するとともに、下気し導滞して大便を通じさせる。本条では、柴胡・白芍とともに、肝鬱気滞による胸脇部の張りや痛みを除いている（散結疏通）。**大黄**は、火・熱の邪により営陰が損傷し脈絡が傷つけられて瘀血を生じたものを、血閉を通じ、瘀血を下して瀉火する。瀉下作用により陰濁を下降させて清陽を上昇させ、瘀血を取り去って塊を除き、それにより新血を生ずる。水穀の通りを改善し、中焦を整えて食物の消化を助け、脹満を改善する。**大棗**は補中益気に働き、**生姜**とともに用いられることが多く、生姜が衛、大棗が営を主り、営衛調和を図っている。生姜は陽気をめぐらせ解表し、胃を温めて胃気を降ろし、湿を除き、悪心・嘔吐を止める。また半夏とともに用いてその刺激性を緩和し、止嘔作用を強める。

【本条のポイント】

大柴胡湯はその方剤構成上からは、少陽半表半裏証に裏熱実証を伴っている場合に用いられると考えられるが、『傷寒論』においては「陽明に病変がないにもかかわらず大柴胡湯で下すのは、逍下利導することによって胆腑に鬱結した熱を排泄させようとしているのである」とされ、少陽経に属する胆と三焦に症状が現われるが陽明にまでは至っていない場合、に用いられると考えられる点に注意が必要である。

【原文】（十—13）

腹満不減、減不足言、当須下之、宜大承気湯。

大承気湯方

大黄四両（酒洗）　厚朴半斤（去皮炙）　枳実五枚（炙）　芒硝三合

右四味、以水一斗、先煮二物、取五升、去滓、内大黄、煮取二升、内芒硝、更上火微一二沸、分温再服。得下、余勿服。

【訓読】

腹満減ぜず、減ずるも言うに足らざるは、当に須らく之を下すべし、大承気湯に宜し。

大承気湯の方

大黄四両（酒にて洗う）　厚朴半斤（皮を去って炙る）　枳実五枚（炙る）　芒硝三合

右四味、水一斗を以て、先ず二物を煮て、五升を取り、滓を去り、大黄を内れて、煮て二升を取り、芒硝を内れ、更に火に上《のぼ》せて微に一二沸せしめ、分かち温めて再服す。下を得れば、余は服すること勿れ。

【注釈】

＊腹満減ぜず、減ずるも言うに足らざる：大承気湯は「陽明腑実証」を治す。陽明病は邪気が体内の陽気と激烈な闘いをしている「裏熱実証」であり、邪熱が燥屎（そうし、屎は大便のこと）と結合した「有熱有積」の状態である（経証は有熱無積）。陽明病においては、邪熱が裏に伝わって津が損傷して燥となり、結して実を形成する。陽明腑実証においては、上記の理由で腸に有形の糟粕が燥結して実を形成し、潮熱、譫語、大便不通、腹脹腹満、脈沈実などの症状を呈す。ここでは、腹満の強い患者に他の瀉下剤を投与したが、腹満が軽減しないか、軽減してもごく軽度で症状がほとんど改善しない場合は、腸に有形の糟粕が燥結して実を形成している場合であり、大承気湯の適応である。

＊大承気湯に関しては、（二―14）で説明済である。また（十―11）で考察したが、大承気湯は「痞・満・燥・実」に帰納され、小承気湯はそれらがいずれも軽度であり、厚朴三物湯は裏実を除くとともに気滞を除くことに主眼がおかれている。

【本条のポイント】

小承気湯に芒硝を加えると大承気湯となり、「痞・満・燥・実」に帰納され、陽明腑実証において用いられる。腹満が強いが普通の瀉下剤の効果があまりない場合でもある。

【原文】（十―14）

心胸中大寒痛、嘔不能飲食、腹中寒、上衝皮起、出見有頭足、上下痛而不可触近、大建中湯主之。

大建中湯方

蜀椒二合（炒去汗）　乾姜四両　人参二両

右三味、以水四升、煮取二升、去滓、内膠飴一升、微火煎取一升半、分温再服。如一炊頃、可飲粥二升、後更服。当一日、食糜温覆之。

【訓読】

心胸中大いに寒痛し、嘔して飲食する能《あた》わず、腹中寒《ひ》え、上を衝いて皮起こり、出《い》でて頭足有るを見《あら》わし、上下に痛みて触れ近づく可からざるは、大建中湯之を主る。

大建中湯の方

蜀椒二合（炒りて汗を去る）　乾姜四両　人参二両

右三味、水四升を以て、煮て二升を取り、滓を去り、膠飴《こうい》一升を内《い》れ、微火にて煎じて一升半を取り、分かち温めて再服す。一炊頃《ばかり》の如に、粥二升を飲む可し、後更に服す。当に一日、糜《び》を食し之を温覆すべし。

【注釈】

＊心胸中大いに寒痛し：心は陽中の陽であり、心気の働きを受けて血液循環を主るが、上焦の心胸が寒邪に犯されると、血

液循環がその収引の性質により障害されて血脈が阻滞し、心胸痛となる。また寒邪により心陽不振となると、痰飲・瘀血によって心脈が塞がれ、さらに陽気不足が顕著となって陰寒旺盛となり、気滞血瘀から心脈瘀阻となって気血が通じなくなり、心胸部痺痛となり、「大いに寒痛」することになる。

＊嘔して飲食する能わず：上焦から中焦に及んで、陰寒の邪が中焦で勢いを増すと、胃気が虚寒となり脾陽が不振となる。外感・内生ともに考えられ、外感による場合は虚よりも寒が強く、内生は虚のために寒が内生し、虚寒ともに強くなる。寒凝による気滞と、温化機能の失調に、心陽不振も加わって、脾胃の受納運化機能が失調して、「嘔して飲食する能わず」となる。

＊腹中寒え、上を衝いて皮起こり、出でて頭足有るを見わし、上下に痛みて触れ近づく可からざる：腹部が冷えることにより、腸管の蠕動が異常に亢進し、また腹部全体に痛みが強く触診もできない状態である。条文（十─2）に「病者腹満し、之を按じて痛まざるは虚と為し、痛む者は実と為す」とある様に、虚ではなく陰寒の実邪が強勢であることを示している。腹中に陰寒が凝滞すると、その収引の性質により陽気を損傷し・経絡気血を凝結して塞ぎ、肺・脾・腎の機能を失調させる。このために気滞となり、降るべき気が降りず、昇るべき気が昇らずに気鬱・気逆となり、血脈も阻滞し経絡脈も塞がって疼痛が強くなる。腸管蠕動の異常亢進に関しては、『「傷寒・金匱」薬方大成』にて中川良隆は、「寒は凝固する性質を有するが余りにもそれが激しいと、〝寒極まれば陽となり〟で却って異常な動きを示し腹皮、つまり上を衝くようになるということではなかろうか。」と述べている。『素問』陰陽応象大論篇に、「寒極まりて熱を生じ、熱極まりて寒を生ず」とあるのに依っているが、中医学での寒とは、気化機能の病理的な衰退であり、熱とは気化機能の病理的興奮であって[8]、陰寒の邪と残存している正気との間での激しい抗争を生じる結果、残存している正気がその気化機能を亢進させ、陰寒の邪により傷めつけられて低下した腸管の蠕動を、刺激したためであるとも考えられる。

【大建中湯の考察】

Ⅰ：構成生薬の薬理作用

A．**蜀椒：**①散寒止痛・燥湿　②解毒駆虫　B．**乾姜：**①温中散寒・温脾陽②回陽救逆　③温肺化飲　④温経止血　C．**人参：**①大補元気　②補脾益肺　③益気生津　④益智安神　⑤補気生血・摂血　⑥扶正祛邪　D．**膠飴：**①補中緩急止痛　②潤肺止咳

Ⅱ：大建中湯の方剤考察

蜀椒は辛・熱であり、脾胃に入って散寒燥湿し止痛するとともに、腎に作用し命門の火を補うので、命門火衰による腎陽虚に伴う内寒を改善し、水液代謝の障害による痰喘を改善する。**乾姜**は、温中散寒作用により脾胃を温めて寒を散じ寒

飲を除き腹痛・悪心・下痢・腹満を治し、経絡を温めることによって気の通りを改善する。**人参**は、元気を補い、腎陽の虚損を回復させて脾陽を回復し、健脾和胃作用により脾胃の気の働きを高め、脾肺の気を補い腎の元気を回復し益血し生津し、これによって安神する。**膠飴**は、甘味で補脾益気して脾虚を補い、緩急止痛作用により、虚寒による腹痛を鎮めている。

　脾胃の陽気が衰えて中焦の虚寒が強くなり、気血の凝滞による激しい腹痛や、澄んで冷たい痰の嘔吐となり、寒が極まって陽が回復すると、腸蠕動の亢進や逆蠕動が起り腹部が痛んで触ることも嫌がり、腹鳴などの症状となる。このような症状を温中補虚・散寒降逆して治す。蜀椒・乾姜・人参・膠飴で温中補虚し、痰涎も除き、蜀椒・乾姜で散寒し、乾姜・膠飴で緩急止痛している（寒を除くことも緩急止痛に働く）。また蜀椒で命門の火を補い、人参で腎陽・脾陽を温めて元気を補い、背景にある脾・腎の根本的な機能低下を補っている。

【本条のポイント】

　大建中湯を用いるのは、脾腎の虚を背景として陰寒の実邪が強勢となった病態であり、脾腎の機能を回復し、温中補虚・散寒・降逆・緩急止痛に作用する方剤構成である。

【原文】（十一15）

脇下偏痛、発熱、其脈緊弦、此寒也、以温薬下之、宜大黄附子湯。

大黄附子湯方

**　大黄三両　附子三枚（炮）　細辛二両**

右三味、以水五升、煮取二升、分温三服。若強人煮取二升半、分温三服。服後如人行四五里、進一服。

【訓読】

脇下に偏痛し、発熱し、其の脈緊弦、此れ寒なり、温薬を以て之を下す、大黄附子湯に宜し。

大黄附子湯の方

　大黄三両　附子三枚（炮る）　細辛二両

右三味、水五升を以て、煮て二升を取り、分かち温めて三服す。若し強人は煮て二升半を取り、分かち温めて三服す。服した後人の四五里行く如くして、一服を進む。

【注釈および考察】

＊**脇下に偏痛し：**「脇下」に関しては（十一5）参照のこと。「脇下」はほぼ季肋部から側胸腹部に相当し、「胸脇」とも表現されるが、「偏痛」はその片方が痛むということである。再掲すると、「脇胸痛は足少陽胆経と関係があると記されており、風寒・食積・痰飲・瘀血・気鬱・火邪などが原因となるとされる。また、足厥陰肝経も原因となり、心・肺・脾・胃・腎・膀胱いずれも脇痛の原因となる。」であり、特に少陽病における胆・肝の疾患を反映する。

＊**発熱し、其の脈緊弦：**弦脈は経絡が拘束され気血の流れが収斂した結果の脈象で、半表半裏の少陽病の脈象である。「肝胆

の脈」とも言われ、肝気鬱結・肝火上炎・肝陽上亢・肝風内動などの病態時の脈象であり、また寒邪による水毒がある場合や脾虚がある場合の脈象でもあり、臨床的には、動脈硬化・肝炎・怒りやイライラなどの気分の鬱屈・痰飲・虚寒・痛証の場合の脈象である（肝・胆、疼痛、痰飲が重要）。緊脈は、縄を触っているように感じる脈象で、寒象・疼痛を表す。いずれも陰陽のバランスがくずれた脈象であり、太陽病傷寒・脾陽不振・動脈硬化などでみられる。また『中医臨床のための舌診と脈診』によれば、「寒邪に関連して生じる緊張度の強い脈が「緊脈」であり、内傷病で神経系の緊張に関連して生じる緊張度の強い脈が「弦脈」であると考えておくのがよい」とあるように、寒邪も強く、内傷病による神経系の緊張も強い病態が、「緊弦」と考えてよい。

そこで本条では緊弦であり、寒象で痛証であって肝・胆障害も伴い、少陽経も阻滞し、このために脇胸痛となっている病態である。また内因外因に関わらず血管の緊張度を上昇させるような要因が存在することを意味し、すなわち寒証・疼痛・肝胆障害などの反映である。

本条は脈象上は寒であるのに「発熱し」ており、寒熱が錯雑している病態であって、病変の本質と臨床症状が一致しない病像であり、「真寒仮熱」や「陰盛格陽」と言われる病態が考えられる。『中医病因病機学』から抜粋すると、「真寒仮熱は陰寒が極めて旺盛なために、元陽が衰微して孤陽が無根となり、それによって陽気外越の仮象が現われたものであり、陰盛格陽の病理と位置づけることができる。いわゆる〈水極まりて火に似たり〉ということである。仮象の出現は、いずれのケースでも症状が重いことを示している。」と本条の病態が説明されている。

【大黄附子湯の考察】

I：構成生薬の薬理作用

A．大黄：①瀉熱通腸　②清熱瀉火・涼血解毒　③行瘀破積　④清化湿熱　B．附子：①回陽救逆　②補陽益火　③温陽利水　④散寒止痛　C．細辛：①散寒解表　②温肺化飲　③祛風止痛

II：大黄附子湯の方剤考察

大黄は、火・熱の邪により営陰が損傷し脈絡が傷つけられて瘀血を生じたものを、血閉を通じて瘀血を下して瀉火する。瀉下作用により陰濁を下降させて清陽を上昇させ、瘀血を取り去って塊を除き、それにより新血を生ずる。水穀の通りを改善し、中焦を整えて食物の消化を助け、脹満を改善する。**附子**は十二経内を巡り、陽気や元気の虚した状態を回復させ、命門に入り込んで真陽を回復させる。表寒を除くとともに、三焦やもろもろの臓腑に於いてその冷えを除いて、五臓の陽気を回復させる。細辛は、風寒湿邪を温めることによって散じ、風寒邪による外感表証の頭痛・悪寒・発熱・四肢関節痛・鼻閉などを改善するとともに、風寒湿邪による関節拘

縮・関節疼痛・胸痛などを伴う痺証を改善する。これらは細辛の「走り回って浸透し鬱滞を除く」性質によっており、胸中の気滞を除き肺竅を通し、鼻塞を温めて通して鼻閉を改善し、経絡の阻滞を温通して痺証を改善している。また肺中の寒飲を温めて除き「温肺化飲」し、呼吸困難・咳嗽・希薄多痰などを改善するが、肺気を疎通することによって「利水道」もしている。

大辛・大熱の附子と、辛・熱の細辛で、真陽を回復させ、寒湿を散じている。大黄は苦・寒であって、もともと瀉火に作用するが、ここでは寒積の凝滞を除く意味で用いられている。大黄はそもそも実証のみに用いるべきであるが、実邪に脾胃の虚を伴う虚中挟実証に用いる場合には、全身の機能を興奮させ、新陳代謝を促進するために、必ず附子・乾姜と併用する、とのことである。[14]　本条は寒実邪による実証性の病態であるが、寒邪により陽気も損傷し、経絡気血も塞がれ、肺・脾・腎や肝・胆の機能失調も想定され、大黄によって正気が傷つくのを防ぐ意味でも、附子を用いたと考えられる。また細辛は比較的に表に作用し、先に説明したが、陰盛格陽があるための陽気外越による発熱を、除く意味も考えられる。

【本条のポイント】

寒象で痛証であって肝・胆障害も伴い、すなわち少陽経も阻滞し、このために脇胸痛となり、陰寒が極めて旺盛なために真寒仮熱となって発熱している病態には、大黄附子湯を用いる。

附子・細辛によって真陽を回復させ、寒湿を散じ、大黄によって寒積の凝滞を除いて治療する。

【原文】（十―16）

赤丸方

寒気厥逆、赤丸主之。

茯苓四両　烏頭二両（炮）　半夏四両（洗、一方用桂）　細辛一両（『千金』作人参）

右四味、末之、内真朱為色、煉蜜丸如麻子大、先食酒飲下三丸。日再夜一服、不知稍増之、以知為度。

【訓読】

寒気厥逆するは、赤丸之を主る。

赤丸の方

茯苓四両　烏頭二両（炮る）　半夏四両（洗う、一方は桂を用う）　細辛一両（『千金』は人参に作る）

右四味、之を末とし、真朱を内《い》れて色を為し、煉蜜にて丸とし麻子大の如くし、食に先だちて酒にて三丸を飲み下す。日に再《ふたたび》夜一服す、知らざれば稍《やや》之を増し、知るを以て度と為す。

【注釈】

＊**厥逆**：『傷寒論』弁厥陰病篇によれば、「おおよそ厥する者は、陰陽の気相順接せず、すなわち厥をなす。」とあり、陰と陽の気がうまく交わらないで生じる病態を厥としている。四逆と

も手足厥冷ともいわれるが、冷えが末梢から始まって膝・肘を越え、特に激しいものをいう。寒厥・熱厥・蛔厥などの証候に分けられる。また厥逆証とは、陰陽の気が格拒（格も拒も拒絶する・制限する・阻害する、の意）の状態となり、相互に順接しなくなったために、四肢逆冷を起こした病態であるとされる。「寒気厥逆」であるから、寒厥について述べている。『素問』厥論篇によれば、「陽気　下に衰えれば、すなわち寒厥となり、」とある。寒厥の病機は二つ考えられ、「一つは陽気虚衰により陰寒内盛となり、陽気が身体、四肢を温煦できないために手足厥冷、悪寒、脈微となるものである。もう一つは血虚寒凝により、気血の運行が悪くなり、四肢に到達しないために手足厥冷、脈微にして絶えんと欲すとなるものである。」[10]とあり、「陽気虚衰」や「血虚寒凝」によって、陽気が四肢に到達しないために寒厥となるとされる。

【赤丸の考察】

Ⅰ：構成生薬の薬理作用

A．真朱

(1)天然の硫化水銀である辰砂鉱石。朱砂・硃砂・丹砂・辰砂などともいう。

(2)甘、微寒・心。

(3)『神農本草経』「丹沙、味甘、微寒。主身体五臓百病、養精神、安魂魄、益気明目、殺精魅邪悪鬼。久服通神明、不老。能化為汞、生山谷。」

(4) **11**：①鎮心安神　②清熱解毒　**12**：①鎮心安神　②解毒防腐　**13**：①清熱・鎮驚・安神　②清熱・安神　③清熱解毒

(5)重鎮安神薬であり、清熱解毒作用も伴い、心経に入ってよく火を降ろし心神を鎮める。心火亢進による心神不安・不眠・動悸・驚き易さ、などを清心安神し、心血不足に対しては養心安神する。清熱解毒作用があり、口内炎・急性扁桃腺炎・皮膚化膿症などに吹き付けて用いる。加熱すると水銀が析出するので、加工せずに使用する。

B．茯苓：①利水滲湿　②健脾補中　③寧心安神　**C．半夏**：①燥湿化痰　②降逆止嘔　③消痞散結　④消腫止痛　**D．烏頭**：①回陽救逆　②補陽益火　③温陽利水　④散寒止痛　**E．細辛**：①散寒解表　②温肺化飲　③祛風止痛

Ⅱ：赤丸の方剤考察

厥陰病の病像は複雑であって、肝の疏泄機能が失調して気鬱・気滞となり、心包も邪気の影響を受けて相火炎上となり、心火が下らず下寒となり、上熱下寒となっている。また厥陰経は肝と心包に属し、肝と胆、心包と三焦は表裏の関係にあり、また三焦は人体最大の腑であって、衛気や津液の通り道として表裏の間を網羅しており、また胆は肝とともに疏泄を司っているので、これらの部位に病邪が侵入して通行が妨げられると、気や津液が鬱滞して気鬱化火となる（十—12参照）。また脾陽虚弱から運化失調を起こし、水穀の精微物質を

供給できなくなることも、四肢冷感の原因となっており、以上の諸点を考慮する必要がある。[2]

茯苓は利水滲湿薬であり、水道を通利して水湿を滲除し、甘味で健脾し脾の水湿運化を助け、胸脇部の水湿を除くことで逆気を治し、精神不安を鎮静し安神するとともに、悪寒や発熱による煩満を改善する。**半夏**は燥湿化痰して脾の運化昇清機能を回復させる。茯苓・半夏で利水し健脾して水湿をめぐらし、逆気も治している。**烏頭**はトリカブト属植物の母根であり、附子は傍生の子根。効能主治禁忌は附子に同じであるが、アコニチンの量は附子よりも多く毒性も強い。**附子**は回陽救逆・強心に用いられることが多く、烏頭は風寒湿痺に用いられることが多い。附子・細辛については、(十—15)参照。大辛・大熱の烏頭(附子)と、辛・熱の細辛で、真陽を回復させ、寒湿を散じている。**真朱**(朱砂)は、心経に入ってよく火を降ろし心神を鎮め、相火炎上を鎮めて心火を下ろして巡らせることにより、下寒を改善している。

【本条のポイント】

「陽気虚衰」や「血虚寒凝」によって、陰陽の気が相順接せず寒厥となった病態には、赤丸を用いる。附子・細辛で真陽を回復させ寒湿を散じ、茯苓・半夏で利水し健脾して水湿をめぐらし逆気を治し、真朱で心経に入ってよく火を降ろし心神を鎮め、相火炎上を鎮めて心火を下ろし下寒を改善する。ただし水銀製剤が実際上使用されることはない。

【原文】(十—17)

腹痛、脈弦而緊、弦則衛気不行、即悪寒、緊則不欲食、邪正相搏、即為寒疝。繞臍痛、若発則白汗出、手足厥冷、其脈沈弦者、大烏頭煎主之。

大烏頭煎方

烏頭大者五枚、(熬去皮、不㕮咀)。

右以水三升、煮取一升、去滓、内蜜二升、煎令水気尽、取二升、強人服七合、弱人服五合、不差、明日更服、不可日再服。

【訓読】

腹痛、脈弦にして緊、弦なれば則ち衛気行《めぐ》らず、即ち悪寒す、緊なれば則ち食を欲せず、邪正相搏ち、即ち寒疝と為る。臍を繞《めぐ》って痛み、若し発すれば則ち白汗出《い》で、手足厥冷し、其脈沈弦の者は、大烏頭煎之を主る。

大烏頭煎の方

烏頭大なる者五枚、(熬《い》りて皮を去る、㕮咀せず)。

右水三升を以て、煮て一升を取り、滓を去り、蜜二升を内《い》れ、煎じて水気を尽《つ》くさしめ、二升を取り、強人は七合を服し、弱人は五合を服す、差《い》えざれば、明日更に服す、日に再服すべからず。

【注釈】

＊**脈弦にして緊**：(十—15)参照。弦脈は経絡が拘束され気血の流れが収斂していることを意味し、肝・胆、疼痛、痰飲、虚

寒の脈象であり、緊脈は弦脈よりも脈位がより深く、寒証・疼痛を意味する。また浮緊は表寒、沈緊は裏寒を表す。

＊弦なれば則ち衛気行らず、即ち悪寒す：『素問』痹論篇に、「衛なる者は、水穀の精気なり、其の気　慓疾滑利にして、脈に入ること能さるなり。故に皮膚の中、分肉の間に循いて、肓膜を薫じ、胸膜に散ず。」とあるように、衛気は水穀の精微物質が化生した精気であり、活動性が高く動きがすばやいために脈内に入ることができず、脈外を行き、皮膚や肌肉の間を循行して温め、胸部や腹部の膜の間に行き渡っている、とされる。衛気は、「下焦を根源とし、中焦において滋養され、上焦において開発される」[10]のであり、上・中・下焦の機能障害によって「衛気行らず」となる。

　弦脈は陽中の陰であり、肝・胆疾患、疼痛、痰飲、虚寒時の脈象であり、それらの原因はいずれも「衛気行らず」の原因となる。ただし「衛気行らず」が必ず弦脈となる訳ではない。また弦脈は少陽病すなわち、半表半裏証の脈象でもあって、病邪が内に侵入して胆腑に結し、表裏の間で正気との間に邪正相争が起り、邪が勝れば悪寒となり、正気が勝れば発熱となる。悪寒は「寒がること」であり、邪気によって表陽が遮られることや、内臓虚寒によって陽気が不足し（陽虚裏証）、陽虚衛弱状態となって温煦作用が低下する、ことなどが原因となる。ここでは陽虚裏証により衛気が減弱している。

＊緊なれば則ち食を欲せず：緊脈は弦脈よりも脈位がより深く、寒証・疼痛を意味するとされ、病邪がより裏にまで及んでいることを意味している。寒邪が脾胃に及んで運化機能が失調し食欲が低下する。

＊邪正相搏ち：前出。少陽病においては、表裏の間で邪気と正気との間に邪正相争が起っている。

＊即ち寒疝と為る：「寒疝」は、『中国医学辞典』によれば、「脾胃虚寒の患者や産後血虚の患者たちが風寒の侵襲を受けて生じる劇烈な急性腹痛を指す。」とある。したがってここでは寒邪の侵入に対して、表裏の間で正気との間に劇烈な邪正相争が起っていることが、寒疝の原因である、と述べていることになる。

＊寒疝は臍を繞って痛み：（十―8）に、「臍を繞りて痛むは、必ず風冷有ればなり」とあるが、同様に考えられ、寒冷の邪が風を伴って腹部に侵入し、寒邪により陽気が傷つけられ、その凝滞の性質により疼痛となり、風邪の動揺性の性質も伴って移動性の臍周囲部痛となる。また風寒の邪によって脾胃の気が損傷を受け、脾胃気虚や気滞となることも、腹部痛の原因となる。

＊若し発すれば則ち白汗出で：「若し発すれば」は、「若し疼痛発作が起ったときは」の意味であり、「白汗」は、『素問』経脈別論篇に、「真　虚してえん心し、厥気　留薄し、発して白汗となる。」とあり、「真気虚弱で、心が凝って痛むなどの症状が現れ、厥気が経脈に留まって、白汗を発する」としている

が、詳細は不明である。また『中国医学辞典［内科編］』には、白汗の意味は、魄汗と同じで、発汗することであり、冷汗・大汗など様々な病証がある、とする。自汗の原因としては、衛気虚弱により肌表を固摂できずに営陰が外泄する、気虚自汗や陽虚自汗があり、また亡陰や亡陽時には大量の発汗となる。ここではもともと脾胃虚寒のある患者が、腹部に風寒の邪の侵襲を受けて、表裏の間で正気との間に劇烈な邪正相争が起こる結果、さらに気虚・陽虚が強まって、冷汗を生じたものと思われる。

＊手足厥冷し：（十―16）で説明した。陰陽の気がお互いに順接しないために、陽気が衰えて陰寒が内盛となり、身体四肢が温煦されないことや、血虚寒凝によって気血の運行が悪くなり四肢に到達しないこと、などが原因である。痛みの発作に伴って、手足厥冷も悪化する。

＊其脈沈弦：弦脈は肝・胆疾患、疼痛、痰飲、虚寒時の脈象であり、また少陽病すなわち、半表半裏証の脈象であって、病邪が内に侵入して胆腑に結し、表裏の間で正気との間に邪正相争が起っていることを示している。沈脈は陽気衰退の脈象であり、営衛気を表に出すことができずに裏にこもってしまった脈で、裏証をあらわす。緊弦の脈が沈弦になると、病邪がより裏に入り込んだことを意味し、寒疝はより裏の病であることを示している。

＊差えざれば、明日更に服す、日に再服すべからず：強烈な処方であるので、副作用のでる恐れがあり、一日に二回服用してはならない。

【考察】

腹痛があり、脈は寒証・疼痛を反映して、弦にして緊となり、また病邪が半表半裏にあって、内に侵入して胆腑に結し、衛気の生成や働きが妨げられて邪が勝り、悪寒となり、寒邪が脾胃に及んで運化機能が失調して食欲が低下し、表裏の間で正気との間に邪正相争が激しく起り、さらに病邪が深くに及ぶと、寒疝となり、腹痛が強くなる。

寒冷の邪が風を伴って腹部に侵入し、寒邪により陽気が傷つけられ、その凝滞の性質により疼痛となり、風邪の動揺性の性質も伴って移動性の臍周囲部痛となっている。また痛みの発作により気虚・陽虚が強まって、冷汗を生じ、陽気が衰えて陰寒が内盛し、陽気が四肢に到達しないために手足厥冷も強まる。また緊弦の脈が沈弦になり、すなわち病邪はより裏に及んで寒疝と言われる病態となる。この様な病態に対しては、大烏頭煎を用いて治療する。

【大烏頭煎の考察】

Ⅰ：構成生薬の薬理作用

本方剤は烏頭一味であるので、詳細は烏頭及び附子の項を参照のこと。烏頭の中医学的薬理作用は、［①回陽救逆　②補陽益火　③温陽利水　④散寒止痛］である。（五―17）を再掲すると、「烏頭はトリカブト属植物の母根であり、附子は傍生の子根。効能主治禁忌は附子に同じであるが、アコニチンの量は附子よりも多く毒性も強い。附子は回陽救逆・強心に用いられることが多く、烏頭は風寒湿痺に用いられることが多い。」である。附子も烏頭と同様の薬理作用であるが、その性質は辛温大熱であり、十二経内を巡り陽気や元気の虚した状態を回復させ、腎の命門に入り込んで真陽を回復させて虚火を鎮め、脾胃を温め脾湿を除き、腎の冷えも除いて裏にある寒湿を除き、皮毛においては表寒を除き、三焦の冷えを除き、経絡を温める温経作用や、筋骨に付着した寒湿を除くことにより、止痛効果を表わす。

【本条のポイント】

寒冷の邪が風を伴って半表半裏に侵入し、さらに裏に侵入すると、冷汗や手足厥冷となり、移動性の臍周囲部痛となって寒疝と言われる病態となる。烏頭一味からなる大烏頭煎の適応である。

【原文】（十—18）

寒疝腹中痛、及脇痛裏急者、当帰生姜羊肉湯主之。

当帰生姜羊肉湯方

当帰三両、生姜五両、羊肉一斤

右三味、以水八升、煮取三升、温服七合、日三服。若寒多者、加生姜成一斤。痛多而嘔者、加橘皮二両、白朮一両。加生姜者、亦加水五升、煮取三升二合服之。

【訓読】

寒疝にて腹中痛み、及び脇痛み裏急する者は、当帰生姜羊肉湯之を主る。

当帰生姜羊肉湯の方

当帰三両　生姜五両　羊肉一斤

右三味、水八升を以て、煮て三升を取り、七合を温服す、日に三服す。若し寒多き者は、生姜を加えて一斤と成す。痛多くして嘔する者は、橘皮二両、白朮一両を加える。生姜を加える者は、亦水五升を加え、煮て三升二合を取り之を服す。

【注釈】

＊寒疝にて腹中痛み：（十—17）の説明参照のこと。

＊脇痛み裏急する者は：（十—5）参照。脇胸痛は足少陽胆経と関係があるとされ、足厥陰肝経も原因となる。邪が足少陽胆経の気の循行を妨げると脇痛となる。少陽病は、病邪が表裏の間に侵入して胆腑に結し、表裏間で邪正相争が起り、気機が失調し昇降不利が起ったり、肝胆の気火が上逆上亢したり、胆気が通達せず胃を犯し、胃気上逆となる等の原因で、様々な症状を示す。本条は少陽病ではないが、寒邪の侵入に伴い表裏間で邪正相争が起り、気機が失調していることが主な病態と考えられる。

裏急は（六—5）（六—15）参照。ひとつは痢疾の症状であり、腹痛があって排便が間にあわずに漏らす様な切迫した状態のことである。原因は飲食失調や脾胃虚弱や寒邪による脾の運化機能の失調であり、脾の運化機能が失調すると、水穀が胃腸に停滞して水が寒湿に変り脾胃の働きがさらに弱まり、上昇すべき脾気が下降するために下痢となる。また裏急の裏は腸管を意味し、急は急迫症状であり、痢疾に限定されず、脾気の昇降不利による腸管の促迫症状の意味とも考えられ、他には筋脈（血管・筋肉・靭帯などの総称）の阻滞によって引き起こされた筋攣縮による急迫症状とも考えられる。

（十一17）で述べたが、「寒疝」は、「脾胃虚寒の患者や産後血虚の患者たちが風寒の侵襲を受けて生じる劇烈な急性腹痛を指す。」であり、ここでは風寒邪の侵入に対して、表裏の間で正気との間に劇烈な邪正相争が起っており、そのために腹痛とともに脇痛となり、また寒邪による脾胃虚寒の悪化に伴い「裏急」症状となると考えられる。

【当帰生姜羊肉湯の考察】

Ⅰ：構成生薬の薬理作用

A．羊肉

『名医別録』の記述をそのまま書き出す。「味甘、大熱、無毒。主緩中、字乳余疾、及頭脳大風汗出、虚労寒冷、補中益気、安心止驚。」乳疾・大風・虚労・寒冷などによる虚疾を、補中益気して治す。

B．当帰：①補血　②活血調経・止痛　③潤腸通便　④止咳平喘　**C．生姜**：①散寒解表　②温胃止嘔　③化痰行水　④解毒　**D．橘皮**：①行気健脾　②和胃止嘔　③燥湿化痰　**E．白朮**：①健脾燥湿　②益気生血　③和中安胎

Ⅱ：当帰生姜羊肉湯の方剤考察

当帰は補血・調経・活血・行気などの作用があり、血脈に対する「血中の気薬」であり、当帰が使用される病態は血病全般に亘り、特に婦人病の要薬である。また血虚証全般、特に心と肝の血虚証に用いられるとともに、瘀血証や気滞証に用いられる。本条では気血の凝滞を改善している。**生姜**は陽気を巡らせて寒を除き、**羊肉**は補中益気して大風・虚労・寒冷などによる虚疾を改善する。「痛多くして嘔する者」には、**橘皮**で行気し健脾し燥湿化痰して疼痛と嘔気を鎮め、白朮で健脾燥湿し益気生血して気血の運行を整えて症状を改善する。

本条のように寒疝に腹中痛・脇痛・裏急を伴った病態を考える場合、『中医病因病機学』の「肝経寒滞」に関する説明が参考になる。寒実と寒虚があると述べた後で次の様に述べられている。「寒実とは、外寒の邪が肝脈に直中し、寒の収引するという性質のために陽気が鬱滞し、気血の流通と筋脈の柔軟性を阻害して病変が発生したものである。そして寒邪が肝脈に滞れば気血が凝集停滞し、通じなければ痛みが生じるので、胸脇苦満・疝気・腹痛・四肢の冷え・爪の色が青紫色になる・月経痛・無月経などの症状が現れる。また寒邪が筋肉を損傷すれば筋脈が痙攣し、転筋・腹痛・陰茎や陰嚢の収縮などの症状が現れる。『諸病源候論』のいう「これは陰気が内部で凝結したために起きたもので、寒気がしっかり凝結した

うえに臓腑が虚弱なので、風邪冷気が正気と争い、腹痛や裏急后重が起きたのである。これを寒疝腹痛という。」とは、このような病理について述べたものである。」と書かれているが、この引用文はまさに本条の説明であると思われる。

【本条のポイント】

寒疝に腹中痛・脇痛・裏急を伴った病態は、外寒の邪が肝脈に直中したための症状であり、それにより気血の流通と筋脈の柔軟性が阻害され、風邪も加わって、残存する正気との間に邪正相争を生じたためである。当帰生姜羊肉湯で治療する。

【原文】（十—19）

寒疝腹中痛、逆冷、手足不仁、若身疼痛、灸刺諸薬不能治、抵当烏頭桂枝湯主之。

烏頭桂枝湯方

烏頭

右一味、以蜜二斤、煎減半、去滓、以桂枝湯五合解之、令得一升後、初服二合。不知、即服三合。又不知、復加至五合。其知者、如酔状、得吐者、為中病。

桂枝湯方

桂枝三両（去皮）　芍薬三両　甘草二両（炙）　生姜三両　大棗十二枚。

右五味、剉、以水七升、微火煮取三升、去滓。

【訓読】

寒疝にて腹中痛み、逆冷し、手足不仁す、若し身疼痛し、灸刺諸薬にて治すること能わざるは、抵当烏頭桂枝湯之を主る。

抵当烏頭桂枝湯の方

烏頭

右一味、蜜二斤を以て、煎じて半を減じ、滓を去り、桂枝湯五合を以て之を解き、一升を得しめて後、初めに二合を服す。知らざれば、即ち三合を服す。又知らざれば、復た加えて五合に至る。其の知る者は、酔状の如く、吐を得る者は、病に中ると為す。

桂枝湯の方

桂枝三両（皮を去る）　芍薬三両　甘草二両（炙る）　生姜三両　大棗十二枚。

右五味、剉《きざ》み、水七升を以て、微火にて煮て三升を取り、滓を去る。

【注釈】

***寒疝にて腹中痛**：（十—17）の説明参照。

***逆冷**：手足逆冷・手足厥冷・四肢逆冷・四逆などと同じ。（十—16）（十—17）で説明済。陰陽の気がお互いに順接しないために、陽気が衰えて陰寒が内盛となり、身体、四肢が温煦されないことや、血虚寒凝によって気血の運行が悪くなり、四肢に到達しないこと、などが原因である。痛みの発作に伴って、手足厥冷も悪化する。

***手足不仁**：手足に頑固な痺れや知覚麻痺があり、痛みやかゆ

みの感覚がなくなっている状態。　気血が巡らないための症状。

【考察】

もともと脾胃虚寒があるものが、風寒邪の侵襲を受け、肝経に直中し、寒気凝結し、邪正相争が起り、このために気血の流通と筋脈の柔軟性が阻害されて、腹裏が痛んで寒疝腹痛となり、さらに陽気が衰えて陰寒が内盛となって、身体四肢が温煦されないために手足逆冷となり、気血の運行が悪くなり四肢に到達しないために、手足に頑固な痺れや知覚麻痺が生じ、寒気凝結により身体のいたるところが痛んで、灸刺諸薬などの治療によっても治すことができないものは、抵当烏頭桂枝湯の適応である。

【抵当烏頭桂枝湯の考察】

Ⅰ：構成生薬の薬理作用

A．烏頭：①回陽救逆　②補陽益火　③温陽利水　④散寒止痛　B．桂枝：①発汗解肌（表）　②温通経脈　③通陽化気　C．芍薬：＊赤芍①清熱涼血　②祛瘀止痛　③清肝泄火　＊白芍①補血斂陰　②柔肝止痛　③平肝斂陰　D．甘草：①補中益気　②潤肺・祛痰止咳　③緩急止痛　④清熱解毒　⑤調和薬性　E．生姜：①散寒解表　②温胃止嘔　③化痰行水　④解毒　F．大棗：①補気補脾　②養血安神　③薬性緩和

Ⅱ：抵当烏頭桂枝湯の方剤考察

烏頭に関しては、（十―16）（十―17）で説明したが、一部再掲する。その性質は辛温大熱であり、十二経内を巡り陽気や元気の虚した状態を回復させ、腎の命門に入り込んで真陽を回復させて虚火を鎮め、脾胃を温め脾湿を除き、腎の冷えも除いて裏にある寒湿を除き、皮毛においては表寒を除き、三焦の冷えを除き、経絡を温める温経作用や、筋骨に付着した寒湿を除くことにより、止痛効果を表わす。本条での烏頭は容量が記載されていない。また烏頭は裏寒を除き、桂枝は表寒を除くとされるが、両者はそれぞれに表裏に作用するので、単純に割り振ることはできないと思われる。

桂枝湯の考察は、（二―12）参照。**桂枝**は、経絡を温めて血行を促進し、風寒湿の邪を散じ、疼痛を緩和する（温通経脈）・陽気を温めて巡りをよくし（通陽）、痰湿を吸収し除く（化気）・水が寒邪によって凝結している場合に、腎と膀胱の気化を促進し、利水作用を発揮する（利水作用）・血が鬱滞し固まるのを改善する（行瘀作用）・気の上逆を治療する（下気作用・納気作用）・中陽を温補し、裏虚を補う（補中作用）・すなわち営衛を調和させる作用が桂枝にはあることを示している（和営作用）。これらの作用はいずれも寒疝に有効である。芍薬と甘草は解痙・止痛作用を強め、生姜と白芍は白芍の寒を抑え、温経止痛を強めている。また桂枝と芍薬の配合は営衛を調和させ、自律神経のバランスを改善している。生姜も陽気めぐらせるが、**大棗**も十二經脈や九竅の気血の通りを改

善し、気血や津液の不足を補う。また両者は併用されることが多く、生姜が衛、大棗が営を主り、営衛調和を図っている。

【本条のポイント】

寒疝にて腹中痛があり、寒気凝結が強いために気血の流通と筋脈の柔軟性が強く阻害され、逆冷し、手足不仁し、身疼痛が強く治療に抵抗する場合は、抵当烏頭桂枝湯を用いる。桂枝湯に烏頭の強力な作用が加味されて、表裏の寒気凝結を除き、気血の流通と筋脈の柔軟性が回復される。

【原文】（十―20）

其脈数而緊及弦、状如弓弦、按之不移。脈数弦者、当下其寒。脈緊大而遅者、必心下堅。脈大而緊者、陽中有陰、可下之。

【訓読】

其の脈数にして緊及《すなわ》ち弦、状は弓弦の如く、之を按ずるも移らず。脈数弦の者は、当に其の寒を下すべし。脈緊大にして遅の者は、必ず心下堅《かた》し。脈大にして緊の者は、陽中に陰有り、之を下す可し。

【注釈】

＊其の脈数にして緊及ち弦：緊脈・弦脈に関しては、（十―15）（十―17）参照のこと。緊脈は陰中の陽であり、弦脈は陽中の陰であり、陰陽のバランスのくずれが脈象に影響している。弦数で有力で緊急感のあるものが緊脈であり、両者は血管の緊張度の違いであって、ともに寒証・疼痛を表すが、緊脈がより陰を反映している。本条での緊数の脈も、弦数の脈の有力かつ緊急な脈象としての緊数と考えられ、緊脈は弦脈よりもより陰が強いのであるが、ここでは陽の要素が比較的に強い緊脈なのであり、ほとんど弦脈に近いのである。

＊状は弓弦の如く、之を按ずるも移らず：これは弦脈の性状に一致する。

＊脈数弦の者は、当に其の寒を下すべし：弦数は一般的には肝経に火があることを示すが、ここでは緊数にして弦数であり、より寒が強い弦数なのであるから、まず裏寒を瀉下すべきである。

＊脈緊大にして遅の者は、必ず心下堅し：緊脈は寒証・疼痛を表し、大脈は陽の脈で一般的には陽熱を表し、遅脈は陰の脈で陽虚陰盛を意味し寒の脈である。すなわち、緊・遅は寒象に対応し、大脈は熱象に対応するが、ここでは寒熱が併存した病態であることを反映していると思われる。「緊大」は、緊脈が主で大脈が従である。緊脈は陰中の陽で、陽の因子もあるが、寒証・疼痛の脈であり、また「緊大」であるので、緊脈自体よりも脈管が拡大し陽が強くなり、さらに遅で脈拍が緊脈よりも遅く、寒が強いことを示している。このことは陰寒の邪が強いところに寒熱が併存し、さらに緊脈よりも熱成分は強く、寒成分ももっと強いことを示していると思われる。

心下に相当する臓腑は、胃腑・胆腑であり、関係する経脈は、足陽明胃経・足少陽胆経・足少陽三焦経などである。またここでは「心下堅」であるので、心下に堅い何ものかを他覚的に触れるのであり、陰寒が心下部に鬱積し、そこに熱邪も加わって、堅積を形成していると思われる。具体的には脾虚失運による気滞や、肝鬱による気滞・肝気横逆、痰飲の形成、瘀血などであるが、腹中に陰寒が凝滞すると、その収引の性質により陽気を損傷し・経絡気血を凝結して塞ぎ、肺・脾・腎の機能を失調させ、そのために気滞となり、降りるべき気が降りず、昇るべき気が昇らずに気鬱・気逆となり、血脈も阻滞し経絡脈も塞がれて「心下堅」の原因となる。

陰寒の邪が強く緊脈であるところに、寒熱が併存して大脈となり、寒成分が強く遅脈となっている病態では、必ず陰寒が心下部に鬱積し、そこに熱邪も加わって、堅積を形成することになると思われる。

＊脈大にして緊の者は、陽中に陰有り、之を下す可し。：ここでは「大緊」ではなく「大にして緊」であるので、緊脈に大脈、つまり陽脈の要素が加わっており、弦脈に類似の病態と考えられ、その意味では大脈自体の中にも「陽中の陰」の要素があるといってよく、本条では緊脈が主であるので寒の要素が強く、温下によって寒邪を下すべきである。

【考察】

何任は、「緊遅にして大を兼ねるものでは、大の脈は陽脈ではあるが、熱象とみなすことはできない。当然、陰寒が実して脈象が緊遅にして大となったものと理解すべきである。」とする。

家本誠一は、「緊大は浮の要素があり、緊大で弦になり、寒の要素の遅が加わり、また弦は肝の脈であり、肝の存在する胸脇部に寒（鬱血）があり緊張する」（要約）ためであるとする。大脈は浮の要素の加わった脈管の拡張であり、その原因は熱邪ではなく、陰寒の実邪であるとする。いかがであろうか。

【本条のポイント】

寒証・疼痛を表す緊・弦脈に、数や大の要素が加わった場合は、「陽中の陰」（弦）や「陰中の陽」（緊）に陽熱の要素が加わっている。陰寒の実邪ではあるが、その状態は微妙に異なることに注意が必要である。逆に遅は、寒が強いことを意味する。

【原文】（十―21）

附方

『外台』烏頭湯、治寒疝腹中絞痛、賊風入攻五臓、拘急不得転側、発作有時、使人陰縮、手足厥逆。（方見上）

【訓読】

附方

『外台』の烏頭湯、寒疝にて腹中絞痛し、賊風入りて五臓を攻め、拘急して転側するを得ず、発作時に有り、人をして陰縮み、手足厥逆せしむるを治す。（方は上を見よ）

【注釈および考察】

＊寒疝にて腹中絞痛：『中医病因病機学』での説明に従えば、外寒の邪が肝脈に直中し、寒の収引するという性質のために陽

気が鬱滞し、寒邪が肝脈に滞れば気血が凝集停滞し、気血の流通と筋脈の柔軟性が阻害され、通じなければ痛みが生じるので、腹痛となる。また肝脈でなくとも、寒冷の邪が風を伴って腹部に侵入すれば、寒邪により陽気が傷つけられ、同じくその凝滞の性質により疼痛となり、風邪の動揺性の性質も伴って移動性となる。ところでもともと陽虚があって寒であるところに、風邪が加わると、風邪の寒への従化（性質が変化すること）が起り、寒がより強められて、絞痛と表現される腹痛となると考えられる。

＊拘急不得転側、発作有時：寝返りもできないような激しいよじれたような痛みがあり、間欠的で、痛いときがあれば痛くないときもある。すなわち風邪の動揺性の性質により、痛みが変動する。拘急は、筋肉が短くなったような感じがすることであり、多くは血虚が原因で筋肉への滋養が不十分になることや六淫の外邪の侵入などによる［7］、引きよじれたような痛みのことである。

＊使人陰縮：前出『中医病因病機学』によれば、「寒邪が筋肉を損傷すれば筋脈が痙攣し、転筋・腹痛・陰茎や陰嚢の収縮などの症状が現れる。」とする。

＊手足厥逆：陰陽の気がお互いに順接しないために、陽気が衰えて陰寒が内盛となり、身体、四肢が温煦されないことや、血虚寒凝によって気血の運行が悪くなり、四肢に到達しないこと、などが原因である。痛みの発作に伴って、手足厥冷も悪化する。

＊方は上を見よ：『金匱要略輯義』では（十—19）「烏頭桂枝湯」であるとし、『金匱要略述義』では、別方であるとする。

【本条のポイント】

寒疝の症状にて腹部がよじれたように痛んでいるところに、風邪が加わると寒がより強められて、筋肉が攣縮して寝返りもうてなくなり、陰茎や陰嚢が収縮し手足が厥冷する。烏頭湯の適応である。

【原文】（十—22）

『外台』柴胡桂枝湯、治心腹卒中痛者。

柴胡桂枝湯方

柴胡四両　黄芩　人参　芍薬　桂枝　生姜各一両半　甘草一両　半夏二合半　大棗六枚

右九味、以水六升、煮取三升、温服一升、日三服。

【訓読】

『外台』の柴胡桂枝湯、心腹卒中痛の者を治す。

柴胡桂枝湯の方

柴胡四両　黄芩　人参　芍薬　桂枝　生姜各一両半　甘草一両　半夏二合半　大棗六枚

右九味、水六升を以て、煮て三升を取り、一升を温服す、日に三服す。

【注釈】

＊心腹卒中痛：「卒中」は、卒は「にわかに」で中は「あたる」であり、ここでは突然に起る風証の意味である。『素問』至真要大論篇によれば「諸暴強直、皆属於風」と書かれ、「突然発症する諸々の痙攣・強直の病証は、ほとんどすべて風鉦に属し風邪に関係している」であり、ここでは痙攣・強直ではないが、突然に起る心腹痛も風が原因であると考えられる。前条と同じく、もともと陽虚があって寒であるところに風邪が加わり、風邪の寒への従化（性質が変化すること）が起り、寒がより強められた病態であり、心においては、心気虚弱や心陽不振により心脈が詰まり気血が通じなくなって胸痛となり、また小腸は心と経絡が通じて表裏の関係にあり、心の温煦作用があってその機能を維持することができるところから、心と腹の痛みは関連する。さらに小腸は、脾胃の昇降機能・肝の疏泄機能・腎陽の温化機能と密接な関係があり、それらの機能失調が小腸の気機に影響を及ぼす。寒邪が体内に蓄積されると気血が滞り、風邪の影響が加わって、脾胃・肝・腎の機能が失調すると、小腸気滞が引き起こされて、突然のひきつる様な小腹痛となると考えられる。

【柴胡桂枝湯の考察】

Ⅰ：構成生薬の薬理作用

A．柴胡：①解表退熱　②疏肝解鬱　③昇提陽気　**B．黄芩**：①清熱燥湿　②清熱瀉火　③清熱止血　④清熱安胎　⑤清熱解毒　**C．人参**：①大補元気　②補脾益肺　③益気生津　④益智安神　⑤補気生血・摂血　⑥扶正祛邪　**D．芍薬**：**＊赤芍**①清熱涼血　②祛瘀止痛　③清肝泄火　**＊白芍**①補血斂陰　②柔肝止痛　③平肝斂陰　**E．桂枝**：①発汗解肌（表）　②温通経脈　③通陽化気　**F．生姜**：①散寒解表　②温胃止嘔　③化痰行水　④解毒　**G．甘草**：①補中益気　②潤肺・祛痰止咳　③緩急止痛　④清熱解毒　⑤調和薬性　**H．半夏**：①燥湿化痰　②降逆止嘔　③消痞散結　④消腫止痛　**I．大棗**：①補気補脾　②養血安神　③薬性緩和

Ⅱ：柴胡桂枝湯の方剤考察

小柴胡湯と桂枝湯を半量ずつ合方したもので、小柴胡湯の「和解少陽」や桂枝湯の「解肌発表・調和営衛」の両方に用いることができるが、小柴胡湯よりも作用が穏やかであり、虚弱者や小児にも用いることができる。少陽病に関しては（十—12）を再掲すると、「少陽病は半表半裏に病邪があって、少陽経（手少陽三焦経・足少陽胆経）に属する胆と三焦に症状が現れ、邪気が内外の間で争い停滞して少陽経脈を塞ぐために、胸脇苦満となる。三焦は人体最大の腑であって、衛気や津液の通り道として表裏の間を網羅し、また胆は肝とともに疏泄を司っているので、これらの部位に病邪が侵入して通行が妨げられると、気や津液が鬱滞して気鬱化火となり胆火が発生する。『霊枢』にて「邪は胆にありて、逆するは胃にあり」とされるように、胆火が炎上して胆気が降りなくなると胃の症

状とともに胃気が上逆する。」である。小柴胡湯は（柴胡・黄芩・人参・半夏・甘草・生姜・大棗）の方剤構成であり、桂枝湯は（桂枝・芍薬・甘草・生姜・大棗）である。**柴胡**は少陽すなわち半表半裏の邪を、上焦を通じさせることによって疏散し除き、解表退熱させるとともに、肝気の鬱結を疏泄して解除し、これにより清陽の気を昇挙して下陥症状を改善する。上焦が通じないための症状は、「心下満、肋下満、胸肋満、肋下鞕満、心下支結、胸肋満微結、心下急郁郁微煩」などであり、また発汗・吐・下法によらずに邪を除く「和解」薬である。黄芩とともに用いると肝胆気分の結熱を清散し、白芍とともに用いると和血調経して腹痛を治す。**黄芩**は、肺・大腸・肝の実熱証において湿熱を清熱し燥湿する。柴胡とともに用いて、肝胆気分の結熱を清散する。**芍薬**（白芍）は、柔肝・平肝作用があり、柴胡とともに用いて、肝鬱気滞による胸脇部の張りや痛みを除く。また血脈の通りをよくし（和営作用・調経作用・和血脈作用）、柴胡とともに用いて腹痛を治す。**半夏**は、燥湿化痰し、これによって脾気を回復し降逆止嘔する。また燥湿化痰と同時に逆気を下ろして気を巡らせる。**人参**は、元気を補い、腎陽の虚損を回復させて脾陽を回復し、健脾和胃作用により脾胃の気の働きを高め、脾肺の気を補い腎の元気を回復することより益血し生津し、これによって安神している。**大棗**は補中益気に働き、生姜とともに用いられることが多く、生姜が衛、大棗が営を主り、営衛調和を図っている。**生姜**は陽気をめぐらせ解表し、胃を温めて胃気を降ろし、湿を除き、悪心・嘔吐を止める。また半夏とともに用いてその刺激性を緩和し、止嘔作用を強める。**桂枝**は、経絡を温めて血行を促進し、風寒湿の邪を散じ、疼痛を緩和する（温通経脈）・陽気を温めて巡りをよくし（通陽）、痰湿を吸収し除く（化気）・水が寒邪によって凝結している場合に、腎と膀胱の気化を促進し、利水作用を発揮する（利水作用）・血が鬱滞し固まるのを改善する（行瘀作用）・気の上逆を治療する（下気作用・納気作用）・中陽を温補し、裏虚を補う（補中作用）・すなわち営衛を調和する（和営作用）。

芍薬と甘草は解痙・止痛作用を強め、生姜と白芍は白芍の寒を抑え、温経止痛を強めている。また桂枝と芍薬の配合は営衛を調和させ、自律神経のバランスを改善している。生姜も陽気めぐらせるが、大棗も十二經脈や九竅の気血の通りを改善し、気血や津液の不足を補う。また両者は併用されることが多く、生姜が衛、大棗が営を主り、営衛調和を図っている。上焦を通じさせて心痛を除き、肝気の鬱結を疏泄して解除し、清陽の気を昇挙させ、肝胆気分の結熱を清散し、和血調経して腹痛を治し、燥湿化痰し腎陽の虚損を回復させて脾陽を回復し、温通経脈して陽気を温めて巡りをよくし風寒の邪を除き、腎と膀胱の気化を促進して利水し湿を除き、営衛を調和させ、補中し、解痙・止痛している。

【本条のポイント】

もともと脾腎の陽虚があり寒邪が内生しているところに、風邪が加わり寒が強まり、心気心陽が虚し、表裏の関係にある小腸が温煦されず、経脈が阻滞して腹痛となる。また脾胃や肝腎へも影響が及び、肝気が鬱結して鬱熱を生じ疏泄機能が阻害され、少陽経に属する胆と三焦が影響を受ける。以上のような病態から生じる症状を、小柴胡湯と桂枝湯の合方の意味を持つ柴胡桂枝湯で治療する。方剤の詳細は前述した。

【原文】（十—23）

『外台』走馬湯、治中悪心痛腹脹、大便不通。

走馬湯方

杏仁二枚　巴豆二枚（**去皮心、熬**）

右二味、以綿纏、搥令砕、熱湯二合、捻取白汁、飲之、当下。老小量之。通治飛尸鬼撃病。

【訓読】

『外台』の走馬湯、中悪《ちゅうあく》し心痛し腹脹し、大便通じざるを治す。

走馬湯の方

杏仁二枚　巴豆二枚（皮心を去り、熬《い》る）

右二味、綿を以て纏《まと》い、搥《たた》いて砕《くだ》か令《し》め、熱湯二合にて、捻《ひね》って白汁を取り、之を飲む、当に下るべし。老小は之を量る。飛尸鬼撃病を通治す。

【注釈】

＊中悪：不正の気の侵入や毒などの、悪いものにあたって、心痛・腹脹・大便不通・昏倒・口がきけなくなる、などの症状があらわれること。

＊心痛し腹脹し、大便通じざる：「心痛」は、心気虚弱や心陽不振により心脈が詰まると気血が通じなくなって胸痛となる。「腹脹」は、風冷の邪が侵入して脾気を阻害し、脾気虚から脾陽虚となり、運化機能が低下し脾虚失運状態となると、脾胃の昇降機能が不利となって気滞し腹脹する。また温煦機能も低下して陽気が通じなくなり、気血が滞り、虚寒の症候も現れる。便性状が下痢であれ便秘であれ、腹脹満時には気滞があり、胃腸の気の運行が滞っている。一方脾気が不足して気虚が強くなると、腸の蠕動運動そのものが低下して便秘となり、また陽虚により寒が内生すると、寒による凝滞も加わって便秘すなわち「大便不通」となる。ここでは、不正の気が風冷の邪を伴っていると考えられる。

＊飛尸鬼撃病：死体が飛んで来るとか、鬼が襲ってくるなどのたぐいの、実際にはありえない話に取り憑かれた状態のことで、大塚敬節は「物の怪が憑いたとか、天狗に憑かれたとかいう、そういう突然に起こった外邪による状態を云ったものです」とする。五臓の機能の損傷、特に心・肝の及ぼす影響が考えられる。

【走馬湯の考察】

Ⅰ：構成生薬の薬理作用

A．杏仁：①止咳平喘　②潤腸通便　B．巴豆：①峻下寒

積　②逐痰行水　③温通祛積　④解毒療瘡・蝕腐肌肉

Ⅱ：走馬湯の方剤考察

杏仁は肺気を降ろすことによって大腸の通降機能を回復する。また肺気を降ろすことにより津液を降ろして水道を通調し、腸燥を潤して潤腸通便（または潤燥通腸）する。巴豆は、腸胃が寒邪に犯されて、温煦・運化・気化機能が傷害され、気血が凝滞して経絡が塞がれ、食積が滞積し（腸胃への寒痰積聚）、腹痛・便秘・腹部脹満感・腹部や四肢の冷感などとなったものを、峻下することによって水分を除き、利水し、実証性の水腫脹満や腹水、浮腫を消退させる。また強力な消積・祛痰作用があり、その刺激性により嘔吐や下痢を起こして、咽頭や肺に滞積・閉塞した痰を除く。

心気虚弱や心陽不振により心脈が詰まると気血が通じなくなって胸痛となり、風冷の邪が侵入して脾気虚から脾陽虚となり、運化機能が低下して脾虚失運状態となり、脾胃の昇降機能が不利となって気滞が生じて腹脹となり、温煦機能も低下して腸の蠕動運動そのものが低下して便秘となり、また陽虚により寒が内生し、寒による凝滞も加わって便秘となっている病態を、杏仁で肺気を降ろして大腸の通降機能を回復し、津液も降ろして水道を通調し、腸燥を潤して潤腸通便し、巴豆で腸胃への寒痰積聚を除き、峻下することによって余分な水分を除いて利水し、消積・祛痰することによって、気血の流通を改善して、心痛・腹張・大便不通を改善する。心は神明を主宰し、『霊枢』霊蘭秘典論篇において、「心は君主の官にして神明出づ」とされる様に、人間の精神や意識・思索などの働きを支配しているところから、心気虚弱によって「飛屍鬼撃病」症状となる。

【本条のポイント】

不正の気の侵入によって、心気虚弱や心陽不振となり、脾気虚から脾陽虚となると、運化機能が低下して脾虚失運状態となり、寒凝も加わり心痛・腹脹・便秘となっている場合には、杏仁・巴豆の二味からなる走馬湯が有効である。心気虚弱による「飛屍鬼撃病」症状にも有効である。

【原文】（十―24）

問曰、人病有宿食、何以別之。師曰。寸口脈浮而大、按之反濇、尺中亦微而濇、故知有宿食、大承気湯主之。

【訓読】

問うて曰く、人宿食有るを病む、何を以て之を別つか。師曰く。寸口の脈浮にして大、之を按ずるに反って濇、尺中も亦微にして濇、故に宿食有るを知る、大承気湯之を主る。

【注釈】

＊**宿食：**『中国医学辞典』によれば、「胃が消化不良を起こし、食物が停滞してしまうこと。脾胃の運化機能の低下、脾胃有寒などによる。」とある。停滞場所は消化管であり、胃も腸も含まれ、下痢・便秘にかかわらない。

＊寸口の脈浮にして大、之を按ずるに反って濇、：「脈浮大」は（六―6）参照のこと。浮脈は表証を意味するとされるが、浮で渋脈で無力な場合は気血不足・陰陽ともに虚弱を表し、浮で渋は血が損傷されていることの反映とされた。一方大脈は、有力なものは陽熱の邪気が盛んで気血が対応して充実し血管が拡大するためで、実証であり、大脈で無力な場合は虚労が長引いて陰虚血虚となり脈を収斂することができないことの反映で、慢性消耗性疾患や出血性疾患の病状が重大な局面にあることを意味する。按ずるは、浮取から中取、沈取と深く押さえて脈診することであり、気血不足や陰陽虚弱による浮脈では、沈取すると脈は無力となる。濇脈は渋脈と同じであり、一つは渋で無力であり、精血の不足を反映して脈気が衰え、血行の往来が渋滞するためであり、もう一つは渋で有力であり、気滞血瘀や痰飲、食積などが存在するために、気血が鬱し血行が障害されるためである。[19]　本条は宿食を反映した脈象であるので、渋で有力と考えられる。また寸口は心・心包・肺を反映するので、脈浮大で按じて渋であるから、裏である心・心包・肺においては表証で陽熱の邪気が盛んであるが、気滞血瘀や痰飲の形成もあり、一方で渋脈となっているとも考えられる。

本条は表証で陽熱実証の浮大脈であるか、陰虚で気血が損傷しているための浮大脈かが問題となるが、沈取で渋で有力であることからは、前者の表証で陽熱実証が考えられる。しかし宿食の原因が脾胃有寒などによる脾胃の運化機能の失調によることを考えると、表証で陽熱実証のみで病態を説明することは出来ないと考えられ、表実と陰虚と食積が同居している病態と考える必要があると思われる。

＊尺中も亦微にして濇：尺脈は、腎・膀胱・大腸・小腸を反映する。微脈は気血の消耗を意味するので、腎・膀胱・大腸・小腸の下焦においても気血が消耗し、また濇で宿食の積滞が起っていることが反映されている。

【考察】

邪熱が表に留まり、気血の虚損が心・心包に及び、温煦機能が低下し、このために脾虚失運状態となり、これらにより大腸・小腸において気血が消耗し、宿食積滞となっている病態が考えられる。また宿食は、「胃が消化不良を起こし、食物が停滞してしまうこと」であり、陽熱の邪気との関係では、胃熱証の病態が考えられる。すなわち外感した熱邪が胃に伝わったり、辛いもの味の濃いものばかり食べて胃に熱を生じたり、情志内傷から肝鬱となり、それが火に変って胃を犯したことなどにより、胃津が焼かれて胃気が消耗し、胃の受納和降機能が傷害されて消化不良となり、宿食が引き起こされる。

大承気湯に関しては、（二―14）で詳細に説明した。大承気湯は「陽明腑実証」を治すのであり、陽明病は邪気が体内の陽気と激烈な闘いをしている「裏熱実証」の段階で、邪熱が裏に伝わって津が損傷して燥となり、また邪熱が燥屎（そうし、屎は大便のこと）と結合して実を形成して「有熱有積」の状態となっている場合に用いるとされる。苦寒薬を使わなくては熱を排除することはできず、攻下薬を使わなくては実を治療することが出来ない病態で用いる方剤である。本条の脈象は「陽明腑実証」の脈象であるとされる沈実で有力とは異なるが、陽熱と宿食を指標として、大承気湯を用いたものと思われる。

『中医臨床のための医学哀中参西録』には大承気湯の構成生薬の作用について次の様に述べられている。「大承気湯方は、熱による腸中の燥結を通じる。したがって攻下かつ瀉熱にはたらく大黄を主薬とする。しかし薬力を行らすには必ず臓腑の気化に恃《たの》んで斡旋する必要があり、佐薬の厚朴・枳実で鬱塞した腸中の気化を流通させて、大黄の攻下作用を自然に力を発揮しやすくしている。芒硝は性寒味鹹で、よく清熱軟堅するとともに攻下の力を有し、化しがたい堅結した燥糞を溏糞にして通下する。」と書かれ、「少ない薬味ながらじつに種々方面に周到である」としている。

【本条のポイント】

邪熱が表に留まり、気血の虚損が心・心包に及び、温煦機能が低下し、このために脾虚失運状態となり、これらにより大腸・小腸において気血が消耗し、宿食積滞となっている病態においても、大承気湯を用いる。

【原文】（十—25）

脈数而滑者、実也、此有宿食、下之愈、宜大承気湯。

【訓読】

脈数にして滑なる者は、実なり、此れ宿食有り、之を下せば愈《い》ゆ、大承気湯に宜し。

【注釈および考察】

＊脈数にして滑：数《さく》脈は熱証をあらわす。数で有力は実熱であり、数で無力は虚熱である。虚熱（虚火）は陰虚の反映であり、陰虚の脈象は、陽を収斂できずに浮脈となることが多い。表裏に分けるならば、浮数は表熱であり、沈数は裏熱である。滑脈は脈管の拡張も収縮も迅速で、元来陽脈であり、邪気も盛んであるが正気も盛んである脈象であり、痰湿があり脈内の液体量が増加している場合や、食積、実熱などの場合などである。痰湿は陰液であるので、陽中の陰であって、陰が有余である脈象である。数で滑は痰火宿食の脈とされる。また滑脈は妊娠の脈でもある。陰の有余を大承気湯で下して除く。

＊実なり、此れ宿食有り：陰の有余は実邪であり、陰が有余であるから数は実熱を反映している。痰は脾・肺・腎の機能失調（特に脾）によって形成され、食積も脾虚失運状態が、胃・大腸・小腸に及んで、宿食積滞となっている病態が考えられ、さらに邪熱が裏に伝わって津が損傷して燥となり、また邪熱が燥屎と結合して実を形成し「有熱有積」の状態となっているとも考えられる。またここでの実熱は胃熱証の病態も考えられ、これら痰湿・食積・実熱によって数滑の脈象になってい

るると考えられる。

【本条のポイント】

痰湿・食積・実熱によって数滑の脈象になっている場合は、陰の有余で実邪であり、大承気湯で下して治療する。

【原文】（十—26）

下利不欲食者、有宿食也、当下之、宜大承気湯。

大承気湯方（**見前痓病中**）。

【訓読】

下利して食を欲せざる者は、宿食有るなり、当に之を下すべし、大承気湯に宜し。

大承気湯の方（前の痓病中に見ゆ）

【注釈および考察】

＊下利して食を欲せざる者は、宿食有るなり：宿食は先述したが、脾胃の運化機能の低下や脾胃有寒などにより、胃が消化不良を起こし、食物が停滞してしまった病態である。脾胃の運化機能の低下があれば、食欲は当然に低下する。また実邪が胃に積滞すると、それによっても中焦での気機の疏通が妨げられて、脾胃の昇降機能が失調し、濁気が上逆するとげっぷ・胃酸過多・嘔吐となり、下では下痢・便秘などとなる。この様に、脾胃の運化機能の低下と胃への実邪の積滞が、相互に悪循環を形成し、宿食と下痢とが同時に存在する病態が形成されると思われる。

　胃に食物が積滞したための病理変化には上述の他に、積滞が蓄積すると熱を生じ、湿熱となり、このために同様に中焦の昇降機能が失調して、嘔吐・泥状便となる場合がある。またもともと脾胃が虚しているところに、積滞が加わると、さらに脾胃の虚が強まって、虚実が挟雑した複雑な病態となり、泥状の稀薄便となる。［8］一般的に脾胃虚弱においては、脾胃の運化機能の失調により、水穀（食物と水分）が胃腸に停滞し、停滞した水が寒湿に変ると、さらに脾胃の働きが弱まり、上昇すべき脾気が上昇できなくなって下降すると下痢となるが、対して宿食においては湿熱が問題となるのであり、病態は異っている。脾胃機能と宿食は密接な相互関係があり、便秘・下痢等様々な症状の原因となる。宿食において下痢となるのは、病邪を下して除こうとする合目的な治癒機転であると考えることも可能である。

＊当に之を下すべし、大承気湯に宜し：実邪積滞による宿食があり、中焦の昇降機能の失調による下痢を伴っている場合には、下痢があっても下法によって更に下して、実邪積滞を除くようにするべきである。大承気湯の作用については既述したが、邪気が体内の陽気と激烈な闘いをしている「裏熱実証」の段階で用いられ、邪熱が裏に伝わって津が損傷して燥となり、また邪熱が燥屎と結合して実を形成し「有熱有積」の状態となっている場合であり、苦寒薬を使わなくては熱を排除することができず、攻下薬を使わなくては実を治療することが

出来ない病態で用いるとされる。本条では実邪が胃に積滞し、中焦での気機の疏通が妨げられて、脾胃の昇降機能が失調し、積滞蓄積により湿熱となり、下痢となっている病態であり、大承気湯の適応である。

【本条のポイント】

脾胃の運化機能の低下とそれによる胃への実邪の積滞があり、積滞が蓄積すると熱を生じ湿熱が形成され、宿食と下痢とが同時に存在する病態が形成される。このような場合は、下痢があっても下法によって更に下して、実邪積滞を除くようにするべきである。

【原文】（十—27）

宿食在上脘、当吐之、宜瓜蔕散。

瓜蔕散方

瓜蔕一分（熬黄）　赤小豆一分（煮）

右二味、杵為散、以香豉七合、煮取汁、和散一銭匕、温服之。不吐者、少加之、以快吐為度而止。亡血及虚者、不可与之。

【訓読】

宿食上脘に在るは、当に之を吐すべし、瓜蔕散に宜し。

瓜蔕散の方

瓜蔕一分（熬《い》りて黄ならしむ）　赤小豆一分（煮る）

右二味、杵《つ》いて散と為し、香豉七合を以て、煮て汁を取り、散一銭匕を和し、之を温服す。吐かざる者は、少しく之を加え、快く吐するを以て度と為して止む。亡血及び虚なる者は、之を与う可からず。

【注釈】

＊宿食上脘に在る：胃の内腔を「胃脘」といい、胃腔の上端を上脘、真中を中脘、下端を下脘というとされる。[7]　また『素問』調経論篇には、「労倦が過ぎると陰気が不足し、脾胃の運化能力が減弱し、上焦が五穀の気味を先発できず、下脘は水穀の精を化することができず、胃気が鬱して熱を生じ、その熱気が胸中を熏ずることになるので、陰虚になると内熱が起る」との表現があり、脾胃の運化能力の減弱が宿食の原因であるが、宿食の起る部位も上脘・中脘・下脘に分けて考えられていたことが分かる。実邪積滞による宿食が上脘にあれば、瓜蔕散を用いて吐法を行い、実邪積滞を除くべきであるとする。

【瓜蔕散の考察】

Ⅰ：構成生薬の薬理作用

A．香豉《こうし》

（1）マメ科ダイズの成熟種子を蒸して醗酵させたもの。香豆豉・淡豆豉・清豆豉・豆豉とも。

（2）辛・甘・微苦、涼・微温。肺・胃。

（3）『本経疏証』淡豆豉「主傷寒、頭痛、寒熱、瘴気、悪毒、煩燥、満悶、虚労、喘吸、両脚疼冷」

（4）**11：**①疏散解表　②宣鬱除煩　**12：**①解表　②除煩

（5）醗酵させることで、解表力を発揮するが、解表作用は弱い。外感風熱・外感風寒の両方に用いられるが、傷陰しない。熱病後の鬱熱による煩躁を取り除く。温病気分証の鬱熱による、胸悶・不眠・煩躁・焦躁感などに用いられる。

B．**瓜蔕**：①涌吐痰食　②祛湿退黄　C．**赤小豆**：①利水消腫　②清熱利湿・退黄　③解毒排膿

Ⅱ：瓜蔕散の方剤考察

瓜蔕は催吐作用があり、胃脘部などの痰湿阻滞や上脘部の宿食を除く。**赤小豆**は、湿熱を除いて解熱し、中焦脾胃の気機の阻滞を改善して健脾し、これにより脾虚を改善して宿食を除く。**香豉**は、宿食積滞が原因の鬱熱による煩躁を取り除く。方意は催吐作用のみではなく、脾虚を補い、鬱熱を取り除き、除煩している。

【本条のポイント】

実邪積滞による宿食が上脘にあれば、瓜蔕散を用いて実邪積滞を除いて治療する。方意は瓜蔕による催吐作用のみではなく、赤小豆を用いて湿熱を除き脾虚を補い、香豉により鬱熱を取り除き除煩している。

【原文】（十―28）

脈緊如転索無常者、有宿食也。

【訓読】

脈緊にして転索の常無きが如き者は、宿食有るなり。

【注釈】

＊脈緊：緊脈は、縄を触っているように感じる脈象で、寒象・疼痛を表す。陰陽のバランスがくずれた脈象であり、太陽病傷寒・脾陽不振・動脈硬化などでみられる。

＊転索：転は、「変わる・変える、回る・回す、渡る・渡す」などの意であり、索は、「太いなわ・つな・ロープ」の意であるが、「離散・消散」の意味もある。転も索も、脈状が変化・消散を繰り返し、定常状態にはないことの表現である。緊脈は縄を触っているように感じるところから、その性状が一定しないことを、転索「＝なわ」と表現したとも考えられる。

【考察】

前述したが、宿食は脾胃の運化機能の低下・脾胃有寒などにより、胃が消化不良を起こし、食物が停滞してしまった病態であり、実邪が胃に積滞し宿食となると、それによっても中焦での気機の疏通が妨げられて、脾胃の昇降機能が失調することになる。以上の理由から、もともと脾胃が虚しているところに宿食が加わると、脾胃有寒は強まることになるが、また逆に宿食積滞によって鬱熱を生じて「有熱有積」状態となることも考えられる。つまり、脈象は病状に応じて変化し、陰陽のバランスがくずれた緊脈となり、また「常無きが如き」となって性状一定しなくなる。

【本条のポイント】

縄を触っているように感じる緊脈で、基本は寒象であるが、その脈状が脾胃有寒や鬱熱の状態によって変化する場合は、宿食がある。

【原文】（十—29）

脈緊、頭痛風寒、腹中有宿食不化也。（一云寸口脈緊）

【訓読】

脈緊にして、頭痛し風寒なるは、腹中に宿食有りて化せざるなり。（一に云う寸口の脈緊と）

【注釈】

＊脈緊にして、頭痛し風寒なる：風寒の邪が体表から侵入すると、衛気との相争の結果、寒邪が強いと表実となり、弱いと表虚となる。表実では脈は浮緊となり、表虚では浮緩となる。本条での脈緊は、外感風寒による表実の浮緊脈とは異なっていると考えられ、裏寒を反映した沈緊脈であると思われる。一般的に緊脈は、寒証・疼痛を表すとされ、また宿食の脈象であるともされる。緊脈は陰陽のバランスがくずれた脈象であり、宿食が存在するために脾胃虚から陰陽のバランスがくずれ裏寒となり緊脈を呈していると考えられる。したがってここでの風寒の意味は、外感風寒ではなく、内風・内寒であると考えられる。何任によれば、「風寒外感による緊脈は、緊にして浮あるいは緊にして弦を帯びるものであり、宿食による緊脈は、緊にして滑を兼ねるものである」とのことである。弦脈は気血の収斂を反映し、滑脈は陰陽ともに盛んで、また陰が有余である脈象（十—25）であり、宿食における陰の有余を反映して滑脈となる。緊脈の性状の変化は各々の病態を反映していると考えられる。

【本条のポイント】

宿食があるために、風寒の邪が形成されて頭痛となり、脈は緊となる。

五臓風寒積聚病脉證并治　第十一

論二首　脉證十七條　方二首

【原文】（十一—1）

肺中風者、口燥而喘、身運而重、冒而腫脹。

【訓読】

肺の中風は、口燥《かわ》きて喘し、身運《めぐ》りて重し、冒して腫脹す。

【注釈】

***肺の中風は**：そのものの意味は、「肺に風邪があたった場合は」である。

***口燥きて喘し**：風邪により肺の宣発粛降機能が傷害されると肺気が上逆して咳となり、粛降機能が働かなくなると水道の通りが悪くなり、痰飲が形成されて肺気が塞がれ、口が乾いて喘満（喘息症状があって胸満する）となる。また咽喉部が風邪の上昇、肺気の上逆、風邪と衛気との抗争などに伴って乾くが、宣発粛降機能の傷害により水液や津液が巡らなくなって水液が停滞するために渇は生じない（七—2参照）。咳喘の違いは、肺気が上逆すると咳となり、肺気が鬱滞すると喘となる。また風邪は外感病の先導役を担っており、風寒・風熱のかたちを取ることが多く、後者は津液が焼かれて口渇の原因となる。

***身運りて重し**：「運」は、巡る・運行する、の意味であるので、身運は身体が動揺して定まらないことである。「動揺して定まらない」ことは風邪の性質であり、また「動き回ること」も風邪の性質であり、皮膚・肌腠を損傷し、筋骨に付着し、裏に入り込むと臓腑を損傷する。「身運りて」は、その様な風邪の性質を表現したと考えられる。または「風に傷らるるものは、上まずこれを受く」であるので、風陽上擾のための眩暈・ふらつき、を意味しているとも考えられる。「重し」は、身体が重く感じられることであり、手足がだるく痺れた感じがして、動作に不便を感じる状態である。風邪はまず表衛を犯すが、さらに奥へ伝入すると経絡に流れ込んだり、筋骨に付着したりする。このために気血の循環が悪くなり痺証の病理変化を呈するとともに、気血が不足して肝腎陽虚や脾腎陽虚となり、腰や膝に力が入らなくなる。

***冒して腫脹す**：「冒」は、「おかす・たちのぼる」であり、風陽が上擾（＝立ちのぼって）して頭部を冒《おか》すことである。眩暈・頭痛・眼の充血・鈍痛などの症状となる。また風邪により肺気の宣発と粛降機能が傷害されると、肺気が上逆して咳喘となり、また水道を通調して水液や津液を巡らせることができなくなって、水湿が体内に貯留し浮腫となるが、浮腫はまず目のまわりの顔面からはじまり次第に全身に及ぶ（七—3参照）。

【本条のポイント】

肺に風邪があたった場合は、風熱の場合は口が渇き咳喘となり、風陽上擾のための眩暈・ふらつきとなり、筋骨に付着して身重となり、水道が通調せず水液や津液を巡らせることができなくなって顔面浮腫となる。

【原文】（十一—２）

肺中寒、吐濁涕。

【訓読】

肺の中寒は、濁涕を吐す。

【注釈および考察】

＊肺の中寒は：『中医病因病機学』によれば、寒邪が肌表を損傷するものを「傷寒」といい、裏を直中し、臓腑を損傷するものを「中寒」ということであり、また生体の陽気が虚するために発生するものを「内寒」といい、「傷寒」と「中寒」を合わせた「外寒」と区別している。ただしここでは単に「寒に中《あた》る」と理解するのでよいと思われる。

＊濁涕を吐す：「涕」は字義としては、①涙、②鼻水、である。「濁涕」は、『金匱要略講話』では「どろどろとした痰」、『金匱要略解説』では「粘痰」、『金匱要略訳注』では「混濁した唾液」とする。字義に従えば「濁ったどろどろとした鼻水」であるが、吐すのであるから、唾液というよりは、鼻水が後鼻に流れ込んだものを吐すか、宣発粛降機能の傷害によって形成された痰を吐すか、のいずれかであろう。肺に形成された炎症性の黄色痰が排出されることも考えられる。

寒邪が肌表を拘束すると、衛気の流れが鬱滞し、営気の流れも凝結する。さらに『素問』陰陽応象大論篇によれば、「肺は皮毛を主る」であり、肺気の宣発・粛降機能と水道を通調する機能が傷害されて肺系に津液が蓄積すると、鼻水や痰が止まらなくなる。また寒邪が皮毛に留まらずに肺に直接中《あた》ると、肺気が閉鬱状態となり、寒邪は熱に変り熱が肺臓を塞ぎ、また痰と熱が結びついて気道が塞がれると、肺の宣発粛降機能がさらに傷害されて、痰も黄色く粘っこい濁痰となる。

【本条のポイント】

寒邪が肺に中ると、痰や鼻水が形成され、痰と熱が結びついた濁涕（痰）を、吐出することになる。

【原文】（十一—３）

肺死臓、浮之虚、按之弱如葱葉、下無根者死。

【訓読】

肺の死臓は、之を浮にすれば虚、之を按ずれば弱にして葱の葉の如し、下に根無き者は死す。

【注釈】

＊肺の死臓：「死」は、「ふさがっている・つまっている」との意味があり、臓腑（ここでは肺）の気血経脈が塞がって詰まってしまった状態であることを意味していると考えられる。また、「肺の死臓の脈」とも考えられ、『金匱要略解説』や『金匱要略訳注』では、『素問』『霊枢』でいう真藏の脈であるとする。真

藏の脈は、脈を構成している陰陽のバランスがくずれ、陽のない陰だけで構成された脈のことを意味し、陽である胃気がなくなり本藏の陰だけが現れて、生気のもとである胃気が破れた脈であり、必ず死ぬ脈であるとされる。(『素問』陰陽別論篇、参照)

***之を浮にすれば虚**：脈診をするときには、軽・中・重(沈)と押さえ方をかえるが、軽く押さえることを浮取と表現する。虚脈は浮取・中取・沈取ともに無力な脈象となり、陽虚(気虚)では血液の推進力の不足を反映し、陰虚(陰液の虚・血虚)では血脈の充足度の不足を反映する。気虚は無力、血虚は細で無力、陰虚では数に偏し、陽虚では遅に偏するとする。[19]

***之を按ずれば弱にして葱の葉の如し**：『素問』陰陽別論篇によれば真藏の脈は、「一本の線のように孤立し、立ち消えてしまいそうな脈」「孤立断絶」と表現されるような脈である。「葱の葉の如」き脈は、なかが空《から》である脈であり、「芤脈」に類似の脈で、陰血大傷の場合の脈であり、浮脈+虚脈に相当するとされる。真藏の脈は、先述のように陽のない陰だけで構成された脈であるので、ここでの陰血大傷の脈とは異なるが、「肺の死臓」との表現からは、陰陽ともに虚していると考えるべきである。陰陽ともに虚し、さらに陽が断絶し、陰虚の程度もより強いと考えられる。

***下に根無き者は死す**：中医学における正常な脈象には、「胃」「神」「根」の三要素が備わっているとされる。「胃気」は穀物の精気を基として、元気の根本であって、気・血・津・精や臓腑機能の大元である。前出のように真藏の脈に関係する。「神気」は脈が柔和・充実・張りなどを持ち、いきいきとしていることである。前出のように、浮虚の脈に関係する。「根気」は、生命活動の根本であり、腎の命門由来であって腎脈と関係し、先天之本である腎気を反映した脈象である。尺脈に対応し、この脈が触れなければ死は免れない。

【本条のポイント】

陽のない陰だけで構成された肺の死臓の脈は、気血不足・陰陽虚弱を反映して、無力で神気のない無神の脈となり、浮にして虚で、深く押さえると陽気断絶・陰血大傷を反映して弱く葱のように中空が虚した脈であり、命門由来の腎気も断絶した脈となる。

【原文】(十一—4)

肝中風者、頭目瞤、両脇痛、行常傴、令人嗜甘。

【訓読】

肝の中風は、頭目瞤《じゅん》し、両脇痛み、行くに常に傴《かが》み、人をして甘きを嗜《たしな》ましむ。

【注釈および考察】

***肝の中風は**：肝は抑鬱を嫌い、条達を好み、その生理機能は、血を蔵し、疏泄を主り、筋を主り、目に開竅する。肝気は血

虚・陰虚に伴って容易に昇動するが、そのために肝は「剛臓」であると表現されている。肝の疏泄機能によって、全身の臓腑における気の昇降出入りは保たれ、のびやかに広がり、気・血・津が全身を巡ることが可能となっている。その病証は血虚・陰虚の側面からは、血虚（肝血虚）・陰虚（肝陰虚・肝腎陰虚・肝陽上亢）などがあり、それらの肝陰不足を背景にして内風が動き、肝風内動となる。肝陽化風（肝陽上亢から生じる）・熱極生風（高熱に伴う）・陰虚動風（肝腎陰虚から生じる）・血虚生風（肝血虚から生じる）などに分類されている。

また肝の疏泄条達機能が失調すると、気鬱・気滞となるが（肝気鬱結）、その原因は情志失調や、外邪の侵入により津血の流れが阻害され、痰湿・血瘀が形成されて肝経の流通が阻滞したためであり、さらに肝気鬱から火を生じ、火熱が肝経の経脈に沿って炎上して頭面部を攻撃すると、はげしい頭痛・眩暈・耳鳴・難聴・顔面紅潮・眼充血などどなる（肝火上炎）。

また外感した風邪が正気の虚に乗じて経絡に中《あた》り、気血の循環が阻害されると、皮膚や筋肉に栄養が届かず症状の原因となり、また正気の不足も加わって陰陽気血ともに虚損して、各種の症状を表すことになる。また先に記したが、外感した風毒が裏に入り津血の流れが阻害され、痰湿・血瘀が形成されると、肝経の流通が阻滞して肝の疏泄条達機能が失調し、肝風が起ることになる。「肝の中風」とは肝風のことであり、原因は外感風邪と先述した内風の両方を含んでいると考えられる。

＊頭目瞤し、両脇痛み：「瞤」は、「眼瞼の痙攣（チック）や筋肉がピクピクと動く状態のこと。痙攣すること。」[7]、とある。風邪が動けば筋肉・眼・精神に異常を生じ、風邪の一種の肝風が動けば、眩暈・四肢の皮膚のしびれ・震え・硬直・昏倒・人事不省・半身不随などとなる。経脈との関係では、足厥陰肝経は肝に属して胆と連絡し、性器・下腹部を通って肝に入り、胆腑と連絡し、脇肋部に散布し、喉頭後部から目・頭頂部に至る。支脈は目から頬の内部に入り、唇の内側をまわる。別の支脈は、肝から横隔膜を貫き、肺に至り、手太陰肺経に接している。また足少陽胆経は胆に属して肝に連絡し、外眼角から発して耳・側頭部・胸中・腋窩から肝に連絡し胆腑に入り、脇肋から腹部・鼠けい部に出て、股関節から膝・下腿外側に及ぶ。従って肝風は、足厥陰肝経や足少陽胆経を介して頭目部や脇部に痛みを生じることになり、その性状は風邪の性質により、動揺性の頭目部の筋の痙攣症状となる。また「肝は筋を主る」ところからも、筋症状が出現する。

＊行くに常に傴み：「常に傴み」は、骨・筋がなえて運動能力が低下した状態であることを意味している。『素問』痿論篇では、身体がなえて運動能力が低下した状態の原因が論じられており、五臓それぞれの機能が低下することが原因となるとされる。肝に関しては、「肝は身の筋膜を主り」とされ、また

「肝気　熱すれば、則ち胆　泄し口　苦く、筋膜　乾く。筋膜乾けば、則ち筋　急して攣《れん》し、発して筋痿となる。」とする。骨に関しては、腎が関係するとされるが、肝は血を蔵し、腎は精を蔵し、精と血は同源であり、血は精から化生されたものであるから、腎陰が不足し腎精が欠損すると肝に波及して肝陰・肝血が虚損し、肝陰が不足し、一方肝血が消耗すると腎に波及して腎陰・腎精が虚損する。このために、肝腎ともに虧損《きそん》し、骨・筋ともになえて、「常に傴」むことになる。

＊人をして甘きを嗜ましむ：『素問』五蔵生成篇によれば、「肝は酸を欲し、脾は甘を欲し」であるので、本来甘を欲するのは脾である。本条では肝陰・肝血が虚損しており、肝（木）と脾（土）の相克関係（相互に拘束する関係）から、肝の虚損を補うために、脾の機能は亢進することになり、「脾は甘を欲し」であるので、「甘きを嗜ましむ」となる。これは筋膜に気血を補給しようとする合目的な反応であると考えられる。

【本条のポイント】

肝の血虚・陰虚に伴って肝風が内動し、足厥陰肝経や足少陽胆経を介して頭目部におよび、動揺性の頭目部の筋の痙攣症状や脇肋部痛となり、肝の血虚・陰虚で筋膜が滋養されず、肝の影響は腎におよんで腎陰・腎精が虚損して骨に影響がおよび、また肝と脾は相克関係にあるところから、脾の機能が亢進して甘いものを欲しがることになる。

【原文】（十一―5）

肝中寒者、両臂不挙、舌本燥、喜太息、胸中痛、不得転側、食則吐而汗出也。（脈経千金云、時盗汗欬食已吐其汁）

【訓読】

肝の中寒は、両臂《ひ》挙がらず、舌本燥き、喜《よ》く太息《たいそく》し、胸中痛み、転側することを得ず、食すれば則ち吐して汗出づるなり。（脈経、千金に云う、時に盗汗欬あり、食し已って其の汁を吐く）

【注釈】

＊肝の中寒は：寒邪が肝経に滞り、経脈中の気血の流れが凝滞する「寒滞肝脈」といわれる病証と思われる。原因は、外感した寒邪が足厥陰肝経に直中したり（寒実）、肝陽が虚したために寒が内生する（寒虚）、などである。寒邪が肝脈に直中し気血が凝滞した寒実では、「通ぜざれば痛む」で、胸脇苦満・腹痛・月経痛・裏急後重などになるとともに、四肢の冷え・無月経などの症状を伴う。また寒邪が筋を損傷すると筋脈が痙攣して、腹痛・陰茎や陰嚢の収縮などとなる。寒虚は、中焦の虚寒により土（脾）が木（肝）を養うことができなくなったり、命門火衰のために肝の温煦作用が失調し、肝陽不足から陰寒が内生した場合であり、足腰がだるく力が入らない・疲労感が強い・憂欝感・涎を嘔吐する、などの症状となる。[8]

＊両臂挙がらず：寒邪による筋の損傷が原因となるとともに、足厥陰肝経の支脈は手太陰肺経に接しており、手太陰肺経に影響が及ぶことも影響しているとも考えられる。

＊舌本燥き：経脈上では、足厥陰肝経の支脈が頬から舌の根本に及んでいるためであると思われる。一般的には口内乾燥は、肺陰欠損に伴う虚火や胃火が生じる病態、脾虚・腎虚・肝気鬱結などにより虚火や気滞が起る病態に伴う症状である。本条は寒証であり、熱証ではないのであって、陰寒が極めて旺盛なために元陽が衰微して孤陽が無根となり、それにより陽気が外越して仮象としての虚火が足厥陰肝経の支脈に沿って現れた、「真寒仮熱」の病態とも考えられる。［8］

＊喜く太息し：「太息」は、溜息のことである。『中医学辞典』によれば、「病的によく溜息をつくものは、肝胆鬱結し、肺気不宣によって生じる。」とされる。寒邪により肝の疏泄条達機能が失調すると、全身の気・血・津の流れが阻害され、肺を含めた五臓六腑の機能が影響を受ける。また肝気の疏泄機能と胆汁の分泌輸送・排泄機能、脾胃の運化機能は密接に関係しており、脾胃の運化機能は肺の宣発粛降機能に影響を与え、また肺はその粛降機能により肝の昇発しすぎを防止し、相互に関係している（五臓の相乗反剋関係による）。また肝気が鬱結すれば、精神情志をのびやかにし、情緒を穏やかに安定させることができなくなり、気分がふさぎこんで胸脇が脹満し、溜息の原因となる。足厥陰肝経の支脈が肺に及んでいることも影響していると考えられる。

＊胸中痛み、転側することを得ず：寒邪が肝脈に直中し気血が凝滞したために、「通ぜざれば痛む」で、足厥陰肝経の及ぶ胸脇部や、足少陽胆経の及ぶ胸中・腋窩・脇肋・腹部に痛みを生じ、寝返りをすることもできない。

＊食すれば則ち吐して汗出づるなり：前出のように、寒邪の肝脈への影響は、脾胃に及んで（木剋土）、脾胃の運化昇清機能も失調し、食べても嘔吐することになる。ここでの発汗は、寒邪により陽虚となって衛気が虚弱となり、肌表を固めることができなくなるために営陰が外泄し発汗する、陽虚自汗と考えられる。

【本条のポイント】

寒邪が、外感や肝陽虚による内生によって生じて肝経に滞ると、足厥陰肝経の及ぶ胸脇部や、足少陽胆経の及ぶ胸中に痛みが強くなり寝返りもできなくなり、筋脈が滋養されずに上肢が挙上できず、また「真寒仮熱」により外越した虚火により舌の根本が燥き、疏泄条達機能が失調して肝気鬱結となり、精神情志をのびやかに穏やかに安定させることができなくなって溜息をつき、脾胃の運化昇清機能も失調して嘔吐し、陽虚により固摂機能が失調して自汗することになる。

【原文】（十一―6）

肝死臓、浮之弱、按之如索不来、或曲如蛇行者死。

【訓読】

肝の死臓は、之を浮にすれば弱、之を按ずれば索の如くにして来たらず、或は曲りて蛇の行くが如き者は死す。

【注釈】

＊肝の死臓：（十一―3）参照。『素問』『霊枢』でいう真藏の脈であり、脈を構成している陰陽のバランスがくずれ、陽のない陰だけで構成された脈のことを意味し、陽である胃気がなくなり本藏の陰だけが現われた、すなわち生気のもとである胃気が破れた脈であり、必ず死ぬ脈であるとされる。『素問』陰陽別論篇によれば、「肝脈の来る脈象で一本の線のように孤立し、断ち消え絶えてしまいそうな脈、あるいは弦で性急、しかも硬い脈のときは、十八日で死ぬ」と表現されている。

＊之を浮にすれば弱：浮取は（十一―3）参照。弱脈は脈管そのものが細く、沈、伏であって拍動も無力で、気血損傷・陽気衰微・元気虚損をあらわす。前述「一本の線のように孤立し、断ち消え絶えてしまいそうな脈」に相当する表現である。

＊之を按ずれば索の来たらざる如く：脈を押してその性状を調べると、縄の様に硬く触れて、押しても移動しない。この脈象は弦脈や緊脈に類似する。前述「弦で性急、しかも硬い脈」に相当する表現である。

＊或は曲りて蛇の行くが如き者：『素問』平人気象論篇には、肝脈の正常と病脈の違いに関して次のように述べられている。「正常な肝脈の打ちかたは、あたかも長い竹竿の先端のようにしなやかに揺れ動いています。このような脈を肝の平脈といいます。この肝脈の現れる春も胃気が基本です。脈の打ちかたが指の下いっぱいに満ち、滑かつ実の象を呈していて、あたかも長い竹竿を撫でさすったときのように堅い感じのものは肝の病脈です。もしも脈の打ちかたが新たに張った弓の弦のように急で力強いのは、肝の死脈です。」とある。蛇が右左に曲がりくねっているような脈とは、先述「竹竿の先端のようにしなやかに揺れ動い」ているのとは異なった、新たに張った弓の弦のように急で力強い状態で、曲がりくねっていることの、形容であると思われる。

【本条のポイント】

陽気である胃気が破れた肝の死臓の脈は、浮取すれば弱、沈取すれば縄の様に硬く触れて、押しても移動せず、蛇が右左に曲がりくねっているような脈となる。

【原文】（十一―7）

肝着、其人常欲蹈其胸上、先未苦時、但欲飲熱、旋覆花湯主之。（臣億等校諸本旋覆花湯方皆同）

【訓読】

肝着は、其の人常に其の胸上を蹈まれんと欲し、未だ苦しまざる時に先だち、但熱きを飲まんと欲す、旋覆花湯之を主る。（臣億等諸本を校するに旋覆花湯方皆同じ）

【注釈】

＊肝着：『中医学辞典』によれば、「着とは残留しているという意味。肝臓に気血鬱滞が生じ、胸脇痞悶状態で不愉快な症状

を訴える病証。この時あらわれる脹痛は腹部をマッサージすると緩解する。熱いものを好んで飲食するようになる。」とある。邪気が長期間肝に留まっている状態であり、このために肝気鬱滞が慢性に経過して、血瘀も形成された状態が考えられる。

＊其の人常に其の胸上を蹈まれんと欲し：陽気不足による寒邪の内生があり、肝脈に及んで気血が凝滞し、胸脇苦満や腹痛が慢性に経過し、苦しさの余り、「胸上を蹈まれんと欲」するのであろうか。詳細は不詳。

＊未だ苦しまざる時に先だち：「先ず未だ苦しまざる時」と読むと、「熱きを飲まんと欲す」と同時であるが、ここでは「人常に其の胸上を蹈まれんと欲し」て苦しむようになる前の「未だ苦しまざる時」の前に、「熱きを飲まんと欲」したと考える。寒邪による肝脈への影響がかなり以前からであることを、意味していると思われる。「熱きを飲まんと欲」するのは、寒証である。

＊旋覆花湯之を主る：『金匱要略』婦人雑病篇には次のようにある。

旋覆花湯方

旋覆花三両　葱十四茎　新絳少許

右三味、以水三升、煮取一升、頓服之。

葱（葱白）は、通陽散寒に働き、新絳は絹織物を紅花で紅く染めたもので、活血通経に働く。注記に、「諸本を校するに旋覆花湯方皆同じ」とあるが、ここでの処方は婦人雑病篇での処方内容とは異なっている、と考えた方がよいと思われる。『金匱要略講話』にて大塚敬節は、「おそらく旋覆花一味だろうと思います」とし、『「傷寒・金匱」薬方大成』にて中川良隆は、大塚の意見に賛成している。詳細は不明であるが、婦人雑病篇での処方は「半産漏下」に対してであり、ここでは旋覆花一味と考えておくことにする。

【旋覆花湯の考察】

I：構成生薬の薬理作用

A．旋覆花《せんぷくか》

（1）キク科オグルマやホソバオグルマなどの頭花。

（2）苦・辛・鹹、微温。肺・胃・大腸。

（3）『神農本草経』「旋覆花、味鹹、温。主結気、脇下満、驚悸、除水、去五臓間寒熱、補中、下気。一名金沸草、一名盛椹。生川谷。」

（4）**11：**①消痰降気平喘　②降逆止噫（噫《おく》：あくび）　**12：**①降気化痰　②降気止嘔　③通経活血　**13：**①降気　②化痰　③行水（噯気嘔逆・咳喘痰多を治す）

（5）頭花類はほとんど上気に作用するが、旋覆花のみ下気に作用する。辛散苦降し、鹹で軟堅消痰し、肺胃の気の上逆を降ろす。『名医別録』には、「胸上の痰結、膠・漆のような唾液、心脇の痰水、膀胱の留飲を消す」とある。下気作用・化痰作用により痰結を除き降気消痰し、肺内の痰湿停滞（痰飲壅肺）による多痰・咳嗽・呼吸困難などを平喘・鎮咳する。また脾胃気虚より昇清降濁機能が低下し、陽虚から温煦運化機能が失調して気が津を化生できず、胃脘部に痰飲が停滞し胃失和降となり、噯気・嘔吐・胸脇脹満・心下部痞悶となっている胃気虚寒証に対して、下気するとともに温性により、痰飲壅滞を除いて改善する。寒性に用いるが、熱性にも用いることができる。活血通経作用もあり、また行水（利尿）作用もある。気滞血滞による胸部痞悶感に用いる。

《旋覆花を用いる方剤》＊**旋覆花代赭石湯**（旋覆花・人参・代赭石・炙甘草・半夏・大棗）

Ⅱ：旋覆花湯の方剤考察

陽気不足による寒邪の内生があり、肝脈に及んで気血が凝滞し、肝気鬱滞が慢性に経過して血瘀も形成され、胸脇苦満や腹痛・胸部痞悶感が慢性に経過した状態を、旋覆花の活血通経作用により気滞血瘀を除いて改善すると考えられる。肝気が鬱滞すると肺気が不宣（金剋木）となるが、肺症状は書かれていないので、苦しさの余り「胸上を蹈まれんと欲」する程の胸脇苦満や腹痛が、肺内の痰湿停滞が原因であるとは考えにくく、本条での旋覆花の作用は、主作用である降気・化痰ではなく、活血通経作用によっていると考えられる。

【本条のポイント】

寒邪による肝脈への影響がかなり以前からあり、肝臓に気血鬱滞が生じ胸脇痞悶状態となって、胸の上から踏んで欲しいと思うほどの場合は、旋覆花湯を用いる。

【原文】（十一―8）

心中風者、翕翕発熱、不能起、心中飢、食即嘔吐。

【訓読】

心の中風は、翕翕《きゅうきゅう》として発熱し、起ること能わず、心中飢え、食すれば即ち嘔吐す。

【注釈および考察】

＊**心の中風は**：心の機能は血脈を主宰することと、神明を主宰することであり、血は精神活動を支える基本物質であり、また血脈中の血液は心気の推動作用によって全身を巡っており、血脈・神明・心血・心気は相互に関係し支え合っている。そこで心に風邪があたると、血脈の運行が障害されて栄養が届かなくなり、また精神や意識の異常を呈することになる。

＊**翕翕として発熱し**：翕翕は、あわさって勢いが盛んな様子。風は陽邪であるので、風邪によって心の経絡が塞がれると、風は必ず熱に変わり、心陽に熱が加わって発熱する。

＊**起ること能わず**：心脈の運行が障害されて筋肉に栄養が行き届かなくなり、また神明が影響を受けると、起き上がることができなくなる。

＊**心中飢え**：心臓そのものにも栄養が不足しているような感じがする。または実際に栄養が不足する。心の物質的側面であ

る、心血・心気が不足すると述べていると思われる。心が風邪にあたるとその影響は、他の五臓に及び、脾胃の運化機能が低下すると、血の生成源である水穀精微物質が不足し血が不足する。また以下の理由により、心気も不足する。

心が神明を主宰するとは、人間の精神活動や意識活動などが心気によって統轄されている事を意味し、血脈を主宰するとは、血脈中の血液の循環が心気による絶え間ない作用によって統轄されていることを意味する。また心気は肺・脾・腎の働きを受けて生成される。脾は後天の本であり、腎は先天の本であり、脾の働きによって消化吸収された水穀の精微物質は脾気の昇清（清は精微物質の意味）機能によって肺に送られて、肺が空気中から吸入した清気（清中の清）と合わさって宗気となる。宗気は胸中に積り喉に出て呼吸を主るとともに、心脈に入って全身に散布され、さらに後天の本として、心気のもとになる。腎には元陰と元陽がありいずれも腎精から作られ、元陰は人体の陰液の基本となり、元陽は腎陽・真陽・真火・命門の火・先天の火とも言われ人体の陽気の根本であり、各臓腑組織を温煦し化生している。腎気は腎陽が腎陰を蒸化することによって形成され、腎精の化生したものと言ってよく、先天の本としての腎の機能活動そのものを表している。すなわち腎陰腎陽が協調することによって全身の各臓腑組織の陰陽も協調している。このような腎気は心においてもその活動のもととなっており、また心気は先天の腎気と後天の宗気から作られている。（五—4参照）このため、脾胃・肺・腎の機能が障害されると、心気も不足する。

＊食すれば即ち嘔吐す：心の影響が胃におよび（火生土で、心と脾胃は相生関係にある）、胃腸の伝導機能が失調し、胃失和降となると嘔吐することになる。また小腸は心と経脈が通じ表裏の関係にあり、心火の温煦作用があって始めて清濁の泌別が可能になるが、小腸と脾胃の機能はほぼ同じであり、心の影響が小腸に及ぶと、この点からも嘔吐することになる。

【本条のポイント】

心に風邪があたると、風は陽邪であるので熱に変わり、心陽に熱が加わって発熱し、心脈の運行が障害されて栄養が巡らず立ち上がることができなくなり、肺・脾・腎の働きが阻害されて心自体も栄養が不足して、心気不足となり、胃や小腸へも影響が及んで、食べると嘔吐することになる。

【原文】（十一—9）

心中寒者、其人苦病心如噉蒜状、劇者心痛徹背、背痛徹心、譬如蠱注、其脈浮者、自吐及愈。

【訓読】

心の中寒は、其人心を病みて苦しむこと蒜《にんにく》を噉《くら》う状の如し、劇しき者は心痛背に徹し、背痛心に徹す、譬えば蠱注の如し、其の脈浮の者は、自ら吐すれば及ち愈ゆ。

【注釈および考察】

＊心の中寒：寒邪が肌表を損傷すると「傷寒」となり、裏を直中し臓腑を損傷すると「中寒」となる。寒は陰邪であるので、陽気を損傷しやすく、また収引の性質があり、経絡に入ると経気が鬱滞し、気血が凝結して経絡が塞がれることになる。また寒邪の侵入と陽気不振により、肺・脾・腎の機能が失調し、三焦の気化機能が働かなくなると、痰飲が形成される。そこで寒邪が心を直中すれば、その収引の性質により血液循環が阻害されて、胸痺・心臓痛などとなる。

＊其人心を病みて苦しむこと蒜を噉う状の如し：蒜《にんにく》は、内服すると火邪を強める。辛味が強く、食道から胃を刺激する。

＊劇しき者は心痛背に徹し、背痛心に徹す：寒邪による心気虚や心陽虚損により心脈が塞がれると、心血の供給が不足して心脈が養われなくなり、陽気がさらに虚して陰血が滞り、さらに心気不足から血脈の循環が阻滞して瘀血が形成され、痰濁が脈絡を塞いで瘀血が増悪し、「心血瘀阻」や「心脈瘀阻」といわれる病態となり、胸部から背部までの激しい牽引痛となる。狭心痛に相当する。（九―5参照）

＊譬えば蠱注《こちゅう》の如し：『金匱要略講話』において大塚敬節は、「虫がいて腹が痛いやつのことです」と、寄生虫疾患による腹痛の意味にとっている。『金匱要略解説』において何任は、「虫に食われたように痛む」とし、刺虫症による痛みを想定している。注は「そそぐ・注入する・集中する」などの意味であり、虫を原因とする強烈な痛みのことであると思われる。『素問』玉機真蔵論篇では、風病が肺・肝・脾と伝わってそれでも治らない時は腎に伝わりその結果、「疝瘕となって、下腹部に煩熱および疼痛を生じ、小便の色が白く濁るなどの症状を起こす。この病は蠱病ともよばれる。」とあり、尿路系の感染症を意味していると思われるが、「下腹部に煩熱および疼痛」を生じる病症のことであるとも考えられる。

＊其の脈浮の者は、自ら吐すれば及ち愈ゆ：浮脈は表証を表す。一般的には寒邪直中は緊脈となるが、ここでは浮脈であるので、邪正相争が表において起っていることを意味している。このことは、どう考えればよいのであろうか。「心の中寒」では心に寒邪が直中するが、これは裏である。また内外・表裏間は相互に経絡で結ばれており、心（臓）を裏と考えると、胃（腑）は表と考えてよく、心と脾（胃）は五行図においては相生関係にあり、心の影響は脾（胃）に向う。すなわち心の寒は裏から表に出て（裏証出表）、脾（胃）に伝わり、裏から表への移動は心においては正気が次第に回復していることを意味しており、吐法によって脾・胃の寒を除くことにより、心の寒が除かれて病状が回復する理由となると思われる。

【本条のポイント】

寒邪が心を直中すれば、その収引の性質により血液循環が阻害されて、心気虚や心陽虚損となるとともに、「心血瘀阻」や「心脈瘀阻」が引き起こされて胸背痛が強くなり、蠱注症のような強烈な痛みとなるが、脈象に浮の要素がある場合は、吐くことによって脾・胃の寒を除くことによって、心の寒が除かれて病状が回復する。

【原文】（十一―10）

心傷者、其人労倦、即頭面赤而下重、心中痛而自煩、発熱、当臍跳、其脈弦、此為心臓傷所致也。

【訓読】

心の傷《やぶ》れる者は、其の人労倦し、即ち頭面赤くして下重く、心中痛んで自ら煩《はん》し、発熱し、臍に当りて跳《はねあが》り、其の脈は弦なるは、此れ心の臓の傷れの致す所と為すなり。

【注釈および考察】

＊心の傷れる者：心は気・血・陰・陽のバランスによって、その機能が維持されている。従ってそのいずれが傷害されても、「心の傷れる」状態といってよいと思われるが、本条の言及しているところは、心の営陰である心血と心陰が傷害された病態である。

すなわち、心はその陰を構成している血と陰津によって滋養されており、様々な原因によってそれらが不足すると、心血不足・心陰不足となり、心機能衰弱や心神失養などの症状となる。心血虚（心血不足）の症状は、動悸・不眠・多夢・心煩・顔面蒼白・眩暈・脈細弱などであり、心陰虚（心陰不足）では、心陰が欠損するために陰が陽を制御できずに心陽が高ぶり、虚熱が内生し、虚火が内動し、動悸・不眠・多夢・健忘などとなるとともに、発熱・盗汗・心煩・五心煩熱（手のひら・足のうら・胸中のほてり感）・口咽乾燥・紅舌・脈細数などとなる。心は陽臓であり、心火が高ぶり過ぎないようにするためには、陰血によって潤される必要があり、両者は協調することによって心火を制御しているためである。

＊其の人労倦し：労倦は、過労により脾気や腎気を損い、虚損状態を生じていることであるが、ここでは心血不足・心陰不足によって心機能が衰弱している上に、過労が加わると、倦怠感がさらに増悪するのである。

＊即ち頭面赤くして下重く：虚火が上衝して顔面が赤くなるが、経脈上では手少陰心経は心中から発し、枝は目と脳に連絡しているので、虚火上衝が手少陰心経を介して顔面におよび、赤くなると考えられる。また下はここでは下肢であり、心血虚から心機能が衰弱すると、心脈が詰まり、気血が通じなくなって気滞血瘀となり（心脈瘀阻）、このために胸部の陽気も滞って心気虚弱や心陽不振となると、陽気が末梢まで届かなくなり、下肢の循環障害を起こして下肢が重くなる、などの病態が考えられる。

＊心中痛んで自ら煩し：心痛は心脈が詰まったためであり、心煩は虚熱が内生し、虚火が内動したための症状である。

＊発熱し：虚熱の内生による。

＊臍に当りて跳り、其の脈は弦なるは：心陰虚により虚熱が内生し虚火が内動するとともに、心血虚により十分に養心する

ことができなくなって動悸するが、気血の収斂を反映して弦脈となり、腹部大動脈においては内熱と心血虚を反映して跳躍するような拍動となる。

【本条のポイント】

心の営陰である心血と心陰が傷害された病態では、心血不足・心陰不足によって心機能が衰弱するが、その上に過労が加わると倦怠感がさらに増悪する。虚火が上衝して顔面が赤くなり、心陽不足のために陽気が末梢まで届かず、下肢の循環障害を起こして下肢が重くなり、虚熱の内生によって発熱するとともに、心脈が詰まって胸痛となる。また気血の収斂を反映して弦脈となり、腹部大動脈は内熱と心血虚を反映して跳躍するような拍動となる。

【原文】（十一―11）

心死臓、浮之実如麻豆、按之益躁疾者死。

【訓読】

心の死臓は、之を浮すれば実にして麻豆の如し、之を按じて益《ますます》躁疾の者は死す。

【注釈および考察】

＊心の死臓は：（十一―3）（十一―6）参照。心の真蔵の脈と同じ。五臓の陽気の大元である胃気がなくなり、本蔵の陰だけが現われた脈であり、必ず死ぬ脈であるとされる。『素問』陰陽別論篇によれば、「心脈で孤立断絶していれば、九日で死ぬはずです」とある。

＊之を浮すれば実にして麻豆の如し：これを浮取（指を軽く浮かすように押さえて脈診する）すれば、有力で充実した脈象であり、麻豆を触れたときのようである。麻豆は麻の実であり、麻子仁として生薬となる。長径4～5ミリ大、卵円形の種子。「実」脈は、一般的には邪気・正気ともに充実し邪正相争がさかんであることの反映であるが、五臓の陽気の大元である胃気がなくなる状況は邪正相争とは考えられず、実した脈象にはなるが、いわゆる実脈ではない。心の真蔵の脈は『素問』玉機真蔵論篇によれば、「心の真蔵脈の打ちかたが、手に触れる感じが堅く、ちょうどハトムギをさすったときのように短く円くこりこりしていて、かつ顔面が赤黒くてつやがなく、毫毛の生気がないものは死亡する」とあり、本条の麻豆とハトムギの違いはあるが、表現としては同じである。胃気が欠乏すると、脈管の充実性や柔軟性や弾力性が失われるため、とも考えられる。

＊之を按じて益《ますます》躁疾の者：「按」は、深く押さえて脈診することであり、「躁」は、さわぐ・動き回る・落ち着きがない・せっかちである、であるので、不整脈があって拍動の間隔が変動し、また脈拍数も増加していることを意味している。不整脈は深く押さえて脈診すると、より感じることができる。

【本条のポイント】

心の死臓の脈は、浮取すればこりこりとして麻豆を触れたときのようであり、沈取すれば不整脈があって拍動の間隔が変動し、脈拍数も増加している。そのような場合は死を免れない。

【原文】(十一―12)

邪哭、使魂魄不安者、血気少也。血気少者属於心、心気虚者、其人則畏、合目欲眠、夢遠行而精神離散、魂魄妄行。陰気衰者為癲、陽気衰者為狂。

【訓読】

邪哭《こく》して、魂魄《こんぱく》安からざらしむる者は、血気少なきなり。血気少なき者は心に属し、心気虚する者は、其人則ち畏れ、目を合わせて眠らんと欲し、夢に遠行して精神は離散し、魂魄は妄行す。陰気衰えたる者は癲《てん》と為し、陽気衰えたる者は狂と為す。

【注釈および考察】

＊邪哭して：「哭」は、泣くことであり、「邪」は「よこしまである」「病気を起こす要因」などの意味であるが、「正常でない」「異常である」との意味もある。ここでは、「異常に泣き叫んで」ぐらいの意味である。また心は神明を主宰するので、「邪」によって心の神明を主宰する機能が傷害されることが原因で「哭」するのであるから、「邪哭」と表現したとも考えられる。

＊魂魄：「魂」は、「精神状態が安定し、意識がはっきりと正常な状態であること」であり、「魄」は、「人間の本能的な反射や感覚、運動機能をいう」であり、「魂」は肝血状態の影響を受け、「魄」は人体の基礎物質である精と密接に関係する。［7］つまり「魂魄」で、精神機能・感覚機能・自律神経機能・本能などの人間の精神神経系の総体を表している。

＊血気少なきなり：心は血脈を主宰し、神明を主宰する。血脈を主宰するとは、心血が心気の動力を受けて血脈中を滞りなく循環していることであり、神明を主宰するとは、人間の精神・意識・思索・意思などの働きが心によって支配されていることを意味している。また血脈を主宰する機能と神明を主宰する機能は、相互に密接な関係にあり、神明を支える基本物質は血であり、血の過不足や循環状態が、直接精神状態に影響するとともに、精神状態が安定していれば気血の循環も安定し、五臓六腑の機能も安定する。

　また心血・心気・血脈・神明も相互に関係しており、心血が不足すると、心が血による滋養を受けられなくなってその機能を維持できなくなり、神明を主宰する機能も維持できず、神が居場所を失いさまよい出て、精神や意識に異常を生じることになる。また血が心を滋養できなくなる影響は、心気の生成にも影響を及ぼし心気も虚弱になる。心気が虚弱となると、心の血脈と神明を主宰する機能も影響を受け、悪循環が形成されて症状は悪化する。すなわち心気は先天の腎気と、脾・肺・腎の働きから造成された後天の宗気を源泉として化生されるが、心は五臓六腑を主宰する地位にあるので、血が心を滋養できなくなると、腎気や宗気の生成も影響を受け、心気虚弱の病態が形成され、心の五臓六腑を主宰する役割を果たすこともできなくなる。

＊血気少なき者は心に属し：血気は、血脈中の物質的側面である血と、血を駆動している動力としての心気の、両方を含んだ概念であると考えられる。血脈中の血と心気が過不足なく供給されて、血液循環が正常に保たれているが、これらの働きは心によってコントロールされている。このことは、「心は血脈を主宰する」との表現と同じことである。従って「血気少なき者は心に属し」とは、血・心気ともに少ない者は心の血脈を主宰する機能も傷害される、とのことを述べていると思われる。

＊心気虚する者は：「血気少なきなり」の説明を参照のこと。血と心気が不足すると、さらに心気虚となる。

＊其人則ち畏れ、目を合わせて眠らんと欲し、夢に遠行して精神は離散し、魂魄は妄行す：心の神明を主宰する機能である、人間の精神・意識・思索・意思などを正常に保ち安定させる働きが失われたための症状である。また心気虚に加えて、心血虚の症状も加わっている。心気虚や心血虚により心が栄養を受けられず、心自体も温煦されなくなるために神明を維持できなくなり、「其人則ち畏れ」不安感が強くなって恐怖しおののき、「目を合わせて眠らんと欲し」心気虚から発展して心陽不振になると、精神活動が不活発になって精神が疲労し、目をつぶってすぐ横になろうとし、「夢に遠行して精神は離散し」夢現の様な状態の中で、現実から遊離した精神は、遠くを彷徨って離れ離れになってまとまらず、「魂魄は妄行す」人間の精神神経系のもろもろの機能も、その本来の姿を失ってまとまりがなくなり錯乱する様になる。

＊陰気衰えたる者は癲と為し：「癲」は、精神が狂うこと、または頭部に生じる疾病のことである。心の陰を構成するのは陰津と血液であり、陰津は、水が火を助け制御するところから、心火が高ぶり過ぎない様に協調して制御し、血液は心を滋養して、心の血脈を主宰し神明を主宰する機能を維持している。そこで心陰が衰えると、陰虚により虚熱が内生し、虚火が内動して心火が高ぶり、その結果「神」の機能を果たすことができなくなって、精神に異常をきたしたり、頭痛・眩暈・痙攣などとなる。

＊陽気衰えたる者は狂と為す：一般的には、心陽が衰えると、温煦作用が低下して陰寒が強くなり、津液が化生されずに痰飲が形成され、血脈が通じなくなって瘀血が形成される。手足厥冷や、痰飲が心に氾濫して水気凌心となり、血脈が滞って気滞血瘀や心脈瘀阻となる。精神機能も温められずに不活発となり、精神疲労しすぐ横になりたがり、極度に虚すと心陽暴脱となって精神機能も活動を停止することになる。ただしこれらの症状は「狂」とは異なっていると思われる。何任は『金匱要略解説』において、「陽気が衰えると、邪はその虚に乗じて陽位に侵入して「狂」の症状をあらわす」としているが、いかがであろうか。

【本条のポイント】

「邪」によって心の神明を主宰する機能が傷害されると異常に泣き叫ぶようになる。心血が不足して心が血による滋養を受けられずその機能を維持することができなくなると、精神神経系の機能が落ち着きを失い、心血とともに心気も不足して神明を維持できなくなり、不安感が強くなって恐怖しおののくとともに、精神活動が不活発となって精神が疲労し、目をつぶってすぐ横になろうとする。また夢現の様な状態の中で精神が現実から遊離し、人間の精神神経系のもろもろの機能も、その本来の姿を失ってまとまりがなくなり錯乱する様になる。心の陰津が欠乏すると虚熱が内生し、頭痛・眩暈・痙攣などとなり、心陽が衰えると、温煦作用が低下して陰寒が強くなり、血脈が滞って気滞血瘀や心脈瘀阻となって終いには狂状を呈するようになる。

【原文】（十一—13）

脾中風者、翕翕発熱、形如酔人、腹中煩重、皮目瞤瞤而短気。

【訓読】

脾の中風は、翕翕《きゅうきゅう》として発熱し、形は酔える人の如く、腹中煩して重く、皮目瞤瞤《じゅんじゅん》として短気す。

【注釈】

＊翕翕：「翕」は、「①収斂する・合わさる・閉じる、②和合する・合う」であるので、「翕翕として発熱」は、風邪が熱邪を伴って侵入し、風邪は陽邪であるのでそれらが収斂しあって合わさると、エネルギーが高まって急激に発熱する、ことが考えられる。また胃は陽明であり陽土に属し、脾は太陰であり陰土に属し、太陰湿土は陽を補うことによって活動することができ、陽明燥土は陰を補うことによって活動することができるとされるが［8］、脾の陰気がもともと不足していると、風熱の陽邪によって脾が傷られやすくなっており、その場合は陰虚による発熱と合わさって邪熱が盛んになると考えられる。『景岳全書』に、「脾が傷られて熱が肌肉の間に生ずるものもまた陰虚を中心に考えていくべきである」とあるところである。

＊形は酔える人の如く：脾胃の働きは、「気血を化生し、五臓六腑と体内外を潤して肌肉を満たし、四肢を壮健にするので、後天の本といわれる」であり、肌肉や四肢の働きの基礎物質を供給し、営衛気の基となって脈中や三焦をめぐり、身体を温め体表を防衛している。［8］

　そこで脾胃の機能が風邪によって傷害されると、気血が巡らず、肌肉や五臓六腑が潤わず、あたかも酔った人の如くに地に足がつかなくなり、身体に力が入らずにふらつくことになる。

＊腹中煩して重く：脾胃の機能が風邪によって傷害されると、脾胃の受納運化機能も傷害され、脾による昇清、胃による降濁機能が働かなくなり、悪心嘔吐・腹部膨満・泥状便などと

なる。また先述したが、気血が化生されず五臓六腑が潤わなくなり、また水湿が滞るとともに、肝腎の気は脾気に伴って上昇し心肺に運ばれ、心肺の気は胃気に従って下降し肝腎に運ばれるところから、五臓六腑間の気の昇降出入も失調し、これら諸々の影響により「腹中煩して重く」なると思われる。

＊**皮目瞤瞤**：「皮目」は、皮膚や目であり、「瞤瞤」はピクピク動くであり、眼瞼痙攣で、皮膚やまぶたが痙攣してピクピク動き、である。風邪は軽いので、頭や顔面部、また肺系にまず症状を表す。風邪の動揺して定まらない性質により、ピクピクと痙攣する。

＊**短気**：呼吸が短くなり、深い呼吸ができなくなる状態であるが、脾胃機能との関係では、ひとつは宗気の作用との関係である。宗気は呼吸により肺から取り入れられた自然界の気と、水穀の精気が合わさって形成され、喉へ遡って呼吸をコントロールするとともに、心脈に入って全身に行き渡っている。そこで脾胃機能が傷害されると水穀の精気が供給されず、宗気が供給されなくなり呼吸状態も悪化する。また先述したように、心肺の気は胃気に従って下降し肝腎に運ばれるが、脾胃の昇清降濁機能が傷害されると、肺気が下降せずに上逆して、短気となる。また脾は水湿の運化を主っているので、脾が傷害されると湿濁が停滞し脾陽がさらに虚して悪循環となり、影響は肺に及んで宣発粛降機能が傷害され、津液の輸送も障害されて、短気の原因となる。

【本条のポイント】

脾が風邪により中てられると、風邪による熱と合わさって熱が盛んとなり、気血が巡らず、肌肉や五臓六腑が潤わず、あたかも酔った人の如くに地に足がつかなくなる。脾胃の受納運化機能が傷害され、水湿が滞り、五臓六腑間の気の昇降出入も失調して「腹中煩して重く」なり、頭や顔面部が風邪の動揺して定まらない性質により、ピクピクと痙攣し、宗気が供給されなくなって肺の宣発粛降機能も傷害され呼吸状態も悪化して、短気となる。

【原文】（十一―14）

脾死臓、浮之大堅、按之如覆杯、潔潔状如揺者死。（臣億等、詳五蔵各有中風中寒、今脾只載中風、腎中風中寒倶不載者、以古文簡亂極多、去古既遠、無文可以補綴也。）

【訓読】

脾の死臓は、之を浮すれば大にして堅、之を按ずれば覆杯の如く、潔潔として状揺れるが如き者は死す。（臣億等、詳にするに五蔵各《おのおの》中風中寒有り、今脾は只中風を載せるのみにして、腎は中風中寒倶に載せざるは、古文簡亂れること極めて多きを以てなり、古を去ること既に遠く、文を以て補綴す可きもの無きなり。）

【注釈】

＊**脾の死臓は**：「死臓の脈」については、（十一―3）参照。真藏の脈と同じであり、脈を構成している陰陽のバランスがくず

れ、陽のない陰だけで構成された脈のことを意味し、陽である胃気がなくなり本藏の陰だけが現れて、生気のもとである胃気が破れた脈であり、必ず死ぬ脈であるとされる。脾胃は後天の本として、気・血・津・精を化生し、営衛気のもとであり、五臓六腑や肌肉骨髄を温め、水湿の運化を主って全身を潅漑している。従って脾陽が虚すと、温煦機能が減退し虚寒が内生し、湿濁が停滞し、このために脾陽が益々虚すことになる。但しここでは、脾陽が断絶しているので、症状はもっと強くなる。

＊之を浮すれば大にして堅、之を按ずれば覆杯の如く：『素問』平人気象論篇によれば、「正常な脾脈の打ちかたは、穏やかで柔らかく斉一で、ゆったりしかも規則正しく、あたかも鶏が一歩一歩ゆっくりと地を踏むときに似ています。」とあり、また「もしも脈の打ちかたが充実していて数の脈象を呈し、強急で穏やかさがなく、まるで鶏が驚いたときに足を挙げて速く歩くように急疾であるのは、脾の病脈です。」とある。また玉機真蔵論篇には、「脾の真蔵脈の打ちかたが、軟弱無力で、遅速が一定せず、かつ顔面が青黄くてつやがなく、毫毛の生気がないものはまもなく死亡する。」［1］とある。

大脈は一般的には陽熱の邪気が盛んな脈象であるが、大脈で無力な場合は、虚労亡血の徴とされる。また「覆杯の如く」は、「按」すなわち深く押さえて脈診すると、ひっくり返した杯をさわるようで、中身がなく空虚であり、「軟弱無力」との表現とは異なるが、一見「大にして堅」で実脈のように感じられるが、実際は空虚で無力なのである。

＊潔潔として状揺れるが如き者は死す：潔は「いさぎよい・勇ましい・未練がない」などの意味で、正常な脾脈の打ちかたである「穏やかで柔らかく斉一で、ゆったりしかも規則正しく」とはことなった緊迫感のある脈状であり、長短強弱が変化して一定しない場合で、先述『素問』玉機真蔵論篇で述べていることと同じである。

＊補綴《ほてい》：補って綴《つづ》る。

【本条のポイント】

脾の正常の脈と死臓の脈の違いは、前述『素問』平人気象論篇と、玉機真蔵論篇に記載された如くであり、実脈のように感じられるが実際は空虚で無力であり、穏やかさや柔らかさや斉一さがなく、緊迫した感じの脈象となる。

【原文】（十一—15）

趺陽脈浮而渋、浮則胃気強、渋則小便数、浮渋相搏、大便則堅、其脾為約、麻子仁丸主之。

麻子仁丸方

麻子仁二升　芍薬半斤　枳実一斤　大黄一斤　厚朴一尺
杏仁一升

右六味、末之、煉蜜和丸梧子大、飲服十丸、日三、以知為度。

【訓読】

趺陽の脈浮にして渋、浮は則ち胃気強く、渋は則ち小便数《さく》、浮渋相搏《う》ち、大便則ち堅く、其れ脾の約と為す、麻子仁丸之を主る。

麻子仁丸の方

　麻子仁二升　芍薬半斤　枳実一斤　大黄一斤　厚朴一尺

　杏仁一升

右六味、之を末とし、蜜にて煉り和し梧子大に丸とし、十丸を飲服す、日に三度（飲服す）、知るを以て度と為す。

【注釈および考察】

＊趺陽の脈浮にして渋：「趺陽脈」については、（五―9）（十一―1）参照。趺陽脈は、古代に用いられた脈診法である三部九候の脈診部位の一つで、足背動脈の拍動部位であり、足の陽明胃経の衝陽穴に一致し、脾胃の状態をうかがうことができる脈である。足陽明胃経の走行部位である脾胃の状態を反映する脈象であるが、走行からは胃の状態をより反映していると考えられる。すなわち胃気は、生体の維持に必須の水穀の消化吸収の状態を反映している。浮渋の脈に関しては（十一―24）での考察では、浮脈は表証か、無力な場合は気血不足・陰陽ともに虚弱を表し、渋脈は渋で無力な場合は精血の不足を反映して脈気が衰え、血行の往来が渋滞するためであり、渋で有力な場合は、気滞血瘀や痰飲・食積などが存在するために、気血が鬱し血行が障害されるためとされた。それに対して本条の浮脈は後述のように胃気が強いためである。

＊浮は則ち胃気強く：寸口の脈が浮であるのは表証であるか、虚証では陰液不足のためとされる。本条では趺陽脈であり、胃気の働きが亢進して体内の衛気や陽気が亢進し、正気が充実する結果、脈を浮き上がらせて浮脈となると考えられる。

＊渋は則ち小便数：渋脈は「しぶる脈」であり、脈拍の昇降速度が緩徐である脈で、前述の如く虚に属する場合は、血液不足・津液不足が原因であり渋で無力となり、渋で有力な場合は気滞血瘀や痰飲・食積などが存在するための循行阻害が存在することを意味する。一般的に浮で渋は、気血不足・陰陽ともに虚弱があって、気滞血瘀や痰飲・食積などが形成されていることを表す。本条での趺陽脈が渋は、足の陽明胃経に血液不足・津液不足があり、気滞血瘀や痰飲・食積などが形成された反映であり、脾胃の血・津を化生する機能が傷害されていることを意味すると考えられる。

　小便に関しては（六―5）で考察したが、一般的には脾胃の機能が傷害されると、脾気による水液の肺への輸送が妨げられ、湿が中焦にたまってあふれて尿量が減少するが、一方腎気が虚弱になって腎陽が欠乏すると、膀胱が虚寒となって水液を制御することができなくなり、尿回数が増加すると考えられる［8］。

＊浮渋相搏ち、大便則ち堅く、：胃機能が亢進して胃気が強くなり浮脈を呈し、脾機能は低下して脾気は弱くなり、血・津を化生する機能が傷害されて渋脈となり、浮・渋の要素が拮抗して表われてくる。胃は陽であり、脾は陰であり、また胃は

受納をつかさどり、脾は運化をつかさどって、互いに協調して水穀の受納・運化・配布を行っている。胃に実邪が作用し、または胃津が虚して虚火を生じると、胃の陽気が亢進する一方、脾の機能は低下して、両者のバランスはくずれ受納・運化・配布がスムーズに行えなくなり、水湿が三焦に停滞していても胃腸には潤いがなくなって、大便は堅くなると考えられる。

＊**其れ脾の約と為す**：そのことが、脾が五臓、特に胃による協調や制約を受けている、ということの意味である。約は、約束する・制限する、の意味であるので、相互関係によって規制されている、の意味であると思われる。（十一―13）で述べたように、胃は陽明であり陽土に属し、脾は太陰であり陰土に属し、太陰湿土は陽を補うことによって活動することができ、陽明燥土は陰を補うことによって活動することができるとされるところである。

【麻子仁丸の考察】

Ⅰ：構成生薬の薬理作用

A．**麻子仁**：①潤腸通便　②養血・生津潤燥　B．**芍薬**：**赤芍**①清熱涼血　②祛瘀止痛　③清肝泄火　**白芍**①補血斂陰　②柔肝止痛　③平肝斂陰　C．**枳実**：①破気消積　②化痰除痞　D．**大黄**：①瀉熱通腸　②清熱瀉火・涼血解毒　③行瘀破積　④清化湿熱　E．**厚朴**：①行気化湿　②下気除満　③燥湿化痰・下気降逆　F．**杏仁**：①止咳平喘　②潤腸通便

Ⅱ：麻子仁丸の方剤考察

麻子仁は、補中益気することによって気血を補い、気虚によって腸管の動きが悪くなり、血虚・陰虚によって腸管内が乾燥状態となって、腹痛や膨満感がなく兎糞状の便となった、腸燥便秘や習慣性便秘に有効である。また油脂を多く含み腸管と奮便を潤滑にし、老人・虚弱・久病・産婦の血虚や津液化燥による便秘に用いられる。麻子仁丸は、脾虚・血虚・陰虚により胃腸が燥熱を持つとともに、運化失調から津液が巡らず兎糞状の便となった、高齢者や虚弱体質の人の腸燥便秘に用いる。麻子仁で潤腸通便するとともに養血・生津し、白芍で脾を補い補血斂陰し、枳実・厚朴で気の流れを整え、大黄で瀉熱通腸し、杏仁は肺気を整えることによって、肺は大腸と表裏関係にあるところから、大腸を潤腸している。

【本条のポイント】

胃気の働きが亢進すると体内の衛気や陽気が亢進し、正気が充実する結果趺陽脈が浮脈となる。一方で脾機能は低下して脾気は弱くなり、血・津を化生する機能が傷害され、血液不足・津液不足によって気滞血瘀や痰飲が形成されて渋脈となり、腎気腎陽も弱くなる病態は、脾胃のバランスがくずれた脾約の病態である。麻子仁丸を用いて補中益気して気血を補い、気虚を改善し、気の流れを調えて腸管の動きを回復し、血虚・陰虚による腸管内の乾燥状態も改善する。

【原文】（十一―16）

腎著之病、其人身体重、腰中冷、如坐水中、形如水状、反不渇、小便自利、飲食如故、病属下焦、身労汗出、衣（一作表）裏冷湿、久久得之、腰以下冷痛、腰重如帯五千銭、甘姜苓朮湯主之。

甘草乾姜茯苓白朮湯方

甘草二両　白朮二両　乾姜四両　茯苓四両

右四味、以水五升、煮取三升、分温三服、腰中即温。

【訓読】

腎著の病は、其の人身体重く、腰中冷えて、水中に坐するが如く、形は水状の如し、反って渇せず、小便自利し、飲食故《もと》の如きは、病は下焦に属す、身労すれば汗出で、衣裏は冷湿し、久久として之を得て、腰以下は冷痛し、腰重きこと五千銭を帯るが如し、甘姜苓朮湯之を主る。

甘草乾姜茯苓白朮湯の方

甘草二両　白朮二両　乾姜四両　茯苓四両

右の四味、水五升を以て、煮て三升を取り、分かち温めて三服す、腰中即ち温まる。

【注釈】

＊腎著の病：「著」は、表す・示す、著しい、の意味であるが、諸文献では「着」とするところもある。条文の「腎著の病」の説明から考えると、腎疾患と取るよりも、寒湿の邪が腰部以下に停滞したための症状と考えたほうが良いと思われる。「腰は腎の腑」とされるが、腰部の症状が主であるところから、腎著と表現されたのではないであろうか。足少陰腎経や足太陽膀胱経は腰部・腎・膀胱を連絡しており、腰部の症状は腎・膀胱に直結している。腎の病変は、腎陰・腎陽・腎気・腎精などが虚損することにより生じ、病態としては、腎気虚・腎陽虚・腎陰虚・腎精虧・腎虚水泛・腎気不固・腎不納気などであるが、いずれもここでの「腎著の病」とされる症状とは異なっている。『「傷寒・金匱」薬方大成』（中川良隆）によれば、「往時、素問・霊枢の影響もあって、五臓に寒湿が付着、滞留するという、ごく原始的な疾病概念があったのであろう。具体的に如何なる病態かをイメージすることは困難であるも、疾病概念としては意義があろう。」と指摘しているが、もっともである。

＊其の人身体重く：寒湿の邪はいずれも陰邪であり、寒邪は陽気を損傷し収引を主り、湿邪も同様に陽気を損傷し重濁粘滞の性質がある。両者は肌表から入り込んで、しだいに裏に伝わり、筋骨に付着し、経絡を遮り、気血を鬱滞させる。寒邪が筋骨に付着すれば寒痺（痛痺）となって痛みが強くなり、湿邪が筋骨に付着すれば湿痺（着痺）となって手足が重く、四肢関節の腫脹・疼痛・しびれなどとなる。「人身体重く」は、湿邪の影響が強調された表現である。

＊腰中冷えて、水中に坐するが如し：寒湿の邪が下体に流れ込んだための症状である。

＊形は水状の如し：姿形は水病と言ってよい状態である。「状」は病状のことであり、「水状」は、体内に水液が停留した「水気病」のこととも考えられ、水腫を伴いむくみもある状態である。ただしこの水腫は肌肉間に留まり、中焦脾胃や膀胱の気化機能は、まだ傷害されていない。

＊反って渇せず、小便自利し、飲食故の如きは：中焦脾胃の機能や腎・膀胱の気化機能は、まだ傷害されておらず、このため津液の損傷は少なく、口渇もまだなく、排尿も正常に維持され、飲食も以前と同様に摂ることができている。

＊病は下焦に属す：寒湿の邪が下体に流れ込んだための症状である。

＊身労すれば汗出で、衣裏は冷湿し、久久として之を得て：「久」は時間が長いことである。「身労」は、身体の陽気を奪い虚とする様なきつい肉体労働であり、陽気が減弱したところに汗が出たために、衣服裏が汗で濡れて冷え、冷湿の邪が皮肉筋脈を害し、そのことが引き続いて長い時間が経過し、その結果として寒湿の邪による症状を得たのである。

＊腰以下は冷痛し、腰重きこと五千銭を帯るが如し：寒湿の邪が、腰以下の肌表・筋骨・経絡に付着し、気血を遮り、痛みや手足が重くなるが、その重さは五千銭を腰に巻き付けている様な具合である。

【甘姜苓朮湯の考察】

Ⅰ：構成生薬の薬理作用

A．**甘草**：①補中益気　②潤肺・祛痰止咳　③緩急止痛　④清熱解毒　⑤調和薬性　B．**白朮**：①健脾燥湿　②益気生血　③和中安胎　C．**乾姜**：①温中散寒・温脾陽　②回陽救逆　③温肺化飲　④温経止血　D．**茯苓**：①利水滲湿　②健脾補中　③寧心安神

Ⅱ：甘姜苓朮湯の方剤考察

苓姜朮甘湯と方剤構成は同じである。辛熱の乾姜を用いて温中散寒作用により脾胃を温めて寒を散じ、寒飲を除き、寒邪による脾胃の損傷を回復し、白朮で健脾燥湿し、茯苓で健脾補中し利水滲湿し、両者で健脾除湿することによって寒湿を除き、甘草で補中健脾しまた諸薬を調和している。『素問』痿論篇に、「脾は身の肌肉を主り」とある様に、「脾胃は気血を化生して五臓六腑と体内外を潤して肌肉を満たし」[8]ているので、肌肉間に留まった水腫の症状を改善するには、まず寒邪による脾胃の損傷を回復することが先決なのであり、それに加えて除湿するのである。条文には「反って渇せず、小便自利し、飲食故の如きは」とあり、中焦脾胃の機能や腎・膀胱の気化機能はまだ傷害されていないと考えられるところから、白朮・茯苓は脾胃を補うよりも水湿を除くことを重視した使い方とも考えられる。

【本条のポイント】

身労によって陽気が減弱したところに発汗し、冷湿の邪によって皮肉筋脈が害され、そのことが原因となって時間の経過

とともに寒湿の邪による症状を得、寒湿の邪が下体に流れ込んで身体が重くなり、腰から下が冷えてむくみ冷痛するが、津液の損傷は少なく、口渇もなく、排尿も正常で、中焦脾胃の機能や腎・膀胱の気化機能はまだ傷害されていないものは、経脈上では、腰部の症状は腎・膀胱に直結していると考えられていたところから、腎著の病といわれる。

【原文】（十一―17）

腎死臓、浮之堅、按之乱如転丸、益下入尺中者死。

【訓読】

腎の死臓は、之を浮すれば堅く、之を按ずれば乱れて丸を転ずるが如し、益《ますます》下って尺中に入る者は死す。

【注釈】

＊腎の死臓は：「死臓の脈」については、（十一―3）参照。真臓の脈と同じである。陽である胃気がなくなり本臓の陰だけが現れて、生気のもとである胃気が破れた脈であり、必ず死ぬ脈であるとされる。『素問』平人気象論篇では、腎の平脈とは「沈象の石脈の中に穏やかな胃気がある」脈象であり、「もっぱら石脈のみ現れて穏やかな胃気の象がないということは、もうじき死ぬことを示す」と述べられている。また正常な腎脈は「あえぐように次々に脈打ち、速やかで円滑」であり、「按じると水に沈んだ石が指に触れるようである」とし、腎の病脈は「脈の打ちかたが葛や藤の蔓を引いたときのような手ごたえがあり、按ずれば按ずるほどますます堅い」としている。そして腎の死脈は「脈の打ちかたが綱を引き合うように長く堅く、ぴんと強く張っているようであったり、あるいは石を弾くときのように堅く充実している」とする。「石」は、「石が水に沈んでいるときのように重く沈潜している」脈の打ちかたのことであるとする。［1］　穏やかな胃気の象がない脈は、堅く石の様になるのである。

＊之を浮すれば堅く：浮取すると、平脈の柔和な感じがなく堅く触れる。このことは、先述の腎の病脈は「脈の打ちかたが葛や藤の蔓を引いたときのような手ごたえがある」であり、腎の死脈は「脈の打ちかたが綱を引き合うように長く堅く」なるとの表現と、内容的には同じである。

＊之を按ずれば乱れて丸を転ずるが如し：沈取しようとすればするほど、大小不揃いの丸い金属の球を、転がしている様な堅い脈となる。このことは、先述の腎の病脈は「按ずれば按ずるほどますます堅い」であり、腎の死脈は「石を弾くときのように堅く充実している」であるのと同様の表現であるが、乱れているのであるから、平脈の持つ、神・胃・根が失われていることがより強調されている。

＊益下って尺中に入る者は死す：手首の脈診の「寸口三部診」で寸口脈を寸・関・尺に分け、寸は寸口、関は関上、尺は尺中とも表現している。関は橈骨頭に相当し高骨ともいわれ、魚際穴（寸）から高骨までは陽に属し、尺沢穴（尺）から高骨ま

では陰に属すとされ、関は陰陽の境界に位置する。また寸・関・尺に五臓を対応させ、寸（左：心・心包絡、右：肺・胸中）、関（左：肝・胆、右：脾・胃）、尺（左：腎・膀胱・小腸、右：腎・命門・大腸）の状態を反映するとされる。従って、陽気が衰えてついに断絶し陰気のみが強勢になると、腎を反映する尺中脈が「乱れて丸を転ずるが如く」なり、この様な者は死すのである。陽気が衰えて陰に向う様を、陽の高見からますます下って陰の尺中に入る、と表現したと思われる。

【本条のポイント】

腎の死臓の脈は、平脈である「沈象の石脈の中に穏やかな胃気がある」脈象がなく、「もっぱら石脈のみ現れて穏やかな胃気の象がない」脈となる。浮取では堅く、沈取では大小不揃いの丸い金属の球が乱れて転がっている様な堅い脈となる。尺中に死臓の脈が現れるものは死を免れない。

【原文】（十一―18）

問曰。三焦竭部、上焦竭善噫、何謂也。師曰。上焦受中焦気未和、不能消穀、故能噫耳。下焦竭、即遺溺失便、其気不和、不能自禁制、不須治、久則愈。

【訓読】

問うて曰く。三焦の竭《けつ》部、上焦竭《つ》きれば善く噫《あい》す、何の謂《いい》ぞや。師曰く。上焦は中焦を受けて気未だ和せざるに、穀を消する能わず、故に能く噫するのみ。下焦竭きれば、即ち遺溺《いにょう》失便す、其の気和せざれば、自ら禁制すること能わずして、治するを須（もち）いずとも、久しくして則ち愈ゆ。

【注釈および考察】

＊**三焦の竭部**：「竭」は、尽きる・尽くす、の意味。部は部分の意味であるから、竭部で、「尽きた部分」の意味である。六腑の一つとしての三焦は、水穀の精微と津液が、肌腠との間を出入りする通路であり、肌腠を温煦・滋養するとともに、気化作用によって水気を津液に変化させている。津液は汗や、膀胱の気化作用を通じての尿（溺）のもととなっている。また上焦・中焦・下焦としての三焦は、上焦は横隔膜から上で心・肺であって呼吸・血脈を主り、中焦は脾・胃であって水穀を腐熟し、水穀の精微を営血に化生し、下焦は肝・腎・大腸・小腸・膀胱であって、清濁を分け、糟粕や不要な水液を体外に排泄している。[10]

ここでの「竭部」は、機能障害の意味で使われており、全体的な障害というよりは、部分的な障害と考えられる。

＊**上焦竭きれば善く噫す**：「噫」は、げっぷのことであり、『中国医学辞典』によれば、脾胃虚弱・胃気不和が原因であり、また胃中に気滞・食滞・痰・火があって、胃気が上逆することによっても生じる。肺気不降によっても生じるとされる。

脾胃気虚に伴う気滞・気逆（胃気上逆）の症状であるとともに、肝胃不和（肝の疏泄機能が失調して胃気の和降が妨げられる病態）でも生じる。また胃は中焦にあって肺の経脈と通じ、胃の和降機能は肺の粛降作用の気を受けることによって初めて働くので、肺の粛降機能が失われると胃の和降機能も失われて上逆を起こし、逆に胃の和降機能が失われると肺症状を生じる。すなわち、「上焦竭きれば善く噫す」病態となる。

一方『素問』診要経終論篇によれば、「太陰経の脈気が尽きるときには、腹部は脹れて閉塞し呼吸がうまくゆかず、常に噯気をしようとします。」とあり、宣明五気篇によれば、「心気がのびやかでないと噯気がでる。」とあり、脈解篇では、「陰気が盛んで上に向って足の陽明胃経に侵入すると、陽明胃経の絡脈は心に属しているので、陰気が上って心臓を冒し、そこで噯気が出るわけである。」とある。足太陰脾経や足陽明胃経は噯気と関係が深く、特に足陽明胃経は心の症状と胃を結びつけており、「上焦竭きれば善く噫す」病態も、心との関係で経脈論で説明することが可能である。

＊上焦は中焦を受けて気未だ和せざるに、穀を消する能わず、故に能く噫するのみ：上焦と中焦は相互に協調し気を調和させてその機能を維持しているが、上焦の機能障害があると、中焦の脾胃の機能も障害され、またその逆も言え、食物の消化が滞り、そのことが上焦に波及して噫するようになり、胃気の上逆に加えて、心肺の気も影響を受け噫することになる。

＊下焦竭きれば、即ち遺溺失便す：大腸の陽気が衰えた大腸虚寒では、固摂ができなくなり、慢性持続性の下痢とともに、大便を失禁する。腎精が不足し、腎精から作られる腎気が不足した腎虚の状態では、腎気による固摂作用が低下して水液をコントロールすることができなくなり、尿失禁となる。

＊其の気和せざれば、自ら禁制すること能わずして：「禁制」は、禁は①がまんする・耐える・持ちこたえる、②禁止する、であり、制は、拘束する・抑制する、である。ここでは、禁制＝タブー、と取るよりは、「耐えて抑制する」と取りたい。「下焦の臓器の気が調和しないので、失禁しないように自分で耐えて抑制することができずにいるが」と思われる。

＊治するを須いずとも、久しくして則ち愈ゆ：「特別の治療をしなくても、しばらくすると治癒する」との意味であるが、ここでは原因が上・中焦にある場合は、下焦の治療をしなくても、上焦・中焦の機能障害が改善されるならば、下焦の症状は遠からず治癒する、と述べていると思われる。実際大腸虚寒の原因は脾腎の虚にあり、その他肺腎陰虚・心腎不交では、上焦の肺・心に下焦の症状の原因がある様に、原因となる上焦・中焦の機能障害が改善するならば、下焦の障害も改善する。

【本条のポイント】

三焦の機能障害が生じる場合の、各焦間の相互関係についての質問に対して、上焦に機能障害があればよくげっぷをするようになるのは、中焦に障害があって食物の消化が滞り、そのことが上焦に波及して上焦の気の流れが調和を失うようになるためであるとし、また中焦の障害が下焦に及ぶことが原因となって、下焦の臓器の気が調和しないために、失禁しないように自分で耐えて抑制することができなくなり、また腎精が不足して腎気も不足し、腎気による固摂作用が低下するためであり、大腸の陽気も衰え膀胱も虚寒となり、これらにより大小便を失禁するようになる。そのような中焦の障害が派及したための症状の場合においては、中焦の障害が取り除かれるならば、上焦下焦は特別の治療をしなくても、しばらくすると治癒するのである。

【原文】（十一―19）

師曰、熱在上焦者、因咳為肺痿。熱在中焦者、則為堅。熱在下焦者、則尿血、亦令淋秘不通。大腸有寒者、多鶩溏。有熱者、便腸垢。小腸有寒者、其人下重便血。有熱者、必痔。

【訓読】

師曰く、熱上焦に在る者は、因りて咳して肺痿と為る。熱中焦に在る者は、則ち堅と為る。熱下焦に在る者は、則ち尿血し、亦《また》淋秘して通ぜざらしむ。大腸に寒有る者は、鶩溏多し。熱有る者は、腸垢を便す。小腸に寒有る者は、其の人下重く便血す。熱有る者は、必ず痔す。

【注釈および考察】

＊熱上焦に在る者は、因りて咳して肺痿と為る：（七―1）参照。

風・寒・暑・湿・燥・火の外感六淫の中で、暑邪は純粋に外来の火邪（すなわち熱邪）であるが、風・寒・湿・燥は、陽気が亢進する条件や、陰分が不足する条件下では火（熱）に転化する。また臓腑においても同様の条件下で、心火・胃火・肺火・肝火などの、内生火邪を生じる。また風寒・寒湿・湿熱のような兼証があり、相互転化が起り得る。この様に内生と外感の両面で、肺が熱邪を感受する原因を考える必要がある。

風熱の邪が直接肺を犯したり、風寒の邪が肺経を介して肺に伝わり熱に変化すると、熱邪によって肺気が鬱滞し肺気の宣発粛降機能が傷害されて咳嗽となる。熱邪によって津液が外泄し、気血が煽動されるとともに、津液が消耗され、さらに痰湿と熱が結びつき気道が塞がれると、宣発粛降機能がさらに傷害される。肺熱によって血瘀を生じると、痰濁と血瘀が結びついて症状はさらに悪化し肺癰となる。これらは肺の機能が失われた状態であり、肺痿である。

＊熱中焦に在る者は、則ち堅と為る：脾は土であり湿を引き付けやすく、熱邪と結びついた湿熱の邪は脾胃に侵入しやすい。この際体質が陽に傾いていれば邪が熱化し、足陽明胃経は燥熱の経であり、正気との邪正相争が激しくなって高熱が持続するとともに、脘腹部痛などとなる。体質が陰に傾いていれば邪が湿化し、湿熱が気機を遮るために、陽明経に沿った胸脘部の痞満となる。熱が凝結して津液を損傷すると、伝導機能が失われて大便が秘結して出なくなり、あるいは熱結傍流となって澄んだ水様便となる。［8］　条文の「堅」は、大便の秘結を意味しているというよりも、胸脘部の湿熱邪による痞

満を指していると考えられる。

＊**熱下焦に在る者は、則ち尿血し、亦淋秘して通ぜざらしむ**：水液代謝を考えると、胃に入って来た水液は、脾の運化作用により肺に運ばれ、肺に運ばれた水液のうち「清中の清」は、肺気の宣発作用と心脈の運搬作用によって全身に運ばれ、「清中の濁」は肺の粛降作用・水道を通調する作用によって腎に運ばれる。また組織器管に運ばれ利用された水分の残りの「清中の濁」は、心脈にもどって腎に運ばれ、これら「清中の濁」のうち「濁中の清」は、腎陽（命門の火）の蒸化作用によって気化して再び肺に運ばれて全身に散布され、「濁中の濁」は膀胱に注がれて尿となり、膀胱の気化作用によって体外に排出される。ここでの膀胱の気化作用は、腎陽の温煦・蒸化・推動作用に依拠している。

　上焦・中焦の熱は下焦に移動し、腎に影響してさらに膀胱の気化作用に影響を及ぼし、排尿困難となる。膀胱が熱を受けると、水液の下降が渋滞し、頻尿・少量尿・血尿・小腹拘急となり、淋証となる。膀胱に湿熱が蓄積し血絡が圧迫されると、血液尿となる。血が熱で温められると血流が乱れ、血が膀胱に浸透するので、血尿となるとも考えられる。

＊**大腸に寒有る者は、鶩溏多し**：「鶩溏」は、「鶩」は「ガチョウ」であり、「溏」は「泥水」または「固まらない半流動体」であるので、ガチョウの大便の様な泥状便のことである。「大腸に寒有る者」は、大腸虚寒の病態であり、大腸の陽気が衰えて固摂できなくなったために、慢性持続性の下痢となる。その原因は、寒湿が脾胃を犯したり、もともと陽虚の体質であるところに長患いなどの真陽が欠損する病態が加わり、脾腎の陽気が虚したためであり、脾の運化機能が傷害され、寒湿が停滞し大腸が温まらず、また寒湿が大腸に流れ込んで、伝導機能に異常を生じたのである。

＊**熱有る者は、腸垢を便す**：湿熱の邪を外感したり、飲食の不摂生（油っこいもの・甘いもの・味の濃いもの・冷たいものの過食）から湿熱が化生して大腸に集まると、大腸湿熱といわれる病態となり、気血が滞り伝導機能が働かなくなり（湿熱蘊結）、湿熱の邪が大腸に流れ込み（湿熱下注）、黄濁した粘液性便・水っぽい悪臭便・下痢便となる。湿と熱が膠着して腸内を塞ぎ、悪化して熱毒が体深部を蒸し焼きにして、津液や血を腐敗させると、膿や粘液や血の混じった便となり、腹痛が強く裏急後重となる（湿熱膠着）。本条での「腸垢を便す」は、「膿や粘液や血の混じった便」のことであると思われる。

＊**小腸に寒有る者は、其の人下重く便血す**：小腸は心と経絡が通じ表裏関係にあり、心火の温煦作用があってはじめて、清濁を泌別する作用を発揮することが可能となる。また脾の運化機能との関係が深く、中焦の陽気が損傷すると小腸も虚寒となる。また腎陽が不足し命火が弱くなると、小腸を温煦することができなくなって虚寒となり、清濁を泌別する機能が

働かず、消化不良となって、腹部膨満・腹鳴・いつまでも下痢が続くなどの症状となる。小腹が重くしくしく痛むことになるが、寒邪の性質は収引であるので気血が滞ると、激しい痛みの原因となる。血便は瘀血や鬱血によると思われ、寒邪による血脈の阻滞が原因と思われるが、寒と便血の関係について、他の成書にははっきりとした記載はなされていない。

＊**熱有る者は、必ず痔す**：胃腸に湿熱が停滞しているところに、更に湿熱が流れ込むと気血が停滞し、特に直腸部の気血の停滞により痔核が発生する。

［以上8・10等参照］

【本条のポイント】

熱が中焦に在る者は湿熱が脾胃に影響して胸脘部が痞満し、熱が下焦に在る者は血尿や淋証となる。大腸に寒が有る者はガチョウの便の様な泥状便となり、大腸に熱が有る者は膿や粘液や血の混じった便となり、小腸に寒が有る者は小腹が重くしくしく痛み血便となり、胃腸に湿熱が停滞していると痔核が発生する。理由は前述した。

【原文】（十一―20）

問曰。病有積、有聚、有榖気、何謂也。師曰。積者、臓病也、終不移。聚者、腑病也、発作有時、展転痛移、為可治。榖気者、脇下痛、按之則愈、復発為榖気。

【訓読】

問うて曰く。病に積《しゃく》有り、聚《しゅう》有り、榖気《こっき》有り、何の謂いぞや。師曰く。積とは、臓病なり、終《つい》に移らず。聚とは、腑病なり、発作に時有り、展転として痛み移るは、治す可しと為す。榖気とは、脇下痛む。之を按ずれば則ち愈ゆ、復た発するを榖気と為す。

【注釈および考察】

＊**積**：本来の意味は「積もる・たまる」である。『霊枢』百病始生篇によれば、「邪気が胃腸に留まって去らなければ、胃腸の外に出て腸管膜の間に宿り、さらに留まって脈管に付着して去らなければ、増殖して腫瘤をつくる」とあり、「増殖して腫瘤をつくる」は、原文「息して積を成す」であり、「積」は邪気が内積してできた腫瘤塊の意味である。また『難経』五十五難には、「積と聚の区別は何か」との問いに対して、「積は陰に属し、聚は陽に属し、陰性のものは沈みかくれ、陽性のものは浮いて動いている。有形の気が積り蓄まってできた病が積であり、無形の気が合わさり聚まってできた病が聚である。したがって積は五臓が生み出したものであり、聚は六腑がつくりだしたものである。」と両者を区別し、「積は陰に属していて、一定の場所に発生し、痛む場所も五臓の本の部位から遠くなく、上下左右の境界がはっきりしている。聚は陽に属し、その証状の発生に根本がなく、上下左右に移動して一定の場所に止まらず、痛む場所もきまっていない。それで聚と名づけたのである。」とある。［25］

＊**聚**：前述参照。腹中にある移動性の塊のことである。「六腑が

つくりだしたものである」とされ、多くが情志の抑鬱・肝気の失調・気機の不暢で生じるとされる。〔7〕陰陽では五臓が陰で六腑が陽であり、聚は陽としての、発作性・移動性の性質を示す。積に較べれば治療に反応する可能性がある。

＊檕気とは、脇下痛む：本文「脇下痛む」であるので、足少陽胆経や足厥陰肝経の支配領域の症状である。檕は飲食物すなわち水穀のことであり、脾胃の運化機能の失調が背景にあり、このために飲食物が不消化となり胃腸に停滞して宿食塊を形成し、また脾虚に伴う気滞によって腹部ガスが停滞し、腹壁上より触れるのであると思われる。また脾から肝は、五行の相乗と相侮の関係において相侮の関係にあり、脾虚は肝鬱肝火を増長させ、脇下痛の原因となるとも考えられる。

＊之を按ずれば則ち愈ゆ、復た発するを檕気と為す：（十一―2）参照。抜き書きすると、腹部の疼痛に関して、「一般的に、虚証における疼痛は、これを圧迫して刺激を与えるとむしろ軽減し、実証における疼痛は、これを圧迫して刺激を与えると悪化する。虚証においては正気を刺激して虚が改善し、実証においては邪気を刺激するためであると考えられる。」であり、本条では脾虚失運が病態の本質であり、虚証による水穀の停滞による疼痛であって、按ずると軽減するが、按じることによって脾虚失運が改善するわけではないので、止めると症状が再発する。

【本条のポイント】

病に積の病、聚の病、檕気の病があるが、積は臓病で陰に属して固着性の塊であり、聚は腑病で陽に属して移動性の塊である。檕気は脾虚失運による水穀の気の停滞のことである。

【原文】（十一―20）

諸積大法、脈来細而附骨者、乃積也。寸口、積在胸中。微出寸口、積在喉中。関上、積在臍傍。上関上、積在心下。微下関、積在少腹。尺中、積在気衝。脈出左、積在左。脈出右、積在右。脈両出、積在中央。各以其部處之。

【訓読】

諸《もろもろ》の積の大法、脈来ること細にして骨に附く者は、乃ち積なり。寸口は、積は胸中に在り。微《かす》かに寸口を出《い》づるは、積は喉中に在り。関上は、積は臍傍に在り。関上を上《のぼ》るは、積は心下に在り。微かに関を下《くだ》るは、積は少腹に在り。尺中は、積は気衝に在り。脈左に出づるは、積は左に在り。脈右に出づるは、積は右に在り。脈両に出づるは、積は中央に在り。各《おのおの》其部を以て之に處す。

【注釈および考察】

＊諸の積の大法：「積」は、「邪気が内積してできた腫瘤塊」の意味であり、「法」はここでは「方法」の意味と思われ、条文は「諸々の積の所在を知る重要な方法」の意味か。

＊脈来ること細にして骨に附く者は、乃ち積なり：細脈は気血ともに不足していることを意味し、陰陽ともに虚した脈象であり、陰血不足では浮に、陽気不足では沈に偏する。気虚の

ために血を循行させる動力が不足し、また血液が脈管を充満せせることができないために細脈となる。慢性消耗性疾患時に見られる。脈が骨に附くのは沈脈であり、沈で無力は、陽気が衰退して脈を昇挙することができなくなったためであり、沈で有力は、水寒や気血が蓄積・鬱滞しているためである。沈脈は裏証の脈象であり、沈細で気虚陽虚を意味する。邪気が内積された積があると、気虚陽虚が進行しているので沈細となるが、沈細が全て積であるわけではない。

＊寸口は、積は胸中に在り：寸（左：心・心包絡、右：肺・胸中）、関（左：肝・胆、右：脾・胃）、尺（左：腎・膀胱・小腸、右：腎・命門・大腸）の状態を反映する。寸口は心・肺に対応しているので、「胸中に在り」である。

＊微かに寸口を出づるは、積は喉中に在り：「喉は肺の門戸」と呼ばれ、鼻・気管とともに肺系といわれる。肺気が充実していれば、喉頭部の気の通りもスムーズとなる。喉頭部に邪気が積滞すれば、その影響は肺に及ぶ。「微かに」は、沈細の脈象のことと思われ、「寸口を出づる」は、「寸口部に感じられる」とも考えられるが、心・肺に対応する寸口部の、「少し上部」とも考えられる。位置との対応からは、後者か。

＊関上は、積は臍傍に在り：関は（左：肝・胆、右：脾・胃）を反映するとされるが、ここでは関を腹部全体を反映すると考え、上関上・関上・関下に分けて、それぞれ心下・臍傍・少腹に対応させている。心下は胃・胆腑に相当するとされ、少腹は下腹部全体に相当する。

＊尺中は、積は気衝に在り：尺は（左：腎・膀胱・小腸、右：腎・命門・大腸）を反映するとされる。気衝は気街ともいわれ、鼠頸部の脈動のあるところであり、「気衝穴」に相当する。気衝穴は足陽明胃経の経穴であり、動脈拍動部のくぼみに一致し、衝脈が起るところである。尺中と気衝との関係の詳細は不詳であるが、下焦に相当する尺中の積の状態は気衝に反映されると考えられ、また気衝は下腹部・腰部・陰茎睾丸・婦人臓器などと関係している。

＊脈左に出づるは、積は左に在り。脈右に出づるは、積は右に在り。脈両に出づるは、積は中央に在り。：脈の所見の触れる位置の左右と、積の所在の位置の左右は対応していることを示している。しかしながら、脈診によって積の所在を判断することは、実際上かなり困難であると言わざるを得ず、臨床上への応用も限定的である。ではあるが悪性腫瘍の患者を診察する際に参考にする意味はあると思われる。

【本条のポイント】

積の脈象は気虚陽虚を反映して沈細となる。積の所在が、寸口では胸中、寸口部の少し上部では喉中、関上では臍傍、尺中は気衝となる。また脈の所見の位置の左右と、積の所在の位置の左右は対応している。

痰飲欬嗽病脉證并治　第十二

論一首　脉證二十一条　方十八首

内因や外因によって五臓六腑の機能が傷害されると、気・血・津液に異常が生じて、気滞・瘀血・痰飲が形成される。これらの機能異常の結果形成された病理産物は、さらに様々な症状を引き起こす原因物質となる。痰飲も、正常の生理状態では存在しない病理産物であり、臓腑に侵入してその機能を傷害し、経絡に入って気血の流れを撹乱する。痰飲は痰と飲からなり、痰の性状は濁って粘稠で濃密であり、飲は清澄であるが、飲のなかでより清くうすいものを「水」とし、飲が凝集したものが「痰」である。

痰は六淫の邪気などの外感や、七情・労倦・飲食などの内傷によって、五臓六腑の気化機能に異常を生じ津液が停滞し、濁って凝集する結果形成される。体内のあらゆる場所に発生し、気に促されて昇降して、体内のあらゆる場所に入り込む。炎症性の産物も痰に相当する。脾は湿を主り生痰の源であり、腎は水を主り、脾陽が虚した状態では水湿が運化されずに停滞し、身体中いたるところに痰飲が形成される。また肺は貯痰の器であり、肺の宣発粛降機能が失調すると水道が通調されず水液が貯留するとともに、外因や内因によって生じた邪熱によって津液があぶられて、痰が形成される。これら脾腎肺の気化機能の失調は、痰の生成において特に重要である。脾腎肺の気化機能の失調によって、津液はよごれ、気血が鬱滞し、煮詰まって痰が形成される。

飲は、寒湿邪の外感時などの陰盛陽虚時に、脾陽が傷害されて水を津に化生することができずに形成され、また水飲による内傷時に、脾腎の陽気が損傷されて脾の運化機能が傷害され、腎水を巡らせることができなくなり形成される。肺の宣発粛降作用・脾の運化昇清作用・腎の蒸化作用が失調して水液を巡らせることができなくなり、水液が停滞蓄積するのである。主に胃腸に蓄積する。

欬嗽は、肺の痰濁による症状のことを意味しているが、元来無痰のものを欬とし、有痰のものを嗽としていたが、ここでは欬嗽で有痰のものを意味している。

［2・7・8など参照］

【原文】（十二―1）

問曰。夫飲有四、何謂也。師曰。有痰飲、有懸飲、有溢飲、有支飲。

【訓読】

問うて曰く。夫《それ》飲に四有りとは、何の謂《いい》ぞや。師曰く。痰飲有り、懸飲有り、溢飲有り、支飲有り。

【注釈および考察】

＊**飲**といわれる病証には、痰飲、懸飲、溢飲、支飲の四種がある。

＊痰飲：ここでの痰飲は、狭義の痰飲であり、脾胃の痰証に相当し、脾胃の運化機能の低下により、胃内停水（留飲ともいわれる）、腸間内停水となり、胃部不快感・空腹感がない・少し食べると腹が脹る・悪心・腸鳴・腹部膨満感・食欲不振などの症状となる。

＊懸飲：胸脇部への飲の停滞であり、肋膜炎による胸水に相当し、咳嗽・胸脇部の脹れや痛み・呼吸時の牽引痛などの症状となる。また水飲が胃から脇肋部の下に溢れ出たとも考えられている。[8]

＊溢飲：『中医病因病機学』では、脾気が虚したために、水飲が胃から四肢に溢れ溢飲になる、とする。また『中医学入門』では、風邪によって肺の宣散粛降が阻害され、「水道を通調する」機能が障害された結果、水湿が停滞して浮腫を生じたのを溢飲とし、脾腎陽虚による水腫を「陰水」というのに対して「陽水」であり、「風水相搏」の病態であるとする。一方『中医病因病機学』では後者を、「水気泛溢」病態の中の「溢飲証」であるとする。いずれにしても肌膚への飲の停滞であり、浮腫となる。

＊支飲：『中医病因病機学』では、「胃の水飲が胸膈に上ったもの」とし、「支飲証候」として、「肺にもともとあった水飲が、外寒に誘発され、内外の邪が呼応しあったために起きる肺の宣降機能失調という病理変化である」とする。病態としては、肺水腫に相当し、咳嗽が強く喘ぎ、呼吸困難のために横になれない、などの症状となる。

【原文】（十二―2）

問曰。四飲何以為異。師曰。其人素盛今痩、水走腸間、瀝瀝有声、謂之痰飲。飲後水流在脇下、咳唾引痛、謂之懸飲。飲水流行、帰於四肢、当汗出而不汗出、身体疼重、謂之溢飲。咳逆倚息、短気不得臥、其形如腫、謂之支飲。

【訓読】

問うて曰く。四飲何を以て異なると為すや。師曰く。其の人素《もと》は盛んにして今は痩せ、水腸間を走り、瀝瀝として声有り、之を痰飲と謂う。飲んで後水流れて脇下に在り、咳唾して引痛す、之を懸飲と謂う。飲水流れ行きて、四肢に帰し、当に汗出づべくして汗出でず、身体疼重す、之を溢飲と謂う。咳逆倚《き》息し、短気して臥することを得ず、其の形腫の如し、之を支飲と謂う。

【注釈および考察】

＊其の人素は盛んにして今は痩せ、水腸間を走り、瀝瀝として声有り、之を痰飲と謂う：脾胃の運化機能が低下したために、昔は太っていたが今は痩せ衰え、腸間内の停水が、亢進した腸蠕動とともに動いて、リンパ節が累々と盛り上がっているように腸鳴とともに動くのがわかる。これを狭義の痰飲という。リンパ結核や慢性リンパ節炎において、粒の小さなものを瘰、大きいものを瀝という。瀝瀝は、大きな玉が連なる様の表現。

＊飲んで後水流れて脇下に在り、咳唾して引痛す、之を懸飲と謂う：前条説明参照のこと。

＊飲水流れ行きて、四肢に帰し、当に汗出づべくして汗出でず：前条によれば、溢飲の原因は、脾腎陽虚または肺の宣散粛降機能の阻害であり、末梢に浮腫があるのであるから汗が出てもよさそうであるのに、汗は出ない。汗とは、体内の陽気が陰である陰精や津液に作用して出たものである。一方脾腎陽虚により停滞した水飲が、胃から四肢に溢れるとともに、中焦に寒が生じ水飲の停滞を助長する。また寒の内生により寒邪が表を拘束し、衛陽が鬱することにより無汗となる。加えて病理産物である飲水が末梢に溜まっているが、津液は減少していることが考えられ、無汗に働くと思われるとともに、肺の宣散粛降機能の失調は無汗に働く。

＊身体疼重す：陽気の虚損により四肢が温煦されず、また飲水の停滞により四肢の経絡が阻滞し、これらにより痛みと重だるさを生じると思われる。

＊咳逆倚《い》息し、短気して臥することを得ず、其の形腫の如し、之を支飲と謂う：支飲に関しては前条参照のこと。咳逆に関して（七—7）を再掲すると、「肺気の宣発粛降機能が傷害されて衛気と津液が散布されなくなると、肺気が上逆して咳逆上気となり、また肺系に津液が停滞して蓄積されると痰が形成される。痰の形成には脾肺腎三臓と三焦の機能失調が深く関係している。脾は中焦にあって水液を運行させ、腎は下焦にあって水液を蒸化し濾過し、肺は上焦にあって水道を通調しており、これら三臓の機能失調により水液が巡らなくなり、さらに三焦の機能障害も加わって痰が形成される。これら三臓の病証は、急性の外感病や慢性の内傷疾患のいずれにおいても出現し、虚実様々な病態となる。」であり、咳逆は肺気の宣発粛降機能が傷害されることによる。「倚」は、物によりかかる・もたれる、であるので、倚息で起座呼吸である。ここでは肺水腫があって起座呼吸となり、また水道を通調して水液や津液を巡らせることができなくなって水湿が体内に貯留し浮腫となるが、浮腫はまず目のまわりの顔面からはじまり次第に全身におよぶ。また心不全による肺水腫も考えられ、肺脾腎の虚損が心気を虚弱にして（心腎陽虚・心肺気虚など）肺水腫の原因となり、この際には静脈血の鬱滞により頭部が浮腫状となる。（七—3参照）

【本条のポイント】

飲の四病症の痰飲、懸飲、溢飲、支飲の各々の具体的な症状が記述されている。症状およびその病態を理解すること。簡単には、痰飲：腸間内停水、懸飲：肋膜炎による胸脇部への胸水貯留、溢飲：水飲が胃から四肢に溢れ肌膚に停滞したもの、支飲：肺水腫に相当（胃の水飲が上ったと考える）、と考えられる。

【原文】（十二—3）

水在心、心下堅築、短気、悪水不欲飲。

【訓読】

水心に在れば、心下堅く築し、短気して、水を悪《にく》み飲むことを欲せず。

【注釈および考察】

＊**水心に在れば、心下堅く築し**：心下はここでは上腹部のことである。「築」は、棒を上下して土を搗《つ》き固める意味から転じて、心の動悸を表す。「水心に在れば」は、いわゆる「水気凌心」病機であり、水飲が体内に停滞し、停滞した水気が上犯して心を犯すことが原因とされる。水飲の蓄積は、脾腎の陽気が虚して脾が腎陽に温煦されず、一方腎も脾によって化生された精気を受けることができなくなって、さらに脾陽腎陽が虚して運化機能が働かなくなり、寒が中焦に生じ、水気が停滞して心下部（上腹部）が堅く張り、水穀を化生することができずに脾気虚弱から気血不足となっている病態である。また心陽虚証があるところに水気が上犯すると、心陽がさらに虚すことになり、心陽不振のために心気虚弱となって、心が温煦されず動悸・息切れを生じることになる。

＊**短気して**：ここでは、脾腎陽虚・心陽虚・心気虚弱のために気と水を循環させることができず、その影響が肺に及んで肺の機能も障害されて十分に息を吸い込むことが出来なくなり、息切れを生じることになる。

＊**水を悪み飲むことを欲せず**：水飲病においては、脾・肺・腎（特に脾）の気化機能の失調とともに、三焦の気化機能も失調し、三焦は全身の気化機能を主宰し水道の通路でもあるので、気化機能が働かなくなると気の通行も塞がり水道も塞がることになる。また水飲の停滞は主に胃においてであり、この様な状態では、水を飲むことは胃内停水（胃中停飲）の症状を悪化させる。陰液の虚損とは異なり口渇はない。

【本条のポイント】

水気凌心は、脾腎の陽気が虚して心下に水飲が停滞し蓄積し、寒が中焦に生じることが原因である。心下が堅築し、肺の機能も障害されて短気となり、水を見ることもいやがる様になる。

【原文】（十二―4）

水在肺、吐涎沫、欲飲水。

【訓読】

水肺に在れば、涎沫を吐し、水を飲まんと欲す。

【注釈】

＊脾・肺・腎（特に脾）・三焦の気化機能が失調すると、水液を散布することができなくなり、腸胃からの水飲の上逆や、肺にもともとあった水飲と外寒が呼応して形成された寒飲により、肺の宣発粛降機能が失調して、水飲が肺にさらに蓄積し、咳嗽や大量の涎沫を出すことになるが、陰液が大量に失われる結果口渇を生じる。

【本条のポイント】

前条は心に水飲が影響し水飲が溜まるのは心下であり、このために口渇は生じなかった。本条は肺に水飲が溜まり涎沫となって陰液が失われるために、口渇を生じる。

【原文】（十二―5）

水在脾、少気身重。

【訓読】

水脾に在れば、少気して身重し。

【注釈および考察】

＊**少気**：微弱で浅い呼吸を意味する。すなわち水穀の精気と自然界の気から宗気が形成されるが、形成された宗気は呼吸をコントロールし、また血脈に注がれて全身に運ばれる。水によって脾の昇清降濁機能が傷害されると、水穀の精気が輸布されず、このために宗気の形成が妨げられ、宗気の呼吸をコントロールする機能が低下する。肺気の働きそのものである肺の宣発粛降機能は、宗気の呼吸をコントロールする機能に依存している。また肺の宣発粛降機能は、宣発機能によって衛気と津液を全身に散布し、粛降機能によって肺気を下降させ、水道を通調し津液を輸送下降している。以上のように脾気・宗気・肺気間には密接な相互関係があり、水飲が脾に影響して脾気不足となると宗気の働きが低下し、宣発粛降機能が働かなくなるとともに、呼吸状態が悪化して少気となる。

＊**身重し**：脾は「後天の本」であって気血を化生して五臓六腑を潤し、『素問』痿論篇で述べているように、「脾は身の肌肉を主り」であり、脾気が虚すと四肢が重だるくなって動かなくなる。なお「肝は身の筋膜を主り」であって、肌肉とは異なる。

【本条のポイント】

水が脾に影響すれば、その影響は肺におよんで少気となり、肌肉に及んで身重となる。

【原文】（十二―6）

水在肝、脇下支満、嚔而痛。

【訓読】

水肝に在れば、脇下支満し、嚔《くしゃみ》して痛む。

【注釈】

＊**水肝に在れば**：肝は血を蔵し、疏泄を主る。水との関係では、脾との関係が考えられ、肝の疏泄機能がスムーズに働いてはじめて脾の運化機能も働くので、肝気が鬱結すると脾胃の運化機能も傷害されて気滞や水滞となる。また足厥陰肝経に陰寒の邪が直中したり、肝陽が衰えて陰寒が内生すると、気血の流通や筋膜の柔軟性が阻害されるが、水との関係での実際の病態ははっきりしない。ここでは、水が五臓に影響することを述べているのであって、水が肝に貯留していると考える必要はない。

＊**脇下支満**：「脇」は横隔膜に沿った部位に相当し、その周辺を表すのに「胸脇」や「脇肋」の表現も用いられる。「脇下」はほぼ季肋部から側胸腹部に相当すると思われる。「支」は、支え

る・張る・棒状のもの、から「張ってつっかえ棒をした様な感じ」である。「満」は何かでいっぱいになったような不愉快な感覚であり、「脇下支満」で、脇下部が張ってつかえ何かでいっぱいになったような不愉快な感じ、である。脇胸部は、足少陽胆経や足厥陰肝経などの経脈の支配域であり、これら経脈に邪が及ぶと脇胸部に症状が出現する。足少陽胆経と足厥陰肝経は、足少陽胆経が表で足厥陰肝経が裏の関係にあり、足三陽経に属する足少陽胆経は頭部から発して胸中・横隔を通って肝に連絡し胆に属し、脇の裏を通って鼠けい部に至り、外陰部から股関節に入る。さらに直進する脈は缺盆から腋へ下がり、胸を通って、第十一と十二肋骨先端部を過ぎて前の脈と合流し、大腿・膝関節外側を下降して第4趾外側端に至る。支脈は足厥陰肝経に連絡している。足三陰経に属する足厥陰肝経は、足大趾から発し、膝内側・大腿内側から陰部・生殖器・下腹部を通り、胃をはさんで上行して肝に入り、胆腑にからまり、上行して横隔を貫いて上り脇肋に拡がり、気菅の後ろを通って喉頭後部から軟口蓋へ入り、視神経に繋がって額に出て上り、督脈と頭頂にて合流する。［2・27］

足少陽胆経や足厥陰肝経の経気の循行が不利になると、その走行部位である胸脇部に胸脇苦満や脇下支満がおこる。心・肺・脾・胃・腎・膀胱のいずれも脇部症状の原因となるが、特に少陽病での胆・肝の状態を反映する。肝気が鬱滞すると脾気も停滞し、気滞にともなって肝胆の経絡が通る胸脇部に脹満感を生じることになる。

＊嚔して痛む：前述したように、足厥陰肝経は、気菅の後ろを通って喉頭後部から軟口蓋へ入っているので、鼻咽頭部の症状としてくしゃみが出現する。足少陽胆経に関する症状ではない。

【本条のポイント】

水が肝に影響すると、足少陽胆経や足厥陰肝経の経気の循行が不利となり、脇下支満や嚔などの症状となる。

【原文】（十二―7）

水在腎、心下悸。

【訓読】

水腎に在れば、心下悸す。

【注釈および考察】

＊水腎に在れば：ここでも、前条と同じく水が五臓に影響することを述べているのであって、水が腎に貯留していると考える必要はない。水飲は、寒湿邪の外感時などの陰盛陽虚時に、陽気が傷害されて水を津に化生することができずに形成され、また水飲による内傷時に、脾腎の陽気が損傷されて脾の運化機能が傷害されて、腎水を巡らせることができなくなり形成される。肺の宣発粛降作用・脾の運化昇清作用・腎の蒸化作用が失調して水液を巡らせることができなくなると、水液が停滞蓄積するのである。腎に水飲が影響すると、腎陽が虚し、

その影響は他臓器に及ぶ。すなわち腎陽虚衰により寒邪が内生し、血脈を温煦し気血水を巡らせることが出来なくなるとともに、脾腎陽虚や心腎陽虚となり、脾や心の症状を伴うこととなる。

＊心下悸す：心下は胸部・上腹部を含んでいる。『中医学辞典』によれば、「心下悸」は、「任脈の鳩尾から膻中穴付近（ほぼ前胸部）に動悸を自覚すること、心悸亢進状態のこと」とあり、腎陽が虚せば心陽も虚して動悸・息切れなどの症状となる。腎動脈の拍動と関係した動悸であるとする説もあるが、腎動脈の拍動を自覚するであろうか。心腎不交による虚火上炎とは病態が異なると思われる。

【本条のポイント】

水が腎に影響すると、腎陽が虚して寒邪が内生するとともに、その影響は心に及んで心陽が虚し、「心下悸」となる。

【原文】（十二―8）

夫心下有留飲、其人背寒冷如手大。

【訓読】

夫れ心下に留飲有れば、其の人の背の寒冷すること手大の如し。

【注釈および考察】

＊心下に留飲：飲といわれる病証には、痰飲、懸飲、溢飲、支飲の四種があることを（十二―1）で述べたが、ここではまとまって貯留している水分を留飲とし、まとまってはいないが臓器組織内に瀰漫性に拡がって存在している水分を伏飲としていると思われる。心下とは胸部・上腹部を指し、留飲とはここでは脾の運化機能が失調し、水穀が運化されずに水飲が中焦に停滞した病態であり、胃内停水やそれが腸に流れ落ちて腸間内停水となった、先述の「痰飲」に相当する病態と思われる。

＊其の人の背の寒冷すること手大の如し：水飲は陰邪であり、水飲停滞によって脾陽は一段と虚して脾陽不振となり、中焦に寒が内生して中焦虚寒となって脾気虚弱や気血の化生不足となるが、さらに水気と寒邪が他臓器を犯せば、脾肺虚寒や脾腎陽虚となる。また臓腑と経穴との関係では、脊柱に沿って背部を走行する足太陽膀胱経の経穴が重要であり、肺兪・心兪・膈兪・肝兪・胆兪・脾兪・胃兪・三焦兪・腎兪・大腸兪・小腸兪・膀胱兪などが上から下に並んでおり、各臓腑と経穴が対応している。『鍼灸大成』によれば胃兪は第十二胸椎下であり、「コレラ、胃が冷える、腹が脹って鳴る、食べて十二時間後に嘔吐する、食欲がない、たくさん食べるのに痩せ細る、視力低下、腹痛、胸や脇が支えて脹る、背中が痛くて筋肉が痙攣する、小児が痩せ細る、肉が付かないなどを主治する」とされ、李東垣によれば「中焦に湿があれば、胃兪を治療する」とのことで、胃内停水し中焦虚寒となった病態の症状が胃兪部の寒冷症状としてあらわれていることが、本条文の意味と考えられる。

【本条のポイント】

胃内停水があるために、中焦虚寒となれば、胃兪穴部の寒冷症状としてあらわれてくる。

【原文】（十二―9）

留飲者、脇下痛引欠盆、咳嗽則輒已。（一作転甚）

【訓読】

留飲の者は、脇の下痛みて欠盆に引き、咳嗽すれば則ちやむ。（一に転じて甚だしに作る）：「輒已」で「やむ」

【注釈および考察】

＊脇の下痛みて欠盆に引き：「脇下」はほぼ季肋部から側胸腹部に相当する（十二―6参照）。欠盆は足陽明胃経に連なる経穴であって別名天蓋ともいわれ、鎖骨上窩に位置する。足陽明胃経は鼻に起り、気管に沿って欠盆に入り、横隔膜へ下がって胃に属し、脾に絡まる。欠盆は『鍼灸大成』によれば、「息奔（呼吸が切迫し、右脇下にシコリのあるもの）、胸に支え、喘息、水腫、リンパ結核、咽頭炎、汗が出て寒熱する、欠盆中が腫れて外に潰瘍ができる、胸中が熱っぽくて支える、傷寒で胸の熱が止まらない、などを主治する」とある。「引き」は、痛みが欠盆部にまで及び、の意味か。ここは（十二―1）で述べた懸飲の病態であり、再掲すると「胸脇部への飲の停滞は肋膜炎による胸水に相当し、咳嗽・胸脇部の脹れや痛み・呼吸時の牽引痛などの症状となる。また水飲が胃から脇肋部の下に溢れ出たとも考えられる。」である。

＊咳嗽すれば則ちやむ：咳嗽すると痛みが止む、との意味であるが、懸飲の病態では、条文括弧内の表現のように、咳嗽によって痛みは悪化すると思われる。

【本条のポイント】

留飲は懸飲に相当し、脇下から欠盆にまで痛みが及び、咳嗽によって悪化する。

【原文】（十二―10）

胸中有留飲、其人短気而渇。四肢歴節痛。脈沈者、有留飲。

【訓読】

胸中に留飲有れば、其の人短気して渇す。四肢歴節して痛む。脈沈の者は、留飲有り。

【注釈および考察】

＊大塚敬節『金匱要略講話』では、四肢歴節の前で切れていると考えるべきであると指摘している。趙開美本では、条文のように丸が打たれており、どちらとも考えることが可能である。

＊其の人短気して渇す：「胸中留飲」は、肺炎・胸膜炎やその他の炎症性疾患にともなう胸水貯留や、心不全による肺水腫が考えられ、そのような病態では「短気」（短くて浅い呼吸）となり、陰液が大量に失われる結果口渇を生じる。

＊四肢歴節して痛む：歴節は第五章で論じているが、関節が腫脹し疼痛し屈伸ができなくなる病証であり、リウマチ性関節

炎・痛風・変形性関節炎などにおいて見られる。気虚・陽虚・血虚・津液不足や湿熱がある病態において、さらに外邪の風湿が加わると、経絡中の気・血・津液の阻滞や、経絡中への邪熱の侵入により、正気との間に激しい抗争を生じ、風湿熱邪による四肢関節の腫脹や疼痛、屈伸障害となり、関節や筋肉が赤く腫脹して熱を持ち、すなわち歴節症状となる。

「胸中留飲」と「四肢歴節」併存病態は、リウマチ性の心筋炎や胸膜炎と関節炎が併存する病態や、同様の症状を呈するその他の膠原病疾患、また五章において説明したが脚気が考えられ、脚気は関節炎・多発性ニューロパチー・うっ血性心不全などの症状となり、胸水貯留もありうる。「外部から湿邪や風毒などが身体に入ることや、あるいは高カロリー食物の過食で生じる熱が下肢に流れ込むなどが原因」とされ、「干脚気と湿脚気に二分され、湿脚気はさらに寒湿脚気、湿痰脚気、湿熱脚気、湿毒脚気に分かれる」とされるが、風寒湿熱の邪が原因とする。[7]　鬱熱により陰液が消耗することも口渇の原因となる。肺炎・胸膜炎に関節炎が併存する病態も考えられる（敗血症など）。

＊脈沈者、有留飲：沈脈は陽気が衰退して気血が裏にこもってしまい、外邪の侵入に対して営衛気を鼓舞することができなくなった脈象であり、裏証・鬱証・水証を表す。裏において水寒邪による邪正相争が行われ気血が鬱阻された場合は沈実となり、陽気の衰退によるものは沈無力となる。また腎気不足は陽気不足となって沈脈となる。水飲の貯留によって陽気が虚損するとともに、経絡中の気・血・津液の阻滞や、経絡中への邪熱の侵入により気・血・津液が虚損し、沈脈となる。

【本条のポイント】

「胸中留飲」と「四肢歴節」の併存病態では、短気となり口渇し、水飲の貯留による陽気の虚損や、水寒邪による気血の鬱阻などによって沈脈となる。

【原文】（十二―11）

膈上病痰、満喘咳吐、発則寒熱、背痛腰疼、目泣自出、其人振振身瞤劇、必有伏飲。

【訓読】

膈上に痰を病むは、満喘して咳して吐し、発するに則ち寒熱し、背痛み腰疼き、目には泣自ら出で、其の人振振として身瞤すること劇しきは、必ず伏飲有り。

【注釈および考察】

＊膈上に痰を病むは：「膈」は横隔膜のことである。ここは「痰」であり、「痰」は脾・肺・腎・三焦の機能失調や血管透過性が亢進した病態において、津液が停滞し、停滞した水湿に寒・熱・火・風などの邪が作用し、気滞・寒凝・湿聚となり、また火熱により煮出される、などによって形成された炎症性の病理産物であり、津液の存在する全身のどこにおいても形成され得る。「痰」は粘稠で流動性の少ないものであって寒・熱

ともにあり、一方「飲」は水性で流動性の高いもので、寒に属するものが多い。「痰」は全身の至る所に侵入して、気血の循行を阻害し、経絡の正常な流れを撹乱し、臓腑の機能を傷害して複雑な病証をしめす。「膈上」であるので、横隔膜上の肺内に痰が形成されていることを意味し、単なる水飲の貯留とは異なる。

＊**満喘して咳して吐し**：「満喘」は喘息発作時に、気道狭窄による呼気障害があり胸部脹満状態となっていることであり、喀痰の排出が困難となって、咳嗽が強くなり、時に肺気の上逆に伴って胃気も上逆して嘔吐する。

＊**発するに則ち寒熱し**：「発するに」は、その後に列記された症状も含めて、「症状が発現する」の意味と思われる。寒熱は、「寒」は病邪によって陽気が阻滞されて体表が温煦されないことを意味し、「熱」は邪正相争によって邪熱が産生されていることを意味している。本条では、悪寒と発熱を伴った発作があり、陽気の阻滞と邪熱の産生の混在した病態が考えられる。

＊**背痛み腰疼き**：寒湿の邪はともに陰邪であって、寒は凝滞性、湿は粘滞性の性質があり、経絡中の気血の流れを阻滞させ、通じなければ痛むで腰背痛の原因となる。特に外邪により脾腎が傷られると、温煦・運化・気化の機能がいずれも失調して、寒湿邪がさらに内生し、冷感・四肢の冷えなどとともに、腰背部の冷痛の原因となる。また膈部の症状は、足太陽膀胱経の経穴の膈兪に関係し（十二―8参照）、膈兪は第7胸椎下に位置するところから、背痛と関係する。「痰」の生成原因である脾・肺・腎・三焦の機能失調との関係では、足太陽膀胱経の経穴の三焦兪は第1腰椎下に対応し、腎兪は第2腰椎下に対応するので、それらの機能失調が腰痛に関係していると考えることもできる。

＊**目には泣自ら出で**：目は五臓六腑と密接な関係があり、五臓六腑の精気は経絡を伝わり目に注ぎこまれており、「膈上に痰を病む」病証の影響も当然目に表われる。また肺は宣発粛降を主って脾から送られてくる清気（衛気や津液）を皮毛に輸布し潤しているが、目も皮毛に属しているので、「膈上に痰を病む」病証では目の潤いも失われ、流涙の原因となる。経脈との関係では、足太陽膀胱経は目頭から起り、目頭に晴明、両鼻頭の陥中に攅竹の経穴があり、経穴の症状として流涙も記載されており、足太陽膀胱経の症状としても考えられ、腰背部痛と足太陽膀胱経と流涙との間には、足太陽膀胱経を介しての相互関係が推察される。

＊**其の人振振として身瞤すること劇しきは、必ず伏飲有り**：「振振」は身体をぶるぶると振わせる様であり、「瞤《じゅん》」はピクピクと動くことである。伏飲は、『中国医学辞典』によれば、「痰飲が身体に潜み、折に触れその症状をあらわすもの」とされ、何任も同様に考えている。本条の「発する」以下の症状は、痰飲によって隠されていた伏飲が、あらわれて来たための症状と考えられる。すなわち全身的な水飲の停滞があり、そのた

めに脾・肺・腎・三焦の機能失調により痰が形成されている病態であり、何らかの誘因により水飲が強まると、五臓の機能失調も強まり、陽虚により寒を生じ、陰虚により虚熱を生じるとともに、足太陽膀胱経に影響して腰背部痛となり、流涙となると考えられる。「振振身瞤」との関係では、慢性の疾患に伴う肝の陰血の消耗や、生じた虚熱に伴う陰血の消耗により、肝陽が制御できなくなって生じた火と、痰が作用し合って、肝風が内動することが原因と考えることも可能と思われる。肝の疏泄機能が失調し頭目・筋脈が滋養出来なくなるとともに、肝風の影響が加わって、ふるえ・ひきつり・痙攣などの症状となると考えられる。

【本条のポイント】

全身的な水飲の停滞があり、臓腑の機能失調により痰が形成されている病態では、水飲（伏飲）・臓腑機能失調・痰による症状が出現するが、水飲が影響して発作状の寒熱・腰背痛・流涙・振振身瞤などの症状となることがあるとする。水飲がどのように症状に影響するかは、前述の如く推論した。

【原文】（十二—12）

夫病人飲水多、必暴喘満。凡食少飲多、水停心下。甚者則悸、微者短気。脈双弦者寒也、皆大下後喜虚。脈偏弦者飲也。

【訓読】

夫れ病人水を飲むこと多ければ、必ず暴《にわか》に喘満す。凡そ食少なく飲多ければ、水心下に停《とど》まる。甚しき者は則ち悸し、微なる者は短気す。脈双《ふたつ》とも弦なる者は寒なり、皆大いに下して後喜く虚す。脈の偏《かたえ》が弦なる者は飲なり。

【注釈】

＊夫れ病人水を飲むこと多ければ、必ず暴に喘満す：ここでは、水飲による内傷によって脾腎の陽気が損傷され、このために脾の運化機能が働かなくなり、腎の蒸化作用が失調して水をコントロールできなくなると、水液が停滞し蓄積して水飲が形成され、水飲が肺を攻撃することによって喘満となる、と考えられる。喘満は満喘に同じ（前条参照）。水がいきなり肺を攻撃する訳ではない。『中医病因病機学』によれば、飲が形成される原因は水飲による内傷の他に、寒湿の外邪の外感により肺衛の陽気が損傷され、このために水は津に化生されずに集まって飲となるとする。また飲の形成には、肺の調整下降作用・脾の輸送上昇作用・腎の蒸化作用の機能失調とともに、三焦の気化作用が機能失調することが重要であり、それらは相互に連関しているとする。

＊凡そ食少なく飲多ければ、水心下に停まる：「食少なく」は、慢性病のために五臓の機能、特に脾胃機能が低下して脾胃気虚となったためであり、栄養摂取が低下し気血が不足し、悪化するとその影響は心・肺にまで及ぶ。その様な病態では、水分の吸収や津液の輸送が低下し、脾気虚に加えて脾陰虚となり、すなわち脾気陰両虚となって、口渇・口唇の乾燥など

となる。この様な状態のものが口渇により多量に飲水すると、寒湿の邪によって脾胃の運化機能がさらに傷害されて、「水心下に停まる」ことになる。

＊甚しき者は則ち悸し、微なる者は短気す：訳すと、「症状が強いものは心悸となり、軽いものは短気となる」である。「心悸」の原因は、停滞した水気が上犯して心を犯すためと考えられ、水気の蓄積は、脾腎陽虚を背景としての脾虚があり運化機能が働かなくなるためであると考えられる。そのような脾陽腎陽ともに虚した病態では中焦に寒が内生し、脾気虚弱から気血不足となり、その結果心陽も虚して、心陽虚証となる。そこに水気の上犯が加わると心陽はさらに虚し、心が温煦されず動悸・息切れを生じることになる。

短気は（十二―3）で述べたが、脾腎陽虚・心陽虚・心気虚弱のために気と水を循環させることができなくなり、肺の機能も傷害されて十分に息を吸い込むことが出来ず、息切れを生じる。すなわち脾の運化昇清機能が働かないと水が肺に帰らず、水液が水の上源である肺から三焦水道を通って全身に循環することができなくなり、また肺の機能も傷害されて肺気が塞がることになる。肺気が塞がると、治節機能（心が血液を規則正しく休むことなく循環させる機能を助ける肺の機能）も失われて血行異常が起り、まず喘息症状（短気）となり、それから動悸（心悸）となる。［8］

＊脈双とも弦なる者は寒なり、皆大いに下して後喜く虚す。脈の偏が弦なる者は飲なり。：訳すと、「両方の寸口の脈が弦脈であるものは、寒邪が内生している、これは大いに瀉下した後に脾胃が虚寒となったのである。片方の脈が弦脈であるものは、その側の水飲の貯留（懸飲など）がある。」である。弦脈は（十一―5）で述べたが肝胆の脈であり、肝気が鬱結して経絡が拘束され、気血が収斂していることの反映であって、肝陽上亢・肝火旺・肝風内動などでみられ実脈に属するが、疼痛・痰飲・虚寒時にもみられる。動脈硬化・肝炎・怒り・イライラ時の脈でもある。また弦脈は「陽中の陰」を表し、少陽病すなわち、半表半裏証の脈象でもあって、病邪が内に侵入して胆腑に結し、表裏の間で正気との間に邪正相争が起っているときの脈象でもある。また緊脈とは程度の差であって、疼痛・寒象を反映する。

本条は、水気の蓄積に伴って脾陽腎陽の虚が強まり、中焦に寒が内生している病態である。瀉下法は本来裏実証に対して用いるべきであり、多少とも正気を損傷する。脾陽腎陽が虚している場合に瀉下法を行うと、脾陽不振や胃気虚寒となり、温煦機能が低下して中焦の虚寒症状が強まることになる。また詳細は不詳だが、胸腔内の水腫の部位により、その側の経絡が拘束され、気血が収斂すると、片方の脈が弦脈となると考えられる。弦脈に関しては、肺は粛降し肝は疏泄昇発し、両者は反目しながらバランスをとっており、肺の粛降作用が失調すれば肝は昇発しすぎとなり、このために弦脈となるとも考えられる。

【本条のポイント】

水飲が原因となって脾腎の陽気が傷つけられると、停滞し蓄積した水飲が肺を攻撃することによって喘満となる。慢性病によって脾胃機能が低下しているところに、多量の水飲が加わると、脾胃機能はさらに低下して心下（胃部）に停滞する。脾の運化昇清機能が傷害されるとその影響は肺に及び肺気が塞がり短気となり、さらに心におよんで治節機能が傷害されて心悸となる。水寒邪の停滞蓄積によって弦脈となるが、水腫の存在部位側の脈が弦脈となる。

【原文】（十二—13）

肺飲不弦、但苦喘、短気。

【訓読】

肺の飲は弦ならず、但喘にて苦しみ、短気す。

【注釈および考察】

＊前条が懸飲に対応し、本条と次条が支飲に対応している（十二—1参照）。支飲証は水飲が胃から胸膈に昇ったものであり、肺水腫に相当する。懸飲は水飲が胃から胸肋部の下に溢れ出したものであり、胸水に相当する。肺水腫は喘鳴が強く、肺の機能も傷害されて十分に息を吸い込むことが出来なくなり、息切れを生じ呼吸困難となり、起座呼吸、全身（特に顔面）の浮腫となる。支飲証での脈象は沈緊になるとの記載もある。

［26］　何任著では平脈とするが弦脈になることもあるとし、断定はしていない。肺水腫は肺内への瀰漫性の水の浸潤であり、経絡の拘束や気血の収斂は強くないために「弦ならず」と表現されたとも考えられる。

【本条のポイント】

肺水腫（支飲証）の脈象と症状について。

【原文】（十二—14）

支飲亦喘而不能臥、加短気、其脈平也。

【訓読】

支飲も亦喘して臥する能わず、加えるに短気し、其の脈は平なり。

【注釈】

＊前条参照。

【原文】（十二—15）

病痰飲者、当以温薬和之。

【訓読】

痰飲を病む者は、当に温薬を以て之を和すべし。

【注釈および考察】

＊痰飲は（十二—1）参照。ここでの痰飲は、狭義の痰飲であり、脾胃の痰証に相当し、脾胃の運化機能の低下により、胃内停水（留飲ともいわれる）、腸間内停水となった病態であり、水

気の蓄積に伴って脾陽腎陽の虚が強まり、中焦に寒が内生する。すなわち脾胃の運化機能が低下すると、肺・腎・三焦の気化機能が働かなくなって水気が蓄積し、水気は陰でもあり寒でもあるので、陽気が虚すとともに中焦に寒が内生する。

＊温薬は、寒邪が裏にあるときに、その温性・熱性により裏寒を除去する。温性により心陽・腎陽などの陽気を温めて鼓舞し、中焦脾胃を温めて機能を高め、経絡を温めて寒を除き止痛し、それらにより寒湿・痰飲を除去する。対して寒邪が表にあるときは、辛温解表薬を用いて辛の理気作用によって寒邪を散らす。辛温性の強い薬物は燥性が強く、陰液を損傷しやすいので、細辛・乾姜など強すぎない温性の薬物を以て治療するのが適切である。「温薬を以て之を和すべし」には、強すぎない温性の薬物を以て寒湿・痰飲を除去し、調和をはかる意味が含まれている。

【本条のポイント】

胃内停水、腸間内停水があるものは、脾胃の陽気が虚して中焦に寒が内生しているので、強すぎない温性の薬物を以て寒湿・痰飲を除去し、調和をはかりながら治療する。

【原文】（十二―16）

心下有痰飲、胸脇支満、目眩、苓桂朮甘湯主之。

苓桂朮甘湯方

茯苓四両　桂枝三両　白朮三両　甘草二両

右四味、以水六升、煮取三升、分温三服、小便則利。

【訓読】

心下に痰飲有り、胸脇支満し、目眩するは、苓桂朮甘湯之を主る。

苓桂朮甘湯の方

茯苓四両　桂枝　白朮各三両　甘草二両

右四味、水六升を以て、煮て三升を取り、分け温めて三服し、小便則ち利す。

【注釈および考察】

＊**心下に痰飲有り**：「心下痰飲」は、（十二―1）では胃内停水・腸間内停水のことであった。ここでは胸脇支満・目眩を伴っているので、胃内停水・腸間内停水により脾陽が虚して運化機能が失調する結果、その影響が肝に及んで肝気が鬱滞し肝の疏泄条達機能が失われたために（肝木は脾土を克すので）、次項の説明の如く、胸脇支満・目眩となると考えられる。また何らかの原因による情志の乱れが背景にあると、症状が起き易くなると思われる。

＊**胸脇支満**：「脇下支満」は（十二―6）で説明したが、「胸脇支満」もほぼ同じ意味である。「胸脇」は、前胸部・心下部・側胸部に相当し、胸脇部が何かで一杯になったような不快な感覚であり、足少陽胆経や足厥陰肝経の経気の鬱滞が原因となるとされ、外邪が少陽に及び、肝胆の機能不全があって胆火内鬱状態にあることが反映されているとされる。足少陽胆経と足厥陰肝経は表裏の関係にあり、邪が少陽におよび足少陽

胆経に影響がおよぶとともに表裏の関係にある足厥陰肝経にも影響がおよぶ。

ここでは胆の役割が重要であり、胆は肝と表裏をなし、肝からの精汁（胆汁）を貯蔵するとともに、精汁を腸に注いで水穀の消化を助けている。中医学では精汁は精微物質であるとともに、神（精神・意識活動）の基礎物質とされ、「君主の官」である心の主宰のもと精神情動活動に参加し、偏ることなく決断を主るので「中正の官」といわれ、「胆は決断を主る」とされる。また肝は臓で陰に属するのに対して胆は腑で陽に属し、春の少陽昇発の気を主り、人体の臓腑に起る気の始まりとされ、また一日の陰陽の盛衰の中での陽気の昇発を主っており、肝の疏泄機能を受けて降下を主り瀉火に働いている。

そこで外邪が足少陽胆経へ侵入したり、情志が乱れて肝気鬱結し肝の疏泄機能が失調する局面では、胆気も鬱阻し、長く続くと化火して胆熱を生じ、足少陽胆経の経気が鬱滞する結果、胸脇支満や目眩などの症状の原因となるとされる。また胆熱は心神を騒がせて、煩躁・不眠・易驚などとなる。胆気鬱阻から痰を生じると、痰湿が経気を塞ぎ、痰熱を生じて体内がかき乱されて、頭暈（暈は回転性）や目眩の原因となる。一方肝の疏泄機能が失調すると、それ自体でも胸脇部の脹満感を生じるとされ、肝気鬱結にともなう肝火上炎や、肝腎の陰液虚損にともなう肝風内動や、肝火上炎・肝陽上亢が進展転化したための肝陽化風時にも、眩暈を生じるとともに、胸脇部の脹満感をともなう。

「心下有痰飲」と「胸脇支満」との関係については、「肝胃不和」や「肝脾不和」とされる病態が考えられる。「肝胃不和」では、肝の疏泄機能が失調すると胃に横逆して胃気の和降が妨げられ、上腹部膨満感・上腹部痛・悪心・嘔吐などの胃気上逆となり、「肝脾不和」は肝の疏泄機能の失調と脾の運化機能の失調が相互に影響を及ぼし合っていることであり、本条のように、脾胃の運化機能の失調によって胃内停水・腸間内停水となっている病態では、肝の疏泄機能も失調して悪循環を形成し、「胸脇支満」の原因になると考えられる。[26]

＊目眩するは：前述参照。目眩はめまい症状だけではなく、目のくらむ感じ、目の焦点が合わない感じ、であり、転じて目がしょぼしょぼする感じも含んでいる。

【苓桂朮甘湯の考察】

Ⅰ：構成生薬の薬理作用

A．茯苓：①利水滲湿　②健脾補中　③寧心安神　**B．桂枝：**①発汗解肌（表）②温通経脈　③通陽化気　**C．白朮：**①健脾燥湿　②益気生血　③和中安胎　**D．甘草：**①補中益気　②潤肺・祛痰止咳　③緩急止痛　④清熱解毒　⑤調和薬性

Ⅱ：苓桂朮甘湯の方剤考察

上述のように、胃内停水・腸間内停水により脾陽が虚して運化機能が失調し、その影響が肝に及んで肝気が鬱滞して肝

の疏泄条達機能が失われ、胆気も鬱阻し、長く続いて胆熱を生じ、足少陽胆経の経気が鬱滞する結果、胸脇支満・目眩となっている病態と考えられる。

茯苓は水道を通利して水湿を滲除し、甘で健脾して脾の水湿運化を助け脾虚を改善し、脾虚による胸脇部や中焦の水湿停滞を除き、胃腸機能の異常や逆気を治す。**桂枝**は経絡を温めて血行を促進し、陽気を温めて気の巡りをよくし、気の上逆を降ろすとともに、中陽を温補して裏虚を補い、痰湿を吸収して除き、腎と膀胱の気化を促進して利水作用を発揮する。白朮は蒼朮とともに健脾燥湿作用があり、補益薬や祛風湿薬として用いられ、風湿の邪を散じ湿濁の鬱を化す（昇陽散鬱作用・化湿作用・燥湿作用・昇散作用とも表現）作用がある。昇陽散鬱作用は蒼朮が白朮よりも優れているが、健脾・補気・生血作用は白朮のほうが蒼朮よりも優れている。蒼朮は湿熱の実証に用い、白朮は虚湿の病態において補脾補中補気して除湿し、固表止汗する。**甘草**は補中益気するとともに、諸薬を調和している。桂枝・茯苓・白朮は、桂枝は陽気を温めて気の巡りをよくし、茯苓は健脾するとともに水道を通利し、白朮は補脾補中補気し健脾燥湿し、三者が協同して通陽利水、温化痰飲して胃内停水・腸間内停水を除いている。

【本条のポイント】

まず脾陽を回復して脾の運化機能の失調を改善し、胃内停水・腸間内停水を除くことによって、肝の疏泄機能の失調を改善する。苓桂朮甘湯は、陽気を温めて気の巡りをよくし、温化痰飲し、健脾し、水道をめぐらし、燥湿する作用によって症状を改善する。

【原文】（十二―17）

夫短気有微飲、当従小便去之、苓桂朮甘湯主之（方見上）。腎気丸亦主之（方見脚気中）。

【訓読】

夫れ短気して微飲有るは、当に小便従り之を去るべし、苓桂朮甘湯之を主る（方は上に見ゆ）。腎気丸亦之を主る（方は脚気中に見ゆ）。

【注釈】

＊短気にして微飲：「短気」は（十二―12）参照。短くて浅い呼吸であって虚実があり、虚証では真元不足や虚弱体質が、実証では痰飲・気滞などによる胸腹脹満が原因となる。また虚証では脾腎陽虚・心陽虚・心気虚弱によって気と水を循環させることができなくなると、肺の機能も傷害されて十分に息を吸い込むことが出来ず短気となる。すなわち脾の運化機能が働かないと水が肺に帰らず、水が上源である肺から三焦水道を通って全身に循環できなくなり、また肺の機能も傷害されて肺気が塞がるが、肺気が塞がると、治節機能（心が血液を規則正しく休むことなく循環させる機能を助ける肺の機能）も失われて血行異常が起り、まず喘息症状（短気）となり、そ

れから動悸（心悸）となる。［7・8］

「微飲」は微かに水飲があることであるが、上述のように「短気」となる病態である脾腎陽虚・心陽虚・心気虚弱などでは気と水を循環させることができなくなり、水飲の停滞が起って浮腫となる。水飲の分類は（十二―1）参照。肺の宣発粛降作用・脾の運化昇清作用・腎の蒸化作用が失調すると、水液を巡らせることができなくなり水液が停滞蓄積するのであり、主に胃腸に蓄積する。ここでは、微飲であるので、かすかに皮下に水飲があふれて水腫がある状態であり、分類上では「溢飲」に相当する。

＊当に小便従り之を去るべし：水飲を、肺の宣発粛降作用・脾の運化昇清作用・腎の蒸化作用を回復することによって水道を通利して小便として除く。

＊苓桂朮甘湯之を主る：苓桂朮甘湯は、陽気を温めて気の巡りをよくし、健脾し補脾補中補気し健脾燥湿して、水道を通利し、水飲を除いている。（前出）

＊腎気丸亦之を主る：腎気丸は、（五―19）で詳述した。腎気丸（八味丸）は腎陽虚証に用いられる。腎陽が虚すると温化作用が低下して、寒がり・四肢冷感・膝腰の冷痛・精神疲労・小便不利などの症状となり、また腎虚により気化機能が失調すると水液が貯留し、腎気虚により腎の納気機能が失調すると納気不全により呼吸困難となり（腎の精気が充実してはじめて、肺で吸入された気は、粛降作用によって下って腎に納められて、肺の呼吸機能が維持されているので）、また腎精の不足によって耳鳴・聴力低下などを呈した病態に対して、腎気丸は用いられる。苓桂朮甘湯は水飲貯留により脾虚となった病態による水腫や短気に対して、また腎気丸は腎陽虚証によって引き起こされた水腫や短気に対して、それぞれに用いられる。

【本条のポイント】

真元不足や虚弱体質があり、脾腎陽虚・心陽虚・心気虚弱となっている病態で、気と水を循環させることができなくなり、このためにかすかに皮下に水飲があふれて水腫となり、肺の機能が傷害されて短気となっている病態においては、水飲貯留により脾虚となり水腫や短気となった病態に対しては苓桂朮甘湯を用い、腎陽虚証によって引き起こされた水腫や短気に対しては腎気丸を用いて治療する。

【原文】（十二―18）

病者脈伏、其人欲自利、利反快、雖利、心下続堅満、此為留飲欲去故也、甘遂半夏湯主之。

甘遂半夏湯方

甘遂大者三枚　半夏十二枚（以水一升煮取半升、去滓）　芍薬五枚　甘草如指大一枚（炙一本作無）

右四味、以水二升、煮取半升、去滓、以蜜半升、和薬汁、煎取八合、頓服之。

【訓読】

病者脈伏し、其の人自利せんと欲し、利せば反って快し、利すると雖も、心下続いて堅満なるは、此れ留飲去らんと欲するが故と為すなり、甘遂半夏湯之を主る。

甘遂半夏湯の方

　甘遂大なる者三枚　半夏十二枚（水一升を以て煮て半升を取り、滓を去る）　芍薬五枚　甘草指大の如き一枚（炙る一本無に作る）

右の四味、水二升を以て、煮て半升を取り、滓を去り、蜜半升を以て、薬汁に和し、煎じて八合を取り、之を頓服す。

【注釈および考察】

***病者脈伏**：伏脈は強く押えてやっと触れ、あたかも骨に付着しているようであり、比較的細い線として触れる。沈脈よりもさらに深く骨に付くぐらいにまで按じて触れる脈であり、心陽が極端に衰退し、正気が虚損し、気血ともに不振となっている場合は無力で触れにくいが、邪が沈伏したために脈気が閉塞し阻滞し阻格されたための場合は有力である。[2・19]

***其の人自利せんと欲し、利せば反って快し**：「利」は、大小便の通りが順調であることであるが、ここでは峻下剤である甘遂をもちいているので、大便を意味していると思われる。下痢便ではあるが、腹痛や腹部不快感を伴うこともないので、自らトイレに行くことを嫌がらず、行って下痢をするとかえって症状が和らぎ楽になる。下痢により一時的に胃内停水・腸間内停水（すなわち留飲）が軽減するためと思われる。

***利すると雖も、心下続いて堅満なるは**：下痢をして症状が一時的に和らいでも、伏脈を引き起こした背景である、肝・脾・腎の機能異常が解消された訳ではなく、心下堅満が続いているのである。心下堅満については、（十二—16）で詳述した。胃内停水・腸間内停水により脾陽が虚して運化機能が失調する結果、その影響が肝に及んで肝気が鬱滞し、肝の疏泄条達機能が失われ、更に胆気鬱阻を生じて、足少陽胆経の経気が鬱滞することが影響すると考えられる。

***此れ留飲去らんと欲するが故と為すなり**：そこで、肝・脾・腎の機能異常によって生じた留飲を、その原因を解消して除こうとするのが、以下の甘遂半夏湯による治療の理由である。

【甘遂半夏湯の考察】

I：構成生薬の薬理作用

A．甘遂

（1）トウダイグサ科カンズイ・トウダイグサの根。

（2）苦、寒。有毒。肺・脾・腎。

（3）『神農本草経』「甘遂、味苦、寒。主大腹疝瘕、腹満、面目浮腫、留飲宿食、破癥堅積聚、利水谷道。一名主田。生川谷。」

（4）**11**：①瀉水除湿　②逐痰滌飲　③消腫散結　**12**：①峻下逐水　②逐痰　**13**：①瀉逐水飲

（5）苦で降泄し、寒で除熱する峻下通水薬である。肺・

脾・腎の三経に入って上・中・下焦の水飲痰飲を、二便を通利させて除き、腸閉塞や尿閉に用いるとともに、重症で実証性の陽実水腫である腹水・胸水・浮腫を治して水腫脹満を除き、痰飲積聚の頑痰や胸水による胸満気喘や呼吸困難、風痰による癲癇などに用いられる。また水飲と熱邪が結びついた胸膜炎（結胸）や熱性胸水に用いられる。虚証や虚弱者、妊婦には慎用するとともに、甘草の量が甘遂より多いと、相反する作用により甘遂の毒性が強まるが、少ない場合は大丈夫である。

B．**半夏**：①燥湿化痰　②降逆止嘔　③消痞散結　④消腫止痛　C．**芍薬**：**＊赤芍**①清熱涼血　②祛瘀止痛　③清肝泄火　**＊白芍**①補血斂陰　②柔肝止痛　③平肝斂陰　D．**甘草**：①補中益気　②潤肺・祛痰止咳　③緩急止痛　④清熱解毒　⑤調和薬性

Ⅱ：甘遂半夏湯の方剤考察

甘遂は肺・脾・腎の三経に入って上・中・下焦の水飲痰飲を、二便を通利させて除き、**半夏**は燥湿化痰して痰湿を除き脾胃の運化機能を改善し、同時に逆気を下ろし気を巡らせ、**芍薬**は瀉肝作用・安脾肺作用があり、肝の疏泄条達機能を改善して肝鬱気滞から胆気鬱阻を生じて、足少陽胆経の経気鬱滞による胸脇部の張りや痛み・心下堅満を生じたものを除く。**甘草**は補中益気するとともに薬性を調和している。また蜜を加えて補中益気している。甘遂半夏湯は峻剤であり、頓服が基本であるところからも、肺・脾・腎の機能異常の程度を判断して慎重に用いる必要がある。

【本条のポイント】

肝・脾・腎の機能異常があり、慢性の水飲すなわち留飲が心下に形成され、蓄積した水飲が下注すると下痢（自利）となり、それにより一時的に心下堅満が改善しても、すぐ悪化する場合は、留飲が裏において沈伏しているためであり、脈気の閉塞・阻滞・阻格を反映して伏脈となる。そのような除きがたい留飲に対しては、強力に瀉下し、瀉下によって水飲を除く作用のある甘遂の入った、甘遂半夏湯を持ちいて留飲を除き治療する。半夏は脾胃の運化機能改善に働き、芍薬は肝の疏泄条達機能改善に働く。自利せんと欲する状態であるので、甘遂半夏湯で瀉下することも可能になるのである。

【原文】（十二—19）

脈浮而細滑、傷飲。

【訓読】

脈浮にして細滑なるは、飲に傷《やぶ》られる。

【注釈】

＊脈浮：浮脈で表証を表す場合は、浮取すると力があるが、中取・沈取では無力である。また虚証で陰液不足によって陽気を収斂し潜蔵することが出来ない場合も、脈気が上浮して浮脈となる。慢性疾患や出血後に、気血不足のために浮脈とな

る場合であるが、陰液不足のために脈管の充盈度が低下する場合は細脈となることが多い。[19]

＊**細脈**：細脈は虚証を意味し、慢性消耗性疾患のために気血ともに衰微し、気虚によって血を駆動させる動力が無力となり、また血虚のために血液が脈管を充満させることができなくなることの反映である。血虚では浮に傾き、陽虚では沈に傾く。

＊**滑脈**：邪気正気ともに盛んな実熱や、痰飲によって脈内の液体量が増加している場合や、食積などで陰気が有余となり、邪気が陰に入って血液が沸騰するために、脈管の収縮と拡張がすみやかとなり、滑脈となるとされる。妊娠の脈でもある。浮で滑は風痰をあらわす。

【考察】

飲病で弦脈があらわれる点については、(十二―12）で詳述したが、弦脈にならない場合もあることを（十二―10）（十二―13）で述べた。ここでの「細滑」は、滑で水飲の実邪を反映し、さらに細で気血が虚している病態と考えることが可能である。ここでの浮脈は陰液不足のためと考えられ、陰液不足と水飲が混在した病態であるために、浮で滑脈になっているとも考えられる。他の例では、濡《じゅ》脈は浅層に触れ、浮脈＋細脈＋弱脈であり、湿邪を代表する脈とさるれが、湿と水飲の違いはあるが、意味するところは本条と同様であると考えられる。飲病に表われる浮脈は、水飲の停滞を伴っているが、慢性疾患による脾胃虚が背景にあって気血津液の化生が不足しているところに、水飲による脾胃虚のさらなる悪化が加わり陰液不足が悪化し、すなわち飲に傷《やぶ》られて、浮脈を呈すると考えられる。

【本条のポイント】

水飲によって、かえって傷陰がおこる。機序は前述。

【原文】（十二―20）

脈弦数、有寒飲、冬夏難治。

【訓読】

脈弦数《さく》は、寒飲有り、冬夏は治し難し。

【注釈】

＊**脈弦数**：弦脈は（十二―12）で述べた。再掲すると、「弦脈は肝胆の脈であり、肝気が鬱結して経絡が拘束され、気血が収斂していることの反映であって、肝陽上亢・肝火旺・肝風内動などでみられ実脈に属するが、疼痛・痰飲・虚寒時にもみられる。動脈硬化・肝炎・怒り・イライラ時の脈でもある。また弦脈は『陽中の陰』を表し、少陽病すなわち、半表半裏証の脈象でもあって、病邪が内に侵入して胆腑に結し、表裏の間で正気との間に邪正相争が起っているときの脈象でもある。」であるが、緊脈とは程度の差であって、寒証・疼痛を反映しており、弦数で有力が緊脈である。数脈自体は実熱・虚熱にかかわらず熱証を反映するが、陽虚で陰寒内盛であって、陰寒によって陽気が外格されて虚陽が浮越する場合も数脈となる。本条の数脈に相当すると思われる。[19]

＊寒飲有り：脈弦数はすなわち緊脈と考えてよく、ここでは寒証すなわち寒飲の反映である。寒飲は、外寒内寒により陽気が不振となり、肺・脾・腎の機能失調に加えて三焦の気化機能が働かなくなって水飲が蓄積し、寒と結びついて形成される。

＊冬夏は治し難し：冬は寒飲に寒を加えるのであるから、症状が悪化して治療が困難となり、夏は寒飲に対する温薬による治療が、暑さのために困難となる。

【本条のポイント】

寒飲があるために弦数脈となる場合は、冬夏は治療が困難となる。

【原文】（十二─21、22）

脈沈而弦者、懸飲内痛。病懸飲者、十棗湯主之。

十棗湯方

芫花熬　甘遂　大戟各等分

右三味、擣篩、以水一升五合、先煮肥大棗十枚、取八合、去滓、内薬末、強人服一銭匕、羸人服半銭、平旦温服之。不下者、明日更加半銭、得快下後、糜粥自養。

【訓読】

脈沈にして弦の者は、懸飲にて内痛む。懸飲を病む者は、十棗湯之を主る。

十棗湯の方

芫花《げんか》熬《い》る　甘遂　大戟各等分

右の三味、擣《つ》きて篩《ふる》い、水一升五合を以て、先ず肥えたる大棗十枚を煮て、八合を取り、滓を去り、薬末を内《い》れ、強人は一銭匕を服し、羸《るい》人は半銭を服し、平旦に之を温服す。下らざる者は、明日更に半銭を加え、快下を得たる後に、糜粥《びしゅく》をもって自ら養う。

【注釈および考察】

＊脈沈にして弦：沈脈は裏証をあらわし、気血が裏に鬱阻されてこもってしまった脈象で鬱証といってよく、また水証の反映でもあり、営衛気を表に出して脈を持ち上げることができず、浮取・中取で触れず沈取で筋骨の近くに触れる。沈で有力は裏実であり水寒の蓄積鬱滞を反映し、沈で無力は陽気の衰退を反映する。弦は前条注釈参照。肝胆の脈であり、実脈に属し、疼痛・痰飲・虚寒時の脈象でもある。ここでの沈弦は、裏に水飲・痰飲が蓄積していることの反映である。

＊懸飲にて内痛む：飲は、肺の宣発粛降作用・脾の運化昇清作用・腎の蒸化作用が失調して水液を巡らせることができなくなり、水液が停滞蓄積したためであるが、脾胃の運化機能の異常が重要であり、主に胃腸に蓄積する。『中医病因病機学』の記述では、痰飲とは「心腎の陽気が不足し、水液が胃から腸に降りた」ものであり、懸飲とは「肝気が虚したために、水が胃から肝が主る脇下に入った」ものであり、溢飲とは「脾気が虚したために、水飲が胃から四肢に溢れた」ものであり、

支飲とは「肺気が虚したために、水飲が胃から上り胸を圧迫した」ものであるとする。すなわち懸飲は、脾・腎の機能失調が肝に及び、肝の疏泄条達機能が失調し、胸脇部に飲が停滞した場合と考えられ、脇胸部が脹満して痛み、咳嗽・呼吸時の牽引痛・息切れ・呼吸促迫などとなる。これらは、機能が虚したところに、水飲が溜まるとの原則を述べているのであり、脇胸部の症状の原因は、足厥陰肝経や足少陽胆経に関係し、肝・胆に関係しているのであるから、肝が虚していると考えられるのである。浸出性の胸膜炎などの病態が相当する。

＊羸人：痩せて虚弱な人。

＊平旦：「旦」は、夜明け・早朝。平旦も同様。

【十棗湯の考察】

Ⅰ：構成生薬の薬理作用

A．芫花《げんか》

(1)ジンチョウゲ科フジモドキの花蕾。

(2)辛・苦、寒。有毒。肺・脾・腎。

(3)『神農本草経』「芫花、味辛、温。主咳逆上気、喉鳴喘、咽腫短気、蠱毒鬼瘧、疝瘕癰腫。殺虫魚。一名去水。生川谷。」

(4)**11**：①瀉水除湿　②逐痰滌飲　③殺虫療癬　**12**：①峻下逐水　②祛痰平喘　③殺虫・消癰　**13**：①峻下逐水　②除痰止咳

(5)「峻下逐水」すなわち激しい下痢を生じて、体内の余分な水飲の停滞である浮腫・腹水を除き、胸脇部における水飲・痰飲の蓄積である胸水（懸飲）を除いて、咳嗽・喘息・胸脇痛を改善する。また小便も通利し尿量減少を改善する。寄生虫の虫積による腹痛に用い、頭部白癬症や皮膚化膿症に外用する。肝硬変による腹水に用いる。甘遂・大戟とともに用いることが多いが、芫花が最も毒性が強く、甘遂・大戟と同様に甘草と一緒に用いると毒性が増強する。薬力は甘遂・大戟と較べるとやや緩和である。妊婦には禁忌、虚弱者には慎用する。

B．大戟《たいげき》

(1)トウダイグサ科トウダイグサ属植物の根（京大戟）、現在流通している紅芽大戟はアカネ科植物の根とされる。

(2)苦、寒。有毒。肺・脾・腎。

(3)『神農本草経』「大戟、味苦、寒。主蠱毒、十二水腫満急痛積聚、中風皮膚疼痛、吐逆。一名邛鉅。」

(4)**11**：①瀉水除湿　②逐痰滌飲　③消腫散結　**12**：①峻下逐水　②消腫散結　**13**：①攻瀉水飲　②消腫散結・消癰腫瘡毒

(5)効能は甘遂とほぼ同じである（十二―18参照）が、薬力はやや劣る。甘遂は上・中・下焦の経脈に作用して、水飲痰飲を二便を通利させて除くが、大戟は上・中・下焦の臓腑に作用して水飲痰飲を除き、両者を併用することで経脈と臓腑にわたって水邪を除いている。実証性の浮腫・腹水・水飲痰飲の蓄積である胸水・肝硬変による腹水などに用いるとともに、消腫散結の効能があり、皮膚化膿症（癰腫瘡毒）・頸部リンパ節腫脹（瘰癧）・皮下結節（痰核）などに内用・外用する。注意点は芫花と同じ。

C．甘遂：①瀉水除湿　②逐痰滌飲　③消腫散結　**D．大棗：**①補気補脾　②養血安神　③薬性緩和

Ⅱ：十棗湯の方剤考察

芫花・甘遂・大戟はいずれも苦・寒により瀉泄・除熱し利尿作用もあり、二便を通じることにより除湿している。

懸飲は、脾胃の運化機能失調により胃腸に蓄積した水飲が、肝の疏泄条達機能の失調をともなって胸脇部に溢れ、経気が鬱滞し脇胸部が脹満して痛み、水飲により肺気が上逆して咳嗽となり、呼吸時の牽引痛・息切れ・呼吸促迫となっている病態である。この様な病態は利水滲湿薬にては改善が困難であり、峻下逐水作用のある薬物で除水を行う必要がある。先に述べた様に、甘遂は経脈に作用して水飲痰飲を二便を通利させて除き、大戟は臓腑に作用して水飲痰飲を除き、両者を併用することで経脈と臓腑両方の水邪を除いている。芫花は薬力では甘遂・大戟と較べるとやや緩和であるが、胸脇部における水飲・痰飲の蓄積である胸水（懸飲）を除くのに優れている。すなわち三薬を合せることで、経脈・臓腑・胸脇の水飲堅積を協調して除いているが、有毒であって正気を損傷しやすいので、大棗を加えて薬性を緩和するとともに、補気補脾して正気を補っている。

【本条のポイント】

裏に水飲・痰飲が蓄積している病態で、懸飲によって胸脇痛となっている場合は、利水滲湿薬にては改善が困難であり、峻下逐水作用のある十棗湯を用いて経脈・臓腑・胸脇の水飲堅積を除いて治療する。

【原文】（十二―23）

病溢飲者、当発其汗、大青竜湯主之。小青竜湯亦主之。

大青竜湯方

麻黄六両（去節）　桂枝二両（去皮）　甘草二両（炙）　杏仁四十個（去皮尖）　生姜三両（切）　大棗十二枚　石膏如鶏子大（砕）

右七味、以水九升、先煮麻黄、減二升、去上沫、内諸薬、煮取三升、去滓、温服一升、取微似汗、汗多者、温粉粉之。

小青竜湯方

麻黄三両（去節）　芍薬三両　五味子半升　乾姜三両　甘草三両（炙）　細辛三両　桂枝三両（去皮）　半夏半升（洗）

右八味、以水一斗、先煮麻黄、減二升、去上沫、内諸薬、煮取三升、去滓、温服一升。

【訓読】

溢飲を病む者は、当に其の汗を発すべし、大青竜湯之を主る。小

青竜湯も亦之を主る。

大青竜湯の方

麻黄六両（節を去る）　桂枝二両（皮を去る）　甘草二両（炙る）　杏仁四十個（皮尖を去る）　生姜三両（切る）　大棗（十二枚）　石膏鶏子大の如し（砕く）

右の七味、水九升を以て、先ず麻黄を煮て、二升を減じ、上沫を去り、諸薬を内れ、煮て三升を取り、滓を去り、一升を温服し、微かに汗に似たるを取る、汗多き者は、温粉にて之を粉ふる。

小青竜湯の方

麻黄三両（節を去る）　芍薬三両　五味子半升　乾姜三両　甘草三両（炙る）　細辛三両　桂枝三両（皮を去る）　半夏半升（洗う）

右の八味、水一斗を以て、先ず麻黄を煮て、二升を減じ、上沫を去り、諸薬を内れ、煮て三升を取り、滓を去り、一升を温服す。

【注釈および考察】

＊溢飲を病む者は、当に其の汗を発すべし：前条で説明したが、溢飲とは「脾気が虚したために、水飲が胃から四肢に溢れた」ものであるとされる。また衛気は脾胃が運化化生した水穀の精気の脈外を巡るものであり、脾気が虚すと衛気の化生が妨げられて衛気不足となり、前条で述べた「機能が虚したところに水飲が溜まる」との原則から、溢飲では衛気不足の四肢肌表に水飲が貯留するようになる。『霊枢』本臓篇によれば、「衛気は分肉を温め、皮膚を充たし、腠理を肥し開闔《かいこう》を司る所以の者なり」であり、衛気は発汗機構の開閉を司っている。そこで衛気不足に加え、肌表にあふれた陰邪である水飲によって陽気が塞がれ、これらにより衛気が押さえこまれて開闔機能が失調するために、汗孔の開閉がうまく働かず無汗となる。そこで水飲が表にあるのであるから、発汗によって表の水飲を除くようにするべきである。

＊大青竜湯之を主る。小青竜湯も亦之を主る：『中医臨床のための方剤学』によれば、「溢飲は風水に相当し、風邪と水飲が皮下に停積し、浮腫・身体が重だるいなどを呈する病態である。大青竜湯は風邪と水飲を発越し裏熱を清するので、溢飲が化熱して煩躁をともなう場合に適する。小青竜湯は水飲が寒化して冷え・喘咳などをともなうときに適する。」とある。また大青竜湯の適する病態は、『名医の経方応用』によれば、「傷寒表実の重症で、裏に熱証がある場合や、溢飲に裏熱を兼ねる症候」で用い、また熱邪が気を傷害して煩躁をともなう場合とする。また『傷寒論』によれば、「太陽中風、脈浮緊、発熱悪寒、身疼痛、不汗出而煩躁者、大青竜湯主之。」であり、裏熱の症候としての煩躁が重要である。ここでは溢飲に裏熱煩躁をともなう場合は大青竜湯と考えてよいが、水飲は陰邪であり、表に陰寒があり裏に熱がある寒熱併存の病態と考えられ、裏熱は「溢飲が化熱」したもので、肌表にある水飲が寒

邪によって束縛されたために鬱熱を生じたものと考えられる。各方剤考察で再考するが、本条での溢飲の病態は本来脾虚があり水飲となっているのであり、傷寒論での傷寒表実や太陽中風とは病態が異なり、両者を同一に論じることができない点には注意が必要である。

【大青竜湯の考察】

Ⅰ：構成生薬の薬理作用

A．**麻黄**：①発汗解表　②宣肺平喘　③利水消腫　④透疹・祛風湿　B．**桂枝**：①発汗解肌（表）　②温通経脈　③通陽化気　C．**甘草**：①補中益気　②潤肺・祛痰止咳　③緩急止痛　④清熱解毒　⑤調和薬性　D．**杏仁**：①止咳平喘　②潤腸通便　E．**生姜**：①散寒解表　②温胃止嘔　③化痰行水　④解毒　F．**大棗**：①補気補脾　②養血安神　③薬性緩和　G．**石膏**：①清気分実熱（清熱降火・除煩止渇）　②清肺熱　③清胃火　④生肌斂瘡

Ⅱ：大青竜湯の方剤考察

麻黄湯（麻黄・桂枝・甘草・杏仁）の麻黄・甘草の量を倍にして、生姜・大棗・石膏を加えている。**麻黄**は宣肺作用により滞った肺気を開通させて、肺気が衛気や津液を全身に散布して肌腠や皮毛を温め潤すことを助け、その結果発汗により水を排出するとともに、膀胱を温化して利水し消腫する。**桂枝**は表裏の陽気を温める。すなわち体表部を温め、軽度に発汗させて風寒表証を除くとともに、経絡を温めて血行を促進し気血を巡らせ、また水が寒邪によって凝結している場合に、腎と膀胱の気化を促進して利水作用を発揮する。桂枝の発汗力は麻黄に劣るが、温経散寒の効力は麻黄に勝る。また行瘀作用・下気作用・補中作用・和営作用がある。すなわち麻黄は衛気を宣発し、桂枝は温経散寒し営分を透発して営衛を巡らせ、発汗し利水し消腫している。**杏仁**は肺の粛降機能を改善して苦降し、肺気の上逆を改善するとともに、肺の宣発と粛降機能を改善することによって水道を通調し改善するが、麻黄と合せて用いた場合は、麻黄杏仁は宣発に作用し杏仁は粛降に作用して両者の作用はより強められている。**甘草**は諸薬を調和している。**生姜**は陽気を巡らせ、風寒表証を解表するが、解表作用は弱く、ここでは同じく辛温解表薬である麻黄・桂枝の補助薬として用いられており、麻黄・桂枝・生姜を合せて用いることで、強力に発汗解表している。甘草・生姜・大棗は補中し営衛を補う。辛温解表薬である麻黄・桂枝・生姜に対して、石膏は辛寒の清熱瀉火薬であり、また清熱することにより除煩している。温薬と寒薬が同一処方中に配合され、表に陰寒があり裏に熱がある寒熱併存の病態で、温薬によって表の陰寒を除き、寒薬によって裏熱を除くが、温薬は裏熱を悪化させ、寒薬は表の陰寒を悪化させるので、薬効上は相殺されている。しかし逆に考えると温薬の行き過ぎを抑え、寒薬の行き過ぎを抑えて、バランスをとっているとも考えられ、麻黄・甘草の量が倍になっているのも、同様

にバランスととる意味が考えられる。

【小青竜湯の考察】

Ⅰ：構成生薬の薬理作用

A．**麻黄**：①発汗解表　②宣肺平喘　③利水消腫　④透疹・祛風湿　B．**芍薬**：**赤芍**①清熱涼血　②祛瘀止痛　③清肝泄火　**白芍**①補血斂陰　②柔肝止痛　③平肝斂陰　C．**五味子**：①収斂固渋（斂肺止嗽・渋精縮尿・渋腸止瀉・斂汗）②益気生津　③寧心安神　D．**乾姜**：①温中散寒・温脾陽　②回陽救逆　③温肺化飲　④温経止血　E．**甘草**：①補中益気　②潤肺・祛痰止咳　③緩急止痛　④清熱解毒　⑤調和薬性　F．**細辛**：①散寒解表　②温肺化飲　③祛風止痛　G．**桂枝**：①発汗解肌（表）②温通経脈　③通陽化気　H．**半夏**：①燥湿化痰　②降逆止嘔　③消痞散結　④消腫止痛

Ⅱ：小青竜湯の方剤考察

前述したが、「小青竜湯は水飲が寒化して冷え・喘咳などをともなうときに適する。」のであり、また『傷寒論』によれば、「傷寒、表解せず、心下に水気あり、乾嘔、発熱して咳し、或は渇し、或は利し、或は噎し、或は小便不利して少腹満し、或は喘する者は、小青竜湯之を主る。」とあり、また「傷寒、心下に水気あり、咳して微喘し、発熱し渇せず、湯を服し終わり、渇するものは、これ寒去り解せんと欲すなり、小青竜湯之を主る。」とある。前者は「体表に風寒の邪があり、心下（胃部）に水飲が停滞し、このために乾嘔し、水気と寒邪が鬱して発熱し、肺は皮毛を主るところから咳し、水液が停滞して津液が巡らないために渇し、水飲が腸に降ると下痢し、上逆すると噎し（胸につまり）、水が停滞して巡らないために小便不利となって下腹部が腹満し、肺におよんで喘となる者を主る」のであり、それに対して後者は、「心下に水寒の気が形成されると、それが肺を傷って咳と微喘を生じ、表寒に対して陽気があらわれ発熱するが、陰の水寒の気が強いために渇を生じない。そこで湯を服して渇を生じるならば、寒が去り水気が解せんとしているのであるから、小青竜湯で水気を散じるようにすればよい。」と述べている。つまり小青竜湯で表の風寒を去り、心下・肺・腸に停滞した水飲を除き、外感痰喘の症状を改善している。

麻黄・桂枝・細辛は辛温であって散寒解表薬であり、麻黄は衛気を宣発し、桂枝は温経散寒して営衛を巡らせ、発汗し利水し消腫している（前出）。細辛の解表作用は弱く麻黄・桂枝と併用することによってその効果を表すが、散寒力は強く、風寒湿邪を温めることによって散じ、走り回って浸透し鬱滞を除くことにより胸中の気滞を除き肺竅を通し、鼻塞を温めて通して鼻閉を改善し、経絡の阻滞を温通して痺証を改善し、肺中の寒飲を温めて除き呼吸困難・咳嗽・希薄多痰などを改善し、肺気を疎通することによって利水道もしている。乾姜の温中散寒作用も強く、脾胃を温めて寒を散じ寒飲を除いて

いる。細辛・乾姜・半夏の三薬で同様に、寒飲を温めて水飲を除いている。**芍薬**は寒性の補血滋陰薬であり、甘草とともに営陰を保護し、温散薬による営陰の損傷を補っている。**五味子**は収斂固渋薬であり、上逆した肺気を収めて止咳・平喘するが、辛散薬の行き過ぎを抑えてバランスをとっている。五味子は酸斂の性質により外感の邪を肺中の留めるため、外感症では忌まれることが多いが、本条のように**乾姜**と併用するならば、辛よく酸に勝つとの五行理論から考えられるように、乾姜の極辛の性質により、忌む必要はないとされる。［24『医学衷中参西録』参照］ 半夏は燥湿化痰することによって脾の運化昇清機能を回復し、それにより肺腎の機能を回復させる。肺においては喀痰・咳嗽・喘息を改善し、また脾気を回復することによって降逆止嘔する。麻黄・五味子・細辛・半夏はいずれも止咳平喘に作用している。

【本条のポイント】

脾気が虚したための衛気不足が背景にあり、水飲が胃から衛気不足の四肢肌表に溢れた溢飲では、裏熱煩躁をともなう場合は大青竜湯を用い、水飲が寒化して冷え・喘咳などをともなう場合は小青竜湯を用いる。

【原文】（十二—24）

膈間支飲、其人喘満、心下痞堅、面色黧黒、其脈沈緊、得之数十日、医吐下之不愈、木防已湯主之。虚者即愈、実者三日復発、復与不愈者、宜木防已湯去石膏加茯苓芒硝湯主之。

木防已湯方

木防已三両　石膏十二枚鶏子大　桂枝二両　人参四両

右四味、以水六升、煮取二升、分温再服。

木防已湯去石膏加茯苓芒硝湯方

木防已二両　桂枝二両　人参四両　芒硝三合　茯苓四両

右五味、以水六升、煮取二升、去滓、内芒硝、再微煎、分温再服、微利則愈。

【訓読】

膈間の支飲は、其の人喘満し、心下痞堅にして、面色黧黒《れいこく》なり、其の脈は沈緊、之を得て数十日、医之を吐下して愈えざるは、木防已湯之を主る。虚なる者は即ち愈ゆ、実なる者は三日にして復た発す、復た与えて愈えざる者は、木防已湯去石膏加茯苓芒硝湯之を主るに宜し。

木防已湯の方

木防已三両　石膏十二枚鶏子大　桂枝二両　人参四両

右の四味、水六升を以て、煮て二升を取り、分け温めて再服す。

木防已湯去石膏加茯苓芒硝湯の方

木防已二両　桂枝二両　人参四両　芒硝三合　茯苓四両

右の五味、水六升を以て、煮て二升を取り、滓を去り、芒硝を内れ、再び微かに煎じ、分け温めて再服す、微かに利すれば則ち愈ゆ。

【注釈および考察】

＊膈間の支飲：（十二―13）参照、再掲する。支飲証は水飲が胃から胸膈に昇ったものであり、肺水腫に相当する。肺水腫では喘鳴が強くなり、肺の機能も傷害されて十分に息を吸い込むことが出来なくなり、息切れを生じ呼吸困難となり、起座呼吸、全身（特に顔面）の浮腫となる。「膈」は横隔膜のことであり、膈間は横隔膜で仕切られた空間で胸膈と同様の意味であり、心肺が存在するが、ここでは肺を意味する。

＊其の人喘満し：先に論じたように、「機能が虚したところに、水飲が溜まるとの原則」があり、支飲とは「肺気が虚したために、水飲が胃から上り胸を圧迫した」もので、肺気の働きである宣発と粛降機能が失われた状態であり、津液が散布されず、肺系全体が緊迫して気逆や喘息となり、また痰や水飲が肺を塞ぐと喘息症状が強まるとともに、胸満症状があらわれる。

＊心下痞堅にして：心下痞硬に同じか。上腹部の胃のあたりが、塞がっているような不快な感じがして、押すと堅く抵抗感がある場合であり、邪熱や水飲の停滞による気機の阻滞状態の反映である。また（十二―18）で述べたが、胃内停水・腸間内停水により脾陽が虚して運化機能が失調し、その影響が肝に及んで肝気が鬱滞し、肝の疏泄条達機能が失われて胆気鬱阻を生じて、足少陽胆経の経気が鬱滞するために、心下堅満となるとされ、心下痞堅も同様の機序が考えられる。

＊面色黧黒なり：黧は、黄色がかった黒い色、である。五行との関係では、黒は腎・水・寒と関係し、黄は脾・土・湿と関係する。顔色が黄色は湿証・虚証の反映であるとされ、眼球結膜に黄染がなく黄疸ではない場合には、気血両虚や脾胃の損傷による湿証・虚証を反映する。黒色は腎虚・血瘀の反映であり、本条では水証と関係する。

＊其の脈は沈緊：沈脈は陽気が衰退して気血が裏にこもってしまい、外邪の侵入に対して営衛気を鼓舞することができなくなった脈象であり、裏証・鬱証・水証を表し、本条では水飲の貯留によって陽気が虚損するとともに、経絡中の気・血・津液の阻滞が反映されている。緊脈は、縄を触っているように感じる脈象で、寒象・疼痛を表す。陰陽のバランスがくずれた脈象であり、本条では脾胃の損傷・陽気の虚損・水飲の貯留による陰寒の邪の形成が反映されている。

＊之を得て数十日、医之を吐下して愈えざるは、木防已湯之を主る：発病して数十日が経過し、医者が吐法や下法を行って治療しても治癒しない場合は、木防已湯の適応である。実邪積滞による宿食が胃脘部にあれば吐法を用い、邪気が裏実を形成して中下焦にあれば下法を用いる。本条では、脾胃の虚があり、胃内停水・腸間内停水が肺に及んで肺水腫を形成し、肺の宣発と粛降機能が失われ、また肝の疏泄条達機能が失われた病態であり、単なる実邪積滞ではないので、吐法や下法を用いても治癒しないのである。

＊虚なる者は則ち愈ゆ、実なる者は三日にして復た発す、復た与えて愈えざる者は、木防已湯去石膏加茯苓芒硝湯之を主るに宜し：病人が虚している場合は、木防已湯で治癒するが、実している場合は、一時的によくなるが三日もすれば症状が再発する。そのような場合には木防已湯去石膏加茯苓芒硝湯を用いるとよい。詳細は方剤考察で検討する。

【木防已湯の考察】

Ⅰ：構成生薬の薬理作用

A．木防已についてどの様に記載されているか列挙する。

11：木防已は、ウマノスズクサ科ウマノスズクサ属植物 *Aristolochia fangchia* Wu やツヅラフジ科の *Cocculus trilobus* DC などの根。防已は、ツヅラフジ科シマハスノハカズラの根。日本ではオオツヅラフジの根および根茎を防已（漢防已）に当てる。漢防已は利水退腫にすぐれ、木防已は祛風止痛にすぐれる。

12：木防已は、ツヅラフジ科アオツヅラフジの根（我国）。ウマノスズクサ科コウボウイを唐防已と呼ぶが、これを木防已とすることもある。祛風通経絡止痛作用に優れ、上半身の浮腫や風湿疼痛に適する。防已は、ツヅラフジ科オオツヅラフジの根（中国名青風藤、日本名漢防已または防已）。ツヅラフジ科シマハスノハカズラの根（中国名漢防已）。漢防已は祛湿利水作用に優れ、下焦湿熱・下半身の浮腫に適する。

13：漢防已は、祛湿利水の作用が強く、下焦湿熱・下半身の水腫・湿脚気の治療に適する。木防已は祛風通絡・止痛の作用が強く、上半身の水腫および風湿疼痛の治療に適する。

14：『神農本草経』においては区別はない。『金匱要略』では木防已湯は支飲喘満に用い、防已茯苓湯は皮水の病に用いられており、薬効差がある。

『傷寒・金匱」の薬方大成』では、「木防已については混乱があったが、現在は防已に一本化され、我国ではオオツヅラフジの茎・根茎が用いられている」とする。日本薬局方では防已としてオオツヅラフジを用いるが、中国では漢防已としてシマハスノハカズラを用いる。オオツヅラフジは中国では青風藤と呼ばれる。

B．防已：①利水退腫　②祛風止痛　③下焦血分の湿熱を除く　**C．石膏**：①清気分実熱（清熱降火・除煩止渇）　②清肺熱　③清胃火　④生肌斂瘡　**D．桂枝**：①発汗解肌（表）　②温通経脈　③通陽化気　**E．人参**：①大補元気　②補脾益肺　③益気生津　④益智安神　⑤補気生血・摂血　⑥扶正祛邪

Ⅱ：木防已湯の方剤考察

注釈で述べたように、脾胃の虚があり、胃内停水・腸間内停水が肺に及んで肺水腫を形成し、肺の宣発と粛降機能が失われ、また肝の疏泄条達機能にも影響が及んだ病態であるが、

膈間に停滞した水飲は寒湿邪となり、寒湿が鬱滞すると熱に変り（熱への従化・鬱積化熱）、熱証を伴うことになる。**防已**は寒性であって除湿作用があり、湿熱を伴った浮腫、腹水、肺内水腫を清熱し除湿する。**桂枝**は陽気を温めて気の巡りをよくし、痰湿を吸収し除き（通陽化気）、水が寒邪によって凝結している場合に、腎と膀胱の気化を促進して利水作用を発揮し（利水作用）、血が鬱滞し固まるのを改善し（行瘀作用）、気の上逆を治療し（下気作用・納気作用）、中陽を温補し裏虚を補い（補中作用）、営衛を調和させる（和営作用）。本条では防已による利水を補助し、気の上逆を下気して喘満を改善している。**石膏**は清肺熱・清胃熱作用により化熱を清するとともに、桂枝による陽気の行き過ぎを抑えている。**人参**は、脾の運化機能が低下して水湿が停滞し、肺に及んで停滞した水湿に外邪が作用して痰となり、この痰濁が肺に影響して肺気の宣発粛降作用が阻害され、肺症状がさらに悪化する悪循環を、健脾和胃作用によって断って益肺に働き、また大補元気作用により正気を回復させ五臓の虚損を補っている。

本条にもどると、「之を得て数十日、医之を吐下して愈えざるは、木防已湯之を主る。虚なる者は則ち愈ゆ、実なる者は三日にして復た発す」、水湿の停滞を引き起こす脾胃の虚が数十日も続いて、胃内停水から肺に水飲が及び、肺気の働きである宣発と粛降機能がもともと虚していた状態がさらに悪化している病態に、吐下法を行っても、正気の虚損を強めるだけで効果はない。木防已湯で水湿を除き、肺熱をさまし、陽気の虚損を補い、正気を補うならば、もともとの体質の虚弱が原因であるならば治癒するが、五臓の虚損に加えて実邪が強く影響した症状である場合は、虚損を補うことによって症状は一時的に回復するが、実邪の影響が勝って本の状態に戻ってしまう。そのような場合は、木防已湯去石膏加茯苓芒硝湯を用いるのがよい。

【木防已湯去石膏加茯苓芒硝湯の考察】

Ⅰ：構成生薬の薬理作用

A．**木防已（防已）**：①利水退腫　②祛風止痛　③下焦血分の湿熱を除く　B．**桂枝**：①発汗解肌（表）　②温通経脈　③通陽化気　C．**人参**：①大補元気　②補脾益肺　③益気生津　④益智安神　⑤補気生血・摂血　⑥扶正祛邪　D．**芒硝**：①軟堅瀉下　②軟堅散結　③回乳　④清熱瀉火　E．**茯苓**：①利水滲湿　②健脾補中　③寧心安神

Ⅱ：木防已湯去石膏加茯苓芒硝湯の方剤考察

木防已・桂枝・人参は木防已湯の項で説明したが、木防已湯の石膏を芒硝に変え、茯苓が加えられている。**芒硝**は鹹寒であって、潤性や軟堅作用によって大便の乾燥や硬結を改善し、軟堅や瀉下の結果として、潤燥し瀉熱する。『神農本草経』によれば、五臓の積聚を治し、実熱を除き、胃気を通し、宿便を除き、月経を整え、尿路系を整え、経脈の通りを良くし、六府の積聚や五藏の積熱を除き堅積熱塊を破る。五藏積熱つ

まり五臓内に邪気が盛んで正気も十分にある実証で熱証の病態であり、すなわち実熱が蓄積している状態を治し、胃腸に飲食が滞って張った状態を治療する。**茯苓**は利水滲湿薬であるが、甘で補・和・緩に働き利水しても正気を損傷することがなく、身体のどの様な場所における水湿の停滞も治療することができる。『神農本草経』では、特に「主胸脇逆気」と胸脇部の水湿を除くことで逆気を治すことが強調されている。また精神不安を鎮静し安神する作用や、心下部つまり胃部の痛みを和らげる作用があり、煩満を改善するとともに、甘味で健脾し、脾の水湿運化を助けるので、脾虚および脾虚による中焦の水湿停滞による胃腸機能の異常に効果があり、下痢・食欲不振・悪心・嘔吐・腹鳴・腹満などの病態に用いられる。

本条は木防已湯の項で述べたように、脾胃の虚が数十日も続いて、胃内停水から肺に水飲が及び、もともと虚していた宣発と粛降機能がさらに悪化し、膈間に停滞した水飲が寒湿邪となり、寒湿が鬱滞して熱に変り（熱への従化・鬱積化熱）、熱証を伴っている病態に、五臓の虚損に加えて実邪が強く影響し、胃腸に飲食が滞って実熱が蓄積された病態であり、木防已で肺内水腫を清熱し除湿し、桂枝で通陽化気し利水し、人参で正気を回復させ五臓の虚損を補い益肺し、芒硝により軟堅瀉下し瀉熱し潤燥して実熱を除き経脈の通りを良くし、茯苓で胸脇部の水湿を除くことで逆気を治すとともに、健脾し脾の水湿運化を助け、五臓の虚損に加えて実邪が強く影響した病態を改善する。

【本条のポイント】

水湿の停滞を引き起こす脾胃の虚が数十日も続いて、胃内停水から肺に水飲が及び肺水腫となっている病態では、肺気の宣発粛降機能が失われ、また肝の疏泄条達機能も失われており、吐下法を行っても、正気の虚損を強めるだけで効果はない。また膈間に停滞した水飲は寒湿邪となり、寒湿が鬱滞すると熱に従化して鬱積化熱し、熱証を伴い、寒熱が錯雑した病態となる。木防已湯で水湿を除き、肺熱をさまし、陽気の虚損を補い、正気を補うならば、もともとの体質の虚弱が原因であるならば治癒するが、五臓の虚損に加えて実邪が強く影響した症状である場合には、木防已湯去石膏加茯苓芒硝湯を用いて、芒硝の軟堅瀉下し瀉熱し潤燥する作用によって、実熱蓄積を取り除いて治療することが必要となる。

【原文】（十二―25）

心下有支飲、其人苦冒眩、沢瀉湯主之。

沢瀉湯方

沢瀉五両　白朮二両

右二味、以水二升、煮取一升、分温再服。

【訓読】

心下に支飲有り、其の人冒眩に苦しむは、沢瀉湯之を主る。

沢瀉湯の方

沢瀉五両　白朮二両

右二味、水二升を以て、煮て一升を取り、分け温めて再服す。

【注釈および考察】

＊心下に支飲有り：ここでの「心下」は胸膈部の下の意味であり、脾胃の機能失調から心下に停水を生じていることを意味している。一方支飲証は水飲が胃から胸膈に昇ったものであるとされ、肺水腫に相当する（十二―14参照）とされるが、ここでの支飲は心下停水を指していると考えられる。苓桂朮甘湯に関しての（十二―16）には、「心下に痰飲有り、胸脇支満し、目眩するは」とあり、「心下に痰飲」では胆気鬱阻から痰を生じ、痰湿が足少陽胆経の経気を塞ぎ、痰熱を生じて体内がかき乱されて、頭暈や目眩の原因となると考えられ、胸脇支満を伴った。それに対して本条のように「心下に支飲」では胸脇支満は伴わず、「冒眩」の原因は、先の16条で考察した胆気鬱阻とは異なっていると思われる。胸脇支満を伴う場合は、脾胃の機能失調から胃内停水・腸管内停水を生じ、痰飲が形成され、脾陽がさらに虚して運化機能が失調し、その影響が肝に及んで肝気が鬱滞して肝の疏泄条達機能が失われることが原因と考えられたが、本条は肝の疏泄条達機能への影響が少ない場合と考えられる。

＊其の人冒眩に苦しむは：「冒」は、「おかす・たちのぼる」であり、「眩」は、「目がくらむ・めまいがする」であり、冒眩で、頭が覆われた感じで目が眩んでめまいがして視界が遮られたように感じる状態である。頭暈は回転性のめまいで頭部症状であるのに対し、目眩は目がくらむ感じのめまい、で目症状に力点がある。いずれも脳血管障害や平衡器官の異常が考えられるが、頭暈のほうがより症状が強い。

冒眩や頭暈の原因は、①肝陽上亢、②腎精不足、③気血不足、④痰濁中阻、⑤瘀血内阻、が考えられる。[20] そもそも水飲の蓄積は、肺・脾・腎の三臓と三焦の機能失調が原因であり、特に脾が重要であるが、水飲が濁って凝集して痰涎に変り、痰涎は気にうながされて昇降して人体のあらゆる部位に入り込んで症状を引き起こす。本条では脾の機能失調による水飲の蓄積から痰涎が形成され、痰涎が内風とともに頭部に上擾し（風痰上擾）、また経脈中の気血の流れを阻害して気血が脳に届かないために、冒眩や頭暈となっているとも考えられる。中医学書には清陽が昇らないために冒眩となると説明してある場合が多いが、本条に該当すると思われる、腎精不足・気血不足・痰濁中阻などは、清陽が昇らないことの病因的な説明であるとも考えられる。［7・20・26など参照］

【沢瀉湯の考察】

Ⅰ：構成生薬の薬理作用

A．沢瀉：①利水滲湿・泄熱　②除痰飲　B．白朮：①健脾燥湿　②益気生血　③和中安胎

Ⅱ：沢瀉湯の方剤考察

沢瀉は茯苓・猪苓・沢瀉の中では利水力が最も強く、健脾

作用はないが補陰の作用があるとされる。すなわち腎陰を滋補して陰虚を補う。また寒で除熱し淡で滲湿し、腎経の虚火を泄熱し膀胱の湿熱を瀉すとされ、湿と熱が混在する腎膀胱の病態での清熱利湿薬として用いられる。本条では利水とともに、腎陰を滋補して陰虚を補陰する意味も加味されている。**白朮**は利水作用により湿熱を治して発汗を止め、虚湿の病態において補脾補中補気して除湿し固表止汗する。『名医別録』によれば、眩暈や頭痛を治し、痰水を消し、皮間の風水結腫を除き、急激な心下の脹満感を改善し、湿困脾胃証の吐き下しが止まらない症状を治し、津液を補い、消化を助け、食欲を増す。

沢瀉が主薬で利水し、腎陰を滋補して補陰し、白朮で健脾燥湿するとともに利水し、冒眩を治す。回転性のめまい症状が強く起き上がれない者には、苓桂朮甘湯と併用するとよい。

【本条のポイント】

心下に飲が停滞し支飲を形成し、腎精不足・気血不足・痰濁中阻となり、水飲の蓄積から痰涎も形成されるような病態では、痰涎が内風とともに頭部に上擾して冒眩となる。沢瀉で利水し腎陰を補い、白朮で健脾燥湿し利水し、水飲痰涎を除き、脾腎を補って冒眩を鎮める。

【原文】（十二―26）

支飲胸満者、厚朴大黄湯主之。

厚朴大黄湯方

厚朴一尺　大黄六両　枳実四枚

右三味、以水五升、煮取二升、分温再服。

【訓読】

支飲にて胸満する者は、厚朴大黄湯之を主る。

厚朴大黄湯の方

厚朴一尺　大黄六両　枳実四枚

右三味、水五升を以て、煮て二升を取り、分け温めて再服す。

【注釈および考察】

＊支飲にて胸満する者は：支飲証は水飲が胃から胸膈に昇ったものであり、肺水腫に相当する。また前述した「機能が虚したところに、水飲が溜まる」との原則から、支飲とは「肺気が虚したために、水飲が胃から上り胸を圧迫した」ものと考えられ、支飲証では肺気の虚はさらに強まる。胸満との関係では、肺気の虚が強まることによって肺の粛降機能が失われることが重要である。肺の粛降機能によって気や水は下降して全身を巡ることが可能となり、それによって気道はスムーズに通り、水道も順調に流れ、五臓の気機のバランスも保たれている。従って肺の粛降機能が失われると、気道が通じなくなり肺も塞がって、胸満（胸部脹満による不快感）や喘息・呼吸促迫となるとともに、関連する臓器の気機が失調する病理変化が出現する。肺金が肝木を制約できないために肝火が上炎することになり、肺胃不和のために胃の和降機能も失われ、

さらに肺と大腸は経脈によって連絡し表裏の関係にあるところから、大腸の伝導機能も影響を受けて便秘などの症状となる。つまり「支飲にて胸満」には便秘症状もともなうところから、大腸の通降機能を回復させることによって肺気の下降も回復するのであり、厚朴大黄湯を用いる理由は、大腸の通降機能を回復させ肺気の下降を助ける意味が考えられる。[8]

【厚朴大黄湯の考察】

Ⅰ：構成生薬の薬理作用

A．厚朴：①行気化湿　②下気除満　③燥湿化痰・下気降逆　**B．大黄：**①瀉熱通腸　②清熱瀉火・涼血解毒　③行瘀破積　④清化湿熱　**C．枳実：**①破気消積　②化痰除痞

Ⅱ：厚朴大黄湯の方剤考察

厚朴は、苦で下気し、辛で散結し、温で燥湿し、湿邪停滞による脾胃機能の失調を回復し、気滞による症状を改善する。また大黄、枳実とともに用いて、脾胃機能の低下による食積（消化不良）を下気除満し、大腸の通降機能を回復させることによって肺気の下降も助けている。肺に対しては痰湿を除き（消痰下気・燥湿化痰）痰湿壅肺を治し、下気降逆し、支飲による胸満を改善している。**大黄**は苦、寒の攻下薬であり、瀉火の薬であるが、腹腔内の有形性の腫瘤を消す働きがあり、瀉下作用により陰濁を下降させて清陽を上昇させ、瘀血を取り去るとともに、水穀の通りを改善することにとって中焦を整えて食物の消化を助け、五臓の働きを安和している。すなわち脾胃機能の失調を回復するとともに、下気除満し、大腸の通降機能を回復させることによって肺気の下降を助け、支飲による胸満を改善している。支飲は水飲が胃から胸膈に昇ったものであり、水飲は陰邪であるが、水飲が鬱することによって鬱熱を生じることが考えられ、大黄には鬱熱を除く意味も考えられる。**枳実**は苦・寒で強力な行気力を有し、凝縮停滞した気・痰・食積を取り除く寒性の理気薬であり、胃腸に対しては、結気を破泄し、気結による堅積を気を巡らせて取り除き、腹脹腹満、嘔吐、心下痞塞感を改善し、また下気し導滞して大便を通じさせる。また気結による痰阻を、気を巡らせて除くことから、胸部や胃部の痞塞感、黄色粘性痰、呼吸困難などに用いる。ここでは肺気の下降を助け痰湿を除き、また胃腸の結気を巡らせ、下気し導滞して大便を通じさせて、支飲による胸満を改善している。

厚朴・大黄・枳実の三味は苦味であり、泄降に作用し、行気散結し裏実を除き胸腹部の脹満を改善する。それに加えて大黄は瀉火に働き瘀血を除き下気している。また三味は大承気湯の構成生薬でもあり、大承気湯の適応証である「陽明腑実証」の病態とのとの類似点も多い。本処方は、小承気湯および厚朴三物湯と構成生薬が同じであり、厚朴大黄湯（厚朴一尺・大黄六両・枳実四枚）、小承気湯（厚朴二両・大黄四両・枳実三枚）、厚朴三物湯（厚朴八両・大黄四両・枳実五枚）であり、小承気湯は「陽明腑実証」で大承気湯よりも燥・痞・

満・実の軽いものに用い、厚朴三物湯は裏実気滞による腹痛・便秘（痛みて閉するもの）に用いるが、厚朴大黄湯は湿熱をともなう支飲胸満があり便秘傾向のあるものに用いる。小承気湯では大黄を厚朴の倍もちい、厚朴三物湯では厚朴を大黄の倍もちい枳実の量が多く、厚朴大黄湯は大黄の量が一番多くなっている。大黄の作用としての肺気を降ろすことに力点が置かれているが、本処方は使用経験が少ないとされる。

【本条のポイント】

肺気が虚し、飲が胃から胸膈に昇って肺水腫を呈し、表裏の関係にある大腸の伝導機能も失調して便秘傾向となり、鬱熱も伴っている場合には、湿熱をともなう支飲胸満があって便秘傾向のあるものに用いられる厚朴大黄湯が有効である。

【原文】（十二―27）

支飲不得息、葶藶大棗瀉肺湯主之。（方見肺癰中）

【訓読】

支飲にて息すること得ざるは、葶藶大棗瀉肺湯之を主る。（方は肺癰中に見ゆ）

【注釈および考察】

＊葶藶大棗瀉肺湯に関しては、（七―11）（七―21）で説明した。

葶藶大棗瀉肺湯の構成生薬は葶藶・大棗の二味であり、説明を再掲すると、

《葶藶の薬効は『神農本草経』では、「主癥瘕積聚結気」気が結滞した肝脾腫などの腹腔内腫瘤や腹水、寒熱などを、「破堅逐邪、通利水道」水道を通利して利尿作用を発揮し、これにより邪を追いやって腫瘤を除く、と書かれている。葶藶子は膈上の水を除くのに優れ、まず肺経に作用し、痰飲壅肺により肺気の粛降機能が失われて気逆し、痰が多く咳嗽し呼吸困難・喘鳴を呈したものを、瀉肺（痰飲を排泄）行水して緩和し、下気平喘し消腫する。また肺気を降瀉して水道を通調するとともに膀胱経に入って利水し、大腸に作用して通泄し大便を下泄する。葶藶子の性は激しく大黄や芒硝に劣らず、肺中の水気や胸悶を大いに瀉し、下って膀胱を巡り（瀉肺行水）、膈上の水すなわち胸水、胸膜炎に作用し胸悶を改善し咳喘を除き、全身や顔面の浮腫を改善する。》

肺癰（肺膿瘍・肺壊疽）に伴って水湿が貯留した痰飲（水）壅肺においては、肺水腫と類似の病態となって呼吸状態が悪化する。それに対して葶藶大棗瀉肺湯は、水道を通利し利尿作用を発揮して行水し瀉肺して消腫し、気逆を下気平喘しており、瀉法薬として作用している。但し膿瘍が完成して肺の気血の消耗が激しいときには、さらに気血を消耗させるので用いず、実証で膿瘍が未完成の時期に使用する。大棗は葶藶の激しい性を緩和するとともに、補気補脾している。

肺の支飲証で、肺水腫により呼吸困難である本条文の病態は、葶藶によって水道を通利して利尿作用を発揮し、行水し瀉肺して水飲を除き、肺気を降ろして下気平喘するが、肺気

を降ろすことはすなわち水道を通調することであり、膀胱経に入って利水し、また大腸にも作用して通泄し大便を下泄し、肺気を降ろすことを助けている。

【本条のポイント】

肺の支飲証で、肺水腫により呼吸困難がある場合は、葶藶大棗瀉肺湯を用いる。葶藶子は膈上の水を除くのに優れ、まず肺経に作用し、肺気の粛降機能が失われて気逆・多痰・咳嗽・呼吸困難・喘鳴を呈したものを、強力に瀉肺行水して水飲を除き、下気し平喘して胸悶を除く。また肺気を降して水道を通調し、膀胱経に入って利水し、大腸に作用して通泄し大便を下泄する。

【原文】(十二―28)

嘔家本渇、渇者為欲解、今反不渇、心下有支飲故也、小半夏湯主之。(千金云小半夏加茯苓湯)

小半夏湯方

半夏一升　生姜半斤

右二味、以水七升、煮取一升半、分温再服。

【訓読】

嘔家《おうか》は本《もと》渇す、渇する者は解せんと欲すと為すに、今反って渇せざるは、心下に支飲有るが故なり、小半夏湯之を主る。(千金に云う、小半夏加茯苓湯と)

小半夏湯の方

半夏一升　生姜半斤

右二味、水七升を以て、煮て一升半を取り、分け温めて再服す。

【注釈および考察】

＊嘔家は本渇す：「嘔家」とは、脾胃の機能が減弱したために、脾の運化昇清機能、胃の受納降濁機能が傷害されて、脾気により水穀精微を昇発させて心肺にさらに全身に送ることができなくなり、また胃気により飲食物を降下させて腸に送ることができなくなって、胃腸がつかえて通らなくなり、そのために吐気が続く人のことである。このような状態では、「清陽の気は行き渡らず、後天の精は収蔵されず、飲食物の精気は摂取されないし、痰濁や老廃物は排出されない」(『中医病因病機学』より)ことになる。また津液は水穀の精微から生成され、したがって脾胃機能の影響を強く受けるが、その生成(化生)・散布・吸収・排泄には、肺・脾・腎の三臓と三焦の機能が関係し、それらの機能の異常によって、津液の欠乏と水液の停滞が引き起こされる。

脾胃の機能が減弱すると、水穀の精微から生成される津液が欠乏し、口渇となる。このことが「嘔家は本渇す」の意味であるが、「本」には、「本質的に」の意味があり、以上述べた様な意味内容が含意されている。また津液が不足となる原因には、内因と外因があり、内因は一つには脾の運化機能の失調であり、二つには陰虚内熱による消耗や自汗・瀉泄・嘔吐などである。外因は暑・熱・燥・火の外感による。ここは脾の運化機能の失調が原因と考えられる。

＊渇する者は解せんと欲すと為すに：口渇のあるものは、そのことを解消しようとして水分を取りたいと欲するのが当然であるが、本条のように嘔気があるために実際上はすぐ水分が摂れるようになるわけではない。何任は「一般的には、嘔吐する人の口渇は、一面では、邪が嘔吐とともに排出できることを意味しており、別の一面では、胃気が回復し、津液を生じて水を飲みたいと思うようになったことを意味している」とするが、口渇は津液の消耗による症状であり、嘔気は先述したように脾胃の機能異常の結果であって、本条文では邪の排出や胃気の回復と結びつけることは困難と思われる。

＊今反って渇せざるは、心下に支飲有るが故なり：寒湿邪の外感や水飲自体による内傷によって陰盛陽虚となり、脾胃の運化機能が失調し、また腎に影響がおよんで小便不利となり、水液の停滞と集積が起って心下に支飲が形成された病態では、津液の欠乏は小便不利もあり強くはなく停滞が主であって、嘔気はあるが口渇はない病症を呈する。心下に支飲に関しては（十二―25）（十二―26）参照。

【小半夏湯の考察】

Ⅰ：構成生薬の薬理作用

A．**半夏**：①燥湿化痰　②降逆止嘔　③消痞散結　④消腫止痛　B．**生姜**：①散寒解表　②温胃止嘔　③化痰行水　④解毒

Ⅱ：小半夏湯の方剤考察

半夏は、燥湿化痰することによって脾の運化昇清機能の失調を回復し、これにより脾気を回復して降逆止嘔し、嘔気を改善するとともに、水飲の停滞を改善している。また半夏には燥湿化痰と同時に逆気を下ろして気を巡らせる作用があり、気滞による症状を改善する。**生姜**は、陽気をめぐらせて脾胃を温め、胃を温めて胃気を降ろし、除湿し、止嘔する。半夏の止嘔作用を強めるとともに、解毒作用があり、半夏の毒性や刺激性を緩和している。両者を併用することによって、支飲の原因である脾胃の運化機能の失調を改善している。

【本条のポイント】

脾の運化昇清機能、胃の受納降濁機能が傷害されて嘔気が続く人は、津液の生成（化生）・散布・吸収・排泄に関係する肺・脾・腎の三臓と三焦の機能が傷害されて、津液の欠乏と水液の停滞が引き起こされている。しかし水飲自体による内傷によって陰盛陽虚となることや、脾胃機能に加え腎機能も影響を受けて小便不利となるために津液の欠乏は強くはなく、嘔気はあるが口渇はない病態となる。小半夏湯の適応である。

【原文】（十二―29）

腹満、口舌乾燥、此腸間有水気、已椒藶黄丸主之。

已椒藶黄丸方

防已　椒目　葶藶（熬）　大黄各一両

右四味、末之、蜜丸如梧子大。先食飲服一丸、日三服、稍増、口中有津液、渇者、加芒硝半両。

【訓読】

腹満し、口舌乾燥するは、此れ腸間に水気有り、已椒藶黄丸之を主る。

已椒藶黄丸の方

防已　椒目　葶藶（熬る）　大黄各一両

右四味、之を末とし、蜜にて丸とし梧子大の如くす。食に先んじ一丸を飲服す、日に三服す、稍《やや》増せば、口中に津液有り、渇する者は、芒硝半両を加う。

【注釈および考察】

***腹満し、口舌乾燥するは：**腹満は、気滞や水滞、瘀血を引き起こす各種病態が原因となる。すなわち虚証では脾の運化機能が失調したためであることが多く、脾陰虚証・脾気虚証・脾陽虚証などが原因となり、実証では胃腸に熱が鬱積したためであることが多く、肝気犯胃・肝気犯脾（肝脾不和）・脾胃湿熱・熱結腸胃・腸胃積滞・食滞などであるとされる。

一般的に脾気虚弱が進行した脾陽虚証では中焦に寒を生じ、水飲の停滞と合わさって下痢となり腹痛となることが多い。また脾気虚のために運化機能が低下し、食後に上腹部の膨満感が出現するが、脾気虚弱証には熱象を伴うことはない。それに対して脾気虚弱証に陰虚による鬱熱をともなった場合と考えられる脾陰虚証は、慢性の経過で脾気虚弱があるところに傷陰をともない化熱して発症し、脾気虚弱による食後の腹部膨満感を伴うとともに口唇が乾燥するが、水を飲んでも口渇は改善しないとされる。

また陽虚の場合には気化機能が低下して、体内物質が転化されず陰濁が蓄積し、陰陽のバランス失調が甚だしくなるために、気そのものがよりどころを失って妄動昇浮し、陽虚発熱により陰火を形成し、口舌乾燥の原因となる。さらに前述のように脾の運化機能の失調に加えて陰虚に伴う虚熱があり、陰虚内熱により虚火上浮となった陰虚火旺の病態では、心・肺・肝・腎の陰虚も伴うことが考えられ、この点は（十二―12）で、『慢性病のために五臓の機能、特に脾胃機能が低下して脾胃気虚となったためであり、栄養摂取が低下し気血が不足し、悪化するとその影響は心・肺にまで及ぶ。その様な病態では、水分の吸収や津液の輸送が低下し、脾気虚に加えて脾陰虚となり、すなわち脾気陰両虚となると、口渇・口唇の乾燥などとなる。この様な状態のものが口渇により多量に飲水すると、寒湿の邪によって脾胃の運化機能がさらに傷害されて、「水心下に停まる」ことになる』と考察したところである。本条の病態も、脾気陰両虚に内熱を伴っていると考えられる。［9］

***此れ腸間に水気有り：**「腸間に水気」を腹水と考えるよりは、上述のように脾胃機能が低下して脾胃気虚となり、水分の吸収や津液の輸送が低下して、脾気虚に加えて脾陰虚となり、

すなわち脾気陰両虚となったために水気が化生されず、胃内停水から腸管内停水となっている病態と考えたほうがよいと思われるが、心・肺・肝にも影響が及ぶ病態では腹水が形成されることも考えられる。

【已椒藶黄丸の考察】

I：構成生薬の薬理作用

A．椒目

（1）ミカン科サンショウ属植物、その他同属植物の種子。蜀椒（花椒・川椒）の種子。蜀椒は果実の果皮。

（2）苦、寒。肺・脾・膀胱。

（4）**11：**①行水消脹

（5）椒目は苦で泄降に働き利気し行水消脹し、寒で清熱瀉火する。蜀椒は辛熱であり散寒燥湿する。椒目は痰飲による腹水・腹満やそれに伴う呼吸困難・尿量減少に用いる。

B．防已：①利水消腫・除湿（風湿、皮湿を除く）②下焦血分の湿熱を瀉す（膀胱の熱や下痢を治す、利大小便）③利道・通行経絡　④温瘧熱気諸癇　**C．葶藶：**①瀉肺平喘②行水消腫　**D．大黄：**①瀉熱通腸　②清熱瀉火・涼血解毒　③行瘀破積　④清化湿熱

II：已椒藶黄丸の方剤考察

防已は、水が脾を侵した状態を除湿し、これにより風湿、皮湿を除き利大小便することや、その寒性により膀胱の熱や傷寒の寒熱の邪気を去り、湿熱を伴った浮腫、腹水、肺内水腫、関節水腫を治す。**椒目**も防已と同じく、苦で泄降に働き、利気することによって行水消脹し、寒で清熱瀉火する。**葶藶**も同じく苦寒であり、まず肺経に作用して痰飲を排泄し、水道を通利して利尿作用を発揮し、大腸にも作用して通泄し大便を下泄し、気が結滞することによる肝脾腫などの腹腔内腫瘤や腹水、寒熱などを除く。これら三種の作用は上述のように微妙に異なるが、協同して水気を除き、気の通りを改善し、清熱瀉火している。**大黄**も同じく苦寒であるが、胃腸の中に停滞した液体や、宿食つまり燥屎を、瀉下作用により腸胃を洗い清め洗滌し、陰濁を下降させることにより清陽を上昇させ、瘀血を取り去り、これらによって五藏を安和にする。また「瀉火の薬」であり、水気の化生による産物である胃内停水や腸管内停水に、火気が作用して結して巡らなくなった状態を、火を除くことによって、もとの状態にもどす働きがある。四薬が協同して、除水・利気・瀉火し、陰濁を下降させて清陽を上昇させ、腹満・口舌乾燥・腸間の水気を改善する。

【本条のポイント】

脾気虚弱証に陰虚による鬱熱をともなった脾陰虚証では、脾胃機能が低下して水分の吸収や津液の輸送が低下し、胃内停水から腸管内停水となり腹満し、虚火上浮により口舌乾燥となる。そのような場合には、已椒藶黄丸を用いて除水・利気・瀉火し、陰濁を下降させ、清陽を上昇させて治療する。

【原文】（十二—30）

卒嘔吐、心下痞、膈間有水、眩悸者、小半夏加茯苓湯主之。

小半夏加茯苓湯方

半夏一升　生姜半斤　茯苓三両（一法四両）

右三味、以水七升、煮取一升五合、分温再服。

【訓読】

卒《にわか》に嘔吐し、心下痞し、膈間に水有り、眩悸する者は、小半夏加茯苓湯之を主る。

小半夏加茯苓湯の方

半夏一升　生姜半斤　茯苓三両

右三味、水七升を以て、煮て一升五合を取り、分け温めて再服す。

【注釈および考察】

＊【原文】（十二—28）の小半夏湯に茯苓が加えられている方剤構成である。

＊卒《にわか》に嘔吐し：「卒」は、にわかに・急に・突然に、の意味である。脾胃の受納運化機能が失調すると昇清降濁機能も失調し、胃気上逆が引き起こされて悪心嘔吐となる。また水液を運化する機能が失調して水湿が停滞貯留し、痰飲が形成されるとともに、脾胃気虚から脾陽虚となり虚寒が形成され、脾気が昇らず下陥し、清陽が昇らず、風痰上擾も加わって眩暈となる。また停滞した水気が、もともと心陽が虚しているところに上犯して心を犯すと、陰邪により心陽がさらに虚して心陽不振となり、動悸や息切れとなる（水気凌心）。肝・胆との関係では、肝鬱気滞があると、脾の運化機能が影響を受け、消化吸収機能も影響を受ける。また肝の疏泄機能は胃気の和降機能に影響を与えており、肝の疏泄機能が失調すると胃の和降機能も失調して、胃気が上逆する原因となる。

胃の和降機能を失調させ胃気上逆を引き起こす病態には、①胃寒、②胃熱、③痰盛、④穢濁、⑤食滞、⑥気滞、⑦胃陰不足、があるとされる。[10]　この分類の中で「にわかに」嘔吐するのは痰盛による胃気上逆の場合が考えられ、痰が胃気を阻むことが原因であり、その場合胃気の阻滞が強まると、突然嘔吐が起ると考えられる。

＊心下痞し：上腹部の胃のあたりが、塞がっているような不快な感じがして、押すと堅く抵抗感がある場合であり、邪熱や水飲の停滞による気機の阻滞状態の反映である。すなわち心下で気機の痞結が生じたのであるが、心下は胃・胆腑に関係し、また少陽病は病巣が半表半裏にあって、病勢は胆腑と三焦にあるところから、病巣が少陽に及べば、邪気は少陽の経脈に停滞して経脈を塞ぎ胸脇苦満となり、胆腑の鬱結によって胆熱が燃え上がり、また胆腑の鬱結は肝鬱気滞を伴い心煩となるとともに、胃腑も犯されて食欲低下・嘔吐、心下部の痞えなどの症状となる。また胃内停水・腸間内停水により脾陽が虚して運化機能が失調する結果、その影響が肝に及んで

肝気が鬱滞し、肝の疏泄条達機能が失われて胆気鬱阻を生じ、足少陽胆経の経気が鬱滞するために、心下痞堅となっているとも考えられる。

***膈間に水有り：**膈は、『中国医学辞典』では、横隔膜のこととするが、単なる横隔膜と考えるよりは、胸部と腹部の間に膈部があると考え、その部分に水気があることを意味し、単に脾胃に水気があることだけを意味しているのではないと考えられる。人体の中間部に水気があると、水は陰邪であり、このために人体の上と下を巡って生理機能を維持している陽気の流れが妨げられ、また気機の昇降が妨げられて、嘔吐・眩暈・心悸の原因となる。

【小半夏加茯苓湯の考察】

Ⅰ：構成生薬の薬理作用

A．半夏：①燥湿化痰　②降逆止嘔　③消痞散結　④消腫止痛　**B．生姜：**①散寒解表　②温胃止嘔　③化痰行水　④解毒　**C．茯苓：**①利水滲湿　②健脾補中　③寧心安神

Ⅱ：小半夏加茯苓湯の方剤考察

（十二―28）の小半夏湯に茯苓が加えられている方剤構成である。再掲すると、「**半夏**は、燥湿化痰することによって脾の運化昇清機能の失調を回復し、これにより脾気を回復して降逆止嘔し、嘔気を改善するとともに、水飲の停滞を改善している。また半夏には燥湿化痰と同時に逆気を下ろして気を巡らせる作用があり、気滞による症状を改善する。**生姜**は、陽気をめぐらせて脾胃を温め、胃を温めて胃気を降ろし、除湿し、止嘔する。半夏の止嘔作用を強めるとともに、解毒作用があり、半夏の毒性や刺激性を緩和している。」**茯苓**は、平性であって甘で補・和・緩に働き、淡で滲・利に働き、利水しても正気を損傷することがなく、水道を通利して利小便し、水湿を滲除する。また憂鬱や怒りや驚きや恐れなどの精神不安を鎮静し安神する。甘味で健脾し、脾の水湿運化を助けるので、脾虚および脾虚による中焦の水湿停滞による胃腸機能の異常に効果がある。

半夏・茯苓で水気を除き脾気を回復し、半夏・生姜で胃気を降ろし止嘔し、胃内停水・腸間内停水を改善し、脾陽を回復させて心下痞を改善するとともに、水気の上犯を抑えて心悸を改善し、脾気を昇らせ、半夏・生姜・茯苓で清陽の気を巡らせて眩暈を改善する。また茯苓は安神に働いて、心悸・眩暈を鎮める。

【本条のポイント】

膈間に水気が有るために、人体の上と下の間での気の流通や昇降が妨げられ、嘔吐・心下痞・眩暈・心悸となっているものは、小半夏加茯苓湯で治療する。

【原文】（十二―31）

仮令痩人、臍下有悸、吐涎沫而癲眩、此水也、五苓散主之。

五苓散方

沢瀉一両一分　猪苓三分（去皮）　茯苓三分　白朮三分　桂枝二分（去皮）

右五味、為末、白飲服方寸匕。日三服、多飲煖水、汗出愈。

【訓読】

仮令瘦人《たとえばそうじん》、臍下に悸有り、涎沫《せんまつ》を吐いて癲眩《てんげん》す、此れ水なり、五苓散之を主る。

五苓散の方

沢瀉一両一分　猪苓三分（皮を去る）　茯苓三分　白朮三分

桂枝二分（皮を去る）

右五味、末と為し、白飲にて方寸匕を服す。日に三服す、多く煖水を飲みて、汗出ずれば愈ゆ。

【注釈および考察】

＊**仮令瘦人《たとえばそうじん》**：五苓散の適応症例には色々なケースがあり、『傷寒論』では外感を原因とした表証を伴う場合に関して、（文献によって異なるが）7条文が記載されている。それに対して本条は五臓、特に脾に何らかの慢性的な虚損があり、消化吸収機能が低下して痩せている人であって、内傷が原因であり、その様な瘦人を取り挙げるとの意味で、「仮令瘦人《たとえばそうじん》」と表現されていると思われる。

＊**臍下に悸有り**：『わかる・使える漢方方剤学』によれば、「下焦に停滞した水飲が上逆の兆しをみせると臍下悸（臍下で何かが動く感じがする）という証候が生じます」とする。また金子幸夫は「痰飲病で膀胱の気化作用が失調し、下焦に停留した水飲が動くからである」とする。本条文では、「此れ水なり」であり、水飲を原因とする臍下悸である。すなわち脾虚から腎陽虚となり、腎が気や水を巡らせることができなくなって三焦に停滞した水飲が、下焦の臍下に於いて正気との間にせめぎ合いを生じ、このために水飲が動くことが原因であると考えられる。

＊**涎沫《せんまつ》を吐いて**：脾胃の運化機能が失調すると、主に胃腸に水飲が蓄積する。ここでの病態は、先に説明した支飲証、すなわち「肺気が虚したために、水飲が胃から上り胸を圧迫した」ものであって、肺水腫に相当するとされる病態に類似する。本条では同様に水飲が胃から肺に上逆する結果、涎沫すなわち、よだれやつばのような痰を吐くことになる。

＊**癲眩《てんげん》す**：「癲」は、「精神が狂う」ことであり、「眩」は「目がくらむ・目まいがする」であって、回転性の頭暈とは異なる。（十二―25）を再掲すると、「水飲の蓄積は、肺・脾・腎の三臓と三焦の機能失調が原因であり、特に脾が重要であるが、水飲が濁って凝集して痰涎に変り、痰涎は気にうながされて昇降して人体のあらゆる部位に入り込んで症状を引き起こす。脾・肺の機能失調による水飲が支飲証を引き起こすとともに、水飲から形成された痰涎が、内風とともに頭部に上擾し（風痰上擾）、また経脈中の気血の流れを阻害して気血が脳に届かないために、冒眩や頭暈となっていると思われる」とする。本条では痰涎までは至っていない水飲の段階でも、気血の虚

損と脾腎両虚にともなって、清陽の気が頭部にめぐらず、目が眩んだようなめまいがして、頭がぼおっとすることになる。

【五苓散の考察】

Ⅰ：構成生薬の薬理作用

A．猪苓

（1）サルノコシカケ科チョレイマイタケの菌核。
（2）淡・甘、平（やや涼）。腎・膀胱。
（3）『神農本草経』「猪苓、味甘、平。主痎瘧、解毒蠱注不祥、利水道。久服軽身耐老。一名猳猪矢。生山谷。」
（4）**11**：①利水滲湿　**12**：①利水滲湿　**13**：①利水滲湿
（5）水道を利して滲湿する。やや涼性であって、湿熱を伴った淋証や帯下や下痢に用いられる。沢瀉とともに用いると、利水作用は増強される。利水作用の強さは、沢瀉・猪苓・茯苓の順であり、沢瀉・猪苓には健脾作用はないが、茯苓は健脾作用を有する。『傷寒論』『金匱要略』には沢瀉を用いる処方が六処方あり、そのうち猪苓・茯苓の二生薬が併用された五苓散・猪苓湯を用いるのは、心下に痰飲や水気が停留し眩暈に苦しむ場合であり、沢瀉・茯苓が併用された腎気丸・茯苓沢瀉湯は、腰以下に水気がある場合であるとされている。清熱利湿作用は、猪苓よりも、寒である沢瀉の方が強い。茯苓には清熱作用はない。

《猪苓を用いる方剤》＊**猪苓湯**（猪苓・茯苓・沢瀉・阿膠）

B．沢瀉：①利水滲湿　②清腎火　③除痰飲　**C．茯苓**：①利水滲湿　②健脾補中　③寧心安神　**D．白朮**：①健脾燥湿　②益気生血　③和中安胎　**E．桂枝**：①発汗解肌（表）　②温通経脈　③通陽化気

Ⅱ：五苓散の方剤考察

『中医臨床のための方剤学』によれば、五苓散の主治は①蓄水証②霍乱③水湿内停④痰飲、となっており、蓄水証の原因を太陽経脈を通じて邪が膀胱に伝入することによる「太陽膀胱蓄水証」で説明している。しかし『わかる・使える漢方方剤学』によれば、この様な利水作用による蓄水証の改善によって五苓散証を説明することは一面的であり、金代・成無己が説明している様に、①解表②生津液③散停飲の作用で考察する必要があり、五苓散全体で和表裏を行う方剤、つまり表邪に対しては解表作用、体内の亡津液・水飲の停滞に対しては生津液・散停飲作用を発揮して表裏の調和を図る方剤であるとしている。同書によれば五苓散の適応症状は、口渇・排尿障害（主に乏尿・無尿を指す）・発熱（微熱）・悪寒・頭痛・口渇が強いが飲みものを飲むと吐く・痰（サラサラ）・眩暈・臍下部で何か動く感じがする・胃部不快感、などであり、脾虚により津液が上部に送られないと口渇となり、また上焦から下焦に水液が送られないと小便不利になると説明している。これらの症状は、脾陽虚に加えて腎陽虚も影響し、また外感の邪を感受して発熱（微熱）・悪寒・頭痛の表証を伴い、特に

湿邪によって陽気の働きが低下して「気機」の流れが異常となり（昇降不利）、異常な上昇では嘔吐となり、異常な下降では下痢となり、軽度の場合は「痞」となるとする。

また同書によれば、「白朮・茯苓・桂枝で脾機能を回復させ水液を津液に変え、さらに白湯を用いて水液代謝を正常化させ、桂枝で解表し陽気をめぐらせ、茯苓・沢瀉・猪苓で利水作用を正常化して上焦から下焦に水液が送られる様にする。」方剤であり、脾の水液代謝機能を回復させる主役となる生薬は白朮であり、脾機能を回復させて白湯などの「有形の水」を、人体に必要な津液に変化させ、津液の中焦から上焦への運行を助け、これらにより肺の宣発粛降機能を回復して、肺による津液の「内から外」や「上から下」へと運ぶ機能を助けるとする。桂枝は「内から外」を助け発汗を促し、沢瀉・猪苓・茯苓は「上から下」を助ける方剤構成になっているとするが、卓見であると思われる。

【本条のポイント】

五苓散は、慢性的な五臓、特に脾の虚損があり痩せている人で、脾虚から腎陽虚となり気や水を巡らせることができなくなり、また停滞した水飲が臍下に於いて正気との間にせめぎ合いを生じて臍下悸となり、水飲が胃から肺に上逆して涎沫を吐し、気血の虚損と脾腎両虚にともなって、清陽の気が頭部にめぐらず癲眩するものを治す。五苓散全体で和表裏を行う方剤であり、脾虚により津液が上部に送られない・上焦から下焦に水液が送られない・体内は亡津液だが水飲が停滞する・湿邪により陽気の働きが低下し「気機」の流れが異常となり昇降不利となる、などの病態を改善する方剤構成となっている。

【原文】（十二―32）

附方

『外台』茯苓飲、治心胸中有停痰宿水、自吐出水後、心胸間虚、気満、不能食、消痰気、令能食。

茯苓　人参　白朮各三両　枳実二両　橘皮二両半　生姜四両

右六味、水六升、煮取一升八合、分温三服、如人行八九里進之。

【訓読】

附方

『外台』の茯苓飲は、心胸中に停痰宿水有り、自ら水を吐出したる後、心胸の間虚し、気満ちて、食する能わざるを治し、痰気を消し、能く食せしむ。

茯苓　人参　白朮各三両　枳実二両　橘皮二両半　生姜四両

右六味、水六升にて、煮て一升八合を取り、分け温めて三服す、人の八九里を行く如くして之を進む。

【注釈および考察】

＊心胸中に停痰宿水有り：「心胸中」とあるが、本条文中には、心や肺の症状についての記載はなく、古人は胃に関する症状

を心胸と結びつけていたところから、ここでは胃に関して述べているると思われる。「停痰宿水」は痰飲を意味し、痰が粘着性であるところから「停痰」と表現され、水飲は水液の運行が滞っている状態であるところから「宿水」と表現されたものと思われる。水液の運行には脾・肺・腎の三臓器が重要（特に脾）であり、水飲の形成は、脾・肺・腎の機能低下を引き起こす体質的な要因がある上に、さらに各臓器の陽気が虚す内因外因が加わって水液の運行が停滞するためであり、病理産物である水飲やさらに痰飲が形成されると、痰飲は様々な病証の原因となる。水液の運行機能が傷害され水飲が停滞すると、各臓器の陽虚による症状である気滞や血瘀に加えて、痰飲そのものによる影響が加わって、病証が悪化することになる。

＊自ら水を吐出したる後、心胸の間虚し：痰飲が形成されると、陽気が阻害されて気機（気の流れ）の正常な運動が混乱し、気機が鬱滞し閉塞すると、昇降機能が失調し、逆流を生じて嘔吐することになる。痰飲によって脾胃機能が阻害されると、脾の昇清や胃の降濁機能が失調し、嘔吐が起るとともに、五臓六腑の気機の昇降出入も失調し、その影響は広汎に及ぶ。「自ら水を吐出」しても、気機の昇降出入の失調は回復されず、原因となる痰飲が除かれないために機能失調は継続して、「心胸の間虚し」すなわち脾胃を中心とした中焦部の機能が低下した虚の状態が続くことになる。

＊気満ちて、食する能わざる：脾陽虚に伴う水飲の停滞により運化機能が失調し、また寒湿邪により脾陽がさらに虚すと、気機が遮られて中焦の胸脇部が膨満するとともに、清陽が上昇せず陰濁が下降しなくなって、食事が摂れなくなる。

＊人の八九里を行く如くして：一里は約５００ｍで、八九里は４～５㎞であり、時間にして一時間強である。症状によっては一時間強ごとに内服して治療を進める。

【茯苓飲の考察】

Ⅰ：構成生薬の薬理作用

A．茯苓：①利水滲湿　②健脾補中　③寧心安神　**B．人参：**①大補元気　②補脾益肺　③益気生津　④益智安神　⑤補気生血・摂血　⑥扶正祛邪　**C．白朮：**①健脾燥湿　②益気生血　③和中安胎　**D．枳実：**①破気消積　②化痰除痞　**E．橘皮：**①行気健脾　②和胃止嘔　③燥湿化痰　**F．生姜：**①散寒解表　②温胃止嘔　③化痰行水　④解毒

Ⅱ：茯苓飲の方剤考察

脾虚により運化機能が失調して水湿が停滞し、脾の昇清・胃の降濁機能が阻害されて胃に水飲が停滞し、嘔吐や腹部膨満・食欲不振となっている病態である。枳実・橘皮・生姜で胃気を降ろすが、**枳実**は強力な行気力を有し中下焦（胃腹部）に主に作用し、**橘皮**は脾・胃の気を巡らせることによって脾胃の機能を整え（理気和中作用）、気を巡らせることによって痰を取り除く（行気化痰作用）、生姜は陽気をめぐらせて胃を

温めて胃気を降ろし、湿を除く。これらにより悪心・嘔吐を鎮める。茯苓は利水作用により水液を下焦に巡らせ、また白朮は健脾燥湿し、茯苓で健脾補中し、人参は補脾し益気生津して、脾機能を回復させて水液を人体に有効な津液に変え、脾の水液代謝機能を回復させて、水湿の停滞を除いている。水湿保持に働く甘草・大棗などは配合されていない。

【本条のポイント】

脾虚により運化機能が失調し、脾の昇清・胃の降濁機能が阻害されて胃に水飲が停滞し、痰飲が形成されて、陽気が阻害され気機の正常な運動が混乱し、気機が鬱滞し閉塞して昇降機能が失調し、嘔吐、腹満が出現して食事が摂れなくなる場合には、茯苓飲で治療する。

【原文】（十二—33）

欬家、其脈弦、為有水、十棗湯主之。（方見上）

【訓読】

欬家、其の脈弦なるは、水有りと為す、十棗湯之を主る。（方は上に見ゆ）

【注釈および考察】

***方は上に見ゆ：**十棗湯に関しては、（十二—21、22）で説明した、参照のこと。

***咳家、其の脈弦なるは、水有りと為す：**六淫の邪気である風・寒・燥・熱などが、口・鼻・皮毛から肺に侵入すると咳嗽となるが、この場合は表証を表す浮脈となる。「咳家」は、慢性的に咳嗽が続いている人であり、脾・肝・腎・肺などの慢性的な臓腑機能の失調があって、影響が肺に及んで慢性咳嗽となる場合である。水湿の停滞との関係では、慢性的に脾胃機能が低下すると、脾の運化機能が失調によって胃に入って来た水液を肺に運ぶことができずに水湿が胃腸に蓄積する。また運化機能の失調の影響は他臓器に及び、肺の宣発と粛降機能も失われ、上焦部の津液は散布も下降も出来なくなって肺に停滞して痰飲が形成され、慢性的な咳嗽の原因となる。また水飲は胃から各部に溢れ、上逆すれば咳嗽・眩暈・動悸などを引き起こし、痰が形成されると気に従って昇降してさまざまな病変の原因となる。これらは「飲病の形成」（十二—12）において考察したところである。

弦脈は肝胆の脈であり、肝気が鬱結して経絡が拘束され、気血が収斂していることの反映であって、肝陽上亢・肝火旺・肝風内動などでみられ実脈に属するが、疼痛・痰飲・虚寒時にもみられる。動脈硬化・肝炎・怒り・イライラ時の脈でもある。ここでは痰飲の形成にともなって弦脈となっている。

【本条のポイント】

脾胃の運化機能の失調の影響が他臓器に及んで、肺の宣発と粛降機能も失われ、上焦部の津液は散布も下降も出来なくなって肺に停滞して痰飲が形成され、脈は痰飲の形成を反映して弦脈となり、慢性的な咳嗽が続く場合は、十棗湯を用いて痰飲を強力に除いて治療することが必要となる。

【原文】（十二—34）

夫有支飲家、欬煩、胸中痛者、不卒死、至一百日、或一歳、宜十棗湯。（方見上）

【訓読】

夫れ支飲家有り、咳し煩して、胸中痛む者は、卒《にわか》に死せずして、一百日、或は一歳に至るは、十棗湯に宜し。（方は上に見ゆ）

【注釈】

＊**夫れ支飲家有り、欬し煩して、胸中痛む者は**：支飲証は、肺気が虚したところに、水飲が胃から胸膈に昇ったものであり、肺水腫に相当するが、支飲家であるので、慢性的に肺水腫がある病態である。水飲が蓄積し、胸部において陽気の流れが阻害されると、胸中の気機の昇降が異常となって心肺が同時に発症し、喘鳴が強く、呼吸困難となって煩悶し、時に胸痛となる。

＊**卒に死せずして、一百日、或は一歳に至るは、十棗湯に宜し**：支飲証でも、重症の場合は、発病初期に突然に死ぬこともあるが、百日あるいは一年と症状が慢性に経過する場合は、十棗湯を用いて治療するのが正しいやり方である。十棗湯は（十二—21、22）で述べたが、有毒であって正気を損傷しやすいので、実証性の、浮腫・腹水・水飲痰飲の蓄積である胸水・肝硬変による腹水、などで水飲を除くのに用いる。慢性の支飲証では、正気はまだある程度は保持されており、正気の毀損のマイナス面よりも、根本原因である水飲の除去を優先するべき病態なのである。

【本条のポイント】

慢性に経過した支飲証で、喘鳴が強く、呼吸困難となって煩悶し、時に胸痛となる場合は、正気の虚損の恐れはあっても、十棗湯を用いて治療するのが正しいやり方である。

【原文】（十二—35）

久欬数歳、其脈弱者、可治。実大数者死。其脈虚者必苦冒。其人本有支飲在胸中故也、治属飲家。

【訓読】

久しく欬すること数歳、其の脈弱の者は、治す可し。実大数の者は死す。其の脈虚の者は必ず冒に苦しむ。其の人本《もと》支飲有りて胸中に在るが故なり、治は飲家に属す。

【注釈および考察】

＊**其の脈弱の者は、治す可し**：弱脈は、脈位が深く筋骨に近い所に触れ、陽気が虚衰したために営・衛気を表に出すことが出来ず、気血が裏にこもってしまった脈象であり、沈・伏であるとともに、細・小・無力であり、陽気の衰退を反映している。元気虚損・気血損傷・陽気衰微で見られる。本条文「久しく咳すること数歳」であり、慢性的な支飲証による気血の

虚損が続き、その結果として弱脈となっている。「治す可し」は、「治療することが可能である」との意味であり、原因となっている飲邪が除かれるならば、治癒も可能なのである。

＊実大数の者は死す：実脈は、陽熱証の場合で、正気も盛んであるが邪気も盛んである場合の脈象であるが、実脈で充実していない場合は実態が虚であることの反映である。大脈は同様に陽熱であり、邪気が盛んなために、邪気に対応して気血が充実し、血管が拡大されたためであるが、大脈で無力な場合は虚労が慢性的に経過して血虚が甚だしい場合で、病状が重篤であることを意味している。数脈も陽熱の証であり、有力なものは実火で無力なものは虚火である。

慢性の咳嗽があって気血の慢性的な虚損のあるものが、「実大数」の脈象となるのは、気血の虚損に加えて、外感による燥熱の病邪や内熱虚火が盛んとなったためであり、肺陰が焼かれて肺陰欠損となり、津液が枯渇し、陰が陽を制御することができなくなって、さらに虚火が炎上するためである。そのような状態では、宣発粛降機能の傷害も甚だしくなり、宗気の機能も衰弱して呼吸をコントロールすることができなくなって、死の転機をとる。この場合は、「実大数」であるが無力な脈象であると思われる。実際の病態とは異なった脈象が表われた場合は、病状が重篤であることの反映であり、注意が必要である。

＊其の脈虚の者は必ず冒に苦しむ：虚脈は無力で無神の脈象であり、気血の虚損が高度であることを反映し、気虚のために脈管が弛緩し、血液を推動することができなくなって、空虚な感じがする脈象である。冒は、頭に何かを被っている様な感じがすることである。頭部は人体の最上部にあって、清陽の気や、手足の三陽経の気などの一身の陽気が集まる「清陽の府」であり、頭部の病変は、陽気不足や邪気の上擾によって起る。頭痛・眩暈・頭重感などであり、気血の虚損との関係では、脾胃虚弱によって気血の生成が不足し、清陽の気が上って脳を滋養できなるとともに、胃に水飲が停滞し支飲となり、肺の宣発粛降機能が失調して津液は散布も下降も出来なくなって肺に停滞して痰飲が形成され、陰邪である痰飲が頭部を覆うと、痰湿の粘稠性のために頭がぼんやりして重く感じることになる。

＊其の人本《もと》支飲有りて胸中に在るが故なり、治は飲家に属す：右記参照。飲邪を除くことが治療の第一である。

【本条のポイント】

慢性の支飲証による咳嗽があって気血の虚損のあるものは、弱脈を呈するのが普通であり、そのような場合は飲邪を除く治療によって治癒する可能性があるが、逆に実大数の脈象を呈するが無力なものは、気血の慢性的な虚損が強く虚火も強いことを意味し、治癒し難い。また虚脈のものは、陽気不足や邪気の上擾によって頭がぼんやりして重く感じることになる。実際の病態とは異なった脈象が表われた場合は、病状が重篤であることの反映であり、注意が必要である。

【原文】（十二―36）

欬逆、倚息、不得臥、小青竜湯主之。（方見上文肺癰中）

【訓読】

咳逆し、倚息し、臥するを得ざるは、小青竜湯之を主る。（方は上文肺癰中に見ゆ）

【注釈】

＊**欬逆**：咳逆上気と同じ。肺気の宣発粛降機能が傷害されて衛気と津液が散布されなくなると、肺気が上逆して「咳逆上気」となる。

＊**倚息**《いそく》：「倚」は、寄りかかる・もたれる、であり、倚息で起座呼吸を意味する。

【小青竜湯の考察】

Ⅰ：構成生薬の薬理作用（十二―23参照のこと）

Ⅱ：小青竜湯の方剤考察（十二―23参照のこと）

小青竜湯は、風寒の外邪により心下に水飲が停滞し、水飲が肺を上犯し肺気の宣発粛降が妨げられて咳嗽・呼吸困難・水様性の稀薄な痰・喘鳴となり、胃気上逆となって乾嘔し、脾気が妨げられて下痢となり、水道が阻滞されて小便不利となり、肌表に溢れて浮腫となるが、その様な病態を治す。小青竜湯で表の風寒を去り、心下・肺・腸に停滞した水飲を除き、外感痰喘の症状を改善している。主薬の**麻黄**で発汗解表し散寒し宣肺平喘し行水し、辛温の**桂枝**で麻黄の発汗解表や温陽化気を強め、補助している。**白芍・甘草**で営衛調和し営陰を保護して麻黄・桂枝の行き過ぎを抑え、**乾姜**で温肺化痰し脾虚を温補し、麻黄・細辛とともに水道を宣通している。**半夏**で燥湿化痰して降逆し、**細辛**で肺中の寒飲を温めて除き（温肺化飲）散寒止咳し、肺気を疎通し、**五味子**で斂肺止咳して麻黄の宣肺平喘を助けている。辛散の細辛と酸収の五味子で補い合ってバランスをとっている。麻黄・桂枝・乾姜・細辛はいずれも温薬であり、水飲の停滞を除く役目がある。

【本条のポイント】

小青竜湯は、風寒の外邪により心下に水飲が停滞し、水飲が肺を上犯し肺気の宣発粛降が妨げられて咳嗽・呼吸困難・水様性の稀薄な痰・喘鳴となり、胃気上逆・脾気虚・水道の阻滞による小便不利や浮腫、心下・肺・腸の水飲停滞となった病態を治す。薬効の詳細は前述。

【原文】（十二―37）

青竜湯下已、多唾口燥、寸脈沈、尺脈微、手足厥逆、気従小腹上衝胸咽、手足痺、其面翕熱如酔状、因復下流陰股、小便難、時復冒者、与茯苓桂枝五味甘草湯、治其気衝。

桂苓五味甘草湯方

茯苓四両　桂枝四両（去皮）　甘草三両（炙）　五味子半升

右四味、以水八升、煮取三升、去滓、分三温服。

【訓読】

青竜湯を下し已りて、唾多く口燥《かわ》き、寸脈は沈にして、尺脈は微、手足厥逆し、気小腹従り上りて胸咽を衝《つ》く、手足痺《しび》れ、其の面は翕《きゅう》熱として酔状の如し、因って復下りて陰股に流れ、小便難く、時に復《ふたた》び冒する者は、茯苓桂枝五味甘草湯を与え、其の気衝を治す。

桂苓五味甘草湯の方

茯苓四両　桂枝四両（皮を去る）　甘草三両（炙る）　五味子半升

右四味、水八升を以て、煮て三升を取り、滓を去り、分三にして温服す。

【注釈および考察】

＊青竜湯を下し已りて：青竜湯を服用し終わって、「下し」は、下へ向う動作を行うことであり、ここでは服用すること。

＊唾多く口燥き：「唾多く」は、水飲内停を原因として咽喉や口鼻から出る鼻水や唾・涎が多いことであり、脾胃の機能不全に加えて、肺気の宣発・粛降機能と水道を通調する機能が傷害されて肺系に水飲が蓄積するためである。また陰寒の邪によって気化機能が低下し、飲水が津液に化生されないために、唾・涎が多くなる。この場合陰液の消耗がない段階では渇は生じないが、肺系への水飲の蓄積に伴う水液代謝の失調により、咽喉部には津液がめぐらず、加えて風邪の上昇、肺気の上逆、風邪と衛気との抗争などに伴って口燥して乾き、また外感風熱によって津液が焼かれると、口渇の原因となる。「唾多く」と「口燥き」は一見すると矛盾するようであるが、以上の説明を考えると、いかに深く病態が認識されていたのかが理解される。

＊寸脈は沈にして、尺脈は微：寸口部の脈は関にあたる橈骨茎状突起部を中心として末梢側から、寸・関・尺の三部に分かれ、寸は横隔膜より上の病変を、関は横隔膜から臍部までの病変を、尺は臍以下の病変を反映するとされる。寸は心・肺・胸中に、尺は腎・膀胱・大腸・小腸に対応している。沈脈は裏を主り、沈で有力は裏実であって、水寒の蓄積・鬱滞を意味し、沈で無力は陽気の衰退を意味する。微脈は気血の消耗を意味する。上焦下焦ともに気血の消耗衰退が強いことの反映である。

＊手足厥逆し：（十―16）再掲。厥逆は『傷寒論』弁厥陰病篇によれば、「おおよそ厥する者は、陰陽の気相順接せず、すなわち厥をなす。」とあり、陰と陽の気がうまく交わらないで生じる病態を厥としている。厥逆証とは、陰陽の気が格拒（格も拒も拒絶する・制限する・阻害する、の意）の状態となり、相互に順接しなくなったために、四肢逆冷を起こした病態であるとされ、四逆とも手足厥冷ともいわれるが、冷えが末梢から始まって膝・肘を越え、特に激しいものをいう。寒厥・熱厥・蛔厥などの証候に分けられるが（注：十―16）、本条では「寒気厥逆」であるから、寒厥について述べている。『素

問』厥論篇によれば、「陽気　下に衰えれば、すなわち寒厥となり、」である。『[詳解]中医基礎理論』によれば、寒厥の病機は二つ考えられ、「ひとつは陽気虚衰により陰寒内盛となり、陽気が身体、四肢を温煦できないために手足厥冷、悪寒、脈微となるものであり、もうひとつは血虚寒凝により、気血の運行が悪くなり、四肢に到達しないために手足厥冷、脈微にして絶えんと欲すとなるものである」とあり、「陽気虚衰」や「血虚寒凝」によって、陽気が四肢に到達しないために寒厥となるとされる。

＊気小腹従り上りて胸咽を衝く：小腹は下腹部全体である。脾虚のために運化機能が低下すると、脾気虚弱・気血の化生不足に加えて、寒が中焦に生じて水穀を温めることができずに脾陽不振となり、清陽が上昇せず陰濁が下降しなくなって、嘔吐・下痢・消化不良・眩暈・四肢冷感などの症状となり、陰寒が強まり寒湿が下焦に流れ込むことになる。また腎陽が虚すと温化の作用が低下して寒がり・四肢冷感・膝腰の冷痛・精神疲労・小便不利などの症状となり、腎虚による気化機能の失調は水液の貯留を引き起こす。さらに肝腎同源であるので、肝陰腎陰が虚損する病態では、肝陽腎陽も不足し、陽虚により温煦機能と気化機能が低下すると、虚寒が内生し、水湿の停滞と合わさって、水寒の邪が下焦に形成される。このような水寒の邪が下焦に形成される病態では、経脈（足少陰腎経や衝脈）に沿って陰寒の気が上逆することになる。詳細は奔豚証の項参照のこと。

＊手足痹れ：痹れは、経脈が阻滞し、気血の流れが悪くなったためであり、いわゆる「痺証」の病態である。本条では、寒湿邪による「痺証」である。

＊其の面は翕熱として酔状の如し：翕は合わさって盛んな様子であり、翕熱は、熱の勢いが盛んな様子である。酔状は、上気してボーとした有様。陽気が衰弱して、中下焦に陰寒の邪が強まると、陽虚が強まったために気が拠り所を失う結果、虚火が昇浮妄動することになり、頭面部が上昇した虚火によって上気し、ボーとした有様となる。

＊因って復下りて陰股に流れ、小便難く：「因って」は、「陽虚が強まり陰寒の邪が強まったために」であり、一方では顔面が「翕熱として酔状の如」くなるが、もう一方では陰寒の邪が下って陰股部に流れるために、腎陽による温煦・蒸化・推動作用が機能低下を起こした上に、水液の昇清降濁や膀胱の気化機能も低下して、小便が出にくくなる。

＊時に復び冒する者は：「冒」は（十二―35）参照。脾胃虚弱による気血の虚損や陽気不足のために、清陽の気が上って脳を滋養できなくなり、頭冒感が出現する。

＊其の気衝を治す：気衝は、気の突き上げであり、気逆に同じ。経脈（足少陰腎経や衝脈）に沿っての陰寒の気の上逆を治す。

【桂苓五味甘草湯の考察】

Ⅰ：構成生薬の薬理作用

A．茯苓：①利水滲湿　②健脾補中　③寧心安神　**B．桂枝**：①発汗解肌（表）②温通経脈　③通陽化気　**C．甘草**：①補中益気　②潤肺・祛痰止咳　③緩急止痛　④清熱解毒　⑤調和薬性　**D．五味子**：①収斂固渋（斂肺止嗽・渋精縮尿・渋腸止瀉・斂汗）②益気生津　③寧心安神

Ⅱ：桂苓五味甘草湯の方剤考察

本条文の病態は、小青竜湯を服用しても水飲の停滞が除かれず、脾陽腎陽がさらに虚し、陽虚により温煦機能と気化機能が低下して虚寒が内生し、水湿の停滞と合わさって、水寒の邪が下焦に形成されている病態である。小青竜湯（麻黄・芍薬・五味子・乾姜・甘草・細辛・桂枝・半夏）の構成生薬の中で、麻黄・桂枝・乾姜・細辛はいずれも温薬であり、合わさって水飲の停滞を除く強力な温薬群を構成しているが、それでも本条文の病態の水寒の邪を除くことはできなかったのである。桂苓五味甘草湯は、温薬によって症状を根本的に改善するというよりは、水寒の邪による気逆の症状を改善することに主眼が置かれた方剤である。桂枝・甘草・五味子は、いずれも小青竜湯の構成生薬である。一方利水滲湿薬である茯苓が加えられている点が重要であり、**茯苓**は水道を通利して水湿を滲除するとともに、『神農本草経』によれば、「主胸脇逆気」胸脇部の水湿を除くことで逆気を治す、とされる。**桂枝**は経絡を温めて血行を促進し、陽気を温めて巡りをよくし、痰湿を吸収し除くが、水が寒邪によって凝結している場合に、腎と膀胱の気化を促進し、利水作用を発揮し、また『神農本草経』にも書かれているように、腎の納気作用を改善して、気の上逆を治療する。**甘草**は、経脈を通し、血気を利し、温中下気に働く。**五味子**はその収斂固渋作用により、肺気や腎気が耗散した状態を収める。上逆した肺気を収めて止咳・平喘するとともに、益気生津して肝・腎・心の陰を潤し、固精し補腎し収納腎気することによって腎虚を改善し、脾腎陽虚も改善する。各々作用は異なるが、気逆を改善する生薬が相互に関連しあって、気衝を治している。

【本条のポイント】

小青竜湯の温薬群によっても水飲の停滞が除かれず、脾陽腎陽がさらに虚して、温煦機能と気化機能も低下し虚寒が内生し、水寒の邪が下焦に形成されている病態で、手足厥逆・経脈（足少陰腎経や衝脈）に沿っての陰寒の気の上逆・気血の流れが悪くなっての痺れ・虚火が昇浮妄動して頭面部が上気し・陰寒の邪が下焦に流れて小便不利となり・清陽の気が上らず頭冒感が出現する、などの症状を呈する場合は、桂苓五味甘草湯を用いる。茯苓は水湿を除くことで逆気を治し、五味子は上逆した肺気を収め、肝・腎・心の陰を潤して固精し補腎し収納腎気して腎虚を改善し、脾腎陽虚も改善して気逆気衝を治しているが、陰寒の邪は除かれないと思われる。

【原文】（十二—38）

衝気即低、而反更欬、胸満者、用桂苓五味甘草湯、去桂加乾姜、細辛、以治其咳満。

苓甘五味姜辛湯方

茯苓四両　甘草三両　乾姜三両　細辛三両　五味子半升

右五味、以水八升、煮取三升、去滓、温服半升、日三服。

【訓読】

衝気即ち低くして、而《しか》も反って更に欬し、胸満する者は、桂苓五味甘草湯を用いて、桂を去り乾姜、細辛を加え、以て其の咳満を治す。

苓甘五味姜辛湯の方

茯苓四両　甘草三両　乾姜三両　細辛三両　五味子半升

右五味、水八升を以て、煮て三升を取り、滓を去り、半升を温服す、日に三服す。

【注釈】

＊衝気即ち低くして：前条の内容を受けた表現であり、小腹に形成された水寒の邪が、経脈（足少陰腎経や衝脈）に沿って上逆するが、桂苓五味甘草湯の服用によってその様な気衝が和らいで落ち着きをみせてはいるが、の意味。

＊而も反って更に欬し、胸満する者は：それにもかかわらず、反って咳と胸満が今までにもまして悪化するものは、の意味である。すなわち桂苓五味甘草湯は気衝を治す方剤ではあるが、水寒の邪を除くことはできないのであり（前条説明参照）、気衝が改善しても水寒の邪は除かれず、肺臓の陽気が不足するために温煦作用が低下し、肺気虚寒の病態となる結果、肺気が鬱して広がらず、また寒によって津液が化生できずに凝集して寒飲が形成され、寒飲が停滞して気機が滞ることになり、肺気の宣発粛降機能も失われて咳嗽や胸脹満となる。

この点に関して『「傷寒・金匱」薬方大成』にて中川良隆は、《苓桂味甘湯（注：桂苓五味甘草湯に同じ）で胸腹部に気が引き戻されると、その気に刺激され胸腹部、特に胸部に残存する水、寒が動き出す。その臨床表現が「欬」であり、「胸満」である。》とする。上逆した気が引き戻されることによって、上焦部の生体バランスに変化が生じ水寒邪が動き出す、との動的な捉え方は、示唆に富む。

【苓甘五味姜辛湯の考察】

Ⅰ：構成生薬の薬理作用

A．**茯苓：**①利水滲湿　②健脾補中　③寧心安神　B．**甘草：**①補中益気　②潤肺・祛痰止咳　③緩急止痛　④清熱解毒　⑤調和薬性　C．**乾姜：**①温中散寒・温脾陽　②回陽救逆　③温肺化飲　④温経止血　D．**細辛：**①散寒解表　②温肺化飲　③祛風止痛　E．**五味子：**①収斂固渋（斂肺止嗽・渋精縮尿・渋腸止瀉・斂汗）　②益気生津　③寧心安神

Ⅱ：苓甘五味姜辛湯の方剤考察

桂苓五味甘草湯から桂枝を除いて細辛・乾姜を加えている。桂枝・細辛・乾姜はいずれも温熱薬であり、水飲の停滞を除

き水寒の邪を除く。**乾姜**は脾胃と胸中両方に作用し、脾胃を温めて寒を散じ寒飲を除き、また胸中の寒飲を温めて除去し、咳嗽・呼吸困難・水様性の多量の痰・背部冷感などを治す。**細辛**は肺に対する作用が中心であり、「温肺化飲」つまり肺中の寒飲を温めて除くことによって、呼吸困難・咳嗽・希薄多痰などを改善するが、肺気を疎通することによって「利水道」もしている。それに対して桂枝は経絡を温めて血行を促進し、陽気を温めて巡りをよくし、これらにより痰湿を吸収し除くが、水が寒邪によって凝結している場合に、腎と膀胱の気化を促進し、利水作用を発揮し、腎の納気作用を改善して、気の上逆を治療する。これらの桂枝の腎・膀胱を介しての作用は、茯苓と作用が重複する意味もあり、また上逆症状も改善されているので、茯苓は残して桂枝は除いたものと思われる。

【本条のポイント】

苓甘五味姜辛湯は、桂苓五味甘草湯から桂枝を除いて細辛・乾姜を加え、桂苓五味甘草湯の服用によって気衝は和らいだが、残存する陰寒の邪による咳と胸満が悪化する場合に用いる。細辛・乾姜で胸中の寒飲を温めて除去し、肺気を疎通して利水道もしている。

【原文】（十二—39）

欬満即止、而更復渇、衝気復発者、以細辛、乾姜為熱薬也。服之当遂渇、而渇反止者、為支飲也。支飲者、法当冒、冒者必嘔、嘔者、復内半夏以去其水。

桂苓五味甘草去桂加姜辛半夏湯方

茯苓四両　甘草二両　細辛二両　乾姜二両　五味子　半夏各半升

右六味、以水八升、煮取三升、去滓、温服半升、日三服。

【訓読】

欬満即ち止み、而るに更に復た渇し、衝気復た発する者は、細辛、乾姜の熱薬為《た》るを以てなり。之を服すれば当に遂に渇すべし、而るに渇反って止む者は、支飲と為すなり。支飲の者は、法として当に冒すべし、冒する者は必ず嘔す、嘔する者は、復た半夏を内《い》れ以て其の水を去れ。

桂苓五味甘草去桂加姜辛半夏湯の方

茯苓四両　甘草二両　細辛二両　乾姜二両　五味子　半夏各半升

右六味、水八升を以て、煮て三升を取り、滓を去り、半升を温服す、日に三服す。

【注釈および考察】

＊欬満即ち止み、而るに更に復た渇し、衝気復た発する者は、細辛、乾姜の熱薬為るを以てなり：前条に引続いて苓甘五味姜辛湯を用い、細辛・乾姜によって胸中の寒飲を温めて除去し、肺気が疎通されて咳満が収まったが、両者ともに辛味薬であり、発散・行気作用によって気や血が消耗され、気虚・陰虚・津液不足・表虚による症状が悪化して、口渇となる。

乾姜は発散作用よりも温中作用が強く、細辛は発散作用（辛性）がより強く、乾姜に比べて気や陰液を消耗しやすい。また胸中の寒飲は細辛・乾姜（特に細辛）によって除かれたが、下焦の寒飲は除かれずに残り、上焦の寒が弱まったのに乗じて相対的に強まった下焦の寒が上衝しやすくなるためとも考えられ、この点では、気の上逆そのものが、バランスの失調によって生じた状態を、もとに戻そうとする力が過剰に働いたためであるとも考えられる。また陰液が消耗すると寒邪は拠り所をうしなって上衝しやすくなるとも考えられる。

＊之を服すれば当に遂に渇すべし：陰液が消耗されるために、口渇となる。遂は、「原因となって」ぐらいの意味。

＊而るに渇反って止む者は、支飲と為すなり：上記のような理由から、苓甘五味姜辛湯を服用すると、当然に陰液が消耗されて口渇となるはずであるが、なかには口渇が改善する様な場合もあり、その様な場合は背景に支飲があるためであるとしている。支飲は（十二―25）で述べたが、支飲証は水飲が胃から胸膈に昇ったものであるとされ、肺水腫に相当する（十二―14参照）とされるが、（十二―25）では支飲で心下停水を指している場合もあり、本条は後者と思われる。そこで乾姜・細辛によって水寒の邪が取り除かれて、肺の寒飲邪が除かれたのではあるが、心下に支飲が形成されていた場合は心下の支飲があるために冷やされて、乾姜・細辛の温燥性による津液の欠乏が起こらなかったために、口渇が起こらなかったと考えられる。

＊支飲の者は、法として当に冒すべし：「法として」は、「原則的に」の意味である。冒眩や頭暈の原因は、脾虚に伴う気血の生成不足に加えて、脾・肺の機能失調による水飲が支飲証を引き起こすとともに、水飲から痰涎が形成され、痰涎が内風とともに頭部に上擾したり（風痰上擾）、また経脈中の気血の流れが阻害されて気血が脳に届かないためなどが考えられる。内風の形成は、脾虚に伴う陰血の生成不足による肝陰虚によって、肝陽が制御されなくなることが関係していると考えられる。（十二―25参照）

＊冒する者は必ず嘔す：支飲証の原因は脾の運化機能の失調であり、脾虚に伴う水飲の停滞を原因とした症状である。脾虚は、気血の生成不足・水液の輸送散布の障害・脾胃の昇降機能の障害を伴う。気血の生成不足は冒眩や頭暈の原因となり、水液輸送散布の障害は胃内停水の原因となり、また脾胃の昇降機能が障害されると、清陽の気は行き渡らず、胃の降濁機能も働かずに胃気上逆となり、悪心・嘔吐の原因となる。支飲証で「冒する」者は、冒そのものが上逆症状であるとともに、上述のような理由から、脾胃の昇降機能の異常と胃気上逆を伴っており、必ず嘔すると言っても過言ではない。

＊嘔する者は、復た半夏を内れ以て其の水を去れ：半夏の中医学的薬理作用は、①燥湿化痰　②降逆止嘔　③消痞散結　④消腫止痛であり、燥湿化痰することによって脾の運化昇清機

能の失調を回復し、これにより脾気を回復して降逆止嘔し、嘔気を改善するとともに、水飲の停滞を改善している。また半夏には燥湿化痰と同時に逆気を下ろして気を巡らせる作用があり、気滞による症状を改善する。本条は苓甘五味姜辛湯に半夏を加えた構成であり、苓甘五味姜辛湯で口渇のないものは、支飲があって、冒し嘔するのであるので、苓甘五味姜辛湯に半夏を加えて再び内服し、冒や嘔を収めるのである。

【桂苓五味甘草去桂加姜辛半夏湯の考察】

苓甘五味姜辛湯（十二―38）に、半夏が加えられている。半夏に関しては、前項説明参照のこと。方剤説明は（十二―38）参照のこと。

【本条のポイント】

桂苓五味甘草去桂加姜辛半夏湯は苓甘五味姜辛湯に半夏を加えた構成であり、心下に支飲があって冒眩や頭暈や嘔気嘔吐がある場合に用いる。

【原文】（十二―40）

水去嘔止、其人形腫者、加杏仁主之。其証応内麻黄、以其人遂痺、故不内之。若逆而内之者必厥、所以然者、以其人血虚、麻黄発其陽故也。

苓甘五味加姜辛半夏杏仁湯方

茯苓四両　甘草三両　細辛三両　乾姜三両　五味子半升

半夏半升　杏仁半升（去皮尖）

右七味、以水一斗、煮取三升、去滓。温服半升、日三服。

【訓読】

水去り嘔止み、其人形腫れる者は、杏仁を加えて之を主る。其の証応《まさ》に麻黄を内れるべきも、其の人遂に痺するを以ての故に之を内れず。若し逆して之を内れる者は必ず厥す、然る所以《ゆえん》の者は、其の人血虚し、麻黄其の陽を発するを以ての故なり。

苓甘五味加姜辛半夏杏仁湯の方

茯苓四両　甘草三両　細辛三両　乾姜三両　五味子半升

半夏半升　杏仁半升（皮尖を去る）

右七味、水一斗を以て、煮て三升を取り、滓を去る。半升を温服す、日に三服す。

【注釈および考察】

***水去り嘔止み、其人形腫れる者は：**前条に於いて半夏によって燥湿化痰し、脾の運化昇清機能の失調を回復して降逆止嘔し、胃内停水などの水飲の停滞が改善されても、体表部に浮腫が出現してむくんでいる者は、の意味である。浮腫の原因としては、肺・脾・腎の三臓器の失調による影響が考えられるが、「肺は皮毛を主る」ところから、本条は肺と関係する浮腫が考えられる。肺は宣発作用（気体交換により清気を取り入れ濁気を排出することや、肺気が衛気や津液を全身にまた体表に向って散布すること）と、粛降作用（清粛な肺気を下降させ、津液を下降させて、経脈や五臓六腑に行き渡らせ、さらに三焦の水道で気化して最終的に膀胱から小便として排出さ

せること）によって、水液代謝を調節維持している。この作用を「水道を通調する」と表現しているが、肺の宣発粛降機能が失調すると水道を通調することができなくなり、水液が停滞して浮腫となる。脾・腎の機能失調に加えて、本条は肺の機能失調も伴った病態であり、半夏を用いるだけでは病状は改善されないのである。

＊杏仁を加えて之を主る：杏仁は、宣発・粛降の両方に作用して、肺気を巡らせて肺気の上逆を改善するとともに、肺気を降ろすことによって津液を降ろし、水道を通調している。

＊其の証応に麻黄を内れるべきも：麻黄は辛温で宣発に作用して肺気を巡らせ（宣肺平喘）、宣発することによって水道を通調し、下焦に作用して膀胱を温化して利水しているが、粛降作用とは異なる。以上のように麻黄は利水作用を有し、特に上半身の浮腫に有効であるが、辛温解表薬であって発汗力が比較的に強く、津液を消耗しやすく、正気を損傷しやすいので、気・血・津液が虚に傾いている場合には、用いてはならない。

＊其の人遂に痺するを以ての故に之を内れず：麻黄を用いると、気血の流れが悪くなって、筋肉や関節が痛く・重だるく・痺れる、などの痺証の症状が出現するようになるので、方剤中に用いないのである。痺証は気血不足や陽気不足から経絡の気血の流れが阻滞したための症状である。

＊若し逆して之を内れる者は必ず厥す：「逆して」は、「正常でない状態」から転じて「間違って」の意味。「厥」は、陽気が手足に届かなくなったために「手足の冷え」を生じている病態であり、いわゆる「四逆」に同じである。「厥」の原因は、「虚」すなわち「不足」と、「鬱」すなわち「閉塞や阻滞」である。麻黄によって、痺証と同じく正気が損傷し、気血不足や陽気不足を生じて経絡の気血の流れが阻滞し、「虚」と「鬱」を生じて、陽気が手足に届かなくなったのである。

＊其の人血虚し、麻黄其の陽を発するを以ての故なり：その人はもともと脾腎の陽虚があって、そのために血虚状態にある上に、麻黄の発散作用によって陽気が失われて、経絡の気血の流れがさらに阻滞し、悪化して厥するのである。麻黄は、体内から体表に向って陽気を発散させる作用があるが、そのことを述べているとも考えられる。

【苓甘五味加姜辛半夏杏仁湯の考察】

麻黄を用いず杏仁を用いる理由は、注釈で説明した。杏仁は宣発・粛降の両方に作用して、肺気を巡らせて肺気の上逆を改善するとともに、肺気を降ろすことによって津液を降ろし、水道を通調して浮腫を除く作用であり、粛降に力点が置かれている。

【本条のポイント】

桂苓五味甘草去桂加姜辛半夏湯（＝苓甘五味姜辛湯＋半夏）で冒眩や頭暈や嘔気嘔吐が改善したが、体表部に浮腫が出現してむくんでいる者は、麻黄を用いるのではなく、杏仁を加えた苓甘五味加姜辛半夏杏仁湯を用いて、肺気を巡らせて肺気を降ろすことによって津液を降ろし、水道を通調して浮腫を除く。

【原文】（十二—41）

若面熱如酔、此為胃熱上衝、熏其面、加大黄以利之。

苓甘姜味辛夏仁黄湯方

茯苓四両　甘草三両　五味子半升　乾姜三両　細辛三両
半夏半升　杏仁半升　大黄三両

右八味、以水一斗、煮取三升、去滓、温服半升、日三服。

【訓読】

若し面熱して酔えるが如きものは、此れ胃熱上衝して、其の面を熏ずと為す、大黄を加え以て之を利す。

苓甘姜味辛夏仁黄湯の方

茯苓四両　甘草三両　五味子半升　乾姜三両　細辛三両
半夏半升　杏仁半升　大黄三両

右八味、水一斗を以て、煮て三升を取り、滓を去り、半升を温服す、日に三服す。

【注釈および考察】

＊若し面熱して酔えるが如きものは、此れ胃熱上衝して、其の面を熏ずと為す：胃・大腸は陽明経に属し、「実はすなわち陽明」であり、臨床的に実証を示すことが多い。それに対して脾・肺は太陰に属し虚証を示すことが多い。胃の実証性の病態としては胃火（熱）証があり、内因（肝経の鬱火の胃への横逆など）や外因によって胃の機能が亢進し、火熱が旺盛となるとともに、津液が損傷して陽盛陰虚となる。火熱の邪が足陽明胃経に沿って上逆すると、陽明胃経は鼻外側・歯茎・唇・顎を通るので、同部に腫脹疼痛が起り、「面熱して酔えるが如き」状態となる。「熏ず」は「けむりでいぶされる」ことであるが、ここでは上逆してきた火熱によっていぶされた様になるのである。

＊大黄を加え以て之を利す：胃火証においては、胃津が焼かれて胃気が消耗し、胃の受納機能と和降機能が傷害されるとともに、胃部灼熱感・胸やけ・口渇・悪心・嘔吐・便秘・口苦・多飲・多食・歯肉炎などとなる。『本経疏証』によるならば、大黄の作用は「〈行火用〉の一語」であり、「瀉火の薬」であって、火気が作用することによって結して巡らなくなった水気を、火を除くことによって、もとの状態にもどすことであるとする。また胃腸の中に停滞した液体や宿食を、腸胃を洗い清め洗滌し、つまり瀉下作用により陰濁を下降させて清陽を上昇させ、瘀血を取り去って新血を生じ、水穀の通りを改善し、中焦を整えて食物の消化を助け、「安和五藏。」五藏を安和にするとされる。つまり瀉火することによって胃火証による受納機能と和降機能の傷害を改善し、胃腸の中に停滞した水飲や宿食を下降させて清陽を上昇させ、胃火上逆を改善する。本条は、36条から40条までの病態に胃火証を伴っている場合である。

【本条のポイント】

小青竜湯の変法であった三十六条から四十条までの病態に胃火証を伴っている場合は、前条の苓甘五味加姜辛半夏杏仁湯に大黄を加えた、苓甘姜味辛夏仁黄湯を用いて治療する。前条までの治療によって心下の支飲や体表部の浮腫が解消されることにより胃熱が旺盛となり、火熱の邪が足陽明胃経に沿って上逆した病態と思われる。

【原文】（十二―42）

先渇後嘔、為水停心下、此属飲家、小半夏加茯苓湯主之（方見上）。

【訓読】

先に渇し後に嘔するは、水が心下に停まると為す、此れ飲家に属す、小半夏加茯苓湯之を主る（方は上に見ゆ）。

【注釈および考察】

＊先に渇し後に嘔するは、水が心下に停まると為す：飲が心下すなわち胃部に停滞した病態であるが、ここでの飲の形成は、口渇に伴う水飲によって脾腎の陽気が損傷され、そのために脾の運化機能が働かなくなることや、腎が水をコントロールすることができなくなることなどによって、水液が心下に停滞し蓄積したためである。飲の形成の原因は、ひとつは体表での湿邪の感受に伴い形成された水飲によって、脾胃の運化機能に異常を生じ、水液の停滞蓄積を生じた外邪による場合と、もうひとつは五臓の虚損が背景にあって、内因により気化機能に異常を生じた、内傷による場合が考えられるが、本条は水飲によって生じた内傷が原因である。口渇は（十二―28）で説明したが、津液が欠乏した状態であり、本条では津液の欠乏と水液の停滞が併存した病態と考えられ、慢性的な脾胃の機能低下が背景にあって、さらに水飲が加わり、そのために脾腎の陽気がさらに損傷されて、水液の停滞が悪化したものと思われる。嘔気は脾の運化昇清機能や胃の受納降濁機能が傷害され胃腸がつかえて通らなくなったためである。

＊此れ飲家に属す：飲家は、慢性的に水飲が停滞している人であり、慢性的な脾胃の機能低下が背景にある人である。

【小半夏加茯苓湯の考察】

（十二―30）において説明済。半夏・茯苓で水気を除き、脾気を回復し、半夏・生姜で胃気を降ろし、止嘔し、胃内停水・腸間内停水を改善し、脾陽を回復させ、水気の上犯を抑え、脾気を昇らせるとともに、半夏・生姜・茯苓で清陽の気を巡らせている。また茯苓は利水しても正気を損傷することがなく、水道を通利して小便とし、水湿を滲除するとともに、安神に働く。

【本条のポイント】

慢性的な脾胃の機能低下が背景にあって、さらに水飲が加わり、津液の欠乏と水液の停滞が併存した病態で、口渇するが飲むと吐く場合は、小半夏加茯苓湯を用いる。

消渇小便利淋病脈證并治　第十三

脉證九條　方六首

消渇病の主症状は多飲・多食・多尿である。消渇は、『素問』奇病論篇よりの出典であり、黄帝が「口の中が甘くなる病」について質問したのに対して、岐伯が以下の様に答えている。「食物は口から入って胃に蔵され、脾の働きで精気が巡るが、脾臓がその正常な機能を失うと、運化されない津液が脾に停留し、脾が口に開竅しているために、五味の精気が上に向って溢れて口の中が甘くなる、これは美食を取り過ぎて肥満しているために発症した疾病である。この病になると、栄養過多な食物を好んで肥満し、肥満した人は体内に熱を生じて脾の運化機能は失調し、すなわち甘味により腹部は脹満し、精気が上に溢れて消渇病となるのです。」とある。消渇の「消」は痩せるという意味であり、「渇」は口渇で、多食・多飲・口渇・体重減少・多尿を主症状とする病症群であり、糖尿病に特徴的であるが、甲状腺機能亢進症や尿崩証なども含まれる。基本病機は、陰虚による燥熱であり、上焦の肺においては、燥熱によって肺の津液が消耗され、咽喉を潤すことができなくなることも加わって口渇・多飲となる。中焦の脾胃においては、脾胃が傷害されて運化機能が失調する結果、湿邪が停滞し、湿が化熱して更に津液が巡らなくなり口渇となり、加えて胃熱によって消化機能が亢進して多食となるが、熱のために消耗しまた脾虚のために肌肉に栄養が回らなくなって、痩せて来ることになる。下焦においては腎陰虚に伴い腎精が不足して陰虚火旺となり虚火が上炎し、肺の津液が焼灼される原因となり、腎の気化作用が低下して多尿となるとともに淋証となり尿が混濁する。燥熱はさらなる津液の消耗を招き、陰虚が強まると燥熱も悪化する悪循環が形成され、最終的には陰陽両虚となる。

小便不利は、腎・膀胱の水をコントロールする機能と密接に関連している。また人体における正常な水液代謝の維持には、肺の宣発粛降作用・脾の運化転輸作用・腎の蒸騰気化作用・膀胱の気化作用・三焦の水道通調作用などが関係しているが、なかでも腎の蒸騰気化作用が重要である。腎の蒸騰気化作用とは、液体を気体に変えて蒸気にする様に、津液を蒸気に変え、三焦内を上昇周行させて、有用な水分を身体各所に供給することであり、同時に開闔《かいこう》（開はひらく、闔はとじる）作用により、不要な廃液を尿として膀胱に送って排出し（開）、有用な津液を再利用したり膀胱で貯留する（闔）。また膀胱の気化作用によって尿として適宜排泄するが、腎の蒸騰気化作用や開闔作用、膀胱の気化作用が失調すると小便不利となると考えられている。

また腎には腎精からつくられる元陰元陽があって、人体の陰陽の基となっており、元陽由来の腎陽が虚すと、脾陽は腎陽によって温められてその水湿運化作用を発揮することが可能となっているために、脾陽も虚して水湿運化が滞る。また腎陽によって腎の蒸騰気化作用や開闔作用、膀胱の気化作用が維持されているために、腎陽虚では脾陽虚に加え腎膀胱の気化不利が引き起こされて尿量が減少（小便不利）する。さらに肺の宣発粛降作用が失調すると、水液を全身に散布すること（水道を通調すること）ができなくなり、小便不利となる。

淋病は、頻尿・排尿痛・残尿感・排尿困難・尿混濁を伴う病証であり、膀胱炎・腎盂腎炎・尿路系の結石などが考えられる。主な病因は膀胱湿熱とされ、膀胱は下焦に位置し三焦すべての水液が集まるので、上・中焦の熱が下焦に移動したり、膀胱に湿熱が蓄積すると、膀胱湿熱となって膀胱の気化作用や固摂作用も低下し、淋証となると考えられる。

【原文】（十三―1）

厥陰之為病、消渇、気上衝心、心中疼熱、飢而不欲食、食即吐、下之不肯止。

【訓読】

厥陰の病為《た》る、消渇し、気上って心を衝き、心中疼熱し、飢えて而《しか》も食を欲せず、食すれば即ち吐く、之を下せば止まざることを肯《がえん》ぜず。

【注釈】

＊厥陰の病為る：厥陰は、『傷寒論』の六経弁証での最後の段階で、太陰と少陰の次に位置し、陰寒が極まり、正気が衰退した病証である。また正気の衰退に加えて、陰陽間の協調が失われ、場合によっては陰陽が交流を失って偏り、また場合によっては陰陽間に交争を生じて、複雑な病証を呈することになる。さらに厥陰病においては、陰が極まり尽きる結果の反転現象が起って陽が生じ、熱象となって陰寒との間に交争を生じると、寒熱錯雑病証を呈する。「上熱下寒」「厥熱勝復」「厥逆」「熱利下重」なとと言われる症状を呈するが、「上熱下寒」は本条の症状であって、消渇・気上撞心・心中疼熱・食欲不振・下痢などとなり、「厥熱勝復」は寒多熱少と寒少熱多状態の反復と四肢厥冷を呈するとされ、「厥逆」は陰陽が相互に順接せず、寒厥・熱厥となる。いずれにしろ、寒と熱が拮抗しまた錯綜する病症となる。

経脈との関係では、厥陰経には足厥陰肝経と手厥陰心包経が含まれ、厥陰と表裏の関係にあるのは少陽であり、少陽経には足少陽胆経と手少陽三焦経が含まれる。表裏が伝変しあうので、厥陰が虚せば少陽も虚し、厥陰が実すれば少陽も実する。すなわち厥陰で陰が極まると少陽では火熱を生じ、寒熱錯雑病症を呈する。

＊消渇：燥熱によって津液が消耗され、巡らなくなって口渇となり、陰虚が強まると燥熱も悪化する悪循環が形成され、熱のために消耗しまた脾虚のために肌肉に栄養が回らなくなって、痩せて来る。（前出）

＊気上って心を衝き、心中疼熱し：足厥陰肝経・手厥陰心包経・足少陽胆経・手少陽三焦経などは、肝・胆・胸脇・心包

に関係し、裏寒が強いために燥熱の邪が遮られて裏にはいることができずに経脈に沿って上昇すると気上撞心となり、心中が疼熱して上熱下寒となるとする。肝・脾・心は相互に関係し、気上衝は肝風と関係しているとも考えられる。

＊飢えて而も食を欲せず、食すれば即ち吐く：熱のために消耗しまた脾虚のために肌肉に栄養が回らなくなり、栄養不足のために飢餓感を覚えるが、陽気が虚し脾陽も虚し、消化管中に虚寒が内生して運化機能が失調し、食欲も湧いてこず、胃の和降機能も働かず、食べると吐いてしまうことになる。

＊之を下せば止まざることを肯んじる：下法を用いると虚がさらに強まって厥陰病の症状がさらに悪化することが考えられる。厥陰病は本は陰で標は熱であるところから、寒が極まって標の熱も強くなり、このために中焦の少陽化火も強まり、体内の熱の鬱結が強まって、形成された湿熱の邪の下注が引き起こされると、腸管が塞がれて腸管の気機の伝化作用が失調し、腸管の気機が鬱滞する結果、少陰太陰の虚寒性の下痢とは異なる厥陰の熱性の下痢が続くことになる。[8]

【本条のポイント】

厥陰病は本は陰で標は熱であり、陰虚が強まると燥熱も強まり津液が消耗し、肌肉の消耗も加わって消渇症状となるとともに、上熱下寒となり、気上撞心・心中疼熱・食欲不振・下痢などの症状となる。各症状の病態を理解すること。

【原文】（十三—2）

寸口脈浮而遅、浮即為虚、遅即為労。虚則衛気不足、労則栄気竭。趺陽脈浮而数、浮即為気、数即為消穀而大堅（一作緊）。気盛則溲数、溲数則堅、堅数相搏、即為消渇。

【訓読】

寸口の脈浮にして遅、浮は即ち虚と為し、遅は即ち労と為す。虚なれば則ち衛気足らず、労なれば則ち栄気竭《つ》く。趺陽の脈浮にして数、浮は即ち気と為し、数は即ち消穀にして大堅と為す（一に緊に作る）。気盛んなれば則ち溲数、溲数なれば則ち堅、堅と数相搏ちて、即ち消渇と為す。

【注釈および考察】

＊寸口の脈浮にして遅、浮は即ち虚と為し、遅は即ち労と為す：浮脈は表証を表し、外邪の侵入に対して邪正相争が表で起り、気血が外に向おうとするために浮脈となると考えられるが、その場合は「表実」である。浮脈で無力の場合は「表虚」であり、慢性的な臓腑機能の失調のために気血の消耗や生成不足があり、そのために浮脈となる。遅脈は陽虚・寒証を反映し、陽虚のために栄（営）血を駆動することができなくなるためである。栄血が巡らず消耗されて枯渇すると、身体に滋養や栄養を行き渡らせることができなくなって、虚労の症状となる。

＊趺陽の脈浮にして数、浮は即ち気と為し、数は即ち消穀にして大堅と為す：趺陽脈は、古代に用いられた脈診法である三部九候の脈診部位の一つで、足背動脈の拍動部位であり、足

の陽明胃経の衝陽穴に一致し、脾胃の状態をうかがうことができる脈である。趺陽の脈は、足陽明胃経の走行部位である脾胃の状態を反映するが、走行からは胃の状態をより反映していると考えられる（十一―1参照）。足陽明胃経は燥熱の経であり、胃において邪が正気と激しく争うと胃熱が燃え上がり、足陽明胃経と関係する趺陽の脈は浮数となる。ここでの浮は邪正相争を反映し、数は胃熱を反映する。胃熱が熾盛で有れば消化機能は亢進するが、津液は消耗され、また邪熱が糟粕と結びつき、腸管の伝導機能も失われて大便は堅くなり、便秘となる。

＊**気盛んなれば則ち溲数、溲数なれば則ち堅、堅と数相搏ちて、即ち消渇と為す**：「溲《しゅう》」は、小便のこと。陰虚による陽気の亢進によって燥熱を生じ、上・中焦の熱が下焦に移動し、膀胱に湿熱が蓄積して膀胱湿熱となり、このために膀胱の気化作用や固摂作用も低下して頻尿となる。また前述の如く腸管の伝導機能が失われて便は堅くなる。これらは先に考察した「消渇」の病像に類似する。

【本条のポイント】

消渇病は、寸口の脈は虚労を反映して浮遅となり、趺陽の脈は胃熱熾盛を反映して浮数となる。胃熱が熾盛で消化機能は亢進し、津液は消耗され、また邪熱が糟粕と結びつき大便は堅くなり、腸管の伝導機能が失われて便秘となる。燥熱によって膀胱に湿熱が蓄積すると、膀胱の気化作用や固摂作用も低下して頻尿となる。

【原文】（十三―3）

男子消渇、小便反多、以飲一斗、小便一斗、腎気丸主之。（方見脚気中）

【訓読】

男子の消渇、小便反って多く、飲むこと一斗を以て、小便も一斗なるは、腎気丸これを主る。（方は脚気中に見ゆ）

【注釈および考察】

＊「方は虚労病篇中」（六―17）と記述されている刊本もある。趙関美本では脚気中（五―19）とする。

＊**男子消渇**：消渇は前述したが、口渇・体重減少・多尿が主症状であり、男女を問わず発症する。腎虚に伴う腎精不足が背景にあり、さらに腎陰虚・陰虚火旺に伴う虚火上炎によって、肺燥、胃熱を生じた病態である。実際このような病態の患者は女性よりも男性に多いが、女性は腎気に加えて、生殖器の発育を促進するのに必要な物質である天癸の影響や、任脈や帯衝脈の影響を強く受け、消渇に成りにくくなっていると考えられる。

＊**小便反って多く、飲むこと一斗を以て、小便も一斗なるは**：消渇病においては、燥熱によって肺の津液が消耗され、咽を潤すことができなくなって口渇となり多飲となる。肺の宣発機能が失調し水液を全身に散布することができなくなると、

余った水は粛降作用によって腎に運ばれる。しかし腎においては、腎虚のために腎陽（命門の火）の蒸化作用によって水液を気と化して肺に上昇させることができなくなり、尿としての排出量が増加する結果、多尿となると考えられる。これに関して、生理学的には水分の再吸収が低下したためである。

【腎気丸の作用について】

八味腎気丸の構成生薬は、乾地黄・山茱萸・薯蕷・沢瀉・茯苓・牡丹皮・桂枝・附子である（五―19参照）。地黄は主に腎陰を補い、山茱萸は主に肝陰を補い、薯蕷は主に脾虚を補うところから、三補と言われている。また沢瀉は利水滲湿して清熱し、茯苓は利水滲湿とともに健脾補中し、牡丹皮は清熱涼血し清肝火するところから、三瀉と言われている。さらに温陽散寒の附子と、温通経脈の桂枝が加えられ、補陽散寒の作用が強められており、腎陽虚による気化機能の失調による水液の貯留や、寒湿停滞による症状に有効である。消渇病においては、腎精不足により腎陰が虚して虚火が上炎し、このために肺燥、胃熱となっている。八味腎気丸は三補三瀉の作用によってこれらの症状を改善するが、さらに脾虚を補い、また肝陰虚からの肝陽上亢を鎮め、温通経脈することによって気血の流通を改善し、合せて陰陽のバランスの回復をはかっている。

【原文】（十三―4）

脈浮、小便不利、微熱消渇者、宜利小便、発汗、五苓散主之。（方見上）

【訓読】

脈浮、小便不利、微熱し消渇する者は、宜しく小便を利し、汗を発すべし、五苓散之を主る。（方は上に見ゆ）

【注釈および考察】

＊五苓散は（十二―31）で考察した。

＊**脈浮**：（十三―2）再掲。浮脈は表証を表し、外邪の侵入に対して邪正相争が表で起り、気血が外に向おうとするために浮脈となると考えられるが、その場合は「表実」である。浮脈で無力の場合は「表虚」であり、慢性的な臓腑機能の失調のために気血の消耗や生成不足があり、そのために浮脈となる。発汗によって表邪を除く意味から考えて、本条は前者か。

＊**小便不利**：本章冒頭再掲。小便不利は、腎・膀胱の水をコントロールする機能と密接に関連している。また人体における正常な水液代謝の維持には、肺の宣発粛降作用・脾の運化転輸作用・腎の蒸騰気化作用・膀胱の気化作用・三焦の水道通調作用などが関係しているが、なかでも腎の蒸騰気化作用が重要である。腎の蒸騰気化作用とは、液体を気体に変えて蒸気にする様に、津液を蒸気に変え、三焦内を上昇周行させて、有用な水分を身体各所に供給することであり、同時に開闔作用により、不要な廃液を尿として膀胱に送って排出し（開）、有用な津液を再利用したり膀胱で貯留する（闔）ことである。また膀胱の気化作用によって尿として適宜排泄するが、腎の

蒸騰気化作用や開闔作用、膀胱の気化作用が失調すると小便不利となる。

また腎には腎精からつくられる元陰元陽があって、人体の陰陽の基となっており、元陽由来の腎陽が虚すと、脾陽は腎陽によって温められてその水湿運化作用を発揮することが可能になっているために、脾陽も虚して水湿運化が滞る。また腎陽によって腎の蒸騰気化作用や開闔作用、膀胱の気化作用が維持されているために、腎陽虚では脾陽虚や腎膀胱の気化不利によって尿量が減少（小便不利）する。さらに肺の宣発粛降作用が失調すると、水液を全身に散布すること（水道を通調すること）ができなくなり、小便不利となる。

＊微熱し消渇する者は：浮脈を表証と考え、表証に伴う微熱があり、小便不利は、病勢が裏に及んで、肺の宣発粛降作用・脾の運化転輸作用・腎の蒸騰気化作用（腎陽虚により低下）・膀胱の気化作用が影響を受けていることを反映していると考えられる。消渇は陰虚に伴う燥熱によって形成された病態であり、口渇は肺燥、胃熱の反映でもあり、脾虚や腎虚が背景にあって形成された裏証である。つまり本条は、腎陰・腎陽ともに虚した病像であるが表証も伴っていると考えられ、表証を伴った微熱とともに小便不利となって水が停滞するが、裏の虚熱である燥熱のために津液は消耗して口渇もある病態である。

＊宜しく小便を利し、汗を発すべし、五苓散之を主る：五苓散の方剤考察は、（十二―31）にて詳述したが、本条にも適応する。すなわち五苓散の作用は、①解表、②生津液、③散停飲であり、五苓散全体で和表裏を行う方剤であって、つまり表邪に対しては解表作用、体内の亡津液・水飲の停滞に対しては生津液・散停飲作用を発揮して表裏の調和を図る方剤であるとする。また小金井信宏によれば、脾虚により津液が上部に送られないと口渇となり、また上焦から下焦に水液が送られないと小便不利になると説明している。[28]　これらの症状は、脾陽虚に加えて腎陽虚も影響し、また外感の邪を感受して発熱（微熱）・悪寒・頭痛の表証を伴い、特に湿邪によって陽気の働きが低下して「気機」の流れが異常となり（昇降不利）、異常な上昇では嘔吐となり、異常な下降では下痢となり、軽度の場合は「痞」となるとする。白朮・茯苓・桂枝で脾機能を回復させ水液を津液に変え、桂枝で解表し陽気をめぐらせ、茯苓・沢瀉・猪苓で利水作用を正常化して上焦から下焦に水液が送られる様にするとする。同書によれば、脾の水液代謝機能を回復させる主役となる生薬は白朮であり、脾機能を回復させて白湯などの「有形の水」を、人体に必要な津液に変化させ、津液の中焦から上焦への運行を助け、これらにより肺の宣発粛降機能を回復して、肺による津液の「内から外」や「上から下」へと運ぶ機能を助ける。桂枝は「内から外」を助け発汗を促し、沢瀉・猪苓・茯苓は「上から下」を助ける方剤構成になっているとする。

【本条のポイント】

脈浮・小便不利・微熱・消渇は、外感の邪を感受して発熱（微熱）し・体内の陰虚燥熱により亡津液となり・脾腎陽虚を反映して水飲が停滞し、などに対応した症状であり、五苓散の①解表　②生津液　③散停飲作用が当に適応である。各生薬の作用も理解すること。

【原文】（十三―5）

渴欲飲水、水入則吐者、名曰水逆、五苓散主之。（方見上）

【訓読】

渇して水を飲まんと欲し、水入れば則ち吐く者は、名づけて水逆と曰《い》う、五苓散之を主る。（方は上に見ゆ）

【注釈および考察】

＊ここでの口渇は、消渇に伴う口渇とは異なり、前条の『わかる・使える漢方方剤学』での説明の場合と考えられ、「脾虚により津液が上部に送られないと口渇」となったものであり、『湿邪によって陽気の働きが低下して「気機」の流れが異常となり（昇降不利）、異常な上昇で嘔吐となった』ものと思われる。すなわち、脾虚により津液が上部に送られない状態に、湿邪による陽気の働きの低下が加わって昇降不利となり、水を飲むと吐いてしまうことになる。五苓散の詳細は前条参照のこと。本条では水に力点がおかれ、燥熱には力点は置かれていないと考えられる。

【本条のポイント】

五苓散の適応としての水逆症状に関して、理解すること。

【原文】（十三―6）

渴欲飲水不止者、文蛤散主之。

文蛤散方

文蛤五両

右一味、杵為散、以沸湯五合、和服方寸匕。

【訓読】

渇して水を飲まんと欲して止まざる者は、文蛤散《ぶんごうさん》之を主る。

文蛤散の方

文蛤五両

右一味、杵《つ》いて散と為し、沸湯五合を以て、和して方寸匕を服す。

【注釈および考察】

＊**渇して水を飲まんと欲して止まざる者は**：口渇があって、水を飲んでも口渇が改善せず、水を飲み続ける場合であり、嘔吐のある前条とは異なり、燥熱によって肺の津液が消耗され、咽を潤すことができなくなった場合である。すなわち消渇に伴う口渇と機序は同じと考えられる。胃熱亢進による口渇では、消化機能の異常亢進によって空腹感が亢進するが、本条とは異なると思われる。文蛤の帰経は肺・腎であることも、肺の津液の消耗による口渇を支持する。

＊文蛤の含まれる方剤は、『金匱要略』（十七―19）に「文蛤湯」があり、また『傷寒論』には、本条文とほぼ同一の「文蛤散」が見られる。

【本条のポイント】

文蛤散は、肺の燥熱によって津液が消耗されたための口渇を治す。

【原文】（十三―7）

淋之為病、小便如粟状、小腹弦急、痛引臍中。

【訓読】

淋の病為る、小便粟状の如く、小腹弦急し、痛み臍中に引く。

【注釈および考察】

＊淋の病為る：淋証は、頻尿・排尿時痛・残尿感・排尿困難などの排尿障害による症状を意味し、『諸病源候論』によれば、一般的には熱淋・血淋・膏淋・石淋・労淋の五つに分類される。

＊小便粟状の如く、小腹弦急し、痛み臍中に引く：粟粒状の黄色小粒の結石を意味しているとされる。実際、尿路結石は、黄色細小顆粒状であることが多い。石淋に分類される。膀胱には、三焦のすべての水液が集まって来るために、内因外因を問わず三焦に生じた湿熱の邪気が集まり停滞すると、膀胱湿熱となり、膀胱の気化機能や固摂機能が失調して、淋証が形成される。また湿熱が停滞すると熱が尿を煎じ濃縮し、砂や石が形成され、砂石や尿濁が膀胱や尿道を塞ぐと、膀胱の気化機能が働かなくなり、小腹の脹痛や激痛となる。病変が膀胱から腎に波及すると痛みは下腹部から臍部に向って放散を通調して津液を巡らし、口渇を取り除く。

（※上段より）

【文蛤散の考察】

Ⅰ：構成生薬の薬理作用

A．文蛤

（1）海産ハマグリの貝殻。『本経疏証』によれば、海蛤のうちで「文理」（意味は？）のあるもので、人が食するところの「花蛤」である、とある。

（2）鹹、寒。肺・腎。

（3）『神農本草経』「文蛤、主悪瘡蝕、五痔。」

（4）**11：**①清肺化痰　②軟堅散結　③利水消腫

（5）鹹で軟堅し、寒で清熱し、肺に作用して肺熱を清熱し、粘稠痰を化痰する。痰火鬱結の咳喘や胸脇部の疼痛に用いる。制酸効果もあり、また湿熱による浮腫・尿量減少を利水消腫する。『名医別録』には、「主治咳逆胸痹、腰痛脇急、鼠瘻、大孔出血、崩中漏下。」とある。血分に入って瘀血の鬱滞を散じる作用もある。

Ⅱ：考察

文蛤一味であり、燥熱によって肺の津液が消耗され、咽を潤すことができなくなった病態に対して、清熱し、津液の消耗による粘稠痰を化痰し、肺の宣発粛降機能を回復し、水道を通調して津液を巡らし、口渇を取り除く。

するが、足少陰腎経は腎臓・膀胱・下腹部・臍部・肝・横隔・肺と連絡しており、痛みの放散に関係していると考えられる。

【本条のポイント】

淋証の形成原因および症状について理解すること。足少陰腎経と下腹部から臍部に向っての放散痛について理解する。

【原文】（十三―8）

趺陽脈数、胃中有熱、即消穀引食、大便必堅、小便即数。

【訓読】

趺陽の脈数は、胃中に熱有り、即ち穀を消し食を引き、大便必ず堅く、小便即ち数なり。

【注釈および考察】

***趺陽の脈数は：**（十三―2）参照。趺陽の脈数は、胃熱の反映である。本条は中焦の臓腑の機能失調による消渇病の症状と考えられ（中消と表現される）、胃熱が熾盛であり、熱のために消化機能は亢進し食欲も亢進するが（消穀善飢）、津液は消耗されて胃腸に潤いがなくなり、また邪熱が糟粕と結びつき、腸管の伝導機能も失われて大便は堅くなり、便秘となる。

***小便即ち数なり：**胃熱が熾盛となれば津液が消耗し、口渇が強くなり、冷たいものを飲みたくなる、などの症状が強くなる。この場合のように中消の消渇病にあっては、上焦・下焦の臓腑の機能失調による消渇病時に（上消・下消と表現される）、肺・腎の失調によって多飲多尿になるのとは機序が異なり、飲水量の増加に伴って尿量は増加する。

これらの点に関して『景岳全書』には、「上消者、渇証也、大渇引飲、随飲随渇、以上焦之津液。」「中消者、中焦病也、多食善飢、不為肌肉、而日加削痩、其病在脾胃、又謂之消中也。」「下消者、下焦病也、小便黄赤、為淋為濁、如膏如脂、面黒耳焦、日漸消痩、其病在腎、」とある。

【本条のポイント】

中消の消渇病の症状およびその病態について理解すること。

【原文】（十三―9）

淋家不可発汗、発汗則必便血。

【訓読】

淋家は汗を発す可らず、汗を発すれば則ち必ず便血す。

【注釈および考察】

***淋家は汗を発す可らず：**淋証は肝気鬱結や腎気虚損も原因となるが、主に膀胱湿熱による。外部よりの湿熱の邪気の侵入や、内因性の湿熱が、水液の集まる膀胱に停滞し、淋証の原因となる。湿は陰邪であって陽気を損傷し、重濁・粘滞であって下に向い、熱は陽邪であって、陰津を消耗し気を消耗し上に向う。汗法は表証を解除する目的で行う治療法であるが、正気を損い陰虚・気滞・湿滞を悪化させ、体液を消耗する。湿邪による陽気の損傷をさらに悪化させ、熱邪による陰津の

消耗をさらに悪化させる。膀胱湿熱が悪化し血分にまで及ぶと血絡が損傷されて膀胱絡傷となり、血淋となる。本条での便血を小便と考えると、文意上スムーズである。大便と考えると、膀胱湿熱と大腸湿熱が併存した病態が考えられ、発汗により、大腸の血絡が損傷されて血便となったと考えられる。「必ず便血す」との表現からは、前者を考えたい。

【本条のポイント】

膀胱湿熱による淋証がある場合は、たとえ表証があっても汗法を行ってはならない。

【原文】（十三—10）

小便不利者、有水気、其人若渇、栝蔞瞿麦丸主之。

栝蔞瞿麦丸方

栝蔞根二両　茯苓三両　薯蕷三両　附子一枚（炮）　瞿麦一両

右五味、末之、煉蜜丸、梧子大、飲服三丸、日三服、不知、増至七八丸、以小便利、腹中温為知。

【訓読】

小便利せざる者は、水気有り、其の人若し渇すれば、栝蔞瞿麦丸之を主る。

栝蔞瞿麦丸の方

栝蔞根《かろうこん》二両　茯苓三両　薯蕷《しょよ》三両　附子一枚（炮る）　瞿麦《くばく》一両

右五味、之を末とし、煉蜜にて丸め、梧子大とし、三丸を飲服す、日に三服す、知らざれば、増して七八丸に至る、小便利し、腹中温まるを以て知ると為す。

【注釈および考察】

＊小便不利：本章冒頭参照のこと。本条では、腎陽が虚したために腎膀胱が虚寒となって、気化機能が働かなくなり、尿量が減少したと考えられる。また口渇があるので、燥熱によって肺の津液が消耗されており、またこのため肺の宣発粛降作用が失調し、水液を全身に散布すること（水道を通調すること）ができなくなっていることも、小便不利の原因となる。つまり下焦には虚寒があり、上焦には燥熱がある、上熱下寒の病態であって、両方の原因が合わさって小便不利となっている。また水気が停滞しているが、津液は減少している病態である。

【栝蔞瞿麦丸の考察】

Ⅰ：構成生薬の薬理作用

A．瞿麦：①清心熱、利小腸・膀胱湿熱　②活血祛瘀　B．**栝蔞根**：①発汗解肌（表）②温通経脈　③通陽化気　C．**茯苓**：①利水滲湿　②健脾補中　③寧心安神　D．**薯蕷**：①補気健脾・養陰　②補益肺陰　③補腎陰　E．**附子**：①回陽救逆　②補陽益火　③温陽利水　④散寒止痛

Ⅱ：栝蔞瞿麦丸の方剤考察

下焦には虚寒があり、上焦には燥熱があり、虚寒の背景に

腎陽虚があり、燥熱によって肺の津液が消耗された病態である。これらの病態のひとつは、陰陽の気が協調できず寒熱が錯綜する病態であり、腎陽が虚して陰盛となると、残存する残り少ない陽気が外方・上方に浮越して虚陽上浮となり、仮熱症状である頬部紅潮や口渇の原因となるが、いわゆる陰虚火旺とは異なることに注意が必要である。一方慢性病などを背景としての腎陰虚では、陽気が相対的に亢進して陰虚火旺となり燥熱症状を呈するが、腎陰虚の影響は全身に拡がり、肝腎陰虚・心腎陰虚・肺腎陰虚などを引き起こして、上焦の燥熱を悪化させ口渇などの原因となることが考えられる。

　附子は、腎の命門に入り込んで真陽を回復させ虚火を鎮める、下焦命門の陽虚を補い、本処方の肝である。**栝蔞根**は胃熱を冷まし、肺燥を潤し、生津し、**瞿麦**は清熱利湿して通淋し、茯苓も利水滲湿する。**薯蕷**は、脾においては健脾補気養陰に働き（補脾胃）、肺においては肺気肺陰を補い（益肺気）、腎においては腎陰を補う（強腎固精）。**茯苓**も健脾補中に働く。**瞿麦**は清熱利湿し通淋するが、本条は虚寒に伴う膀胱の気化不利であるので、清熱よりも利湿して水気を巡らすことに重点が置かれている。

【本条のポイント】

腎陽虚や腎陰虚を背景として、上焦には燥熱があり下焦には虚寒がある病態で、小便不利・水気の停滞・津液の不足による口渇がある場合は、栝蔞瞿麦丸を用いる。

【原文】（十三―11）

小便不利、蒲灰散主之、滑石白魚散、茯苓戎塩湯並主之。

蒲灰散方

**　蒲灰七分　滑石三分**

右二味、杵為散、飲服方寸匕、日三服。

滑石白魚散方

**　滑石二分　乱髪二分（焼）　白魚二分**

右三味、杵為散、飲服方寸匕、日三服。

茯苓戎塩湯方

**　茯苓半斤　白朮二両　戎塩弾丸大一枚**

右三味、先将茯苓、白朮煎成、入戎塩、再煎、分温三服。

【訓読】

小便利せざるは、蒲灰散《ほかいさん》之を主る、滑石白魚散、茯苓戎塩湯《じゅうえんとう》並びに之を主る。

蒲灰散の方

　蒲灰七分　滑石三分

右二味、杵にて散と為し、方寸匕を飲服す、日に三服す。

滑石白魚散の方

　滑石二分　乱髪二分（焼く）　白魚二分

右三味、杵にて散と為し、方寸匕を飲服す、日に三服す。

茯苓戎塩湯の方

　茯苓半斤　白朮二両　戎塩弾丸大一枚

右三味、先ず茯苓、白朮を煎成し、戎塩を入れて、再煎し、分け温めて三服す。

【注釈および考察】

小便不利で用いられる三処方を追加している。

【蒲灰散の考察】

Ⅰ：構成生薬の薬理作用

A．蒲灰

（1）ガマ科ヒメガマ、その他同属植物である蒲のむしろを焼いて灰にしたものか。『本経疏証』の「蒲黄《ほおう》」の項には、「或いは香蒲を以て為し、或いは蒲のむしろを焼いた灰を以て為す。」とあり、蒲黄・香蒲・蒲灰が同様の作用があるとされている。また香蒲は「清上熱・利水」とされる。『中医臨床のための中薬学』『本経疏証』『名医別録』とも項目は「蒲黄」になっている。「蒲黄」は成熟した花粉であり、「蒲灰」とは成分的には異なると思われる。生用すると滑利行血に、炒用すると性は渋となって収渋止血に働くとされるが、生蒲黄にも止血効果はあり、こだわる必要はないともされる（『中医臨床のための中薬学』による）。

（2）甘、平。肝・心包。

（3）『神農本草経』「蒲黄、味甘、平。主心腹膀胱寒熱、利小便、止血、消瘀血。久服軽身益気力、延年神仙。生池澤。」

（4）**11**：①止血　②活血散瘀　③利水通淋　**12**：①化瘀止血　②化瘀止痛　**13**：①活血祛瘀涼血・止血　②利小便　③活血化瘀して止痛する（月経痛・産後腹部痛・心腹痛）

（5）平性であって寒熱いずれにも用いられる。収渋止血に作用するが、血をよく巡らせ（活血）滞らせず、瘀血を除く。また瘀血を除くことによって止痛する。吐血・喀血・鼻出血・血尿・血便・性器出血・外傷性出血などに用いられるとともに、瘀血証による腹痛・胸痛・月経痛・産後疼痛などに用いられる。また利尿通淋の作用があり、散瘀止血作用と合わさって血淋の治療に用いられる。

B．滑石：①利水通淋・止瀉　②清熱解暑　③祛湿斂瘡

Ⅱ：蒲灰散の方剤考察

蒲灰は利尿通淋作用・散瘀止血作用により、血淋の治療に用いられる。**滑石**は清熱作用にすぐれ、利水するだけでなく、下焦の湿熱を尿より排泄して除くため、熱淋（尿路系の炎症）による排尿痛・頻尿・排尿困難や石淋（尿路結石）などに用いるとともに、湿熱気分証の小便不利・身重感・下痢・悪心・腹満に用いられる。蒲灰・滑石で、膀胱湿熱による血淋・熱淋を伴う小便不利に効果がある。

【滑石白魚散の考察】

Ⅰ：構成生薬の薬理作用

A．乱髪

（1）ヒトの頭髪を炭に加工したもの。血余炭・人退・血

余・髪炭などともいわれる。

(2)苦、平。肝・腎。

(3)『神農本草経』中に記載なし。『名医別録』には「主治咳嗽、五淋、大小便不通、小児驚癇、止血鼻衄、焼之吹内立已。」とある。

(4)11：①止血散瘀　②生肌斂瘡　③利小便　12：①止血化瘀　②養陰利尿　③生肌斂瘡

(5)収渋止血に作用するが、血をよく巡らせ滞らせず、瘀血を生じず除くために、喀血・吐血・鼻出血・便血・血淋・性器出血などの各種血証に用いられる。また利尿作用もある。作用は蒲灰に似ている。創傷出血や皮膚化膿症、火傷などに外用する。

B．白魚

衣服や書物を食べて生活している「しみ」(衣魚・紙魚)のことか。シミ科の昆虫。衣類・書籍を食べあらす。『中医臨床のための中薬学』や『実践漢薬学』には記載がない。『神農本草経』『名医別録』には、「衣魚」の項があるので書き出しておく。

『神農本草経』:「衣魚、味咸、温。主婦人疝瘕、小便不利、小児中風項強、背起摩之。一名白魚。生平澤。」

『名医別録』:「無毒。主治淋、堕胎、涂瘡、滅瘢。一名蟫。生咸陽。」

『神農本草経』には「主小便不利」が、『名医別録』には「主治淋」が記載されている。咸味は下・軟に作用する。

C．滑石：①利水通淋・止瀉　②清熱解暑　③祛湿斂瘡

II：滑石白魚散の方剤考察

滑石に関しては、蒲灰散の項参照。滑石白魚散の方意は、蒲灰散に類似するが、中川良隆によれば、『新古方薬嚢』に「蒲灰散にて愈えざる者」に用いるとあるとのことである。[29]

【茯苓戎塩湯の考察】

I：構成生薬の薬理作用

A．戎塩《じゅうえん》

『中医臨床のための中薬学』や『実践漢薬学』には記載がない。『名医別録』『本経疏証』に同一内容の記述がある。書き出しておく。

「味咸、寒、無毒。主心腹痛、溺血、吐血、歯舌血出。一名胡塩。生胡塩山、及西羌北地、及酒泉福禄城東南角。北海青、南海赤。十月采。」

「戎」は、「西域に住む民族に対する総称」とのことで、西域でとれる岩塩の結晶のことと思われる。『本経疏証』によれば、食塩と戎塩は性質を異にし、食塩は凝血させることはできないが津液を滲泄せしめ、戎塩は津液を滲泄せしめないが、凝血させるとする。このために、溺血、吐血、歯舌血出に効果がある。食塩の性質は易であるのに対して、戎塩は難であり利小便の作用もあるとし、また

窪地に水があふれた様な状態を利水するとしている。また戎塩は心腹痛を治すのに対して、食塩は心腹卒痛を治すと記されている。岩塩に含まれる成分の差異による功能の違いと思われる。

B．**茯苓**：①利水滲湿　②健脾補中　③寧心安神　C．白朮：①健脾燥湿　②益気生血　③和中安胎

Ⅱ：茯苓戎塩湯の方剤考察

茯苓は利水作用により水液を下焦に巡らせ、また白朮は健脾燥湿し、**茯苓**でも健脾補中し、脾機能を回復させて水液を人体に有効な津液に変え、脾の水液代謝機能を回復させて水湿の停滞を除いている。**戎塩**は『本経疏証』の表現を参考にするならば、水腫があり、電解質不足がある状態に対して利水作用を発揮すると思われるが、NaClの他にMgやKも作用に関係していると思われる。

【本条のポイント】

小便不利に用いる三方剤で、蒲灰散（蒲灰・滑石）、滑石白魚散（滑石・乱髪・白魚）は滑石が共通で血淋に用い、茯苓戎塩湯（戎塩・茯苓・白朮）は脾虚があって水腫があり、電解質不足がある状態に用いると考えられる。但し使われている生薬が特殊であり、張仲景の時代に用いられていた方剤を念のために列記したとも考えられる。

【原文】（十三―12）

渇欲飲水、口乾舌燥者、白虎人参湯主之。（方見中暍中）

【訓読】

渇して水を飲まんと欲し、口乾き舌燥く者は、白虎人参湯之を主る。（方は中暍中に見える）

【注釈および考察】

＊白虎人参湯は、（二―27）で詳述した。構成生薬は、知母・石膏・甘草・粳米・人参の五味である。方剤考察の項を再掲しておく。「先に述べたが、表裏ともに熱した気虚傷津に対して白虎加人参湯を用いる。石膏と知母で清熱瀉火するが、清熱瀉火作用は石膏が実熱証に対してであり、対して知母は虚熱証に対しても作用している。清熱瀉火作用自体は石膏が知母よりも強いが滋陰潤燥作用は知母が勝り、石膏は肺胃の実熱を清熱し、知母は肺胃の燥熱を清熱潤燥し、両者を併用することによって陽明気分証で大熱・大汗・大渇・脈洪大があり津液不足状態にある患者に対して、清熱・止渇し除煩する効果がより強められているのである。また甘草と粳米で健脾し補中益気し脾の運化昇清機能を高め、これにより肺の宣発粛降機能も高めている。夏期の中暑では津・気ともに強く傷害されて高熱し口渇するが、白虎湯は津液が急激に失われた結果気虚となっている患者での気津の回復には不十分であるが、それに対して白虎加人参湯では石膏に人参を合わせて用いることにより、真陰を回復させる力がより強められている。また人参を加えることによって補脾・益肺・益智安神などの作

用もより強められている。」

＊（二―27）の条文では「太陽の中熱」であり、暑邪による急性の病証がまず肺胃を襲い、さらに必ず陽明に至り、気分から営血分に侵入して陰血を虚損し、多量の発汗を伴って津液を損傷し、気も損傷された病態である。さらに暑湿兼証となって脾胃が損傷し脾の運化機能が失調し、暑邪が心に及ぶと心火となり、肺が焼かれると心肺陰虚となり、さらに暑邪による肺の直接的な損傷と合わさって肺陰肺気が損傷されて、発熱、発汗、口渇、咳、赤色舌となり口内乾燥して呼吸状態も悪化する。

また白虎人参湯を用いる病態は、暑邪だけに限らず、陰虚による燥熱の場合にも用いられる。上焦の肺においては、燥熱によって肺の津液が消耗されて咽喉を潤すことができなくなって、口渇・多飲となり、中焦の脾胃においては、脾胃が傷害されて運化機能が失調する結果、湿邪が停滞し、湿が化熱するとともに、津液が巡らなくなって口渇となり、さらに胃熱によっても口渇となる。下焦においては腎陰虚に伴い腎精が不足して陰虚火旺となり、虚火が上炎し肺の津液が焼灼されると肺燥となり、口渇となる。このように、表裏にわたる実熱・虚熱によって、肺・心・腎・脾・胃において気陰が消耗され、「口乾き舌燥く」状態となるが、白虎人参湯は、先の説明のように実熱証虚熱証ともに作用し、清熱・止渇し除煩するとともに、補脾・益肺・生津・益智安神している。

【本条のポイント】

白虎人参湯は、表裏にわたる実熱・虚熱によって、肺・心・腎・脾・胃において気陰が消耗され、口乾き舌燥く病態を、補脾・益肺・生津して清熱・止渇し除煩する。

【原文】（十三―13）

脈浮発熱、渴欲飲水、小便不利者、猪苓湯主之。

猪苓湯方

猪苓去皮　茯苓　阿膠　滑石　沢瀉各一両

右五味、以水四升、先煮四味、取二升、去滓、内膠烊消、温服七合、日三服。

【訓読】

脈浮発熱し、渇して水を飲まんと欲し、小便不利の者は、猪苓湯之を主る。

猪苓湯の方

猪苓皮を去る　茯苓　阿膠　滑石　沢瀉各一両

右五味、水四升を以て、先に四味を煮て、二升を取り、滓を去り、膠を内れて烊消し、七合を温服す、日に三服す。

【注釈および考察】

＊**脈浮発熱し**：浮脈は表証を表し、外邪の侵入に対して邪正相争が表で起り、気血が外に向おうとするために浮脈となると考えられるが、その場合は「表実」である。浮脈で無力の場合は「表虚」であり、慢性的な臓腑機能の失調のために気血の消

耗や生成不足があり、そのために浮脈となる。（十三―2参照）

ここでの発熱は、五苓散証での「微熱」とは異なり実熱と思われ、五苓散証での「脾虚による気化不利によって水湿が停滞して生じた鬱熱」とは異なると思われる（詳しくは十三―4参照）。五苓散での白朮・桂枝は、白朮は脾機能を回復させて脾の水液代謝機能を改善し、津液の運行を正常化して鬱熱を除き、肺の宣発粛降機能を回復して水液を通調することにあり、桂枝は陽気を鼓舞して表証を除く。それに対して猪苓湯は、阿膠が養血し止血し、滑石が清熱利水・通淋に作用し、膀胱湿熱により血絡が損傷されて血尿となった血淋に使用され、実証性に対する方剤であり、両者の方意は異なっている。

＊渇して水を飲まんと欲し：口渇は本章冒頭で詳述したが、発熱に伴う津液の損傷によると思われる。

＊小便不利：本章冒頭参照。津液の損傷と膀胱湿熱に伴う気化不利によると思われる。

【猪苓湯の考察】

Ⅰ：構成生薬の薬理作用

A．**猪苓：**①利水滲湿　B．**茯苓：**①利水滲湿　②健脾補中　③寧心安神　C．**阿膠：**①補血　②滋陰　③止血　④清肺潤燥　D．**滑石：**①利水通淋・止瀉　②清熱解暑　③祛湿斂瘡　E．**沢瀉：**①利水滲湿　②清腎火　③除痰飲

Ⅱ：猪苓湯の方剤考察

猪苓・茯苓・沢瀉・滑石は利水滲湿薬に分類されている。利水作用は沢瀉が最強で、猪苓・茯苓・滑石の順であり、清熱作用は、猪苓・茯苓は平性であり沢瀉・滑石は寒性であるので、滑石・沢瀉が強く、猪苓・茯苓の順である。茯苓は健脾作用・寧心安神があるのが特色である。滑石は利水剤というよりは、清熱作用にすぐれ、下焦の湿熱を尿より排泄して除く。このため熱淋（尿路系の炎症）による排尿痛・頻尿・排尿困難や石淋（尿路結石）などに用いられる。阿膠が養血し止血に作用し、阿膠・滑石で、膀胱湿熱により血絡が損傷されて血尿となった血淋に使用される（前出）。『傷寒論』においては猪苓湯は、陽明病を誤って下し、前からあった少陽の枢機不利が強まり、水湿が停滞して熱邪と結びついた病態や、少陰病で裏熱があり、下痢によって体液が失われて口渇があり小便不利の場合に用いるとされ、陽明・少陰二経の水熱をめぐらす作用によるとされるが、それに対して五苓散は太陽を治すとし、「太陽膀胱蓄水証」による膀胱気化不利に対して用いるとされることが多い。但し五苓散に関しては（十三―4）では、「太陽膀胱蓄水証」で作用を論じてはいない。

【本条のポイント】

実熱による発熱があって脈浮となり、津液が損傷して口渇となり、膀胱湿熱に伴う気化不利によって小便不利となっている場合は、猪苓湯を用いる。

水気病脉證并治　第十四

論七首　脉證五條　方八首

【原文】（十四—1）

師曰、病有風水、有皮水、有正水、有石水、有黄汗。風水其脈自浮、外証骨節疼痛、悪風。皮水其脈亦浮、外証胕腫、按之没指、不悪風、其腹如鼓、不渇、当発其汗。正水其脈沈遅、外証自喘。石水其脈自沈、外証腹満不喘。黄汗其脈沈遅、身発熱、胸満、四肢頭面腫、久不愈、必致癰膿。

【訓読】

師曰く、病に風水有り、皮水有り、正水有り、石水有り、黄汗有り。風水は其の脈自ら浮にして、外証は骨節疼痛し、悪風《おふう》す。皮水は其脈亦た浮にして、外証は胕腫し、之を按ずれば指没し、悪風せず、其の腹鼓の如く、渇せず、当に其の汗を発すべし。正水は其の脈沈遅にして、外証は自ら喘す。石水は其の脈自ら沈、外証は腹満して喘せず。黄汗は其の脈沈遅にして、身は発熱し、胸満し、四肢頭面腫れ、久しく愈えざれば、必ず癰膿を致す。

【注釈および考察】

＊**水液代謝の異常により水腫を生じる病証**を、風水・皮水・正水・石水・黄汗の五種に分類して論じている。風水は風寒の外邪による水腫で悪風ある皮下浮腫であり、皮水はここでは悪風のない皮下浮腫である。正水は肺水腫に相当し、石水は腹水に相当している。黄汗は、身体が黄色くなる様々な病証での主原因は湿熱であるので、水湿の停滞で裏寒がある病態に熱邪が加わり、湿熱が形成された病態であると考えられる。

＊**水液代謝**には、胃・小腸から脾、肺、腎、三焦、膀胱の臓腑組織が関係し、さらに心肺や心脾の相互作用も関係する。水液は胃・小腸から体内に、まず脾の運化昇清機能により吸収・化生・運搬を受けて肺に運ばれ（「清」という）、「清中の清」は、肺気の宣発作用や心脈の運搬作用によって全身に運ばれるとともに、残りの「清中の濁」は肺気の粛降作用・水道を通調する作用によって腎に運ばれる。また「清中の清」は汗として排出され、残りは肺気の粛降作用・水道を通調する作用によって全身に運ばれ臓腑の気化作用を受けるとともに、三焦の気化作用によって津液に化生されて全身を潤す。腎には腎精から作られる元陰・元陽があり、元陰は腎陰・真陰ともいわれ人体の陰液の根本であり、元陽は腎陽・真陽ともいわれ人体の陽気の根本であって、臓腑組織を温煦し化生させる。肺気の粛降作用・水道を通調する作用によって腎に運ばれた水液（「清中の濁」）は、腎陽（命門の火）の蒸化・温煦作用を受けてふたたび肺に上昇し、全身に散布される。残りの「濁中の濁」は膀胱に注がれて、膀胱の気化作用によって尿として排出される。また三焦は水穀の精気・津液や五臓六腑の気が出入りする通路として人体の隅々にまで行き渡っており、

水気を津液に変化させ（気化作用）、汗や尿にするとともに、肺・腎・膀胱・腠理の間を連絡する「水道」であって、この三焦の「水道を通調する」作用は、肺気の宣発・粛降作用によっている。また三焦は腎の先天の精から化生した元気の通り道として、「人体の気化を総司」している。以上の内容を踏まえて、水液代謝の異常により水腫を生じる病証を、考察する必要がある。

＊風水は其の脈自ら浮にして、外証は骨節疼痛し、悪風す：肌表への風邪の侵襲によって衛気の働きが束縛されて表証をあらわし浮脈となり、肺は皮毛に合するところからその影響は肺に及ぶ。また風邪は肺を直接侵襲し、それらによって肺気の宣発粛降や水道を通調する作用が傷害されると、水が発汗も通調もされずに皮下に溢れ、風邪と水気がぶつかって風性により上昇し、浮腫が顔面から始まり全身に及ぶ。表証に伴い骨節疼痛や悪風となり、寒熱・咳喘・排尿困難などとなる。

＊皮水は其の脈亦た浮にして、外証は胕腫し、之を按ずれば指没し、悪風せず、其の腹鼓の如く、渇せず、当に其の汗を発すべし：浮脈は「表実」と「表虚」が考えられ、浮脈で無力の場合は「表虚」であり、慢性的な臓腑機能の失調のために気血の消耗や生成不足があり、そのために浮脈となる。ここでは「表虚」と思われ、皮下浮腫とともに腹水や腹満を伴った病態で、「渇せず」であるので、津液の欠乏状態は強くなく、水液の停滞と集積が中心の病態で、その根本原因は脾胃の運化機能が失調し、また腎が水をコントロールできなくなっていることにあると考えられる。脾気が虚して衛気の化生が妨げられ衛気不足となっており、衛気不足の四肢肌表に水飲が貯留するようになる。また衛気は発汗機構の開閉を司っているので、衛気不足に加えて、肌表にあふれた水飲は陰邪であって陽気を塞ぎ、これらにより衛気が押さえこまれて開闔機能が失調するために、汗孔の開閉がうまく働かず無汗となっている。そこで水飲が表にあるのであるから、発汗によって表の水飲を除くようにするべきである。この点は、（十二―23）で考察したところである。

＊正水は其の脈沈遅にして、外証は自ら喘す：『金匱要略講話』（大塚敬節）によれば、正水は「正《まさ》しく水病である」の意味であるとする。すなわち水液代謝の要である、命門の火である腎陽が衰え、「清中の濁」が肺気の粛降作用・水道を通調する作用によって腎に運ばれて、腎陽（命門の火）の蒸化・温煦作用を受けてふたたび肺に上昇することができなくなり、肺水腫となるとともに、腎陽は五臓六腑の気化機能の基になるので、五臓六腑の気化機能が低下して裏寒が生じ、脈は沈遅となり、咳喘となる。また一方では腹部に停滞した水液が、上部におよび心・肺を侵すためとも考えられる。

＊石水は其の脈自ら沈、外証は腹満して喘せず：「石水」は、『素問』陰陽別論篇には、「陰陽両経において邪が鬱結し、陰が多く陽が少ないのを石水といい、下腹部が腫れる」とある。ま

た『素問』大奇論篇には、「肝脈と腎脈がいずれも沈であれば、石水の病が発生したものである」とある。［1］『霊枢』邪気蔵府病形篇には、「腎脈が微かに大なのを石水といい臍部に水の結が起こり、下って下腹部に至るまで垂れ下がり、上部は胃脘部まで腫れる。不治の死病である。」とある。［21］これらの記述からは、肝硬変や肝癌に伴って腎機能が低下し、腹水が大量に貯留した病態が考えられる。肝腎同源であり、肝の疏泄機能が失調すると、気血水の運行をスムーズに通利することができなくなって水液代謝が影響を受けて水液が貯留するとともに、腎の気化機能も低下する。沈脈は陽虚陰盛の脈であり、進行すれば咳喘も生じるが、心肺への影響は少なくここでは咳喘はない。

＊黄汗は其の脈沈遅にして、身は発熱し、胸満し、四肢頭面腫れ、久しく愈えざれば、必ず癰膿を致す：身体が黄色くなる様々な病証の主原因は湿熱であり、黄汗は、水湿の停滞で裏寒がある病態に熱邪が加わって、湿熱が形成された病態であると考えられる。黄汗は（五―8）および（五―13）において詳述した。沈脈は裏証・鬱証・水証を表す。裏において水寒邪との間に邪正相争が行われ気血が鬱阻された場合は沈実となり、腎気不足による陽気の衰退を反映する場合は沈無力となる。遅脈は寒証を反映し、沈遅で裏寒を表すと考えられる。一方黄汗は、湿熱の邪によって気虚陽虚血瘀となり、陽気による営陰を固摂する機能が傷害され、また陽熱が津液を逼迫することも加わって発汗するが、汗は三焦における湿熱による穢濁や津液や気の消耗を反映して、粘稠となり、黄汗となる。

すなわち裏寒と湿熱が混在している病態であり、湿邪と暑邪が結合する結果、湿熱がこもって穢濁となり、また熱は湿のために鬱滞し、湿は熱のために燻蒸されて上半身を覆ったり下半身に流れ落ちたりする。また熱邪が津液を煮つめると、津液は痰に変化して痰熱が肺や心包・心竅を塞ぎ、胸満となる。痰熱によって心包・心竅が塞がれると、心陽が遮られて血脈を温めることができなくなり、気滞血瘀となり、陽気が四肢の末梢に届かず末梢冷感となる。さらに湿邪は脾胃を損傷しやすく、脾の運化機能が失調すれば水湿をさばくことができなくなり、湿邪による症状が増悪し、四肢頭面が腫れることになる。これらの症状が慢性化すると、全身の抵抗力が減弱して癰膿を生じることになる。

【本条のポイント】

風水・皮水・正水・石水・黄汗の病態について理解すること。

【原文】（十四―2）

脈浮而洪、浮則為風、洪則為氣。風気相搏、風強則為隠疹、身体為癢。癢為泄風、久為痂癩。気強則為水、難以俛仰。風気相擊、身体洪腫。汗出乃愈、悪風則虚、此為風水。不悪風者、小便通利、上焦有寒、其口多涎、此為黄汗。

【訓読】
脈は浮にして洪、浮は則ち風と為し、洪は則ち気と為す。風気相搏ち、風強ければ則ち隠疹を為し、身体は癢《かゆみ》を為す。癢は泄風と為し、久しくして痂癩《からい》と為る。気強ければ則ち水を為し、以て俛仰《ふぎょう》し難し。風気相撃ち、身体洪腫す。汗出でれば及ち愈ゆ、悪風するは則ち虚なり、此を風水と為す。悪風せざる者は、小便通利し、上焦に寒有れば、其の口に涎多く、此を黄汗と為す。

【注釈および考察】
＊脈は浮にして洪、浮は則ち風と為し、洪は則ち気と為す：洪脈は、波が岸壁に勢いよく打ち寄せすぐ消退する様な状態の脈であり、熱邪が盛んで内熱が充満し気血が盛んとなり脈動が拡張したための脈象であり、邪が気分にあるために浮脈を呈するとされる。[19] また寸口の脈が浮であるものは病が表にあり、洪であるものは陽明にあるともされ、陽明は三陽の裏であり、「脈は浮にして洪」は、邪が三陽の表裏にあることを表す。陽明病は「裏熱実証」ともいわれ、邪気と陽気が劇烈な邪正相争をしている段階であり、身熱し大汗・大渇・不得眠となるが、『景岳全書』によれば、陽明は肌肉を主り、悪寒せずかえって悪熱するとされる。風邪が腠理に侵入すると、体表において衛気が阻害され、さらに裏に及んで臓腑の機能が傷害される。風邪は「百病の長」であるので、寒・熱・燥・湿をともなって侵入することが多く、それらが風と結びついて皮膚に鬱滞すると、皮膚瘙痒感となる。風湿の場合は湿疹・疥癬などのように水性分泌物を伴う。風熱湿の邪が裏に及べば、正気と邪気が裏において争うために臓腑機能が傷害される。この病態は陽明病に相当する。

後代の衛気営血証候（病機）にならうと、本文の「浮は則ち風と為し」は衛分証候に相当し、「洪は則ち気と為す」は気分証候に相当すると思われ、後者は表から裏に及んで臓腑機能に広範な影響が及んだ病態であり、両者は気の病変に属し、営分血分へはいまだ影響が及んでいない段階である。ここでの気分証候には陽明病の症状が含まれると考えられる。

＊風気相搏ち、風強ければ則ち隠疹を為し、身体は癢《かゆみ》を為す：邪気が表から裏に入り込むと、正気との間に邪正相争が繰り広げられる。裏の正気が強ければ、邪気は裏に入り込めず、表において風が優勢の状態となり、陰疹すなわち蕁麻疹様の皮疹を発現する。またここでの「気」は正気の意味も考えられる。

＊癢は泄風と為し、久しくして痂癩《からい》と為る：「泄風」は、『素問』風論篇に、「風邪が体表の腠理にあると、発汗が起こり泄風となる」とあるが、本条では、「風邪が体表の腠理にあることが、痒疹の原因であり、発疹は風邪の外への表われである」と述べていることになる。「痂癩」癩は、ハンセン氏病（または様の皮膚病）であるが、隠疹すなわち蕁麻疹様の皮疹が慢性に経過すると、掻爬によりライ病様の痂皮性浸出性化膿性の慢性湿疹となる。

＊気強ければ則ち水を為し、以て俛仰し難し：風邪が表から裏に及んで臓腑機能に広範な影響が及ぶと、脾、肺、腎、三焦、膀胱の臓腑機能が傷害されて水液が貯留する。「俛仰」、俛は伏に同じで「うつむく」であり、「俛仰」で「うつむくとあおむくと」の意味である。全身の浮腫のために「俛仰」ができなくなる。

＊風気相撃ち、身体洪腫す：「洪腫」、「洪」は「大きな」で、浮腫が甚だしいことであり、風邪によって表裏ともに邪正相争が激しくなり、臓腑機能が傷害されて、浮腫が甚だしくなる。

＊汗出でれば及ち愈ゆ、悪風するは則ち虚なり、此を風水と為す：ここでの風水は、前条で説明した、表に水液が停留している風水と皮水があわさった病態と考えてよいと思われる。すなわち、水気が体内に停滞している状態に風邪が侵襲すると、肺気の宣発粛降作用・水道通調作用が失調し水湿が貯留する。さらにその影響が脾に及ぶと、脾気が虚し衛気の化生が妨げられて衛気不足となり、衛気不足の四肢肌表に水飲が貯留して浮腫となる。また衛気は発汗機構の開閉を主り、衛気不足に加えて、肌表にあふれた水飲は陰邪となって陽気を塞ぎ、これらにより衛気が押さえこまれて開闔機能が失調するために、汗孔の開閉がうまく働かず無汗となる。そこで水飲が表にあるのであるから、発汗によって表の水飲を除くようにすれば、病は治癒に向う。悪風は悪寒の軽度な状態であり、衛気不足のために体表を温煦できないためである。条文の虚は、衛気の虚と考えられる。

＊悪風せざる者は、小便通利し、上焦に寒有れば、其の口に涎多く、此を黄汗と為す：黄汗に関しては前条で考察したが、水湿の停滞で裏寒がある病態に熱邪が加わって、湿熱が形成された病態であると考えられた。衛気営血病機によると、温病の邪が衛表を損傷すると衛気の働きが抑えられて悪風となる。[8]　しかし本条は悪風せざるのであるから衛表の損傷はないか軽微であり、また小便通利であるから、営血への影響もまだ及んでいないと考えられる。一方、黄汗は前条で考察したが、邪が気分に入り熱邪が陽明に鬱結し、さらに裏寒と湿熱が混在している病態であり、湿邪と暑邪が結合する結果、湿熱がこもって穢濁となり、また熱が湿のために鬱滞している病態である。また熱邪によって津液が煮つめられると気滞血瘀となり、営分にまで影響が及ぶが、本条では気分証に留まっていると考えられる。さらに湿は熱のために燻蒸されて上半身を覆ったり下半身に流れ落ちたりする。腎陽虚や肝気の疏泄機能の失調を伴って脾陽虚となったために、上焦における温煦作用が低下したところに、湿熱の邪が下焦に流れ落ちて上寒下熱病機が形成されると、よだれが多くなる。

【本条のポイント】

風邪によって引き起こされた浮洪脈の意味、痒疹の形成の病態、全身水腫の形成の病態、衛気の虚と悪風の関係、汗法による治療、汗が黄汗となる場合の病態とその際に附随する症状、などについて理解すること。

【原文】（十四—３）

寸口脈沈滑者、中有水気、面目腫大、有熱、名曰風水。視人之目裏上微擁、如蚕新臥起状、其頸脈動、時時欬、按其手足上、陥而不起者、風水。

【訓読】

寸口の脈沈滑の者は、中に水気有り、面目腫大し、熱有るは、名づけて風水と曰う。人の目裏《もっか》の上を視るに微かに擁し、蚕の新たに臥起する状の如く、其の頸の脈動き、時時欬し、其の手足の上を按ずるに、陥して起たざる者は、風水なり。

【注釈および考察】

＊寸口の脈沈滑の者は、中に水気有り、面目腫大し、熱有るは、名づけて風水と曰う：沈脈は、陽気が衰退して気血が裏にこもり、脈気が不足して脈を挙上できなくなった脈象であり、裏証をあらわす。滑脈は妊娠の脈でもあり、また陰気有余の脈ともいわれ、邪気正気ともに盛んで痰湿が体内にあり、脈内の液体量が増加して珠のように触れ、脈管の拡張や収縮が迅速である脈象であり、沈滑で痰飲・食積・裏熱をあらわす。（十四—１）で述べた風水は表証であったが、ここでは風邪がもっと裏に及んでおり、このために水湿の停滞もさらに強くなるとともに、風邪の性質は陽であるので、風性により顔面部より脹れ始め、熱を持つことになり、脈は沈滑となる。（十四—１）で述べた風水とは内容が異なることに注意が必要である。

＊人の目裏の上を視るに微かに擁し、蚕の新たに臥起する状の如く：目裏は、裏は読みは「か」であり、包む・巻くの意味であり、目を包むものであるから「まぶた」の意味。「擁」は「取り囲む・取り巻く」「抱える」「推挙する・擁護する」の意味であり、ここでは、まぶたの上が微かに持ち上がっている様であり、「蚕」（さん）は「かいこ」であって、かいこがからだを曲げ伸ばしする様に、起伏する様子である。

＊其の頸の脈動き：頸動脈の拍動が外見上にも認められ、心悸亢進がある。前述したが沈脈は陰の脈であり、沈滑で伏痰・宿食・邪熱をあらわし、気が実し血が壅がっている徴候である（『景岳全書』による）。そうするとここでの心悸は、熱痰によって心神が乱されたためとも考えられ、「痰濁内阻」による心悸といってもよく[20]、実証性の要因が強いと思われる。

＊時時欬し：風熱が肺を犯すと、肺気が鬱滞して肺気の宣発粛降機能が傷害され、肺気が上逆すると咳となる。痰と熱が結びつくと気道が塞がれて宣発粛降機能が傷害され、同様に咳となる。

＊其の手足の上を按ずるに、陥して起たざる者は：（十四—１）で述べたが、風湿熱の邪が脾胃に伝わり（特に湿熱）、脾胃の運化機能が失調すると津液が化生されず、腎が水をコントロールできなくなり、また脾気が虚したために衛気の化生が妨げ

られて衛気不足となり、衛気不足の四肢肌表に水飲が貯留するようになる、と考えられる。

【本条のポイント】

風水の病が裏に進行し、浮腫も強くなり（特に顔面）、熱を帯び、「痰濁内阻」によって心悸亢進となり、肺も犯されて咳となり、肌表に水飲の貯留が顕著となる。

【原文】（十四―４）

太陽病、脈浮而緊、法当骨節疼痛、反不疼、身体反重而酸、其人不渇、汗出即愈、此為風水。悪寒者、此為極虚、発汗得之。渇而不悪寒者、此為皮水。身腫而冷、状如周痺、胸中窒、不能食、反聚痛、暮躁不得眠、此為黄汗。痛在骨節、欬而喘、不渇者、此為肺脹。其状如腫、発汗即愈。然諸病此者、渇而下利、小便数者、皆不可発汗。

【訓読】

太陽病、脈は浮にして緊、法として当に骨節疼痛すべきに、反って疼《いた》まず、身体反って重くして酸《だる》く、其の人渇せざるは、汗出づれば即ち愈ゆ、此を風水と為す。悪寒する者は、此を極虚と為す、汗を発して之を得たり。渇して悪寒せざる者は、此を皮水と為す。身は腫れて冷え、状は周痺の如く、胸中窒《ふさ》がり、食する能わず、反って痛み聚まり、暮に躁《さわ》いで眠るを得ずは、此を黄汗と為す。痛み骨節に在り、欬して喘し、渇せざる者は、此を肺脹と為す。其の状は腫の如し、汗を発すれば即ち愈ゆ。然るに諸《もろもろ》の此を病む者にして、渇して下利し、小便数の者は、皆汗を発す可からず。

【注釈および考察】

＊**太陽病、脈は浮にして緊、法として当に骨節疼痛すべきに、反って疼《いた》まず、身体反って重くして酸《だる》く、其の人渇せざるは、汗出づれば即ち愈ゆ、此を風水と為す**：緊脈は痛みと寒を主り、陰邪の徴候であるのに対して、浮脈は陽脈である。一般的には浮緊は傷寒を表すとされる。太陽病経証は中風と傷寒に分けられ、太陽病傷寒は、脈浮緊で表実であり、太陽病中風は脈浮緩で表虚とされる。そうすると「太陽病、脈は浮にして緊」は太陽病経証の傷寒に対応しており、太陽病経証傷寒では頭項部痛・腰背部痛・身体痛・発熱悪寒などの症状を伴うが、本条はそうではない、といっていることになる。太陽病経証傷寒での骨節疼痛は、寒邪による経脈の阻滞が原因であると考えられるが、本条では疼痛はなくしたがって経脈の阻滞も強くはなく、寒邪そのものも強くないと思われる。

ところで本条の病態は湿の貯留にあり、六淫の邪気や、内因によって、脾虚とともに肺の宣発・粛降・水道通調の機能が傷害されることが原因となっている。湿邪が停滞すると清陽が阻まれて四肢の重だるさが出現する。口渇がないのは、津液の損傷がまだないことを意味しており、虚証・寒証・水湿内停の反映と考えられ、また脾虚のために衛気が虚した肌表に水湿が貯留する。ここでの浮脈は、「表虚」であって無力であり、慢性的な臓腑機能の失調のために気血の消耗や生成不足があるためであると考えられる（十四―1皮水参照）。一方緊脈は水液の貯留により陰邪が強まったためであると考えると、「脈は浮にして緊」は、慢性的な臓腑機能の失調のために気血の消耗や生成不足があり、水液の貯留により陰邪が強まったことの反映と考えられる。本条「此を風水と為す」は、衛表において衛気が虚したところに水湿が貯留し、そこに風邪が作用して水液の貯留がさらに強まったことを意味するとも考えられる。

＊**悪寒する者は、此を極虚と為す、汗を発して之を得たり**：寒邪が体表から人体内に侵襲した表寒証では悪寒を生じるが、これは陽気が阻滞されて体表を温煦できないための症状であり、寒が表にあるための症状である。寒が裏にある場合も悪寒するが、腸鳴・悪心嘔吐・心腹疼痛を伴う。ここでは発汗によって表の陽気（衛気）が極度に衰えたために、悪寒したのである。

＊**渇して悪寒せざる者は、此を皮水と為す**：（十四―1）皮水の条では「悪風せず・渇せず」であったが、本条では「悪寒せず・渇す」であり、異なっている。（十四―1）においては、脾虚による衛気不足が根本にあり、そのために表に水湿が停滞したのであるが、本条での「渇して」は津液不足を意味しており、本条では表に水は停滞しているが、内には内熱があってそのために津液が不足している病態であり、表には寒がないために悪寒はないとも考えられる。

＊**身は腫れて冷え、状は周痺の如く、胸中窒《ふさ》がり、食する能わず、反って痛み聚まり、暮に躁《さわ》いで眠るを得ずは、此を黄汗と為す**：「周痺」は『霊枢』周痺篇によれば、「周痺は血脈の中に在り」とされる。痺証は、経脈の経気の循環が障害されたための症候群であり、『素問』痹論篇によれば、「痹　骨にあれば則ち重し。脈にあれば則ち血凝《とどこお》りて流れず。筋に在れば則ち不仁す。皮にあれば則ち寒す。」とある。そうすると周痺は、血脈中の経気の循環が障害されたための痺証と考えられる。黄汗に関しては（十四―1）で説明した。黄汗は、湿熱の邪によって気虚陽虚血瘀となり、裏寒と湿熱が混在している病態であり、このために経脈・血脈中の気血の流れが阻滞して全身が痛むとともに、先述の周痺の原因となる。湿邪と暑邪が結合する結果、湿熱がこもって穢濁となり、また熱邪が津液を煮つめると、津液は痰に変化して痰熱が肺や心包・心竅を塞いで胸満となり、心陽が遮られて血脈を温めることができなくなると気滞血瘀となり、陽気が四肢の末梢に届かず末梢冷感となる。さらに湿邪は脾胃を損傷しやすく食欲不振となり、脾の運化機能が失調すれば水湿をさばくことができなくなり、湿邪による症状が増悪し、四肢頭面が腫れることになる。不眠は、心が神明を主宰しているところから、心血不足になると神の機能が維持できなくなり、また心陰不足になると虚火が妄動し、さらに熱が精神を乱すことも重なっ

て、不眠・動悸・健忘・多夢などとなる。

＊痛み骨節に在り、咳して喘し、渇せざる者は、此を肺脹と為す。其の状は腫の如し、汗を発すれば即ち愈ゆ。：「肺脹」に関しては（七―13）で考察した。再掲すると、〈肺脹は『霊枢』脹論篇によれば、「肺の脹は虚満にして喘咳す」とあり、脹とは気腫および水腫によって張った状態であって、経脈の外を流通している衛気の流れが乱されることによるとされ、肺では肺気腫や気管支喘息に一致する。〉とあり、本条では衛気の流れが乱されたための水腫による肺脹と考えられる。骨節疼痛は先述したが、太陽病経証傷寒の症状であり、寒邪が経脈中の気血の流れを阻滞したためである。寒邪によって、経脈中の気血の流れが阻滞し、肺の宣発粛降機能が傷害されるとともに、水道が通調されずに肺水腫となり、皮毛にも水腫を来たしている病態であり、『素問』陰陽応象大論篇によれば皮毛は肺衛であり、「肺は皮毛を主る」ところから、発汗によって肌表の水が除かれると肺の水腫も除かれることになる。

＊然るに諸の此を病む者にして、渇して下利し、小便数の者は、皆汗を発す可からず。：水病のある種々の疾患であっても、口渇があったり、下痢をしていたり、尿回数が増加しているものは、津液の虚損があるのであり、発汗によってさらに虚損を強めることをしてはならない。

【本条のポイント】

本条の風水の病では、湿邪が停滞して清陽が阻まれ四肢の重だるさが出現し、衛気が虚した肌表に水湿が貯留するが、津液の損傷はなく口渇はない。発汗法による治療の適応であるが、発汗によって表の陽気（衛気）が極度に衰えると悪寒が出現する。悪寒がなく、表に水は停滞しているが、内には内熱があってそのために津液が不足している病態は、皮水の病であり、一方黄汗の病は湿熱の邪によって経脈・血脈中の気血の流れが阻滞していわゆる周痺となる。痰熱が肺や心包・心竅を塞いで胸満となり、心陽が遮られて陽気が四肢の末梢に届かず末梢冷感となり、神の機能が維持できなくなって不眠・動悸・健忘・多夢などとなり、脾胃が損傷されて食欲不振となる。また水腫が肺に停滞して肺脹となり、肌表も浮腫となるが、肌表の水が除かれると肺の水腫も除かれて症状が改善する。ただし口渇・下痢・頻尿のある場合には、発汗によってさらに虚損を強めることをしてはならない。

【原文】（十四―5）

裏水者、一身面目黄腫、其脈沈、小便不利、故令病水。假如小便自利、此亡津液、故令渇也。越婢加朮湯主之。（方見下）

【訓読】

裏水の者は、一身の面目黄腫し、其の脈は沈、小便利せず、故に水を病ましむ。假《も》如《し》小便自ら利するは、此れ津液を亡《うしな》う、故に渇せしむなり。越婢加朮湯之を主る。（方は下に見ゆ）

【注釈および考察】

＊裏水の者は：『景岳全書』は表裏について、「表とは何かと言うと、風・寒・暑・湿・火・燥による外感性のものがこれである。裏とは何かと言うと、七情・労慾・飲食による内傷性のものがこれである。」と述べている。すなわち裏水とは、内傷性の原因による水腫のことである。

＊一身の面目黄腫し：水腫は、肺・脾・腎・三焦・膀胱と関係が深い。五色（白・黄・赤・青・黒）は五行と対応関係があり、黄は脾・湿と関係があるとされ、病証としては、脾虚失運や湿邪停滞に伴うとされる。脾の運化機能が失調すると、水液代謝が傷害されて小便不利となり、水湿が皮下に停滞し、黄腫と表現される水腫となる。「面目」は、「様子」の意味。

＊其の脈は沈：沈脈は裏証を表す。沈で有力は裏実であって水寒の蓄積鬱滞により、沈で無力は陽気の衰退を意味する。

＊小便利せず：（十三―4）（十三―11）参照。

＊假如小便自ら利するは、此れ津液を亡《うしな》う、故に渇せしむ：本条の前半では、内傷性の裏水による水腫で、小便不利となり水を欲しがらない場合を取りあげ、後半では水腫があるにも関わらず小便自利（尿回数が増加し）となり、むしろ口渇して水を欲しがる場合を取りあげ、この両方ともが越婢加朮湯の適応であると述べている。前者は脾虚失運による湿邪停滞が主因であるが、後者は水腫があるにも関わらず津液が欠乏状態にある病態である。小便自利になるのは消渇病が有名であるが、ここでは該当しないと思われる。また腎気不固で固摂機能が低下すると、尿失禁や夜間頻尿となるが、それとも異なると思われる。その他尿回数が増加する病態には、『傷寒論』で述べられている「脾約」がある。「脾約」は、内外の様々な要因によって陰津が焼かれて消耗する結果、胃陰が消耗し脾陰も消耗し、脾の運化機能も低下して津血が欠乏して臓腑が潤されなくなり、陰虚による虚熱が発生して乾燥症状となるとともに、津液が散布されなくなり、津液をとりこむこともできなくなって、津液が拘束され（すなわち約され）、ただ膀胱だけに下輸する結果、小便の回数は多くなるが、大便は秘結する（麻子仁丸の適応）病態である。このように陰津が焼かれることが、口渇・多尿の原因となる。また口渇があるのは『景岳全書』によれば、「内熱がきつければ、口渇が非常にきつく冷飲を喜び」であり、「内に水分が虚した」場合であり、「真陰が内に虚しているために口中に津液がなくなり渇す」とあるように、真陰が不足すると、口渇となるとともに虚熱が発生する。津液を巡らせるためには気の力が必須であり、本条のように脾気虚による水液の停滞や水腫がある病態と、脾胃や腎の陰虚による虚熱によって真陰が不足した病態との併存は、当然に考えられると思われる。

【越婢加朮湯の考察】

詳細は（五―20）参照。構成生薬は、麻黄・石膏・生姜・甘草・白朮・大棗であり、再掲すると「麻黄・白朮で表湿・裏湿を除くが、生姜も補助している。麻黄・生姜で解表し風邪寒熱を除くが、主に石膏で清熱している。白朮・生姜・甘草・大棗で健脾し補気補脾養血に作用するとともに、津液の喪失を補っている。また石膏も生津に作用している。さらに麻黄は宣肺平喘に働くが、石膏も清肺熱してその重い性質により肺気を下降させている。この様に、湿を除く生薬、生津に働く生薬、健脾し補気補脾養血する生薬、清熱する生薬、宣肺平喘する生薬、が組み合わされている。」である。

本条前半の脾虚失運による湿邪停滞は、熱証をともなうものではないが、麻黄の利水力で裏湿を除き、石膏は清熱・散熱・生津の作用があり、麻黄とともに祛湿にも働くと考えられる。後半は、陰津が焼かれて、口渇・多尿・虚熱・真陰の不足・浮腫となっており、清熱・生津・除湿・健脾の生薬の組合せは、納得される。

【本条のポイント】

内傷性の原因による水腫（裏水）で、脾虚失運による湿邪停滞に小便不利を伴う場合や、水腫があるにも関わらず陰虚による虚熱によって真陰が不足し津液が欠乏し、口渇があり、「脾約」病態によって尿回数が増加する場合は、いずれも越婢加朮湯の適応である。

【原文】（十四―6）

趺陽脈当伏、今反緊、本自有寒、疝瘕、腹中痛、医反下之。下之即胸満短気。

【訓読】

趺陽の脈は当に伏なるべし、今反って緊なるは、本より自ら寒有り、疝瘕し、腹中痛むに、医反って之を下す。之を下せば即ち胸満短気す。

【注釈および考察】

＊趺陽の脈は当に伏なるべし：「趺陽の脈」は（十三―2）参照。胃の状態を反映する。脈に胃気があるとは、脈の去来がゆったりしていて、リズムが調っていることである。従って「趺陽の脈」も脈の去来がゆったりしていて、リズムが調っていることが正常である。伏脈は最深部にある脈で、骨に着くまで按じて始めて得られる脈であり、『景岳全書』によれば、「陰陽ともに潜伏し隔を阻み閉塞している徴候である」（隔は、へだてる・離れる・間隔を置く、の意味）とする。また「火によって閉ざされたために伏し・寒によって閉ざされたために伏し・気によって閉ざされたために脈が伏しているのである。痛みの極とし・霍乱《かくらん》とし・疝瘕とし・閉結とし・気逆とし・食滞とし・忿怒とし・厥逆し水気がある状態であるとする。」とある。また「そもそも脈が伏するということは、本来は脈があるのに無いように見えるということであり、一時的に隠蔽されて見えなくなっているだけのことなのである。」であり、「胸腹を痛撃して伏脈を呈するものの中には、気が経脈に逆して脉道が通じ難くなったために起るもの、たまたま気が脱したために起るものもある。伏脈は急に病気になったり

急に気が逆したものに起こる。ゆえに、その気が調えば自然に回復してくるものである。」とする。「趺陽の脈は当に伏」は、ここでは前後関係より、「裏水のものでは水邪によって脾胃の気が阻まれるために、趺陽の脈が伏脈を呈するのが当然であるが、」の意味であると思われる。

＊今反って緊なるは、本より自ら寒有り、疝瘕し、腹中痛むに：緊脈は痛みと寒を主り、陰邪が激しく搏ちつける徴候である（『景岳全書』より）。疝は冷えによる下腹部の痛みを伴う疾患で、尿路結石・脹閉塞・ヘルニアなどであり、瘕は腹部に塊・腫れ・疼痛などの症状があらわれる病証で、その塊の形状がはっきりせず、症状部位も固定せずに移動するものを指す（『中国医学辞典』より）。ここでは寒邪によって疝瘕が形成され、腹中痛となっているために、緊脈となるのである。

＊医反って之を下す。之を下せば即ち胸満短気す：腹部の痛証・寒証があり陰陽が閉塞し気が通じなくなっているものに、瘕を実邪積滞と診誤って下法を行うと、正気がさらに虚して腹部の陰寒が強まり、気血の流れが更に悪化して、脾腎の陽虚が強まることになり、肺気の宣発粛降機能や腎への納気も傷害されて気滞・気逆となり、胸満短気することになる。

【本条のポイント】

趺陽脈を診て脾胃の気の状態を知ることも重要であり、緊脈を呈する場合は、寒邪によって疝瘕が形成され腹中痛となっていることの反映である。この状態を実邪積滞と診誤って下法を行うようなことをすると、胸満短気して苦しむことになるので、注意が必要である。

【原文】（十四—7）

趺陽脈当伏、今反数、本自有熱、消穀、小便数、今反不利、此欲作水。

【訓読】

趺陽の脈は当に伏なるべし、今反って数なるは、本自《よ》り熱有り、穀を消し、小便数なり、今反って利せず、此れ水を作らんと欲す。

【注釈】

＊趺陽の脈は当に伏なるべし：前条参照。内傷性の原因による裏水のあるものでは、陰陽ともに潜伏して閉ざされ伏脈となるのが当然であるのに、の意味か。『金匱要略訳注』では、「趺陽の脈即ち足背動脈は、足の骨にピタリと附着した伏状を呈しているのが正常である」と解釈している。

＊今反って数なるは、本自り熱有り、穀を消し、小便数なり：数脈であるのは胃熱があるためであり、胃熱によって消化機能が亢進し、胃の消化機能が亢進すると脾による水穀精微の運化も亢進し、水穀の精微が全身に送られて、裏水の原因である五臓の内傷が改善される結果、気血の流れも改善され、水液代謝も改善して尿量も増加する（水液代謝に関しては、十四—1参照のこと）。

＊今反って利せず、此れ水を作らんと欲す：ところが胃熱が亢

進しているにもかかわらず、小便が不利になるようならば、五臓の内傷が改善されず、水液代謝も改善されていないことを意味しており、水はさばかれず、従って水腫は悪化するのである。

【本条のポイント】

趺陽の脈が数の場合は、胃熱があって消化機能が亢進し尿量も増加するが、尿量が増加しないようならば、五臓の内傷は改善されず、水液代謝も改善されていないことを意味し、水腫は悪化する。

【原文】（十四—8）

寸口脈浮而遅、浮脈則熱、遅脈則潜、熱潜相搏、名曰沈。趺陽脈浮而数、浮脈即熱、数脈即止、熱止相搏、名曰伏。沈伏相搏、名曰水。沈則絡脈虚、伏則小便難、虚難相搏、水走皮膚、即為水矣。

【訓読】

寸口の脈浮にして遅、浮脈は則ち熱、遅脈は則ち潜、熱と潜と相搏つを、名づけて沈と曰う。趺陽の脈浮にして数、浮脈は即ち熱、数脈は即ち止、熱と止と相搏つを、名づけて伏と曰う。沈と伏と相搏つを、名づけて水と曰う。沈なれば則ち絡脈虚し、伏なれば則ち小便難し、虚と難と相搏ち、水皮膚に走るを、即ち水と為す。

【注釈および考察】

＊寸口の脈浮にして遅、浮脈は則ち熱、遅脈は則ち潜、熱と潜と相搏つを、名づけて沈と曰う：浮脈は陽脈であり、表証を意味し、ここでは表熱を反映する。遅脈は陰脈であり、陰盛陽虚の徴候を表し、寒や虚を反映する。沈脈は陰脈であり、陽気が鬱滞して気血が裏にこもってしまった脈証であり、水寒を反映する。潜は、陰寒の邪が裏に潜り込んでいる有様を表し、本条では表熱と裏寒が相互に影響しあって、陽気すなわち熱が鬱滞して外に発散されず、気血が裏にこもってしまっている状態と思われる。このことは、もともと陽気が弱いところに陽気がさらに損傷される事態が加わったために発生する、寒熱相兼病機からの熱の寒への従化とも考えられる。

＊趺陽の脈浮にして数、浮脈は即ち熱、数脈は即ち止、熱と止と相搏つを、名づけて伏と曰う：趺陽の脈は（十四—6）参照。数脈は陽熱の証であるとされるが、数脈で無力なものは陰証であり、寒邪の外感時には緊数となり、陽虚陰寒内盛により陽気が外格されて虚陽浮越となる場合には、浮大で無力で数脈となるとともに[19]、陽虚によっても陰虚によっても数脈となる。さらに『景岳全書』には、「そもそも虚損を患っている場合に数脉を呈さないことはない」とあり、瘧疾・痢疾・癰瘍・癥癖・妊娠時の脈証であるとする。従って本条での数脈は、陰陽両虚または陽虚陰盛としての数脈と考えられ、「止」は、表熱と陰陽虚が影響しあって、前条で述べたように、気血が通じなくなってその結果陰陽ともに潜伏した状態になる、ということだと思われる。『金匱要略訳注』では、「はじ

め表熱で後に虚寒に移行したものである」とし、『金匱要略解説』では、「熱が運行の道を失い、停滞している状態」であるとする。

＊沈と伏と相搏つを、名づけて水と曰う：沈は「陽気が鬱滞して気血が裏にこもってしまった脈証であり、水寒を反映する」であり、伏は「気血が通じなくなってその結果陰陽ともに潜伏した状態になる」と考えると、「水証があると気血が裏にこもって通じなくなる」といっていることになる。気血が通じないと五臓六腑の機能が傷害され、（十四―1）で述べたように水液代謝が影響を受けて水腫を生じることになる。

＊沈なれば則ち絡脈虚し：絡脈は、経脈から分岐して網目状に全身に隈なく張り巡らされ、気血を末梢の隅々に行き渡らせている。沈では気血が通じなくなり、絡脈は虚す。

＊伏なれば則ち小便難し：伏すなわち「気血が通じなくなってその結果陰陽ともに潜伏した状態になる」と、水液代謝全般が傷害されて（十四―1参照）小便不利となる。

＊虚と難と相搏ち、水皮膚に走るを、即ち水と為す：絡脈が虚して五臓六腑の機能が傷害されると（虚）、水液代謝全般が傷害されて小便不利となるが（難）、（十四―1）皮水の項で説明したが、「脾気が虚すと衛気の化生が妨げられて衛気不足となり、衛気不足の四肢肌表に水飲が貯留するようになる」と思われる。

【本条のポイント】

表熱があると浮脈となり、裏寒があると遅脈となるが、表熱と裏寒が相互に影響し合うと、陽気が鬱滞して気血ともに裏にこもってしまった脈証である沈脈となる。また表熱があると浮脈となるが、陰陽両虚または陽虚陰盛によって数脈となっている場合には、表熱と陰陽虚が影響しあって気血が通じなくなり、その結果陰陽ともに潜伏した状態である止となり、脈象は伏脈となる。このような、気血がこもり通じなくなった沈と伏が相搏つ状態は、水証があるために引き起こされたものであり、沈で気血が通じないと絡脈が虚し、伏で陰陽ともに潜伏した状態となると、水液代謝全般が傷害されて小便不利となる。以上のことにより、絡脈が虚して五臓六腑の機能が傷害されて虚となり、陰陽ともに潜伏し水液代謝全般が傷害されて小便不利である難となると、溜まった水飲が衛気の虚した肌表に貯留することになる。内容は複雑であるが、きわめて論理的である。

【原文】（十四―9）

寸口脈弦而緊、弦則衛気不行、即悪寒、水不沾流、走於腸間。

【訓読】

寸口の脈弦にして緊、弦は則ち衛気行《めぐ》らず、即ち悪寒し、水は沾《せん》流せず、腸間を走る。

【注釈】

＊寸口の脈弦にして緊、弦は則ち衛気行《めぐ》らず、即ち悪寒し、水は沾《せん》流せず、腸間を走る：『景岳全書』によれば、弦脈は「陽

中に陰が伏している状態」であり、「肝強とし・脾弱とし・悪寒発熱とし・痰飲とし・宿食とし・積聚とし・脹満とし・虚労とし・疼痛とし（以下略）」とある。緊脈は「陰証が多く痛みと寒を主り、陰邪が激しく搏ちつける徴候である」とする。肝強脾弱とは、肝の疏泄機能が過亢進になると肝気横逆となり、脾胃が犯され、胃の受納・腐熟・和降機能が傷害されるとともに、脾の運化昇清機能が傷害され、その結果衛気不足が引き起こされる、ことであると考えられる。また肝気の疏泄機能によって気・血・津液は全身をのびのびと休まず巡ることが可能となっており、このために疏泄条達機能が傷害されると気鬱・気滞となり、血に波及して血流も滞り、津液も滞り、また気鬱が火化すると肝火上炎となる。肝気が鬱結や亢進すると、気血が収斂し経脈も拘束されて弦脈となる。

また『景岳全書』によれば、「弦脈は木気によって脉状が化したものであり、その気は肝に通じているのであるから、陰脉であるとすることもできるし陽脉であるとすることもできる。」であり、「弦緊に細を兼ねる脉状を呈するものは陰邪によるものである。」とする。すなわち陰邪によって肝の疏泄条達機能が傷害されて弦にして緊の脈となっており、また五行の相生相剋関係によれば、「木（肝）は水（腎）によって滋生され土（脾胃）によって培養される」ので、「もし木気が強すぎれば、水は木を養うために消耗し、土は相剋によって傷られる」であり、水が消耗して腎が虚し、土が傷られて胃が損なわれ、すなわち精血の本と水穀の本が傷られて、「衛気行らず」「水は沾流せず」となる。沾は、「ぬれる・潤う」の意味である。そして吸収されずに胃に停留した水が腸管に流入し、飲邪よって腸管の気機が遮られて、腸がごろごろと鳴ることになる。

【本条のポイント】

弦にして緊の脈は、陰邪によって肝の疏泄条達機能が傷害されたことの反映であり、その影響は腎と脾胃に及び、「衛気行らず」「水は沾流せず」となり、胃に停留した水が腸管に流入し、飲邪よって腸管の気機が遮られて、腸がごろごろと鳴ることになる。

【原文】（十四―10）

少陰脈緊而沈、緊則為痛、沈則為水、小便即難。

【訓読】

少陰の脈緊にして沈、緊は則ち痛と為し、沈は則ち水と為す、小便即ち難し。

【注釈および考察】

＊少陰の脈緊にして沈、緊は則ち痛と為し、沈は則ち水と為す、小便即ち難し：『素問』三部九候論篇によれば、手の少陰は、手の小陰心経脈の神門穴（腕関節小指側の鋭骨端）に位置し、心を候うとされ、足の小陰は、足の少陰腎経の太谿穴（足の内踝の後）に位置し、腎をうかがうとされる。本条は、水

および小便に関係する足の小陰脈を意味する。沈脈は、陽気が衰退して気血が裏にこもり、脈気が不足して脈を挙上できなくなった脈象であり、裏証をあらわす。沈で有力は裏実をあらわし、水寒の蓄積・鬱滞をあらわす。緊脈は「陰証が多く痛みと寒を主り、陰邪が激しく搏ちつける徴候である」とする。『景岳全書』によれば、「沈で緊脈が裏（沈位）にあれば、心脇の疼痛とし・胸腹の脹満とし・中寒による四肢の逆冷とし（以下略）」とあり、本条では腎陽虚衰による命火の衰えに伴って温煦気化機能が低下し、気や水を巡らせることができなくなって、水寒邪が停滞し、心脇の疼痛や胸腹の脹満となるとともに、膀胱も虚寒となって気化機能が働かなくなり、小便がぽたぽたとしか出ず、残尿感となり、ついには塞がって出なくなったものと思われる。

【本条のポイント】

足少陰腎経の太谿穴に位置する少陰脈は、腎をうかがうとされ、少陰脈が緊にして沈であるとは、腎陽虚衰による命火の衰えによって温煦気化機能が低下し気や水が巡らなくなり、水寒邪が停滞し、経脈が阻滞し、心脇の疼痛や胸腹の脹満となっていることの反映であり、膀胱も虚寒となって気化機能が働かなくなり小便不利となる。

【原文】（十四―11）

脈得諸沈、当責有水、身体腫重。水病脈出者、死。

【訓読】

脈諸《もろもろ》の沈を得るは、当《まさ》に水有るを責むべし、身体は腫れて重し。水病にして脈出づる者は、死す。

【注釈および考察】

＊脈諸の沈を得るは、当に水有るを責むべし、身体は腫れて重し：沈脈は陽気が鬱滞している徴候であり、『景岳全書』によれば「寒とし・水とし・気とし・鬱とし・停飲とし・癥瘕とし・脹実とし・厥逆とし・洞泄とする」である。従って病者を診察して沈脈を得、また身体が腫れて重だるい症状を伴うようならば、まずは水病を疑って病態把握に努めなければならない。

＊水病にして脈出づる者は、死す：水病は陽虚陰盛であって、本来沈脈となるが、水病であるのに脈証が沈にならずに浅層に浮出してくる場合は、むしろ陰寒が極めて強いことを意味し、病状が重い場合であり、死に直結する。陰寒が極めて強くなり、元陽が衰微した状態では、気は拠り所を失って孤陽が無根となって浮昇し、陽気外越となり陰火を形成し、脈もそれに伴って浮出する。陰盛格陽ともいわれる病態である。

【本条のポイント】

沈脈は陽気が鬱滞している徴候であり、まず水病を疑わなくてはならない。水病であるのに沈脈ではなく、脈が浅層に浮出してくる場合は、陰寒が極めて強くなり、元陽が衰微し、気が拠り所を失って孤陽が無根となって浮昇している陰盛格陽の場合であり、病状が重いことを意味し死に直結する。

【原文】（十四―12）

夫水病人、目下有臥蚕、面目鮮沢、脈伏、其人消渇。病水腹大、小便不利、其脈沈絶者、有水、可下之。

【訓読】

夫れ水病の人、目の下に臥蚕《がさん》有り、面目は鮮沢にして、脈は伏なるは、其の人消渇す。水を病めば腹大きく、小便利せず、其の脈沈にして絶する者は、水有り、之を下す可し。

【注釈および考察】

***夫れ水病の人、目の下に臥蚕《がさん》有り、面目は鮮沢にして**：水腫を形成するような病気の人で、目の下まぶたが蚕が横に寝ているような様相に腫れて、顔つきも浮腫によりみずみずしい光沢を帯び、の意味。「鮮」はみずみずしい・あざやか・あたらしい、「面目」は顔つき・顔の意味。

***脈は伏なるは、其の人消渇す**：伏脈は（十四―6）参照。火邪・寒邪・気逆・痛み・水気による厥逆、などによって陰陽ともに潜伏し閉塞している徴候である。伏脈であるので、水邪が裏に停滞して気血の流れが閉塞していることがうかがえる。消渇については十三章冒頭参照。消渇は上焦の肺においては、陰虚による燥熱によって肺の津液が消耗され、咽喉を潤すことができなくなって口渇・多飲となり、中焦の脾胃においては運化機能が失調する結果、湿邪が停滞し、停滞した湿が化熱して津液が巡らなくなり口渇し、さらに胃熱によって消化機能が亢進して多食となるが、熱のために消耗しました脾虚のために肌肉に栄養が回らなくなって、痩せて来ることになる。下焦においては腎陰虚に伴い腎精が不足して陰虚火旺となり、虚火が上炎して肺の津液が焼灼される原因となり、腎の気化作用が低下して多尿となるとともに固摂作用が低下して尿混濁となる。燥熱はさらなる津液の消耗を招き、陰虚が強まると燥熱も悪化する悪循環が形成され、最終的には陰陽両虚となり、伏脈となると思われる。

そうすると、「面目は鮮沢」であるのは、消渇の陰虚に伴う燥熱によって上気し、顔面が赤味を帯びていることが考えられ、また浮腫は、痩せて来る消渇症状とは異なるが、浮腫があっても脈が伏であるならば、今後消渇症状を発症すると述べているとも考えられる。

***水を病めば腹大きく、小便利せず**：水液代謝全般が傷害されて（十四―1参照）小便不利となり、甚だしければ腹水や肺水腫となる。またここでは腸管への水液の貯留も「腹大」の原因となっている。

***其の脈沈にして絶する者は、水有り、之を下す可し**：前述したが、沈脈は陽気が鬱滞している徴候であり、水病の脈証であるが、その力があるかないかによって虚実の弁別をすることが必要である。本条では「絶」であり、陽気の虚がはなはだしく、裏実ではなく裏虚であると考えられる。「脈絶」は『中

国医学辞典』によれば「血脈が枯れて、流れが渋くなり、敗絶状態の病証を指す」とあり、陽気が鬱滞し気血の虚が甚だしく、陰陽ともに虚であることを反映した表現である。下法を用いるのは本来は裏実証の場合であり、本条の病証とは異なるが、汗法や利水剤を用いて水を除くのは、陰陽虚をさらに悪化させるので、次善の策として腸管からの除水である下法を用いたものと思われる。

【本条のポイント】

水病であって、顔面の浮腫とともに、陰虚に伴う燥熱によって上気し、顔面が赤味を帯び、燥熱による津液の消耗によって陰陽両虚となる場合は消渇といってよく、水邪によって気血の流れが閉塞され潜伏されて伏脈となる。水液代謝全般が傷害されると、小便不利や腹水となり、陽気の虚がはなはだしく裏虚も強くなるが、その場合は陰陽虚をさらに悪化させないために、次善の策として下法を用いて水を除くようにする。

【原文】（十四―13）

問曰、病下利後、渇飲水、小便不利。腹満因腫者、何也。答曰、此法当病水、若小便自利及汗出者、自当愈。

【訓読】

問うて曰く、下利を病んで後、渇して水を飲み、小便利せず。腹満し因って腫るるは、何ぞや。答えて曰く、此れ法として当に水を病むべし、若し小便自利し及び汗出ずる者は、自ら当に愈ゆべし。

【注釈および考察】

***下利を病んで後、渇して水を飲み、小便利せず**：水湿の停滞と、内因（肝気鬱結・脾胃強弱・腎陽虚弱など）・外因（外感・飲食など）によって脾胃機能が傷害されることが、下痢の最も大きな原因であり、水湿の停滞はさらに脾胃機能を低下させ、悪循環を形成する。湿邪は陰邪であり、滞留すれば気機が阻害され、清陽が被われると陽気による温煦作用が失われて、脾胃機能の傷害によって運化・昇清機能が失われ、水穀精微の吸収運搬機能が低下して、気血の生成不足・津液の輸送障害・胃の受納腐熟機能の低下などとなる。また停留した湿邪がその重濁の性質により下注し、大腸に入れば下痢となり、膀胱に入れば気化機能が失調して小便不利となり、気を鬱結させると腹満・便秘となる。下痢により津液が失われると、真陰が枯渇して口渇となり水分を欲する。また三焦における津液の輸送障害が水液代謝に影響することも、小便不利の原因となる。下痢の原因が、上昇できなくなった脾気が下降するためであると説明する考え方もある。

***腹満し因って腫るるは、何ぞや**：前述。

***此れ法として当に水を病むべし、若し小便自利し及び汗出ずる者は、自ら当に愈ゆべし**：「法として」は、前段の内容を踏まえて、その根本原因としては、ぐらいの意味。脾機能や臓腑機能が改善して水液代謝が正常化すると小便も出るように

なり、衛気が回復して水液を汗として除くことが可能になるならば、水病は治癒する。もっとも臓腑機能の改善が前提である。

【本条のポイント】

下痢の原因と、下痢による水液代謝の異常を、脾機能や臓腑機能の異常による湿邪の停滞から考察すること。下痢にともなう腹満も同様である。

【原文】（十四―14）

心水者、其身重而少気、不得臥、煩而躁、其人陰腫。

【訓読】

心水の者は、其身重くして少気し、臥することを得ず、煩して躁す、其の人の陰腫る。

【注釈および考察】

＊心水の者は、其身重くして少気し、臥することを得ず、煩して躁す：脾腎陽虚証や心陽虚証では、脾・腎・心の気化機能が傷害されて水湿が停滞し、機能が虚したところに水湿が溜まるところから、中焦に停滞した水湿が上逆して心陽の虚したところを侵し、このために心陽はさらに虚して心気不寧となり、動悸・息切れ・起座呼吸などとなるとされ、この病態は、水気凌心と言われている。血液が血管の中を絶えまなく循環するためには「心の陽気」が必要であり、心気虚が進行して陽虚を伴った心陽虚証では、血液の循環が阻害され、つまり陰血の運行が阻害され、これにより陰虚も引き起こされる。このような心気虚・心陽虚では、血液循環の阻害によって陰が虚し、筋肉が養われずに身重くなり、また心は神志を主るところから、心気が虚して心が神を保持できなくなって心神不寧となり、恐怖・不安の感情に捉えられて煩躁することになる。

＊其の人の陰腫る：心腎は心陽と腎陰を有し、心は火を主り腎は水を主って、心陽は腎陽を助けて腎水を温めて腎水をめぐらせる機能を補助し、腎陰は心陰を助けて心火を制御している。このため心火が衰えると、腎陽が腎水をめぐらせる機能も保持できなくなって、腎水が下焦に停滞することになる。また経脈上では、足少陰腎経は心・腎・陰部を相互に連絡しており、心水の影響が経脈を介して腎に及んで水液代謝に影響して陰部に及び、陰部が腫れることになるとも考えられる。

【本条のポイント】

脾腎陽虚証や心陽虚証では、中焦に停滞した水湿が上逆して心陽の虚したところを侵し、心気不寧となり、心水の病症が形成される。その症状は心気虚・心陽虚によって身重くなり、心神不寧のために煩燥し、腎陽が腎水をめぐらせる機能も保持できなくなって、腎水が下焦に停滞して陰部が腫れることになる。

【原文】（十四―15）

肝水者、其腹大、不能自転側、脇下腹痛、時時津液微生、小便

続通。

【訓読】

肝水の者は、其の腹大にして、自ら転側する能わず、脇下と腹痛み、時時津液微かに生じ、小便続いて通ず。

【注釈および考察】

＊**肝水の者は：**肝の機能は、蔵血し、疏泄を主り、筋を主り、胆汁の分泌排泄に関与し、目に開竅することである。その中でも疏泄が特に重要であり、「疏」は「通りをよくすること」であり、「泄」は「液体や気体を排出する・発散する」の意であって、気・血・水の通りをよくして全身の気機（臓腑機能の働きそのもの）をのびのびとさせ、気持ちよく通じさせることである。すなわち血は気によって運ばれ、血流は肝の疏泄機能によってのびのびと通じ、肝の蔵血機能自体も疏泄機能によってスムーズに調節され、胆汁の分泌・貯蔵・排泄も疏泄機能によって通じている。また三焦の水道の流れも疏泄機能による調節を受けて通じているので、疏泄機能が失調すると水道が不通となり、水腫や腹水などとなる。また「神」すなわち精神・情緒・感情などの働きも、基礎物質である精・気・血が気持ちよく通じることによっている。「肝水の者」は、肝に水が停滞するのではなく、肝の疏泄機能の失調を原因として、水腫・腹水症状を呈した者のことである。

また肝腎は同源であると言われ、肝血は腎精によって滋養されて疏泄機能が発揮され、また肝血が十分であると血を精に変化させて腎精も充実し腎の機能も保たれる。従って肝の疏泄機能が失調すると、腎の機能も失調し、水腫・腹水の原因となる。

＊**其の腹大にして、自ら転側する能わず：**腹水が貯留して腫大し、寝返りをすることもできない。

＊**脇下と腹痛み：**足厥陰肝経は下腹部から上行して肝に入り胆腑と連絡し、横隔から脇肋に散布する。このために下腹部から脇肋部にかけて痛むことになる。

＊**時時津液微かに生じ、小便続いて通ず：**五行図によれば、木（肝）は土（脾）を克する（相互に抑制する）ので、肝気が鬱結して肝の疏泄条達機能が失われると脾の運化機能も異常をきたすが、ここでは脾機能の異常は強くはなく、消化機能も保たれて津液もかすかに生成されており、また腎障害の程度も強くはなく小便も出てはいる。しかし肝の疏泄条達機能の失調が強度になると、小便も出なくなると思われる。

【本条のポイント】

肝の疏泄機能が失調すると、三焦の水道の流れが滞り、腎の機能も失調して、水腫・腹水の原因となる。肝の疏泄機能の失調は足厥陰肝経におよび、足厥陰肝経の走行に沿って下腹部から脇肋部痛となるが、脾機能の異常は強くはなく津液もわずかに生成され、腎障害の程度も強くはなく小便もまだ出てはいる状態である。

【原文】（十四―16）

肺水者、其身腫、小便難、時時鴨溏。

【訓読】

肺水の者は、其の身腫れ、小便難し、時時鴨溏《こうとう》す。

【注釈および考察】

＊肺水の者は：肺気の水液代謝における作用に関しては、（十四―1）で述べた。宣発粛降作用とともに、三焦においての「水道を通調する」作用があり、合わさって水液代謝をコントロールしている。

＊其の身腫れ：「肺は皮毛を主る」（『素問』陰陽応象大論篇より）のであり、肺気の宣発機能によって、津液と衛気は皮毛に送られて皮毛が潤され、また汗孔より津液と気が散布されている。そこで宣発機能に異常が生じると、衛気が皮毛に送られず発汗がうまくできなくなり、また粛降機能や水道の通調作用の異常によって水液が下降して腎に送られなくなって、肺系に水液が蓄積すると、衛気が虚した皮下に水液が溢れ出して皮下水腫となる。

＊小便難し：「水道を通調する」作用の傷害により水液が膀胱に送られず、排尿困難となる。

＊時時鴨溏す：「鴨溏」は、あひるの便のような泥状軟便のこと。肺と大腸は手太陰肺経と手陽明大腸経を介して連絡しており、五行図においては両者とも金に属して肺系を構成しており、表裏の関係にあるとされる。大腸は小腸から送られて来た糟粕の消化物を受け取って、水分を吸収して糞便として排出するが、この作用は肺気が下降することによっているとされる。肺水によって大腸での水分の吸収に影響が及ぶと、そのために泥状軟便となると考えられる。

【本条のポイント】

肺水の者は、肺気の宣発粛降作用とともに、三焦の「水道を通調する」作用が傷害されて、肺系に水液が蓄積し、衛気が虚した皮下に水液が溢れ出して皮下水腫となり、小便不利となる。また肺と大腸は表裏の関係にあるところから、大腸での水分吸収が影響を受けて泥状軟便となる。

【原文】（十四―17）

脾水者、其腹大、四肢苦重、津液不生、但苦少気、小便難。

【訓読】

脾水の者は、其の腹大にして、四肢重きを苦しむ、津液生ぜず、但だ少気に苦しみ、小便難し。

【注釈および考察】

＊脾水の者は：脾は運化を主り、胃に入って来た食物中の精微物質および水分の吸収に作用し、その昇清機能によって精微物質および水分を上昇させて肺に送り、それらは心肺の作用によってさらに全身に輸布される。気・血・精・津は水穀の精微物質から化生されたものであり、衛気・営気のもとであって、肌肉組織や四肢、五臓六腑を温め潤している。また

脾は水湿を運化して肺に送り、水液代謝を維持する役割を担っており、運化機能が傷害を受けると湿濁が停滞して中焦に集まり「其の腹大にして」となり、浮腫・尿量減少・泥状便などとなる。また気血が化生されないために、四肢の筋肉に栄養がまわらず、「四肢重きを苦しむ」ことになる。

＊但だ少気に苦しみ：肝腎の気は脾気の上昇に従って上昇して心肺に運ばれ、心肺の気は胃気の下降に従って下降して肝腎に帰る。このため、脾胃の昇清降濁機能が失調すると肝腎の気の上昇も影響を受け、さらに心肺の気の下降も影響を受ける。また脾気の虚が強まると、肺気不足となり、肺気の呼吸をコントロールする機能が影響を受けて、少気すなわち微弱で浅い呼吸となる。

【本条のポイント】

脾の運化機能により、食物中の精微物質および水分が吸収され、その昇清機能によって精微物質および水分は上昇して肺に送られ、それらは心肺の作用によって全身に輸布されて、気・血・精・津化生のもととなり、衛気・営気のもととなっている。したがって脾水の者は、腹部に水液が貯留し腹大となり、肌肉組織や四肢に栄養が行き渡らず四肢苦重となり、津液が化生されず、水液代謝が失調して小便不利となる。また脾虚によって肺気も虚すとともに、脾気の肺への上昇が失調すると心肺の気の下降も影響を受け、肺気の呼吸をコントロールする機能そのものが低下して少気となる。

【原文】（十四—18）

腎水者、其腹大、臍腫腰痛、不得溺、陰下湿如牛鼻上汗、其足逆冷、面反痩。

【訓読】

腎水の者は、其の腹大にして、臍腫れ腰痛み、溺《でき》するを得ず、陰の下湿って牛鼻上の汗の如く、其の足逆冷し、面は反って痩《そう》す。

【注釈および考察】

＊腎水の者は：水液代謝における腎の役割については（十四—1）で説明した。すなわち「肺気の粛降作用・水道を通調する作用によって腎に運ばれた水液（「清中の濁」）は、腎陽（命門の火）の蒸化・温煦作用を受けてふたたび肺に上昇し、全身に散布される。残りの「濁中の濁」は膀胱に注がれて、膀胱の気化作用によって尿として排出される。」である。従って腎陽が虚すと、腎陽は陽気の根本であるので、陽虚のために寒邪が内生するとともに、腎陽の温煦気化機能が衰えて気や水を巡らせることができなくなり、水気は温められずに停留しまた溢れ出して腹水を形成し、尿量は低下し四肢が冷たくなる。浮腫は特に下肢に強くなり、四肢冷感も下肢に強くなる。

＊臍腫れ腰痛み：足少陰腎経は足小趾の下から発し、腰部を通り腎に連絡し、下って膀胱に連絡するとともに、上行して肝・横隔・肺・咽喉から舌根に到る。そこで水気が腎経の通過部位に停滞して腎経に影響が及ぶと、腰痛・腰部の脹れやだる

さ・下腹部のしびれ・排尿困難・尿閉・陰嚢水腫や陰嚢部の湿潤感、などとなる。また衝脈は胞中より発し会陰部に出、鼠蹊部中央で足少陰腎経と合わさるとともに、臍部から胸中に散布し咽喉部に到る。このため臍部に症状が及ぶとも考えられる。

＊溺するを得ず：「溺」は「小便をする」の意味である。

＊陰の下湿って牛鼻上の汗の如く、其の足逆冷し：前述したが、水気が腎経に影響し陰嚢水腫や陰嚢部の湿潤感となる。また腎陽の温煦気化機能が衰えて寒邪が内生し、冷感は末梢に強くなる。

＊面は反って痩す：腎陽は生命現象の活力である気を維持する根本であり、腎陰は生命現象の物質的な基礎の根本を意味し、精・血・津液などの本である。本条は腎陽虚が主体であり、気や水を巡らせることができなくなっている病態であるが、腎陽腎陰の両者は、本質的には腎の精気不足の表われであり、お互いに制約しつつ依存し、相互に転化しうる関係であり、また慢性病においては腎陽虚腎陰虚の併存状態が認められる。したがって腎陽腎陰が虚した腎虚では、気血ともに虚し、筋肉が栄養されずに痩せてくる。この際浮腫は人体の下部に強く上部に弱い。

【本条のポイント】

腎陰腎陽は人体の陰陽のもとであり、腎陽は生命現象の活力である気を維持する根本であり、腎陰は生命現象の物質的な基礎である精・血・津液などの本である。腎は水液代謝において重要な役割を果たしているが、腎水の者は、水液代謝に異常を生じる他に、気・血・津液・精の異常による症状を示し、それらの症状の発現は、足少陰腎経や衝脈の走行部位に関係する。

【原文】（十四—19）

師曰、諸有水者、腰以下腫、当利小便、腰以上腫、当発汗乃愈。

【訓読】

師曰く、諸々の水有る者、腰以下の腫れは、当に小便を利すべし、腰以上の腫れは、当に汗を発すべし乃ち愈ゆ。

【注釈および考察】

＊腰以下の腫れは、当に小便を利すべし、腰以上の腫れは、当に汗を発すべし：『景岳全書』には、「湿邪が上にあり外にあるものは微《すこ》し発汗させて解くとよい。湿邪が下にあり裏にあるものはこれを分利するとよい。」と述べられている。汗法は身体の上にあり表（外）にある水湿を除き、利小便は身体の下にあって裏（内）にある水湿を除くと考えられる。また水湿が身体の上にあるということは、水湿が風性の影響を受けて身体上部に留まっている状態とも考えられ、風水の条において考察したように、「水気が体内に停滞している状態に風邪が侵襲すると、肺気の宣発粛降作用・水道通調作用が失調し水湿が貯留」（十四—２参照）した状態とも考えられる。また脾気が虚して衛気不足となった四肢肌表に、水飲が貯留して浮

腫となるとともに、衛気は発汗機構の開閉を司っているので、衛気が不足し、加えて肌表にあふれた陰邪である水飲によって陽気が塞がれることが合わさり、衛気が押さえこまれて開闔機能が失調するために、汗孔の開閉がうまく働かずに無汗となる。そこで水飲が表にあるのであるから、発汗によって表の水飲を除くようにすれば、病は治癒に向うことになる。「腰以下の腫れ」は、前条の腎水の条で考察したところである。

【本条のポイント】

汗法は身体の上にあり表（外）にある水湿を除き、利小便は身体の下にあって裏（内）にある水湿を除くと考えられる。

【原文】（十四―20）

師曰、寸口脈沈而遅、沈則為水、遅則為寒。寒水相博、趺陽脈伏、水穀不化、脾気衰則鶩溏、胃気衰則身腫。少陽脈卑、少陰脈細、男子則小便不利、婦人則経水不通。経為血、血不利則為水。名曰血分。

【訓読】

師曰く、寸口の脈沈にして遅、沈は則ち水と為し、遅は則ち寒と為す。寒と水と相博ち、趺陽の脈は伏にして、水穀化せずして、脾気衰えるは則ち鶩溏《ぼくとう》す、胃気衰えるは則ち身腫る。少陽の脈は卑、少陰の脈は細なれば、男子は則ち小便利せず、婦人は則ち経水通ぜず。経は血と為し、血利せざれば則ち水と為る。名づけて血分と曰う。

【注釈および考察】

＊**寸口の脈沈にして遅、沈は則ち水と為し、遅は則ち寒と為す**：沈脈は、「陽気が衰退して気血が裏にこもり、脈気が不足して脈を挙上できなくなった脈象であり、裏証をあらわす。沈で有力は裏実をあらわし、水寒の蓄積・鬱滞をあらわす。」（十四―3参照）。遅脈は、陰脈であり、陰盛陽虚の徴候を表し実寒や陽虚による虚寒を反映するが、陽明腑実の場合にも気血の流れが阻滞されて遅脈となる。

＊**寒と水と相博ち、趺陽の脈は伏にして**：「趺陽の脈は伏」に関しては、（十四―6）参照。寒邪と水邪が強くて陰盛陽虚となり、気血ともに通じなくなったための脈象である。「趺陽脈」は（十三―2）参照。趺陽の脈は、足陽明胃経の走行部位である脾胃の状態を反映するが、走行からは胃の状態をより反映していると考えられる。足陽明胃経は燥熱の経である。

＊**水穀化せずして、脾気衰えるは則ち鶩溏《ぼくとう》す**：脾胃において気血が通じなくなり脾気が衰えると消化不良となり、あひるの便のような泥状軟便となる〈「鶩溏」は「鴨溏」（十四―16）に同じ〉。

＊**胃気衰えるは則ち身腫る**：胃気は生体の維持に必要な水穀の消化吸収の状態を反映している。脈中の胃気は、脈を構成している陰陽のバランスの陽の部分を意味し、脾胃は後天の本であって気・血・津・精を化生し営衛気のもとであるとともに、水湿の運化を主って全身を滋潤している。従って胃気が

虚し脾陽が虚すと、温煦機能が減退し虚寒が内生し、湿濁が停滞し、このために脾陽が益々虚すことになる（十一―14参照）。すなわち湿濁の停滞によって「身腫る」ことになる。

***少陽の脈は卑**：「卑」は「低」に同じ。少陽脈には手少陽三焦経と足少陽胆経があり、少陽脈は手少陽三焦経の和髎（わりょう）穴部の脈（耳前部）である。手少陽三焦経は手・心包・三焦・頭を走行し、耳介後部から耳前部に出て眼外角で足少陽胆経に連絡している。足少陽胆経は眼外角に発し、胸中から肝・胆に到り鼠けい部から下向して足第4指外側端に到る。少陽脈は、三焦の気を窺う脈とされる。また三焦は、肺による気の生成と水液の散布・脾による水穀精微の吸収と輸送・腎による蒸騰気化作用、などを通して水液代謝に重要な役割を果たし、津液を生成し衛気・津液の通り道でもある。「少陽の脈は卑」はこれらの三焦の機能が低下していることを表している。

***少陰の脈は細**：少陰経は、手少陰心経と足少陰腎経があり、手少陰心経は心中から発して手にいたり、途中支脈は横隔から小腸へ、また食道から目・脳へ到る。足少陰腎経は足小指から発して脊柱から腎へ到り、腎から下向して膀胱へ・上向して肝・横隔・肺・咽頭に到り、支脈は肺から心に到り手少陰心経と合する。また衝脈は胞中より発し鼠けい部中央で足少陰腎経と合するが、衝脈の第一枝は足少陰腎経とともに腎の経脈に属して腎より発している。また衝脈は「血海」や「十二経之海」とも呼ばれ、月経と密接な関係があるとされ、任脈とともに女性の生殖能力に関係するとされる。張景岳の説によれば、手足の少陰の脈は、左の寸口の寸位と尺位の脈であるとする（『景岳全書』による）。少陰二脈、衝脈は主に腎をうかがい、その意味で下焦を反映した尺位の脈に関係するが、少陰そのものが心・腎に関係するところから、上焦を反映した寸位にも関係すると考えられる。細脈は、気虚のために血を駆動する動力が無力化したための脈象であり、気血の虚を反映する。ここでは腎虚の反映である。

***男子は則ち小便利せず**：三焦の水道が通じず、腎虚があるのであるから、当然小便不利となる。もっとも男子だけに限らないと思われる。

***婦人は則ち経水通ぜず**：衝脈は月経を主り、足少陰腎経と合している。腎は精をため、肝は血をためて血を調節している。脾は血を化生する本になっている。腎虚により精気不足となり、影響が足少陰腎経を介して衝脈に及び、また肝にも影響が及ぶと血の異常を生じて、月経が通じなくなる。さらに足少陽胆経が表裏の関係にある肝に影響することによっても、月経が影響を受ける。

***経は血と為し、血利せざれば則ち水と為る。名づけて血分と曰う。**：前述のように、腎・肝・脾の機能が十分に発揮されてこそ血流がスムーズとなり、衝脈の主る「血海」が満たされてこそ、月経が通じるのであり、このことが「経は血と為し」の

意味である。そこで肝による血の調節が傷害され、また腎虚・脾虚によって気血が虚すと月経が通じなくなるとともに、気血の虚は腎虚・脾虚をさらに悪化させて水湿が貯留することになる。このことを水腫病変ではあるが、血によって引き起こされている、との意味で「血分」と言うのである。

【本条のポイント】

寸口の脈が沈遅は水寒を反映し、水寒によって気血が通じなくなると趺陽の脈は伏となる。趺陽の脈が伏であると、脾気が衰え消化不良によってあひるの便のような泥状軟便となり、胃気が衰えて虚寒が内生し水湿の運化が停滞して浮腫を生じる。三焦の機能も低下して少陽の脈が虚し、影響が少陰である心・腎におよべば、心・腎の虚を反映して少陰脈が細となり、腎虚と三焦の水道が通じないことによって小便不利となる。婦人においては衝脈に影響がおよんで月経が通じなくなり、腎・肝・脾に影響がおよんで気血が虚すと、「血分」が原因の水湿貯留となる。

【原文】（十四―21）

問曰、病者苦水、面目身体四肢皆腫、小便不利、脈之、不言水、反言胸中痛、気上衝咽、状如炙肉、当微咳喘、審如師言、其脈何類。師曰、寸口脈沈而緊、沈為水、緊為寒、沈緊相搏、結在関元、始時当微、年盛不覚、陽衰之後、栄衛相干、陽損陰盛、結寒微動、腎気上衝、咽喉塞噎、脇下急痛。医以為留飲、而大下之、気撃不去、其病不除。後重吐之、胃家虚煩、咽燥欲飲水、小便不利、水穀不化、面目手足浮腫、又与葶藶丸下水、当時如小差、食飲過度、腫復如前、胸脇苦痛、象若奔豚、其水揚溢、則浮咳喘逆。当先攻撃衝気、令止、及治咳。咳止、其喘自差。先治新病、病当在後。

【訓読】

問うて曰く、病者水に苦しみ、面目身体四肢皆腫れ、小便利せず、（師）之を脈して、水を言わず、反って言うに、胸中痛み、気上って咽を衝き、状肉を炙《あぶ》るが如し、当に微かに咳喘すべしと、審するに師の言の如し、其脈は何の類ぞ。師曰く、寸口の脈沈にして緊、沈は水と為し、緊は寒と為す、沈と緊と相搏ち、結は関元に在り、始の時は当に微なるべし、年盛んのときは覚えず、陽衰えての後、栄衛相干《おか》し、陽損じ陰盛んにして、結びし寒微かに動じ、腎気上衝し、咽喉塞がり噎《えつ》し、脇の下急に痛む。医は以て留飲と為して、大いに之を下すも、気撃して去らず、其病除かれず。後重ねて之を吐せば、胃家虚煩し、咽燥《のどかわ》き水を飲まんと欲し、小便利せず、水穀化せず、面目手足浮腫す、又葶藶丸を与えて水を下し、当時に小しく差《い》ゆるが如きも、食飲度を過ぎれば、腫復た前の如くに、胸脇苦痛し、象は奔豚の若《ごと》く、其水は揚溢し、則ち浮咳し喘逆す。当に先ず衝気を攻撃して、止ましめ、及ち咳を治す。咳止めば、其喘自ら差ゆ。先ず新病を治せ、病は当に後に在るべし。

【注釈および考察】

＊問うて曰く：師に以下の質問を致します。

＊病者水に苦しみ、面目身体四肢皆腫れ、小便利せず：「水病で、頭から手足までの全身に浮腫がきて腫れ、小便も出なくなって、苦しんでいる患者がおり、」であり、病状を説明している。

＊（師）之を脈して、水を言わず、反って言うに、胸中痛み、気上って咽を衝き、状肉を炙《あぶ》るが如し、当に微かに咳喘すべしと：「師はこの患者の脈診をなさって、水のことはおっしゃらずに、〈胸部痛があり、気が下から咽喉部へと衝きあげて、咽喉部が肉が炙られたような灼熱感を帯びて、そのためにかすかに咳喘があるはずであると〉とおっしゃった」

＊審するに師の言の如し、其脈は何の類ぞ：「そこで患者を子細に観察してみると、まさに師のおっしゃる通りであった、其の脈状とはどの様でしょうか」

＊師曰く、寸口の脈沈にして緊、沈は水と為し、緊は寒と為す、沈と緊と相搏ち、結は関元に在り：沈脈は、「陽気が衰退して気血が裏にこもり、脈気が不足して脈を挙上できなくなった脈象であり、裏証をあらわす。沈で有力は裏実をあらわし、水寒の蓄積・鬱滞をあらわす。」（十四―11・20参照）であり、緊脈は「陰証のものが多く陽証のものは少く、陰邪が激しく搏ちつける徴候であり、痛みと寒を主どる。」（『景岳全書』より）である。関元は、経穴名であり、別名大中極・丹田などともいう。任脈に属し、小腸の気が聚まるとされ、臍下三寸の正中線上にある。そこで、「沈と緊と相搏ち、結は関元に在り」は、水と寒が化学反応で結びつくように、相互にぶつかり合って結合し、水寒の邪が下焦の関元に形成された有様を表現している。以上のように説明して、更に続けて述べられた。

＊始の時は当に微なるべし、年盛んのときは覚えず、陽衰えての後、栄衛相干《かん》し、陽損じ陰盛んにして、結びし寒微かに動じ、腎気上衝し、咽喉塞がり噎《えつ》し、脇の下急に痛む：「干」は、「からっぽである・空虚である・尽きる」の意味。「水寒の邪が結しても、病の始めのころは症状もかすかで軽微であり、また壮年期で精気が盛んなころは特に自覚症状を覚えることもないが、年をとり腎陽の衰えに伴って陽気が衰えてくると、温煦気化機能も低下して栄衛つまり血や気の産生がともに枯渇し、陽気が毀損し陰気が盛んとなり、その上に水寒の邪が結すると症状がさらに悪化する。」。ここで栄は血に相当し陰を統轄し、衛は気に相当し陽を統轄している（『直指方』血栄気衛論篇、参照）。すなわち陽だけでなく陰も枯渇していることになるが、陰は腎陰であり、陰寒の邪の陰とは異なることに注意が必要である。

そこで、「陰寒の邪が下焦で盛んとなり、腎陰腎陽ともに衰えた状態においては、足少陰腎経や衝脈に沿って陰寒の気が動きを開始し、始めは微かであるが、上逆が強くなり、心胸部から咽喉部へと突き上げるような発作となって、胸脇部痛となる。」。この発作は、奔豚病で考察したところである（八

―1、2・十二―37参照）。足少陰腎経と衝脈は、「足少陰腎経は足小指から発して脊柱から腎へ到り、腎から下向して膀胱へ・上向して肝・横隔・肺・咽頭に到り、支脈は肺から心に到り手少陰心経と合する。また衝脈は胞中より発し鼠けい部中央で足少陰腎経と合するが、衝脈の第一枝は足少陰腎経とともに腎の経脈に属して腎より発している」（十四―20）であり、足少陰腎経と衝脈の走行に沿って症状が出現する。（八―1、2）で考察したが、肝腎同源であるところから腎陰虚だけでなく肝腎陰虚を伴い、このため肝腎の陰虚から相火が高ぶり陰虚火旺となり、肝気上逆や肝気横逆を生じ、少腹部や胸脇部の脹痛の原因となる。

＊**医は以て留飲と為して、大いに之を下すも、気撃して去らず、其病除かれず**：「留飲」は、（十二―8）参照。「まとまって貯留している水分を留飲と」する。「気撃」は、「陰寒の邪の、足少陰腎経や衝脈を介しての気の上逆による攻撃」の意味。「医者が水分の貯留と判断して、強力に瀉下療法を行ったが、気の上逆による攻撃は治まらず、その病も除かれない」である。

＊**復重ねて之を吐せば、胃家虚煩し、咽燥《のどかわ》き水を飲まんと欲し、小便利せず、水穀化せず、面目手足浮腫す**：吐法は本来は毒物・停痰・宿食などの緊急性のある場合に用い、陽気・津液の消耗が激しいために実証の場合に限り、虚証では用いてはならないとされる。本条は「陰寒の邪が下焦で盛んとなり、腎陰腎陽ともに衰えた状態」であってそもそも吐法の適応はないが、誤って吐すと「胃家虚煩」となる。「胃家」とは胃の機能そのものを意味し、その機能は受納・腐熟・降濁と表現されており、食物の消化吸収の消化を受け持っており、吐法によって胃の機能が損なわれると、水穀の精微すなわち栄養素が吸収されず、気・血・津・精が化生されず、営衛気が虚損する。津液の産生が低下し、「内に水分が虚」すために「口中に津液がなくなり渇す」ることになり（『景岳全書』による）、脾胃は密接な関係があるために脾機能も虚して水液が停滞し、小便は不利となり、全身の浮腫となる。また胃陰が不足すると虚熱が発生し、受納・腐熟・降濁機能がさらに傷害される結果、「胃家虚煩」と表現される病態となる。

＊**又葶藶丸を与えて水を下し**：「葶藶丸」の内容は記載されていない。葶藶は（四―2）参照のこと。すなわち「また肺気を降瀉して水道を通調するとともに膀胱経に入って利水し、大腸に作用して通泄し大便を下泄する。葶藶子の性は激しく大黄や芒硝に劣らず、肺中の水気や胸悶を大いに瀉し、下って膀胱を巡り（瀉肺行水）、膈上の水すなわち胸水、胸膜炎に作用し胸悶を改善し咳喘を除き、全身や顔面の浮腫を改善する。」とする。

＊**当時に小しく差ゆるが如きも、食飲度を過ぎれば、腫復た前の如くに、胸脇苦痛し、象は奔豚の若く、其水は揚溢し、則ち浮咳し喘逆す**：「当時」は「すぐに・直ちに」の意味。「小しく差ゆる」は、少し差が生じる、すなわち少し良くなること。

「食飲度を過ぎれば」は、度は程度であり、「飲食の状態が一程の程度を超えると」の意味。「腫復た前の如くに」は、脾胃の虚損が根本的に解決された訳ではないので、症状は逆戻りして再び全身の浮腫を生じる。「胸脇苦痛し、象は奔豚の若く、其水は揚溢し、則ち浮咳し喘逆す」は、「腎陰腎陽ともに衰えた状態において、陰寒の邪が下焦で盛んとなると、足少陰腎経や衝脈に沿って陰寒の気が動きだして上逆し、心胸部から咽喉部へと突き上げるような奔豚証の発作となり、経脈の走行に沿って胸脇部痛を伴うとともに、足少陰腎経の支脈は肺に流注し、また肺水腫も加わって、乾性の咳嗽や湿性の喘鳴となる」である。

＊当に先ず衝気を攻撃して、止ましめ、及ち咳を治す：「衝気」は、「衝脈の気が逆上衝突することであらわれる症状を指す」とのことであり、「衝脈は胞中より発し鼠けい部中央で足少陰腎経と合する」ので、衝脈の気の逆上は足少陰腎経の気の逆上につながっており、逆上を攻撃して鎮めて止むならば、咳嗽も治まることになる。

＊咳止めば、其喘自ら差ゆ：肺気の宣発粛降作用が改善して咳嗽が止むならば、水道も通調されて喘鳴も自然と良い方向にむかう。

＊先ず新病を治せ、病は当に後に在るべし：まず腎陰腎陽が虚し、陰寒の邪が下焦で盛んになって足少陰腎経や衝脈に沿って陰寒の気の上逆が強くなり、心胸部から咽喉部へと突き上げるような発作となった患者に、誤って吐下法を行い脾胃が虚損し、全身の浮腫とともに、咳喘となっているのであるから、まず上逆を治療することによって新病の咳喘を治療し、それから浮腫をその原因にまでさかのぼって治療するのが、治療原則である。いきなり根本を治療しようとしてもうまくはいかない。まず患者の苦痛を除くことが先決であるとの、臨床家としての視点が感じられる。

【本条のポイント】

水腫の患者で、その脈が沈緊の場合は、腎陰腎陽ともに衰え陰寒の邪が下焦で盛んとなり、足少陰腎経や衝脈に沿って陰寒の気が動いて上逆が強くなり、心胸部から咽喉部へと突き上げるような奔豚証の発作となり、胸脇部痛となる。また足少陰腎経を介して肺へも影響がおよび咳喘となる。この様な状態を留飲と判断して瀉下剤で強力に水を除こうとしても症状は改善せず、吐法によって水を除こうとしても脾胃の機能が損なわれて、水液が停滞するが津液が欠乏し、小便は不利となり、全身の浮腫がかえって悪化するとともに、陰虚による虚熱も加わって虚煩することになる。葶藶丸を与えて少し症状が改善しても、脾胃の虚損が根本的に解決された訳ではなく、飲食が度を過ぎれば症状は逆もどりし、衝気が上逆し咳喘がぶり返す。このような場合は、新病である衝気の上逆を治して咳喘を収め、その後に水道の通調を図るべきである。

【原文】（十四―22）

風水、脈浮身重、汗出、悪風者、防已黄耆湯主之。腹痛者加芍薬。

防已黄耆湯方

防已一両　黄耆一両一分　白朮三分　甘草半両（炙）

右剉、毎服五銭匕、生姜四片、棗一枚、水盞半煎取八分、去滓、温服、良久再服。

【訓読】

風水、脈浮にして身重く、汗出で、悪風する者は、防已黄耆湯之を主る。腹痛する者は芍薬を加える。

防已黄耆湯の方

防已一両　黄耆一両一分　白朮三分　甘草半両（炙る）

右剉み、毎服五銭匕、生姜四片、棗一枚、水盞半にいて煎じて八分を取り、滓を去り温服す、良久《やや》しくして再服す。

【注釈】

＊風水、脈浮にして身重く、汗出で、悪風する者は：風水に関しては、（十四―1）において水気が皮下に停滞している状態に風邪が侵襲したために形成される、表虚の場合を述べ、（十四―3）においては風邪が裏に及んで水湿と結びついた場合を述べている。ここでは前者と思われ、脈浮であるので「表虚」であり、（十四―4）において考察したが、六淫の邪気や内因によって、脾虚に加えて肺の宣発・粛降・水道通調の機能が傷害されることが原因となって湿邪が停滞し、清陽が阻まれて四肢の重だるさが出現するとともに、脾虚のために衛気が虚した肌表に水湿が貯留し、そこに風邪が作用して水液の貯留がさらに強まり風水となる病態であり、風は陽邪で開泄する性質があり発汗しまた悪風を伴うのであり、陰邪である水飲によって衛気の働きが押さえこまれて無汗となる（十四―2）の病態とは異なっている。また（二―23）で述べたが湿邪に関しては、「湿邪が肌表に鬱滞すると衛気が遮られて、悪寒、発熱、身体が痛くてだるく重い、頭帽感、無汗などの症状となり、湿邪が更に奥に伝わると気血が鬱滞し、経絡を塞ぎ、経気を損傷し、四肢の重だるさや拘急、痙攣などの症状となり、さらに筋骨に付着すると湿痺となる。」と考えられるが、本条では加えて風邪が肌表に影響して発汗・悪風となっている。

＊防已黄耆湯之を主る：防已黄耆湯に関しては（二―23）参照のこと。再掲すると、「防已黄耆の利水作用に加えて黄耆の補気作用によって利水効果を強めている。健脾燥湿の白朮は黄耆の作用を助けて、黄耆と同じく脾の昇清機能や運化機能を回復し衛気不固を改善し、また利水消腫を助け、固表することにより止汗する。また白朮には蒼朮に較べると劣るが祛風湿作用もあり、防已の祛風湿作用を助けている。甘草、生姜、大棗はいずれも補脾作用がありまた薬性を調和し緩和する。これらの補脾作用を通して除湿に働き、生姜は陽気をめぐらせて解表し（解表作用は弱い）、胃を温めて胃気を降ろし湿を除き、また生姜が衛を大棗が営を主り、営衛調和を図ってい

る。この様に風湿が肌表を犯し身重の症状を伴う場合には衛営不固を伴っており、風湿の表邪を除くために汗法によって解表するならば、衛気や営気をさらに損傷する可能性が強いのである。このために本方剤では補脾、利水することによって表虚を補い風湿の邪を除くのである。」と説明したが、本条にもあてはまる。

【本条のポイント】

風湿邪が肌表に影響するとともに、脾虚となり、肺の宣発・粛降・水道通調の機能を傷害し、湿邪が停滞し衛営不固を伴い、衛気が虚して清陽が阻まれ、脈浮・身重・汗出・悪風となっている場合は、防已黄耆湯を用いる。

【原文】（十四―23）

風水、悪風、一身悉腫、脈浮不渇、続自汗出、無大熱、越婢湯主之。

越婢湯方

麻黄六両　石膏半斤　生姜三両　大棗十五枚　甘草二両

右五味、以水六升、先煮麻黄、去上沫、内諸薬、煮取三升、分温三服。悪風者、加附子一枚炮。風水加朮四両。（古今録験）

【訓読】

風水、悪風し、一身悉く腫れ、脈浮にして渇せず、続いて自ら汗出で、大熱無きは、越婢湯之を主る。

越婢湯の方

麻黄六両　石膏半斤　生姜三両　大棗十五枚　甘草二両

右五味、水六升を以て、先ず麻黄を煮て、上沫を去り、諸薬を内《い》れ、煮て三升を取り、分け温めて三服す。悪風する者は、附子一枚を炮《あぶ》り加える。風水は朮四両を加える。（古今録験）

【注釈および考察】

＊風水、悪風し、一身悉く腫れ、脈浮にして渇せず、続いて自ら汗出で、大熱無きは：風水の病に関しては（十四―1）で説明したが、「肌表への風邪の侵襲によって衛気の働きが束縛されて表証をあらわし浮脈となり、肺は皮毛に合するところからその影響は肺に及ぶ。また風邪は肺を直接侵襲し、それらによって肺気の宣発粛降や水道を通調する作用が傷害されると、水が発汗も通調もされずに皮下に溢れ、風邪と水気がぶつかって風性により上昇し、浮腫が顔面から始まり全身に及ぶ。表証に伴い骨節疼痛や悪風となり、寒熱・咳喘・排尿困難などとなる。」であり、風邪が肌表に影響して悪風となる。

浮脈は、浮大（緩）は傷風であり浮緊は傷寒であるとされ、浮脈で力があり神のあるものは陽気の有余であり、火邪が必ずこれに随って現れ、無力で空虚なものは陰の不足があるとされるが（『景岳全書』参照）、本条は前者と思われる。「一身悉く腫れ」ているが、渇はないのであるから、陰津（真陰）の消耗は強くはない。火邪が強いと陰津が消耗されて口渇を生じるが、ここでは「大熱無きは」であって火邪は強くはない（微熱はあるか）。ただし風は陽邪であって開泄に作用し発汗させるので、始めは肌表に水湿が停滞して衛気が遮られ無汗となるが（そもそも衛気が虚したために肌表に水湿が停滞しているとも考えられる）、風邪が発汗に作用するとともに、衛気の作用も回復してくるので「続いて自ら汗出で」になる。本条では風水は表に停滞し裏には及んでいないと考えられる。

＊悪風する者は、附子一枚を炮《あぶ》り加える。風水は朮四両を加える：ここでの悪風は、悪風の症状が強い場合である。附子に関しては（二―24）参照。附子は裏の寒湿を除くとともに表（皮毛）の風寒を散じる。越婢湯に朮四両を加えたものは越婢加朮湯であり、越婢加朮湯に関しては（五―20）参照。朮は健脾燥湿し除湿するが、麻黄と異なり表湿ではなく裏湿を除くのに用いられ、湿邪が裏に及んで強い場合である。すなわちここでの風水は、湿邪が裏にまで及んでいる風水であり、本条冒頭の風水とは異なる。

【越婢湯の考察】

Ⅰ：構成生薬の考察および、Ⅱ：越婢湯の方剤考察の詳細は（五―20）参照のこと。

麻黄は表湿を除き、発汗解表するとともに、肺気の宣発作用や粛降作用に作用して宣肺平喘し利水消腫する。**石膏**は清熱・散熱・生津する。**生姜**は陽気をめぐらせて風邪寒熱を除き辛温解表し、また脾胃を温め整えて、胃気を降ろし湿を除く。その解表作用は弱く、麻黄と共に用いて麻黄の強い性質を和らげる。**甘草**・**大棗**も同様に麻黄の強い性質を和らげるとともに、石膏の重い性質による胃症状を緩和し、また補中益気し補気補脾養血し、気血や津液の不足を補っている。この様に、湿を除く生薬、生津に働く生薬、健脾し補気補脾養血する生薬、清熱する生薬、宣肺平喘する生薬、が組み合わされている。

【本条のポイント】

水気が体内に停滞している状態に風邪が侵襲し、肺気の宣発粛降作用・水道通調作用が失調して水液代謝が傷害され、水湿がさらに体内に停留し、表の衛気の虚が強くなって、全身に及んで浮腫が形成された風水証で、悪風・脈浮・自汗を伴い、火邪は強くなく津液の損傷も強くない場合は、表の風湿が強い場合であり、越婢湯を用いて治療する。

【原文】（十四―24）

皮水為病、四肢腫、水気在皮膚中、四肢聶聶動者、防已茯苓湯主之。

防已茯苓湯方

防已三両　黄耆三両　桂枝三両　茯苓六両　甘草二両

右五味、以水六升、煮取二升、分温三服。

【訓読】

皮水の病為《た》る、四肢腫れて、水気皮膚中に在り、四肢聶聶《じょうじょう》として動ずる者は、防已茯苓湯之を主る。

防已茯苓湯の方

防已三両　黄耆三両　桂枝三両　茯苓六両　甘草二両

右五味、水六升を以て、煮て二升を取り、分け温めて三服す。

【注釈および考察】

＊皮水の病為る：皮水は（十四—1）参照。表に水が停滞しているが、風水と異なり風邪の影響はない場合である。慢性的な脾機能の低下を基にして気血の消耗や生成不足があり、このために衛気不足となった肌表に水飲が停留し易くなり、更に水飲が停滞すると、水飲は陰邪であり陽気（すなわち衛気）がますます塞がれ、肌表における衛気の働きがさらに押さえこまれることになる。また衛気は脈外の皮下や筋肉内の間隙をすばやく走り回り、『霊枢』本蔵篇で「衛気は分肉を温め、皮膚を充《み》たし、腠理を肥やし開闔《かいこう》を司どる所以の者なり」とあるように、筋肉を温め、皮膚を栄養している。衛気は腎の陽気が化生したものであり（下焦）、脾による精微物質の供給を絶えず受けて滋養され（中焦）、肺の宣発作用を原動力として脈外の皮下や筋肉内の間隙をすばやく走り回っている（上焦）。すなわち衛気不足は脾・肺・腎の機能低下と深い関係があり、また皮水の原因も脾・肺・腎の機能低下にあるので、両者は原因を同じくしている。

＊四肢聶聶として動ずる者は：「聶」は、「ささやく・耳に口をつけて小声で言う」の意味である。「聶聶」で、四肢の筋肉がかすかにピクピクと痙攣する様のことである。そこで肌表や筋肉が水湿の停滞や衛気不足のために陰気旺盛となると、相対的に陽気が虚すが、くずれたバランスをとりもどそうとして、陰陽間に争闘が生じる結果、四肢の筋肉がかすかにピクピクと痙攣し、また振戦や悪寒戦慄を生じる。これは四肢の肌表や筋肉を少しでも温めようとする合目的な反応といってもよい。

【防已茯苓湯の考察】

Ⅰ：構成生薬の薬理作用

A．**防已：**①利水消腫・除湿（風湿、皮湿を除く）②下焦血分の湿熱を瀉す（膀胱の熱や下痢を治す、利大小便）③利道・通行経絡　④温瘧熱気諸癇　B．**黄耆：**①補気昇陽　②補気摂血　③補気行滞　④固表止汗　⑤托瘡生肌　⑥利水消腫　C．**桂枝：**①発汗解肌（表）②温通経脈　③通陽化気　D．**茯苓：**①利水滲湿　②健脾補中　③寧心安神　E．**甘草：**①補中益気　②潤肺・祛痰止咳　③緩急止痛　④清熱解毒　⑤調和薬性

Ⅱ：防已茯苓湯の方剤考察

防已は（二—23）で説明したが、本経疏証に次のような記載がある、要約すると、『防已は水が脾を侵した状態に用いるのは疑問の余地がない。然るに張仲景は風水、皮水を治療しており、すなわち「身体が重く、汗が出て悪風し、水気が皮膚の中にあって四肢がピクピク動く」者であるが、これらを総合すると、身体が重いのは脾病の系統に属し、四肢は脾がその働きを総合している故である。』と述べている。すなわち水

が脾を侵した状態を改善することにより、衛気の働きを回復して皮水を除く。**茯苓**は水道を通利して水湿を滲除し、甘で補・和・緩に働き、淡で滲・利に働き、利水しても正気を損傷することがなく、身体のどの様な場所における水湿の停滞に対しても用いられる。また甘味で健脾することにより、脾の水湿運化を助けている。**黄耆**は表に作用して衛気の働きを助けるとともに、裏に作用して補気昇陽し、補気摂血し、補中益気し、脾胃や腎や肺の気の虚を補い、利水消腫している。また防已・茯苓の水湿を除く作用を強めている。**桂枝**は陽気を温めて巡りをよくし（通陽）、痰湿を吸収し除き（化気）、本条のように水が寒邪によって凝結している場合に、腎と膀胱の気化を促進し、利水作用を発揮する（利水作用）。本条では茯苓と用いることによって、通陽し利水作用は強められている。**甘草**は補気作用により脾気を強め、諸薬の作用を緩和して調和させる働きがあり、大半はその調和作用を目的に使われているが、一方湿気を増長させ水分保持に働くので、本条のような水湿の停滞や、気滞証・嘔吐者には慎用する必要がある。

【本条のポイント】

脾・肺・腎の機能低下によって衛気不足となった肌表に水飲が停留し易くなり、水飲が停滞すると、衛気の働きがさらに押さえこまれて、肌表において陰陽間に争闘を生じ、四肢の筋肉に痙攣・振戦・悪寒戦慄を生じている皮水のものは、防已茯苓湯を用いて水湿を除き、衛気の働きを強めて治療する。

【原文】（十四―25）

裏水、越婢加朮湯主之。甘草麻黄湯亦主之。越婢加朮湯方見上。於内加白朮四両。又見脚気中。

甘草麻黄湯方

甘草二両　麻黄四両

右二味、以水五升、先煮麻黄、去上沫、内甘草、煮取三升、温服一升、重覆汗出、不汗再服、慎風寒。

【訓読】

裏水は、越婢加朮湯之を主る。甘草麻黄湯も亦之を主る。越婢加朮湯の方は上に見える。内に白朮四両を加える。又脚気中に見える。

甘草麻黄湯の方

甘草二両　麻黄四両

右二味、水五升を以て、先ず麻黄を煮て、上沫を去り、甘草を内れ、煮て三升を取り、一升を温服す、重ねて覆《おお》えば汗出づ、汗せざれば再び服す、風寒を慎む。

【注釈および考察】

＊裏水は、越婢加朮湯之を主る：（十四―23）参照。越婢湯に朮四両を加えたものが越婢加朮湯であり、越婢加朮湯に関しては（五―20）参照のこと。朮には上行する強力な気が備わっていて、その性味の甘により補中し、苦により燥湿し、脾虚で

運化不足のために水湿が停滞した病態を、健脾し燥湿することによって除湿する。麻黄と異なり表湿ではなく裏湿を除くのに用いられ、湿邪が裏に及んで強い場合であり、「煩」もしくは「重」といわれる症状が指標となる（『本経疏証』より）。

【甘草麻黄湯の考察】

Ⅰ：構成生薬の考察

A．甘草：①補中益気　②潤肺・祛痰止咳　③緩急止痛　④清熱解毒　⑤調和薬性　**B．麻黄：**①発汗解表　②宣肺平喘　③利水消腫　④透疹・祛風湿

Ⅱ：甘草麻黄湯の方剤考察

甘草には補気作用があり、脾胃をそして心気を補い温中することによって裏水を除く。また潤性であって急を緩め、さらに解毒し調和する。**麻黄**は肺の機能に働きかけて消腫する。肺の機能のうちで水液代謝に関係するのは、「肺は皮毛を主る」「肺は津液を膀胱に輸布する」「肺と大腸は表裏の関係である」「水腫の病の本は腎にあり、標は肺にある」などであり、すなわち「汗として水が排出されて消腫する」「尿量が増えて消腫する」「大便水瀉により消腫する」「微汗とともに尿量が増えて消腫する」などの作用によって水湿を除く。すなわち麻黄は表湿を除き発汗解表するとされるが、その作用の根本は、肺気の宣発作用や粛降作用に作用して宣肺平喘し利水消腫することにあり、表湿に留まらず裏水を除く作用もあると考えられる。つまり甘草は裏に、麻黄は表裏に作用し、表湿裏湿ともに除くが、（十四―24）でも述べたように、甘草は湿気を増長させ水分保持に働くので、水湿の停滞や、気滞証・嘔吐者には注意して用いる必要がある。また本処方は急性の表裏にわたる水腫に対して有効と考えられる。

【本条のポイント】

越婢湯に健脾し燥湿し裏湿を除く朮を加えた越婢加朮湯は裏水証に有効であり、甘草・麻黄の二味からなる甘草麻黄湯は、急性の表裏にわたる水腫に対して有効である。

【原文】（十四―26）

水之為病、其脈沈小、属少陰。浮者為風、無水虚脹者、為気水、発其汗即已。脈沈者、宜麻黄附子湯。浮者、宜杏子湯。

麻黄附子湯方

麻黄三両　甘草二両　附子一枚（炮）

右三味、以水七升、先煮麻黄、去上沫、内諸薬、煮取二升半、温服八分、日三服。

杏子湯方。（**未見。恐是麻黄杏仁甘草石膏湯。**）

【訓読】

水の病為る、其の脈沈小なるは、少陰に属す。浮なるは風と為し、水無く虚脹するは、気と為す。水、其の汗を発すれば即ち已む。脈沈なるは、麻黄附子湯に宜し。浮なるは、杏子湯に宜し。

麻黄附子湯の方

麻黄三両　甘草二両　附子一枚（炮る）

右三味、水七升を以て、先《ま》ず麻黄を煮て、上沫を去り、諸薬を内れ、煮て二升半を取り、八分を温服し、日に三服す。

杏子湯の方。（未だ見ず。恐らくは是れ麻黄杏仁甘草石膏湯ならん。：趙開美本の注より）

【注釈および考察】

＊水の病為る、其の脈沈小なるは、少陰に属す：沈脈は（五―8）を再掲すると、「沈脈は浮取・中取であまり触れず、強く押さえた沈取ではじめて触れる脈象であり、陽気が衰退して気血が裏にこもってしまい、外邪の侵入に対して営衛気を鼓舞することができなくなった脈象である。裏証・鬱証・水証を表す。裏において水寒邪による邪正相争が行われ気血が鬱阻された場合は沈実となり、陽気の衰退によるものは沈無力となる。沈脈類には、沈・伏・牢・弱の四脈象が含まれる。」である。小脈は気血の虚の反映と考えられ、本条での沈小は、水湿の停滞と気血の虚を反映している。少陰は、裏である三陰の中での裏に相当し、病邪が心腎にまで波及し、心腎の機能が衰退して、陽虚陰盛や陰虚火旺の病態を呈する。心と腎は相互に協調し、心は火に属し、腎は水に属し、心火（心気）は下って腎水を助け腎陽を補助して腎水が冷え過ぎない様にし、腎水は心を助けて心火が亢じすぎない様にしている。そこで心陽が虚すと腎水は上昇できずに停滞しまた腎陽も虚して心腎陽虚となり、腎陽による温煦化気して水を循環させる機能も低下し、脾虚による水湿の停滞も相まって、水腫をともなうことになる。少陰経には、足少陰腎経と手少陰心経が含まれ、経脈の走行に沿って少陰病の陽虚陰盛や陰虚火旺の症状を呈する。

＊浮なるは風と為し：風水の病に関しては、（十四―1）（十四―2）を参照のこと。

＊水無く虚脹するは、気と為す：臓腑機能の失調によって気虚を生じ、気虚による気滞の結果生じた脹満感を虚脹と表現したと思われる。臓腑機能の失調であるが水湿の停滞はなく、気滞が主の場合であり、脾虚による運化機能の失調が原因とされるが、水湿の停滞までは至っていない場合と考えられる。その後の条文とのつながりを大塚敬節は、「為気。水発其汗即已」と読ませている。趙開美本原本の句読点は「為気水。発其汗即已」である。何任『金匱要略解説』では、「為気。水、発其汗即已」とする。意味の通りからは、大塚敬節・何任に従う。趙開美本原本の「気水」は、「水気」があって「水」がない状態である。水がないが腫脹した水腫様の状態を呈しているとの意味であるが、具体的にはどうであろうか。

＊水、其の汗を発すれば即ち已む。脈沈なるは、麻黄附子湯に宜し。：脈が沈であるとは「裏において水寒邪による邪正相争が行われ気血が鬱阻された場合は沈実となり、陽気の衰退によるものは沈無力となる」であり、少陰病においては心腎の機能障害により陽虚陰盛となって、沈無力の脈象となり、発汗法によって陽気がさらに虚すので『傷寒論』にも、「少陰病

で、脉状が微のものは、発汗させてはいけない、陽気が亡んでいるためである」とあるところである。『景岳全書』には、「ここで仲景が、脉状が微弱のものは発汗させてはいけないということを語っている理由は、脉状が弱いものは陽気がないのであるから、寒涼の処方を用いてはいけないということを語っているのである。」とあり、また元気を表に送ることができないために、発散しようにも汗を出すことができないのであり、汗は血を本とし営によっているのであるから、中気を助けることを第一として、真元を充実させることによって、元気を除々に充実させ正気を回復させるならば、発汗によって邪気を除くことができるようになるのである、と述べているところである。本条で麻黄・附子が用いられている理由である。

＊浮なるは、杏子湯に宜し：脈浮となる風水の証・治に関しては、（十四―22）において防已黄耆湯を、（十四―23）においては越婢湯を説明した。杏子湯の処方構成ははっきりしないが、趙開美本の注では、麻黄杏仁甘草石膏湯（麻杏甘石湯に同じ、麻黄・杏仁・石膏・甘草）を指摘し、何任はさらに、甘草麻黄湯加杏仁（三拗湯に同じ、麻黄・杏仁・甘草）と麻杏薏甘湯（麻黄・薏苡仁・杏仁・甘草）を取りあげて、熱をともなうか否かに関わらず風湿在表に使用できる麻杏薏甘湯が、方意にかなっていると指摘している。本条の文意からすると、附子の脈沈に対する作用と、杏仁の脈浮に対する作用を対比させており、麻黄附子湯（麻黄・甘草・附子）の附子を杏仁に変えた甘草麻黄湯加杏仁（三拗湯に同じ）が杏子湯に適していると思われる。

浮脈は邪気が肌表にあり、気血が抵抗して外に向かう場合や、慢性疾患による陰液不足の場合であり、ここでは水をともなっているが脈浮の場合であり、浮脈は前者と考えられ、麻杏子湯の構成生薬が（麻黄・甘草・杏仁）であるとすると、麻黄で発汗解表・宣肺平喘・利水消腫し、杏仁で肺の宣発と粛降の機能の改善作用によって水道を通調して浮腫を改善し、表邪と水湿をともに除いている。杏仁と麻黄を合せて用いた場合は、麻黄杏仁は宣発に作用し杏仁は粛降に作用するので作用はさらに強められ、「杏仁は麻黄の助手である」と表現されているところである。

【麻黄附子湯の考察】

Ⅰ：構成生薬の薬理作用

A．**甘草：**①補中益気　②潤肺・祛痰止咳　③緩急止痛　④清熱解毒　⑤調和薬性　B．**麻黄：**①発汗解表　②宣肺平喘　③利水消腫　④透疹・祛風湿　C．**附子：**①回陽救逆　②補陽益火　③温陽利水　④散寒止痛

Ⅱ：麻黄附子湯の方剤考察

附子は十二経内を巡り、陽気や元気の虚した状態を回復させ、命門に入り込んで真陽を回復させる。すなわち表寒を除くとともに、三焦やもろもろの臓腑に於いてその冷えを除い

て、五臓の陽気を回復させ、脾胃を温めて脾湿を除き、腎の冷えも除いて裏にある寒湿を除く。

少陰病は、心腎の機能が衰退して、裏に於いて水湿が停滞し気血が虚となり、陽虚陰盛や陰虚火旺の病態を呈している。**麻黄**は表湿を除き発汗解表するとされるが、その作用の根本は、肺気の宣発作用や粛降作用に作用して宣肺平喘し利水消腫することにあり、表湿に留まらず裏水を除く作用もあると考えられる。さらに附子は五臓の陽気を回復させ、脾胃を温めて脾湿を除き、腎の冷えも除いて裏にある寒湿を除くとともに、表（皮毛）の風寒も散じる。甘草には補気作用があり、脾胃をそして心気を補い温中することによって裏水を除く。少陰病の陽虚を、附子によって陽気を回復させ裏にある寒湿を除くことが、本処方の要点である。つまり麻黄附子湯は表湿・裏湿ともに除き、陽気を回復させて少陰病の沈脈を改善する。

【本条のポイント】

少陰病では心腎陽虚となって水が停滞し、脈は沈小となる。風水の病では脈は浮となる。一見水の停滞と似ているが、水の停滞を伴わない気虚気滞による脹満もある。少陰病で発汗させると心腎陽虚が悪化して沈脈となるが、その場合は麻黄附子湯を用いて心腎陽虚の改善を図る。水の停滞はあるが脈浮である場合は、杏子湯を用いて表邪と水湿をともに除いて治療する。

【原文】（十四—27）

厥而皮水者、蒲灰散主之。（方見消渇中）

【訓読】

厥して皮水の者は、蒲灰散之を主る。（方は消渇中に見ゆ）

【注釈および考察】

＊厥して皮水の者は：皮水に関しては、（十四—1）（十四—24）を参照のこと。慢性的な脾機能の低下を基にして、衛気不足となった肌表に水飲が停留し皮水となり、陰邪である水飲によって陽気（すなわち衛気）がますます塞がれ、筋肉や皮膚が温煦されずに手足が逆冷する病態と思われる。『傷寒論』に「厥とは、手足逆冷、是なり」とあり、また「およそ厥する者は、陰陽の気相順接せず、すなわち厥を為す」とある。手足が温煦されないことを、順ではない「逆」の進展をした症状の意味で、「逆冷」と表現したものであり、また症状が急で強いことを意味している。

【蒲灰散の考察】

（十三—11）参照のこと。方剤構成は（蒲灰・滑石）の二味であり、蒲灰は利尿通淋・散瘀止血に作用し、滑石は利水清熱に作用する。一般的には膀胱湿熱による血淋の治療方剤であり、本状の病態のように寒が表において強い場合に、清熱に作用する滑石を使用するのは、症状を悪化させる危険性も考えられる。ただ本条では皮水による陽気の阻滞が主原因であり、陽気の虚損は強くはないとも考えられる。表において陽気が阻滞し裏において鬱熱を生じている病態であると考えると、蒲灰・滑石の方剤構成も納得される。本条のように表において陽気が虚している者に、皮水を除く目的で発汗解表を行うと、陽気の虚損がさらに強まり、厥逆を悪化させるので、利水作用のある方剤で皮湿を除くのである。

【本条のポイント】

皮水があって表において陽気が虚している場合に、発汗法によって皮水を除こうとすると、陽気の虚はさらに悪化する。蒲灰散を用いて利水するとともに裏の鬱熱を除いて治療する。

【原文】（十四—28）

問曰、黄汗之為病、身体腫（一作重）、発熱汗出而渇、状如風水、汗沾衣、色正黄如蘗汁、脈自沈、何従得之。師曰、以汗出入水中浴、水従汗孔入得之、宜耆芍桂酒湯主之。

黄耆芍薬桂枝苦酒湯方

黄耆五両　芍薬三両　桂枝三両

右三味、以苦酒一升、水七升、相和、煮取三升。温服一升、当心煩、服至六七日乃解。若心煩不止者、以苦酒阻故也。一方、用美酒醯代苦酒。

【訓読】

問うて曰く、黄汗の病為る、身体腫れ、発熱し汗出でて渇し、状は風水の如く、汗は衣を沾《うるお》し、色は正黄にして蘗《ばく》汁の如く、脈は自ら沈なるは、何に従って之を得たるか。師曰く、汗出でて水中に入りて浴し、水汗孔従り入るを以て之を得たり、耆芍桂酒湯之を主るに宜し。

黄耆芍薬桂枝苦酒湯の方

黄耆五両　芍薬三両　桂枝三両

右三味、苦酒一升、水七升を以て、相和し、煮て三升を取る。一升を温服し、当に心煩すべけれど、服して六七日に至って乃ち解す。若し心煩の止まざる者は、苦酒阻むを以ての故なり。一方は、美酒の醯《けい》（＝酢）を用いて苦酒に代える。

【注釈および考察】

＊黄汗の病為る：（五—8）（五—13）（十四—1・2）を参照のこと。暑邪に侵されて発熱し発汗して、腠理が開いた状態の者は、津液や気が消耗して口渇となる。その様な状態にある者が、沐浴のために冷水中に入ると湿邪が腠理から侵入し、外湿病機が形成される。肌表に侵入した水湿により身体全体が浮腫状となり、発熱を伴う様は、一見すると風水のようであるが、脈象は裏証・鬱証・水証を反映して沈脈であり（十四—26参照）、風水の浮脈とは異なる。すなわち、肌表に侵入した湿邪は衛気を遮り、さらに奥に侵入して経絡を遮り経気を損傷し、深部に留まると筋骨に付着し湿痺となるとともに、四肢関節の腫脹や疼痛となる。さらに湿邪と暑邪が結合すると、湿熱がこもって穢濁となり、また熱は湿のために鬱滞し、湿は熱のために燻蒸されて上半身を覆ったり下半身に流れ落ちたりする。熱邪が経絡に侵入すると、気血との激しい抗争

を生じ、関節・筋肉が赤く腫脹して熱を持つようになり、湿邪も加わって四肢関節の腫脹や疼痛となる（歴節症状）。また熱邪が津液を煮つめると、津液は痰に変化して痰熱が肺や心包・心竅を塞ぐ。痰熱によって心包・心竅が塞がれると、心陽が遮られ、血脈を温めることができなくなり、気滞血瘀となり陽気が四肢の末梢に届かず症状が悪化する。これらの症状が慢性化すると、全身の抵抗力が減弱して癰膿を生じることになる。さらに湿邪は脾胃を損傷しやすく、脾の運化機能が失調すれば水湿をさばくことができなくなり、湿邪による症状が増悪する。湿熱の邪によって気虚陽虚血瘀となり、陽気による営陰を固摂する機能が傷害されると発汗し、また陽熱が津液を逼迫することもさらに加わって発汗することになる。この場合、汗は三焦の湿熱による穢濁や津液や気の消耗を反映して粘稠となり、黄汗となる。

【黄耆芍薬桂枝苦酒湯の考察】

Ⅰ：構成生薬の薬理作用

A．**黄耆**：①補気昇陽　②補気摂血　③補気行滞　④固表止汗　⑤托瘡生肌　⑥利水消腫　B．**芍薬**：**赤芍**①清熱涼血　②祛瘀止痛　③清肝泄火　**白芍**①補血斂陰　②柔肝止痛　③平肝斂陰　C．**桂枝**：①発汗解肌（表）　②温通経脈　③通陽化気

Ⅱ：黄耆芍薬桂枝苦酒湯の方剤考察

黄耆は表に作用して衛気の働きを助け、固摂作用（汗や尿をコントロールする作用）を強めて固表止汗し黄汗を止め、裏に作用して脾胃や腎や肺の気の虚を補い、補気昇陽、補気摂血、補中益気するとともに利水消腫する。脾陽不振や肺胃不和などに用いられる。また肺気を補うことで腠理を密にし衛気の機能を改善する（固表作用）ことも、固表止汗に働いている。黄耆は火邪を助長する病態においては用いず、表虚であり気虚で陽虚である病態に対する要薬である。**芍薬**は血管拡張作用によって血脈の通りをよくし、退熱作用によって発熱状態を改善し、抗菌抗炎症作用や涼血活血作用や平滑筋痙攣の抑制作用があり、炎症性の大腸の痙攣などに用いられる。また利小便作用、つまり湿邪の影響を止め、津液を益することで、自然な排尿を回復させる作用がある。白芍は瀉肝作用があり、肝鬱気滞や肝陰不足・肝陽上亢などによる症状に用いられるとともに、安脾肺作用があり、脾胃病の治療に多用される。また白芍は血脈の通りをよくし（和営作用・調経作用、和血脈作用・収陰気作用）、さらに広範囲の疼痛に対して止痛作用があり用いられている。**桂枝**は体表部を温め、軽度に発汗させて風寒表証を除くのに用いる。経絡を温めて血行を促進し温通経脈し、風寒湿の邪を散じ、疼痛を緩和する。陽気を温めて巡りをよくし、痰湿を吸収し除く。水が寒邪によって凝結している場合に、腎と膀胱の気化を促進し、利水作用を発揮する。行瘀作用があり、血が鬱滞し固まるのを改善する。気の上逆を下気作用・納気作用により治療し、補中

作用により中陽を温補し、裏虚を補う。これらは、営衛を調和させる作用（和営作用）が桂枝にはあることを示している。無汗を発汗させ、自汗を止める。

『景岳全書』に、桂枝湯と麻黄湯を較べて、桂枝・麻黄・芍薬の関係について述べた箇所がある。書き出すと、「麻黄湯には芍薬がなく麻黄を用いており、桂枝湯には麻黄がなく芍薬を用いている。そもそも桂枝の性質は散であり、芍薬の性質は斂である。芍薬を桂枝に従わせると桂枝は峻ではなくなり、桂枝を芍薬に従わせると芍薬は寒ではなくなる。また芍薬は懦《だ》〈弱い〉なので結局は桂枝の勇に勝たないため、芍薬は営気を滋調することによって桂枝の取汗作用を助けることになるのである。このように桂枝湯もまた散剤なのである。ただ、麻黄湯は峻であり、桂枝湯は緩であるという違いがあるだけのことである。」とある。桂枝の性質は散であり峻であり温であり、芍薬の性質は斂であり懦であり寒であり、両者は相反する性質を持っているが、芍薬は営気を滋調することによって桂枝の営衛を調和させる作用を助けているので、桂枝湯は発汗作用とともに、取汗作用を発揮できるのである。本条においても同様であると思われる。

黄汗病に対しては、固表止汗し、湿熱を除き、衛気を巡らせ、経絡を通し、気滞血瘀を改善し、湿邪による脾胃の損傷を回復させることが必要であり、上述のように、黄耆・芍薬・桂枝がそれぞれに協同して効果的に作用しているが、黄耆の作用が特に重要であると思われる。

【本条のポイント】

暑邪に侵されて発汗し気や津液が消耗した状態に、外湿が侵入し、湿熱の邪が形成されて衛気が遮ぎられ、さらに奥に侵入して経絡を遮り経気が損傷され気虚陽虚血瘀となり、発熱し浮腫のある様子は一見風水のようであるが、脈は裏証・鬱証・水証を反映して沈であり、汗は湿熱による穢濁や津液や気の消耗を反映して粘稠黄色調となり黄汗となる場合は、黄耆芍薬桂枝苦酒湯を用いる。黄耆の作用が特に重要である。

【原文】（十四―29）

黄汗之病、両脛自冷。仮令発熱、此属歴節。食已汗出、又身常暮盗汗出者、此労気也。若汗出已、反発熱者、久久其身必甲錯、発熱不止者、必生悪瘡。若身重、汗出已輒軽者、久久必身瞤、瞤即胸中痛、又従腰以上必汗出、下無汗、腰髖弛痛、如有物在皮中状、劇者不能食、身疼重、煩躁、小便不利、此為黄汗、桂枝加黄耆湯主之。

桂枝加黄耆湯方

桂枝三両　芍薬三両　甘草二両　生姜三両　大棗十二枚

黄耆二両

右六味、以水八升、煮取三升、温服一升、須臾、飲熱稀粥一升余、以助薬力、温覆取微汗。若不汗、更服。

【訓読】

黄汗の病は、両脛自ら冷ゆ。仮令《たとい》発熱するも、此れ歴節に属す。食し已《おわ》って汗出で、又身常に暮に盗汗出づる者は、此れ労気なり。若汗出で已って、反って発熱する者は、久久にして其身必ず甲錯す、発熱止まざる者は、必ず悪瘡を生ず。若し身重く、汗出で已って輒《すなわ》ち軽き者は、久久にして必ず身瞤《じゅん》す、瞤すれば即《すなわ》ち胸中痛み、又腰従り以上に必ず汗出で、下に汗無く、腰髖弛痛《ようかんちつう》し、物有りて皮中に在る状の如し、劇しき者は食する能わず、身は疼《いた》み重く、煩躁し、小便利せず、此を黄汗と為す、桂枝加黄耆湯之を主る。

桂枝加黄耆湯の方

桂枝三両　芍薬三両　甘草二両　生姜三両　大棗十二枚
黄耆二両

右六味、水八升を以て、煮て三升を取り、一升を温服す、須《しゅ》臾《ゆ》にして、熱稀粥一升余を飲み、以って薬力を助く、温覆して微汗を取る。若し汗せずば、更に服す。

【注釈および考察】

＊**黄汗の病は、両脛自ら冷ゆ。仮令発熱するも、此れ歴節に属す。**：（五―8）参照のこと。熱邪が津液を煮つめると、津液は痰に変化して痰熱が肺や心包・心竅を塞ぐことになる。痰熱によって心包・心竅が塞がれると、心陽が遮られ、血脈を温めることができなくなり、気滞血瘀となり陽気が四肢の末梢に届かず、「両脛自ら冷ゆ」ることになる。これらは湿熱の邪が経絡から臓腑に及んだ段階である。熱邪が経絡に侵入すると、気血との激しい抗争を生じ、関節・筋肉が赤く腫脹して熱を持つようになり、湿邪による四肢関節の腫脹や疼痛も加わって歴節症状となる。人間の身体において、臓腑は内側にあり経絡は外側にある。邪気は皮毛から孫絡に入り、孫絡から絡脈に入り、絡脈から経脈に入り、その後邪気は五臓や胃腸に散じるのであるから（『景岳全書』より）、本条での症状の違いは、邪気の及ぶ深さの違いである。歴節病においては、気血との激しい抗争を生じるために、発熱することになる。本条のように黄汗病では心包・心竅にまで邪が及び、むしろ下肢は冷たくなる。

＊**食し已《おわ》って汗出で、又身常に暮に盗汗出づる者は、此れ労気なり**：「労気」は、「慢性消耗性の疾患があるところに、虚労が加わったために生じた気の病」の意味であり、ここでの気は、「人体の各種の生理機能」の総称としての「気」であり、①推動作用②防御作用③固摂作用④気化作用を含む。[26] 慢性消耗性疾患においては、陰陽ともに虚しており、食事やそれにともなう消化吸収が負担となって、脾陽虚がさらに強まり、そのために気の固摂作用がさらに低下して発汗すると考えられる。盗汗に関しては、（六―11）に記載したが、陰陽ともに虚した状況においては、陽気によって固表し止汗することができず、また陰分を固護することもできなくなり発汗しやすくなり、加えて陰虚のために生じた虚火と、夕方には陽明経の気血が充実し正邪の争いが激しくなることが合わさっ

て発汗が強くなる。本来盗汗は夜間睡眠時にみられる発汗であり、ここでの陽明潮熱（日晡潮熱）とは異なる。その場合は「暮れ」は夕方ではなく夜間の意味になる。また熱邪が陽明胃の腑に入ると、その熱は次に伝わって行く場所が無く、また未（午後一時から三時）から申（午後三時から五時）の時間帯に盛んになり、このために日晡時に潮熱するものは陽明に属するという（『景岳全書』より）。また陰虚潮熱もあり、午後に体温が上昇する。

＊**若汗出で已って、反って発熱する者は、久久にして其身必ず甲錯す**：「甲錯」は（六—20）参照、「血虚のために皮膚がかさかさになって、甲羅状やうろこ状になった状態」であり、ここでは五労の虚が極まって気血が虚して枯渇し、栄養が送られず、経絡が阻滞し、絡脈に瘀滞が及んで血瘀が形成され、気血の全身的な循環が傷害されていることを反映している。湿熱の邪に侵されると湿と熱が合わさって湿の中に熱がこもって出られなくなり、身熱不揚となる。湿の中に熱が鬱滞すると、熱は湿のためにますます燃え上がり、蒸発して上半身を覆ったり、下半身に流れ落ちたりする。また湿熱の邪は脾胃に侵入しやすく（湿と土は引き合う）、脾胃の機能が阻害されるとともに、邪熱が陽明胃に停滞すると逃げ場がないために熱が強くなり（前出）、高熱が持続する。この病態においては発汗して一時的に熱がさがっても、発汗による虚損が加わって熱はかえって上昇する。

＊**発熱止まざる者は、必ず悪瘡を生ず**：（十四—28）再掲、「痰熱によって心包・心竅が塞がれると、心陽が遮られ、血脈を温めることができなくなり、気滞血瘀となり陽気が四肢の末梢に届かず症状が悪化する。これらの症状が慢性化すると、全身の抵抗力が減弱して癰膿を生じることになる。」。

＊**若し身重く、汗出で已って輒ち軽き者は、久久にして必ず身瞤す**：「身重」は筋肉の症状であり、筋肉の活動を主るのは、一つには肝であり、肝の疏泄機能がスムーズに働いてこそ筋膜も柔軟に活発に動くことが可能となる。またもう一つには、脾による水穀の精微を吸収運化し気血を化生する働きがあってこそ、活動のための栄養を得ることが出来るので、脾気が虚弱になれば四肢の筋肉が栄養されずになえて重くなる。また湿邪が長く留まれば筋骨に付着して湿痺となるが、この際も疼痛とともに四肢が重だるくなる。すなわち湿熱の邪が筋骨や肝・脾の臓腑機能を傷害したために「身重」となる。ところで、湿熱の邪は肌表から筋骨・三焦・経絡・臓腑へと、表から裏に到る各段階に影響を及ぼし得るが、肌表から筋骨に存在している場合は、発汗によって湿邪が除かれると「身重」が改善すると思われる。ただし表の湿が除かれても、裏の湿熱は除かれず経絡臓腑の障害は続き、特に三焦から膜原（三焦を取り巻いている膜組織のイメージ）に影響が残ると、膜原は外は肌肉に通じ内は胃腑に接する半表半裏にあるところから、内外に症状が出現し、外には陽気が遮られて体表部へ

拡散できないために、悪寒・振戦・四肢厥冷となる。ここでの説明内容は以下の「身瞤」にもあてはまる。「身瞤」は、身体がピクピクと痙攣することであり、肌表や筋肉の攣縮症状であるが、発汗に伴って陽気が失われ、血脈の阻滞がさらに強まる結果の症状である。痰熱によって心包・心竅が塞がれ、心陽が遮られて、血脈を温めることができなくなることや、肝腎の気血不足が内因として存在し、その上に発汗による陽気の虚損が加わったための症状と考えられる。

＊**瞤すれば即ち胸中痛み**：「身瞤」の原因は血脈の阻滞にあり、「心包・心竅が塞がれ、心陽が遮られる」ことが背景にあるのであるから、胸痛を伴うことになる。

＊**又腰従り以上に必ず汗出で、下に汗無く**：半身汗は、中風の前兆や、気血の偏衰、陰陽不相接によるとされ、風痰湿の邪によって経絡が阻滞されて気血の循環が悪くなり、また気虚により固表することができなくなった半側から発汗すると考えられる。［7・10］　また前述したが、湿の中に熱が鬱滞し、熱が湿のためにますます燃え上って蒸発して上半身を覆うことも原因となる。また陰陽が離決すると、陽気が陰精である精・血・津液の欠乏のために、陰精に吸着することができなくなり、陽気が孤陽となって上越し、精・血・津液は陽気の固摂を失って外泄して失われることになることも考えられる。

＊**腰髖弛痛し**：寛骨は腸骨・恥骨・坐骨から形成されている。このため腰から臀部・股関節にかけて力が入らず弛緩して痛むことである。経絡脈の阻滞・熱邪の経絡への侵入・湿邪の筋骨への付着などが合わさった症状である。

＊**物有りて皮中に在る状の如し**：皮下に何か物があるように感じる知覚異常であり、湿邪の筋骨への付着にともなって、気血の流れや営衛気が阻害されて経絡のバランスが崩れるために、皮下に異常知覚を感じることになるとされる。［8］

＊**劇しき者は食する能わず、身は疼み重く、煩躁し、小便利せず**：症状が劇しいと、脾胃が損傷されて胃の受納・腐熟・降濁機能や、脾の運化昇清機能が失調し、食物を消化吸収することができなくなる。湿邪と熱邪によって経絡が遮られ経気が損傷して疼痛となり、湿熱の邪が筋骨に付着し、肝・脾の臓腑機能も傷害されて、身体が重だるくなる。煩躁は、手足が火照って置きどころがなくばたばたさせることであり、全身的な陰虚（血虚も含む）に伴って、陰が陽を制御することができずに虚熱が内生し、人体の気化機能が虚性の興奮状態となったものであり、陰津が虚損して血脈が虚し、血液循環が障害される場合も、手足に熱感を生じ煩躁となる（六―6参照のこと）。陰虚においては尿の原料が不足して当然に小便不利となる、また脾虚・肺気虚・腎虚・三焦の気化不利、などによって水湿を運輸する機能が低下した時にも小便不利となる。湿熱の邪によって臓腑機能が傷害されて水湿の運輸が阻害され、また気血水が虚して小便不利となる。

＊**此を黄汗と為す**：以上が黄汗病の諸症状である。

【桂枝加黄耆湯の考察】

Ⅰ：構成生薬の薬理作用

A．桂枝：①発汗解肌（表）　②温通経脈　③通陽化気　**B．芍薬：赤芍**①清熱涼血　②祛瘀止痛　③清肝泄火　**白芍**①補血斂陰　②柔肝止痛　③平肝斂陰　**C．甘草：**①補中益気　②潤肺・祛痰止咳　③緩急止痛　④清熱解毒　⑤調和薬性　**D．生姜：**①散寒解表　②温胃止嘔　③化痰行水　④解毒　**E．大棗：**①補気補脾　②養血安神　③薬性緩和　**F．黄耆：**①補気昇陽　②補気摂血　③補気行滞　④固表止汗　⑤托瘡生肌　⑥利水消腫

Ⅱ：桂枝加黄耆湯の方剤考察

「黄耆芍薬桂枝苦酒湯」の構成生薬である黄耆・芍薬・桂枝の三味に甘草・生姜・大棗が加えられている（十四—28参照のこと）。また桂枝湯（桂枝・芍薬・甘草・生姜・大棗）に黄耆が加えられているとも考えられる。桂枝湯は「営衛気血の機能失調」を改善する方剤であり、生姜は衛分に大棗は営分に作用し、また桂枝は陽気を巡らせ、芍薬は営陰に作用し（二—12参照）、営気を滋調することによって桂枝の営衛を調和させる作用を助けている。黄耆は表に作用して衛気の働きを助け、固摂作用を強めて固表止汗し黄汗を止め、裏に作用して脾胃や腎や肺の気の虚を補い、補気昇陽、補気摂血、補中益気するとともに利水消腫する。また肺気を補うことで腠理を密にし衛気の機能を改善することも、固表止汗に作用する。「黄耆芍薬桂枝苦酒湯」に較べて営衛を調和し補気補中する作用が強められている。

【本条のポイント】

黄汗の病では痰熱により心陽が遮られて、血脈が温まらず陽気が四肢の末梢に届かなくなり、下肢冷感となり、熱邪が経絡に侵入し気血との激しい抗争により発熱し、関節・筋肉が赤く腫脹して熱を持ち、湿邪の影響も加わって歴節症状となる。陰陽ともに虚した慢性消耗性疾患では、食事をすると脾陽虚がさらに強まり、気の固摂作用がさらに低下して発汗し、その状態に暑邪が影響すると、半表半裏に及んで熱邪が陽明胃の腑に入り、日晡時に潮熱するようになる。五労の虚が極まって気血が虚して枯渇すると、皮膚がかさかさになって、甲羅状になり、その状態で湿熱の邪に侵されると、発汗して一時的に熱がさがっても、発汗による虚損が加わって熱はかえって上昇する。熱が続き痰熱が心陽を遮ぎ、血脈が温まらず陽気が四肢の末梢に届かなくなり全身の抵抗力が減弱すると、癰膿を生じる。また湿熱の邪が筋骨や肝・脾の臓腑機能を傷害して「身重」となり、発汗によって表の湿熱が除かれて「身重」が軽減しても裏湿は除かれず、陽気津液が失われ心陽も塞がれ、血脈の阻滞がさらに強まる結果「身瞤」となり、胸痛も出現する。湿の中に熱が鬱滞し、熱が湿のためにますます燃え上って蒸発して上半身を覆い、上半身が発汗し、経絡脈の阻滞・湿熱邪の筋骨への付着などにより寛骨の弛緩や疼痛となり、湿邪の筋骨への付着にと

もなって、気血の流れや営衛気が阻害されて経絡のバランスが崩れ、皮下に異常知覚を感じることになる。症状が劇しいと、脾胃が損傷されて食事も摂れなくなり、経絡が遮られ経気が損傷して疼痛となり、湿熱の邪が筋骨に付着し、肝・脾の臓腑機能も傷害されて、身体が重だるくなる。また陰虚による虚熱の内生によって煩燥し、陰津の虚損と臓腑機能の気化不利によって、小便不利となる。実に詳細な考察であることが分かる。

【原文】（十四―30）

師曰、寸口脈遅而渋、遅則為寒、渋為血不足。趺陽脈微而遅、微則為気、遅則為寒。寒気不足、則手足逆冷。手足逆冷、則栄衛不利。栄衛不利、則腹満脇鳴相逐、気転膀胱、栄衛倶労。陽気不通、即身冷、陰気不通、即骨疼。陽前通則悪寒、陰前通則痺不仁、陰陽相得、其気乃行、大気一転、其気乃散。実則失気、虚則遺尿、名曰気分。

【訓読】

師曰く、寸口の脈遅にして渋、遅は則ち寒と為し、渋は血不足と為す。趺陽の脈微にして遅、微は則ち気と為し、遅は則ち寒と為す。寒にして気不足なるは、則ち手足逆冷す。手足逆冷なれば、則ち栄衛利せず。栄衛利せざれば、則ち腹満脇鳴相逐《お》い、気膀胱に転じ、栄衛倶に労す。陽気通ぜざれば、即ち身冷え、陰気通ぜざれば、即ち骨疼《いた》む。陽前《さき》に通ずれば則ち悪寒し、陰前に通ずれば則ち痺不仁す、陰陽相得れば、其の気乃ち行き、大気一転すれば、其の気乃ち散る。実すれば則ち気を失い、虚すれば則ち遺尿す、名づけて気分と曰う。

【注釈】

＊寸口の脈遅にして渋、遅は則ち寒と為し、渋は血不足と為す：
遅脈は一息に四拍以下（一息四至以下ともいう）であり、陰盛陽虚で寒であり虚であるとする。『景岳全書』によれば、「浮いて遅脈のものは内の気が虚しているのであり、沈んで遅脈のものは表の気が虚しているのである。遅脈が上（寸口部）にあれば気が精を化していないという状態であり、遅脈が下（関上・尺中部）にあれば精が気を化していないという状態である。気が寒えていれば循り難くなり、血が寒えていれば凝滞する。」とある。本条の遅脈は前半の表現に一致する。一方渋は濇に同じであり（趙開美本では濇である）、脈拍の昇降速度が緩徐である脈象で、陰脈に属す。本条の脈象は渋で虚であり、血液不足・津液不足の反映で、気血ともに虚していることを意味し、一方渋で実は脈管中に痰飲が存在して血液の循行が阻害されていることを意味する。

＊趺陽の脈微にして遅、微は則ち気と為し、遅は則ち寒と為す：
趺陽の脈に関しては、（十―1）（十三―2）参照のこと。足背動脈の拍動部位であり、足の陽明胃経の衝陽穴に一致し、脾胃の状態をうかがうことができる脈であり、足陽明胃経の走行部位である脾胃の状態を反映するが、走行からは胃の状態をより反映していると考えられる。

また人体内を巡る主要な通路には十二経脈があり、手足に各六経ずつあるが、足の経脈は「長くかつ深く上から下まで広がって全身をくまなく絡《まと》っているため、足の経脈を調べることで全身の病気を観察することができる。」（『景岳全書』参照）とされている。また足の経脈には三陽経と三陰経があり、陽経のなかで太陽経は陽中の表を、陽明経は陽中の陰を、少陽経は半表半裏を表すとされる。

遅脈に関しては前述した。微脈は細く、弱く、はっきりしない脈であり、陽気の虚が非常に強いことの反映であり、気血の消耗を意味し、気虚・失血・脱水・失精などでみられる。「微は則ち気と為し」は、胃気の虚が非常に強いことを意味すると考えられる。

＊寒にして気不足なるは、則ち手足逆冷す：手足逆冷は、手足厥冷・手足厥逆・四逆ともいう。寒証と熱証があり、寒証は陰寒内盛による陽気衰微により陽気が手足に到らないためであり、熱証は熱が躯幹に留まり四肢に届かない状態になる為とされる。［7］　また厥逆証とは、陰陽の気が格拒（格も拒も拒絶する・制限する・阻害する、の意）の状態となり、相互に順接しなくなったために、四肢逆冷を起こした病態であるとされる。『［詳解］中医基礎理論』によれば、寒厥の病機は二つ考えられ、「ひとつは陽気虚衰により陰寒内盛となり、陽気が身体、四肢を温煦できないために手足厥冷、悪寒、脈微となるものであり、もうひとつは血虚寒凝により、気血の運行が悪くなり、四肢に到達しないために手足厥冷、脈微にして絶えんと欲すとなるものである。」とする（十―16参照）。

脾胃の状態をうかがう趺陽の脈が微遅で、脾胃の気が非常に虚し、陽気衰微により虚寒が内生して、陽気が身体、四肢を温煦できないために手足厥冷となる。

＊手足逆冷なれば、則ち栄衛利せず：『素問』痹論篇に、「栄なる者は、水穀の精気なり。五蔵を和調し、六府を灑陳《さいちん》（散布すること）して、乃ちよく脈に入るなり。故に脈に循いて上下し、五蔵を貫き、六府に絡うなり。衛なる者は、水穀の悍気なり。其の気　慓疾滑利にして、脈に入ること能わざるなり。故に皮膚の中、分肉の間に循いて、肓膜（心下隔上の膜をいう）を熏じ、胸腹に散ず。其の気に逆えば則ち病み、其の気に従えば則ち愈ゆ。風寒湿の気と合せず。故に痹とならざるなり。」［1］とある。栄は営に同じで、営気衛気ともに水穀の精気であり、営気は脈中をめぐって血液に化生し、全身を滋養し、衛気は腎中の陽気の作用を受けて化生され「分肉を温め、皮膚を充たし、腠理を肥し、開合を主る」とされる。陰寒内盛による陽気衰微により陽気が手足に到らないために、営衛気ともに四肢に巡らなくなり「手足逆冷」する。

脾胃の気の虚が非常に強いために、水穀の精微物質より化生される営衛気が供給されず、すなわち「栄衛利せず」となる。

＊栄衛利せざれば、則ち腹満脇鳴相逐い、気膀胱に転じ、栄衛

倶に労す：脾胃が虚すと受納運化機能が失調し消化吸収機能が失調し、脾気が昇らず、水穀精微が巡らず、営衛が、したがって気血が供給されなくなって陰陽両虚となり、また陽気不振が長引けば脾腎陽虚となり陰陽の根源である真元が影響を受ける。脾・胃・腎・小腸・大腸のいずれもが寒邪により影響を受け、腎においては腎陽虚衰による温煦気化機能の減退となり、膀胱も虚寒となって気化機能が働かなくなり、小腸では小腸気滞・小腸虚寒、大腸では大腸虚寒となる。陽気が通じなくなり腸管における気血の阻滞が強くなると、このために腹痛となり、また脾胃虚に加えて胃腸の伝導機能が失調すると、腸管運動のバランスがとれなり、水湿の貯留と相まって、時に腹痛脇満が強くなる（十一10参照）。また腎陽が不足し命火が衰えると、膀胱が虚寒となって気化機能が傷害され、小便排出に支障をきたすことになる。「気膀胱に転じ」は、営衛気の虚損の影響が臓腑機能に及んで、最終的に膀胱の気化不利が引き起こされる、ことを意味していると思われる。

＊陽気通ぜざれば、即ち身冷え、陰気通ぜざれば、即ち骨疼む：ここでの陰陽を元陽元陰と考えれば、元陽は無形の火であって、人がその命を保ち続ける基であり、元陰は無形の水であり、人はそれによって長じそれによって立つ、つまり人体の成長発育と生殖機能をつかさどる基（天癸に同じ）と考えられる。そこで元陽が衰え陽気が通じなくなると、水穀の精微は化生されず、臓腑機能は低下して温煦されず、身体が冷えることになる。元陰が通じなければ、人体の成長発育と生殖機能をつかさどる基本物質である天癸が化生されず、五臓の陰を滋養することができなくなり、気血が不足するとともに、腎は骨を主るところから、腎陰が虚すと骨を保ち滋養することができなくなって、骨痛となる。骨粗鬆症などに相当するとも思われる。

＊陽前に通ずれば則ち悪寒し、陰前に通ずれば則ち痺不仁す：悪寒は表において陽気よりも陰寒が強まったための症状であり、「陽前通則悪寒」は、「陽気が通じる前の状態では、陰寒が強まり悪寒となる」と述べていると考えられる。そうすると、「陽前に通ずれば」と訓読するのではなく、「陽が前通であるので」と訓読すべきである。後半は、「陰が通じる前の状態であるので」であり、裏における陰が通じて陽気と交わることがないので、陰が湿に変化し、湿が経絡を阻滞し筋骨に付着して、「痺不仁」すなわち湿邪による経絡の阻滞によって、四肢のだるさや重さとともに、皮膚のしびれ感をともなうことになる。湿邪による経絡の阻滞はいわゆる着痺であり、不仁は、皮膚の表面に頑固な痺れや知覚麻痺があり、痛みやかゆみの感覚がなくなっている状態である。

ここで重要なのは、陰陽はもともとは同じ気であり、ひとつの源から生じているのであり、陰は陽に根ざし、陽は陰に根ざし、陰陽の二気はいつも共にあって、両者は和平であることを貴んでバランスをとっており、病的な状態とはそのバランスがくずれた状態である、ということである（『景岳全書』参照のこと）。つまり「陽前通」や「陰前通」は、バランスのくずれた状態を指す表現である。

＊陰陽相得れば、其の気乃ち行き、大気一転すれば、其の気乃ち散る：前半「陰陽相得れば、其の気乃ち行き」は、「陰陽のバランスのとれた和平の状態では、気も滞りなくからだの中をめぐり行く」のである。「大気一転」つまり、そのような「大気」の状態が崩れると、「其の気乃ち散る」陰陽のバランスのとれた気が分離して、散りじりになる。

＊実すれば則ち気を失い、虚すれば則ち遺尿す、名づけて気分と曰う：実とは邪気の実をいい、虚とは正気の虚をいう。すなわち邪気が実すれば正気が失われる。たとえば外感六邪は皮毛から孫絡に侵入し、絡脈、経脈から五臓に侵入して五臓の気を失わせる。一方邪が裏におよぶと正気が虚し、臓腑も虚し、腎虚となると、「腎は二便を主る」ともいわれ前後二陰は腎気によってコントロールされているところから、腎虚では二便が通じにくくなり、両便を失禁・泄瀉・遺精などとなる。すなわち気の虚実による疾患であるので「気分」と名付けるのである。後代の衛気営血証候においては、外感温熱病を「衛分証」「気分証」「営分証」「血分証」に分けて論じている。「衛分証」は表を主り、病は肺と皮毛にあり、「気分証」は裏を主り、病は臓腑にあるとする。本条での虚実は、臓腑と関係しており、「気分証」に相当している。

【本条のポイント】

寸口の脈状が陽虚陰盛で、寒とともに気血の不足を表し、趺陽の脈状が胃気の虚が非常に強く寒が内生していることを示している場合は、陽気が手足に到らず手足逆冷となり、脾胃の気の虚も非常に強く、水穀の精微物質より化生される営衛気が供給されず四肢に巡らなくなり、陽気が通じないと腸管における気血の阻滞が強くなって腹痛となる。また脾胃虚に加えて胃腸の伝導機能が失調すると腹痛脇満が強くなり、営衛気の虚損の影響が臓腑機能に及んで、膀胱の気化不利が引き起こされる。気血不足に加え腎陰が虚し、骨を保ち滋養することができなくなって骨痛となり、裏における陰が通じて陽気と交わることがないので、陰は湿に変化し、湿が経絡を阻滞し筋骨に付着して、四肢のだるさや重さや皮膚のしびれ感となる。邪気が実すれば正気が失われ、邪が裏におよぶと正気が虚して腎虚となり、二便が通じにくくなって失禁・泄瀉・遺精などとなる。これらを気分の病と名づける。

【原文】（十四―31）

気分、心下堅、大如盤、辺如旋杯、水飲所作、桂枝去芍薬加黄辛附子湯主之。

桂姜草棗黄辛附子湯方

桂枝三両　生姜三両　甘草二両　大棗十二枚　麻黄二両

細辛二両　附子一枚（炮）

右七味、以水七升、煮麻黄、去上沫、内諸薬、煮取二升、分温三服、当汗出、如虫行皮中、即愈。

【訓読】

気分は、心下堅く、大きさは盤の如く、辺は旋杯の如し、水飲の作《な》す所なり、桂枝去芍薬加黄辛附子湯之を主る。

桂姜草棗黄辛附子湯の方

桂枝三両　生姜三両　甘草二両　大棗十二枚　麻黄二両

細辛二両　附子一枚（炮る）

右七味、水七升を以て、麻黄を煮て、上沫を去り、諸薬を内れ、煮て二升を取り、分け温めて三服す、当に汗出づべし、虫の皮中を行くが如きは、即ち愈ゆ。

【注釈および考察】

＊気分は、心下堅く、大きさは盤の如く、辺は旋杯の如し、水飲の作す所なり：「心下」は三焦・胆・膜原などとともに半表半裏（少陽ともいわれている）に位置し、胃との境界にあると考えられているが、一般的には上腹部の胃のあたりを指している。本条での「心下堅」は、少陽病での「心下痞鞕」（胆腑の気機の鬱滞にともなって上腹部が堅くなること）とは異なっていると考えられ、水飲が心下である胃部に停滞しているためであり、その主因は気分証によって邪が裏におよんで正気が虚し、臓腑機能が虚したためであって、脾胃虚が主原因であるが、外邪の侵襲に加えて慢性的な体質要因も考慮する必要がある。「盤」は「大きな皿」のことであり、「旋杯」は「丸い盃」である。辺縁がはっきりした大きな皿状のしこりを触れるのであり、相当量の胃内停水があることを意味している。また前条陰陽の気との関係では、裏における陰が通じて陽気と交わることがないので、陰が湿に変化し、湿が経絡を阻滞し臓腑を傷害して寒に変化し、そのためにさらに陽気を阻害しているとも考えられる。

【桂姜草棗黄辛附子湯の考察】

Ⅰ：構成生薬の薬理作用

A．**桂枝：**①発汗解肌（表）②温通経脈　③通陽化気　B．**生姜：**①散寒解表　②温胃止嘔　③化痰行水　④解毒　C．**甘草：**①補中益気　②潤肺・祛痰止咳　③緩急止痛　④清熱解毒　⑤調和薬性　D．**大棗：**①補気補脾　②養血安神　③薬性緩和　E．**麻黄：**①発汗解表　②宣肺平喘　③利水消腫　④透疹・祛風湿　F．**細辛：**①散寒解表　②温肺化飲　③祛風止痛　G．**附子：**①回陽救逆　②補陽益火　③温陽利水　④散寒止痛

Ⅱ：桂姜草棗黄辛附子湯の方剤考察

桂枝附子湯（桂枝・生姜・附子・甘草・大棗）に麻黄・細辛が加わっているとも考えられる。また麻黄附子細辛湯（麻黄・附子・細辛）に桂枝湯（桂枝・生姜・甘草・大棗・白芍）から白芍を除いて、両方を合わせたとも考えられる。

麻黄は辛温解表作用が強力であり、発汗力は強いが、経絡

を温めて血行を促進する温通経脈作用は桂枝が強く、両者の併用により作用が増強される。**生姜**は辛温解表作用は弱く他の辛温解表薬の補助薬として用いられるが、胃を温めて胃気を降ろし、胃内停水を除き、胃寒証を改善する。**大棗**は薬性を緩和するとともに、脾胃虚弱を改善して中気不足を補い、十二經脈や九竅の気血の通りを改善し、気血や津液の不足を補う。生姜が衛を助けるのに対して、大棗は営を助け、営衛調和を図る目的で併用されている。**桂枝**は陽気を温めて巡りをよくし、痰湿を吸収し除き、水が寒邪によって凝結している場合に、腎と膀胱の気化を促進して利水作用を発揮する。麻黄は発汗させて水湿を除くだけでなく、宣肺作用によって水道を通調し、また下焦を助けて水気を宣化し、すなわち膀胱を温化して利水し、行水消腫に働く。また**甘草**は温中下気に働き、経脈を通し、血気を利し、大棗よりは弱いが補脾作用と養血作用があり、百薬の毒を解し、大棗とともに急迫を緩める。**細辛**は散寒力は強いが、発汗力（解表作用）は弱く、風寒湿邪を温めることによって散じ、経絡の阻滞を温通して痺証を改善し、肺中の寒飲を温めて除き（温肺化飲）、肺気を疎通することによって利水道している。**附子**は命門に入り込んで真陽を回復させ、虚火を鎮め、三焦やもろもろの臓腑に於いてその冷えを除き、脾胃を温め脾湿を除き、腎の冷えも除き、裏にある寒湿を除く。桂枝と附子を併用することによって通陽作用が増強され、温経散寒や止痛作用が強まっている。表裏におよんで寒湿が停滞した病態を営衛の調和を図ることによって改善している。桂枝湯において芍薬は、営気を滋調することによって桂枝の営衛を調和させる作用を助けているが、芍薬の性質は斂であり儒であり寒であり、本条のように大量の寒飲停滞のある症例には適さないので、除かれたものと思われる。作用別にまとめておく。

＊散寒解表する（麻黄・桂枝・生姜・細辛）＊体内を温める（麻黄・桂枝・生姜・細辛・附子）＊水湿を除く（麻黄・桂枝・生姜・附子・細辛）＊脾胃機能を改善する（桂枝・生姜・甘草・大棗）＊緩急止痛（附子・桂枝・甘草・大棗）

【本条のポイント】

気分の病で心下である胃部に大量の水飲が停滞し、寒湿邪の停滞によって脾胃虚がさらに悪化し、陽気が阻まれ経絡が阻滞し臓腑機能が傷害されている病態には、桂姜草棗黄辛附子湯を用いて陽気の働きを助けて散寒し、水湿を除き、脾胃機能を改善して治療する。

【原文】（十四―32）

心下堅大如盤、辺如旋盤、水飲所作、枳朮湯主之。

枳朮湯方

枳実七枚　白朮二両

右二味、以水五升、煮取三升、分温三服、腹中耎（軟）、即当散也。

【訓読】

心下堅く大きさは盤の如く、辺は旋盤の如し、水飲の作す所なり、枳朮湯之を主る。

枳朮湯の方

　枳実七枚　白朮二両

右二味、水五升を以て、煮て三升を取り、分け温めて三服す、腹中耎（軟か）なれば、即ち当に散ずべきなり。（耎《ぜん》）

【注釈】

＊心下堅く大きさは盤の如く、辺は旋盤の如し、水飲の作す所なり：前条と同じ表現であるが、前条では温通経脈の働きがある麻黄・桂枝・生姜・細辛・附子が使われており、水湿停滞とともに裏寒が相当に強い場合であった。本条で用いられる枳実はむしろ寒性であり、裏寒の強い病態には用いず、本条は水飲は停滞しているが裏寒は強くない病態と思われる。

また腎陽は身体の陽気の根本であって、脾陽を温めて脾の水湿運化機能を助け、膀胱を温めてその気化機能を助けており、腎陽が虚すと水湿が停滞するが、その場合は温煦機能も低下して裏寒が強くなる。本条は脾虚は強く水湿は停滞しているが、腎陽虚は強くなく裏寒も強くない病態と考えられる。

【枳朮湯の考察】

Ⅰ：構成生薬の薬理作用

A．枳実：①破気消積　②化痰除痞　B．白朮：①健脾燥湿　②益気生血　③和中安胎

Ⅱ：枳朮湯の方剤考察

枳実は、その強力な行気力によって凝縮停滞した気・痰・食積を取り除く寒性の理気薬である。中下焦（胃腹部）に主に作用し、胃内停水を逐し、結実を破り、脹満・心下の急痞痛・気逆による脇部の移動性疼痛を消し、胃気を安らかにする。

朮は、健脾燥湿作用があり、風湿の邪を散じ、湿濁の鬱を化すとともに、健脾・補気・生血の作用がある。化湿・燥湿・昇散作用は蒼朮が白朮よりも優れているが、健脾・補気・生血の作用は蒼朮よりも白朮のほうが優れている。「煩」または「重」を指標として用い、また利水作用があり痙病で湿が強い場合や、頭眩で心下に痰飲があり湿が強い場合に用いる。蒼朮は散寒解表して発汗作用を示し、湿熱の実証に用い、白朮は虚証で湿停滞の病態において補脾補中補気して除湿し、それにより固表止汗する。

本条においては、枳実で行気して胃内停水を逐し、結実を破り、胃気を安らかにし、白朮で利水し燥湿しつつ、補脾補中補気して除湿し、脾虚を改善して水飲を除いている。

【本条のポイント】

胃部に水飲が停滞しているが寒湿邪が強くない場合は、枳朮湯を用いて枳実で行気し、白朮で利水し燥湿し補脾補中補気して治療する。

【原文】（十四―33）

附方

『外台』防已黄耆湯、治風水、脈浮為在表、其人或頭汗出、表無他病、病者但下重、従腰以上為和、腰以下当腫及陰、難以屈伸。（方見風湿中）

【訓読】

附方

『外台』の防已黄耆湯は、風水を治す、脈浮は表に在りと為し、其の人或は頭に汗出で、表に他病無く、病者但下重く、腰従り以上は和を為し、腰以下は当に腫れ陰に及び、以て屈伸し難し。（方は風湿中に見ゆ）

【注釈および考察】

＊防已黄耆湯は、風水を治す：（二―23）参照のこと。水気が内停している状態で、風邪による侵襲を受けると、風邪は陽邪であり、風性により上方を侵し頭部顔面に浮腫を生じて、浮腫は風邪の変動性により速やかに全身に拡がる。また風邪の外に向う性質より腠理を開き、頭に発汗することになるが、風邪はまだ表に留まっている段階であり浮脈となる。また本条の風水の病は、風邪が肺と皮毛に侵入し、肺の宣発粛降と水道を通調する機能が傷害された結果水湿が停滞し、その影響が全身に及んで浮腫を生じた（十四―２・３）の風水の病とは、成因が異なっていると思われる。

＊病者但下重く、腰従り以上は和を為し、腰以下は当に腫れ陰に及び、以て屈伸し難し：下半身に水腫が強く上半身は水腫がない病態であり、西洋医学的には下半身にリンパ液が貯留している状態であり、リンパ液の循環が重力の影響を受けているためと考えられる。中医学的には、人体において上半身は陽であり下半身は陰であり、風水の邪の中で、風がその性質により上昇して上半身の陽を強め、水がその性質により下降して下半身の陰が強まる結果、陰邪である水飲が下半身に停滞して、浮腫が強まると考えられる。

【防已黄耆湯の考察】

詳細は（二―23）で説明したが、（二―23）での「風湿脈浮身重、汗出悪風者」の「風湿」と本条の「風水」は異なる。湿は長夏の主気であって、陰邪に属し重濁粘滞の性質を持ち気機の流れを阻滞させる。水は物質としての「水」であり、水飲は津液の停滞によって体内に貯留した病理産物としての具体的な水であり、水様で流動性の高いもののことである（粘稠で流動性の少ないものは痰である）。つまり風湿では湿邪の影響が強調され、風水では具体的な水としての浮腫が強調されている。防已黄耆湯はこれら風湿にも風水にも有効である。

構成生薬は、防已・甘草・白朮・黄耆・生姜・大棗である。生姜・大棗は営衛を調和するが、生姜が衛を助けるのに対して、大棗は営を助けている。また甘草は温中下気し、経脈を通し、血気を利し、大棗よりは弱いが補脾作用と養血作用があり、百薬の毒を解して諸薬を調和し、大棗とともに急迫を緩めている。

防已は去風湿薬の中では最も利水作用に優れているといわれており風湿・皮湿を除くが、寒性であり、風湿熱痺症の関節の腫脹、疼痛、発赤、熱感や、湿熱を伴った浮腫、腹水、肺内水腫、関節水腫に用いる。黄耆と白朮はともに健脾・補中益気・生血に作用するが、黄耆は表に作用して衛気の働きを助けて固摂作用（汗や尿をコントロールする作用）を強め、裏に作用して利水消腫する。また白朮には健脾燥湿作用があり（この作用は蒼朮が白朮よりも優れているが）、化湿・燥湿・昇散作用によって風湿の邪を散じ、湿濁の鬱を化す。また利水作用もあるが、白朮の燥湿作用によって防已の利水作用を強めることが主作用である。また防已は寒性であり黄耆は温性であるが、白朮・生姜・大棗も温性であり、全体としては温性が強いと思われる（温性病に用いる際には注意が必要）。

営衛を調和し、諸薬を調和し、経脈を通し、血気を利し、健脾・補中益気・生血して表裏を補い、固摂作用によって頭汗を抑え、健脾燥湿作用と利水作用によって強力に下半身の浮腫を除いている。

【本条のポイント】

風水の病で、風がその性質により上昇して上半身の陽を強め上半身が発汗し、水がその性質により下降して下半身の陰が強まり、陰邪である水飲が下半身に停滞して、下半身の浮腫が強まる病態には、防已黄耆湯を用いる。

黄疸病脉證并治　第十五

論二首　脉證十四條　方七首

黄疸は古代には黄癉とよばれていたとのことであり（『中国医学辞典』より）、諸病源候論や黄病諸候では黄疸二十八候と二十八種類に分類され、外台秘要では三十六黄と三十六種類に分類されている。金匱要略においては黄疸・穀疸・女労疸・酒疸・黒疸に分類され、五疸とよばれる分類法によっている。『素問』平人気象論篇には、「尿の色が赤味を帯びた黄色で、かつ横になりたがるのは黄疸です。飲食後すぐに飢餓感を覚えるのは胃疸である。」との記述がある。また同じく通評虚実論篇には、「黄疸、急性の激痛、癲疾、厥狂などは気の上逆が長期に亘ったために発症したのである。」と書かれている。癉は、熱邪や熱気が盛んな状態であることを意味しており（『中国医学辞典』より）、邪熱による影響が長期に及んだために生じた病態と考えてよいと思われ、それにより経脈の経気が鬱滞して気逆を伴い、五疸に分類される症状となると思われる。また黄色は脾と関係する色であり、現代医学では、黄疸は肝疾患と関係する症状であるとする点とは異なるが、古代においては脾との関係で理解されていたものと思われる。

【原文】（十五—1）

寸口脈浮而緩、浮則為風、緩則為痺。痺非中風、四肢苦煩、脾色必黄、瘀熱以行。

【訓読】

寸口の脈浮にして緩、浮は則ち風と為し、緩は則ち痺と為す。痺は中風に非ず、四肢苦煩し、脾の色は必ず黄し、瘀熱行くを以てなり。

【注釈および考察】

＊寸口の脈浮にして緩、浮は則ち風と為し、緩は則ち痺と為す：浮脈は、ひとつには陽気有余の脈であり、火熱の邪を伴うことが多く、痰が中焦に現われたり、気が上焦を壅いだりすることに伴うとされる。また浮脈で無力かつ空虚な場合は、陰が不足している場合であり、両者の区別は臨床上重要である。一般的に風邪の侵入による外風証の場合は、風邪が衛陽の陽気としての性質を強めて浮脈となり、内風証の場合は肝風内動が主病機であることが多く、典型的には弦脈となる。『景岳全書』によれば、「浮大は傷風とし・浮緊は傷寒とし・浮滑は宿食とし・浮緩は湿邪の阻滞とし・浮芤は失血とし・浮数は風熱とし・浮洪は狂躁とする。」とあり、本条での浮緩は、風邪を伴った湿邪による阻滞によると考えられる。また緩脈は平人の正常脈でもあるが、湿邪の停滞による他に脾胃虚弱によって気血が不足する場合の脈象であるとされる。痺証は『素問』痺論篇において、「風寒湿の三気雑《まじ》わり至り、合して痺となるなり。其の風気の勝れる者は行痺となり、寒気の勝れる

者は痛痺となり、湿気の勝れる者は著痺となるなり。」とある様に、風寒湿の外邪が錯雑して侵入し経絡が塞がれて気血が阻滞したための症状であり、本条の場合は、湿熱の邪によって経絡が塞がれて痺証となっていると考えられる。

＊痺は中風に非ず、四肢苦煩し：ここでの中風は内風証としての中風であり、一般的には脳血管障害や中毒性の脳症状に相当し、それらは突然に起る風証の意味で使われ半身の麻痺を生ずるが、痺証の場合は部分的で一肢のみのこともあり、中風に比して麻痺症状は軽度である。すなわち痺証においては、経絡が塞がり気血が阻滞したために筋肉や関節に栄養が行き渡らず、しびれや痛みが強くなり、四肢苦煩することとなる。

＊脾色必黄、瘀熱以行：脾に湿熱が作用して、脾機能がさらに傷害されると湿邪の停滞も強まり、滞った湿邪からさらに瘀熱が形成され、経絡の阻滞も強まって鬱熱となり、鬱熱によって脾（穀気を含む）が熏蒸されると、熏蒸物が皮膚に上ってきて、皮膚が脾の色を反映して黄色になる、と古人は考えたものと思われる。

【本条のポイント】

寸口の脈浮緩は、風湿邪によって経脈が阻滞されていることの反映であり、さらに湿熱邪が形成されて痺証となり四肢苦煩し、湿熱によって脾機能がさらに傷害されて皮膚が黄色となり、瘀熱も形成されることになる。

【原文】（十五—２）①

趺陽脈緊而数、数則為熱、熱則消穀。緊則為寒、食即為満。尺脈浮為傷腎、趺陽脈緊、為傷脾。風寒相搏、食穀即眩、穀気不消、胃中苦濁、濁気下流、小便不通、陰被其寒、熱流膀胱、身体尽黄、名曰穀疸。

【訓読】

趺陽の脈緊にして数、数は則ち熱と為し、熱すれば則ち消穀す。緊は則ち寒と為し、食すれば即ち満と為る。尺脈の浮は腎を傷ると為し、趺陽脈の緊は、脾を傷ると為す。風寒相搏ち、穀を食すれば即ち眩《くら》み、穀気消せず、胃中苦濁し、濁気下流して、小便通ぜず、陰は其の寒を被り、熱は膀胱に流れ、身体尽く黄なるを、名づけて穀疸と曰う。

【注釈および考察】

＊趺陽の脈緊にして数、数は則ち熱と為し、熱すれば則ち消穀す。緊は則ち寒と為し、食すれば即ち満と為る。：消穀は消化機能が亢進しているようにみえること（『中国医学辞典』より）であるが、趺陽脈は足陽明胃経の走行部位である脾胃の状態を反映し、また足陽明胃経は燥熱の経であって胃において邪気が正気と激しく戦うと胃熱が燃え上がって数脈となり、胃熱熾盛時には消化機能は亢進するとされる（十—１・十三—２・十四—30参照）。緊脈は陰邪が激しく搏ちつける徴候であり、痛みと寒を主どる。腹満は、本条では陰寒内盛があり気血も消耗された結果、脾胃気虚・脾胃虚寒となり、昇清降濁

機能が傷害されて運化機能が失調し、気滞を生じたためであると考えられる（十一—1参照）。脾胃虚寒は多くは腎陽虚が原因で脾陽虚となったためであり、脾腎陽虚を呈することが多い。また小腸・大腸の虚寒症状も影響している。つまり本条は胃熱と脾胃虚寒（脾の虚寒が主で脾陽虚となる）が同時に併存している病態と考えられる。

＊尺脈の浮は腎を傷ると為し、趺陽脈の緊は、脾を傷ると為す。：『景岳全書』によれば、尺位寄りの部分では人体の下部をうかがう（寸位は上部である）。左尺は腎の部であり、相生関係から肝木はここに生を受け、相剋関係から心火はここに制を受け、陰気の大本を主どるとされる。右尺は三焦の部であって、腎と三焦と小腸をうかがい、相生関係から脾土はここに生を受け、相剋関係から肺金はここに制を受け、陽気の大本を主どるとされる。浮脈は、中気が虚したもの・陰が不足したもの・風邪に中ったもの・暑邪に中ったもの・脹満がある・食欲がない・表熱・喘息、などを表すが、ここでは風邪に中ったことを反映する。趺陽の脈は脾胃の状態をうかがうので、趺陽の脈緊は、脾胃（特に脾）が寒邪によって傷られたことを反映している。

＊風寒相搏ち、穀を食すれば即ち眩《くら》み、穀気消せず、胃中苦濁し、濁気下流して、小便通ぜず：前節尺脈の浮で、風邪によって腎が傷られたことを意味していたが、風邪によって腎が傷られると、陽邪である風邪によって腎陽が偏亢する。腎陽が偏亢すると、腎陽と陰に属する肝血は相互制約の関係にあるところから、肝血が不足し、水（腎精）が木（肝血）を滋養しなくなって肝陽が上亢し、肝風が内動して眩暈となる（肝陽化風）。つまり肝腎は同源であって相互に影響しあっており、肝血は腎精の滋養を受け、また逆に血が精に変化することによって腎精を充満させており、一方が傷むと他方も不足する関係にあるためである。

また脾は昇清に働き、胃は降濁に働くので、脾が寒邪によって傷られると、胃の降濁も働かなくなり「胃中苦濁」することになる。またこの状態で食事をしても水穀は吸収されず脾虚は水穀の負担によってさらに強まり、脾気が昇って頭目を滋養することができなくなって、眼前が眩むことにもなる。「濁気下流」は、脾気が上昇することができないために、水穀の不消化物が下痢となって下ったもの（脾虚泄瀉）と思われる。脾虚泄瀉では顔面は萎黄する。また胃に入った水液は脾気によって吸収されて肺に昇り、肺の宣発・粛降と水道を通調する作用によって腎に到り、濁中の清は腎陽の蒸化作用によって肺に戻り、濁中の濁は膀胱に運ばれて膀胱の気化作用によって尿として排出されると考えられている。従って脾が寒邪によって傷られると水道が回らなくなって尿量が減少するとともに、外邪によって腎の気化機能も影響を受け、膀胱の気化機能も影響を受けて尿量が減少する。また腎陽は命門を源とする相火に属し、腎陽と腎陰は互いに制約し合うところから、風邪によって腎陽が偏亢すると腎陰は虚して不足することも影響していると考えられる。

＊陰は其の寒を被り、熱は膀胱に流れ、身体尽く黄なるを、名づけて穀疸と曰う。：以上のように、脾が寒邪によって傷られると、真寒仮熱、すなわち寒が臓腑にあって熱が表にある病態となる（寒が極まると熱に転化するとも考えられる）。仮熱により表において湿熱が形成されると、身体表面が湿熱に影響されて黄色くなり、湿熱は寒邪の収斂作用により発汗によっては除かれず、また膀胱から尿として排出されるが、膀胱の気化機能も低下しているので、湿熱が滞留し、皮膚の黄染も強くなると考えられる。このような病態は寒によって脾胃が傷られて水穀の消化吸収が影響を受けたための黄染症状であるので、穀疸と言われたのであろう。

【本条のポイント】

趺陽の脈緊にして数で、胃熱と脾胃虚寒（脾の虚寒が主で脾陽虚となる）が同時に併存している病態と考えられ、左尺脈が浮であることは風邪によって腎が傷られていることを意味する。風邪によって腎が傷られ腎陽が偏亢すると、肝血が不足して肝陽が上亢し肝風が内動して眩暈となる。脾が寒邪によって傷られると、「胃中苦濁」や「濁気下流」となるとともに、食事をすると脾虚が強まり、眼前がくらみ、腎膀胱にも影響が及んで小便不利となる。脾が寒邪によって傷られて陰寒が強まると、表に仮熱が形成され、表において湿熱が形成される。湿熱は寒邪の収斂作用により発汗によっては除かれず、また膀胱から尿として排出されるが、表における湿熱の滞留は除かれず続いて、皮膚が黄染することになる。これらは水穀の消化吸収が影響を受けたためであるので、穀疸の病いとされる。

【原文】（十五—2）②

額上黒、微汗出、手足中熱、薄暮即発、膀胱急、小便自利、名曰女労疸。腹如水状、不治。

【訓読】

額の上黒く、微かに汗出で、手足の中熱し、薄暮に即ち発し、膀胱急にして、小便自利するを、名づけて女労疸と曰う。腹は水の状の如きは、治せず。

【注釈および考察】

＊額の上黒く、微かに汗出で：女労疸は、房室労傷によって腎精が消耗し、精は陰に属しているので陰が虚し、このために虚火が生じて炎上している病態である。つまり「陽は高ぶって陰に入らず、陰は虚して陽を受け入れられず」となっている。［8］　虚火が腎に生じると、腎と膀胱は表裏の関係にあるところから、膀胱に虚火がおよんで虚熱が足太陽膀胱経に沿って浮上すると、足太陽膀胱経の支配域である額部に微汗を生じることになる。足太陽膀胱経は膀胱に属して腎に連絡しており、下行して足小趾外側尖端に至って足少陰腎経と連絡している。また足少陰腎経は腎に属して膀胱にも連絡して

いる。これら経脈の相互関係を反映して、腎は黒色を主り、腎虚が及ぶ額部も腎の色を反映して黒くなるとも考えられる。

＊手足の中熱し：『素問』厥論篇によれば、陰陽の気が相接しないと「厥」となり、陽気が勝つと「熱厥」となり、陰気は下の方で衰えるが、熱厥証での発熱はまず足底から起こるとされる。そこで厥論篇によれば、「陽気は足の五指の表面から起こり、陰気は足下に集中し、足心に結集しています（これが一般的な陰陽のありかたであるが）。熱厥は陰気が下の方で衰えて、陽気が一方的に勝る状態ですから、足下が発熱するのです。」とある。本文「手足の中」は手掌・足底に相当すると思われ、すなわち足下は足底のことと考えてよいと思われる。腎虚のために、足において陰気が一方的に衰え陽気が一方的に勝る結果、足底部が熱するのである。また衛気はそもそも水穀の悍気であり、まず皮膚に行き、皮膚から絡脈に満ちるが、経脈の方にめぐることはないので、「絡脈は満ちても、経脈は虚している」状態においては、腎気の衰えによる陰虚陽盛を背景として、皮膚において陽気が独り盛んとなるために、手足が熱くなると考えられている。

＊薄暮に即ち発し、膀胱急にして、小便自利するを：一日のうちの陰陽の消長によれば、子《ね》は午後十一時から午前一時で、午《うま》は午前十一時から午後一時であり、子から午までが陽に属し、午から子までが陰に属する。腎は酉《とり》の刻に気血が最も盛んになるとされ、午後五時から午後七時が該当する。すなわち薄暮の時刻に気血が最も盛んになる。房室労傷により腎精が消耗して生じた虚火は、膀胱に及び、薄暮に気血が盛んになるとさらに悪化して亢じ、このために膀胱が急迫するが、腎陰の虚損はむしろ回復するので、小便は自利し尿量は増加すると思われる。

＊腹は水の状の如きは、治せず：水腫は脾・肺・腎の機能失調が原因であるが、特に腎においては腎陽が脾陽を温めてその水湿運化を助けるとともに、腎陽の蒸化作用によって濁中の清を肺に戻し、また膀胱三焦の気化機能を助けている。そこで腎陰虚に加えて腎陽が虚すとその影響は重大である。さらに肝の疏泄機能も気血水の調節に働いているので、肝の疏泄機能の失調が加わると、水液貯留が甚だしくなって腹水を生じることになる。そのような場合では病状は重篤であり、不治である。

【本条のポイント】

房室労傷によって腎精が消耗し虚火を生じると、その影響は足太陽膀胱経を介して額部に及び、額部が黒くなり発汗する。腎虚のために、陰気が一方的に衰え陽気が一方的に勝る結果、手掌・足底部が熱し、薄暮の時刻には腎の気血が最も盛んとなるために虚火が膀胱に及んで急迫するが、腎陰の虚損は回復するので、小便は自利し尿量は増加する。腹水が有る場合は機能傷害が高度であり、治癒しない。これらは女労疸とされる。

【原文】（十五―２）③

心中懊憹而熱、不能食、時欲吐、名曰酒疸。

【訓読】

心中懊憹して熱し、食する能わず、時に吐せんと欲するを、名づけて酒疸《しゅだん》と曰う。

【注釈および考察】

＊心中懊憹して熱し、食する能わず、時に吐せんと欲するを、‥

酒熱の気によって湿熱の邪が中焦に滞り、脾胃が損傷を受けて脾の運化機能が失われると湿がさらに停滞し、停滞した湿邪が内鬱して化熱し、さらに胃熱と脾湿が結びつくことも加わって、湿熱が強まり体内が蒸されて臓腑機能が傷害され、脾胃湿熱・肝胆湿熱・大腸湿熱・膀胱湿熱などといわれる病態となる。湿熱が肺気を遮ると咳嗽や喘息となり、心包を覆うと意識がもうろうとして混濁と覚醒を繰り返し、下降して膀胱の気化機能が失調すると淋証となり、大腸の伝導機能が失調すると下痢や便秘となり、肝胆が燻蒸されると疏泄機能が失調して黄疸となる。また脾胃湿熱の症状は、心窩部の痞悶感・食思不振・悪心嘔吐・腹部不快感などであり、肝胆湿熱の症状は、胸肋部の脹痛・口苦・食欲不振・悪心嘔吐・腹部膨満感などである。［8・10］

『景岳全書』によれば、「もし嘔気・悪心・口苦などの症状が現われ、心胸が満悶して食欲が無くなっていれば、表邪が胸中に伝わって除々に裏に入ろうとしている状態である。」とあり、酒熱の気は表邪ではないが、胸中に湿熱の邪気が及んだための「心中懊憹」と考えることが出来ると思われる。また同じく『景岳全書』には、「酒湿によって陰を傷り、熱して煩満するものは湿熱の病である。これは清泄するとよい。酒湿によって陽を傷り、腹満瀉利して嘔悪するものは寒湿の病である。これは温補するとよい。」とあり、酒湿によって陰が傷られると熱して湿熱となり、陽が傷られると寒湿となり、湿熱は陽性の湿邪であって陰虚が基本にあり、寒湿は陰性の湿邪であり陽虚が基本にあるところから、酒湿によって陰虚火旺となって湿熱が胸中裏に伝わると「心中懊憹」すると考えられる。

【本条のポイント】

酒湿によって陰が傷られると湿熱となり、陰虚による虚火を生じ、胸中裏に湿熱の邪気が及ぶと「心中懊憹」となる。また湿熱によって脾胃が傷られると脾胃湿熱となり、食思不振・悪心嘔吐・腹部不快感などとなる。これらは酒疸とされる。

【原文】（十五―３）

陽明病、脈遅者、食難用飽、飽則発煩頭眩、小便必難、此欲作穀疸。雖下之、腹満如故、所以然者、脈遅故也。

【訓読】

陽明病、脈遅の者は、食は飽するを用い難く、飽すれば則ち煩を発して頭眩し、小便は必ず難く、此穀疸を作さんと欲す。之を下すと雖も、腹満故の如し、然る所以の者は、脈遅なるが故なり。

【注釈および考察】

＊陽明病、脈遅の者は：陽明経は陽経であり三陽の裏に相当し、足陽明胃経と手陽明大腸経からなる。陽明経はその脈が腹部をめぐり、腹部は陰に属するところから、陽中の陰とも表現される（『景岳全書』による）。燥熱の性質を持ち、邪気と正気がともに旺盛であって、足陽明胃経の病では陽気が高ぶり邪熱が炎上し、胃実をともない、また裏実熱証とも呼ばれ、脈は洪大となる。すなわち足陽明胃経の病では、発熱し・頭目痛み・不眠・脈状は長で数となるが、邪が手陽明大腸経に入ると、熱と燥が胃のなかで結合して津液が消耗されるとともに、大腸においても燥熱と糟粕が結びついて大便が秘結する。邪熱が盛んで手・足陽明経に瀰漫性におよんで、裏熱によって津液が消耗している病態を陽明病経（表）証といい、さらに進んで邪熱熾盛のために化燥して、腸内の糟粕と結びつき、熱結して有形の燥屎が形成されたものを陽明病腑（実）証といっている。すなわち邪気が経から腑に伝わって胃に入ると、胃は水穀の海であって他に伝わって行くことがないのであり、鬱して熱となり、胃腸において熱結するのである。

　六経病機は常に変化発展するが、表裏において変化することが多く、陽明と太陰は表裏の関係にあるところから、両者はともに病むことが多いとされる。寒邪に両感すると、裏に虚寒があればまず太陰病となり、過度の温燥法を施すと陽明病に変化転属（または両感）する。また陽明病を陽明病経（表）証・陽明病腑（実）証に分類する他に、陽明熱証・陽明寒証・陽明虚証を加えて論じている場合もある。[28]『景岳全書』においても「陽明合太陰の陰証」についての記述があり、多眠・煩躁・脈微無力・身は発熱していても衣服を着ようとし・口渇するが水を欲しがらない・悪心嘔逆・四肢無力などとなるとする。これらは本条の症状とは異なるが、陽明病に虚寒が併存する病態である。また『景岳全書』において、「陽明病で、食べることができないものは、その熱を攻めれば必ず噦《しゃっくり》す、このような状態のものは、胃中が虚冷しているためである。そのような人はもともと虚しているため、その熱を攻めれば必ず噦するのである。」とあるが、本条の病態に一致している。脈遅は、陰盛陽虚をあらわし、寒とし虚とするところから、「陽明合太陰の陰証」の脈象と一致する。

＊食は飽するを用い難く、飽すれば則ち煩を発して頭眩し：『景岳全書』に成無己の言として、「胃は水穀の海であり、四傍（心・肝・肺・腎の四臓を指す）を養うことを主る。」と胃の機能について述べられているが、胃の受納し腐熟し降濁する機能が、「胃中が虚冷」したために機能不全を起こすと、受納が妨げられて食事をとることができなくなり、食べたとしても腐熟し降濁ができないために煩し、四傍が養われなくなり清陽が昇らなくなって眼前が眩むことになり、加えて肝陰が養われず不足すると肝風内動して肝陽上亢となり、眩暈となる。

（十五―2①参照）

＊小便は必ず難く：四傍が養われなくなり、水液代謝に関係する脾・肺・腎の機能が失調すると、小便は出難くなる。

＊此穀疸を作さんと欲す：（十五―2①）で説明したが、以上のように脾胃が寒邪によって傷られたために、寒が臓腑にあって熱が表にある病態となり、仮熱により表において湿熱が形成され、身体表面が湿熱に影響されて黄色くなり、小便が出難くなって湿熱が滞留し、皮膚の黄染も強くなると考えられ、このような病態は寒によって脾胃が傷られて水穀の消化吸収が影響を受けたための黄染症状であり、穀疸と表現された。もっとも『「傷寒・金匱」薬方大成』によれば、「脾に寒があるので胃で食餌を消化して得られた穀気をめぐらすことができず頭眩を来す。胃熱があるので近隣の心胸は安らかでない。一方、腎熱は膀胱に波及して膀胱に濁熱を生ずる。更に腎熱で腎の機能は障害されるので小便不利となる。」とし、これらによって穀気が熏蒸されて黄疸となる、としているが、脾の他の内臓の虚寒との整合性が問題である。

＊之を下すと雖も、腹満故の如し、然る所以の者は、脈遅なるが故なり。：陽明病で経脈から腑に入り、熱結を成し、土気（脾胃は土に属する）が邪を受けると、その邪気は未《ひつじ》（午後一時から三時）から申《さる》（午後三時から五時）の時間帯に盛んになり、日晡時（午後四時頃）に強くなり潮熱する（陽明潮熱・日晡潮熱ともいう）。そのような場合には、下法（大承気湯）によって裏を攻めるべきである。しかし『景岳全書』によると、陽明病で腹満していても、表邪が解けていない場合や、大便が硬くないもの、陰気が強く陽気がないもの、陰陽ともに虚したもの、陰虚が強いものは、下法によって陰陽の虚がさらに強まり、消化がさらに悪くなって「清穀下痢して腹満する」ことになるので、下してはならないとされる。

【本条のポイント】

陽明病で、表裏の関係にある太陰がともに病んでいる場合は、陽明病に虚寒が併存する病態であり、「胃中が虚冷」するために、胃の受納し腐熟し降濁する機能が機能不全となり、食事をとることができなくなるとともに、食べたとしても降濁ができずに煩し、清陽が昇らなくなって眼前が眩み、水穀精微が巡らず、水液代謝に関係する脾・肺・腎の機能が失調して小便難となる。この病態は穀疸病と同じであり、腹満を除くために大承気湯などで下そうとすると、陰陽の虚がさらに強まって腹満も改善しないことになる。

【原文】（十五―4）

夫病酒黄疸、必小便不利、其候心中熱、足下熱、是其証也。

【訓読】

夫れ酒黄疸を病むは、必ず小便利せず、其の候心中熱し、足下熱す、是れ其の証なり。

【注釈】

＊夫れ酒黄疸を病むは、必ず小便利せず、其の候心中熱し、足下熱す、：（十五―2③）酒疸の項参照。酒疸は脾の運化機能が失調し湿邪が停滞し内鬱して化熱し、湿熱が形成された病態であり、陰虚による虚火も加わり、湿の停滞および湿熱の邪が腎に及ぶことや臟腑機能の失調に伴って小便不利となる。また胸中裏に湿熱の邪気が及び、心中懊憹となる。「足下熱」は、（十五―2②）女労疸の項で説明したが、「陰陽の気が相接しないと「厥」となり、陽気が勝つと「熱厥」となり、陰気が下の方で衰え、熱厥証での発熱はまず足底から起こる。」であり、「熱厥は陰気が下の方で衰えて、陽気が一方的に勝る状態」である。脾胃や肝胆の気機の阻滞に加えて、熱邪は陰を破るところから、湿熱の邪気によって腎陰が破られて腎陰虚となり、陰虚陽盛となって陰気が足下から衰え、熱厥症状が足下より起こると考えられる。また足底部には足少陰腎経が走行しており、腎陰が虚すとその影響は足底に及ぶ。

【本条のポイント】

酒湿によって陰が傷られ、湿熱が形成されて陰虚となり虚火を生じ、臓腑機能の失調も加わって小便不利となるとともに、胸中裏に湿熱の邪気が及んで心中熱となり、腎に及んで腎陰虚となる結果、下方で陰気が衰え陽気が一方的に勝って「熱厥」となり「足下熱」となる。

【原文】（十五―5）

酒黄疸者、或無熱、靖言（了了）、小腹満欲吐、鼻燥。其脈浮者先吐之、沈弦者先下之。

【訓読】

酒黄疸は、或は熱無く、靖言（了了）たり、小腹満ち吐かんと欲し、鼻燥《かわ》く。其の脈浮なる者は先ず之を吐かせ、沈弦の者は先ず之を下せ。

【注釈および考察】

＊靖言（了了）、小腹満：何任は、「静言」とする。趙開美本では「靖言」とするが、『脈経』『千金要方』では「靖言了了」とする。趙開美本では「小腹満」で（了了）は記載されていない。何任、大塚敬節、家本誠一の引用では「腹満」とする。「静」は「澄んでいる・はっきりしている」で、「靖」は「やすらかだ・静かだ・安定している」の意味であり、「靖言了了」は「とても落ち着いた物言い」であり、「静言了了」は「とてもはっきりした物言い」である。「小腹」は下腹部を意味する。

＊酒黄疸は、或は熱無く、靖言（了了）たり、：酒黄疸は湿熱の邪が中焦に滞り、脾胃が損傷を受けて脾の運化機能が失われ湿がさらに停滞し、停滞した湿邪が内鬱して化熱し、さらに胃熱と脾湿が結びつくことも加わって湿熱が強まり、体内が蒸されて臓腑機能が傷害される病態である。また酒湿によって陰が傷られたために虚火を生じ湿熱を生じたとも考えられ（『景岳全書』による）、そのために熱して煩満するとする。ところが本条では「熱無く」で、陰陽のバランスは保たれてお

り、「落ち着いてはっきりした物言い」であるので、心・肝・肺・腎の虚も強くない。心は神志を主り、肝は精神情緒活動を調節し、肺は気全般を主り、腎は人間の生命活動の根本である命門を主り、いずれも精神と行動を落ち着いてバランスのとれたものにするべく機能している。本条は湿熱の邪によるそれら諸臓器に対する傷害が、強くない段階であると考えられる。

＊小腹満ち吐かんと欲し、鼻燥く：湿熱が脾胃に影響し運化機能が傷害されると悪心嘔吐となり、大腸の伝導機能が失調すると下腹部が膨満し、邪が手陽明大腸経に入ると、熱と燥が胃のなかで結合して津液が消耗されるとともに、大腸においても燥熱と糟粕が結びついて大便が秘結する。また足陽明胃経は鼻翼外側部から発して足太陽膀胱経と連絡するとともに、下行して喉頭・横隔から胃腑に入り、脾臓と連絡している。そこで熱邪が陽明胃の腑に入ると熱結し、上行すると「鼻燥く」ことになり、下行すると大便が秘結して「小腹満」することになる。

＊其の脈浮なる者は先ず之を吐かせ、沈弦の者は先ず之を下せ：浮脈でも力があり神もあるものは陽気が有余であることをあらわし、火邪が必ずこれに随って現れ、火邪の上浮する性質によって上焦が壅がれていることを意味している（『景岳全書』による）ので、吐法の適応である。また沈弦であることは、沈は裏実で邪が気血を鬱阻していることや、陽気不足を反映し、弦は陽中の陰であって肝脈であるとともに疼痛・痰飲・瘧疾を反映するので、沈弦で少腹に裏実が形成され気血が鬱阻し、そのために脹痛を伴っていることの反映であり、下法の適応である。いずれも実邪であることが吐・下法の適応上必要な条件であり、実邪が上に向うときは吐法を、下に向う時は下法を用いるのが原則である。

【本条のポイント】

酒黄疸であるが、陰陽のバランスは保たれて熱は無く、心・肝・肺・腎の虚も強くなく精神と行動のバランスも保たれている場合であって、熱邪が陽明胃の腑に入って熱結し、上行して鼻燥き、下行して大便が秘結して小腹満となり嘔気がある場合は、浮脈であるならば陽気が有余で上焦が壅がれていることを意味しているので吐法を用い、沈弦であるならば少腹に裏実が形成され気血が鬱阻し、そのために脹痛を伴っていることの反映であり、下法の適応である。

【原文】（十五—6）

酒疸心中熱、欲嘔者、吐之愈。

【訓読】

酒疸にて心中熱し、嘔《は》かんと欲する者は、之を吐かせれば愈《い》ゆ。

【注釈および考察】

＊酒疸心中熱、欲嘔者：（十五—5）参照。脾胃湿熱によって、心窩部の痞悶感・食思不振・悪心嘔吐・腹部不快感などとな

り、さらに胸中裏に湿熱の邪気が及んだために「心中懊憹」し、すなわち「心中熱」する。胸中で湿熱の邪気が実している状態であり、上焦の実邪を除くためには吐かせるべきである。

【原文】（十五—7）

酒疸、下之、久久為黒疸、目青面黒、心中如噉蒜齏状、大便正黒、皮膚爪之不仁、其脈浮弱、雖黒微黄、故知之。

【訓読】

酒疸、之を下せば、久久にして黒疸と為る、目は青く面は黒くして、心中は蒜齏《さんせい》を噉《くら》う状の如し、大便は正黒、皮膚は之を爪《つめ》するに不仁、其の脈浮弱、黒しと雖も微かに黄なり、故に之を知る。

【注釈および考察】

***酒疸、之を下せば、久久にして黒疸と為る、目は青く面は黒くして、**：下法は陰を損うのであり、『景岳全書』には「陰虚し水虧し、虚煩して虚燥するものは下してはいけない、その陰を重ねて亡ぼすと、万に一つも活きる理がない。」とあり、また「脾土がすでに傷られているにも関わらずこれをさらに下すと、脾気がますます虚するので下痢が止まらなくなるのである。」とある。酒疸においては脾胃が損傷を受けて脾の運化機能が損なわれて湿熱の邪が強まり、また酒湿によって陰が傷られたために虚火を生じ湿熱を生じていると考えられ、下法を行うと脾虚がますます強まり、陰虚もますます強まって虚燥も強くなる。黒疸は『中国医学辞典』には、「多くの場合、酒疸や女労疸などが治らずに、肝腎虚衰になり、瘀濁が内部に積滞することで生じるとされている。」とされる。脾胃虚より形成された湿熱の邪による直接的な影響に加えて、脾陽虚が長引き腎陽も損傷して脾腎陽虚となると、腎陰の不足や腎精の欠損が肝に波及して肝腎陰虚が引き起こされ、心に影響が及ぶと心腎不交となって、心火が高ぶり虚煩・不眠・五心煩熱となり、さらに心陽虚となれば動悸・息切れ・水腫・四肢の冷えなどとなる。さらに肝の疏泄機能が失調し血液がスムーズに流れなくなって瘀血阻滞となり、また肝風も生じるなど、臓器傷害が相互に影響しあうことにより、酒疸から黒疸が形成される。また腎の色は黒であり、肝の色は青であって、瘀血の影響も加わり、目は肝の色を反映して青くなり、面は腎の色を反映して黒くなる、と考えられる。

***心中は蒜齏《さんせい》を噉《くら》う状の如し、**：蒜は「にんにく」であり、齏（せい・さい）は、なます・あえもの・塩づけの野菜で、蒜齏でにんにく入りのなますであり、噛むと強い刺激がある。心陰が虚すことにより心火が高ぶり、虚煩症状を呈して苦しむことの例えである。

***大便は正黒、皮膚は之を爪するに不仁、**：大便が黒くなるのは、西洋医学的には上部消化管からの出血が原因であるが、ここでは脾気虚弱によって統血できなくなることによる消化管出血が考えられる。「不仁」は、しびれて知覚麻痺がある状態で、ここでは知覚麻痺のために爪でひっかいても痛みを感じない

のであり、血虚によって皮膚が栄養・滋潤されないための症状と考えられ、脾胃の運化機能の低下によって血の生成が不足することが主因である。また黒疸においては肝腎の陰虚によって腎精・肝血ともに不足（肝・腎は同源であるので）するために、肝血に栄養される目・筋膜・爪などに影響がおよび、また肝の疏泄機能が傷害されて血液量を調節コントロールすることができなくなり瘀血阻滞を生じることも、手足のしびれの原因になると思われる。

＊其の脈浮弱、黒しと雖も微かに黄なり：『景岳全書』によれば、「浮脈でかつ無力で空虚なものは、陰の不足とする。陰が不足すれば水が虚し・血が心を養わず・精が気を化さず・中焦が虚していると考えるべきである。このような浮脈をも全て表証として治療するならば、その害は非常に大きいものとなる。」とあり、本条も陰の不足による浮脈に該当すると思われる。黒疸は肝・腎の陰虚に加えて、脾に湿熱が作用して脾が熏蒸される影響も加わって、微かに黄色調となる（十五—1参照）。

【本条のポイント】

酒疸は湿熱の邪によって脾胃が損傷を受けて脾の運化機能が失われ、停滞した湿邪が内鬱して化熱し湿熱が強まり、体内が蒸されて臓腑機能が傷害されている病態である。このような酒疸を下すと、脾虚がますます強まり、陰虚もますます強まって虚燥も強くなり、脾陽虚が長引き腎陽も損傷して脾腎陽虚となるとともに、さらに肝に波及して肝腎陰虚となり疏泄機能が傷害され、心に影響が及んで心腎不交となって心陽虚となると、黒疸病が形成される。

【原文】（十五—8）

師曰、病黄疸、発熱煩喘、胸満口燥者、以病発時、火劫其汗、両熱所得。然黄家所得、従湿得之。一身尽発熱而黄、肚熱、熱在裏、当下之。

【訓読】

師曰く、黄疸を病み、発熱し煩喘し、胸満して口燥く者は、病発するの時を以って、火にて其汗を劫《おびやか》し、両熱を得る所なり。然るに黄家の得る所は、温より之を得る。一身尽く発熱して黄し、肚《はら》熱し、熱が裏に在るは、当に之を下すべし。

【注釈および考察】

＊黄疸を病み、発熱し煩喘し、胸満して口燥く者は、病発するの時を以って、火にて其汗を劫《おびやか》し、両熱を得る所なり。：脾に湿熱が作用して脾機能が傷害され、脾の運化機能が失われて湿がさらに停滞し、鬱熱が形成されて黄疸病を病んでいるものに対して、お灸や火鍼などの火劫法を施すと、鬱熱がさらに強まって発熱し、体内が蒸されて臓腑機能が傷害され、湿熱が肺気を遮ると咳嗽や喘息となり、また胸中裏に湿熱の邪気が及ぶと心中懊憹するとともに、肺気が湿熱に塞がれて胸部脹満状態となる。また熱によって発汗が激しくなると、

真陰がますます消耗し虚して口乾・口渇となるが、真陰が虚すことによって火勢はますます強くなる。

＊然るに黄家の得る所は、温より之を得る。：また黄疸病を患っているひとは、火劫法によらなくても、温燥の邪を感受することによって同様に、発熱・煩喘・胸満・口燥となる。温燥の邪の感受によって裏熱が強まり胸中に伝わって煩喘・胸満となるとともに口燥し、表に裏熱が伝播すると発熱となる。黄疸病では湿熱停滞によって鬱熱を生じるとともに陰虚ともなっており、そのような状態に温燥の外邪が作用すると陰虚が強まり、陽熱による症状が増悪することも考えられる。

＊一身尽く発熱して黄し、肚《はら》熱し、熱が裏に在るは、当に之を下すべし。：前述の理由により、発熱が増悪して「一身尽く発熱」することになる。また邪熱は陽明経に入り、足陽明胃経では胃は水穀の海であって他に伝わって行くことがないので鬱して熱となり、熱と燥が胃のなかで結合して熱結し胃腑の裏実熱証といわれる病態となり、手陽明大腸経では燥熱と糟粕が結びついて大便が秘結するが、このような病態を「肚熱し」と表現したものと思われる。陽明病で経脈から腑に入り、熱結を成したものは、実熱の邪が胃・大腸に停滞したための症状であるので、下法によって裏を攻めて治療するべきである。

【本条のポイント】

黄疸病を患い、湿熱により脾機能が傷害され水湿が停滞し鬱熱が形成されている病態に、お灸や火鍼などの火劫法を施したり、温燥の邪を感受したりすると、鬱熱がさらに強まって発熱し、湿熱が肺気を遮り咳嗽や喘息となり、胸中裏に及んで胸中懊憹し、肺気が湿熱に塞がれて胸部脹満状態となる。また熱によって発汗が激しくなり、真陰がますます消耗し虚して口乾・口渇となるが、真陰が虚すことによって火勢はますます強くなる。もし発熱が増悪して「一身尽く発熱」となり、邪熱が陽明経に入って経脈から腑に入り熱結を成したものは、下法によって裏を攻めて治療するべきである。

【原文】（十五—9）

脈沈、渇欲飲水、小便不利者、皆発黄。

【訓読】

脈沈にして、渇して水を飲まんと欲し、小便不利の者は、皆黄を発す。

【注釈および考察】

＊脈沈にして：沈脈は、裏において邪気が気血を鬱阻したための裏実の他に、臓腑が虚し陽気が不足している徴候であり、『景岳全書』によるならば「寒とし・水とし・気とし・鬱とし・停飲とし・癥瘕とし・脹実とし・厥逆とし・洞泄とする」とされ、本条では湿熱による陽気の鬱滞と、燥熱と糟粕による大便の秘結や脹実を反映して沈脈となり、沈実を呈すると思われる。[19]

＊渇して水を飲まんと欲し：内熱が強いために、口渇も強くなり冷飲を喜び、常時氷水を欲する状態である。一方口渇でも熱いものを喜ぶ場合は中寒であり、口渇があっても湯水を欲しがらない場合は邪火がなく真陰が欠乏しているとする。内熱の虚実によっても症状は異なってくる。[23]

＊小便不利の者は：脾・肺・腎の機能が失調するためであるが、直接的には湿の停滞および湿熱の邪が腎に及ぶことに伴って小便不利となる。

＊皆黄を発す：湿熱の邪が内鬱し、臓器傷害をおこすと、黄疸病が引き起こされるものである。

【本条のポイント】

湿熱の邪気が裏において気血を鬱阻すると、燥熱と、糟粕による大便の秘結や脹実を反映して脈沈実となり、裏熱によって真陰が虚して口渇となり、湿の停滞および湿熱の邪が腎に及ぶことに伴って小便不利となる。これらは、黄疸病である。

【原文】（十五—10）

腹満、舌痿黄、躁不得睡、属黄家。（舌痿疑作身痿。）

【訓読】

腹満し、舌痿黄にして、躁して睡《ねむ》るを得ざるは、黄家に属す。（舌痿は疑うらくは身痿に作る。）

【注釈および考察】

＊腹満し、舌痿黄にして、躁して睡《ねむ》るを得ざるは：湿熱の邪が中焦に侵入すると、湿と土気は同類で惹きあうために、脾胃が侵されて、運化機能が失調し消化機能が影響を受ける。また湿熱の邪は陽明胃腸にまで入り込み、胃は水穀の海であって他に伝わって行くことがないので胃熱が増悪する。胃熱が上昇すれば心神がかき乱されて、意識が混濁し、煩躁し、「躁して睡るを得ざるは」となる。腸管内の燥と湿が結合すれば、腸管内の気機が阻滞し、腹部が膨満し痛むことになる。以上のように陽明腑実証にともなって津液が損傷すると、舌が乾燥し萎縮気味となり、舌苔も濃黄色となるが、これらは黄疸病に属する。以上は中気が実している場合であるが、中気が虚している場合は邪が湿化して太陰病となる。[8]

【本条のポイント】

黄疸病の症状が記載されている。湿熱の邪が中焦に侵入して運化機能が失調し、陽明胃腸にまで入り込んで胃熱が増悪すると、胃熱が上昇すれば心神がかき乱されて煩躁となり、腸管内の気機が阻滞して腹満となり、舌が乾燥し萎縮気味となり舌苔も濃黄色となる。

【原文】（十五—11）

黄疸之病、当以十八日為期、治之十日以上瘥。反極為難治。

【訓読】

黄疸の病は、当に十八日を以て期と為すべし、之を治すこと十日以上にして瘥《い》ゆ。反って劇しきは難治と為す。

【注釈および考察】

＊**当に十八日を以て期と為すべし、之を治すこと十日以上にして瘥ゆ。反って劇しきは難治と為す。**：五行説による季節の割り振りでは、四季（冬：水、春：木、夏：火、秋：金）に配当されなかった「土」の支配する時期として、各季節の末の18日を配当し、土気が活発になるとした。３６０÷５＝72（一年を五行に五等分し）、72÷4＝18（土を四季に配分した）となる。また土の方位は中央に配されてその数はもともと五であり、生数である五と合わさって十が、土の成数とされる。天は五をもって気を中央に集めて土を生じ、地は十をもって土を成し、天地の間のすべてのもののために備えたともされる。黄疸の病は脾胃と関係し、脾胃は土に属するところからの、語呂合わせ的な類推表現である。そもそも慢性的な経過の病であるので、短期間で治癒するに越したことはないが、遷延例では治癒に十日以上かかることも珍しくなく、また土気が及ぶ十八日の期間の間に治らなければ、難治である重症例であるとした。期は期間の意味か。

【本条のポイント】

黄疸病の治療経過の難易を、五行説における「土」との関連で論じている。

【原文】（十五―12）

疸而渇者、其疸難治。疸而不渇者、其疸可治。発於陰部、其人必嘔。陽部、其人振寒而発熱也。

【訓読】

疸にして渇する者は、其の疸治し難し。疸にして渇せざる者は、其の疸治す可し。陰部に発するは、其の人必ず嘔す。陽部には、其の人振寒して発熱するなり。

【注釈および考察】

＊**疸にして渇する者は、其の疸治し難し。疸にして渇せざる者は、其の疸治す可し。**：口渇の原因はまずその裏の寒熱によって弁別が必要であり、冷たいものを多飲するのを喜ぶ場合は熱証であり内熱が強く、一方熱いものを少量しか欲しないのは寒証である。また湿熱・痰飲・血瘀があるために、津液は十分にあるが阻滞があり、このために口中に津液がなくなって口渇するが、真陰は虚していないのであり、口は渇くが飲みたくないとなる。また糖尿病に伴う口渇は、腎精が虚したために、濁中の清を腎陽の蒸騰気化作用によって肺に戻すことができなくなり尿量が増加したためであると考えられる。以上のように口渇を、陰虚・傷津や寒熱によって弁別することが必要である。また黄疸病は湿熱邪が原因であるが、湿熱による津液の阻滞に加えて、内熱が強くなると口渇も強くなると考えられ、黄疸病で口渇が強くなければ、内熱は強くなく軽症と考えられ、治癒し易いと考えられる。

＊**陰部に発するは、其の人必ず嘔す。陽部には、其の人振寒して発熱するなり。**：寒邪は皮毛から経絡に入り、筋骨に入り、

最後に臓腑に及ぶが、邪が腑に及ぶと、嘔吐・食思不振・脹満などの症状が現れて来る。条文の陰部は臓腑に対応し、黄疸病は湿熱の邪が原因であり、邪が臓腑に強く影響して脾胃の機能障害を必ず伴うが、さらに寒邪の侵入により悪化し、嘔吐は必発である。後半は、一般的には寒邪が外から入って表（陽部）を傷ると、必ず発熱し（寒邪が盛んであれば熱を生じるためであるとする）、寒を憎んで悪寒する。振寒は寒さが強いために全身がふるえることであり、寒邪の侵入による症状である。

　ただし後半では、太陽病の表実証と黄疸病は異なり、黄疸病と関係のある陽明病の経証はあくまでも裏実熱であって、本条の陽部（表）における病態とは異なると思われるが、陽明病の経証で寒邪の化熱による場合もあるとも考えられ、その場合には本条のような発熱症状を、陽部すなわち表において呈することもある、とも考えられる。または湿熱の邪を表から感受する場合もあり、風寒に先導されたための振寒であるということなのであろうか。

【本条のポイント】

黄疸病は湿熱邪が原因であり、真陰が虚して口渇が強くなる。口渇が強くなければ、内熱は強くなく軽症と考えられ、治癒し易い。黄疸病で寒邪を外感した場合には、裏におよべば嘔し、表であれば振寒して発熱する。

【原文】（十五―13）

穀疸之為病、寒熱不食、食即頭眩、心胸不安、久久発黄、為穀疸。茵陳蒿湯主之。

茵陳蒿湯方

**　茵陳蒿六両　梔子十四枚　大黄二両**

右三味、以水一斗、先煮茵陳、減六升、内二味、煮取三升、去滓、分温三服。小便当利。尿如皂角汁状、色正赤。一宿腹減、黄従小便去也。

【訓読】

穀疸の病為《た》る、寒熱して食せず、食すれば即ち頭眩し、心胸安からず、久久にして発黄するを、穀疸と為す。茵陳蒿湯之を主る。

茵陳蒿湯の方

　茵陳蒿六両　梔子十四枚　大黄二両

右三味、水一斗を以て、先《ま》ず茵陳を煮て、六升を減じ、二味を内れて、煮て三升を取り、滓を去り、分け温めて三服す。小便当に利すべし。尿は皂角汁の状の如く、色は正赤なり。一宿にして腹減じ、黄は小便より去るなり。

【注釈および考察】

＊穀疸の病為る、寒熱して食せず、食すれば即ち頭眩し、久久にして発黄する：穀疸病に関しては、（十五―2）で詳述した。胃熱が表に伝播した表熱と脾胃虚寒（脾の虚寒が主）が同時に併存している病態と考えられた。また肝風が内動するとともに、脾気が昇って頭目を滋養することができなくなっ

て、眩暈を生じ、また脾胃虚寒によって胃の降濁機能が傷害されているところに食事をしても、脾虚は水穀の負担によってさらに強まり、脾気が昇って頭目を滋養することができなくなって、眼前が眩むことになる。すなわち寒が臓腑にあって熱が表にある病態であり、仮熱(真寒仮熱)により表において湿熱が形成され、それが長引くと身体表面が湿熱に影響されて黄色くなると考えられる。

＊皂角汁の状の如く：サイカチの汁の様である。サイカチはマメ科の落葉高木。夏薄黄色の花が咲く。さや・種は漢方原料となり、また洗たく石鹸の代用にする。

【茵陳蒿湯の考察】

Ⅰ：構成生薬の薬理作用

A．茵陳蒿

(1)キク科カワラヨモギの根を去った幼苗。

(2)苦、微寒。脾・胃・肝・胆。

(3)『神農本草経』「茵陳、味苦、平。主風湿寒熱邪気、熱結黄疸。久服軽身益気耐老。生丘陵坂岸上。」

(4)**11：**①清熱除湿　**12：**①清熱利湿・退黄　②軽度の疏肝作用　**13：**①清熱利湿・退黄疸

(5)苦で燥湿し、寒で清熱する。表に湿のあるものに対してはわずかに発汗して除き、裏に湿のあるものに対しては利尿して祛湿するので、茵陳蒿は湿熱性黄疸(陽黄)・寒湿性黄疸(陰黄)・表湿・裏湿のすべてに用いることができるが、本来は微寒性であるので陽黄に適し、山梔子・黄柏・大黄・黄柏・金銭草・車前子などとともに用いられる(茵陳蒿湯)。寒湿性黄疸には、乾姜・附子・白朮などの温裏作用のある生薬とともに用いられる(茵陳四逆湯)。脾・胃・肝・胆の気分に入って利小便し清熱し、黄疸を小便から排出して改善する。肝胆湿熱による、いらいら・易怒性・胸脇痛・口苦や、胆嚢炎・胆石症などに用いられる(清胆利湿湯・清胆瀉火湯)。脾胃湿熱でむくみが強い場合は五苓散と合せて用い、利尿作用を強めて黄疸を除いている(茵陳五苓散)。また湿と熱が盛んな暑湿・湿温の初期にも用いる(甘露消毒丹・一加減正気散)。また湿熱内蘊による湿疹・蕁麻疹・疥癬・皮膚瘙痒症・浸出液を伴う皮膚疾患などに用いられる(茵陳蒿散)。

B．梔子《しし》

(1)アカネ科クチナシその他同属植物の成熟果実。

(2)苦、寒。心・肺・肝・胃・三焦。

(3)『神農本草経』「梔子、味苦、寒。主五内邪気、胃中熱気、面赤酒皰皶鼻、白癩、赤癩瘡瘍。一名木丹。生川谷。」

(4)**11：**①清熱瀉火・除煩　②清熱利湿　③清熱涼血・止血　④清熱解毒　**12：**①清熱瀉火・除煩　②清熱利湿　③涼血止血　**13：**①各種熱性病　②血熱妄行　③黄疸　④湿熱淋　**14：**①止血　②退黄作用と利尿作用　③清熱

瀉火　④除煩　⑤消炎解毒　⑥消瘀血

（5）苦寒薬には清熱瀉火・燥湿作用があり、清肝火作用にすぐれ、全身に影響する三焦に作用するところから、火熱によって起こる症状に対して広汎に使用される。また大黄・黄連・黄芩などに比べて質の軽い苦寒薬であり上部に作用するので、熱邪が胸膈にある胸中鬱熱に対して用いられる。『名医別録』には、「主治目熱赤痛胸心大小腸大熱、心中煩悶、胃中熱気。」とあり、上焦に作用することが強調されるとともに、火熱が気分に影響することによる煩躁・胸悶・不眠・不安・焦躁感や、肝火上炎や肝鬱化火にともなう頭痛・眼痛・眼充血・めまい・煩燥・口苦・口乾、また火熱による歯痛・咽頭痛・口内炎・大便乾結などに用いられる。また涼血止血作用があり、血熱妄行による鼻出血・吐血・血尿・咳血・皮下出血に用いるとともに、清熱解毒作用があり皮膚化膿症・打撲・捻挫などに用いられる。また清熱利湿作用があり、湿熱内鬱による黄疸（陽黄）を、利尿することによって湿熱を除き改善する。湿熱膀胱による熱淋にも用いられる。すなわち気分に入って瀉火し除煩し利湿し泄熱し、血分に入って涼血し止血し解毒する。

C．大黄：①瀉熱通腸　②清熱瀉火・涼血解毒　③行瘀破積。④清化湿熱

Ⅱ：茵陳蒿湯の方剤考察

『傷寒論』には、「陽明病、発熱し汗出づる者は、此れ熱越を為す、黄を発することあたわざるなり。ただ頭汗出で、身に汗無く、頸を剤《かぎ》りて還り、小便利せず、渇して水漿を引く者は、此れを瘀熱裏に在りと為す、身必ず黄を発す、茵陳蒿湯之を主る。」とある。陽明病は（十五―3）参照のこと。すなわち邪熱が盛んで手・足陽明経に瀰漫性におよんで、裏熱によって津液が消耗している病態（陽明病経証）で、さらに進んで邪熱熾盛のために化燥して、腸内の糟粕と結びつき、熱結して有形の燥屎が形成されるが（陽明病腑証）、陽明病では裏熱による津液の逼迫や三焦を通じての裏熱の透表外泄もあって、発汗は多くなる。「熱越」は、「熱邪が発汗によって体の内部から体表部へと、汗にともなって出てくること」である。このように『傷寒論』での茵陳蒿湯を用いる場合は、陽明病ではあるが裏の鬱熱が発汗によって解除できない場合であり、中焦の鬱熱邪と三焦の湿が結びついて三焦の気機が阻滞し、そのために水道が通調しなくなって小便不利となり、津液や熱は外越できずに無汗となり、小便として下泄もできなくなって更に鬱熱が強まっている病態である。また湿熱の燻蒸が甚だしいために諸陽の会である頭面部に発汗すると考えられる。[18]　一方穀疸病の病態は、胃熱が表に伝播した表熱と脾胃虚寒（脾陽虚による虚寒内生）が同時に併存している病態で、すなわち寒が臓腑にあって熱が表にある病態であり、仮熱により表において湿熱が形成され、身体表面が湿熱に影

響されて慢性の経過を経て黄色くなっていると考えられ、『傷寒論』での病態とは異なるが、茵陳蒿湯を用いることが可能であると考えられる。

茵陳蒿湯において茵陳蒿は、脾・胃・肝・胆の気分に入って利小便し、清熱・利湿する。梔子は心・肺・肝・胃・三焦の気分に入って瀉火し除煩し利湿し泄熱し、血分に入って涼血し止血し解毒するが、上部に作用するので、熱邪が胸膈にある胸中鬱熱や、肝火上炎や肝鬱化火に対して用いられる。大黄は瀉火の薬であり、火熱の邪によって生じた血閉を通じて瘀血を下すことで悪寒発熱を除き行瘀破積し、瀉下作用により陰濁を下降させて通腸し瀉熱し、清熱瀉火作用や解毒作用により抗炎症に働く。『名医の経方応用』によれば、「呉又可は茵陳蒿湯が黄疸を治療するのは、主薬が大黄で、その次が山梔子で、その次が茵陳であると認識している。われわれもその意見と同じで、黄疸は湿熱であると認識しており、湿熱の多くは炎症である。もし大黄を主薬として用いないと、茵陳を用いても症状を軽減できるだけで、病を除くことはできない。必ず大黄を用いて清熱消炎し、山梔子で補佐し、その次に茵陳で利尿退黄する。」とあり、主薬が大黄であり、山梔子で補佐し、茵陳で補助するとしている。薬理作用上からも十分に納得のできる説明である。茵陳蒿湯は、急性肝炎による黄疸・慢性肝疾患・胆嚢炎・蕁麻疹などの瘙痒性皮膚疾患・口内炎・舌炎・血の道症・自律神経失調症・更年期障害・腎炎などでの適合証に用いられる。

【本条のポイント】

穀疸病は、『傷寒論』に記された、陽明病ではあるが裏の鬱熱が発汗によって解除できない場合とは異なるが、茵陳蒿湯を用いて表の湿熱を除いて治療することが可能である。穀疸病の病態や、茵陳蒿湯の作用を理解すること。

【原文】（十五—14）

黄家、日晡所発熱、而反悪寒、此為女労得之。膀胱急、小腹満、身尽黄、額上黒、足下熱、因作黒疸。其腹脹如水状、大便必黒、時溏。此女労之病、非水也。腹満者難治。硝石礬石散主之。

硝石礬石散方

硝石　礬石焼等分

右二味、為散、以大麦粥汁、和服方寸匕。日三服。病随大小便去。小便正黄、大便正黒、是候也。

【訓読】

黄家、日晡所発熱し、而るに反って悪寒するは、此れ女労にて之を得たりと為す。膀胱急にして、小腹満つ、身尽く黄し、額の上黒く、足の下熱し、因って黒疸を作す。其の腹は脹り水状の如し、大便は必ず黒く、時に溏す。此れ女労の病なり、水に非ざるなり。腹満する者は治し難し。硝石礬石散之を主る。

硝石礬石散の方

硝石　礬石焼等分

右二味、散と為し、大麦粥汁を以て、和して方寸匕を服す。日に三服す。病は大小便に随って去る。小便は正黄、大便は正黒、是れ候なり。

【注釈および考察】

＊**黄家、日晡所発熱し、而るに反って悪寒するは、此れ女労にて之を得たりと為す**：黄家は（十五―1）で述べたが、脾に湿熱が作用して脾機能がさらに傷害され、湿邪の停滞が強まると、滞った湿邪からさらに瘀熱が形成されて、経絡の阻滞も強まり鬱熱となり、鬱熱によって脾（穀気を含む）が熏蒸されて、熏蒸物が皮膚に上ってきたために、皮膚が脾の色を反映して黄色になるとされた。

女労疸は（十五―2②）で述べたが、「房室労傷によって腎精が消耗し、精は陰に属しているので陰が虚し、このために虚火が生じて炎上している病態」である。日晡潮熱は（十五―2②）で述べたが、陽明病で経脈から腑に入って熱結を形成しているところに、土気（脾胃は土に属する）が邪を受けると、その邪気は未《ひつじ》（午後一時から三時）から申《さる》（午後三時から五時）の時間帯に盛んになり、日晡時（午後四時頃）に強くなり潮熱することであり、陽明腑実証でみられるとされる。一方陽明病の症状は「胃家実であって、身熱し・自汗が出・悪寒せず反って悪熱する」（『景岳全書』より）である。それに対して本条では「而るに反って悪寒するは」と書かれ、単なる陽明病ではないことが強調されている。

すなわち女労疸により腎精が消耗し陰虚となり内熱を生じている病態では、日晡時には土気の影響を受けて内熱が強まり発熱するが、この発熱は仮熱であって、実熱である陽明病の日晡潮熱とは異なっている。また陰陽の関係より、内が熱すると相対的に外部は冷えて悪寒すると考えられる。黄疸病に女労疸が加わると、腎精が虚して腎陰腎陽ともに虚し、湿熱もさらに強まり、それに対して外においては相対的に陰寒の邪も強まるために悪寒すると考えられる。

＊**膀胱急にして**：房室労傷により腎精が消耗して生じた虚火は、膀胱に及び、薄暮に気血が盛んになるとさらに悪化して亢じ、このために膀胱が急迫する（十五―2②）。

＊**小腹満つ**：水腫は脾・肺・腎の機能失調が原因であり、特に腎陽が脾陽を温めてその水湿運化を助けるとともに、腎陽の蒸化作用によって濁中の清を肺に戻し、また膀胱三焦の気化機能を助けている。そこで腎陰虚に加えて腎陽が虚すと水液代謝が回らなくなって腹水が貯留する。さらに肝の疏泄機能も気血水の調節に働いているので、肝の疏泄機能の失調が加わると、水液貯留が甚だしくなって腹水も多量になる（十五―2②）。

＊**身尽く黄し**：湿熱の邪が強まるために黄疸も強まる。

＊**額の上黒く**：（十五―2②）参照。腎虚の影響が経脈を通して額に及び黒くなる。

＊**足の下熱し**：腎虚のために、足において陰気が一方的に衰え

陽気が一方的に勝る結果、足底部が熱する（十五―2②）。

＊因って黒疸を作す：女労疸で、腎精が虚したため内熱が強まる結果引き起こされた病態を、黒疸という。

＊其の腹は脹り水状の如し：「小腹満つ」の説明参照。

＊大便は必ず黒く、時に溏す：黒疸病では、脾胃虚より形成された湿熱の邪による直接的な影響に加えて、脾陽虚が長引くと腎陽も損傷して脾腎陽虚となり、腎陰の不足や腎精の欠損は肝に波及して肝腎陰虚となり、心に影響が及んで心腎不交となる。大便が黒くなるのは、脾気虚弱によって統血できなくなることによる消化管出血が考えられる（十五―7）。運化機能が失調して脾気が上昇することができないために、時に水穀の不消化物が下痢となって下る（脾虚泄瀉）。黒疸病は酒疸や女労疸から進行して形成される。

＊此れ女労の病なり、水に非ざるなり：これらの症状は黄疸病にともなう女労の病であって、水気病ではない。（水気病は十四―1参照）

＊腹満する者は治し難し：腎陰虚に加えて腎陽が虚して腎陽の蒸化作用が失調し、膀胱三焦の気化機能が失調し、肝の疏泄機能も失調して腹水が大量に貯留しているものは、病状は重篤であり、不治である（十五―2②参照）。

【硝石礬石散の考察】

Ⅰ：構成生薬の薬理作用

A．硝石

（1）硝酸カリウムKNO_3である。古来の消（硝）石は結晶硫酸マグネシウム$MgSO_4 \cdot 7H_2O$（古来の芒硝）である。

（2）辛・苦・鹹、大温。胃・大腸・三焦。

（3）『神農本草経』「硝石、味苦、寒。主五臓積熱、胃脹閉、滌去蓄結飲食、推陳致新、除邪気。煉之如膏、久服軽身。一名芒消。生山谷。」

（4）**11：**①散寒　②利水通淋・破堅積　③散毒消腫

（5）『名医別録』には、「主治五臓十二経脈中百二十疾、暴傷寒、腹中大熱、止煩満消渇、利小便及瘻蝕瘡。」とある。沈寒を消すので胃腸の冷痛に用いるとともに、五臓・三焦の積熱を散じる。また堅積を破り瘀滞を除き、利水通淋するので、尿路結石による排尿障害に用いる。散毒消腫に働くので、皮膚化膿症に外用する。

B．礬石：①解毒医瘡・収湿止痒　②渋腸止瀉・収斂止血　③祛風痰　④清熱退黄

Ⅱ：硝石礬石散の方剤考察

礬石は『名医別録』には、「除固熱在骨髄、去鼻中息肉。岐伯云、〈久服傷人骨。〉」とあり、骨髄にある固熱（痼熱に同じ：頑固な熱）を除去する意味がある。腎と骨随は密接な関係があり、骨髄にある固熱を除くことによって腎熱を除く。硝石は沈寒を消すとともに、五臓・三焦の積熱を散じ、堅積を破り瘀滞を除き、利水通淋するので、女労疸による鬱熱を除き、外表部の陰寒の邪を除き、利水することで腹水を治す

ことが考えられる。両者ともに鉱物由来であり、胃腸を損傷し、下痢に働いて傷陰するので、注意が必要であり、本条では大麦粥汁とともに用いて緩和している。

【本条のポイント】

女労疸・黒疸の症状および病態は、（十五―２②）および（十五―７）とほぼ重複している、参照のこと。脾腎陽虚・肝腎陰虚・心腎不交・脾不統血・腎陰陽虚と腎膀胱三焦の気化機能の失調などの複合された病態であり、硝石礬石散を用いて治療する。

【原文】（十五―15）

酒黄疸、心中懊憹、或熱痛。梔子大黄湯主之。

梔子大黄湯方

梔子十四枚　大黄一両　枳実五枚　豉一升

右四味、以水六升、煮取二升、分温三服。

【訓読】

酒黄疸は、心中懊憹し、或は熱痛す。梔子大黄湯之を主る。

梔子大黄湯の方

梔子十四枚　大黄一両　枳実五枚　豉一升

右四味、水六升を以て、煮て二升を取り、分け温めて三服す。

【注釈および考察】

＊酒黄疸は、心中懊憹し、或は熱痛す：（十五―４）参照。酒熱によって脾の運化機能が傷害されて湿熱が強まり、湿熱が胸中裏に及ぶと「心中懊憹」し、湿熱によって胸部の経絡が阻滞され気血が滞ると「熱痛」となる。

【梔子大黄湯の考察】

Ⅰ：構成生薬の薬理作用

A．豉

（１）マメ科ダイズの成熟種子を蒸して醗酵させ加工したもの。香豉・香豆豉・淡豆豉・豆豉ともいわれる。

（２）辛・甘・微苦、涼あるいは微温。肺・胃。

（３）『神農本草経』中に記載なし。『名医別録』には「主治傷寒、頭痛、寒熱、瘴気、悪毒、煩躁、満悶、虚労、喘吸、両脚疼冷、又殺六畜胎子諸毒。」とある。

（４）**11：**①疏散解表　②宣鬱除煩　**12：**①解表　②除煩

（５）解表するが傷陰しない。解表作用は弱く、風寒・風熱ともに用いることが出来る。また鬱熱を発散させて煩躁を取り除く。香豉は黒大豆を加工したもので、同製する薬物の種類によって性味が異なる。

B．梔子：①清熱瀉火・除煩　②清熱利湿　③清熱涼血・止血　④清熱解毒　**C．大黄：**①瀉熱通腸　②清熱瀉火・涼血解毒　③行瘀破積　④清化湿熱　**D．枳実：**①破気消積　②化痰除痞

Ⅱ：梔子大黄湯の方剤考察

梔子は質の軽い苦寒薬であり上焦に作用し、熱邪が胸膈にある胸中鬱熱に対して用いられ、火熱が気分に影響すること

による煩躁・胸悶・不眠・不安・焦躁感を改善するとともに、清熱利湿作用により利尿することによって湿熱を除き、湿熱内鬱による黄疸（陽黄）を改善している。**大黄**は梔子に比して質の重い苦寒薬であり、火熱の邪によって生じた血閉を、瘀血を下すことで通じさせ、悪寒発熱を除き行瘀破積し、瀉下作用により陰濁を下降させて通腸し瀉熱し、清熱瀉火作用や解毒作用により抗炎症に働いている。梔子で上焦の胸中鬱熱を除き、大黄で下焦の実邪と鬱熱を除く。**枳実**は強力な行気力を有し、主に中下焦（胃腹部）に作用して胃内停水を駆逐し、凝縮停滞した気・痰・食積を取り除き、脹満・心下の急痞痛・気逆による脇部の移動性疼痛を消し、胃気を安らかにする。本条では、酒疸による湿熱によって胸部の経絡が阻滞され気血が滞り「熱痛」となっているが、梔子・大黄と協力してその行気力によって阻滞を除き、「熱痛」を改善している。鼓は他薬と協力して鬱熱を発散させて、心中の煩躁を取り除く助けとなっている。

【本条のポイント】

酒黄疸によって症状が胸中裏に及んで「心中懊憹」し「熱痛」となる場合は、梔子大黄湯を用いる。梔子で上焦の胸中鬱熱を除き、大黄で下焦の実邪と鬱熱を除き、枳実で強力に行気している。

【原文】（十五―16）

諸病黄家、但利其小便、仮令脈浮、当以汗解之。宜桂枝黄耆湯主之。（方見水気病中。）

【訓読】

諸の黄家の病は、但だ其の小便を利す、仮令《もし》脈浮なるは、当に汗を以て之を解すべし。桂枝黄耆湯之を主るに宜し。（方は水気病中に見ゆ。）

【注釈および考察】

＊諸の黄家の病は、但だ其の小便を利す：黄疸病は脾に湿熱が作用して湿邪の停滞と鬱熱が強まることが基本病機であり、清熱するとともに、二便を通じることによって湿・熱を便とともに除くことが治療の中心となる。小便だけの問題ではない。

＊仮令脈浮なるは、当に汗を以て之を解すべし：浮脈は『景岳全書』によれば、「中気が虚したもの・陰が不足したもの・風邪に中ったもの・暑邪に中ったもの・脹満がある・食欲がない・表熱・喘息」などを表すとされ、浮脈で全体に力があり神もあるものは、陽気の有余であり、火邪を伴うとされる。また浮脈は邪気が肌表にある場合や、慢性疾患に伴う陰液不足の反映とされる。ここでは黄疸病で表熱がある場合であり、湿熱邪が表に停留し表において営衛気の循行が妨げられていると考えられ、営衛気の循行を回復するとともに、発汗によって表邪を除く治療をするべきである。

＊桂枝黄耆湯之を主るに宜し：桂枝黄耆湯は水気病中の（十四

—29）で説明した。構成生薬は桂枝・芍薬・甘草・生姜・大棗・黄耆であり、桂枝湯（桂枝・芍薬・甘草・生姜・大棗）に黄耆が加えられているとも考えられ、再掲すると『桂枝湯は「営衛気血の機能失調」を改善する方剤であり、生姜は衛分に大棗は営分に作用し、また桂枝は陽気を巡らせ、芍薬は営陰に作用し、営気を滋調することによって桂枝の営衛を調和させる作用を助けている。黄耆は表に作用して衛気の働きを助け、固摂作用を強めて固表止汗し黄汗を止め、裏に作用して脾胃や腎や肺の気の虚を補い、補気昇陽、補気摂血、補中益気するとともに利水消腫する。また肺気を補うことで腠理を密にし衛気の機能を改善することも、固表止汗に作用する。』であり、発汗ではなく固表止汗することが強調されている。構成生薬中で発汗に働くのは桂枝と生姜であり、他薬は営衛の調和と滋調を目的に使われている。本条においても桂枝黄耆湯は、営衛を調和して機能失調を回復させ、陽気を巡らせ水を巡らせることによって表の黄疸病を改善すると考えられ、単なる発汗を目的に使われているのではないと考えられる。

【本条のポイント】

「黄疸病は、湿邪の停滞と鬱熱が強まり、湿熱邪が形成されることが基本病機であり、清熱するとともに、二便を通じて湿・熱を除くことが治療の中心となる。しかし黄疸病で浮脈の場合は表に湿熱の邪があるのであるから、発汗によって表邪を除くべきであり、そのために桂枝黄耆湯を用いる。」と以上のように記されているが、桂枝湯が「営衛気血の機能失調」を改善する方剤であり、黄耆は衛気の働きを助け固摂作用を強めて固表止汗するのであり、発汗の目的で用いられる方剤とは異なる。また桂枝湯は、発汗している時は止汗し、発汗のないときは発汗させる、と考えてよいと思われる。発汗目的ではなくても、黄疸病で表熱がある病態には、営衛を調和し、衛気を助け、脾胃や腎や肺の気の虚を補いそれによって水湿を除く、などの作用により、桂枝黄耆湯は有効であると思われる。

【原文】（十五—17）

諸黄、猪膏髪煎主之。

猪膏髪煎方

猪膏半斤　乱髪如鶏子大三枚

右二味、和膏中煎之。髪消薬成。分再服、病従小便出。

【訓読】

諸々の黄なるは、猪膏髪煎《ちょこうはつせん》之を主る。

猪膏髪煎の方

猪膏半斤　乱髪如鶏子大三枚

右二味、膏中に和して之を煎じる。髪を消して薬成る。分けて再服す、病は小便に従って出ず。

【注釈および考察】

＊諸の黄なるは：中川良隆によると、本処方は恐らく民間に伝承されていた黄疸の治療法の一つであったと考えられるとの

ことである。本条にはどの様な黄疸かは記載されていないが、何任は、湿熱で「飲食物が消化されずに燥屎として停滞するケース」であるとしている。大塚敬節は「黄疸で小便が出ないのに使うとよいのでしょうが、よくわかりません」と述べている。

【猪膏髪煎の考察】

Ⅰ：構成生薬の薬理作用

A．猪膏：豚脂で膏薬の基剤とする。**B．乱髪：**①止血散瘀　②生肌斂瘡　③利小便

Ⅱ：猪膏髪煎の方剤考察

乱髪は、『名医別録』には「主治咳嗽、五淋、大小便不通、小児驚癇、止血鼻衄、焼之吹内立已。」とあり、大小便を通じさせることによって湿熱を除くことが、薬理作用の中心と思われる。何任の指摘する「飲食物が消化されずに燥屎として停滞するケース」の湿熱に用いると考えてよいと思われ、また瘀血を散じる点も、湿熱による瘀滞を除く意味はあると思われるが、実際の治験はほとんどないのが実情である。

【本条のポイント】

飲食物が消化されずに燥屎として停滞し、湿熱による瘀滞を形成した黄疸病には、猪膏髪煎を用いる。

【原文】（十五—18）

黄疸病、茵陳五苓散主之。（一本云。茵陳湯及五苓散。並主之。）

茵陳五苓散方

茵陳蒿末十分　五苓散五分（方見痰飲中）

右二物和、先食飲方寸匕。日三服。

【訓読】

黄疸の病は、茵陳五苓散之を主る。（一本に云う。茵陳湯及び五苓散と、並びて之を主る。）

茵陳五苓散方

茵陳蒿末十分　五苓散五分（方は痰飲中に見ゆ）

右二物を和し、食に先だって方寸匕を飲む。日に三服す。

【注釈および考察】

＊黄疸の病は、茵陳五苓散之を主る：いままでも述べてきたように、黄疸病では脾に湿熱が作用して脾機能が傷害され、脾の運化機能が失われて湿がさらに停滞し、鬱熱が形成されている。また湿熱病は陽明病、太陰病に属するものが多く、中気が実していれば邪が熱化して陽明病となり、中気が虚していれば邪が湿化して太陰病となるとされ（『中医病因病機学』参照）、湿と熱の状態によって判断することが必要となる。そこで湿熱病で湿が強くむくみが強い場合は五苓散に茵陳蒿を加えて、脾・胃・肝・胆の気分に入って利小便し清熱・利湿し、利尿作用を強めて湿熱を除くことによって黄疸を改善するのである（十五—13）。五苓散は（十二—31参照）「白朮・茯苓・桂枝で脾機能を回復させ水液を津液に変え、さらに白湯を用いて水液代謝を正常化させ、桂枝で解表し陽気をめぐら

せ、茯苓・沢瀉・猪苓で利水作用を正常化して上焦から下焦に水液が送られる様にする。」（[28] 参照）方剤であり、①解表、②生津液、③散停飲によって水液代謝を正常化するが、黄疸病の湿熱を除くのには不十分であり、茵陳蒿を加えて裏の湿熱を利湿して清熱を図り、それによって黄疸を除くのである。

【本条のポイント】

黄疸病で湿熱が強くむくみが強い場合は、五苓散では裏の湿熱を除くのには不十分であり、五苓散に茵陳蒿を加えた茵陳五苓散を用いて、脾・胃・肝・胆の気分に入って利小便し清熱・利湿し、利尿作用を強めて湿熱を除くことによって黄疸を改善する。

【原文】（十五—19）

黄疸、腹満、小便不利而赤、自汗出、此為表和裏実。当下之。宜大黄硝石湯。

大黄硝石湯方

大黄　黄蘗　硝石各四両　梔子十五枚

右四味、以水六升、煮取二升、去滓、内硝、更煮取一升、頓服。

【訓読】

黄疸にて、腹満し、小便不利にして赤く、自ら汗出づ、此れ表和し裏実すと為す。当に之を下すべし。大黄硝石湯に宜し。

大黄硝石湯の方

大黄　黄蘗　硝石各四両　梔子十五枚

右四味、水六升を以て、煮て二升を取り、滓を去り、硝を内れ、更に煮て一升を取り、頓服す。

【注釈および考察】

***黄疸にて、腹満し、小便不利にして赤く、自ら汗出づ、此れ表和し裏実すと為す：**黄疸病を引き起こすような陽明腑実証の病態であり（十五—3参照）、湿熱の邪が脾胃の運化機能を傷害し、大腸の伝導機能が失調し、津液が消耗し、大腸において燥熱と糟粕が結びついて秘結し腹満する。心・肝・肺・腎が養われなくなって水液代謝が失調し、小便不利となり、湿熱が下焦に移動して膀胱に蓄積すると血絡が圧迫されて血管外に溢れ出し、血淋となるが、これらはあくまでも裏で起こっている病証であって、裏実の病態である。一方本条での自汗は、気虚自汗（衛気が衛気不固となり、汗腺の開閉調節ができなくなるため）や陽虚自汗（陽気が虚弱なために腠理が不密となるため）のような肌表不固のための自汗ではなく、生理的な発汗で、陽気が陰精や津液に作用して、陰陽のバランスを保つ役割をしている発汗であり、条文によれば表は和しているのであるから、肌表に病邪があるための発汗ではない。また陽熱が強いために多量に発汗する陽明経証の病態ではなく、裏実熱はあるが表には及んでいない病態であると考えられる。

***当に之を下すべし：**陰陽の虚が強ければ、下法により虚がさらに強まるので下してはならないが、本条は表衛は虚してい

ず、裏実中心の病態であるので、下法の適応である。

【大黄硝石湯の考察】

Ⅰ：構成生薬の薬理作用

A．黄蘗（蘗木・黄柏）

（1）ミカン科キハダその他同属植物の樹皮。黄柏に同じ。

（2）苦、寒。腎・胆・膀胱。

（3）『神農本草経』「主五臓腸胃中結熱、黄疸、腸痔、止泄利、女子漏下赤白、陰傷蝕瘡。」

（4）11：①清熱燥湿　②清熱瀉火（瀉相火）　③清熱解毒　12：①清熱燥湿　②清熱解毒　③清退虚熱　13：①清熱燥湿　②堅腎益陰

（5）『名医別録』には、「主治驚気在皮間、肌膚熱赤起、目熱赤痛、口瘡。」とある。清熱燥湿によって湿熱を除くため、湿熱による黄疸に用いられるとともに、大腸湿熱・膀胱湿熱・湿熱下注による醒臭性黄色帯下・下肢の湿熱蘊結などの下焦の湿熱に用いられる。また清熱解毒作用があり、熱毒を伴った細菌性の下痢・皮膚化膿症・口内炎・咽頭腫脹などに用いられる。さらに腎陰虚による陰虚火旺を虚火（相火）を瀉すことによって治すので、盗汗・骨蒸潮熱・遺精などに用いられる。滋陰作用はないが、相火を瀉すことによって傷陰を防ぎ、補陰する意味もある。黄芩は上焦を治し、黄連は中焦を治し、黄柏は下焦を治すといわれる。

B．大黄：①瀉熱通腸　②清熱瀉火・涼血解毒　③行瘀破積　④清化湿熱　C．硝石：①散寒　②利水通淋・破堅積　③散毒消腫　D．梔子：①清熱瀉火・除煩　②清熱利湿　③清熱涼血・止血　④清熱解毒

Ⅱ：大黄硝石湯の方剤考察

梔子・大黄は（十五―15）で説明したが、**梔子**は上焦の胸中鬱熱を除き、火熱が気分に影響することによる煩躁・胸悶・不眠・不安・焦躁感を改善するとともに、清熱利湿作用により利尿することによって湿熱を除く。**大黄**は下焦に作用して実邪と鬱熱を除く。**黄蘗**は本条では大腸湿熱・膀胱湿熱などの下焦の湿熱を除く。**硝石**は五臓・三焦の積熱を散じるとともに利水通淋して排尿障害を改善する。すなわち構成生薬の全てが湿熱の邪を除くことに作用する。また湿熱を除くことによって脾胃の運化機能傷害を改善して大腸の伝導機能を回復し、大黄・硝石によって、燥熱と糟粕が結びついた秘結を散じて腹満を改善する。さらに梔子・硝石によって血淋を改善する。

【本条のポイント】

黄疸病で、裏実熱はあるが表には湿熱邪が及んでいない場合には、裏の湿熱邪を除く方剤である大黄硝石湯を用いて治療する。

【原文】（十五―20）

黄疸病、小便色不変、欲自利、腹満而喘、不可除熱。熱除必噦。噦者、小半夏湯主之。（方見痰飲中）

【訓読】

黄疸の病、小便の色変らず、自利せんと欲し、腹満して喘するは、熱を除く可からず。熱を除けば必ず噦す。噦する者は、小半夏湯之を主る。（方は痰飲中に見ゆ）

【注釈および考察】

＊黄疸の病、小便の色変らず、自利せんと欲し：黄疸の病には、陽黄と陰黄があり、湿熱の邪による黄疸は陽黄であり尿は黄赤色となる。いっぽう陰黄は、寒湿の鬱滞によって脾陽が虚して水湿が化生されず、体が黄色くなることとされる。太陰病で湿が強く、裏に虚寒がある場合などであり、寒湿発黄ともいわれる。本条は陰黄が考えられる。「小便の色変らず」であるので湿熱の邪が原因ではなく、「自利せんと欲し」で尿量はむしろ多くなっている。すなわち寒湿の邪によって腎陽も虚し、腎陽による蒸騰気化機能が衰えて「濁中の清」を肺にもどす機能も低下し、尿となってそのまま下泄するために、多尿となり尿の色も薄くなると考えられる。

＊腹満して喘するは、熱を除く可からず：寒湿によって陽気が虚すと、脾胃の運化機能・肝気の疏泄条達機能・肺気の粛降機能・腎の二便をコントロールする機能も傷害されて、気と津液が凝滞する。大腸の伝導機能も働かなくなり、腹満するとともに、粛降機能が失われて肺気が巡らず、また寒によって津液が滞って寒飲が形成されて喘鳴となる（［8］参照）。腹満を裏実のためと考えて、前条「大黄硝石湯」のような湿熱の邪を除くような方剤を用いるならば、寒湿の邪をさらに強めて症状は悪化することになる。

＊熱を除けば必ず噦す：「噦」は「しゃっくり」のことであるが、胃が冷えて水飲が停滞すると、胃気の和降機能が失調し、胃気上逆となり、呃逆《しゃっくり》・噯気《げっぷ》・悪心・嘔吐などとなる。しゃっくりは横隔膜の痙攣であるが、中医学的にはその原因は胃が冷えて水飲が停滞することによる胃気上逆と考えられる。

＊噦する者は、小半夏湯之を主る：小半夏湯は（十二—28）で説明した。構成生薬は半夏・生姜であり再掲すると、「半夏は、燥湿化痰することによって脾の運化昇清機能の失調を回復し、これにより脾気を回復して降逆止嘔し、嘔気を改善するとともに、水飲の停滞を改善している。また半夏には燥湿化痰と同時に逆気を下ろして気を巡らせる作用があり、気滞による症状を改善する。生姜は、陽気をめぐらせて脾胃を温め、胃を温めて胃気を降ろし、除湿し、止嘔し、半夏の止嘔作用を強めるとともに、解毒作用があり、半夏の毒性や刺激性を緩和している。両者を併用することによって、脾胃の運化機能の失調を改善し、心下の水飲を除いて除湿し止嘔するとともに、肺水腫も改善し、肺気も降ろしている。」である。

【本条のポイント】

黄疸の病で寒湿発黄の場合は、寒湿の邪によって腎陽が虚して尿量は増加し、脾胃の運化機能・肝気の疏泄条達機能・肺気の粛降機能・腎の二便をコントロールする機能も傷害されて、腹満して喘することになる。誤って湿熱の邪を除くような方剤を用いるならば、水飲の停滞が悪化して噦することになる。小半夏湯の適応である。

【原文】（十五―21）

諸黄、腹痛而嘔者、宜柴胡湯。（必小柴胡湯、方見嘔吐中）

【訓読】

諸の黄にして、腹痛して嘔く者は、柴胡湯に宜し。（必ず小柴胡湯、方は嘔吐中に見ゆ）

【注釈および考察】

＊**諸の黄にして、腹痛して嘔く者は：**黄疸病であって少陽病である場合と考えられる。腹痛は腹部において気血が阻滞していることを反映し、嘔気は邪が半表半裏にあることの反映である。少陽経は手少陽三焦経と足少陽胆経よりなり、少陽病に黄疸を伴う少陽発黄証では病変部位が胆腑と胆経にあり、湿熱邪が胆経におよぶと胆熱が胃に横逆して胃を侵し、胃気を上逆させると悪心・嘔吐となるとし、胆腑と胆経に影響して黄疸となるとする。また少陽病の症状は、往来寒熱・胸脇部脹痛・食思不振・胸苦・悪心・口苦・咽の乾き・目の眩み・脈弦などであり、胆火上炎や横逆による胃気上逆、三焦水道の阻滞、心への上擾による動悸や肺への上犯による咳などである。小柴胡湯の方剤構成は（柴胡・黄芩・人参・半夏・甘草・生姜・大棗）であり、柴胡・黄芩で疏肝・清熱し、人参・甘草・太棗で健脾し、半夏・生姜で和胃止嘔するとされる。柴胡は昇提とともに発表作用があり、「少陽の木火が腠理に鬱して達しなければ寒熱を生じる。柴胡はこれを達するはたらきがあり、…陽気を通達し、味の清苦で三焦の火と胆中の火を清する。」とし、これらにより表裏を和解させる。大柴胡湯の方剤構成は（柴胡・大黄・枳実・黄芩・半夏・芍薬・生姜・大棗）であり、小柴胡湯から人参を除いて大黄・枳実・芍薬を加えており、少陽経と陽明府の同病を治す方剤で、柴胡と大黄が主薬であり、柴胡で少陽経の邪を解し、大黄で陽明府の熱を下す（陽明病に関しては十五―3参照のこと）。方の詳細は再度嘔吐中で考察する。［9・23・24など参照］

【本条のポイント】

黄疸病であって少陽病である場合の治法は、小柴胡湯を用いる。症状は胆火上炎や横逆による胃気上逆、三焦水道の阻滞、心への上擾による動悸や肺への上犯による咳などである（本条では腹痛と嘔吐を記す）。大柴胡湯は少陽経と陽明府の同病の場合である。

【原文】（十五―22）

男子黄、小便自利、当与虚労小建中湯。（方見虚労中）

【訓読】

男子の黄にして、小便自利するは、当に虚労の小建中湯を与うべし。(方は虚労中に見ゆ)

【注釈および考察】

＊男子の黄にして、小便自利するは、当与虚労小建中湯：男子は比較すると女子に較べて肉体的精神的な虚労に対する耐性が低く、それによって消耗して気血不足となるために皮膚の光沢が失われて黄色味を帯びる、いわゆる萎黄病になり易い。本条は湿熱邪による黄疸とは異なって萎黄病であり、水液代謝は正常に保たれている病態と考えられる。もし水液代謝に異常がでているようならば八味腎気丸のような異なった方剤を用いるべきであるが、ここでは小建中湯を用いての虚労を補う治療が適当である。小建中湯は（六―15）参照のこと。

【本条のポイント】

湿熱邪による黄疸とは異なって萎黄病で、水液代謝は正常に保たれている場合は、小建中湯を用いる。

【原文】（十五―23）

附方

苽蔕湯、治諸黄。(方見暍病中)

【訓読】

附方

苽蔕湯、諸々の黄を治す。(方は暍病中に見ゆ)

【注釈】

＊苽蔕湯、諸々の黄を治す：苽蔕湯に関しては（二―28）参照のこと。催吐作用があり、咽喉・胸膈・胃脘部などに痰湿が阻滞したり、宿食・毒物などが停滞している時に、嘔吐させて除去する目的で用いられるとともに、祛湿作用があり湿熱の黄疸や湿による頭痛や浮腫に用いられる。

【原文】（十五―24）

『千金』麻黄醇酒湯、治黄疸。

麻黄三両

右一味、以美酒五升、煮取二升半、頓服尽。冬月用酒、春月用水煮之。

【訓読】

『千金』の麻黄醇酒湯は、黄疸を治す。

麻黄三両

右一味、美酒五升を以て、煮て二升半を取り、頓服し尽す。冬月には酒を用い、春月には水を用いて之を煮る。

【注釈および考察】

＊『千金』の麻黄醇酒湯は、黄疸を治す：麻黄単味を冬は酒で春は水で煮ただけの処方である。麻黄は肺に働きかけることで、解表発汗・宣肺・利水の各作用を行う。水液の運行には、脾の運化作用、腎の気化作用、肺の粛降作用などが重要であるが、それに加えて肺の「通調」作用、つまり疎通し調節する作用によって、水液が膀胱に運ばれている。そこで麻黄は下焦

を助けて膀胱を温化して利水するとともに、肺が通調を失うことにより引き起こされる水腫に対して、行水消腫の働きをする。麻黄の行水消腫の作用は、中医理論の「肺は皮毛を主る」「肺は津液を膀胱に輸布する」「肺と大腸は表裏の関係である」「水腫の病の本は腎にあり、標は肺にある」のそれぞれに関係しており、各々は汗として水が排出されて消腫する、尿量が増えて消腫する、大便水瀉により消腫する、微汗とともに尿量が増えて消腫する、に対応している。すなわち行水消腫することによって湿熱を除き、黄胆病を治すと考えられる。

麻黄の生薬解説を参照のこと。

驚悸吐衄下血胸満瘀血病脉證治　第十六

脉證十二條　方五首

驚悸は精神不安などのために被刺激性が亢進し、外からの刺激に対して驚愕し、恐怖して動悸を生じることである。吐衄下血は、吐血・衄血・下血を合わせた表現であり、衄《じく》血は鼻出血のことである。胸満は『素問』腹中論篇によれば「厥逆」病の症状の一つであり、「陽気が上にのぼり過ぎ、身体の上部に在り余る状態になった」ためであるとする。風寒・熱壅・停飲・気滞・血瘀などが原因となる。[7] 瘀血は血液が経脈中を円滑に流れずに停滞凝集したり、経絡脈から溢れて体内に蓄積したものであり、血瘀はそのような停滞・蓄積を引き起こす病理過程を意味し、瘀血は病理産物を意味すると考えられる。瘀血を引き起こす原因には、気滞・外邪による経絡の阻滞・外傷・情志による内傷・津液の消耗・気虚陽虚による寒凝や循環不全、などの様々な原因が考えられる。気血を論じることは、人体の機能面を理解する上での要となる。『景岳全書』の臓象別論によれば、「臓象を人体における機能の面で語るならば、気と血の二種類に集約される。五臓のそれぞれに当然気血はあるが、その中心は、肺から気が出て、腎に気が納まるということである。肺が気の主であり、腎が気の本であるとはこのことを言うのである。血は水穀の精である。それは渾渾と流れ出て、脾によって化生され、心によって総統され、肝によって蔵受され、肺によって宣布され、腎によって施泄され、全身を潅漑する。気は全身の緩やかな呼吸を主り、血は全身を濡《うるお》すことを主り、人にとってふいごのような役割を気と血でしている。これは全ての人に共通の部分である。[23]」とあり、気血について考える際の根本が示されている。

【原文】（十六—1）

寸口脈動而弱、動即為驚、弱則為悸。

【訓読】

寸口の脈動にして弱、動は即ち驚と為し、弱は則ち悸と為す。

【注釈および考察】

＊動は即ち驚と為し、弱は則ち悸と為す。：動脈は陽脈であって滑脈＋数脈とされ、拍動は力があって、弾かれた豆が指にあたるような感じや、豆が脈管の中をゆれながらすべっている感じと表現されて関部でみられ、陰陽が相うつ状態の反映であり、驚恐時や突然の痛証時をあらわすとされる。また滑脈は「気が実し血が壅っている徴候」とされ（『景岳全書』より）、滑数で内熱があることを反映している。また脈管は心と繋がっており心の状態の反映であり、「心は血脈を主る」とされるが、「心は神明を主る」ともされ、中医学では人間の精神・意識・思惟などの活動を心が主宰しているとされる。そこで憤怒・悲・驚恐などの感情にとらわれると、元気が損なわれ

て陰火が燃え上がり、心に凝滞を生じるために神が養われず、このために津液が行らず血脈も壅《ふさが》ることになり、脈象は滑となり、陰火を反映して数となると考えられる。一方弱脈は沈細軟小伏の脈であり、気血不足・元気虚損・気血損傷・陽気衰微などを反映するとされる。心悸は平常において心臓の鼓動を自覚することであり、気血虚弱・痰飲内停・気鬱血瘀などが原因とされ、心気虚弱のために心自体が栄養を受けられず温まることができないためであるとされる。また心血が不足すると心は栄養されなくなり、このために神は居場所を失うこととなり、些細なことにも驚いたり恐れおののいたりする様になる。

　寸口の脈が動にして弱であるとは、驚恐などの感情によって気鬱となり元気が損なわれて陰火が燃え上がり、心に凝滞を生じ、血脈も壅って動脈となるが、その状態が長引き気血虚弱となると心悸を生じて弱脈となる、と述べていると考えられる。

【本条のポイント】

　驚の脈状は動脈となり、悸の脈状は弱脈となる。動脈は滑脈+数で、気が実し血が壅り内熱があることをあらわし、弱脈は気血虚弱の反映であり、いずれも気血と心機能との関係で理解することが重要である。

【原文】（十六―2）

師曰、夫脈浮、目睛暈黄、衄未止。暈黄去、目睛慧了、知衄今止。

【訓読】

師の曰く、夫れ脈浮にして、目睛暈黄なるは、衄未だ止まず。暈黄去って、目睛慧了なるは、衄今止むことを知る。

【注釈および考察】

＊夫れ脈浮にして、目睛暈黄なるは、衄未だ止まず：浮脈は表証を表し浮大は傷風とし浮緊は傷寒とされるが、浮脈で無力かつ空虚なものは陰の不足であり、一方浮脈であって全体的に力があり神があるものは陽気の有余をあらわし、火邪を必ずともなうとされる（『景岳全書』参照）。本条では火邪（肝熱と腎火）にともなう脈浮と考えられる。また（十五―2）で説明したが、「尺脈の浮は腎を傷ると為し」であり、再掲すると「左尺は腎の部であり、相生関係から肝木はここに生を受け、相剋関係から心火はここに制を受け、陰気の大本を主どるとされる。右尺は三焦の部であって、腎と三焦と小腸をうかがい、相生関係から脾土はここに生を受け、相剋関係から肺金はここに制を受け、陽気の大本を主どるとされる。」である。つまり左尺の場合は肝・腎の火邪を反映し、右尺では腎・脾の火邪である。「目睛」は「睛」自体が目玉・目を意味しており、目睛も同様に目玉・目を意味している。眼の各部位は五臓の状態を反映するとされ、上下の眼瞼は脾を、内外眼角は心を、球結膜は白睛ともいわれ肺を、黒目部分は風輪や黒睛といわれ肝を、瞳孔は水輪ともいわれ腎を表すとされる。「暈」

は「めまいがする」ことであり、また日・月の周囲にできる笠の意味もある（ここでは後者）。暈黄の黄は、球結膜の黄疸ととらえるよりは、視界が笠がかかったようにぼんやりとして黄色く見える状態のことであると思われる。黄色は脾と関係した色であり湿熱内盛をも反映し、また目には足陽明胃経が通じ、足陽明胃経は脾にも連絡しているので、脾の影響が目に及んでいるとも考えられる。また足陽明胃経はそもそも鼻翼外側部から発して鼻に通じ目とも通じあっているのであり、鼻症状が改善すると目症状も改善することの説明ともなっている。『景岳全書』によれば「雑病の衄血は、裏にある熱が原因である。傷寒の衄血は、表にある熱が原因である。」とのことであり、傷寒の衄血は、足太陽膀胱経が眼内角より発して鼻に通じている（足太陽膀胱経の経穴である曲差は鼻に通じる）ところから、足太陽膀胱経と関係した症状と考えられるが、本条は雑病による衄血を意味していると思われる。すなわち裏熱を反映して衄血も止まず、目睛暈黄ともなっている。なお『中国医学辞典』によれば衄血は、「陰虚火盛状態で血が妄行する、瘀血内阻状態で血が帰ることができずに経外に出てしまう、あるいは陽虚の為に陰を固めることができない、脾虚で摂血機能が発揮できない」などが原因であるとする、参考にすべきであろう。本条では陰虚火盛状態にともなう血の妄行と考えられる。

＊暈黄去って、目睛慧了なるは、衄今止むことを知る。：裏熱が収まれば、目も「慧了」（慧は、聡明である・知恵がある、ことであるが、ここでは暈黄がとれてはっきり見えること）となり、衄血も収まる。

【本条のポイント】

雑病により陰虚火盛状態となって裏熱を生じ、目睛暈黄となり衄血を生じているものは、裏熱が収まれば症状も収まる。

【原文】（十六―3）

又曰、従春至夏衄者太陽、従秋至冬衄者陽明。

【訓読】

又曰く、春従り夏に至るに衄する者は太陽なり、秋従り冬に至るに衄する者は陽明なり。

【注釈および考察】

＊春従り夏に至るに衄する者は太陽なり：ここでの太陽は足太陽膀胱経を意味し、春から夏に至る時季は陽気が強まり陰気が衰えるので、この時季の衄血は、三陽経の中でも陽中の表とされる足太陽膀胱経が原因となる、と述べている。『景岳全書』によれば、「三陽経のうち太陽経は、その脈が背部を行り、背部は陽に属することから、陽中の表とされている。陽明経は、その脈が腹部を行り腹部は陰に属することから、陽中の陰とされている。少陽経は、その脈が体側を行り、三陽経全てに伝わって除々に三陰経に入るところであることから、半表半裏とされている。[23]」と三陽経の関係が述べられている。

また足太陽膀胱経は眼内角より発して頭頂に上り、項を下り、背骨を挟んで腰から下降し、肩背部を包むように覆い、経穴は五臟六腑に連なり、諸陽経の主る気を全身に通達させる要の役割を果たしているとし、陽気が強まる春から夏にかけて足太陽膀胱経の陽気も強まる結果、衄血となると考えられる。

＊秋従り冬に至るに衄する者は陽明なり：足陽明胃経は目の下の鼻翼外側部から発して、顔や鼻を循って胸腹に行き、腹部は陰に属することから陽中の陰とされ（前出）、秋から冬に至り陽気が弱まり陰気が強まると、陽中の陰である陽明経の脈気も相対的に強まることになる。また陽明経には胃が連なり、胃は土に属して万物の帰するところとされ、三陽の邪熱が解けずに胃腑に伝わると、次に伝わっていくところがないために鬱して熱結をなすが、この熱邪は秋から冬にかけて強まることになる。したがってその時季の衄血は陽明経に関係していると考えられる。

【本条のポイント】

衄血の季節性と、太陽経・陽明経との関係について理解すること。

【原文】（十六―4）

衄家不可汗、汗出必額上陥、脈緊急、直視不能眴、不得眠。

【訓読】

衄家は汗す可からず、汗出づれば必ず額の上陥《おちい》り、脈は緊急し、直視して眴《しゅん》する能わず、眠るを得ず。

【注釈および考察】

＊衄家は汗す可からず：水穀が胃によって受納・腐熟されて精微物質に化生され、脾・肺・腎・三焦の作用を受けて津液となり全身を滋養する。また津液は営気によって脈に注されて、化して血液となるとされ、このために「津血同源」といわれている。また汗は津液が皮毛から浸出したものであり、したがって「血汗同源」ともいわれており、さらに津液は髄と精を化生するとされる。一方気は実体のある津液や血液に運ばれることによってその機能を発揮することができ、津液や血液は気の推動作用によって全身に運ばれるとともに、衛気は肌表を固めて発汗を調節し、脾気は統摂作用によって血液が脈管外に溢れるのを防いでいる。

そこで津液・血液・汗は同源であるので、いずれかが傷つけられるとその影響は他に及び、鼻出血があると津液も傷つけられることとなり、その状態に発汗法を行うと、津液・血液がさらに傷つくことになり、気も傷つくことになる。

＊汗出づれば必ず額の上陥《おちい》り：足太陽膀胱経は眼内角より発して頭頂に上っており、足太陽膀胱経と関係した鼻出血に対して、表証を除こうと発汗させるならば、津液・血液がさらに傷ついて経絡が養われなくなり、足太陽膀胱経の支配域である額上から頭頂部にかけての津液・血液の流れが阻害されて、額上から頭頂部にかけて窪んでくると考えられる。

＊**脈は緊急し、直視して眴する能わず**：緊脈はそもそも緊急の脈の意味であり、縄を触っているように感じられ、基本的には陰証であって陰中の陽とされ、陰陽のバランスがくずれたことの反映であり、痛みと寒を主るとされる。『景岳全書』によれば、浮緊は傷寒による発熱・全身の筋骨の疼痛・頭痛項強・咳嗽し鼻塞・瘴や瘧、の反映であり、沈緊は心胸の疼痛・胸腹の疼痛・中寒による四肢の逆冷・風癇による角弓反張、などの反映とされる。いっぽう前述したが、傷寒の衄血は表にある熱が原因であり、発汗法を用いる適応であるが、雑病の衄血は裏にある熱が原因であって、裏熱の原因は陰虚火動であり、発汗によって陰虚を悪化させてはいけないのである。本条のように陰虚火動による裏熱があって衄血となっている場合には、発汗法により陰虚火動がさらに強まるとともに、経絡の気血の流れも悪くなり、その結果陰陽のバランスがくずれて緊急の脈となっていると考えられ、脾腎が傷られたための寒象による緊脈と考える必要はないと思われる。また陰虚と邪が経絡にあることによって経絡の気血の流れが悪くなると、筋肉が栄養されなくなって拘急し、疼痛を生じ、眼球を動かすこともままならなくなり直視となり、「眴」すなわちまばたきもできなくなると考えられる。

【本条のポイント】

雑病の裏熱により衄血のある病態を、発汗させたために、陰虚火動がさらに強まり経絡の気血の流れも悪くなって、陰陽のバランスがくずれ、額上がくぼみ緊脈となり、筋の拘急疼痛となって、眼球を動かしたりまばたきすることもできなくなる。

【原文】（十六―5）

病人面無血色、無寒熱。脈沈弦者、衄。浮弱、手按之絶者、下血。煩咳者、必吐血。

【訓読】

病人面に血色無く、寒熱無し。脈沈弦の者は、衄なり。浮弱にして、手にて之を按じて絶える者は、下血なり。煩咳する者は、必ず吐血す。

【注釈】

＊**病人面無血色、無寒熱**：顔面に血色が無いのは貧血をあらわし、血虚である。血虚の原因は脾胃の機能低下による化生不足、消耗性疾患や、出血にともなう失血が考えられる。化生不足や消耗性疾患に陰陽の偏盛偏衰を伴うと、寒熱症状を示すことも考えられるが、失血を原因とする貧血や、慢性に経過した化生不足や消耗性疾患で、陰陽の偏盛偏衰が少ない場合は、無寒熱になると思われる。

＊**脈沈弦の者は、衄なり**：沈脈は陰脈で裏を主るとされ、気血が鬱滞している徴候であるか、陽気不足を反映するが、沈脈でも実している場合は、滞りが多いが気も充分にあることを意味し裏実であるが、陽気不足の場合は沈で無力となる。ここでの沈脈は、後述肝気不疏による気血の鬱滞と、失血によ

る陽気虚損の影響が考えられるが、肝気不疏による影響が強いと思われる。

　また弦脈は肝胆の脈ともいわれ、陽中に陰が伏している状態とされ、『景岳全書』によれば、「木（肝）気によって脉状が化したものであり、その気は肝に通じている」のであって、「木気が強すぎると水（腎）は相生関係で木（肝）を養うために消耗し、土（脾胃）は相剋関係によって傷られ、精血の本である腎と、水穀の本である脾胃が傷られて生気そのものも敗られることになる」、と述べられている。〔23〕 肝は血を蔵し、心は血を巡らせ、肝気の疏泄条達機能によって、気は血をともなって血を導いているのであり、失血によってそれらの相互関係がくずれて肝気不疏となり、沈弦の脈となっていると考えられる。また腎・肝・脾胃の状態の反映が、足太陽膀胱経を介して衄血となると考えられる。

＊浮弱にして、手にて之を按じて絶える者は、下血なり：浮脈は表証を表し、浮大は傷風とし浮緊は傷寒とされるが、慢性疾患などによって陰液が不足している場合にもみられる。『景岳全書』によれば、中気が虚したもの・陰が不足したもの・脹満があるものなどでも見られ、浮滑は宿食とし・浮緩は湿邪の阻滞とし・浮芤は失血とされる。本条は芤脈に相当し、血液量が不足したために、ネギをねじっている様な感じのする脈象となり、下血などのような大量に失血した場合にみられる。

＊煩咳する者は、必ず吐血す：吐血は現在は、消化管からの吐出血に対して用いられるが、ここでは肺からの喀血を意味する。煩咳は、激しい咳が続いて煩躁状態になっていると考えられる。出血などの肺の津液が消耗するような病態で、肺から湿潤が失われると肺陰虚となり、宣散・粛降機能が傷害されて肺気が上逆し咳がはげしくなる。すなわち肺気虚が進行して肺陰虚となると虚火を生じて煩躁し、煩咳となり、また虚火によって血絡が傷られて、痰中に血液を混じて喀血となると考えられる。また咳をともなう肺の病態は、虚証あるいは虚実挟雑と、実証とで分けて考える必要があるが、本条は前者の病態である。もっとも虚火による場合は、発熱することもあり、しないこともあると考えられる。

【本条のポイント】

失血によって血虚となり、その影響が肝におよんで肝気の疏泄条達機能が阻害され、腎や脾胃も傷られて沈弦の脈となる。また失血による陰液不足を反映して浮芤脈となり、肺陰虚により生じた虚火によって煩躁し煩咳となって、痰中に血液を混じるようになる。

【原文】（十六―6）

夫吐血、咳逆上気、其脈数而有熱、不得臥者、死。

【訓読】

夫れ吐血し、咳逆上気し、其の脈数にして熱有り、臥するを得ざる者は、死す。

【注釈および考察】

＊夫れ吐血し、：ここでは、前条と同じく喀血のことである。肺陰虚による虚熱が原因と考えられる。

＊咳逆上気し：前条「肺の宣散・粛降機能が傷害されて肺気の出入りが阻害される結果、肺気が上逆」している状態である。また肺は百脈が集まり、全身の気をコントロールし、心の血液循環を助け、水道を通調し、鼻に開竅しているので、肺の宣散・粛降機能が傷害される影響は他の臓器におよぶことになり、上気との関係では、咳嗽・喘息や流涙、顔面浮腫などとなる。

＊其の脈数にして熱有り：肺に外邪が影響したことによる実証性の病態である外感風寒・外感風熱・外感燥邪などでは、肺気の宣発機能が遮られて衛気と津液が巡らなくなり、皮膚を温め栄養し皮毛を潤すことができなくなって悪寒となったり発熱となるが、これらの場合は脈は数脈となる。しかし『景岳全書』でも述べられているが、数脈は「寒証であったり熱証であったりし、虚労とし・外邪とし・癰瘍（できもの）があるとする」であり、「数脈には陰証のものも陽証のものもある」であって、数脈の種類を七種類に分類している。その中に「虚損による数脈」が記述され、「陰虚による数脈で弦滑の脉状を兼ね煩熱による様々な症状が現れている場合でも、安易に寒涼の薬剤を用いることは慎まねばならない」とし、寒涼薬で正気を虚損することを戒めている。本条での数脈は「虚損による数脈」と考えられ、発熱は陰虚による発熱と考えられる。また強い陰が弱い陽を隔離して体表へ追いやり発熱する「陰盛格陽」においても数脈を呈するが、本条では肺陰虚による喀血をともなっており、「虚損による数脈」と考えられる。

＊臥するを得ざる者は、死す：喀血し、呼吸状態が悪化して起座呼吸となり、陰虚にともなう発熱のあるものは、以前は死を免れなかったと思われる。

【本条のポイント】

陰虚による発熱をともない喀血し、呼吸状態が悪化しているものは、死を免れない。

【原文】（十六―7）

夫酒客咳者、必致吐血。此因極飲過度所致也。

【訓読】

夫れ酒客にして咳する者は、必ず吐血に致る。此れ飲を極むること過度に因って致す所なり。

【注釈および考察】

＊夫れ酒客にして咳する者は、必ず吐血に致る：酒客は、酒に飲まれてしまった客人、ぐらいの意味で、長年多量の飲酒習慣のある人である。飲酒によってはまず、酒熱の気によって湿熱の邪が中焦に滞り、このために脾胃が損傷を受けて脾の運化機能が失われ、停滞した湿邪が内鬱して化熱し、さらに

胃熱と脾湿が結びつくことも加わって湿熱が強まり、体内が蒸されて臓腑機能が傷害されることとなる（十五―2参照）。また臓腑機能は五行図でみるように相互に関係しあっており、湿熱邪が直接肺に影響して肺気が遮られて咳嗽や喘息となるとともに、肝・腎に影響がおよんで疏泄機能や水液代謝が妨げられ、その影響が肺に及び、呼吸と水液代謝に異常を生じ、気の昇降が影響されて咳となる。また胃（土）に停滞した湿熱の火熱は、相生相克関係より肺（金）に乗じるので、このために肺絡が損傷を受けて咳となり喀血となるとも考えられる。『景岳全書』に、「慎みとはどういうことかと言うと、情志を安定させ心神を安定した状態に保ち、寒さ暑さから身を守って肺気を保護し、酒食を慎んで肝腎を損傷しないようにし、労倦や飲食を節制して脾胃を養っていくということである。」[23]とある、もって銘とするべきである。

＊此れ飲を極むること過度に因って致す所なり：これらは長年にわたる過度の飲酒によって五臓の機能が傷害されて引き起こされた所である。西洋医学的には、アルコール性の慢性肝炎や肝硬変においては、出血傾向が出現し、直接の胃粘膜傷害と合わさって消化管出血や肺出血の原因となり、肝腎症候群のように腎機能が傷害されるとその影響は肺に及ぶと考えられる。

【本条のポイント】

長年の飲酒によって中焦に湿熱邪が形成され、脾胃や肝腎に影響がおよぶとともに、疏泄機能や水液代謝が妨げられてその影響が肺におよび、咳嗽や喘息となる。

【原文】（十六―8）

寸口脈弦而大、弦則為減、大則為芤、減則為寒、芤則為虚。寒虚相撃、此名曰革。婦人則半産漏下、男子則亡血。

【訓読】

寸口の脈弦にして大、弦は則ち減と為し、大は則ち芤と為す、減は則ち寒と為し、芤は則ち虚と為す。寒と虚と相撃つ、此を名づけて革と曰う。婦人は則ち半産漏下し、男子は則ち亡血す。

【注釈および考察】

＊本条は（六―14）に同一の条文がある（亡血に焦点があてられたために、末尾にある失精が本条文では省かれている）。結論部分を再掲する。

『条文の表現に沿って考えると、弦→減→寒であり、大→芤→虚であって、虚寒→革である。寒は陽気の減弱であり、陽気のスムーズな条達が阻害されると、経絡の気血の流れが収斂されて弦脈になると考えられる。大脈も芤脈も陰虚血虚によって脈を収斂することができず、内実が空虚となった状態を反映した脈象であり、精気の損傷も意味している。弦脈で大、無力は、陰陽ともに虚損し病状が重篤であることの反映で一面虚寒であり、「革」と表現される。陽気の減弱は、腎虚・脾虚を反映し、気による統摂（固摂）作用が失われる結果各種の出血証となり、また腎虚により失精となる。』

半産漏下の半産は、三ヶ月以上での流産。崩漏は月経以外の出血であり、突然の出血を血漏・崩中・崩などと呼び、出血量は少ないがだらだらといつまでもつづく場合を漏下という（六—14参照）。芤脈は血液量が不足したために、ネギをねじっている様な感じのする脈象となる。革脈は本条では虚寒のことであるとしているが、大脈＋弦脈＋虚脈であって、皮革を触ったときのような脈で、外側の脈管の拍動は有力で大であるが、内側は無力であり、気虚血虚であって血液量が不足していることの反映である。失血後は一過性に芤脈が出現するが、時間の経過とともに血管が収縮して循環動態を代償するようになり、革脈になるとし、また亡血によって陽気がよりどころを失って外に浮越するために、革脈になるとされる。［19］

「弦は則ち減と為し」の減は、弦脈は肝胆の脈であって陽中に陰が伏している脈状であり、木（肝）気が強いために土（脾胃）気が破られ脾陽が減じているところから、減としたのであろうか。

【本条のポイント】

亡血による脈状は、内側の無力を反映して大で芤脈となり、陽気の減弱によって経絡の気血の流れが収斂されていることを反映して弦脈となって、「弦にして大」で陰陽ともに虚損し病状が重篤であることを反映するとともに、さらに進行すると革脈となる。

【原文】（十六—9）

亡血、不可発其表、汗出即寒慄而振。

【訓読】

亡血は、其の表を発す可からず、汗出ずれば即ち寒慄して振える。

【注釈および考察】

＊亡血は、其の表を発す可からず：（十六—4）「衄家は汗す可からず」の説明参照。「表を発す」は解表薬を用いて、表邪を発汗や発散作用によって除くことである。発汗解表薬である麻黄はとくに発汗作用が強い。亡血によって津液・血液が傷ついているところに発汗法を行うと、津液・血液がさらに傷つくことになる。

＊汗出ずれば即ち寒慄して振える：汗は陽気が津液に作用して出たものであり、また陽気と津液が結合して蒸化して出たものともされ、発汗によっては津液と陽気がともに失われる。また『中医病因病機学』から引用すると、「気と血はその起源を同じくするだけでなく、生理機能の面でも病理変化の面でも密接に関わっている。つまり気と血は互いに依存しあいながら成り立っているのであり、気は血を生成し、血は気を養い、気は血をリードし、血は気の母である。また気は血の循環を推進し、血は気を載せて運ぶので、気は血がなければ失

調するし、血は気がなければ停滞する。」と気血が相互に切っても切れない関係にあることが述べられている。すなわち亡血では気も失われて陽虚が相当程度に強くなっており、加えて発汗によって津液が損なわれると、陽気も失われ、津血同源であるので血も損われ、その結果陽虚もさらに強まることになる。特に表において衛陽が欠損すると、肌表を温めることができなくなって悪寒となり、また血が不足して筋肉を滋養できなくなると、筋脈が痙攣して振えることになる。

【本条のポイント】

亡血によって津液・血液が傷ついているところに発汗法を行うと、津液・血液がさらに傷つき、気血が失われて悪寒振戦となる。

【原文】（十六―10）

病人胸満、唇痿、舌青、口燥、但欲嗽水不欲嚥、無寒熱、脈微大来遅、腹不満、其人言我満、為有瘀血。

【訓読】

病人胸満し、唇痿《しな》び、舌青く、口燥き、但水を嗽ぐことを欲し嚥《の》むことを欲せず、寒熱無く、脈は微大にして来ること遅し、腹満たざるに、其の人我は満つと言う、瘀血有りと為す。

【注釈および考察】

＊病人胸満し、唇痿《しな》び、舌青く：心は神明を主宰するとともに血脈を主宰し、血液循環の中心に位置している。また血液は、心気による駆動を受けて滞まることなく全身を循環している。心気は、腎の元陰・元陽である腎気や、脾胃からの水穀の精気と肺で吸入された清気によって肺で形成蓄積された宗気、の働きを受けて形成され、心気が虚弱になるような状況では、心自体が温煦されず動悸や息切れとなり、また血脈中を血液が循行できなくなって停滞し瘀血となる。舌は五臓のすべてと関係を持ちその状態を反映するが、『素問』陰陽応象大論篇で述べられている様に、「舌は心の竅」であるので、心気が虚弱となり舌が血液によって潤されなくなると青色となる。また血は脾胃からの水穀の精微物質から化生して作られ、『景岳全書』に「血は水穀の精である。それは渾渾《こんこん》と流れ出て、脾によって化生され、心によって総統され、肝によって蔵受され、肺によって宣布され、腎によって施泄され、全身を潅漑する。」[23]と書かれているところである。心気が虚弱となり血液が停滞するとその影響は肝・肺・腎・脾に及び、一方肝・肺・腎・脾は心気に影響を与えている。胸においては心気の虚弱にともなう血・津液の鬱滞や肺の宣発や粛降機能の傷害、心火の下降や腎水の上昇などに影響がおよび、胸部が緊張状態となって胸満する。実際上は胸部脹満状態を呈する疾患は非常に多く、瘀血もその一つである。また瘀血によって心脈が詰まると、気血が通じなくなって血による滋潤ができなくなり、口唇があれてしなびることになる。また『素問』金匱真言論篇によれば「脾は竅を口に開き」とあり、脾胃が虚すと気血

が化生されず口唇があれることになる。

＊口燥き、但水を嗽ぐことを欲し嚥《の》むことを欲せず：『景岳全書』の記述に以下の様にあり、抜粋する。『内熱が強ければ口渇も強く冷飲を喜び、その場合は陽証である。内に水分が虚している場合で、火証ではないにも関わらず口渇となり、熱いものを喜び冷たいものを喜ばない場合は中寒である。病人に口渇があるかどうかを聞くと、「渇する」と言い、湯水が欲しいかと聞くと、「いらない」と言う。それは内に邪火が無いために湯水を欲しがらないのであり、真陰が内に虚しているために口中に津液が無くなり渇しているのである。』本条は説明の後半に該当する。瘀血があると真陰は虚すこととなり口渇を覚えるが、瘀血による瘀熱は血分に閉じ込められているために、湯水を欲しがらない、と考えられる。

＊寒熱無く、脈は微大にして来ること遅し：微脈は気血ともに虚していることの反映であり、元陽の虚損を最も端的に示している。大脈は一般的には陽熱があって邪気が盛んなために気血が充実し、脈管が拡張されたためであるが、大脈で無力は虚労血虚が甚だしいために内側が虚している脈象である。微脈は寒でもみられ、大脈は熱でもみられるが、ここでは寒熱がなくであり、気血の虚損が甚だしいことの反映としての微大脈である。寒熱無くは、ここでは気血の虚損を引き起こしている原因が寒熱にはないことを強調したための表現であるとともに、瘀熱で熱が血分に閉じ込められて外には出てこないために寒熱なくとなると思われる。気血の虚損に瘀血が併存している病態と考えられる。

＊腹満たざるに、其の人我は満つと言う、瘀血有りと為す。：実証性の腹満は、胃腸に熱が鬱積して便秘・腹痛拒按・脈沈実となるが、虚証性では脾が虚して運化機能が失調し、胃の和降機能も失調して消化吸収機能が失調する結果、気血が化生されず、腹満を覚えることになる。また虚証においては食欲がなくなり空腹感を感じることもなくなり、脹満感を自覚していても実際には脹満はなく、按じると中空で物が何も入っていないように感じられることとなる。本条では、脾の運化機能と胃の和降機能の傷害も強く、気血の虚損が甚だしいための虚証の腹満であると思われる。［8・23］瘀血は前述「心気が虚弱になるような状況では、心自体が温煦されず動悸や息切れとなり、また血脈中を血液が循行できなくなって停滞し瘀血となる」であり、血脈の阻滞が原因である。

【本条のポイント】

心気が虚弱となると胸部が緊張状態となって胸満し、舌が血で潤されず青くなり、口唇が滋潤されずにしなびてくる。真陰が虚して口渇感を覚えるが、瘀熱は血分に結して内熱がないために湯水を欲しがらず、気血の虚損が甚だしく内側が虚していることの反映として微大脈となる。脾の運化機能と胃の和降機能の傷害も強く腹満感を覚えるが、虚証の腹満であって按じると実際に脹満はない。これらは気血の虚損があって、心気虚弱によって血脈が阻滞し瘀血が形成されたための症状である。

【原文】（十六—11）

病者如熱状、煩満、口乾燥而渴、其脈反無熱、此為陰伏。是瘀血也。当下之。

【訓読】

病者熱の状の如く、煩満し、口乾燥して渇し、其の脈反って熱無し、此れを陰伏と為す。是れ瘀血なり。当に之を下すべし。

【注釈】

＊病者熱の状の如く、煩満し、口乾燥して渇し、其の脈反って熱無し、此れを陰伏と為す。∴一見すると煩満・口乾燥・口渇で裏熱による症状のようであるが、前条の如く、気血の虚損と、心気虚弱によって血脈が阻滞し瘀血が形成された病態においては、心気虚弱にともなう血・津液の鬱滞や肺の宣発や粛降機能の傷害、心火の下降や腎水の上昇などの不全のために、胸部が緊張状態となって胸満し煩満する。また瘀血によって真陰が虚して口渇を覚えるが、前条で述べた如く熱証の脈象である浮数とはならず微大脈となる。これらは瘀血が血分に陰伏しているための症状である。以上が前条との繋がりで考えた解釈である。

　煩満や口乾燥は一般的には裏熱による症状である。しかし脈状に熱がなく「熱の如く」であるので、ここは一般的な熱による症状ではない。熱盛によって瘀血となった場合は口渇し煩躁するが、脈は数となる。陰虚によって血液循環が滞り瘀血を生じる場合は陰虚火旺によって口乾となるが、やはり脈は数である。また仮熱の証も考えられ、『景岳全書』によるならば「身体に熱があっても裏は冷えて格陽するものや、陽気が虚して収斂できないもの」に仮熱の証が多いとしている。本条も瘀血によって陽気が虚して収斂できずに仮熱の証を示しているとも考えられるが、脈象は異なると思われる。また同じく『景岳全書』には、「実熱が原因で火邪に傷られ結果的にそれが形体に現れているような場合でも、邪が真元に及んでいなければ、その形式・声色・脉候は自然と壮麗なままである。」とあり、本条では実熱邪によって瘀血を生じているが、その影響は真元にまで及んでいないために脈状に変化がない、とも考えられる。

＊是れ瘀血なり。当に之を下すべし。∴前述の説明によれば、実邪による瘀血があり火熱の症状をともなっていても、邪が真元にまで及んでいなければ、駆瘀血剤で瘀血を下すべきである、と述べていると考えられる。また邪が血分に陰伏したための症状にたいしては、駆瘀血剤で瘀血を下すべきであるとの一般論を述べているとも考えられる。

【本条のポイント】

瘀血が血分に陰伏している場合には、瘀血によって引き起こされた気血虚損や臓腑傷害、心気虚弱などによって煩満・口乾燥・口渇となるが、脈は浮数ではない。駆瘀血剤（桃核承気湯・

抵当湯など）で瘀血を下して治療する。

【原文】（十六―12）

火邪者、桂枝去芍薬加蜀漆牡蠣竜骨救逆湯主之。

桂枝救逆湯方

桂枝三両（去皮）　甘草二両（炙）　生姜三両　牡蠣五両（熬）　竜骨四両　大棗十二枚　蜀漆三両（洗去腥）

右為末、以水一斗二升、先煮蜀漆、減二升、内諸薬、煮取三升、去滓、温服一升。

【訓読】

火邪の者は、桂枝去芍薬加蜀漆牡蠣竜骨救逆湯之を主る。

桂枝救逆湯の方

桂枝三両（皮を去る）　甘草二両（炙る）　生姜三両　牡蠣五両（熬る）　竜骨四両　大棗十二枚　蜀漆三両（洗って腥を去る）

右末と為し、水一斗二升を以て、先ず蜀漆を煮て、二升を減じ、諸薬を内《い》れ、煮て三升を取り、滓を去り、一升を温服す。

【注釈および考察】

＊火邪の者は：『傷寒論』に同様の処方がみられ、次のように述べられている。「傷寒、脈浮なるに、医火を以って之を迫劫すれば、必ず驚狂す、臥起安らかざる者は、桂枝去芍薬加蜀漆牡蠣竜骨救逆湯之を主る。」、また「太陽病、火を以って之を熏じ、汗を得ず、其の人必ず躁し、必ず清血す、名づけて火邪を為す。」（清血は血便のこと）とある。『傷寒論』の前半の病態は、外感病による発汗に対して火鍼治療を行ってさらに発汗させたために、「気は液にしたがって脱す」であるから、さらに陽気が虚損し陽虚となり、陰液が失われて陰虚となり、驚き恐れるようになり、落ち着いて休むことができなくなる、と述べており、この点は『景岳全書』によれば、「そのために元神を守ることができなくなって、神志が昏沈し」たためとされるところである。『傷寒論』の後半の病態は、発汗がないための火邪による鬱熱によって、熱が上って心に乗じ、神魂が昏乱したための、実邪による驚躁であると考えられる。（八―4）においても、焼針について考察している、参照のこと。

本条は前半の病態である。

【桂枝去芍薬加蜀漆牡蠣竜骨救逆湯の考察】

Ⅰ：構成生薬の薬理作用

A．**桂枝：**①発汗解肌（表）　②温通経脈　③通陽化気　B．**甘草：**①補中益気　②潤肺・祛痰止咳　③緩急止痛　④清熱解毒　⑤調和薬性　C．**生姜：**①散寒解表　②温胃止嘔　③化痰行水　④解毒　D．**牡蠣：**①鎮驚安心　②益陰潜陽　③収斂固脱　④軟堅散結　④制酸作用　E．**竜骨：**①鎮心安神　②平肝潜陽　③収斂固脱　④生肌斂瘡　F．**大棗：**①補気補脾　②養血安神　③薬性緩和　G．**蜀漆：**①吐痰行水　②截瘧

Ⅱ：桂枝去芍薬加蜀漆牡蠣竜骨救逆湯（桂枝救逆湯）の方剤考察

営衛を調和する作用のある桂枝湯から、酸寒収斂作用のある芍薬を除き、牡蠣・竜骨を加えて心気を収斂するとともに益陰して鎮驚安心し鎮心安神し、蜀漆によって胸膈部の痰飲結滞を吐出させて除き気血の通りを改善して、火熱邪による瘧疾を除いている。『傷寒論』に「太陽病、之を下して後、脈促し、胸満のものは桂枝去芍薬湯之を主る。」とあり、芍薬は痛には用いるが満には用いないことが示唆され、白芍は養血養陰はするが行血作用は少ない（赤芍は散じて補わず、白芍は補って散じない、と言われる）ために除かれたものと思われる。

【本条のポイント】

火鍼治療後や火傷後に、発汗によって陽気が虚損し陽虚となり、陰液が失われて陰虚となり、陰陽ともに失われて、元神を維持することができなくなった場合には、桂枝救逆湯を用いる。芍薬は収斂作用があるために、虚損で満の強い急性の病態には用いられない。

【原文】（十六―13）

心下悸者、半夏麻黄丸主之。

半夏麻黄丸方

半夏　麻黄　等分

右二味、末之、煉蜜和丸、小豆大、飲服三丸、日三服。

【訓読】

心下悸する者は、半夏麻黄丸之を主る。

半夏麻黄丸の方

半夏　麻黄　等分

右二味、之を末とし、煉蜜に和して丸とし、小豆大ならしめ、三丸を飲服す、日に三服す。

【注釈および考察】

＊心下悸する者は：「心下」は「みぞおち」であり胃部に相当する。心下悸は心下部に動悸感を感じることであるが、原因の一つは脾胃虚に伴って心下部に停滞した水飲が上逆することとされ、上逆に伴って起点となる心下に膨満感を感じるとともに、水飲の移動に伴って突き上げるような動悸感を感じることになると思われる。水飲が胸部に及ぶと動悸・息切れ・心煩・胸部痞塞感・咳嗽などとなり、咽喉部に及べばのどの詰まり感が、頭部に及べば眩暈・耳鳴となるとされる。心下部に停滞した水飲は、心陽が虚している状態では、「邪気は弱っている部分を狙って侵入する」との原則から、胸部に上逆しやすくなっていると考えられる。本篇「驚悸…」篇で論じられている亡血状態では心陽が虚し、このために驚悸となっており、その様な状態では心下悸も起こり易くなっていると思われる。また病態の基礎に脾胃虚があり、土（脾）の虚に木（肝）が乗じて、肝気が盛んとなって上逆し、水飲の上逆も肝気の上逆に同期していると考えることもできる。

【半夏麻黄丸の考察】

Ⅰ：構成生薬の薬理作用

A．半夏：①燥湿化痰　②降逆止嘔　③消痞散結　④消腫止痛　**B．麻黄：**①発汗解表　②宣肺平喘　③利水消腫　④透疹・祛風湿

Ⅱ：半夏麻黄丸の方剤考察

半夏は、燥湿化痰することによって脾気を回復し、水湿を除くとともに上逆した水飲を降逆し、脾気を回復することによって腎陽さらに心陽も回復する。**麻黄**は肺に働きかけて、宣発作用により肺気を巡らし、粛降および通調作用に働きかけて水液を膀胱に運ぶ。また肺気は衛気や津液を全身に散布して、肌腠や皮毛を温め潤して温化するとともに、膀胱を温化して利水し行水消腫する。本篇「驚悸…」篇では、亡血状態で心陽が虚しこのために驚悸となった状態が論じられており、その上に脾胃虚が加わり水飲が停滞している病態であり、辛味性の強い半夏と麻黄を用いて脾気および肺気に働きかけてすみやかに陽気を巡らし、水飲を除いて、心下悸を改善しようとしたものと思われる。しかし麻黄のエキスおよびアルカロイド類は、中枢興奮作用、交感神経刺激作用があり、動悸感や心煩を悪化させる可能性があり、水飲の停滞状態と上逆の状態を判断して用いる必要があると思われるが、ここではその指標の一つが心下悸であると述べているのだと思われる。

【本条のポイント】

水飲の心下への停滞と、水飲の上逆による心下の膨満感や動悸感は、脾胃虚、心陽虚や、それにともなう肝気の上逆に伴って生じる。半夏麻黄丸を用いて水飲を降逆し、逆気を降ろし、脾気を回復し、肺気を巡らし水道を通調し、衛気や津液を巡らせて温化し、利水し行水消腫して、心下悸を改善する。

【原文】（十六―14）

吐血不止者、柏葉湯主之。

柏葉湯方

柏葉　乾姜各三両　艾三把

右三味、以水五升、取馬通汁一升、合煮取一升、分温再服。

【訓読】

吐血して止まざる者は、柏葉湯之を主る。

柏葉湯の方

柏葉　乾姜各三両　艾三把

右三味、水五升を以て、馬通汁一升を取り、合わせて煮て一升を取り、分け温めて再び服す。

【注釈および考察】

＊吐血して止まざる者は：『景岳全書』によれば、人体を機能面でみるならば、中心になるのは気と血であり、気に関しては、「肺から気が出て、腎に気が納まるということで」あり、このことが「肺が気の主であり、腎が気の本である」ということであるとする。血に関しては、「血は水穀の精である。それは渾渾と流れ出て、脾によって化生され、心によって総統され、

肝によって蔵受され、肺によって宣布され、腎によって施泄され、全身を灌漑する。気は全身の緩やかな呼吸を主り、人にとってのふいごのような役割を気と血とでしている。」と気血について述べている。気血はいずれも水穀の精が脾によって化生された精微物質を基につくられ、血は気によって運ばれ、両者は不可分の関係にある。さらに『景岳全書』には、「気血ともに非常に強いものは、太過によって病を生ずることが多く、気血ともに非常に弱いものは、不及によって病を生ずることが多い。」と書かれている。

吐血は現在では消化管からの吐出血に対して用いられているが、本篇「驚悸…」篇では肺からの喀血も含めての、吐出される血液との意味で用いられている。失血証の原因としては、①血熱妄行（または迫血妄行とも表現）による場合、②脾不統血（または気不摂血とも表現）、③瘀血内阻による場合が考えられる。①は前述『景岳全書』にいう「太過」に相当し、実熱による場合と陰虚火旺による場合が考えられる。②は同じく「不及」に相当し、脾気虚によって、脾気による血液を脈管から溢れ出ないように制約している統血作用が働かなくなることによる出血である。③は慢性疾患により気血が消耗し瘀血を生じて絡脈に及び出血を生じたものである。本条は「柏葉湯」の構成生薬から考えると、②による出血に相当する。脾虚のために血を統血できなくなると、胃絡が損傷して血が胃に溢れ出し、また胃の和降機能も失調して胃気が上逆し吐血となり、「吐血して止まざる者は」となって症状は慢性に経過する。肺絡損傷に関しても同様に考えられる。

【柏葉湯の考察】

Ⅰ：構成生薬の薬理作用

A．柏葉

（1）ヒノキ科コノテガシワの葉のついた枝。
（2）苦・渋、微寒。肺・肝・大腸。
（3）神農本草経記載なし。『名医別録』「主治吐血、衄血、利血、崩中、赤白、軽身、益気。令人風寒、去湿痺、止飢。四時各依方面採、陰於。」
（4）**11：**①涼血収斂止血　②生発烏髪　③燥湿止帯　④止咳祛痰　**12：**①涼血止血　②化痰止咳
（5）微寒性であるので、血熱妄行の出血証に用いられるが、本条のように虚寒性の出血に用いる場合は、温性の止血薬と併用して用いられる。また肺熱を冷ます作用があり、痰を除き止血する他、血熱による脱毛や温性帯下に用いられる。

B．艾《がい》

（1）キク科ヨモギなどの若い全草または葉。
（2）苦・辛、温。肝・脾・腎。
（3）神農本草経記載なし。『名医別録』「主灸百病、可作煎、止下痢、吐血、下部䘌瘡、婦人漏血、利陰気、生肌肉、辟風寒、使人有子。」

（４）11：①散寒除湿・止痛　②温経止血　③祛湿止痒　12：①温経止血・調経案胎　②散寒止痛　③除湿止痒・平喘　13：①温中祛寒・温暖子宮・調経・安胎

（５）三陰経に入って気血を温めるとともに止血し寒湿を除き冷痛を止めるので、下焦虚寒証による腹中冷痛・性器出血・過多月経・不妊などの婦人科疾患に用いられる要薬であるとともに、中焦虚寒による吐血などに用いる。血熱妄行による出血に対して寒涼薬とともに用いると、辛温性が抑えられて止血にのみ働くとともに、寒涼薬の行き過ぎを抑える効果がある。煎液による外洗は除湿止痒に働く。絨毛は灸の材料である。

C．馬通汁

『傷寒・金匱』薬方大成』によれば、「馬通汁については種々の見解があり、李時珍は馬尿を通といい、荒木性次は生の馬糞を絞りて得た液といい、尾台榕堂は馬通汁は今は童便に代う、という。」とある。『金匱要略解説』では、「白馬の屎《くそ》を水で透かして濾過した汁」とし、血を下行させて止血する作用がある、とする。『本経疏証』には「馬通」について、「微温。主婦人崩中、止渇及吐下血、鼻衂、金創血。」とある。

D．乾姜：①温中散寒・温脾陽　②回陽救逆　③温肺化飲　④温経止血

Ⅱ：柏葉湯の方剤考察

柏葉は寒性であるので、血熱妄行の出血証に用いられるが、本条のように虚寒性の出血に用いる場合は、温性の止血薬と併用して用いられる（前出）。乾姜は温中散寒して脾陽を回復し、温通経脈して統血作用を回復して止血する。艾葉は三陰経に入って気血を温め、中下焦に作用して温通経脈して止血し、また寒湿を除く。馬通汁も止血に作用する。乾姜・艾・馬通汁はいずれも温性であり、寒性の柏葉を助けて、虚寒の悪化を防いで柏葉の止血作用を補助するとともに、陽気をめぐらして止血効果を高めている。

【本条のポイント】

虚寒性の出血による吐血に対しては、柏葉湯を用いる。柏葉は寒性であるので、温性の止血薬と併用して用いられ、本条では温性の乾姜・艾・馬通汁とともに用いられている。

【原文】（十六―15）

下血、先便後血、此遠血也、黄土湯主之。

黄土湯方（亦主吐血、衄血）

甘草　乾地黄　白朮　附子（炮）　阿膠　黄芩各三両　竈中黄土半斤

右七味、以水八升、煮取三升、分温二服。

【訓読】

下血にて、先に便し後に血するは、此れ遠血なり、黄土湯之を主る。

黄土湯の方（亦吐血、衄血を主る）

甘草　乾地黄　白朮　附子（炮る）　阿膠　黄芩各三両　竈中黄土半斤

右七味、水八升を以て、煮て三升を取り、分け温めて二服す。

【注釈および考察】

＊下血にて、先に便し後に血するは、此れ遠血なり、黄土湯之を主る：出血証の原因に、①血熱妄行、②脾不統血、③瘀血内阻などが考えられるのは、吐血の条（前条）において説明したが、下血の場合も同じである。血熱妄行は大腸湿熱であり、湿熱邪によって腸腑の血絡が損傷して出血する場合で、細菌性赤痢・腸結核・腸チフスやウイルス性腸炎などの感染性腸炎が該当し、脾不統血は脾虚による統血機能の低下による出血であり、瘀血内阻は痔などに伴う出血が考えられる。本条は、脾不統血による出血であり、脾不統血においては、脾は気血化生の元であるところから、脾虚によって、脾の血液を造り出す機能と血液を保持する機能がともに傷害されて、血虚と気虚の両者を伴うことになる。この場合の下血は、直腸肛門より離れた部位からの出血であるので、排便の後半に黒色便を排出し、遠血といわれている。脾虚のために飲食物を摂取して運化する能力が低下すると、寒が中焦に内生し、清陽は上昇せず陰濁は下降せず、四肢の冷え・腹中隠痛・舌苔白滑・顔面蒼白・脈細無力などを伴うことになる。このような症状に黄土湯を用いる。また黄土湯は脾不統血による吐血・衄血にも用いることができる。

【黄土湯の考察】

Ⅰ：構成生薬の薬理作用

A．竈中《とうちゅう》黄土

（1）長年焚火で焼かれた黄土製かまどの内部の焼け土。灶《そう》心土《しんど》・伏竜肝・灶心黄土などともいわれる。

（2）辛、微温。脾・胃。

（3）神農本草経記載なし。『名医別録』、伏竜肝「主治婦人崩中、吐下血、止咳逆、止血、消癰腫毒氣。」

（4）**11**：①温中摂血　②和胃止嘔　③渋腸止瀉　**12**：①温中止血　②温中止嘔・止瀉

（5）脾胃を温めて温中し散寒し、脾虚による統血機能の低下による出血を止血する。また脾胃を温めて胃気を改善し、止嘔するとともに、脾虚による慢性下痢を改善する。脾陽不足による不統血にともなう胃腸出血や、胃気虚寒による和降機能の傷害に効果がある。吐血・下血・鼻出血・性器出血などに用いられる。

B．**甘草**：①補中益気　②潤肺・祛痰止咳　③緩急止痛　④清熱解毒　⑤調和薬性　C．**乾地黄**：①清熱涼血　②涼血止血　③滋陰生津　D．**白朮**：①健脾燥湿　②益気生血　③和中安胎　E．**附子**：①回陽救逆　②補陽益火　③温陽利水　④散寒止痛　F．**阿膠**：①補血　②滋陰　③止血　④清肺潤燥　⑤潤腸通便　G．**黄芩**：①清熱燥湿　②清熱

瀉火　③清熱止血　④清熱安胎　⑤清熱解毒

Ⅱ：黄土湯の方剤考察

　黄土は脾胃を温めて温中し散寒し、統血機能を回復して止血する（温中収斂止血とも表現されている）。**白朮**は同様に温中散寒健脾して止血する。**附子**は強力に陽気を巡らして散寒し脾胃を温め、また脾湿を除く。**乾地黄**は苦・寒であるが滋陰生津作用にすぐれ、ここでは養陰することに力点がおかれ、養陰することによって気血の流れを改善する。**阿膠**も同様に肝・腎・肺において真陰を補い滋陰する。またすぐれた補血作用があり血虚証を改善するとともに、良好な収斂止血作用（粘膩の性質）があり、止血に作用する。**黄芩**は瀉火清熱し止血に働くが寒性であり、虚寒を強める恐れもあるが、ここでは温燥薬の行き過ぎを抑えるために加えられている。甘草は補中益気するとともに諸薬を調和している。また帰脾湯は脾気不足による出血に、黄土湯は脾気不足が進行した脾陽不足による虚寒性の出血に用いるとされる。

【本条のポイント】

　脾気不足が進行して脾陽不足となり、脾不統血による虚寒性の下血をともなう場合には、黄土湯を用いる。各生薬の作用を理解すること。

【原文】（十六―16）

下血、先血後便、此近血也、赤小豆当帰散主之。（方見狐惑中）

【訓読】

下血にて、先に血し後に便するは、此れ近血なり、赤小豆当帰散之を主る。（方は狐惑中に見る）

【注釈および考察】

＊下血にて、先に血し後に便するは、此れ近血なり：近血は、前条で述べた出血証の原因のうちの、血熱妄行および瘀血内阻に該当し、直腸肛門に近いところからの出血であり、排便時のはじめに鮮紅色の出血を見る場合である。潰瘍性大腸炎・結腸癌・結腸ポリープ・痔などの大腸疾患や、急性の感染性炎症性疾患を含む（前条参照）。

【赤小豆当帰散の考察】

　赤小豆当帰散については、（三―13）において考察した。赤小豆と当帰の二味からなる薬方であり、赤小豆は利水消腫し清熱利湿し、当帰は血中の気薬であって心・肝・脾に入って補血・活血・行気し、また血脈の通りをよくする。近血の原因である血熱妄行は大腸湿熱であり、湿熱邪によって腸腑の血絡が損傷して出血する場合であり、赤小豆によって利水消腫し清熱利湿して湿熱邪を除き止血する。当帰は血虚を補うとともに、血瘀を取り除いて瘀血内阻による出血を止血する。

【本条のポイント】

　血熱妄行および瘀血内阻による下血に対しては、赤小豆当帰散を用いる。血熱妄行は大腸湿熱であり、湿熱邪によって腸腑の血絡が損傷して出血する場合である。

【原文】（十六―17）

心気不足、吐血、衄血、瀉心湯主之。

瀉心湯方（亦治霍乱）

大黄二両　黄連一両　黄芩一両

右三味、以水三升、煮取一升、頓服之。

【訓読】

心気不足にして、吐血、衄血するは、瀉心湯之を主る。

瀉心湯の方（亦霍乱を治す）

大黄二両　黄連　黄芩各一両

右三味、水三升を以て、煮て一升を取り、之を頓服す。

【注釈および考察】

***心気不足にして、吐血、衄血するは：**ここでは「心気」をどのように考えるかが問題となる。心の機能を心陽と心陰に分けて考えると、陽は心を駆動する駆動力のもとの火の様なものであり、陰は心の機能を支えるものと考えられ、その上で気は陽であるので、心陽と心気は同じであると考えられ、心気不足は心陽不足と同じであることになる。ところで失血証の原因は、先に考察したように血熱妄行・脾不統血・瘀血内阻が考えられる。しかしながら心陽不足では陰寒の勢いが強くなって血脈が滞り、心脈が塞がれて瘀血内阻となる。一方外感病以外の出血は裏にある熱が主因であり、心陽不足は寒であるので、吐血・衄血には結びつかないと思われる。『景岳全書』陽不足再弁には、「寒熱の陰陽は明確に分けて考えなければならないが、精気の陰陽は分けて考えてはいけない」とあり、心気を心の精気と考えるならば、陰陽で心気を分けて論じてはいけない、ということになる。精気・精血の陰陽とは、『景岳全書』によるならば、先天的な元気そのもののことであり、分けて考えるべきではないのである。

心の機能面から陰陽を考えると、心陰は心血・心の津液・心の陰精から構成され、心陰によって心が養われてこそ心陽がその機能を発揮することが可能になっている。また心火は腎水とバランスをとり、心陽は下って腎陽をあたため養い、腎陰は上って心陰を滋養している。慢性病による脾虚によって血が化源不足となったり、外感熱病による陰の消耗や、七情内傷から五志（神・魂・魄・意・志）が化火して陰血が消耗されると、心の陰が虚すために陽を制御できなくなって、虚熱が内生して心陽が高ぶることになる。また心火が高ぶると、五行の相生相剋関係より考えると、心（火）と肺（金）は相剋関係にあり、心火は肺に影響し、肺は本来水道を通調し水を巡らせて火をコントロールしているが、通調機能が傷害を受けると肺熱がさらに亢まり、肺は鼻に開竅するところから、衄血となる。また心（火）と土（脾胃）は相生関係にあるところから、心火によって胃熱も亢まり、胃絡が損傷して吐血となる。つまり心気の根本的な不足によって発生した虚火内生による吐血・衄血と考えられる。

もっともこの条文は病理的なことをいっているのではなく、症候を挙げているだけであり、精神的な不安にかられてイライラして落ち着かない状態を「心気不足」と表現しているだけである、との『「傷寒・金匱」薬方大成』での指摘も理解できるところである。しかし張仲景は条文に、単なる症候以上の意味を込めており、その意図を汲み取ろうとすることも必要であると思われる。

【瀉心湯の考察】

Ⅰ：構成生薬の薬理作用

A．大黄：①瀉熱通腸　②清熱瀉火・涼血解毒　③行瘀破積　④清化湿熱　**B．黄連：**①清熱燥湿　②清熱瀉火　③清熱解毒　**C．黄芩：**①清熱燥湿　②清熱瀉火　③清熱止血　④清熱安胎　⑤清熱解毒

Ⅱ：瀉心湯の方剤考察

中薬学では**大黄**は攻下薬に分類され、黄連・黄芩は清熱燥湿薬に分類されている。いずれも性味は苦・寒であり、苦で燥湿し寒で清熱している。一方大黄は攻下薬に分類されているが、その作用の本質は、血液・尿・鼻水・唾液に作用している火を除く「瀉火の薬」であり、火・熱によって凝滞した血脈をもとにもどして血閉を通じ、瘀血を下すことで悪寒発熱を除き、瀉下作用により陰濁を下降させて清陽を上昇させ、胃腸の中に停滞した液体や燥屎を除いて新血を生じることである。すなわち『本経疏証』にいうところの、「〞行火用〞の一語」が大黄の基本的な作用である。

黄連は清熱燥湿作用によって、充血・痛み・結膜炎などの火眼を鎮め、また肝胆の火熱を瀉し（清肝作用）、肝火上炎による身体上部の熱症状である目症状を治すとともに、肝気が横逆して脾胃を犯し胃の受納・腐熟機能が傷害されて、胃痛・嘔吐・悪心・呑酸などの症状となったのを治す。また大腸の湿熱を清熱し膿血便・腹痛・下痢を治し、心火亢進による煩燥・焦躁感・不眠などを清熱して治し、炎症性の婦人科疾患にも効果がある。**黄芩**は黄連と作用は類似しているが、特に肺・大腸・肝の瀉火清熱にすぐれ、肌表を守る作用（肺の清熱と関係）や安胎作用もある。黄芩がどちらかと言うと上焦特に肺に対してであり、黄連はどちらかと言うと中焦の脾胃に対する作用が重要であり、それに対して大黄は下焦に主に作用しているが、各々が三焦それぞれにも作用を及ぼしているのは前述したところである。

大黄によって血液・津液の火熱を瀉火して血脈を通し、虚火を鎮めて吐血・衄血を治し、黄連によって肝胆の火熱を瀉すとともに脾胃の熱を鎮めて脾胃を回復し、さらに心火亢進も鎮め、黄芩によって肺熱を冷まし衄血を治し、また水道の通調作用も回復して心火を鎮め、これらによって心気不足による吐血、衄血を改善する。

【本条のポイント】

慢性病や外感熱病、七情内傷などによって心陰が虚すと、陽

を制御できなくなって、虚熱が内生して心陽が高ぶり、その影響が肺・胃に及んで吐血、衂血することになる。そのような場合には瀉心湯を用いて清熱瀉火して治療する。大黄・黄連・黄芩の作用部位の違いを理解すること。

嘔吐噦下利病脉證治第十七

論一首　脉證二十七條　方二十三首

嘔吐は嘔と吐にわかれ、『景岳全書』には、「嘔とは、声は出るが物は出ない状態のことであり、吐とは、食物を吐出する状態のことである。嘔は寒によるものも熱によるものもあるが、吐は全て胃の寒《ひ》えによって起こる。」とある。もっとも食物を吐出する症状を嘔吐というのが一般的であり、虚・実・寒・熱や病因によって詳細な病態の検討が必要となる。噦は呃逆の古称であってしゃっくりのことであり、胃気上逆で発生する音のことで、何らかの原因で胃気が通じないことによる症状と考えられる。『傷寒論』では、胃中が虚冷して食べることができない場合に、虚冷を悪化させるような状況が加わると噦となるとする。下痢も虚・実・寒・熱での病態の考察が必要であり、傷寒で外邪を感受することによる場合と、その他の雑病による場合で、分けて考える必要がある。雑病の原因としては、飲食失調・肝脾不和・脾胃虚弱・腎陽虚衰などが考えられる。『景岳全書』には、「雑病における下痢はその寒を攻めることが多いが、傷寒における下痢には寒によるものも熱によるものもある。熱邪が裏に伝わった場合に下痢の症状を呈することもあるが、寒による下痢の方が多く、熱痢が現われることは少ない。治療する場合はその寒熱をよく弁別しなければならない。もしこの場合に誤って薬を用いれば、害をなすことが非常に多い。」とある。

【原文】（十七—１）

夫嘔家有癰膿、不可治嘔、膿尽自愈。

【訓読】

夫れ嘔家癰膿有るは、嘔を治す可からず、膿尽きれば自ら愈ゆ。

【注釈および考察】

＊夫れ嘔家癰膿有るは：嘔家は慢性的に嘔吐症状のある人であり、癰膿は気血が塞がって血が滞留して血瘀となり肉が腐敗し、膿が溜まったものであるとされるが、本条は癰膿が形成されて嘔吐もある病態と考えられ、癰膿に相当するのは胃潰瘍や胃癌などが考えられる。そのような病態において嘔吐は、膿を排出するための合目的な身体反応であり、嘔吐を抑えることは治癒を遅らせると、古人は考えたのだと思われる。慢性的な疾患によって胃の和降機能が傷害されて嘔吐となっている場合、嘔吐だけを止めようとしてもいけないのであり、気血の停留やそれによる血瘀を除くなどの、原因となる疾患の治療が優先する、と述べていると理解するのでよいのではないかと思われる。

【本条のポイント】

慢性的な嘔吐症状があって胃に癰膿がある場合は、嘔吐は膿を排出するための合目的な身体反応であり、嘔吐を抑えることは治癒を遅らせることにつながり、嘔吐だけを止めようとしてもいけない。原因となる疾患の治療が優先する。

【原文】（十七―2）

先嘔却渇者、此為欲解、先渇却嘔者、為水停心下、此属飲家。嘔家本渇、今反不渇者、以心下有支飲故也、此属支飲。

【訓読】

先に嘔して却って渇する者は、此れ解せんと欲すと為す、先に渇して却って嘔する者は、水心下に停まると為す、此は飲家に属す。嘔家は本渇するに、今反って渇せざる者は、心下に支飲有るを以ての故なり、此れ支飲に属す。

【注釈】

＊**先に嘔して却って渇する者は、此れ解せんと欲すと為す**：嘔の症状は邪気が半表半裏にあるときに出現することが多く、主に胃の降濁を主る機能の異常によって胃気が上逆するためであり、胃の降濁を主る機能に異常を生じる寒・熱・気滞・食滞・痰飲内停・湿熱などが原因となる。また『景岳全書』によれば、嘔して渇するものは、裏に熱がある場合であり、嘔して渇しないものは、裏に熱がない場合であるとされる。胃熱においては口渇・嘔吐をともない、胃寒においては嘔吐はあっても渇はない。以上は一般論であるが、本条はまず嘔（嘔吐と考えてよい）があって、嘔吐したために口渇となる場合であり、嘔吐によって真陰が虚し、口中の津液が不足して渇するのであり、「此れ解せんと欲すと為す」は、口渇は真陰の虚を解するための、ある意味生理的に当然の反応である、と述べていると思われる。

＊**先に渇して却って嘔する者は、水心下に停まると為す、此は飲家に属す**：心下は胸部・上腹部であり、脾の運化機能が失調し、水穀が運化されずに中焦に停滞した状態であり、胃内停水やそれが腸に流れ落ちて腸間内停水となった病態に相当する。水飲は陰邪であり、水飲停滞によって脾陽は一段と虚して脾陽不振となり、中焦に寒が内生して中焦虚寒となって脾気虚弱や気血の化生不足となっている病態である（十二―8参照）。先に述べたように、胃寒においては嘔吐はあっても渇はないのが一般的であるが、本条のように水飲が停滞していても真陰は虚している場合では、そのために口中に津液がなくなり渇するが、脾の運化機能が失調して虚寒が内生し、胃の降濁機能が失調しているために、水分を摂ると嘔吐することになると思われる。

＊**嘔家は本渇するに、今反って渇せざる者は、心下に支飲有るを以ての故なり、此れ支飲に属す**：文意は、「嘔吐があるひとは真陰が虚すのであるから、渇するのが本来の生理的な反応であるが、嘔吐があるのに口渇のないひとは、胸部・上腹部に水飲の停滞があるためである」と述べていることになる。先述した胃寒の病態に相当する。胃気虚寒の病態は、『中医病因病機学』によれば、「寒邪が胃を犯し胃腸を損傷したものは、寒から虚に変化したものなので、虚よりも寒の勢いが強

い。ところが気虚から寒邪が発生し陽虚陰盛になったものは、虚のために寒が発生したので虚寒ともに強い。」とあり、本条は前者であって真陰の虚は強くない場合であり、ために渇も強くないと思われる。一般的には裏熱があると陰液が消耗し口渇となるが、裏寒では陽気が虚衰しそのために陰液が巡らなくなるが、『景岳全書』で述べているように、津液の虚損は少なく渇は生じない。支飲は（十二―2）では肺水腫に相当すると考えられたが、本条では胃内停水も含むと考えられる。

【本条のポイント】

先に嘔して後に渇する場合は、生理的な反応である。先に渇するが水飲により嘔吐する場合は、真陰は虚しているが胃内停水があり、中焦の虚寒のために胃の降濁機能が失調している場合である。嘔吐しているのに口渇のない場合は、裏寒があって胃内停水があっても津液の虚損がない場合であり、支飲に相当する。

【原文】（十七―3）

問曰、病人脈数、数為熱、当消穀引食、而反吐者何也、師曰、以発其汗、令陽微、膈気虚、脈乃数、数為客熱、不能消穀、胃中虚冷故也、脈弦者虚也、胃気無余、朝食暮吐、変為胃反。寒在於上、医反下之、令脈反弦、故名曰虚。

【訓読】

問うて曰く、病人の脈数《さく》、数は熱と為す、当に穀を消し食を引くべし、而るに反って吐く者は何ぞや、師曰く、其汗を発するを以て、陽を微とし、膈気を虚とならしむ、脈は乃ち数、数は客熱と為す、穀を消す能わず、胃中虚冷の故なり、脈弦なる者は虚なり、胃気に余り無く、朝に食するも暮に吐き、変じて胃反と為る。寒の上に在るを、医反って之を下し、脈をして反って弦ならしむ、故に名づけて虚と曰う。

【注釈および考察】

＊『景岳全書』温病暑病中の「虚証」に、本条に関して次のように述べられている。「病人の脉状が数である、この数脈は熱であるとする。食物をよく消化して飲み物を欲しがるような状態である。しかし反って吐するものは、発汗させ過ぎたために陽気が少なくなり、膈気が虚してその脉状に数が現れているのである。この場合の数は客熱であると解する。消穀することができず、胃中が虚冷しているために吐するのである。」とあり、「汗下の治法それぞれを忌む虚証の状態がある。」とする。

＊**問うて曰く、病人の脈数、数は熱と為す、当に穀を消し食を引くべし**：数脈は熱証の脈証であるとされているが、実際上は熱証が数脈とは限らず、寒証が遅脈とは限らない。陽虚や陰虚などの虚損の場合に数脈を呈することも多く、本条もそれに相当する。「消穀」は食物を消化することであり、「引食」は食事量が増えていることで、消穀引食で消化機能も亢進し食事量も増加していることである。熱証による数脈であるな

らば、消化機能も亢進し食事量も増加していることが当然であるが、の意味である。

＊**而るに反って吐く者は何ぞや、師曰く、其汗を発するを以て、陽を微とし、膈気を虚とならしむ、脈は乃ち数、数は客熱と為す**：「膈気」、膈は横隔膜のことであるが、ここでは横隔膜を通る気であり、十二経脈の多くが通るが、その中でも最も重要なのが、横隔膜に接する胃の機能を主る胃気であり、ここでは胃気に相当すると思われる。「客熱」は、字義上では臓腑の機能亢進にともなう発熱ではなく、外から侵入してきた熱、の意味であるが、本条の病態は陽虚による陰寒内生であって熱証ではそもそもないのであるから、「客熱」は「本来の熱証ではない、脈上でのみかけの熱証」ぐらいの意味ではなかろうか。汗法によって発汗させたために陽気が虚損し、陽気が衰えれば胃気も弱くなり、五臓の気は胃気の力をかりて脈中をめぐることが可能となっているので、五臓の気や陽気がめぐらず陰寒が内生することになる。

＊**胃中虚冷の故なり、**：「胃中虚冷」は胃気虚寒に相当し、水穀を受納・腐熟する機能が低下し、飲食物の消化・吸収・輸送・排出が傷害されて脾陽も虚し、温煦機能が低下した状態であり、このような状態では、飲食物は消化せず、嘔吐することになる。

＊**脈弦なる者は虚なり**：五臓の間に胃気が行き渡っていれば五臓は安らかであり、脈状は力が和して緩んだ感じの和緩となる。それに対して邪気が現れてくる脈状は、力が強くて峻厳な感じの弦急の脈状となる。この点に関して『景岳全書』には次のように述べられている。

「そもそも木（肝）は水（腎）によって滋生され土（脾胃）によって培養される。もし木気が強過ぎれば、水は木を養うために消耗し、土は相剋によって傷られる。水が消耗すれば腎が虚し、土が傷られれば胃が損なわれる。腎は精血の本であり、胃は水穀の本である。この根本が傷られるため生気そのものも敗られるのである。ゆえに木が強すぎることは好ましくないのである。まして人に胃気が無い状態のことを死と言うのであるから、脈に和緩が現れるものは吉であり、脈に弦強が現われるものは凶である。肝邪と胃気が調和した状態になければ、和緩の脈と弦強の脈が互いに戦っているということとなり、弦脈が甚だしければ土気は必ず敗れている状態であるということになる。あらゆる病にこの弦脈は現われ、この全てが佳兆（良い徴候）ではない状態であるとする。」、「土が木によって脅かされればその脈状は弦強を示す。このように脈状に弦急の状態が現われてくるのは、土が木の賊に傷られている状態であり、非常によくない徴候である。もしその弦急の状態がまだ微しだけであればまだ救うことはできるが、弦急の状態が非常に甚だしいものは、胃気がすでに困窮しきっている状態である。」[23] ここで弦脈が取り上げられている意味がよく納得される。

＊胃気に余り無く、朝に食するも暮に吐き、変じて胃反と為る：胃反は『中医学辞典』には、「食後に腹部が脹満し、半日くらい後に、食べたものを不消化な状態で吐きだしてしまうこと。脾胃虚寒によることが多い。」とある。胃気が虚すと飲食物の消化・吸収・輸送・排出が傷害されて脾陽も虚す結果、朝に食べたものも消化することができずに胃反となる。

＊寒の上に在るを、医反って之を下し、脈をして反って弦ならしむ、故に名づけて虚と曰う：「寒の上に在るを」は脾胃虚寒のことであり、下焦に実邪があると誤って判断して瀉下法を行うと、正気が消耗することになって胃気の虚も強まり、それにともなって脾胃虚寒も強まり、先に述べた理由により脈の弦急も甚だしくなる。本条は（十一―12）に、「脈双とも弦なる者は寒なり、皆大いに下して後喜く虚す」とあるのに一致する、参照のこと。

【本条のポイント】

病人の脈が数であるのを、実際は虚損による数脈であるのに、表証による熱のためと判断して汗法を行うと、陽気がさらに虚損して、胃気も弱くなり、五臓の気や陽気がめぐらず陰寒が内生し胃気虚寒が悪化する。胃気虚寒が悪化すると、水穀を受納・腐熟する機能が低下して飲食物の消化・吸収・輸送・排出が傷害され、脾陽も虚し、温煦機能も低下して、飲食物が消化されずに嘔吐されることになる。このような場合は胃気が困窮して弦脈となる。また脾胃虚寒があるのに誤って下法を行った場合も、胃気の虚が強まって脈は弦急となる。

【原文】（十七―4）

寸口脈微而数、微則無気、無気則栄虚、栄虚則血不足、血不足則胸中冷。

【訓読】

寸口の脈微にして数、微なるは則ち気無く、気無きは則ち栄虚す、栄虚すれば則ち血足らず、血足らざれば則ち胸中冷《ひ》ゆ。

【注釈および考察】

＊寸口の脈微にして数、微なるは則ち気無く、気無きは則ち栄虚す：微脈は気血ともに虚している徴候であって、元陽の虚損の反映であり、陰寒を表す脈象でもある。数脈は前条で述べたように、陽虚や陰虚などの虚損の反映と考えられ、微にして数で気血ともに虚していることを反映している。気血は人体の機能の根本であり、肺は気の主であって腎は気の本であり、肺から気が出て腎に納まり、血は脾によって化生された水穀の精であり、心によって総統され、肝によって蔵受され、肺によって宣布され、腎によって施泄され、全身を灌漑している（『景岳全書』より）。また血の生成は気による気化に依存しており、血の運行を推動しているのは気である。したがって気が虚すと血も虚す。栄は、血が全身を滋養し栄養を与えるところから由来し、血と同じ意味であるが、栄が虚すは血が虚すことであり、栄養がめぐらなくなる。

***血足らざれば則ち胸中冷ゆ**：血が不足すると心自体が温まらず、また栄養を受けられないために、動悸・息切れ・喘息・心臓痛などの症状となるとともに、神志に影響して不安感・不眠・健忘などとなる。また心血不足は脾に影響して脾気が虚弱となり、消化機能や運化に影響し鼓腸・食思不振・下痢などとなる。

【本条のポイント】

微数の脈は気血ともに虚していることを反映し、血の生成は気による気化に依存しているところから、気が虚すと血（栄）も虚す。血が不足すると心自体が温まらず胸中冷感となり、また栄養を受けられないために、動悸・息切れ・喘息・心臓痛などの症状となるとともに、神志に影響して不安感・不眠・健忘などとなる。

【原文】（十七―5）

趺陽脈浮而濇、浮則為虚、濇則傷脾、脾傷則不磨、朝食暮吐、暮食朝吐、宿穀不化、名曰胃反。脈緊而濇、其病難治。

【訓読】

趺陽の脈浮にして濇、浮は則ち虚と為し、濇は則ち脾を傷る、脾傷るるは則ち磨せず、朝に食すれば暮に吐し、暮に食すれば朝に吐す、宿穀化せず、名づけて胃反と曰う。脈緊にして濇なるは、其の病治し難し。

【注釈および考察】

***趺陽の脈浮にして濇、浮は則ち虚と為し、濇は則ち脾を傷る**：趺陽の脈は（五―9）参照のこと。足陽明胃経に属し、足背動脈の拍動部に一致する。脾胃の状態を反映するが、走行からは胃の状態をより反映する。また脾胃は表裏の関係にあるといわれ、胃は受納をつかさどり陽であり、脾は運化をつかさどり陰であるとされるが、互に協力しあって気血を生成し、五臓六腑を潤して肌肉を満たし、全身を潤し後天の本とされており、一方の影響は必ず他方に及び、両者は分けて論じることのできない関係にある。浮脈は陽脈とされ、力があり神もあるものは陽気の有余とされるが、浮脈であっても無力で空虚なものは、陰の不足であって、水が虚し・血が心を養わず・精が気を化さず・中焦が虚している、ことの反映である。濇脈（渋脈）は陰脈であり、血行が障害され血流が緩徐になるためであり、気血ともに虚していることの反映であり、血が充実せず、気ものびのびと行き渡らず、脈もつるつると流れない状態である場合は渋で無力となる。また気血が鬱して気滞血瘀となることが原因の場合は、渋で有力となる。脾胃虚寒によって脾が傷られると脾陽が不振となり脾気が虚し、運化機能が働かなくなり、気血の化生不足・中焦虚寒となり、水穀精微は上昇せず陰濁は下降しないことになり、血が充実せず、気ものびのびと行き渡らず濇脈となる。[19・23]

***脾傷るるは則ち磨せず、朝に食すれば暮に吐し、暮に食すれば朝に吐す**：磨は、「うすで穀物をひく」との意味から転じ

て、食物を胃の機能ですり潰して消化し、脾によって水穀の精微物質を吸収すること、である。脾が傷られると脾陽不振となり、脾胃は一体の表裏関係にあるところから、胃の消化機能も傷られ、胃腸の伝導機能も失調して、気血の化生不足や中焦の虚寒状態が引き起こされる。胃の和降機能が失調し、水湿の停滞や痰飲内停、中焦の虚寒が悪化すると、濁陰が上逆して嘔吐となり、朝食べたものを夕に吐し、夕食べたものを朝に吐すことになる。

＊宿穀化せず：消化不良のために消化管に停滞した穀物、すなわち宿穀が消化しないことである。

＊名づけて胃反と曰う：胃気が虚すと飲食物の消化・吸収・輸送・排出が傷害されて脾陽も虚す結果、朝に食べたものも消化することができずに夕方に吐くことになるが、そのような状態を胃反という。『景岳全書』によれば、「脾寒による少食とし胃寒による多嘔とする」である。

＊脈緊にして濇なるは、其の病治し難し：緊脈は痛みと寒を主り、陰邪が激しく打ち付けていることの反映であり、濇脈は陰脈であり、気血が虚し、血行が障害され血流が緩徐になっていることの反映である。すなわち本条における緊脈は、中焦の虚寒が強度であることを反映しており、濇脈は『景岳全書』で「浮数の脈状のものは腑が乗じられているとし、沈濇のものは臓が乗じられているとする。」と述べられているように、脾臓の傷害が高度であるために後天の本が傷られて、気血が虚し血行が障害されていることを反映している。すなわち脾胃の状態を反映する趺陽の脈緊濇で、生命を維持する大元である脾胃が傷られ寒が内生していることを意味し、治癒し難いのであると思われる。

【本条のポイント】

趺陽の脈浮濇は、脾胃虚寒があって脾が傷られ、気血が虚して滞っていることの反映であり、すなわち胃の和降機能も失調し胃腸の伝導機能も失調して嘔吐となるとともに、気血の化生不足や中焦の虚寒状態が引き起こされている。さらに中焦の虚寒が強度となると、気血の虚や血行障害も強くなって緊濇の脈となり、後天の本が傷られて治癒し難くなる。

【原文】（十七―6）

病人欲吐者、不可下之。

【訓読】

病人吐かんと欲する者は、之を下す可からず。

【注釈および考察】

＊瀉下法は正気を消耗する恐れがある。瀉下薬は苦寒の薬味のものが多く、そもそも本条のように虚寒が内生し脾の運化機能が失調し嘔吐となっている病態には用いないが、瀉下法によって虚寒が強まり、脾気をさらに損傷し、陽虚が強まることが考えられる。また陰液を消耗して陰虚を強め、陰陽虚によって胃気や脾気も通じなくなり、嘔吐症状を悪化させるこ

とが考えられる。

【原文】（十七―7）

噦而腹満、視其前後、知何部不利、利之即愈。

【訓読】

噦《えつ》して腹満するは、其の前後を視て、何れの部の利せざるかを知り、之を利すれば即ち愈ゆ。

【注釈および考察】

＊噦して腹満するは：噦はしゃっくりであり横隔膜の痙攣であるが、胃が冷えて水飲が停滞して胃気の和降機能が失調し、胃気上逆となるためであるとされる（十五―20）。もともと胃中が虚冷して食べることができない場合に、水を飲むとか清熱薬を用いるなどの、胃の虚冷を強めるような要因が加わると、噦が起こるとされる。腹満の証には虚のものと実のものがあるが、ここでは虚冷が背景にあり、実邪の結聚によるためではなく、虚寒による腹満と考えられる。『景岳全書』には、「寒が上にあるものは、呑酸し、膈噎し、飲食を化すことができず、噯腐し腹脹し、噦する。」（噎：むせぶ・むせる、噯：おくび）とあり、寒が上にあることが「噦して腹満する」原因であると述べられている。

＊其の前後を視て、何れの部の利せざるかを知り、之を利すれば即ち愈ゆ。：ここでの前後は二便のことであり、「前」は小便を「後」は大便を意味するとされる。二便は全身の門戸とされ、「大便は水穀の海に通じ、腸胃の門戸である。」「小便は血気の海に通じ、衝任水道の門戸である。」といわれる。津液は気によって化すのであるから、気が病めば尿も出難くなり、虚寒によって脾陽が虚す結果、陽気が虚して小便不利となる。また本条では寒が中焦にあるために腹満を生じたのであり、その原因は脾腎の陽気が不足して大腸が温まらず、寒湿が停滞し津液が巡らなくなって虚寒性の便秘となったためで、これらの原因をよく理解して足らざるところを補えば、症状を改善することができるのである。一方寒が下にある場合は清濁を分けることができずに、アヒルのような便や痛泄となる。

［23］

【本条のポイント】

胃に虚寒があると噦するとともに、脾腎の陽気が不足して大腸が温まらず、寒湿が停滞し津液が巡らなくなって虚寒性の腹満となる。また便秘となるとともに、気が巡らないために小便不利となる。

【原文】（十七―8）

嘔而胸満者、茱萸湯主之。

茱萸湯方

呉茱萸一升　人参三両　生姜六両　大棗十二枚

右四味、以水五升、煮取三升、温服七合、日三服。

【訓読】

嘔して胸満する者は、茱萸湯之を主る。

茱萸湯方

呉茱萸一升　人参三両　生姜六両　大棗十二枚

右四味、水五升を以て、煮て三升を取り、七合を温服す、日に三服す。

【注釈および考察】

＊嘔して胸満する者は：嘔は主に胃の降濁を主る機能の異常によって胃気が上逆するためであり、胃の降濁を主る機能に異常を生じる寒・熱・気滞・食滞・痰飲内停・湿熱などが原因となる。本条は茱萸湯の構成生薬から考えて、虚寒性の嘔である。胸満は不快な胸部脹満状態で、風寒・熱・気滞・血瘀・停飲などが原因とされ、また満は邪気によって気が鬱して巡らなくなったための自覚症状と考えられる。実・熱と虚・寒の弁別が必要であるが、本条は前条よりひき続き虚寒による胸部脹満状態と考えられ、またこれらは腹部の脹満状態とも連動する。肺において陽気が不足すると、肺気の宣発粛降機能が失調し、津液も凝集して散布されず胸部脹満状態の原因となる。また胃の虚寒状態においては、清陽が上昇できず、また停滞した寒飲も肺に影響して、肺の虚寒症状が悪化することが考えられる。

【茱萸湯の考察】

Ⅰ：構成生薬の薬理作用

A．呉茱萸：①温中散寒・止痛　②温中止瀉　③疏肝降気

B．人参：①大補元気　②補脾益肺　③益気生津　④益智安神　⑤補気生血・摂血⑥扶正祛邪　**C．生姜：**①散寒解表　②温胃止嘔　③化痰行水　④解毒　**D．大棗：**①補気補脾　②養血安神　③薬性緩和

Ⅱ：茱萸湯（または呉茱萸湯）の方剤考察

呉茱萸湯の方剤考察をする上で、『傷寒論』の呉茱萸湯に関する条文も含めて考察することが重要である。そこで『傷寒論』での条文を列挙する。

ア陽明病篇「食穀欲嘔者、属陽明也、呉茱萸湯主之。」

イ小陰病篇「少陰病、吐利、手足逆冷、煩躁欲死者、呉茱萸湯主之。」

ウ厥陰病篇「乾嘔、吐涎沫、頭痛者、呉茱萸湯主之。」

陽明・少陰病では中焦が虚寒となり、陽明病に比べて少陰病では症状はより重篤であり寒邪と陽気の相争により煩躁となるが、いずれも胃に寒飲があってこのために濁陰が上逆する。厥陰病では肝寒によって肝の陽気が阻滞し、胃に横逆して胃寒となり濁陰が上逆している病態であるとされる。ここでの寒飲上逆では、寒邪が足厥陰肝経に沿って上逆し頭頂から側頭部にかけて頭痛を生じるとされ、呉茱萸湯は片頭痛治療に用いられるが、頭痛治療は呉茱萸湯の方意の一部であることには注意が必要である。人参は健脾して温中補虚し、生姜は温中（胃）止嘔し、大棗は温中補虚するが、主薬は呉茱萸であり、肝経の寒邪をよく温め散じ寒飲上逆を下気して気逆

を治し、温中して脾胃を温め脾腎陽虚を改善する。これらにより腹満し、「嘔して胸満」する病態を改善する。

【本条のポイント】

茱萸湯は、散寒・理気止痛・除湿（燥湿）するが、特に肝経の寒邪をよく温め散じ、寒邪や寒湿による腹痛・疝痛・月経痛を治し、脾腎の陽を助けて燥湿し逆気を降ろし、温中して脾胃を温め脾腎陽虚による下痢を止める。また肝の疏泄を改善し下気して気逆を治し、寒飲上逆（厥陰の寒気上逆とも表現される）による頭痛・嘔吐に用いられるとともに、胃寒を改善して嘔吐を治す。肝が鬱して熱となり肝火犯胃したものには、肝胃を調和し温中降濁して嘔吐・呑酸・曖気を治す。本条では虚寒によって胃の降濁を主る機能に異常を生じて嘔し、形成された胃中の寒飲が肺に影響して肺の虚寒症状が悪化し、肺の陽気が不足して肺気の宣発粛降機能が失調し、津液も凝集して散布されず胸部脹満状態となった症状を治す。

【原文】（十七―9）

乾嘔、吐涎沫、頭痛者、茱萸湯主之。（方見上）

【訓読】

乾嘔し、涎沫を吐し、頭痛する者は、茱萸湯之を主る。（方は上に見ゆ）

【注釈および考察】

＊乾嘔し、涎沫を吐し、頭痛する者は：『傷寒論』厥陰病篇における記述と同じである。「乾嘔」は「からえずき」であって、吐出物のない嘔吐であり、時に発声をともなう。胃の虚寒により胃の降濁を主る機能に異常を生じ胃気が上逆するためと考えられる。「涎沫」は「よだれ・つば」であり、寒飲上逆によると考えられるが、寒飲が足厥陰肝経に沿って上逆したためとも考えられる。『景岳全書』に、「栄気は根であり、衛気は葉である。栄衛がともに微《すく》なければ、根も葉も枯槁《ここう》している状態であり、寒慄し・咳逆し・腥《なまぐさ》い唾《つば》を吐き・涎沫を吐く」とあり、涎沫を吐すのは栄衛ともに虚損して寒が内生しているための症状である。本条は前条の厥陰病の説明に該当し、「肝寒によって肝の陽気が阻滞し、胃に横逆して胃寒となり濁陰が上逆している病態であり、ここでの寒飲上逆は、寒邪が足厥陰肝経に沿って上逆し頭頂から側頭部にかけて頭痛を生じるとされる」である。足厥陰肝経は横隔から脇肋を経て喉頭後部から上行して頭部に至っており、咽喉頭部に連なるところから、涎沫を吐す症状の原因になるとも考えられる。また足陽明胃経との関係で頭痛を考える場合もあるが、足陽明胃経は陽明の証の経であり、本来は身熱を伴うところから、本条には該当しないと思われる。呉茱萸の作用からは、温中して脾胃を温めるとともに、肝経の寒邪をよく温め散じ寒飲上逆を下気して気逆を治す、と考えられる。

【本条のポイント】

寒飲上逆の症状としての乾嘔・涎沫・頭痛は、肝寒によって肝の陽気が阻滞し、胃に横逆して胃寒となり乾嘔し、寒邪が足厥陰肝経に沿って上逆して涎沫を生じるとともに、頭頂から側頭部にかけて頭痛を生じることなどが原因となる。

【原文】（十七―10）

半夏瀉心湯方

嘔而腸鳴、心下痞者、半夏瀉心湯主之。

半夏半升（洗）　黄芩三両　乾姜三両　人参三両　黄連一両　大棗十二枚　甘草三両（炙）

右七味、以水一斗、煮取六升、去滓、再煮取三升、温服一升、日三服。

【訓読】

嘔して腸鳴し、心下痞する者は、半夏瀉心湯之を主る。

半夏瀉心湯の方

半夏半升（洗う）　黄芩三両　乾姜三両　人参三両　黄連一両　大棗十二枚　甘草三両（炙る）

右七味、水一斗を以て、煮て六升を取り、滓を去り、再び煮て三升を取り、一升を温服す、日に三服す。

【注釈および考察】

＊嘔して腸鳴し：嘔は主に胃の降濁を主る機能の異常によって胃気が上逆するためであり、胃の降濁を主る機能に異常を生じる寒・熱・気滞・食滞・痰飲内停・湿熱などが原因となる（十七―8）。腸鳴は、脾虚にともない飲食物が不消化となり、不消化物が消化管中を送られる際に発する腸の蠕動音である。半夏瀉心湯の適応証は寒熱錯雑痞証であるとされ、痞証は正常な気の昇降が失われて気が中焦に停滞したためであり、下降すべき気が下降できずに上逆すると嘔吐となり、上昇すべき気が上昇できずに下降すると下痢となる。また寒熱の熱は胃熱や心熱であり、煩熱となり焦躁感をともない、一方寒は腹部が冷えて下痢や腸鳴となる。

＊心下痞する者は：心下部は上腹部の胃のあたりであり、「痞」は痛みや脹満感とは異なった感覚で、心下部に感じる不快感である。『景岳全書』には、「重いものは脹り塞がって中満する。これは実邪であるから攻めなければならない。軽いものは食欲がなく空腹感や満腹感を感じない、また脹満感が有るようでも実は脹満感が無く、中空で物が何も入っていない感じがする。これが痞気であって、真の脹満ではない。これは邪気が胸中に陥ったためになったもの・脾気が虚し運化し難くなったためなどによっておこっている。」とある。ここでは後者である。

【半夏瀉心湯の考察】

Ⅰ：構成生薬の薬理作用

A．**半夏：**①燥湿化痰　②降逆止嘔　③消痞散結　④消腫止痛　B．**黄芩：**①清熱燥湿　②清熱瀉火　③清熱止血　④清熱安胎　⑤清熱解毒　C．**乾姜：**①温中散寒・温脾陽　②回陽救逆　③温肺化飲　④温経止血　D．**人参：**①大

補元気　②補脾益肺　③益気生津　④益智安神　⑤補気生血・摂血　⑥扶正祛邪　E．黄連：①清熱燥湿　②清熱瀉火　③清熱解毒　F．大棗：①補気補脾　②養血安神　③薬性緩和　G．甘草：①補中益気　②潤肺・祛痰止咳　③緩急止痛　④清熱解毒　⑤調和薬性

Ⅱ：半夏瀉心湯の方剤考察

瀉心湯と名がつく方剤は半夏瀉心湯の他に、大黄黄連瀉心湯・附子瀉心湯・生姜瀉心湯・甘草瀉心湯があり、いずれも心下部の痞証が特徴的とされる。痞証は正常な気の昇降が失われて気が中焦に停滞したための症状であり（前出）、心熱または胃熱をともなうことが特徴的である。半夏瀉心湯の適応証は、寒熱錯雑痞といわれるタイプの痞証であり、熱は心熱または胃熱であるが、寒は中焦の機能失調にともなう温煦作用の減弱を原因として内生した虚寒であり、脾の運化機能の失調が背景にある。寒によって腹部が冷えて下痢や腸鳴となるとともに、下降すべき気が下降できずに上逆すると嘔吐となる。生薬構成上では、心熱または胃熱を取り除く（すなわち瀉す）ために用いられる苦寒薬（苦味のある清熱薬）が特徴的で、本条では黄芩・黄連であり、特に黄連はいずれの瀉心湯にも共通で、方剤の中心である。**半夏**はその辛味によって上逆した気を降ろして止嘔し、**乾姜**は中焦を温めて散寒するとともに、止嘔にはたらき腸鳴も改善し、**人参**は大補元気して補脾・補気し、**大棗・甘草**は補脾・補気して、中焦の機能失調を回復して虚寒による症状を回復し、**黄芩・黄連**で心熱または胃熱を瀉し、これらにより痞証を改善する。辛味薬である半夏・乾姜と、苦味薬である黄芩・黄連の併用が特徴的で、辛開苦降法といわれる。[28]

【本条のポイント】

半夏瀉心湯の適応病態は、寒熱錯雑痞といわれるタイプの痞証であり、熱は心熱または胃熱であるが、寒は中焦の機能失調にともなう温煦作用の減弱を原因として内生した虚寒であり、脾の運化機能の失調が背景にある。嘔は主に胃の降濁を主る機能の異常によって下降すべき気が下降できずに胃気が上逆するためであり、ここでは胃熱が原因であり、また内生した虚寒によって腹部が冷えて下痢や腸鳴となる。

【原文】（十七—11）

乾嘔而利者、黄芩加半夏生姜湯主之。

黄芩加半夏生姜湯方

黄芩三両　甘草二両（炙）　芍薬二両　半夏半升　生姜三両　大棗十二枚

右六味、以水一斗、煮取三升、去滓、温服一升、日再夜一服。

【訓読】

乾嘔して利する者は、黄芩加半夏生姜湯之を主る。

黄芩加半夏生姜湯の方

黄芩三両　甘草二両（炙る）　芍薬二両　半夏半升　生姜三

両　大棗十二枚

右六味、水一斗を以て、煮て三升を取り、滓を去り、一升を温服す、日に再び夜に一たび服す。

【注釈】

＊乾嘔して利する者は：乾嘔は（十七―9）では、胃の虚寒によると考えられたが、胃の降濁を主る機能に異常を生じる寒・熱・気滞・食滞・痰飲内停・湿熱などのいずれもが嘔の原因となり、本条では胃熱による乾嘔と考えられる。嘔と乾嘔の違いは、胃の内容物の病態による違いと症状の程度の問題であると思われる。利は下痢である。黄芩加半夏生姜湯は『傷寒論』太陽病篇にも記述され、「太陽與少陽合病、自下利者、與黄芩湯。若嘔者、黄芩加半夏生姜湯主之。」とあり、黄芩湯（黄芩・芍薬・甘草・大棗）は太陽と少陽の合病で、邪が裏におよんで自ら下痢となっている病態に用い、それに嘔が加わった場合に黄芩加半夏生姜湯を用いるとされる。黄芩湯が用いられるのは、太陽（頭項部痛・発熱・悪寒・身体痛など）と少陽（往来寒熱・胸脇痛・口苦・嘔気・頭眩など）の症状の合病であり、本来は下痢はないが、合病とそれによる正気の虚が加わって邪熱が裏に進行すると、消化管が犯されて下痢となると考えられる。乾嘔はここでは邪熱が消化管におよぶ結果としての胃熱によると考えられるが、一方では下痢であるので、胃の内容物の停滞は強くないと思われ、そのために乾嘔となっているとも考えられる。

【黄芩加半夏生姜湯の考察】

Ⅰ：構成生薬の薬理作用

A．黄芩：①清熱燥湿　②清熱瀉火　③清熱止血　④清熱安胎　⑤清熱解毒　**B．甘草：**①補中益気　②潤肺・祛痰止咳　③緩急止痛　④清熱解毒　⑤調和薬性　**C．芍薬：**
赤芍①清熱涼血　②祛瘀止痛　③清肝泄火　**白芍**①補血斂陰　②柔肝止痛　③平肝斂陰　**D．半夏：**①燥湿化痰　②降逆止嘔　③消痞散結　④消腫止痛　**E．生姜：**①散寒解表　②温胃止嘔　③化痰行水　④解毒　**F．大棗：**①補気補脾　②養血安神　③薬性緩和

Ⅱ：黄芩加半夏生姜湯の方剤考察

黄芩は主に肺・大腸・肝の湿熱を清熱し燥湿する。本条では大腸湿熱を清熱燥湿して自ら下痢するを改善する。**芍薬**は『神農本草経』によれば、まず止痛が挙げられ、次に血脈を通じて血滞を巡らせることが強調されている。また微寒により清熱し、また大腸の痙攣を和らげることが記されている。本条も大腸の痙攣を和らげ止痛することが主作用と考えられる。**半夏**は燥湿化痰と同時に逆気を下ろし気を巡らせ、これによって降逆止嘔する。**生姜**は胃寒による悪心嘔吐に用いられるが、寒熱両証に用いられ、また半夏の止嘔作用を強めるとされる。**甘草・大棗**で調和薬性するとともに、補脾し補中益気している。

【本条のポイント】

太陽・少陽の合病で、胃熱による乾嘔をともない、邪が裏におよんで大腸湿熱による下痢をともなっている場合は、黄芩加半夏生姜湯を用いる。黄芩湯との違いを理解すること。

【原文】（十七―12）

諸嘔吐、穀不得下者、小半夏湯主之。（方見痰飲中）

【訓読】

諸の嘔吐して、穀の下るを得ざる者は、小半夏湯之を主る。（方は痰飲中に見ゆ）

【注釈および考察】

＊（十二―28）で論じた。構成生薬は半夏・生姜である。再掲する。「半夏は、燥湿化痰することによって脾の運化昇清機能の失調を回復し、これにより脾気を回復して降逆止嘔し、嘔気を改善するとともに、水飲の停滞を改善している。また半夏には燥湿化痰と同時に逆気を下ろして気を巡らせる作用があり、気滞による症状を改善する。生姜は、陽気をめぐらせて脾胃を温め、胃を温めて胃気を降ろし、除湿し、止嘔する。半夏の止嘔作用を強めるとともに、解毒作用があり、半夏の毒性や刺激性を緩和している。」

嘔吐の原因である水飲の停滞を改善し、気滞を改善し逆気を下ろすことにより、嘔吐を改善する。

＊穀の下るを得ざる者は：胃の降濁を主る機能に異常が生じて、飲食物が下に降りてゆかない者は、である。

【本条のポイント】

脾胃の昇清降濁機能の失調による嘔吐には、小半夏湯を用いる。

【原文】（十七―13）

嘔吐而病在膈上、後思水者解、急与之。思水者、猪苓散主之。

猪苓散方

猪苓　茯苓　白朮各等分

右三味、杵為散、飲服方寸匕、日三服。

【訓読】

嘔吐して病膈上に在り、後に水を思う者は解す、急ぎ之を与えよ。水を思う者は、猪苓散之を主る。

猪苓散の方

猪苓　茯苓　白朮各等分

右三味、杵きて散と為し、方寸匕を飲服す、日に三服す。

【注釈および考察】

＊嘔吐して病膈上に在り：膈は、特定の臓腑組織を指すというよりは、ここでは胸部と腹部を隔てる領域ぐらいの意味で使われており、膈上はその領域の上の方で、膈部と胸部が接するあたりを指すと思われる。何となくそのあたりに異常感覚があって嘔吐を伴う場合である。（十七―3）で説明したが、「膈気」は横隔膜を通る気であり、その中でも最も重要なのが胃気であった。膈部は多数の経脈が通り、それらの影響（特

に胃気の影響）を受けるが、膈上に異常感覚がある場合は病変がまだ膈部の上方にあって、裏である臟腑に入り込まない半表半裏にあることを意味しており、その分胃気の異常の程度が少ない、ということではないであろうか。嘔は、邪気が半表半裏にあるときに出現することが多く、また傷寒の表邪は裏に伝入しようとするものであるが、裏気がそれに対して逆すると嘔となるとする考えもある（『景岳全書』より）。

＊後に水を思う者は解す、急ぎ之を与えよ：嘔吐した後に口が乾き水を欲するのは、嘔吐によって真陰が虚し、口中の津液が不足して渇するのであり、口渇は真陰の虚を解するための、ある意味生理的に当然の反応である（十七－2参照）。また水分を損っても嘔吐しないのは、胃気の虚も強くなく胃の降濁機能も保たれているためであるから、水分を急いで与えて脱水を改善させるべきである。

＊水を思う者は、猪苓散之を主る：口が乾いて水を飲みたいと思っても、飲むことのできない者は、胃気の虚があって胃の降濁機能も失われているのであるから、猪苓散を与えて脾胃機能を回復させるようにする。

【猪苓散の考察】

Ⅰ：構成生薬の薬理作用

A．**猪苓：**①利水滲湿　B．**茯苓：**①利水滲湿　②健脾補中　③寧心安神　C．**白朮：**①健脾燥湿　②益気生血　③和中安胎

Ⅱ：猪苓散の方剤考察

猪苓散は五苓散（十二－31）から沢瀉・桂枝を除いて、さらに煎薬ではなく散薬として用いている。散薬の薬力は煎薬より劣るとされるが、本条のように比較的急性の疾患に対して用いられる。五苓散の条でも説明したが、五苓散の適応症状である「口渇が強いが飲みものを飲むと吐く」が猪苓散にもあてはまり、その原因は脾陽虚に加えて腎陽虚となり、特に湿邪によって陽気の働きが低下して「気機」の流れが異常となるために、異常な上昇では嘔吐となり、異常な下降では下痢となり、軽度の場合は「痞」となるとされる。**白朮・茯苓**で脾機能を回復させ水液を津液に変え、**茯苓・猪苓**で利水作用を正常化して上焦から下焦に水液が送られる様にしている。特に白朮は脾機能を回復させて「有形の水」を、人体に必要な津液に変化させ、津液の中焦から上焦への運行を助け、これらにより肺の宣発粛降機能を回復して、肺による津液の「内から外」や「上から下」へと運ぶ機能を助けるとする。つまり気機や水液代謝の異常が上焦・中焦間でおこっていることが、本条の「病膈上に在り」の背景と考えることができる。

【本条のポイント】

上焦中焦間で起こる気機や水液代謝の異常によって、口渇があって水を飲みたいと思っても、飲むことのできない者は、胃気の虚があって胃の降濁機能が失われ、脾陽虚に加えて腎陽虚となり、特に湿邪によって陽気の働きが低下して「気機」の流れ

が異常となっているためであり、猪苓散を用いて脾機能を回復させ水液を津液に変え、利水作用を正常化して治療する。

【原文】（十七―14）

嘔而脈弱、小便復利、身有微熱、見厥者、難治、四逆湯主之。

四逆湯方

附子一枚（生用）　乾姜一両半　甘草二両（炙）

右三味、以水三升、煮取一升二合、去滓、分温再服、強人可大附子一枚、乾姜三両。

【訓読】

嘔して脈弱、小便復た利し、身に微熱有り、厥を見る者は、治し難し、四逆湯之を主る。

四逆湯方

附子一枚（生を用う）　乾姜一両半　甘草二両（炙る）

右三味、水三升を以て、煮て一升二合を取り、滓を去り、分け温めて再服す、強人は大附子一枚、乾姜三両可なり。

【注釈および考察】

＊嘔して脈弱：弱脈は気の衰退を表し、元気虚損・気血損傷・陽気衰微のあらわれであるとされる。すなわち何らかの原因により陰陽ともに虚し、それにより胃の降濁を主る機能に異常を生じ、胃気が上逆して嘔となり、弱脈ともなっている。嘔したために弱脈となっているのではない。肺胃不和・肝胃不和・腸胃不和などの脾胃と諸臓器が調和しない状態や、腎気虚損による気化機能の不全、などによって脾胃機能が虚したことが、背景にあると考えられる。

＊小便復た利し：腎気が虚弱になれば、腎陽が欠乏し腎の気化機能が働かなくなり、このために膀胱の気化機能も働かなくなって膀胱が虚寒となり、尿を貯蔵し制御することができずに、澄んだ尿が大量にぽたぽたといつまでも出続けることになる。「復た」は弱脈の原因となる元気虚損・気血損傷・陽気衰微によって、「嘔」と同様に「復た」症状が出現する、ぐらいの意味か。

＊身に微熱有り：ここでの微熱は、体内の陰寒が非常に強勢で陽気が減弱しているために、陰陽の協調が失われ、陽気が隔離されて体表へ押しやられ、体表部が仮熱し裏は真寒する陰盛格陽といわれる病態である。一方陰虚のために陽を制御することができなくなり相対的に陽が盛んとなって発熱する場合は虚熱であり、陰盛格陽とは異なる。本条は陰寒内生であって厥症状を伴っており、陰盛格陽と考えられる。また火熱のおおもとは命門にある元陽であり、命門は腎と関係し、元気の根本であって水火が宿っている根本とされ、『景岳全書』によるならば五臓の陰気は命門によって滋養され、五臓の陽気は命門によって活発に機能し、化生の源とされている。『景岳全書』には以下のように記載されている、「また火は燥に就き、寒を非常に畏れる性質がある。もし命門において陰が勝てば元陽は畏れて避け、龍火の本体を命門の中に蔵しておく

ことができなくなる。そのためこの龍火は遊散して帰らなくなり、煩熱・格陽等の病気を起こす。」〔23〕とある。すなわち格陽の本源は命門において陰が勝ったために龍火が遊散して帰らなくなったことにあると考えられる。

＊厥を見る者は、治し難し：「厥」は、字義上は「卒倒する・気絶する」であるが、『傷寒論』には「厥者とは、手足逆冷是なり」とあり、また「およそ厥する者は、陰陽の気相《あい》順接せず、すなわち厥を為す」とある。陰陽の失調によって、寒厥では陽虚陰盛のために陽気が四肢を温煦できなくなって四肢厥冷となり、熱厥では邪熱が裏において非常に盛んなために陽が裏に鬱し、陰が外に押しやられて格拒の状態となり、四肢が温煦されなくなって四肢厥冷となるとされる。この点では陰陽とは本来分けて考えることのできないものであって、和平であることを貴び、もともと同じ気であると考えられるところから、和平がくずれ陰陽のバランスが失調することによって厥となるのである。『景岳全書』には以下のように述べられている。

「火の性質は当然熱である。しかしもし火の中に水がなければ、熱はますます盛んになっていく。そして熱が極まって陰を亡ぼしてしまうと、全ての物は焦枯することとなる。水の性質は当然寒である。しかしもし水の中に火がなければ、寒はどんどん盛んになって行く。そして寒が極まって陽を亡ぼしてしまうと、全てのものは寂滅することとなる。」

これらの表現から、陰陽の順接関係を理解することができる。すなわち陽が亡びて寒が盛んになった状態は重篤であって、治療することが極めて困難であるのは、当然のことである。

【四逆湯の考察】

Ⅰ：構成生薬の薬理作用

A．**附子：**①回陽救逆　②補陽益火　③温陽利水　④散寒止痛　B．**乾姜：**①温中散寒・温脾陽　②回陽救逆　③温肺化飲　④温経止血　C．**甘草：**①補中益気　②潤肺・祛痰止咳　③緩急止痛　④清熱解毒　⑤調和薬性

Ⅱ：四逆湯の方剤考察

四逆湯は『傷寒論』の太陽上・中、陽明、少陰、厥陰、霍乱などの各篇と『金匱要略』の本条嘔吐噦下利病篇に記載されている。いずれも陰陽が順接せず裏寒が強くなった様々な病態であり、たとえば各種の原因により下痢が劇しく虚脱を起こして手足が冷えるもの、発汗多量により内臓機能が傷害されて下痢・腹満・腹痛などとなり虚脱して手足が冷えるもの、また発熱し寒気し口中が乾いても水分を欲しがらないもの、嘔吐下痢があり発熱悪寒して手足が冷えるもの、などの裏寒虚脱状態に用いられている。

附子は辛温大熱の性質であり、上昇も下降もしながらよく走って十二経内を巡り、陽気や元気の虚した状態を回復させ、皮毛においては表寒を除き、三焦やもろもろの臓腑に於いて

その冷えを除く。病のために真陽が不足し虚火が上衝しているような病態に於いては、附子は命門（生命活力のこと、腎にあるとも考えられている）に入り込んで真陽を回復させ虚火を鎮めるとされ、「下焦命門の陽虚を補う薬である」と言われる。先に述べたように、五臓の陰気は命門によって滋養され、五臓の陽気は命門によって活発に機能し、命門は化生の源であるところから、本条のような陽気が虚した状態では、命門に入り込んで根本から真陽を回復させ虚火を鎮めるのである。また脾胃を温め脾湿を除き、腎の冷えも除き、裏にある寒湿を除く。**乾姜**も辛温大熱の性質があり、温中散寒作用により脾胃を温めて寒を散じ寒飲を除き嘔気も止め、経絡を温めることによって気の通りを改善するが、回陽救逆の作用があり、附子を補佐して本条のように亡陽証に用いられる。**甘草**は補中益気するとともに、附子・乾姜の劇烈の性質を和らげ薬性を調和している。

【本条のポイント】

腎気虚弱により腎陽が欠乏し弱脈となり、胃の降濁を主る機能に異常を生じて胃気が上逆して嘔となり、膀胱の気化機能も働かなくなって膀胱が虚寒となり、尿を貯蔵し制御することができずに澄んだ尿が大量に出続け、裏において陰寒が盛んとなり陰盛格陽して体表部が仮熱し、一方陽気が四肢を温煦できなくなって四肢厥冷となる者は、治癒し難い。四逆湯の適応である。

【原文】（十七―15）

嘔而発熱者、小柴胡湯主之。

小柴胡湯方

柴胡半斤　黄芩三両　人参三両　甘草三両　半夏半斤　生姜三両　大棗十二枚

右七味、以水一斗二升、煮取六升、去滓、再煎取三升、温服一升、日三服。

【訓読】

嘔して発熱する者は、小柴胡湯之を主る。

小柴胡湯方

柴胡半斤　黄芩三両　人参三両　甘草三両　半夏半斤　生姜三両　大棗十二枚

右七味、水一斗二升を以て、煮て六升を取り、滓を去り、再煎して三升を取り、一升を温服す、日に三服す。

【注釈および考察】

＊嘔して発熱する者は：『景岳全書』によるならば、「嘔して発熱し煩悶するものは、邪熱によって嘔となっているものである。」とありまた、「半表半裏に邪気があるときに嘔の症状を呈することが多い。もし邪気が全て表にあるのであれば、嘔の症状が現われることはない。」ともある。また「寒熱往来するものは、陰陽が相い争っている状態である。陰が勝てば寒し、陽が勝てば熱する。」であり、「また、邪気が半表半裏の

間にあるものは、外は陽と争って寒となり、内は陰と争って熱となる。このため表にいったり裏にいったり、出たり入ったりして、寒熱往来するのである。」[23]とある。少陽病は寒熱往来・胸脇苦満・口苦・咽乾・悪心・食思不振・心煩動悸・目眩・頭耳牽引痛などであり、小柴胡湯の適応病態であるとされる。

【小柴胡湯の考察】

I：構成生薬の薬理作用

A．**柴胡**：①解表退熱　②疏肝解鬱　③昇提陽気　B．**黄芩**：①清熱燥湿　②清熱瀉火　③清熱止血　④清熱安胎　⑤清熱解毒　C．**人参**：①大補元気　②補脾益肺　③益気生津　④益智安神　⑤補気生血・摂血⑥扶正祛邪　D．**甘草**：①補中益気　②潤肺・祛痰止咳　③緩急止痛　④清熱解毒　⑤調和薬性　E．**半夏**：①燥湿化痰　②降逆止嘔　③消痞散結　④消腫止痛　F．**生姜**：①散寒解表　②温胃止嘔　③化痰行水　④解毒　G．**大棗**：①補気補脾　②養血安神　③薬性緩和

II：小柴胡湯の方剤考察

『本経疏証』においては、小柴胡湯を構成する生薬についての張仲景の説明が、引用されている。「上焦が通じると、津液が下がることが可能となり、それによって胃気が和すると、身体からうっすらと汗が出て解する」と述べた後で、柴胡証はみな上焦が通じないための証であり、「上焦が通じないと気が阻まれ、痰飲が形成され、そのために火を生じ、少陽の症状となるのであり、小柴胡湯を構成する生薬の中で柴胡のみが上焦を通じさせる」と述べ、また上焦が通じないための症状は、「心下満、肋下満、胸肋満、肋下鞕満、心下支結、胸肋満微結、心下急郁郁微煩」であると述べ、往来寒熱は上焦が通じないためであるとしている。小柴胡湯は発汗・吐・下法によらずに邪を除くので、「和解」とされる。また「上焦が通じないと気の通行が阻まれ、気が阻まれると飲が停滞し、飲が停滞すると火を生じ、火炎はすなわち嘔吐となる。半夏、生姜は濁飲の吐出を止めるが、熱を解することはできず、黄芩は熱を解することはできるが上焦は通じさせず、柴胡のみが熱も解し上焦も通じさせる」と述べている。また『景岳全書』によれば、小柴胡湯は散邪を主眼とし、補中益気湯は固本を主眼とし、両方の処方中に用いられている柴胡と人参の併用は、小柴胡湯では「当然これらは邪を逐う中に固本の考えがあり」であり、補中益気湯では「固本の中に邪を逐う」であるとする。また柴胡は黄芩とともに用いると肝胆気分の結熱を清散するとされる。中医学的な説明では、「外邪が少陽の三焦・胆・肝に侵入し、少陽の経気阻滞のための胸脇苦満、脇下痞鞕、胆火上炎による口苦となり、胃横逆して胃気上逆するための悪心、食欲不振、などを治す。苦寒の黄芩で少陽の鬱熱や胆火を清し、柴胡で疏肝解鬱して散じ、半夏・生姜で和胃降逆・散結消痞し、黄芩・半夏・生姜で辛開苦降する。

人参で益気し扶正し、炙甘草・生姜・大棗で中焦に働き衛気を宣発し、邪が裏に侵入するのを防ぐ。」となる。

【本条のポイント】

少陽病半表半裏証で、上焦が通じないために邪熱によって嘔となり、表裏で陰陽が相争うために往来寒熱するものは、小柴胡湯を用いる。

【原文】（十七—16）

胃反嘔吐者、大半夏湯主之。（千金云、治胃反不受食、食入即吐、外臺云治嘔、心下痞鞕者。）

大半夏湯方

半夏二升（洗、完用）　**人参三両　白蜜一升**

右三味、以水一斗二升、和蜜揚之二百四十遍、煮取二升半、温服一升。余分再服。

【訓読】

胃反にて嘔吐する者は、大半夏湯之を主る。（千金に云う、胃反にて食を受けざるを治す、食入れば即ち吐く、外臺〈秘要〉に云う、嘔、心下痞鞕の者を治す。）

大半夏湯方

半夏二升（洗いて、完用す）　人参三両　白蜜一升

右三味、水一斗二升を以て、蜜を和し之を揚げること二百四十遍、煮て二升半を取り、一升を温服す。余は分けて再び服す。

【注釈および考察】

＊胃反にて嘔吐する者は：「胃反」は、（十七—3）においては、汗法によって発汗させたために陽気が虚損し、胃気も弱くなって「胃中虚冷」となり、胃気に余りがなくなって食後に腹部が脹満し、半日くらい後に、食べたものを不消化な状態で吐きだしてしまうことであった。（十七—5）においても同様に説明したように脾胃は一体であり、胃気が虚すと飲食物の消化・吸収・輸送・排出が傷害されて脾陽も虚す結果、朝に食べたものも消化することができずに夕方に吐くことになり、そのような状態を胃反としている。本条も同様であると思われる。

【大半夏湯の考察】

Ⅰ：構成生薬の薬理作用

A．白蜜《はくみつ》

（1）蜂蜜《ほうみつ》と同じ。ミツバチ科ミツバチなどが集めた花蜜。

（2）甘、平。肺・脾・大腸。

（3）神農本草経に記載される石蜜は蜂蜜のことであるとされる。そこで神農本草経の石蜜を書き出しておく。「石蜜、味甘、平。主心腹邪気、諸驚癇痓、安五臓諸不足、益気補中、止痛解毒、除衆病、和百薬。久服強志軽身、不飢不老。一名石飴。生山谷。」

（4）**11：**①潤腸通便　②清熱・潤肺止咳　③補中・緩急止痛　**12：**①補中緩急止痛　②潤肺止咳　③潤腸通便　④

解毒・諸薬調和　**13**：①潤腸通便　②補中　**14**：『本草綱目』の引用で、①清熱　②補中　③解毒　④潤燥　⑤止痛の五点であるとする。

（5）生で用いると涼性で清熱の働きがあり、清熱潤肺するが、熱して用いると温性であり補中に働き、緩によって急を除き、中焦を補って止痛する。甘味で調和し解毒作用を発揮し、百薬を調和する。滋潤性により潤腸通便する。

B．半夏：①燥湿化痰　②降逆止嘔　③消痞散結　④消腫止痛　**C．人参**：①大補元気　②補脾益肺　③益気生津　④益智安神　⑤補気生血・摂血⑥扶正祛邪

Ⅱ：大半夏湯の方剤考察

半夏の完用は、刻まないでそのまま用いることとされる。完用のほうが成分の吸収は悪く、毒性の軽減につながるとの指摘もなされている。[29]　**半夏**は水湿をめぐらせ、脾気を回復して燥湿化痰するとともに、その辛味によって上逆した気を降ろして止嘔し、気を巡らせて気滞による症状を改善する。陽気が虚損し、胃気も虚し脾陽も弱くなって「胃中虚冷」している病態に対して、**人参**で大補元気して益気し陽気の虚損を補い、補脾し温中して「胃中虚冷」を改善する。**白蜜**は補中に働き、緩によって急を除く。すなわち人参により腎陽の虚損を回復し、脾陽は腎陽が十分にあってその機能が正常に営まれるところから、脾気を回復し胃気も回復させる。『景岳全書』によれば、命門は精血の海であり、脾胃は水穀の海であってともに五臓六腑の本であり、また命門には元気の根であるる水・火が宿るとされる。「胃中虚冷」は命門の火の衰えとも考えられ、生命力が低下した危機的な情況であり、大半夏湯は急を救う処方であるとも考えられる。

【本条のポイント】

胃反は、陽気が虚損し、胃気も弱くなって「胃中虚冷」となることが原因であって、その根本は命門の火の衰えであり、大半夏湯を用いて、大補元気して益気し陽気の虚損を補い、上逆した気を降ろして止嘔し気滞を改善し、補脾し温中して治療する。

【原文】（十七―17）

食已即吐者、大黄甘草湯主之。（外臺方、又治吐水。）

大黄甘草湯方

大黄四両　甘草一両

右二味、以水三升、煮取一升、分温再服。

【訓読】

食し已《おわ》って即ち吐く者は、大黄甘草湯之を主る。（外臺方、又吐水を治す。）

大黄甘草湯方

大黄四両　甘草一両

右二味、水三升を以て、煮て一升を取り、分け温めて再服す。

【注釈および考察】

＊食し已って即ち吐く者は：前条の胃反は、胃中虚冷・胃気虚弱のために半日くらい後に食べたものを不消化な状態で吐きだしてしまうことであったが、本条はそれに対して食後比較的すぐに吐きだしてしまう場合である。吐出は胃気上逆の症状と考えられ、胃の降濁し和降する機能に異常を生じたためであり、寒・熱・気滞・食滞・痰濁・暑湿などの様々な原因によると考えられる。食べるとすぐに吐く場合は胃熱による場合が多いとされ、本条の原因も胃熱であると思われる。胃熱は、熱邪を外感したり、からいものや油っこいのもを食べたりしたために熱を生じたり、また胃の津液が不足して胃陰虚となり虚熱を生じる、などが原因となる。熱邪によって胃の陰液は急激に消耗するので、実際は実熱の場合でも虚熱が入り混じった病態となる。熱邪が胃に停留して盛んになると、胃の陰津が焼かれて胃気も消耗され、胃の受納や和降機能も傷害されて、熱邪が足陽明胃経に沿って上昇し胃火上炎と称される病態となるが、本条は胃火上炎とは異なり、熱邪によって胃に潤いがなくなり、胃の和降機能が働かなくなったために生じた胃気上逆が主体の病態であると思われる。

【大黄甘草湯の考察】

Ⅰ：構成生薬の薬理作用

A．大黄：①瀉熱通腸　②清熱瀉火・涼血解毒　③行瘀破積　④清化湿熱　B．甘草：①補中益気　②潤肺・祛痰止咳　③緩急止痛　④清熱解毒　⑤調和薬性

Ⅱ：大黄甘草湯の方剤考察

大黄に関しては（十六—17）を再掲する。《大黄は攻下薬に分類されているが、その作用の本質は、血液・尿・鼻水・唾液に作用している火を除く「瀉火の薬」であり、火・熱によって凝滞した血脈をもとにもどして血閉を通じ、瘀血を下すことで悪寒発熱を除き、瀉下作用により陰濁を下降させて清陽を上昇させ、胃腸の中に停滞した液体や燥屎を除いて新血を生じることである。すなわち『本経疏証』にいうところの、「〈行火用〉の一語」が大黄の基本的な作用である。》すなわち瀉下作用により陰濁を下降させて清陽を上昇させ、火熱によって凝滞した血脈をもとにもどして血閉を通じさせて血流を回復させ、胃熱を清熱し瀉火し、胃の和降機能を回復させている。甘草は大黄の薬性の峻烈さを緩和している。

【本条のポイント】

胃熱によって胃の降濁し和降する機能に異常を生じ、食後すぐに嘔吐する場合は、大黄甘草湯を用いて治療する。

【原文】（十七—18）

胃反、吐而渇欲飲水者、茯苓沢瀉湯主之。

茯苓沢瀉湯方（外臺云。治消渇脉絶、胃反吐食又有小麥一升。）

　茯苓半斤　沢瀉四両　甘草二両　桂枝二両　白朮三両　生姜四両

右六味、以水一斗、煮取三升、内沢瀉、再煮、取二升半、温

服八合、日三服。

【訓読】

胃反にて、吐いて渇し水を飲まんと欲する者は、茯苓沢瀉湯之を主る。

茯苓沢瀉湯方（外臺に云う。消渇し脈絶し、胃反し食を吐すを治す、又小麥一升有り。）

　茯苓半斤　沢瀉四両　甘草二両　桂枝二両　白朮三両　生姜四両

右六味、水一斗を以て、煮て三升を取り、沢瀉を内《い》れ、再び煮て、二升半を取り、八合を温服す、日に三服す。

【注釈】

＊胃反にて、吐いて渇し水を飲まんと欲する者は：胃反は前述のように、陽気が虚損し胃中虚冷・胃気虚弱のために半日くらい後に食べたものを不消化な状態で吐きだしてしまうことであった。胃気虚寒においては、寒による気滞に加えて温化機能が失調し、胃の陽気が不足して水穀を温めて消化することができなくなり、胃の受納と降濁の機能も失調し、脾陽も虚損して脾の運化昇清機能も傷害される。また脾は水湿の運化を主宰し、水液の輸送散布および水湿を津液に化生することを主っているので、脾の運化昇清機能が傷害されると、水液の散布が傷害されて湿が中焦に停滞し、津液の化生は減少することになる。『景岳全書』によれば、一般的には内熱が強ければ口渇が非常に強くなるが、火証ではないにも関わらず口渇となるのは、中焦に水湿の停滞はあっても内に水分が虚しているときであるとされる。本条は気血生成の大元である脾胃の働きの慢性的な虚損状態が背景にあって、胃の陽気が虚損し、胃気虚寒となり、胃の受納と降濁機能の失調を伴って胃反となり、中焦への水湿の停滞と津液の化生不足から、内なる水分の虚を伴っている病態であると考えられる。

【茯苓沢瀉湯の考察】

Ⅰ：構成生薬の薬理作用

A．**茯苓：**①利水滲湿　②健脾補中　③寧心安神　B．**沢瀉：**①利水滲湿　②清腎火　③除痰飲　C．**甘草：**①補中益気　②潤肺・祛痰止咳　③緩急止痛　④清熱解毒　⑤調和薬性　D．**桂枝：**①発汗解肌（表）　②温通経脈　③通陽化気　E．**白朮：**①健脾燥湿　②益気生血　③和中安胎　F．生姜：①散寒解表　②温胃止嘔　③化痰行水　④解毒

Ⅱ：茯苓沢瀉湯の方剤考察

茯苓は甘で補・和・緩に働き健脾し、脾の水湿運化を助け、脾虚および脾虚による中焦の水湿停滞による胃腸機能の異常を改善する。本条のように脾胃の慢性的な虚損が背景にあって胃気虚寒となり、胃の受納と降濁の機能が失調し、中焦への水湿停滞を生じて胃反となっている病態を、脾虚を改善することによって改善する。また淡で滲・利に働く利水滲湿薬であり、水道を通利して水湿を滲除するが、利水しても正気を損傷することがなく、平性であって虚・実・寒・熱いずれ

の病態にも用いることができる。『神農本草経』に「主胸脇逆気」とあるように、胸脇部の水湿を除くことで逆気を治し、嘔吐を治す。また憂鬱や怒りや驚きや恐れなどの精神不安を鎮静し安神する。茯苓・**沢瀉**は利水滲湿薬に分類されているが、利水作用は沢瀉のほうが強く、沢瀉は利水とともに補陰の作用があるとされ、健脾作用はないが、腎陰を滋補して陰虚を補陰する。また沢瀉に猪苓・茯苓の二生薬が併用された五苓散・猪苓湯などは、心下に痰飲や水気が停留し眩暈に苦しむ場合に用いられ、茯苓のみが併用された腎気丸・茯苓沢瀉湯は、腰以下に水気がある場合であるとされている。本条は中焦への水湿停滞であるが、五苓散・猪苓湯よりはより下焦に近いと考えられる。

本条では**白朮**は、茯苓とともに脾機能を回復させ水液を津液に変える。特に白朮は脾機能を回復させて「有形の水」を、人体に必要な津液に変化させ、津液の中焦から上焦への運行を助け、これにより肺の宣発粛降機能を回復して、肺による津液の「内から外」や「上から下」へと運ぶ機能を助けるとされる。**桂枝**は表裏の陽気を温めて温通経脈し気血を巡らせ、脾胃の慢性的な虚損を背景とする胃気虚寒を改善し、陽気を温めて巡りをよくすることにより、中焦への水湿停滞や痰湿を吸収して除き、水が寒邪によって凝結している場合に腎と膀胱の気化を促進して利水作用を発揮する。**生姜**も桂枝と同じく陽気をめぐらせるが、本条では桂枝の補助薬として用いられている。また脾胃を温め整えて胃気を降ろし、湿を除くとともに、悪心・嘔吐を止める。**甘草**は補中益気するとともに、諸薬の薬性を調和している。

【本条のポイント】

慢性的な脾胃虚損による胃気虚寒によって、胃の受納と降濁の機能が失調し、脾陽も虚損して脾の運化昇清機能が傷害され胃反となって嘔吐し、中焦に水飲が停滞はしているが、津液の化生不足によって内に水分が虚して口渇がある者は、脾機能を回復させて脾の水湿運化を助け、利水滲湿して水飲の停滞を改善し、補陰し、陽気をめぐらせる方剤構成である、茯苓沢瀉湯を用いて治療する。

【原文】（十七—19）

吐後、渇欲得水而貪飲者、文蛤湯主之、兼主微風脈緊頭痛。

文蛤湯方

文蛤五両　麻黄三両　甘草三両　生姜三両　石膏五両　杏仁五十枚　大棗十二枚

右七味、以水六升、煮取二升、温服一升、汗出即愈。

【訓読】

吐きて後、渇して水を得て貪り飲まんと欲する者は、文蛤湯之を主る、兼ねて微風にて脈緊し頭痛するを主る。

文蛤湯方

文蛤五両　麻黄　甘草　生姜各三両　石膏五両　杏仁五十

枚　大棗十二枚

右七味、水六升を以て、煮て二升を取り、一升を温服す、汗出づれば即ち愈ゆ。

【注釈および考察】

＊吐きて後、渇して水を得て貪り飲まんと欲する者は：口渇があり冷飲を喜び、水を貪るほど飲もうとする者は、内熱が強くまた真陰が非常に虚していることの反映である。嘔吐は、寒・熱・気滞・食滞・痰濁・暑湿などの様々な原因によって、胃の受納し降濁する機能に異常が生じ、胃気が上逆したための症状である。胃熱においても胃寒においても生じ得るが、胃寒は前条で説明した胃反の病態を考えても、本条にはあてはまらないと考えられる。胃に熱が鬱滞し胃熱が亢進することが主体の胃火上炎の病態においては、津液が熱によって失われ、火を消すことが出来ずに燃え上がり、煩渇・冷飲・胃の灼熱感などの症状となり、熱によって消化機能は亢進し、また時に胃濁が上逆する。それに対して津液が消耗して胃陰が不足する病態では、胃腸に潤いがなくなり、陰が陽を制御することができなくなって虚熱が燃え上がり微熱・心煩となり、水穀を分解し消化することができなくなり、また食思不振・乾嘔・しゃっくりなどの症状となる。

本条は何らかの原因で内熱（胃熱）が強くなり、そのために嘔吐し、嘔吐によって内熱もさらに強くなり、真陰の虚も内熱と嘔吐のために更に強くなって、水を貪るほど飲もうとしている病態である。文蛤湯中の文蛤は、肺熱を清熱し化痰し湿熱を清することが作用であるところから、肺熱が胃に伝わり、胃熱の原因となると考えるのが順当な考えであると思われる。『景岳全書』には成無已の言として、「胃は水穀の海であり、四傍［心・肝・肺・腎の四臓を指す］を養うことを主る。ゆえにその四傍に病があれば、その全ては伝わって胃に入ることになり、もし一旦胃に入ったならばさらにそこから復び伝わることはない。」とあるように、心・肝・肺・腎の熱はいずれも胃に伝わるのであり、本条では薬効から考えて肺熱と思われ、前述の病態では、胃火上炎に近いと思われる（全く同じではない）。

＊兼ねて微風にて脈緊し頭痛するを主る：『景岳全書』によれば、「風は寒邪の帥（ひきいるもの）」とされ、「風が運ぶことによって寒がやって来る」とともに、「寒は風に従って入り骨に透り肌を侵す」のであり、風寒は同気であって、浅いものを風とし深いものを寒とするとされる。微風は、表に風邪がすこしあるとともに、脈緊は裏寒が強いことの反映と考えられ、両者は浅深の相違であって、本条は風寒邪の影響が主であることを示している。

ここでは前述の胃熱による病態とは異なる、風寒邪を感受して形成された、表には風邪が少しあって裏には寒邪が強い病態にも、文蛤湯が有効であることを述べている。

【文蛤湯の考察】

I：構成生薬の薬理作用

A．**文蛤**：①清肺化痰　②軟堅散結　③利水消腫　B．**麻黄**：①発汗解表　②宣肺平喘・止咳　③利水消腫　④散風透疹　C．**甘草**：①補中益気　②潤肺・祛痰止咳　③緩急止痛　④清熱解毒　⑤調和薬性　D．**生姜**：①散寒解表　②温胃止嘔　③化痰行水　④解毒　E．**石膏**：①清気分実熱（清熱降火・除煩止渇）　②清肺熱　③清胃火　④生肌斂瘡　F．**杏仁**：①止咳平喘　②潤腸通便　G．**大棗**：①補気補脾　②養血安神　③薬性緩和

II：文蛤湯の方剤考察

文蛤散（十三—6）は文蛤単味であった。**文蛤**は鹹で軟堅し、寒で清熱し、肺に作用して肺熱を清熱し、粘稠痰を化痰し、痰火鬱結の咳喘や胸脇部の疼痛に用いられ、また湿熱による浮腫・尿量減少を利水消腫する。『名医別録』には、「主治咳逆胸痹、腰痛脇急、鼠瘻、大孔出血、崩中漏下。」とあり、血分に入って瘀血の鬱滞を散じる作用もあるとされる。**杏仁**は粛降に作用するが、**麻黄**と杏仁が合せて用いられると宣発に作用し、風寒の邪を散じて肺熱を鎮め、肺の宣発と粛降の機能が失われた状態に作用し肺気を回復させる。**生姜**は陽気をめぐらせて裏寒を回復し、脾胃を温め整えて胃気を降ろし、湿を除くとともに、悪心・嘔吐を止める。**石膏**は清肺熱・清胃火するが、本条では虚熱を清している。**甘草**・**大棗**は補脾・補気して陰虚を補い、また薬性を緩和している。文蛤湯は、麻杏甘石湯に文蛤・生姜・大棗が加えられているとも考えられ、寒邪が深く凝り固まり、脈緊で無汗のものを、麻黄の峻の性質で散じて解表し、麻黄と杏仁で肺気を巡らし、石膏で虚熱を鎮め、甘草・大棗で陰を補い、文蛤で肺熱を清熱し化痰し湿熱を清し、陰虚・虚熱をともない、真陰が虚して口渇となっている者や、風寒邪によって裏寒表証残存となり脈緊頭痛する者を治す。服用によって寒邪が散じ、陰虚が回復し、温通経脈すれば、発汗が起こって自ずと症状は回復する。

【本条のポイント】

一見矛盾するようであるが、文蛤湯は、肺熱を清熱し化痰し湿熱を清し肺気を巡らす作用とともに（文蛤・麻黄・石膏）、寒邪が深く凝り固まった病態や、風寒邪によって裏寒表証残存の病態（麻黄・生姜・杏仁）、にも有効な方剤構成となっている。

【原文】（十七—20）

乾嘔、吐逆、吐涎沫、半夏乾姜散主之。

半夏乾姜散方

半夏　乾姜等分

右二味、杵為散、取方寸匕、漿水一升半、煮取七合、頓服之。

【訓読】

乾嘔し、吐逆し、涎沫を吐すものは、半夏乾姜散之を主る。

半夏乾姜散方

半夏　乾姜等分

右二味、杵いて散と為し、方寸匕を取り、漿水一升半にて、煮て七合を取り、之を頓服す。

【注釈および考察】

＊乾嘔し、吐逆し、涎沫を吐すものは：呉茱萸湯の条（十七―9）で考察したが、『傷寒論』の呉茱萸湯に関する条文の厥陰病篇には「乾嘔、吐涎沫、頭痛者、呉茱萸湯主之。」とあり、「肝寒によって肝の陽気が阻滞し、胃に横逆して胃寒となり濁陰が上逆している病態である」とされ、寒邪の足厥陰肝経に沿っての頭部への上逆（寒飲上逆）による頭痛を伴い、そのための乾嘔・吐涎沫・頭痛と考えられた。また（十二―4）（十二―24）で考察したが、涎沫《えんまつ》を吐くのは、何らかの原因によって脾胃の運化機能が失調し、胃腸に蓄積した水飲が、肺気の虚を背景とした支飲証と類似の病態により、胃から肺に上逆し、涎沫すなわちよだれやつばのような痰となり、吐出されたものと考えられた。本条での乾嘔・吐逆・吐涎沫は、頭痛を伴わない点が茱萸湯の条とは異なっており、呉茱萸湯と同様に、肝寒による肝の疏泄機能の失調を原因として胃寒となった肝胃不和（肝寒犯胃）の病態に加え、脾胃の運化機能の失調によって形成された水飲と寒邪が結びついた水寒の邪が、足厥陰肝経に沿っての頭部への上逆を起こしてはいないが、肺気の虚に乗じて肺に上逆したための吐涎沫と考えられる。乾嘔・吐逆は胃気上逆による。

【半夏乾姜散の考察】

Ⅰ：構成生薬の薬理作用

A．半夏：①燥湿化痰　②降逆止嘔　③消痞散結　④消腫止痛　B．乾姜：①温中散寒・温脾陽　②回陽救逆　③温肺化飲　④温経止血

Ⅱ：半夏乾姜散の方剤考察

半夏は、燥湿化痰することによって脾の運化昇清機能の失調を回復し、これにより脾気を回復して降逆止嘔し、嘔気を改善するとともに、水飲の停滞を改善している。また半夏には燥湿化痰と同時に逆気を下ろして気を巡らせる作用があり、気滞による症状を改善し、これにより肝寒・胃寒による濁陰の上逆や寒飲上逆を改善する。乾姜は辛温大熱の性質によって温中散寒し、脾胃を温めて寒を散じ寒飲を除き嘔気も止め、経絡を温めることによって気の通りを改善する。また脾胃と胸中両方に作用し、脾胃を温めて寒を散じ寒飲を除くとともに、胸中の寒飲を温めて除去し、胃から肺に上逆して生じた涎沫や水様性の多量の痰を除去する。

【本条のポイント】

肝寒による肝の疏泄機能の失調を原因として胃寒となった肝胃不和（肝寒犯胃）に加え、脾胃の運化機能の失調によって形成された水寒の邪が、肺気の虚に乗じて肺に上逆したための吐涎沫や、胃気上逆による乾嘔・吐逆を伴う場合は、半夏乾姜散を用いて治療する。

【原文】（十七―21）

病人胸中似喘不喘、似嘔不嘔、似噦不噦、徹心中憒憒然無奈者、生姜半夏湯主之。

生姜半夏湯方

半夏半升　生姜汁一升

右二味、以水三升、煮半夏取二升、内生姜汁、煮取一升半、小冷、分四服、日三、夜一服。止、停後服。

【訓読】

病人の胸中喘に似て喘ならず、嘔に似て嘔ならず、噦に似て噦ならず、心中に徹して憒憒然《かいかいぜん》として奈《いかん》ともすること無き者は、生姜半夏湯之を主る。

生姜半夏湯方

半夏半升　生姜汁一升

右二味、水三升を以て、半夏を煮て二升を取り、生姜汁を内れて、煮て一升半を取り、小しく冷し、分けて四服す、日に三服し、夜一服す。止めば、後服を停《とど》む。

【注釈および考察】

＊病人の胸中喘に似て喘ならず、嘔に似て嘔ならず、噦に似て噦ならず、心中に徹して憒憒然として奈ともすること無き者は：肺気虚寒においては、肺の陽気が不足し、肺気の宣発と粛降機能が失調するとともに、津液が凝集して滞り、咳嗽・喘息などとなる。また嘔は寒においても熱においても生じるが、嘔となるのは邪が半表半裏または裏に及んだ場合であり、熱が原因では発熱煩悶をともない、寒が原因では呑酸し冷嘸し涎沫をともなうとされるが、本条は後者であり胃気虚寒が背景にあると考えられる。噦も『傷寒論』によるならば、胃中が虚冷している場合に、その虚冷を強めるような、清熱瀉火薬の使用や冷飲などが原因となって起こるとされ、背景に胃気虚寒があると考えられる。また「心中に徹して憒憒然」は、憒は心が乱れる有様、であるところから、心気虚弱から心陽不振となり心自体が温まらず栄養を受けられないので、動悸・息切れ・心臓痛などになるとともに、心は神明を主宰し、人の精神や意識、意思などの働きをコントロールしているところから、精神が心気という拠り所を失って精神不安や恐怖感にさいなまれて心が乱れ、どうすることもできなくなる有様を表していると思われる。肺気虚寒・胃気虚寒・心気虚弱はいずれも寒邪の外感や体内の陽気が不足し寒が内生したための症状であるが、本条は「心中に徹して」であるので、心気虚弱が中心で症状は急迫しており、それに対し喘・嘔・噦ははっきりと症状を示しているわけではないので「似て…ならず」とされ、心気虚弱・心陽不振から派生した症状であって、まだはっきりとしていないとも考えられる。

【生姜半夏湯の考察】

Ⅰ：構成生薬の薬理作用

A．半夏：①燥湿化痰　②降逆止嘔　③消痞散結　④消腫止痛　**B．生姜：**①散寒解表　②温胃止嘔　③化痰行水

④解毒

Ⅱ：生姜半夏湯の方剤考察

小半夏湯（十二—23）と同じ生薬構成であるが、小半夏湯は半夏一升・生姜半斤であり、半夏が倍量で生姜片であるのに対して、生姜半夏湯は生姜汁が用いられている。小半夏湯は心下の支飲が原因とされたが、生姜半夏湯はあくまでも裏寒による臓腑虚寒が原因と考えられ、両者は異なっている。**半夏**に関しては前条でも説明したように、燥湿化痰することによって脾の運化昇清機能の失調を回復し、これにより脾気を回復して降逆止嘔し、嘔気を改善するとともに、水飲の停滞を改善する。また燥湿化痰と同時に逆気を下ろして気を巡らせる作用があり、気滞による症状を改善し、これにより肝寒・胃寒による濁陰の上逆や寒飲上逆を改善する。**生姜**は①散寒解表　②温胃止嘔　③化痰行水　④解毒の作用があるとされる。散寒解表は主に辛味の軽浮の性質により表寒邪を発散して除くことであり、温胃止嘔は胃を温めて胃寒を除き胃気を降ろして悪心・嘔吐を止めまた湿を除き、化痰行水は肺に入って風寒邪を発散し祛痰止咳することとされる。乾姜も生姜と作用は類似しているが、辛散作用は弱く、温中散寒作用はより強く、また亡陽虚脱による四肢の冷えやショック状態を回陽救逆する。生姜汁は辛散作用が生姜片よりも強く、より散寒し化痰行水することにより、肺気虚寒・胃気虚寒を改善し、半夏と合わさって心気虚弱を改善する。

【本条のポイント】

肺気虚寒によって喘息になりそうでそうならない、胃気虚寒によって吐きそうでそうならない、またしゃっくりがでそうででない、などの不快な感じがあり、寒邪が裏に及んで心気虚弱から心陽不振となり、神明に影響がおよんで精神不安や恐怖感にさいなまれ、心が乱れてどうすることもできなくなる有様を呈している場合は、生姜半夏湯を用いる。

【原文】（十七—22）

乾嘔、噦、若手足厥者、橘皮湯主之。

橘皮湯方

橘皮四両　生姜半斤

右二味、以水七升、煮取三升、温服一升、下咽即愈。

【訓読】

乾嘔し、噦し、若し手足の厥する者は、橘皮湯之を主る。

橘皮湯方

橘皮四両　生姜半斤

右二味、水七升を以て、煮て三升を取り、一升を温服す、咽を下れば即ち愈ゆ。

【注釈】

乾嘔となるのは、胃熱・胃気虚寒（いずれも虚実あり）・肝胃不和（肝寒犯胃）・食滞・胃陰不足などが考えられるが、本条は胃気虚寒による。噦は前条で述べたが、胃中が虚冷している場合に、その虚冷を強めるような状況が加わると起こるとされ、背景に胃気虚寒があると考えられる。胃気虚寒を背景として乾嘔・噦があり、それに加えて手足に陽気が巡らず厥冷して寒えている者は、全身の陽気の不足が背景にあって、陰気が盛んであることの反映と考えられる。

【橘皮湯の考察】

Ⅰ：構成生薬の薬理作用

A．橘皮：①行気健脾　②和胃止嘔　③燥湿化痰　④解毒　**B．生姜：**①散寒解表　②温胃止嘔　③化痰行水

Ⅱ：橘皮湯の方剤考察

生姜に関しては前条で論じた。橘皮は、脾・胃・肺に入って気を巡らせることによって、健脾し、燥湿化痰し、辛散苦降によって胃気を降ろして調え止嘔する。健脾作用は強くはなく他薬と併用することが多い（平胃散・六君子湯）。胃気を降ろして調え止嘔する作用は、寒熱ともに用い、寒性は半夏・生姜と併用し（橘皮湯）、熱性は竹茹・枇杷葉と併用する（橘皮竹茹湯）。また燥湿化痰作用があり、胸中の痰湿を取り除いて肺気の流れを順調に巡らせるようにする（二陳湯・神秘湯・橘枳姜湯など）。橘皮・生姜によって和胃止嘔し、胃気虚寒による乾嘔・噦を改善し、生姜の散寒・温胃作用によって寒を散じ陽気を回復させて手足厥冷を改善するが、附子のような命門に入り込んで真陽を回復させて厥逆を止めるような力はなく、陽虚の程度が軽い段階に用いられる。陰陽のバランスが崩れて失調し、陽虚陰盛が強く四肢厥冷となった、四逆湯を用いるような病態と、橘皮湯の適応病態とはおのずと異なっている。

【本条のポイント】

胃気虚寒による乾嘔・噦に加え、全身の陽気の不足が背景にあって、陰気が盛んであることの反映である手足厥冷を伴っている場合は、橘皮湯を用いる。四逆湯を用いるような病態よりも軽い段階と考えられる。

【原文】（十七―23）

噦逆者、橘皮竹茹湯主之。

橘皮竹茹湯方

橘皮二斤　竹茹二升　大棗三十枚　生姜半斤　甘草五両

人参一両

右六味、以水一斗、煮取三升、温服一升、日三服。

【訓読】

噦逆する者は、橘皮竹茹湯之を主る。

橘皮竹茹湯方

橘皮二斤　竹茹二升　大棗三十枚　生姜半斤　甘草五両

人参一両

右六味、水一斗を以て、煮て三升を取り、一升を温服す、日に三服す。

【注釈および考察】

＊**噦逆する者は**：前条において、橘皮の胃気を降ろして調える和胃止嘔作用は、寒熱ともに用い、橘皮湯は寒性であり橘皮竹茹湯は熱性であると述べた。また『傷寒論』陽明篇に、「陽明病、不能食、攻其熱必噦、所以然者、胃中虚冷故也、以其人本虚、攻其熱必噦。」(陽明病で食べることができない場合、その熱を攻めると必ず噦する。そのような状態の者は、胃中が虚冷しているためになっているのである。その人がもともと虚しているために、その熱を攻めると必ず噦するのである)とあり、胃中が虚冷している場合に、その虚冷を強めるような状況が加わると噦が起こるとされる。この『傷寒論』の一文は後人の挿入ではないかとの説もあるが、現象的に寒性であれ熱性であれ、内実が虚している状況があることが、噦逆の一つの条件であることは重要な点と思われる。噦逆は横隔膜の痙攣であると考えられ、胃気上逆と関係し、嘔気を引き起こす病態と共通点が多く、前条で述べた乾嘔となる「胃熱・胃気虚寒（いずれも虚実あり）・肝胃不和（肝寒犯胃）・食滞・胃陰不足」などが、噦逆の原因ともなり得ると思われる。本条は、竹茹の清熱作用から考えて熱性の病態であるが、噦逆が内実が虚している病態と関係するところから、胃陰が不足し陰が陽を潤すことができなくなって虚熱が燃え上がり、真陽の虚もともない、胃陰不足が悪化して横隔膜が痙攣し胃気上逆を起こした病態であると考えられる。

【橘皮竹茹湯の考察】

I：構成生薬の薬理作用

A．竹茹

(1) イネ科ハチクなどの幹の外層を剥ぎ取った中間層の部分。

(2) 甘、微寒。肺・胃・胆。

(4) **11**：①清熱滌痰・開鬱　②清熱止嘔　**12**：①清熱化痰・除煩　②清熱止嘔　③涼血止血　**15**：①清熱除煩　②化痰止嘔

(5) 清熱・化痰・除煩・止嘔に作用する。肺・胃などの痰熱を除くことによって、肺熱による咳嗽・黄色粘稠痰を除き煩躁を鎮め、胃熱を冷まし嘔吐・吃逆を止める。胃熱（胃火上炎）・中焦痰熱上逆（胃脘部での痰飲の停滞と濁陰の上逆）・胃虚有熱（胃陰不足のために陰が陽を制御できずに虚熱が発生する）のいずれの病態に於いても用いられ、胃熱には黄連竹茹橘皮半夏湯が、中焦痰熱上逆には竹茹温胆湯を、胃虚有熱には本条の橘皮竹茹湯を用いるとされる。胃寒性嘔吐には禁忌である。

B．橘皮：①行気健脾　②和胃止嘔　③燥湿化痰　**C．大棗**：①補気補脾　②養血安神　③薬性緩和　**D．生姜**：①散寒解表　②温胃止嘔　③化痰行水　④解毒　**E．甘草**：①補中益気　②潤肺・祛痰止咳　③緩急止痛　④清熱解毒　⑤調和薬性　**F．人参**：①大補元気　②補脾益肺　③益気生津　④益智安神　⑤補気生血・摂血　⑥扶正祛邪

Ⅱ：橘皮竹茹湯の方剤考察

橘皮は寒熱ともに用い胃気を降ろして調え止嘔する。本条は陰虚虚熱に加え真陽の虚がある病態であり、真陽の虚による胃寒に対して、散寒作用・温胃作用のある**生姜**を用いて胃寒を改善して止嘔し、橘皮・生姜によって和胃止嘔している（前条参照）。**竹茹**で虚熱を清熱して止嘔し、吃逆を止め、**人参・甘草・大棗**で中焦の陰虚を補い補気・生津し、虚熱を鎮めている。また甘草は「急痛、攣急、厥冷、煩燥、咳逆、上衝、裏急、驚狂」などの急迫症状を緩めるために用いられるが、本条では横隔膜の痙攣である「噦逆」という急迫症状を緩める目的で、通常よりも多量に用いられている。

【本条のポイント】

胃陰が不足し、陰虚により虚熱を生じるとともに、真陽の虚もある病態で噦逆となっている場合は、橘皮竹茹湯を用いる。構成生薬の作用を理解すること。

【原文】（十七—24）

夫六府気絶於外者、手足寒、上気、脚縮、五臓気絶於内者、利不禁、下甚者、手足不仁。

【訓読】

夫れ六府の気外に絶える者は、手足寒《ひ》え、上気して、脚縮む、五臓の気内に絶える者は、利禁ぜず、下ること甚しき者は、手足不仁す。

【注釈および考察】

＊**夫れ六府の気外に絶える者は、手足寒《ひ》え、上気して、脚縮む**：六腑は、大腸・小腸・胃・胆・膀胱・三焦のことであり、飲食物を消化して吸収し伝送し排泄する役割を果たし、『素問』の表現によれば、「出して蔵めない」ものであり、「充実して充満しないもの」とされる。また六腑は水穀の精華を吸収し、その糟粕を排泄するので、六腑の気が絶えると水穀の精華が吸収されず、手足に陽気が巡らなくなって寒え、糟粕が伝送されないと胃気が上逆し、脚の筋肉が栄養されずに萎縮して縮むことになる。六腑の気が絶えると当然五臓も影響を受けるが、人体の外部には前述のような影響が及ぶことになる。

＊**五臓の気内に絶える者は、利禁ぜず、下ること甚しき者は、手足不仁す**：五臓は心・肝・脾・肺・腎であり生命活動の根本を担っている。また『素問』の表現によれば、「精気を蔵して出さない」ものであり、精気が充満しているとされる。また『素問』によるならば、五臓の主は水穀の海である胃であり、食物が口から入って胃に蔵され、それによって五臓の気が養われるとされる。つまり六腑の気と五臓の気は相互に密接な関係があり、六腑の気が絶えると五臓の気も絶えることになる。五臓の気が養われず精気が虚損した病態においては、脾腎の陽気が不足して大腸や小腸が温まらず、大腸虚寒や小腸虚寒となり、停滞した寒湿が大腸や小腸に流れ込むとともに、清濁を泌別することができなくなって消化不良となり下

痢となる。また下痢が激しく甚だしいと、消化ができず水穀の精華が吸収されなくなり五臓の精気も損なわれ、清陽の気が昇らず気血は四肢に巡らなくなって、手足がしびれ麻痺して動かなくなる。

【本条のポイント】

臓腑を内外に分けると、六腑は外で五臓は内である。六腑の気が絶えると飲食物を消化して吸収し伝送し排泄することができなくなり、手足に陽気が巡らず、胃気が上逆し、下肢の筋肉が委縮する。五臓の気が絶えると脾腎の陽気が不足して、大腸虚寒や小腸虚寒となり下痢が続き、悪化すると気血は四肢に巡らなくなって、手足がしびれ麻痺して動かなくなる。

【原文】（十七―25）

下利、脈沈弦者、下重、脈大者、為未止、脈微弱数者、為欲自止、雖発熱不死。

【訓読】

下利して、脈沈弦の者は、下重《げじゅう》す、脈大の者は、未だ止まずと為す、脈微弱数の者は、自ら止まんと欲すと為す、発熱すと雖も死せず。

【注釈および考察】

＊**下利して、脈沈弦の者は、下重す**：本条での沈脈は、病邪が裏にあって陽気が鬱滞し気血が裏にこもっていることを反映し、『景岳全書』によれば、「寒とし・水とし・気とし・鬱とし・停飲とし・癥瘕とし・脹実とし・厥逆とし・洞泄する」であり、弦脈は木気（肝）によって脈状が化したものであるとされ、その気は肝に通じており、陰脈であることも陽脈であることもあり、木（肝）は水（腎）によって滋生され土（脾胃）によって培養されるところから、木気が強すぎると、水は木を養うために消耗し、土は相剋によって傷られて、腎が虚し胃が損なわれることになり、また腎は精血の本であり胃は水穀の本であるので、生気そのものが敗られることになる。弦脈は、肝気が鬱結し亢進して気逆となり、経絡が拘束され気血が収斂していることの反映であり、気逆・血気の不和・邪が勝っている状態・肝強脾弱・悪寒発熱・痰飲・宿食・積聚・脹満・虚労・疼痛・拘急・胸脇痛などを表す。沈弦では、『景岳全書』によれば「心腹や小腸の疼痛とする」とされるが、肝鬱気滞や水飲内停の反映とされる。[19]

下重は、裏急後重の後重に相当し、肛門部に重苦感があって排便ができず、何か詰まっているような感覚があることである。裏急は、腹痛があって排便が間に合わず漏らしてしまうような切迫した状況である。『難経解説』によれば、「下痢してもすっきり出ないで、裏急後重し、大便中に赤白色の膿血が混じり、甚だしい場合には発熱し、小便が黄赤色になるなどの証状が見られる。その原因は多くは湿熱の積滞によるものである。」とあり、『中医病因病機学』によれば、湿熱が流れ落ち汚瘀物が腸管を塞げば、腸管の気機の伝化作用が失調し、頻繁に下痢をするとともに、気機が鬱滞して、気が上昇しようとしても上昇できず、邪が出ようとするが出られないためである、とする。また、『医学哀中参西録』によれば、「熱痢下重では、肝火が大腸に下迫するので、金気を借りて盛んな肝気を制すると、肝火が消退して下重は自然に除かれる。」とされ、肝火が大腸に下迫するために、熱痢下重となるとする。湿熱の邪の積滞によって腸管の気機が鬱滞することや、肝火が大腸に下迫することが、下重の原因となるとされる。この場合の脈象は沈弦になると思われる。

＊**脈大の者は、未だ止まずと為す**：大脈は、陽熱であって邪気が盛んなために、気血が対応して充実し脈管が拡大することの反映であり、大脈で無力な場合は虚労血虚が激しいことの反映とされる。本条では、いまだ邪気が盛んであることを意味し、そのために下痢が収まらないのである。

＊**脈微弱数の者は、自ら止まんと欲すと為す、発熱すと雖も死せず**：微脈は気血ともに虚していることを表し、陽気が非常に衰微していることや、循環血液量の低下などを反映する。弱脈も気血不足の反映であり、また脾虚で内湿が生じて湿盛になった場合にも見られる。[19]　数脈は熱証（陽証）も寒証（陰証）もあり、全て熱証の脈状であるわけではないが、実熱や虚熱、陰寒内盛による格陽時に見られる。『景岳全書』には痢疾による数脈に関して以下のような記述がある。「そもそも痢疾というものは、寒湿による内傷によって脾腎をともに損なったものがほとんどである。ゆえに痢疾を病んでいて脈が数であり弦・濇・細・弱などの脈状を呈するものは、全て虚による数脈であって熱による数脈ではない。」とある。しかし本条の下痢は、湿熱邪や肝火の大腸への下迫が考えられ、それによって沈弦の脈や大脈を呈していた者が、微弱数脈を呈するようになったのであり、すなわち沈弦の脈や大脈の原因となった病態が改善したことを意味しており、しかしながら気血の虚損がまだ強い状態であることの反映と考えられる。ここでの数脈は、「自ら止まんと欲すと為す」であるから、沈弦の脈や大脈の状態を改善するのに作用した正気による、実熱性の熱によると考えられる。

【本条のポイント】

湿熱の邪の積滞による腸管の気機の鬱滞や、肝火の大腸への下迫により、下痢して下重する場合は、沈弦の脈となる。また邪気が盛んなために下痢も収まらずに大脈となるが、もし脈状が微弱数となるようであるならば、沈弦の脈や大脈の原因となった病態が改善してきてはいるが、気血の虚損がまだ強い状態であることの反映であり、正気の回復による数脈や発熱であって、治癒過程にあることの反映である。

【原文】（十七—26）

下痢、手足厥冷、無脈者、灸之不温、若脈不還、反微喘者、死。少陰負趺陽者、為順也。

【訓読】

下痢して、手足厥冷し、脈無き者、之に灸するも温まらず、若し脈還らず、反って微喘する者は、死す。少陰が趺陽に負ける者は、順と為すなり。

【注釈】

***下痢して、手足厥冷し、脈無き者、之に灸するも温まらず、若し脈還らず、反って微喘する者は、死す**：前条の『景岳全書』からの引用部分「そもそも痢疾というものは、寒湿による内傷によって脾腎をともに損なったもの」に相当し、この点が本条での下痢の原因と考えられ、腎は精血の本であり胃は水穀の本であるので、生気そのものが敗られて痢疾となっていると考えられる。手足厥冷《しゅそくけつれい》は陽気が手足に到らないための症状であり、気が血を行かせ、血が気を載せ、血が気の機能を維持するために絶えず水穀の精微物資を補給して気血が巡るのであり、気血ともに虚衰が激しいために気血が巡らないと無脈となる。温灸によって陽気を鼓舞しても虚衰が激しいために反応せず、脈が無いままであり、寒の内生が上焦の肺に及ぶと、肺の陽気が不足して肺気の宣発粛降機能が失われ、津液を散布する機能が消失し、津液が凝集して散布されずに喘することになる。そのような状態にある者は死を免れない。

***少陰が趺陽に負ける者は、順と為すなり**：少陰は足少陰腎経の太谿穴の拍動を意味し、趺陽は足陽明胃経の衝陽部位の拍動を意味する。足少陰腎経は心と腎に連なり、心腎は水と火の臓であり陰陽の根本であるので、少陰病は虚寒・虚熱となり正気の虚損が極度に進行した段階を意味している。趺陽は脾胃の状態を反映し、少陰は心腎の状態を反映する。趺陽が少陰に勝つのであるから、水穀の精微物資により形成された後天の本である脾胃の気が、恢復してきていることを意味し、また先天の気である元気は、後天の脾胃の気によって滋養されているので、元気も恢復してくるのである。脾胃と腎の関係では、両者は相剋関係にあり相互抑制するので、脾陽が強ければ腎水は抑制される。すなわち水による虚寒症状も抑制されることになると考えられる。

【本条のポイント】

寒湿による内傷によって脾腎をともに損なったために気血が損なわれ、下痢し、手足厥冷し、無脈となり、呼吸状態が悪化する者は、死を免れない。脾胃の状態を反映する趺陽脈が回復してくる場合は、よい徴候である。

【原文】（十七—27）

下利、有微熱而渇、脈弱者、今自愈。

【訓読】

下利して、微熱有りて渇し、脈弱なるは、今自ら愈《い》ゆ。

【注釈および考察】

***下利して、微熱有りて渇し、脈弱なるは**：下痢は「寒湿による内傷によって脾腎をともに損なった」場合と、外邪による

場合が考えられるが、本条は後者である。「微熱有りて渇し」は、外邪が裏におよんで、裏に熱がありそのために口渇となっていると考えられる。弱脈は一般的には気血の虚の反映であるが、本条の下痢の原因が外邪によると考えるならば、外邪が弱り症状が恢復してきたために、背景にある気血の虚が前面で出て来たことの反映としての弱脈とも考えられる。一般的には外邪による裏熱の場合は、脈は有力で数となる。また熱は正気が恢復し陽気が優位になっているためとも考えられる。

【本条のポイント】

前条に引き続いて、外邪による下痢の回復過程に弱脈を呈することがある。

【原文】（十七―28）

下痢脈数、有微熱、汗出、今自愈、設脈緊、為未解。

【訓読】

下痢して脈数、微熱有りて、汗出ずるは、今自ら愈ゆ、設し脈緊なるは、未だ解せずと為す。

【注釈】

***下痢して脈数、微熱有りて、汗出ずるは、今自ら愈ゆ：**『素問』陰陽別論篇に、「陽の陰に加わる、これを汗と謂う」とあり、体内の陽気が陰精や津液に作用し、結合して蒸化し、それによって出たものが汗であるとする。汗が出るのはひとつには陽熱が津液に作用して逼迫し外泄させるためであり、本条に相当すると考えられ、数脈・微熱も同様に陽熱による症状である。裏において下痢の原因となる病邪が衰え正気が恢復し、営陰が恢復し、発汗を生じる体内環境が整ったうえに陽熱が作用することによって発汗が起こり、発汗によって表熱が取れれば、陰陽はさらに調和して、自然治癒の方向に向うと思われる。

***設し脈緊なるは、未だ解せずと為す：**緊脈は痛みと寒を主るとされ、陰邪が旺盛であることを意味するので、治癒には程遠いのである。

【本条のポイント】

脈数・微熱・汗出は回復の徴候であり、一方脈緊は陰邪が旺盛であることを意味し、治癒には程遠い。

【原文】（十七―29）

下利、脈数而渇者、今自愈、設不差、必清膿血、以有熱故也。

【訓読】

下利して、脈数にして渇する者は、今自ら愈ゆ、設し差（い）えざれば、必ず膿血を清す、熱有るを以ての故なり。

【注釈および考察】

***下利、脈数而渇者、今自愈：**先に述べた『景岳全書』の記述によれば、「そもそも痢疾というものは、寒湿による内傷によって脾腎をともに損なったものがほとんどである。ゆえに痢疾

を病んでいて脈が数であり弦・濇・細・弱などの脈状を呈するものは、全て虚による数脈であって熱による数脈ではない。」であるが、本条の数脈は渇をともなっており、正気が恢復過程にあるための内熱であることが示唆される。脾胃の損傷が恢復するとすなわち陽気も回復し、飲水によって津液も回復するならば、自然治癒力も回復すると思われる。

＊設し差えざれば、必ず膿血を清す、熱有るを以ての故なり：内熱が強くなると、下痢に伴う陰虚に加えて真陰がさらに虚し、陰虚火旺により内熱がますます強くなって、大腸の血絡が損傷し出血することになる。また熱と湿が結びついて湿熱が形成されると、腸内を塞いで伝導機能を失調させ、熱毒によって津液や血が腐敗し、また血分の損傷を伴って膿血となる。[8]　もちろん細菌性の炎症の場合などが含まれる。清は、圊《せい》（厠・便所）から由来し、「大便をする」意味である。

【本条のポイント】

脈数となって脾胃の損傷が回復し、飲水によって津液も回復するならば治癒するが、真陰がさらに虚し、陰虚火旺にともなう内熱がますます強くなり、大腸の血絡が損傷し、熱と湿が結びついて湿熱が形成され、伝導機能が失調し、熱毒によって津液や血が腐敗して血分が損傷されると、膿血を下し治癒が遷延する。

【原文】（十七―30）

下痢、脈反弦、発熱身汗者、自愈。

【訓読】

下痢して、脈は反って弦、発熱し身に汗する者は、自ら愈ゆ。

【注釈および考察】

＊下痢して、脈は反って弦、発熱し身に汗する者は：弦脈は先述したが、経絡が拘束され気血が収斂していることの反映であり、気逆・血気の不和・邪が勝っている状態・肝強脾弱・悪寒発熱・痰飲・宿食・積聚・脹満・虚労・疼痛・拘急・胸脇痛などを表すとされた。一方発汗は（十七―28）（脈数、微熱、汗出）で説明した様に、裏において下痢の原因となる病邪が衰え正気が回復し、営陰が恢復し、発汗を生じる体内環境が整ったうえに陽熱が作用することによって、発汗が起こったと考えられ、発汗によって表熱が取れると陰陽表裏はさらに調和して、自然治癒の方向に向う徴候であるとされた。『景岳全書』では弦脈について、「あらゆる病にこの弦脈は現われ、この全てが良い徴候ではない状態である」とされているが、邪気が衰え正気が回復して発汗を伴う場合は別なのである。『素問』玉機真蔵論篇には、「春の脈は弦の如し」とあり、肝は春を主り、肝気は春に旺盛になって弦脈となるとされ、陽中の陰を表すとされた。本条では、発熱発汗によって陽気（正気）の恢復が示唆され、また下痢による気血の消耗状態からの陽気の回復がなされていることが示唆されており、すなわち陰中に陽が現れて、それにともなって肝気も回復して弦

脈になると考えられる。

【本条のポイント】

下痢からの回復過程で、弦脈となり、発熱発汗する場合は、正気が回復してきていることを意味し、そのうちに治癒する。

【原文】（十七―31）

下利気者、当利其小便。

【訓読】

下利気の者は、当に其小便を利すべし。

【注釈および考察】

＊下利気の者は：「下利気」に関しては、放屁とする解釈や、気利つまり大便が出そうな感じのことであるとの解釈もある。「気痢」は、『中国医学辞典』によるならば、排便の勢いの激しいものであり、実証と虚証があり、実証性は湿熱の鬱滞による伝導機能の失調であり、裏急後重・腹鳴・腹脹・粘稠異臭便・尿量減少を伴い、虚証は①重い脾気虚による中気下陥（便失禁など）、②気滞から生じる下痢（腹部脹痛・有臭粘稠便など）、③冷気が腸に停留して生じる下痢、などであるとする。

本条は利小便によって症状が改善するのであるから、実証虚証を問わず脾虚を背景とした水飲の停滞があり、気滞も伴い胃腸の昇降機能が失調した複合的な症状と思われる。

＊当に其小便を利すべし：中医学的には、口から摂取された水分は胃や腸に移動し、脾の運化機能により吸収され、昇清機能により肺に運ばれ、肺の宣発機能により肌表に運ばれて汗となり、粛降作用により腎に運ばれる。腎に運ばれた濁中の清は再び気化作用により肺に上昇するとともに、濁中の濁は膀胱に送られて膀胱の気化作用により尿となり排出される。そこで脾の運化機能が失調すると、中焦に水液が停滞し、水液が肺・腎・膀胱と送られないために小便不利となるとともに、停滞した湿邪によって陽気が遮られて脾陽虚（背景に腎陽虚が考えられる）が強まり、胃腸の陽気も遮られて昇降機能が失調し、異常な上昇では嘔吐となり、異常な下降では下痢となる。また胃の水飲が上逆するとさらさらとした痰やつばを吐き、停滞した水飲と正気の攻防により心下部に不快感や臍下悸を生じることとなる。すなわち脾の機能を回復させ利水作用もある方剤によって、水液代謝が改善されて小便が出るようになるならば、胃腸での水液停滞も解消されて下痢も収まることになる。

【本条のポイント】

脾虚を背景とした水飲の停滞があり、気滞も伴い胃腸の昇降機能が失調して、排便の勢いの激しい場合は、水液代謝が改善されて小便が出るようになるならば、胃腸での水液停滞も解消されて下痢も収まることになる。

【原文】（十七―32）

下利、寸脈反浮数、尺中自濇者、必清膿血。

【訓読】

下利して、寸脈反って浮数、尺中自ら濇《しょく》の者は、必ず膿血を清す。

【注釈および考察】

＊下利して、寸脈反って浮数、尺中自ら濇の者は：橈骨動脈拍動部である寸口部を寸関尺に分けると、寸位は横隔膜より上の病変に対応し、左は心・心包絡に、右は肺・胸中に対応するとされる。関位は横隔膜から臍部に対応し、右は脾・胃に、左は肝・胆に対応する。尺位は臍以下の病変に対応し、右は腎（命門）・三焦・小腸に対応し、左は腎・膀胱・大腸に対応するとされる。『景岳全書』において張景岳は、王叔和が左の寸位が心・小腸に対応し、右が肺・大腸に対応すると述べているのは、全くの妄説であるとしている。

　寸位は横隔膜より上部を反映し、浮数で表熱をあらわすと考えられ、尺位は小腸・大腸とともに腎・命門を反映し、濇脈は気血ともに虚していることや気滞血瘀の反映であり、尺中濇で下焦である大腸・小腸の気の循りが悪くなっていることを反映している。

＊必ず膿血を清す：清は大便をするである。下痢して寸位が浮数であり尺位が濇となる病態は、大腸湿熱であり、湿熱の病邪が腸道を塞ぎ気機を停滞させ伝導機能を無力化して下痢となるとともに、熱毒によって津液や血が腐敗し、また血分の損傷が加わって膿血となる。熱は陽邪であり火熱が浮上して上焦を攻撃し、このために寸位が浮数となり、湿熱邪が下焦の気血を停滞させるために、尺位が濇となると考えられる。

【本条のポイント】

下痢して寸位が浮数であり尺位が濇となる病態は、大腸湿熱であり、熱は陽邪であり火熱が浮上して上焦を攻撃し、このために寸位が浮数となり、湿熱邪が下焦の気血を停滞させるために、尺位が濇となり、膿血便となる。

【原文】（十七—33）

下利清穀、不可攻其表、汗出必脹満。

【訓読】

清穀を下利するは、其の表を攻む可からず、汗出ずれば必ず脹満す。

【注釈】

＊清穀を下利するは、其の表を攻む可からず：清穀下痢は、食物の残渣物が混ざっている水様便のことであり、大腸虚寒による消化不良が原因と考えられ、『景岳全書』に、「寒が下にあるものは、清濁を分けることができず、アヒルのような便や痛泄をし、陽萎となり。」とあり、清穀下痢とアヒルの便とは性状は異なるが、同様の意味と思われる。多くは脾腎陽虚による寒湿の停滞が原因である。

　汗法は表証を除く目的でおこなわれ、表証は「悪寒・発熱・頭痛・鼻づまり」などであり、本条に表証を伴っていたとは考えにくいが、誤って汗法を用いたものと思われる。清穀下痢はそもそも裏証であって、内臓に病邪が及んで症状となっているのであり、表証を除く汗法による治療の適応ではないと考えられる。また体内の陽気が陰精や津液に作用し、結合して蒸化し、それによって出たものが汗であり（十七―28参照）、発汗によって陽気および津液が失われることになるので、虚証の人に汗法を行うことは、虚をさらに虚してしまうことになると思われる。

＊汗出ずれば必ず脹満す：脾腎陽虚があって大腸虚寒となり清穀下痢となっているものが、発汗によって陽気と津液が失われると、陽虚が強まるとともに、津液の欠乏状態がさらに強まり、大腸虚寒も強まって、伝導機能が傷害され、気が鬱して循らなくなるために脹満するのであり、実邪が結聚したための脹満ではなく、虚満である。

【本条のポイント】

脾腎陽虚による寒湿の停滞によって大腸虚寒となり、消化不良のために清穀下痢となっている者は、汗法を行うと陽気や津液が失われて脹満することになる。

【原文】（十七―34）

下利、脈沈而遲、其人面少赤、身有微熱、下利清穀者、必鬱冒汗出而解、病人必微熱。所以然者、其面戴陽、下虚故也。

【訓読】

下利して、脈は沈にして遅、其の人面は少し赤く、身に微熱有り、清穀を下利する者は、必ず鬱冒し汗出でて解し、病人は必ず微熱す。然る所以《ゆえん》は、其の面戴陽し、下虚する故なり。

【注釈および考察】

＊下利して、脈は沈にして遅、：沈脈は陰脈であり裏証を表し、陽気が鬱滞している徴候であり、『景岳全書』によれば、「寒とし・水とし・気とし・鬱とし・停飲とし・癥瘕とし・脹実とし・厥逆とし・洞泄とする」である。裏実や裏虚の反映とされる。遅脈も陰脈であり寒証を表し、陰盛陽虚の徴候であって、寒とし、虚とする。実寒や虚寒の反映であるとともに、陽明腑実によって熱邪が結していることの反映でもある。『景岳全書』によれば、沈脈で遅脈であるものは、表の気が虚しているとする。［19］

＊其の人面は少し赤く、身に微熱有り、清穀を下利する者は：顔面が赤くなり微熱があるものは、一見すると陽証の様であるが、『景岳全書』によれば、元陽の不足によって寒が内生し、中焦において気が虚しているのであり、陰証であって、いかに外熱があってもそれは仮熱であるとする。すなわち元陽が虚して虚火が浮上するとは、腎陽が虚して下焦が虚寒となり、水が極まって火が現われたものであるとし、下元が衰えて上体に仮熱があるのを「戴陽」とし、内部に真寒があり体表部に仮熱があるのを「格陽」としている。一方陰陽気血が虚すと内火が発生するが、内火は虚火である。たとえば失血・脾虚などにより血虚が続くと、血は陰に属するので、陰気が不足し

陽気が強くなり、熱に変って火となり火熱が炎上する。また腎陰が欠虚すると水が火を制御できなくなり相火が炎上し、この場合を陰虚火旺とするが、この場合も虚火と考えられる。清穀下利は大腸虚寒によるが、下焦に陰寒が及んだための症状である。[8]

＊必ず鬱冒し汗出でて解し、病人は必ず微熱す：「鬱冒」は、頭がぼんやりして意識がはっきりしない状態であり、『景岳全書』によるならば、『内経』に「上焦の気が不足すれば脳満ちず、頭を傾けると苦しい」とあるように、清陽が昇り難くなって上が虚したためであると考えられ、下焦の陰寒が原因で清陽が昇らないためと思われる。

『景岳全書』によれば、六経の証において、少陰の経病では下痢になるとともに、「衣服を引き寄せて・臥し・心煩し・ただ寝ようとし・その脈状は沈で弦」となり、本条の症状に近く、「少陰であるのに反って発熱するものは、表邪が非常に浅いところにあるために汗解するのである」と述べられているが、本条においても表邪が浅いところに存在していると考えられる。また、「そもそも表裏の気はもともと互いに相関しあっているものなのであるから、もし表証が解けなければ裏証も日に日に増悪し、また裏が不和であれば表邪も散じていかないのもなのである。このために裏を治療しようとしている場合であっても解表を行うことができるのである」とある様に、解表すること自体が中を和すことになるとの意味も、「汗出でて解し」には含まれている。

趙開美本では「微熱」とするが、「微厥」とする伝本もある。微熱は下元が衰えて上体に仮熱がある「戴陽」によると考えてよく、解表して表熱は除かれても仮熱はもっと裏からの原因であるので、除ききれないと考えられる。

＊然る所以は、其の面戴陽し、下虚する故なり：前述参照のこと。

【本条のポイント】

下焦の陰寒が原因で清陽が昇らないために、頭がぼんやりして意識がはっきりせず、虚寒性の下痢となって脈は沈遅で、下元が衰え上体に仮熱がある「戴陽」では、顔面が赤くなり微熱し、表邪が浅いところにあって発汗して解表し表熱は除かれても、下焦の陰寒は続くことになる。

【原文】（十七―35）

下利後、脈絶、手足厥冷、晬時脈還、手足温者生、脈不還者死。

【訓読】

下利の後、脈絶え、手足厥冷す、晬時《さいじ》に脈還り、手足温かなる者は生く、脈還らざる者は死す。

【注釈および考察】

＊下利の後、脈絶え、手足厥冷す：裏寒が甚だしく、陽気が絶え、下痢となり津液も消耗した病態であり、陰寒内盛により陽気が手足に到達できなくなって、手足が冷たく、すなわち

手足厥冷となる。手足厥冷は寒証と熱証があるが本条は寒証である。また脈を構成している陽気は、臓腑の気や胃気が合わさったものであるが、五臓の陽気を末梢まで運ぶ主な陽気は胃気であるところから、脈絶は胃気が断絶していることを意味し、胃気が絶えると五臓に陽気は運ばれず、人体の生気そのものも失われて死に直結する。

＊**晬時に脈還り、手足温かなる者は生く、脈還らざる者は死す**：「晬時」は一昼夜のことであるが、しばらく時が経過して後、ぐらいの意味で、しばらくして陽気が回復し、脈も復活し、手足に陽気がめぐって来て温がかくなるものは生きるが、そうでないものは死ぬことを免れない。

【本条のポイント】

陽気の根源である胃気は、脈を駆動する根本であり、手足を温煦する根本であるので、下痢によって陽気が失われ脈絶となり、回復しないようならば、死を免れない。

【原文】（十七—36）

下利、腹脹満、身体疼痛者、先温其裏、乃攻其表。温裏宜四逆湯、攻表宜桂枝湯。

四逆湯方（見上）

桂枝湯方

桂枝三両（去皮）　**芍薬三両**　**甘草二両**（炙）　**生姜三両**　**大棗十二枚**

右五味、㕮咀、以水七升、微火煮取三升、去滓、適寒温、服一升、服已須臾、啜稀粥一升、以助薬力、温覆令一時許、遍身漐漐微似有汗者益佳、不可令如水淋漓。若一服汗出、病差、停後服。

【訓読】

下利して、腹脹満し、身体疼痛する者は、先に其の裏を温め、乃ち其の表を攻む。裏を温めるは四逆湯に宜し、表を攻めるは桂枝湯に宜し。

四逆湯方（上に見ゆ）

桂枝湯方

桂枝三両（皮を去る）　芍薬三両　甘草二両（炙る）　生姜三両　大棗十二枚

右五味、㕮咀し、水七升を以て、微火にて煮て三升を取り、滓を去り、寒温を適にし、一升を服す、服し已って須臾《しゅゆ》にして、稀粥一升を啜り、以て薬力を助け、温覆すること一時許《いっときばかり》せしむ、遍身漐漐として微に汗有るに似たる者は益《ますます》佳なり、水の淋漓する如くならしむ可からず。若し一服して汗出で、病差《い》ゆれば、後服を停《とど》む。

【注釈】

＊**下利して、腹脹満し、身体疼痛する者は**：下痢・腹脹満は、裏において大腸虚寒が強まったための症状であり、身体疼痛は表証であり、寒邪が経絡を侵したための症状である。『景岳全書』では「邪気によって営気が乱されて血脈の流れが悪く

なったためである」とする。人体において経絡は外側にあり臓腑は内側にあるところからの、表証と裏証の症状である。

＊**先に其の裏を温め、乃ち其の表を攻む**：表裏ともに病んでいる場合に、表証の身体疼痛よりは裏証の下痢・腹脹満のほうが、まず第一に治療しなくてはならない緊急の症状である。つまり裏証は臓と関係しており、『景岳全書』によるならば、「そもそも臓の気は人の根本であるから、人の死生はこの臓気の状態いかんに関わっているのである」と記されているところである。また「表裏の気はもともと互いに相関しあっているものなのであるから、もし表証が解けなければ裏証も日に日に増悪し、また裏が不和であれば表邪も散じていかないものなのである」と記され、「裏が充実していなければ、表邪はますます陥入する。邪を表から散じようとしても、中気が無力なため散ずることができないのである」とされる。中気が無力である場合に、表邪を解表して散じようとしても、表邪は裏に陥入し、そのために表邪を除くことが困難となる。したがって裏を温めて中気を充実させた後に、散寒解表して表証を除くのである。

【四逆湯の考察】

（十七―14）再掲。**附子**は辛温大熱の性質であり、上昇も下降もしながらよく走って十二経内を巡り、陽気や元気の虚した状態を回復させ、皮毛においては表寒を除き、三焦やもろもろの臓腑に於いてその冷えを除く。病のために真陽が不足し虚火が上衝しているような病態に於いては、附子は命門に入り込んで真陽を回復させ虚火を鎮め、「下焦命門の陽虚を補う薬である」と言われる。五臓の陰気は命門によって滋養され、五臓の陽気は命門によって活発に機能し、命門は化生の源であるところから、本条のような陽気が虚した病態では、命門に入り込んで根本から真陽を回復させるのである。また脾胃を温め脾湿を除き、腎の冷えも除き、裏にある寒湿を除く。**乾姜**も辛温大熱の性質があり、温中散寒作用により脾胃を温めて寒を散じ寒飲を除き嘔気も止め、経絡を温めることによって気の通りを改善するが、回陽救逆の作用があり、附子を補佐して本条のように亡陽証に用いられる。**甘草**は補中益気するとともに、附子・乾姜の劇烈の性質を和らげ薬性を調和している。

【桂枝湯の考察】

（二―12）参照再掲。桂枝湯の構成生薬は、各々それぞれが営衛失調を改善する方剤であるが、**生姜**は衛分を、**大棗**は営分を主ってバランスをとっている。また桂枝は陽気を巡らせる作用が強く、それに対して**芍薬**は営陰に作用する。衛気を陽とするなら、営気は陰であり、つまり方剤の中に陰陽のバランスをとる組み合わせが二重に配剤されている。**甘草**が諸薬の作用を緩和して調和させ、芍薬と甘草は解痙・止痛作用を強め、生姜と白芍は白芍の寒を抑え、温経止痛を強めている。また桂枝と芍薬の配合は営衛を調和させて自律神経のバランスを改善している。生姜も陽気めぐらせるが、大棗も十二經脈や九竅の気血の通りを改善し、気血や津液の不足を補い、生姜が衛、大棗が営を主り、営衛調和を図っている。

桂枝湯は、太陽病中風で発熱し発汗がある場合に用いるとされているが、『景岳全書』によれば、『傷寒論』においては、陽明病で瘧状のような状態となり日晡時に発熱し脈状が浮で虚であり発汗をすべきものや、太陽病の外証がまだ解けず脈浮弱で発汗によって解くべきものや、太陰病で脈浮で発汗すべきものや、厥陰の証で下痢し腹部が脹満し身体が疼痛し表を攻めるべきもの（注：本条に相当）などに用い、このことが桂枝湯の変に通じる用い方であるとしており、すなわちこれらの場合においては桂枝湯は止汗のために用いる方剤ではないのである。本条でも服用後粥を啜って発汗を促すとあり、止汗のためではなく発汗のために用いられている。そもそも桂枝は散の性質であり、それに対して芍薬は斂であり、両者を用いることによって桂枝は峻でなくなり芍薬は寒でなくなるとされる。芍薬は懦《だ》（よわい）であって桂枝の勇に勝たないので、芍薬は営気を滋調することによって、桂枝の取汗作用を助けるのである。ただ桂枝湯は基本は散剤なのであり、麻黄湯は峻であり桂枝湯は緩であるとの違いがあるだけであって、麻黄湯は寒邪が深く凝り固まっているものに用いられるのに対し、桂枝湯は風邪が浅く脈状が浮緩で発汗があったり、脈状が浮弱のものに用いられるとされる。

【本条のポイント】

「厥陰の証で下痢し腹部が脹満し身体が疼痛し表を攻めるべきもの」での厥陰は、寒が極まり陽を生じている状態であり、表証裏証が錯綜する。このような場合には、まず裏を温めて中気を充実させた後に、散寒解表して表証を除くべきであり、裏を温めるには四逆湯を用い、表を散じるには桂枝湯を用いる。

【原文】（十七―37）

下利、三部脈皆平、按之心下堅者、急下之、宜大承気湯。

【訓読】

下利し、三部の脈皆平、之を按じて心下堅き者は、急ぎ之を下せ、大承気湯に宜し。

【注釈および考察】

＊下利し、三部の脈皆平：三部の脈とは、寸関尺のことであり、その各々が浮位・中位・沈位を有し、合せて九候をなしている。また三部の脈皆平であり、下痢をしているにもかかわらず、正気が保たれている状態である。このことは、大承気湯の主薬である大黄に、古いものを去って胃腸をきれいにし、気血を流通させ営血を新生させて、張子和のいうところの「下を以て補と為す」作用があるのと同様であり、本条での下痢自体が不用な腸管内の積滞を除く合目的な治癒機転としての下痢であり、五臓六腑への内因外因による下痢ではないと考えられる。

＊之を按じて心下堅き者は、急ぎ之を下せ、大承気湯に宜し：腹部を触診して、上腹部に積滞を触れるが、正気が保たれて

いるので不要な積滞であり、正気が保たれているうちに急いで、大承気湯で下して治療するべきである。積滞が長引くと脾胃機能に影響したり鬱熱を形成したりして、正気が損傷される可能性があり、急ぐ必要がある。

【大承気湯の考察】

（二─14）（十─13）（十─24）（十─25）で説明した。**大黄**には苦寒による瀉熱通便、清熱散結、瀉下通腑作用が、**芒硝**には鹹寒による軟堅潤下作用があり、両者併用で胃腸の内容物の緩やかな排除が可能になっている。**枳実・厚朴**には行気破結作用があり、胃腸の蠕動を促進し、気滞による痞満を解除し、実熱を速やかに除くことが可能になる。また腸燥胃実があると気は必ず通じないので、攻積の剤には必ず気分の薬を入れるとのことで、行気薬である枳実・厚朴が加えられている。大承気湯は「痞・満・燥・実」に帰納され、芒硝で燥屎を柔らかくし、大黄で腸を通じさせ、その後枳実・厚朴で痞満を除くのである。また主薬である大黄は堅を攻め積を破るのみならず、行くところにより働きが変わり、虚実挟雑の証にも常用され、虚実を調節して気血を通じ和する作用がある。［14］

【本条のポイント】

下痢して積滞があるが、脈診上正気が保たれている場合は、正気が保たれているうちに、急いで大承気湯を用いて積滞を除くようにするべきである。

【原文】（十七─38）

下利、脈遲而滑者、実也、利未欲止、急下之、宜大承気湯。

【訓読】

下利し、脈遅にして滑なる者は、実なり、利未だ止まんと欲せざるは、急ぎ之を下せ、大承気湯に宜し。

【注釈および考察】

***下利し、脈遅にして滑なる者は、実なり**：遅脈は陰脈であり寒証を表し、陰盛陽虚の徴候であって、寒とし、虚とする。実寒や虚寒の反映であるとともに、陽明腑実によって熱邪が結している場合の脈でもあり、陽明腑実や実寒では遅で有力となり、虚寒では遅で無力である。一方滑脈は元来陽脈であり、気が充実し、血が十分にある脈象であり、また血分が壅がっている徴候でもある。邪気も盛んで正気も盛んな場合や、痰湿が体内にあるために脈内の液体成分が増加する場合などで、陰気有余の脈であって、邪気が陰に入って血液が鼓舞され沸騰したためや、痰飲・食積・実熱の反映とされる。『景岳全書』には、「もし遅脉に滑大の脉状を兼ねるものは、多くは風痰頑痺の徴候である」とある。本条は、大承気湯の適応とされる発熱を伴う「陽明腑実証」すなわち「裏熱実証」とは異なり熱はなく、また虚寒に伴う下痢でもない。遅・滑ともに陰気有余の実邪である痰飲・食積を反映し、また滑は気血充実や正気である陽気や、さらには『景岳全書』に述べられているように、風邪と痰飲の結びつきを反映しているとも考え

られる。

＊利未だ止まんと欲せざるは、急ぎ之を下せ、大承気湯に宜し。：痰飲・食積を除くことができなくて下痢が止まらない場合は、痰飲・食積を除くために急いで大承気湯を用いるべきである。前条と同じで下痢は痰飲・食積を除くための治癒機転とも考えられ、前条と同じ理由で急ぐ必要があるのである。

【本条のポイント】

また下痢をしていても、脈状が遅滑の場合は、実邪である痰飲・食積を反映し、また滑は気血の充実や正気である陽気に対応しているので、正気があるうちに、大承気湯を用いて急いで痰飲・食積を除くようにするべきである。

【原文】（十七―39）

下利、脈反滑者、当有所去、下乃愈、宜大承気湯。

【訓読】

下利し、脈反って滑なる者は、当に去る所有るべし、下せば乃ち愈ゆ、大承気湯に宜し。

【注釈】

＊下利し、脈反って滑なる者は、当に去る所有るべし、下せば乃ち愈ゆ：虚寒性の下痢では脈は沈細弱となり、湿熱性の下痢では脈は数で有力となる。もしその様な脈状であっても、脈に滑の要素が表われて来る場合は、前条で説明したように、陽気（正気）が回復してきていることを意味しており、そのまま病気が治癒することもあると考えられる。もし治癒が遅れても、下して積滞を除き、気血の通りをよくするならば治癒する。大承気湯を用いるのがよい。

【本条のポイント】

脈状に滑の要素が現れてくる場合は、陽気（正気）が回復してきていることを意味しており、下痢をしていても大承気湯の適応となる。

【原文】（十七―40）

下利已差、至其年月日時復発者、以病不尽故也、当下之、宜大承気湯。

大承気湯方（見痙病中）

【訓読】

下利已に差《い》え、其の年月日時に至って復た発する者は、病尽きざるを以ての故なり、当に之を下すべし、大承気湯に宜し。

大承気湯方（痙病中に見ゆ）

【注釈および考察】

＊下利已に差え、其の年月日時に至って復た発する者は、病尽きざるを以ての故なり、当に之を下すべし：下痢がすでに一旦治癒して後に、次の年も同じ時節になると下痢が再発してくるものは、病邪が治りきっていなくて残存しているためである。このような年余に亘って続く除きがたい実邪に対しては、まさに大承気湯を用いてこれを下すべきである。本条の

下痢は季節的な要因によって自律神経のバランスが変化し、正気の勢いが減弱して病邪が相対的に強まるためと考えられ、大承気湯で下して病邪を除くべきであるが、大黄の、虚実を調節して気血を通じ和する作用によって自律神経のバランスを回復し、正気を強めていることも重要であり、また行気薬である枳実・厚朴（特に厚朴）によって気を通じさせ正気を回復する点も重要である。

【本条のポイント】

年余に亘って再発してくる除きがたい病邪による下痢に対しては、大承気湯を用いて虚実を調節して気血を通じ、正気を回復させて治療する。

【原文】（十七—41）

下利譫語者、有燥屎也、小承気湯主之。

小承気湯方

大黄四両　厚朴二両（炙）　枳実大者三枚（炙）

右三味、以水四升、煮取一升二合、去滓、分温二服。（得利則止）

【訓読】

下利し譫語《せんご》する者は、燥屎有るなり、小承気湯之を主る。

小承気湯方

大黄四両　厚朴二両（炙る）　枳実大者三枚（炙る）

右三味、水四升を以て、煮て一升二合を取り、滓を去り、分け温めて二服す。（利を得れば則ち止む）

【注釈】

＊下利し譫語する者は、燥屎有るなり：譫語は、意識朦朧状態で意味の分からない言葉を発することであり、多くは外感病による高熱時で、邪熱が盛んなためとされる。また邪熱が陽明の領域に及んで腑に入ると、津液が焼かれて燥化し、胃腑に邪熱が鬱結し、裏熱が勢いを増し、熱の蒸気がたちのぼって心神が撹乱され、煩燥・譫語・独り言などの症状となるとされ、また邪熱が営分に入って血と結びつくと、心・心包の損傷を引き起こし、そのために神明が塞がれると意識障害・譫語・痙攣などの症状となるとされる。すなわち陽明腑実証では津液が焼かれ、燥化して実し、燥熱と糟粕が結びついて燥屎つまり堅い便塊が形成されて便秘となるが、大便が乾燥して堅くなると、津液が分離して下降し、このために下痢となることもあるとされる。また下痢は燥屎を排除するための治癒機転とも考えられる。

【小承気湯の考察】

Ⅰ：構成生薬の薬理作用

A．**大黄：**①瀉熱通腸　②清熱瀉火・涼血解毒　③行瘀破積　④清化湿熱　B．**厚朴：**①行気化湿　②下気除満　③燥湿化痰・下気降逆　C．**枳実：**①破気消積　②化痰消痞

Ⅱ：小承気湯の方剤考察

大承気湯の方剤構成は、大黄12g・芒硝9g・枳実12g・厚朴15gであり、小承気湯は、大黄12g・厚朴6g・枳実9

gである。[18]　小承気湯は大承気湯から芒硝を除き、枳実・厚朴を減量しているが、枳実に比し厚朴の減量幅が大きくなっている。塩類性の瀉下薬である芒硝は、腸管内の水分保持に働き便を軟らかくし、大黄の瀉下作用と合わさって強力に陽明腑実証の大実・大堅・大燥・大熱を治すが、小承気湯の証ではそれらの程度が全体的に軽いために除かれたものと思われる。「陽明腑実証」すなわち「裏熱実証」においては、必ず気滞を生じて気は通じなくなっており、行気化湿に優れる厚朴を用いて経絡や臓腑における気滞を除き気血を通じさせており、また枳実はその強力な行気力により気を巡らせて胃腸の食積気滞を破泄し、合せて気を通じさせて食積を除いている。大承気湯とくらべて小承気湯においては、厚朴に比して枳実の減量巾が少なく、芒硝が除かれているぶん減弱した胃腸の食積を除く作用を、枳実が補っていると思われる。また厚朴の減量巾が大きいことは、気滞の症状である脹満が比較的軽いことを意味している。『名医の経方応用』によれば、「痞・満・実の陽明熱結の軽症で、燥の症状がまだみられないものを主に治す」とされる。また陽明腑実証の初期段階や、病の経過が長く弱っている場合で大承気湯を用いるのが躊躇される場合、などが適応とされる。

【本条のポイント】

陽明腑実証で津液が焼かれ燥屎を形成し、津液が分離して下降しこのために下痢となり、裏熱と邪が血分に及んで心神が攪乱され、譫語・独り言などの症状となっている場合は、下痢が見られまだ脹満も出現していないぶん、陽明熱結の軽症と考えられ、小承気湯を用いて食積を破泄し、気を通じさせて治療する。

【原文】（十七―42）

下利便膿血者、桃花湯主之。

桃花湯方

赤石脂一斤（一半剉一半篩末）　乾姜一両　粳米一升

右三味、以水七升、煮米令熱、去滓、温七合、内赤石脂末方寸匕、日三服、若一服愈、余勿服。

【訓読】

下利して膿血を便する者は、桃花湯之を主る。

桃花湯方

赤石脂一升（一半は剉《きざ》み一半は末を篩《ふる》う）　乾姜一両　粳米一升

右三味、水七升を以て、煮て米を熱せしめ、滓を去り、七合を温め、赤石脂末方寸匕を内れ、日に三服す、若し一服にて愈ゆれば、余は服すること勿れ。

【注釈および考察】

＊下利して膿血を便する者は：膿血は大腸の血絡が損傷されたためであり、原因の一つは湿熱邪による血絡の損傷であるが、もう一つは脾虚裏寒によって血をコントロールする機能（固

摂機能）が失われたためである。『傷寒論』には、「少陰病、下利し、膿血を便する者は、桃花湯之を主る」とあり、また『景岳全書』によれば、「少陰は陰中の樞であり、半温の薬を用いて治療していくとよい」とあるように、少陰病においては、脾腎陽虚により脾気が虚衰し、裏寒となって固摂機能が失われており、そのような病態に対して桃花湯は用いられる。ここでは膿は性状の表現であり、化膿性の炎症産物に限定されないと思われる。『中医臨床のための方剤学』によると、「湿熱による下痢が遷延して次第に脾腎の陽虚をひきおこし、脾腎陽虚のために腸を固摂できなくなって下痢が止まらない状態であり、すでに湿熱の邪は残存していない」とする。

【桃花湯の考察】

Ⅰ：構成生薬の薬理作用

A．**赤石脂**：①渋腸止瀉　②収斂止血・止帯　③収湿斂瘡・生肌　B．**乾姜**：①温中散寒・温脾陽　②回陽救逆　③温肺化飲　④温経止血　C．**粳米**：①補中益気　②健脾和胃　③除煩渇　④下痢を止める

Ⅱ：桃花湯の方剤考察

赤石脂は（甘・酸・渋、温）で収斂固渋薬に分類され、渋によって固め、酸によって収・渋して収渋止血固下し、甘によって補・和・緩して益気生肌調中する。下すなわち下痢・脱肛・膿血便・吐血・下血・不正性器出血・帯下などを止め、水様性や膿血性の下痢・疫痢・赤痢などに用い、調中により傷口を修復し、皮膚潰瘍・湿疹・皮膚化膿症・外傷出血などを治す。温であって燥性が強く、水・痰・湿を除くのにはよいが、火・燥・風証の治療には用いることはできず、また下痢の初期で熱痢がある場合には用いない。**乾姜**は温中散寒・温脾陽・温経して裏寒を除き止血し、**粳米**は健脾和胃補中し、主薬の赤石脂で温補し渋腸固脱する。

【本条のポイント】

少陰病において、脾腎陽虚により脾気が虚衰し、裏寒となって固摂機能が失われて膿血便となっている場合は、桃花湯を用いて収渋止血固下し温脾陽し健脾和胃補中して治療する。

【原文】（十七―43）

熱痢下重者、白頭翁湯主之。

白頭翁湯方

白頭翁二両　黄連三両　黄柏三両　秦皮三両

右四味、以水七升、煮取二升、去滓、温服一升、不愈、更服。

【訓読】

熱痢して下重する者は、白頭翁湯之を主る。

白頭翁湯方

白頭翁二両　黄連三両　黄柏三両　秦皮三両

右四味、水七升を以て、煮て二升を取り、滓を去り、一升を温服す、愈えされば、更に服す。

【注釈および考察】

＊**熱痢して下重する者は**：熱痢は『中国医学辞典』によれば、「腸胃が熱で醸されることで生じる痢疾を指す」とあるが、熱で醸《かも》される状態に相当するのは、湿熱の邪が大腸に下降して流れ込んだための湿熱下注とされる病機であり、腹痛・発熱・泄瀉・黄濁粘稠便・悪臭水様便・肛門部灼熱感などを伴うとともに、湿と熱の影響が津液や血におよび、さらに裏急後重（腹痛があって排便が間に合わずもらし、肛門部に重苦感がある）・膿血便などとなる。下重は肛門直腸部の重苦感と思われる。

【白頭翁湯の考察】

Ⅰ：構成生薬の薬理作用

A．白頭翁

（1）キンポウゲ科ヒロハナオキナグサなどの根。

（2）苦、寒。胃・大腸。

（3）『神農本草経』「白頭翁、味苦、温。主温瘧狂易寒熱、癥瘕積聚癭気、逐血止痛、療金瘡。一名野丈人、一名胡王使者。生山谷。」（温は誤りか）

（4）**11**：①清熱解毒・涼血止痢　**12**：①清熱解毒涼血

（5）痢疾を治する重要薬であり、血分に入って血熱を冷まし（涼血）、胃と大腸の湿熱蘊結を清熱し、血と湿熱が結びついた痢疾に用いるとともに、苦寒で泄降に作用し、熱毒の積滞を泄瀉して除きまた解毒する。細菌性の痢疾やアメーバ赤痢による下痢に用いられるが、特に下血を伴っている際に有効とされる。抗菌作用とともに、抗アメーバ原虫作用や抗トリコモナス作用があり、トリコモナス膣炎に外用することもある。

B．秦皮《しんぴ》

（1）モクセイ科オオトネリコなどの樹皮。

（2）苦・渋、寒。肝・胆・大腸。

（3）『神農本草経』「秦皮、味苦、微寒。主風寒湿痹、洗洗寒気、除熱、目中青翳白膜。久服、頭不白軽身。生川谷。」

（4）**11**：①清熱燥湿・渋腸止痢　②清肝明目　③祛風湿　**12**：①清熱解毒・燥湿収斂　②清肝明目　**13**：①清熱治痢　②清肝明目

（5）苦寒で清熱燥湿し（苦味は燥に働く）、渋性であって収斂に働き止痢作用に優れ、帯下にも用いられる。白頭翁に比し燥湿作用に優れる。また『神農本草経』に書かれているように祛風湿作用があり、肺熱による咳嗽やリウマチ様関節炎にも有効とされる。さらに肝経の熱を冷まし眼熱を鎮め、肝経の鬱熱が目に上攻することによる眼球結膜充血・眼瞼腫脹・角膜混濁などに用いられる（内服の他、洗眼液として用いる）。肝は目を主り、その蔵血機能や疏泄機能の働きによって精気が目に送られるとともに、その経脈は目を巡っていることにもよる。

C．黄連：①清熱燥湿　②清熱瀉火　③清熱解毒　**D．黄柏**：①清熱燥湿　②清熱瀉火（瀉相火）　③清熱解毒

Ⅱ：白頭翁湯の方剤考察

白頭翁は血分に入って血熱を冷まし、胃と大腸の湿熱蘊結を清熱し、血と湿熱が結びついた下血を伴った痢疾に有効である。**黄連**は大腸の湿熱を清熱し膿血便・腹痛・下痢を治す効力が強く単味でも用いられるが、胃熱を清熱することで調胃し止嘔し、また肝胆の火熱を瀉し、肝火上炎による身体上部の熱症状である目症状を治すとともに、肝気が横逆して脾胃を犯し胃の受納・腐熟機能が傷害されて、胃痛・嘔吐・悪心・呑酸などの症状となったのを治す。**黄柏**は大腸湿熱・膀胱湿熱・湿熱下注による醒臭性黄色帯下・下肢の湿熱蘊結などの下焦の湿熱に用いられる。また清熱解毒作用があり、熱毒を伴った細菌性の下痢・皮膚化膿症・口内炎・咽頭腫脹などに用いられる。黄柏が主に下焦の湿熱に対して用いられるのに対して、黄連は主に中焦の湿熱を清する。**秦皮**は燥湿作用に優れ、渋性により収斂に働き止痢作用に優れ、さらに肝経の熱を冷まして眼熱を鎮める。

熱痢による下焦の症状に留まらず、中焦の湿熱にも効果があり、また止痢作用とともに血痢・膿血便にも有効で、細菌性やアメーバ赤痢などの感染性胃腸炎に有効である。ただし苦寒の薬剤は大量長期の服用で脾胃を損傷し易く、このため脾胃虚証には使用しない。また燥湿性により津液を消耗し易いので、陰虚証や陽虚証に対して使用する際には注意が必要である。

【本条のポイント】

湿熱下注による熱痢によって、肛門部に重苦感のあるものは、白頭翁湯を用いる。

【原文】（十七―44）

下利後、更煩、按之心下濡者、為虚煩也、梔子豉湯主之。

梔子豉湯方

梔子十四枚　香豉四合（絹裹）

右二味、以水四升、先煮梔子、得二升半、内豉、煮取一升半、去滓、分二服、温進一服、得吐則止。

【訓読】

下利の後、更に煩し、之を按ずるに心下濡（じゅ・なん）なる者は、虚煩と為すなり、梔子豉湯之を主る。

梔子豉湯方

梔子十四枚　香豉四合（絹にて裹《つつ》む）

右二味、水四升を以て、先ず梔子を煮て、二升半を得、豉を内れ、煮て一升半を取り、滓を去り、分けて二服す、温めて一服を進め、吐を得れば則ち止む。

【注釈および考察】

＊**下利の後、更に煩し**：『傷寒論』厥陰病篇に、「下利後、更煩、為虚煩也、宜梔子豉湯。」と同一の条文がある。また梔子豉湯は、『傷寒論』の太陽病中篇に四条文、陽明病篇に二条文があり、それらの条文にみられる症状は、汗法・吐法・下法を行っ

た後に、「虚煩・不得眠・心中懊憹・煩熱・胸中窒・身熱不去・心中結痛・胃中空虚」などの症状を呈した場合とされる。これらの症状は邪気が残存し、余熱が胸膈に鬱した鬱熱証といわれる病態であり、邪熱が胸膈で鬱して心神を擾乱したための症状であるとされる。明清時代に発展した温病学によれば、温病の気分証は、その内訳は腑実証・湿熱証の場合のような有形の邪熱と、その他の無形の邪熱に分けられ、無形の邪熱も鬱熱と火邪に分けられており、梔子豉湯は鬱熱に用いる方剤であり、火邪には黄連解毒湯や白虎湯などを用いるとされる。〔22・28〕 煩は、正気が虚したところを邪気がかき乱したために生じた症状と考えられる。

＊之を按ずるに心下濡なる者は：痰・食積・瘀血などの有形実邪による胃実・結胸などの場合は心下は硬くなるが、本条のように無形の邪気による場合は柔らかい。濡は柔らかく、無力な状態の表現であり、虚証をあらわしている。

＊虚煩と為すなり：本条も下法を行ったために、残存した無形の余熱が胸膈に鬱し、虚煩を生じたものと思われる。また『中医臨床のための方剤学』によれば、虚煩は「胃実・結胸などの有形実邪による〈心下鞕満〉と区別するための表現である」とされる。『中国医学辞典』によれば虚煩は、「陰虚内熱、虚火内擾の為に、胸のあたりがざわざわして、精神状態が落ち着かず、食事がおいしくなく、熟睡できず、悶々とする」状態とし、胃中は空虚であって心下部に硬満はみられないとする。

＊吐を得れば則ち止む：虚のものは、吐すれば症状はますます悪化する。対して実邪が吐することによって除かれる場合は、症状は好転する。梔子豉湯によって胸膈の鬱熱や虚煩が改善し、虚の状態が実に向い、さらに吐くことによって胸膈に鬱した余邪が除かれるならば、症状は落ち着き、内服を中止することも可能となる。胸中の実邪によって、心中に煩を生じたり、心下が煩満する場合は、胸中の実邪を除くための吐法が適応となるが、本条は無形の邪熱であるが同様に、吐くことによって胸中の邪が除かれる場合である。

【梔子豉湯の考察】

Ⅰ：構成生薬の薬理作用

A．梔子：①清熱瀉火・除煩　②清熱利湿　③清熱涼血・止血　④清熱解毒　**B．香豉**：①疏散解表　②宣鬱除煩

Ⅱ：梔子豉湯の方剤考察

下法は原則として裏実証すなわち邪気が裏である五臓六腑に侵入し営血分に及んで、実勢をもって存在している場合に用いられる。下法は病邪を攻撃するとともに、正気を損傷し、また津液不足を悪化させる。本条文では、「更に煩し」であるので、もともと正気の虚損があって煩を生じていたところに、下法を行ったために更に正気を虚損し津液も失われて、陰虚症状が悪化し虚熱を生じた病態であり、また下法により邪気もある程度は除かれるが、正気も虚損するために余邪が残存し、熱はその性質により上を侵し、残存した余邪と虚熱が上

焦である胸膈に鬱して、中下焦が虚している病態である。下法によって中下焦の虚は更に強まり、心下は濡となり、上焦と中下焦のバランス失調のために、虚煩が強まることになる。『景岳全書』に、「もし気が上逆しているものに対して、その下を攻めると、下が虚するため逆気がますますこれに乗じて、上逆の勢いが甚だしくなって危険な状態となることがある」と述べられているところである。

梔子は苦寒薬であって清熱瀉火・燥湿作用があり、清肝火作用にすぐれ、全身に影響する三焦に作用する。また大黄・黄連・黄芩などに比べて質の軽い苦寒薬であり上部に作用するので、熱邪が胸膈にある胸中鬱熱に対して用いられる。すなわち気分に入って瀉火し除煩し利湿し泄熱し、血分に入って涼血し止血し解毒する。**香豉**は解表作用は弱く解表するが傷陰せず、風寒・風熱ともに用いることができ、また鬱熱を発散させて煩躁を取り除く。

【本条のポイント】

もともと正気の虚損があって煩を生じていたところに、下法を行ったために更に正気を虚損し津液も失われて、陰虚症状が悪化し虚熱を生じ、中下焦の虚は更に強まり、上焦と中下焦のバランス失調のために、熱邪が胸中において鬱熱を形成して虚煩が強まった場合は、梔子豉湯を用いる。虚の状態が実に向い、さらに吐くことによって胸膈に鬱した余邪が除かれるならば、症状は落ちつく。

【原文】（十七—45）

下利清穀、裏寒外熱、汗出而厥者、通脈四逆湯主之。

通脈四逆湯方

附子大者一枚（生用）　乾姜三両（強人可用四両）　甘草二両（炙）

右三味、以水三升、煮取一升二合、去滓、分温再服。

【訓読】

清穀を下利し、裏寒して外熱し、汗出でて厥する者は、通脈四逆湯之を主る。

通脈四逆湯方

附子大なる者一枚（生で用いる）　乾姜三両（強人は四両を用いるを可とす）　甘草二両（炙る）

右三味、水三升を以て、煮て一升二合を取り、滓を去り、分け温めて再服す。

【注釈および考察】

***清穀を下利し、**：四逆湯に関しては、（十七—14）において考察した。清穀下痢は食べた食物が消化されないでそのまま下痢となって出てくることであり、（十七—33）で述べたように、大腸虚寒による消化不良が原因と考えられ、多くは脾腎陽虚による寒湿の停滞が原因であると考えられる。

***裏寒して外熱し**：陰陽の協調が失われ、陽気が隔離されて体表へ押しやられ、体表部が仮熱し裏は真寒する陰盛格陽とい

われる病態である（十七―14参照）。身体の内部に真寒があって体表部には仮熱があり、陰陽が分離しかかっている徴候であり、病状が重篤であることを意味している。

＊汗出でて厥する者は：厥は（十七―14）で考察した。陰陽の失調によって、寒厥では陽虚陰盛のために陽気が四肢を温煦できなくなって四肢厥冷となる。汗は体表部の仮熱のためであるが、陽虚によって陽気が営陰を固護し固摂することができないことによる自汗に、仮熱が加わったためと考えられ、亡陽に伴う陽虚自汗の一種であり、『金匱要略解説』で何任の述べるように、虚汗といってよいと思われる。

【通脈四逆湯の考察】

Ⅰ：構成生薬の薬理作用

A．附子：①回陽救逆　②補陽益火　③温陽利水　④散寒止痛　**B．乾姜**：①温中散寒・温脾陽　②回陽救逆　③温肺化飲　④温経止血　**C．甘草**：①補中益気　②潤肺・祛痰止咳　③緩急止痛　④清熱解毒　⑤調和薬性

Ⅱ：通脈四逆湯の方剤考察

通脈四逆湯は傷寒論の少陰病篇と厥陰病篇にも収載されている。厥陰病篇の内容は本条とほぼ同様である。少陰病篇には、「少陰病、下利清穀、裏寒外熱、手足厥冷、脈微欲絶、身反不悪寒、其人面色赤、或腹痛、或乾嘔、或咽痛、或利止脈不出者、通脈四逆湯主之。」とある。内容を説明すると、病が少陰に及ぶとは心腎に及ぶことであり、心腎は水・火の根本をつかさどるところから、少陰病では正気（火）の極度の衰退と水による全身の虚寒症状を呈することになる。すなわち少陰病では胃腸が虚寒となり清穀を下痢し、陰陽の協調が失われて体表部が仮熱し裏は真寒する陰盛格陽となり、真陽が四肢を温煦できなくなって四肢厥冷となる。循環器系も影響を受けて、一般的な少陰病の脈は微細であるが、より重篤な、微であって絶えんとする脈となる。さらに正気の虚が極まると真寒していても悪寒する力もなくなり、下焦の虚寒が強いために、追い出された僅かに残る陽気が上体に飛越して「戴陽」となって顔面が赤くなり、消化管の降濁機能が不全となって腹痛し乾嘔する。少陰腎経の症状としての咽痛をともない、たとえ下痢が止まったとしても出るものもなくなったためであって、虚損が激しいために脈も回復しない場合には、通脈四逆湯を用いるとする。裏寒が甚だしく症状が重篤な情況である。

四逆湯と比べて、附子は大なる者一枚であるのでやや多く、乾姜は倍量となり、甘草の量は同じである（十七―14参照）。附子は大辛大熱であって、走《ゆ》きて守らずで十二経を通じ、三焦・経絡・諸々の臓腑に至ってしつこい冷えを温めて寒を駆逐し、陽気を鼓舞して回復する。その作用は、心に対しては心陽を鼓舞し、心陽虚で脈が絶えんとする者や手足厥冷する者を、寒を追いやり陽気を回復して救う（回陽救逆）ことであり、また腎陽を温補し、人体の生命活動の根本と考えられて

いる元陽（命火）を補い、すなわち人体の生理活動全般を補って増強している。また脾陽虚や脾腎陽虚に対して温裏散寒して逐寒燥湿し、夜間多尿・下痢・食思不振・腹痛などの症状に効果がある。**乾姜**も大辛大熱であって、よく脾胃を温めて温中散寒し、脾胃の寒や寒湿を散じるので、脾胃虚寒証や脾陽虚証に用いる重要薬であり、また附子と同じく回陽救逆（回陽通脈）の作用があり、附子を補助して回陽救逆の作用を増強している。また乾姜には温肺化飲（痰）や、血分に入って温経して陰を滋養し、血虚にともなう出血を止血する作用がある。甘草は補中益気するとともに、附子・乾姜の劇烈の性質を緩和し薬性を調和させている。通脈四逆湯において附子ではなく乾姜の量が倍になっているのは、附子を増量することは、その毒性のために危険を伴うからであると思われる。

【本条のポイント】

大腸虚寒があり清穀を下利し、裏は真寒して表は仮熱する陰盛格陽となり、仮熱と、陽虚により固摂機能が失調して発汗し、陽気が四肢を温煦できなくなって四肢厥冷となる場合は、通脈四逆湯を用いる。

【原文】（十七—46）

下利肺痛、紫参湯主之。

紫参湯方

紫参半斤　甘草三両

右二味、以水五升、先煮紫参、取二升、内甘草、煮取一升半、分温三服。（疑、非仲景方）

【訓読】

下利して肺痛むは、紫参湯之を主る。

紫参湯方

紫参半斤　甘草三両

右二味、水五升を以て、先ず紫参を煮て、二升を取り、甘草を内れて、煮て一升半を取り、分け温めて三服す。（疑うらくは、仲景の方に非ず）

【注釈および考察】

＊下利して肺痛むは：紫参の性味は、苦・微寒であり、大腸湿熱に用いるとされるので、ここでの下痢は湿熱邪によると考えられる。大腸の湿熱邪によって気血が鬱滞し津液や血が腐敗し、伝導機能が失調し、最後には「火熱が上焦を攻撃したり、熱邪が営血に侵入したり、心包に内陥したりし、竅を塞いで意識を混濁させるか、正気を消耗して脾腎虚寒の病変を起こす」（『中医病因病機学』より抜粋）であり、大腸の火熱によって上焦にある心肺が影響を受けることになる。また逆に肺からの温熱邪が大腸に及ぶことも考えられる。さらに手太陰肺経は胃部からはじまり大腸と連絡し、胃の上部に沿って横隔膜を穿行して肺に入るとされ、両者の実際上の関係はそれほど強くないと思われるが、肺と大腸は表裏の関係にあるとされ、「肺は宣発・粛降を主り、大腸は伝導を主る」ところ

から、両者は気機の下降に関係する共通点があり、一方の異常が他方に及ぶとも考えられる。もっとも本条は錯誤があって取りあげる対象ではないとの説もある。

【紫参湯の考察】

Ⅰ：構成生薬の薬理作用

A．紫参：①清熱解毒　②涼血止血　③清熱止痢　B．甘草：①補中益気　②潤肺・祛痰止咳　③緩急止痛　④清熱解毒　⑤調和薬性

Ⅱ：紫参湯の方剤考察

紫参湯は腸胃の熱が肺に及んで、下痢とともに肺熱・疼痛を伴う病態に効果がある、とのことであるが、実際上は余り経験がないとされる。しかし大腸湿熱による下痢の場合、問診上肺症状に注意することは少なく、見落としている可能性があると思われる。『神農本草経』によれば、紫参は心腹に積聚した寒熱邪気を、九竅を通じまた大小便を利すことによって除き、また『名医別録』にあるように腸胃の大熱を清し、大腸の伝導機能を回復する。人体の臓腑機能は各々独立しながら相互に連携して生体のバランスが保たれていることを考えると、大腸の伝導機能の異常は当然に肺の粛降機能に影響を与えるのであり、またその他の臓腑にも影響を与える。大腸と肺の表裏関係からは、両者はより影響を与えやすいということであると思われる。なお甘草は補中益気に働いている。

【本条のポイント】

大腸湿熱による下痢の場合、大腸と肺は表裏関係にあるところから、湿熱邪が肺に及んで肺熱・疼痛を伴うことがある。そのような場合には紫参湯を用いる。、

【原文】（十七—47）

気利、訶梨勒散主之。

訶梨勒散方

訶梨勒十枚（煨）

右一味為散、粥飲和頓服。（疑非仲景方）

【訓読】

気利は、訶梨勒散之を主る。

訶梨勒散方

訶梨勒十枚（煨）

右一味散と為し、粥飲に和し頓服す。（疑うらくは仲景の方に非ず）

【注釈および考察】

＊気利は：気痢は「痢疾の一種で、排便の勢いの激しいものを指す」とされる。（十七—31）の下利気でも説明したが、実証の場合は、湿熱の鬱滞による機能不全が原因であり、裏急後重・粘稠便・腹脹・排便時の排ガス・腸鳴・異臭便などとなり、虚証の場合は、重症の脾気虚により昇提作用が失われた中気下陥や、気滞による腸虚不固、冷気の腸への停留、などが原因となり、腹脹や放屁時の大便のもれなどとなる。痢疾

は排便回数が多く、一度の排便量が少なく、粘液便や膿血便の排泄がみられるものである。[7]

＊煨：読みは「わい」であり、①料理をゆっくりとろ火で煮込むこと、②食物を残り火のある灰の中に入れて焼くこと、であるが、ここでは後者である。

【訶梨勒散の考察】

Ⅰ：構成生薬の薬理作用

A．訶梨勒

（1）シクンシ科ミロバランの果実。別名、訶子。

（2）苦・酸・渋、平。肺・大腸。

（4）11：①渋腸止瀉　②斂肺下気開音　12：①渋腸止瀉　②斂肺利咽　13：①渋腸　②収渋止血・固胎　③斂肺　④開声音

（5）苦で降気し、酸・渋で収斂する。平性で寒熱ともに用いられ、生用すると肺に入って肺気を収斂するとともに降気し、止咳・利咽・開音に作用し、煨用すると大腸に入って渋腸して便のもれを防ぎ、また止瀉する。虚証の慢性下痢に用いられるが、熱性の慢性下痢にも用いられる。邪を収斂して留めるので、実邪残存の咳嗽や痢疾の初期や、肺実熱や湿熱瀉痢時には使用してはならない。また脱肛にも用いられる。

Ⅱ：訶梨勒散の方剤考察

気利は、実証と虚証が考えられるが、実証性の湿熱による場合は、前述のように訶梨勒の使用適用にはならないと考えられ、本条は虚証であると思われる。

【本条のポイント】

虚証の下痢で、排便時の勢いが激しく腹脹や放屁時の大便のもれ、などを伴う場合には、訶梨勒散を用いて渋腸して便のもれを防ぎ、また止瀉する。

附方

【原文】（十七―48）

『千金翼』小承気湯、治大便不通、噦数譫語。（方見上）

【訓読】

『千金翼』の小承気湯は、大便不通、噦し数《しばしば》譫語するを治す。（方は上に見ゆ）

【注釈】

＊小承気湯は（十七―41）において説明した。小承気湯は、大黄・厚朴・枳実の構成であり、陽明腑実証の症候において、大実・大堅・大燥・大熱の程度が軽い場合に用いられ、「裏熱実証」時に必然的に伴う気滞を、行気化湿に優れる厚朴と、強力な行気力のある枳実を用いて除いて、経絡や臓腑における気血を通じさせ、「痞・満・実の陽明熱結の軽症で、燥の症状がまだみられないものを主に治す」とされる。噦は胃気上逆による症状の一つであり、寒・熱・痰・食積食滞・胃腸気滞など様々な原因によって胃の和降機能が失調したため

であり、噦のほか悪心・嘔吐・ゲップなどの症状となる。噦はそのような原因のなかでも、生ものや冷たいものを食べ過ぎて中焦の陽気を損傷したり、生じた寒邪によって食滞となり胃の和降機能が失調した場合や、下焦の腸管の伝導機能が失調したために胃気が飲食物を下降させることができない場合、また燥熱の病邪を外感して胃の津液が消耗し胃陰が不足し、陰が陽を制御できなくなった場合、などで生じるとされる。[8]　また（十七—21）で述べたが、『傷寒論』の四逆湯の条では、噦は、胃中が虚冷している場合に、その虚冷を強めるような、清熱瀉火薬の使用や冷飲などが原因となって起こるとされ、背景に胃気虚寒がある場合とされる。本条の病態は陽明腑実証・陽明熱結の軽症と考えられ、胃気虚寒の病態とは異なるが、前述の下焦の腸管の伝導機能が失調したために胃気が飲食物を下降させることができない場合や、胃の津液が消耗して胃陰が不足し陰が陽を制御できなくなった場合、などに相当すると考えられる。

＊**譫語**：外感病の高熱時などに意識朦朧状態となり、意味の分からない言葉を発することであり、邪熱盛実の証であり、陽明腑証で実熱邪が心に影響を与えたり、邪熱が深く入り込んで営分が犯されたことなどにより、心神が昏乱したための症状である。（十七—41）参照のこと。

【小承気湯の考察】

（十七—41）参照のこと。

【本条のポイント】

陽明腑実証・陽明熱結の軽症の病態で、大便不通・噦・譫語などを伴う場合は、小承気湯を用いる。

【原文】（十七—49）

『外台』黄芩湯、治乾嘔下利。

黄芩三両　人参三両　乾姜三両　桂枝一両　大棗十二枚　半夏半升

右六味、以水七升、煮取三升、温分三服。

【訓読】

『外台』の黄芩湯は、乾嘔し下利するを治す。

黄芩　人参　乾姜各三両　桂枝一両　大棗十二枚　半夏半升

右六味、水七升を以て、煮て三升を取り、温め分けて三服す。

【注釈および考察】

＊**『外台』の黄芩湯は、乾嘔し下利するを治す**：乾嘔に関しては、（十七—9）（十七—11）参照のこと。（十七—9）では胃の虚寒による乾嘔を説明し、（十七—11）では胃熱による場合を説明しているが、本条は心熱や胃熱を除く作用のある黄芩が用いられているところから後者と思われ、胃熱により胃の降濁を主る機能に異常を生じ胃気が上逆するためと考えられる。『傷寒論』太陽病篇に記載された黄芩湯は、「黄芩・芍薬・甘草・大棗」の方剤構成であり、「少陽の気機が鬱して熱を外散

することができず、邪熱が腸に下迫したための下痢に用いる」(『中医臨床のための方剤学』参照)とされ、熱性の下痢に用いる方剤であるが、一方本条での下痢に対しては温中散寒・温脾陽に働く乾姜を用いて中焦を温め虚寒を除いており、中焦の虚寒により腹部が冷えたためと考えられ、病態が異なる点に注意が必要である。

本条は寒熱錯雑症といわれる病態であり、一方で中焦の機能を失調させる様々な要因によって気の流れが阻害され停滞し、中焦を温めることができなくなって中焦虚寒となり下痢となるが、他方では不適切は食生活やストレスによる肝気横逆などにより胃火を生じているのであり、胃は陽明に属し、陽明は三陽の裏に属して裏実熱証を主って湿潤を好み、陰が補われることによって調和しているので、胃陰が不足すると胃火がさらに燃え上がり胃陰がさらに失われて、水穀を砕いて下降させることができなくなって胃気が上逆し、乾嘔やしゃっくりの原因となる。寒熱錯雑症は以上のような中焦虚寒と胃熱・心熱が錯雑する病態であり、相反する両者を和解させる方剤を用いる必要がある。そこで散・行に働く辛温薬である半夏・乾姜によって気を発散させ行気し温めて中焦虚寒を改善し湿も除き、泄・瀉・降であって燥湿に働く苦寒薬である黄連・黄芩などによって清熱燥湿して、胃熱と湿邪や痰飲が結びついた病証の改善を図るのである。そのような構成の用薬法を辛開苦降法と呼んでおり、辛開苦降の構成をもつ方剤は、半夏瀉心湯などの瀉心湯類や、小柴胡湯などの柴胡湯類にもみられ、中焦の気の停滞によって生じた、上行すべき気が上行できず、下降すべき気が下降できずに生じた乾嘔や下痢を、気の昇降の乱れをもとにもどすことによって改善するのである。

【『外台』黄芩湯の考察】

Ⅰ：構成生薬の薬理作用

A．黄芩：①清熱燥湿　②清熱瀉火　③清熱止血　④清熱安胎　⑤清熱解毒　**B．人参**：①大補元気　②補脾益肺　③益気生津　④益智安神　⑤補気生血・摂血⑥扶正祛邪　**C．桂枝**：①発汗解肌(表)　②温通経脈　③通陽化気　**D．大棗**：①補気補脾　②養血安神　③薬性緩和　**E．半夏**：①燥湿化痰　②降逆止嘔　③消痞散結　④消腫止痛

Ⅱ：『外台』黄芩湯の方剤考察

胃熱があるとともに、脾虚にともなう中焦虚寒がある病態である。脾虚によって水湿の運化が妨げられると、湿濁が停滞して脾陽がさらに不振となり中焦虚寒が強まるとともに、胃が津液を化生させることができなくなって胃の津液が不足し、虚火を生じ、昇降機能が失調し水穀が腸に降りて行かなくなる。また水穀の精微が吸収されないために気血が化生されなくなり、脾陽不振と気血虚損が合わさってその影響が全身に及ぶことになる。そこで気血虚損を補う作用のある**人参**が加えられ、脾陽不振に対して**桂枝**が加えられて陽気を鼓舞

し、人参とともに**大棗**も補気養血に働いて中焦の機能失調を改善している。**黄芩・半夏**に関しては先述した。寒熱錯雑症の病態に対する治療を取りあげるために、附方として付け加えたものと思われる。

【本条のポイント】

不適切な食生活やストレスによる肝気横逆などにより胃火を生じ、胃熱によって胃陰が不足すると胃火がさらに燃え上がり胃陰がさらに失われて、水穀を砕いて下降させることができなくなって胃気が上逆し乾嘔となり、また一方では脾虚にともなう中焦虚寒があり、中焦を温めることができなくなって下痢となる。このような寒熱錯雑症の病態に対しては、散・行に働く辛温薬である半夏・乾姜などと、清熱燥湿に働く苦寒薬である黄連・黄芩などが含まれて、相反する両者を和解させる方剤である黄芩湯を用いて治療する。

瘡癰腸癰浸淫病脉證并治　第十八

論一首　脉證三條　方五首

瘡癰は、瘡は瘡瘍の略称であり、腫れ物・ただれものなどの皮膚疾患全般を意味しており、癰は急性化膿性の皮膚疾患であり、瘡瘍の比較的大きいものを指しているとされる。[7]『素問』至真要大論篇には、瘡癰を生じる原因として天の気との関係が論じられており、三陽の中でも少陽・陽明の気が天を司るようになると、少陽では火気が強くなり、陽明では燥気が強くなって瘡癰の原因となることが論じられている。腸癰は腸に生じた癰であり、急性中垂炎や小腸・大腸に生じた化膿性の炎症を指している。浸淫はびまん性に拡がることであり、浸淫病はびまん性に拡がってゆく皮膚疾患のことと思われ、伝染性の皮膚疾患や慢性のアトピーや湿疹などが考えられる。

【原文】（十八—1）

諸浮数脈、応当発熱、而反洒淅悪寒、若有痛処、当発其癰。

【訓読】

諸《もろもろ》の浮数の脈は、応当《おうとう》に発熱すべし、而るに反って洒淅《さいせつ》し悪寒するは、若し痛む処有れば、当に其の癰を発すべし。

【注釈および考察】

＊諸の浮数の脈は：浮脈は表証を表し、数脈は熱証の場合が多いが、寒証で虚火による場合もあり、また『景岳全書』によれば癰瘍がある場合の脈とされる。すなわち一般的には浮数は風熱を表すとされるが、『景岳全書』によれば、「数脈で身体に熱がなく、反って悪寒し、飲食の状態に変化がないようなもの、また身体に熱があっても発汗によってその熱が取れないようなものは、癰疽（瘡面の深くて悪質なものが疽）の徴候である。」とされまた、「瘡瘍の症状を呈するものは陰証の場合も陽証の場合もあるので、補瀉をよく考えて治療をしなければならない。これもまた、数脈の全てを熱証として治療してはいけない例である。」とある。浮数は①表熱証　②陰虚陽亢③気虚発熱とされるが[19]、本条の病態は癰瘍が存在しているために、その邪毒（炎症性の産物）によって陰液が消耗し、陽気（衛気）の働きが傷害されているための、悪寒と浮数脈であると考えられる。

＊応当に発熱すべし：応当は、「当然…すべきである」の意味であり、熱証であって当然発熱すべきであるのに（発熱していない）、の意味である。

＊而るに反って洒淅し悪寒するは：洒は水を撒くことから、背中に水をかけられた状態であり、淅はかすかな雨音から転じて、雨に打たれた状態を意味し、洒淅は身体が水をあびたあとの様に凍えてぞくぞくしている有様を意味する。悪寒は陽気（衛気）が阻滞されて体表を温煦できないための症状であり、外感表証時には発熱と悪寒がともに表われる。発熱は表

における邪正相争によって邪熱が産生されたり、裏熱が表に及んだりする場合は実熱であるが、陰虚によって内熱を生じる場合は虚熱である。一方悪寒するが発熱がみられない場合は、陽虚（衛気の虚）があり裏に実寒がある場合である。本条は、浮数で悪寒があって発熱がない状態であり、瘡癰の産生する邪毒（炎症性の産物）によって表において陽虚があり、裏に実寒があるためと思われる。

＊若し痛む処有れば、当に其の癰を発すべし：もし身体のどこかに痛むところがあれば、その場所に瘡癰が発生してくるはずである。皮膚化膿症の始めは、炎症による神経刺激によって局所に疼痛を生じる。

【本条のポイント】

脈状が浮数であるが、発熱がなく悪寒が見られる場合は、瘡癰の産生する邪毒の影響によると考えられ、表に陽虚があり裏に実寒があって陰虚を伴っていると考えられる。

【原文】（十八―2）

師曰、諸癰腫、欲知有膿無膿、以手掩腫上、熱者為有膿、不熱者為無膿。

【訓読】

師の曰く、諸《もろもろ》の癰腫は、膿有り膿無きを知らんと欲せば、手を以て腫上を掩《おお》い、熱する者は膿有りと為し、熱せざる者は膿無しと為す。

【注釈および考察】

＊化膿性の炎症が現在進行形の場合は、当然熱を持つが、化膿性の炎症の結果として膿がたまっているが炎症が落ち着いている場合は、熱を持たない場合もあり、膿のあるなしは熱感だけでは決められないと思われる。本条での熱感は膿もたまりまだ炎症も進行中の場合であり、もっとも実際はその様な場合が多いと思われる。

【原文】（十八―3）

腸癰之為病、其身甲錯、腹皮急、按之濡、如腫状、腹無積聚、身無熱、脈数、此為腹内有癰膿、薏苡附子敗醤散主之。

薏苡附子敗醤散方

薏苡仁十分　附子二分　敗醤五分

右三味、杵為末、取方寸匕、以水二升、煎減半、頓服、小便当下。

【訓読】

腸癰の病為《た》る、其身甲錯し、腹の皮急《ひきつ》り、之を按ずるに濡《じゅ》にして、腫の状の如し、腹に積聚無く、身に熱無きも、脈は数、此を腹内に癰膿有りと為す、薏苡附子敗醤散之を主る。

薏苡附子敗醤散方

薏苡仁十分　附子二分　敗醤五分

右三味、杵にて末と為し、方寸匕を取り、水二升を以て、煎じて半《なかば》を減じ、頓服す、小便当に下るべし。

【注釈および考察】

＊腸癰の病為《た》る、其身甲錯し、腹の皮急《ひきつ》り、之を按ずるに濡《じゅ》にして、腫の状の如し：甲錯は、甲は亀の甲羅であり、錯はこすれる様から転じてかさかさになることであり、皮膚が甲羅やうろこのように硬くなって荒れてかさかさになることである。濡は、ぬれることであるが、ぬれて柔らかいのであり、ここでは触診をすると湿り気を帯びた柔らかさで、腫れているのを感じることができるのである。慢性化した限局性の中垂周囲膿瘍のような病態であると思われる。

一般的には、慢性の腸癰があると腸管での食物の消化吸収が阻害され、その影響は脾機能に及び気血の生成が阻害される。それにより気血両虚となり、局所的に気滞血瘀を生じ、さらに津液の生成も影響を受けて津液・血液が不足し、影響が皮膚に及んで、皮膚が乾きかさかさになり甲錯状となる。慢性化した限局性の中垂周囲膿瘍のような腸癰では、炎症性の腫脹を生じその影響が周囲に及んで、湿り気を帯びた柔らかさのある腫れとなり、限局性の圧痛を伴うが、塊状の腫瘤は形成しないと考えられる。

＊腹に積聚無く、身に熱無きも、脈は数、此を腹内に癰膿有りと為す：積聚は一般的には触診にて、塊の形状がはっきりとして、脹痛も激しく、塊が動かない場合を積とし、塊がはっきりせず疼痛部も決まっていないものを聚とする。[7]　ここでは腹部にはっきりした腫瘤を触れることもなく、の意味である。「身に熱無きも、脈は数」での数脈は、（十八―1）で述べたように、癰膿が存在するための陽気虚損と、陰液の虚損を反映していると考えられる。癰膿が限局している場合は、癰膿が存在しているための邪毒（炎症性の産物）の存在が、全身に影響を与えると思われる。また正気の虚が強くそのために邪正相争時における抗病反応が低下し、発熱しないとも考えられる。数脈に関しては、癰膿が存在するために瘀熱が形成されたため、とする説明もある。[29]

【薏苡附子敗醤散の考察】

Ⅰ：構成生薬の薬理作用

A．敗醤

（1）オミナエシ科オミナエシやオトコエシの根を付けた全草。

（2）辛・苦、微寒。胃・大腸・肝。

（3）『神農本草経』「敗醤、味苦、平。主暴熱火瘡赤気、疥瘙疽痔、馬鞍熱気。一名鹿腸。生川谷。」

（4）**11：**①清熱解毒・消腫排膿　②活血行瘀　**12：**①清熱解毒・排膿　②活血化瘀　**13：**①清熱解毒・消癰排膿　②祛瘀止痛

（5）辛味によって散じ、苦味によって泄し、寒で清熱する。湿熱を除き、血を巡らせ瘀血を去る。清熱解毒するとともに、排膿に働き、活血化瘀して疼痛を除き、腸癰や肺癰に用いられる。膿のあるなしや病期に関わらず用いることが出来る。

B．薏苡仁：①利湿健脾　②利湿除痺　③清熱排膿　C．附子：①回陽救逆　②補陽益火　③温陽利水　④散寒止痛

Ⅱ：薏苡附子敗醤散の方剤考察

薏苡仁の主作用は利湿、健脾、排膿、舒筋とされるが、清熱作用があって利湿熱し、腸癰、肺癰、皮膚化膿症などの膿瘍の発熱を冷まして排膿を促し、湿を除く作用によって健脾し、湿邪が四肢の筋肉や関節に付着したための重だるさや痛みを改善して舒筋・利関節作用を示し、また風寒湿が筋骨に付着した痺症を改善する。本条では、利湿熱し排膿するとともに健脾することによって、気血津液の虚を改善している。**敗醤**も薏苡仁と同様に、清熱するとともに湿熱を除き清熱解毒し、血を巡らせ瘀血を去って排膿に働く。**附子**は十二経内を巡って経絡を温めるとともに、下焦命門（生命活力のこと、腎にあるとも考えられている）の陽虚を補う薬であり、脾胃を温め脾湿を除き、腎の冷えも除き、裏にある寒湿を除く作用があり、陽気や元気の虚した状態を回復させる。また『神農本草経』で述べられている様に、温中し鬱滞した気血を通じることによって、「破癥堅積聚」すなわち腸癰による腫瘤を除く。本方は、皮膚が甲錯状を呈したアトピー性皮膚炎などの、陽虚を伴った慢性炎症性の皮膚疾患にも有効とされる。

【本条のポイント】

慢性限局性の中垂周囲膿瘍のような病態の癰膿の病では、気血の生成が阻害されて、気血両虚となり、局所的に気滞血瘀を生じ、さらに津液の生成も影響を受けて津液・血液が不足し、肌表に栄養が巡らず皮膚が甲錯状となるが、はっきりした腫瘤塊は触れず、陽気虚損と陰液の虚損を反映して、身に熱無きも脈は数となる。薏苡附子敗醤散の適応である。

【原文】（十八―４）

腸癰者、少腹腫痞、按之即痛如淋、小便自調、時時発熱、自汗出、復悪寒。其脈遅緊者、膿未成、可下之、当有血。脈洪数者、膿已成、不可下也。大黄牡丹湯主之。

大黄牡丹湯方

大黄四両　牡丹一両　桃仁五十枚　瓜子半升　芒硝三合

右五味、以水六升、煮取一升、去滓、内芒硝、再煎沸、頓服之、有膿当下、如無膿当下血。

【訓読】

腸癰なる者は、少腹腫れて痞《つか》え、之を按ずれば即ち痛むこと淋の如くして、小便自ら調い、時時発熱し、自汗出て、復た悪寒す。其の脈遅緊の者は、膿未だ成らず、之を下す可し、当に血有るべし。脈洪数の者は、膿已に成る、下す可からざるなり。大黄牡丹湯之を主る。

大黄牡丹湯方

大黄四両　牡丹一両　桃仁五十枚　瓜子半升　芒硝三合

右五味、水六升を以て、煮て一升を取り、滓を去り、芒硝を

内れ、再び煎じ沸して之を、頓服す、膿有れば当に下るべし、如し膿無ければ当に血を下すべし。

【注釈および考察】

＊腸癰なる者は、少腹腫れて痞え：少腹は下腹部を指し、痞は何かが塞がっているように感じる自覚症状であり、単なる「つかえ」とは異なると思われる。胸部上腹部の場合には、胸痞や心下痞とされ、気虚気滞や邪熱積聚によって生じた阻滞が原因と考えられているが、下腹部においても同様と思われる。

＊之を按ずれば即ち痛むこと淋の如くして、小便自ら調い：下腹部を触診し圧迫すると、淋証のときに痛みが外陰部に放散して感じられるように、下腹部から外陰部への放散痛が感じられるが、尿意頻数や混濁尿、赤色尿、排尿時痛などの淋証症状はなく、排尿は正常な状態である。一般的には少腹痛は、寒・熱・食・虫・血・気などが原因となるが、後腹膜に位置する中垂炎の場合は痛みの性状としては特殊であり、圧迫にて外陰部への放散痛となる。

＊時時発熱し、自汗出て、復た悪寒す：時時発熱であるので、腸癰による実熱性の発熱が、炎症の消長にともなってみられるが、陽明潮熱のような規則性はなく不定期であり、正気と邪気の相争によって発熱が不定期に消長する。また陽明病の裏熱実証では悪寒は見られない点が、本条とは異なる。悪寒は陽気が阻滞されて体表を温煦できないための症状とされ、外感表証時には発熱と悪寒がともに表われる。自汗は気虚自汗と陽虚自汗があり、発熱や労働、厚着などの影響を受けずに自然と発汗することであるが、ここでは発熱にともなって発汗し、陽熱による津液の逼迫が原因と思われるが、発熱がないにもかかわらず自汗となる場合は、腸癰による陽虚のためと考えられ、実熱と陽虚が混在した病態であるとも考えられる。また陽虚に伴って悪寒となる。

＊其の脈遅緊の者は、膿未だ成らず、之を下す可し：遅脈は陰脈であって陰盛陽虚の徴候であり、寒とし虚とし（実寒と虚寒がある）、陽虚のために営気を駆動する力が欠乏している脈象である。緊脈は陰陽のバランスが崩れ、陰邪が激しく打ち付けている徴候であり、痛とし寒とする。前条の注釈において説明したが、「腸癰があると腸管での食物の消化吸収が阻害され、その影響は脾機能に及び気血の生成が阻害される。その結果気血両虚となるとともに、局所的に気滞血瘀ともなり、さらに津液の生成も影響を受けて、津液・血液が不足する。」であり、腸癰があることによって陽虚となり気血が巡らなくなって遅脈となるとともに、一方において「膿未だ成らず」の段階においては、腸癰による実熱が強く存在して陰陽のバランスの崩れが大きくなり、緊急の様相を帯びて緊脈となると考えられる。また一方で「膿未だ成らず」の段階においては、邪正相争も強く正気の虚損や陽虚の程度も強いために、陰陽のバランスの崩れが大きくなって遅緊脈となる。瀉下薬は苦寒の薬味により、通便するとともに清熱瀉火し、また湿熱を

除き瘀血を除くのであり、炎症が強くて邪正相争も強い段階に用いる。

＊**脈洪数の者は、膿已に成る、下す可からざるなり**：洪脈は洪水の波のように、脈幅が大きく、来るときは脈勢が盛んであるが、引くときはさっと引いてしまう脈象であり、熱邪が盛んで傷陰があり、陽実陰虚・気実血虚の徴候とされる。数脈は陽熱の証とされ、急性感染症などの実火の脈象であるが、無力な場合は虚火の場合もある。もっとも『景岳全書』によれば、陽虚や陰虚などの虚損の場合も数脈となり、また癰瘍や癥癖（腹中の結塊）があると、気血がめぐり難くなって数脈となるとされる。本条は洪数の脈で陽実陰虚をあらわし、腸癰による陽熱が「膿已に成る」段階であるが未だ盛んであり、そのための傷陰が強い病態であり、前条の陽虚の病態とは異なる点に注意が必要である。傷陰が強いので、陰虚を強める瀉下薬を用いてはならない。

【大黄牡丹湯の考察】

Ⅰ：構成生薬の薬理作用

A．**大黄**：①瀉熱通腸　②清熱瀉火・涼血解毒　③行瘀破積　④清化湿熱　B．**牡丹**：①清熱涼血　②活血散瘀・清肝火　C．**桃仁**：①活血祛瘀　②潤腸通便　③止咳平喘　D．**瓜子**：①清肺化痰・消癰排膿　②清熱利湿　E．**芒硝**：①軟堅瀉下　②軟堅散結　③回乳　④清熱瀉火

Ⅱ：大黄牡丹湯の方剤考察

本条には「膿有れば当に下るべし、如し膿無ければ当に血を下すべし」とあり、排膿効果もあるとともに、化膿していない場合には瘀血を除くことが述べられている。**大黄**は主薬であり、清熱瀉火・涼血解毒・瀉熱通腸通便・行瘀破積の効能があり、それら全てが、腸癰による熱・瘀血・積滞を除くために有効である。**芒硝**は、瀉下して宿便を去り軟堅散結し、潤燥し、胃気を通じ、また瀉熱し清熱して大黄を補助している。**牡丹**はすぐれた涼血作用があり、苦寒で血熱を冷まして清熱涼血・止血し、辛散で行瘀し、瘀血を除去することによって血脈を通じさせ、活血つまり新しい血が行き渡るようにし、血熱に瘀血を伴った病態を治す。**桃仁**は、血をよく巡らせる活血力にすぐれ、瘀血を除き、婦人の瘀血積滞や産後の瘀血阻滞などに用いられるとともに、肺癰（肺化膿症）や腸癰（虫垂炎など）や癰腫毒瘡（皮膚化膿症）などに用いられる。また血虚津虧による腸燥便秘を潤腸通便する作用もある。瓜子は、蘊熱を清し利湿し、滑痰排膿し、腸のなかの垢濁を除いて腸をきれいにする。全体で清熱涼血し活血化瘀し、瀉下して腸癰による熱・瘀血・積滞を除く。

【本条のポイント】

腸癰の病においては、下腹部が痞え、圧迫すると下腹部への放散痛があるが淋証症状はなく、発熱が不規則にあり、陽虚に伴う自汗と悪寒がある。「膿未だ成らず」の段階では、邪正相争も強く正気が虚損し陽虚の程度も強くなり、陰陽のバランスの

崩れが大きくなる場合は、遅緊の脈となり、一方腸癰による陽熱が「膿已に成る」段階であるが未だ盛んであり、そのために傷陰が強く陽実陰虚の病態の者では、その脈が洪数となる。その様な場合は陰虚を強める瀉下薬を用いてはならない。大黄牡丹湯は化膿していれば排膿効果を表し、化膿していない場合には瘀血を除く方剤構成であり、腸癰の病に用いられる。

【原文】（十八―5）

問曰、寸口脈浮微而渋、然当亡血、若汗出。設不汗者云何。答曰、若身有瘡、被刀斧所傷、亡血故也。

【訓読】

問うて曰く、寸口の脈浮微にして渋なるは、然れば当に亡血、若しくは汗出づるべし。設し汗せざる者は云何《いか》に。答えて曰く、若し身に瘡有れば、刀斧を被り傷つくにより、亡血するが故なり。

【注釈】

＊寸口の脈浮微にして渋なるは：浮脈は一般的には陽脈であって、表に邪気があって陽気が有余で浮き上がったための脈象とされるが、浮脈で無力かつ空虚なものは、陰の不足であり、『景岳全書』によれば、「水が虚し・血が心を養わず・精が気を化さず・中焦が虚している」ことの反映であり、気血不足や陰陽ともに虚していることを意味している。微脈は、気血が消耗していることの反映であり、ここでは失血を意味する。渋脈は、脈拍の昇降が緩徐で、血管の収縮・拡張が遅い脈であり、虚の場合は気血ともに虚していることを意味し、血液不足・津液不足を意味する。

＊然れば当に亡血、若しくは汗出づるべし：以上のように、「脈浮微而渋」は亡血の反映であり、また発汗過多の場合も津液や気が消耗して浮微にして渋の脈象となることもある。

＊設し汗せざる者は云何に：しかし刀斧を被った場合のように、亡血の程度が強い場合は、津血が欠乏するために、発汗も止まってしまうと思われる。また汗は「陽の陰に加うる」結果生じるのであるから、陰である津血が不足すれば発汗は止まるが、また陽の欠乏でも止まり、刀斧を被った場合は陽気も欠乏すると思われるので、すなわち陰陽ともに欠乏して発汗が止まることになる。

【本条のポイント】

亡血や発汗の程度が強ければ、浮・微・渋脈となるが、刀斧を被った場合のように、亡血の程度が強い場合は、津血が欠乏し陽気も欠乏するために、発汗も止まってしまう。

【原文】（十八―6）

病金瘡、王不留行散主之

王不留行散方

王不留行十分（八月八日採）　蒴藋細葉十分（七月七日採）
桑東南根白皮十分（三月三日採）　甘草十八分　川椒三分
（除目及閉口者、去汗）　黄芩二分　乾姜二分　芍薬　厚朴

各二分
右九味、桑根皮以上三味、燃灰存性、勿令灰過、各別杵篩、合治之為散、服方寸匕。小瘡即粉之、大瘡但服之、産後亦可服。如風寒、桑東根勿取之。前三物皆陰乾百日。

【訓読】

金瘡を病むは、王不留行散《おうふるぎょうさん》之を主る。

王不留行散方

王不留行十分（八月八日に採る）　蒴藋《さくてき》細葉十分（七月七日に採る）　桑東南根白皮十分（三月三日に採る）　甘草十八分　川椒三分（目及び口閉じたる者を除き、汗を去る）　黄芩二分　乾姜二分　芍薬　厚朴各二分

右九味、桑根皮以上の三味は、燃いて灰とし性を存す、各別《おのおの》に杵ついて篩い、之を合わせ治めて散と為し、方寸匕を服す。小瘡には即ち之を粉ふり、大瘡には但之を服す、産後も亦服す可し。如《も》し風寒ならば、桑東根は之を取ること勿れ。前の三物は皆陰にて百日を乾かす。

【注釈】

＊**金瘡を病むは**：刀傷・被弾・転倒などによって、皮・筋骨・脈・臓腑が直接に傷害されて、断裂や損傷し、血管が損傷すると失血して気血ともに脱失し、また血脈や経絡が遮られると瘀血を生じる。

【王不留行散の考察】

Ⅰ：構成生薬の薬理作用

A．王不留行

（1）ナデシコ科ドウカンゾウの種子、本来は同科のフシグロ属植物の全草とされる。

（2）苦、平。肝・胃。

（3）『神農本草経』「王不留行、味苦、平。主金創、止血、逐痛、出刺、除風痹内寒。久服、軽身耐老増寿。生山谷。」

（4）**11**：①通経下乳　②利水通淋　**12**：①活血通経　②下乳　③消癰斂瘡　④利尿活血　**13**：①通経脈　②除風痹　③下乳汁

（5）王不留行は、走り行きて留まらない性質からその名があり、血分に入って血脈の不通を通じ活血するとともに、経絡を通じ、上は乳汁分泌を促進し、下は瘀血を伴った月経閉止や月経痛などに用いられる。また血が巡れば風は自然に消退するので、通経活血することによって、風邪による関節の痺症状である関節痛や変形性関節症、筋拘縮などに用いられる。また活血により化膿部位を消腫し、排膿を促進する。利水通淋作用もあり淋疾に用いられる。

B．蒴藋

（1）『金匱要略講話』（大塚敬節）によると、「さくかく」と読み、「ソクズ」の細い葉のことであるとする。『金匱要略解説』（何任）では、「そくず」と読ませている。『金匱要略訳注』（家本誠一）では、「さくてき」と読み、「くさにわ

とこの葉」であるとする。藿は「豆の葉」の意味がある。「そくず」と「くさにわとこ」は同種の異名であり、「ニワトコ属」の山野に生える粗大な多年草で、地下茎を引いて繁殖する。

(3)『神農本草経』に記載なし。『名医別録』に、「味酸、温、有毒。主治風瘙癮疹、身痒、湿痹、可作浴湯。一名菫草、一名芨。生田野。春夏採叶、秋冬採茎、根。」とあり、癮疹や湿痹を治すことが述べられている。

C．桑東南根白皮

(1)桑白皮は、クワ科カラグワ・マグワのコルク層を除去した根皮。「桑東南根白皮」は、桑の東南に伸びた根の白皮、である。

(2)甘、寒。肺。

(3)『神農本草経』「桑根白皮、味甘、寒。主傷中、五労六極、羸痩、崩中脈絶、補虚益氣。叶、主除寒熱、出汗。」『名医別録』には、「無毒。主去肺中水気、止唾血、熱渇、水腫、腹満、臚脹、利水道、去寸白、可以縫金創。」とある。

(4)**11**：①瀉肺平喘　②利水消腫　**12**：①瀉肺清熱・平喘　②利尿消腫　**13**：①瀉肺火・降肺気清肺止咳　②利尿消腫

(5)肺の火熱を清し肺気を降ろし、咳嗽、黄色粘調痰に効果があるとともに平喘し、肺気を降ろすことにより粛降機能を回復し、水道を通調し利水に働き、顔面・肌膚・四肢などの浮腫に用いられる。肺の実熱証に用いられるとともに虚熱証にも用いられる。また利尿降圧効果があるとされる。

D．甘草：①補中益気　②潤肺・祛痰止咳　③緩急止痛　④清熱解毒　⑤調和薬性　**E．川椒**：①散寒止痛・燥湿　②解毒駆虫。蜀椒・山椒・花椒などの別名がある。川椒は四川産のものがよく用いられるところからの呼び名。「目及び口閉じたる者を除き、汗を去る」は、大塚敬節によれば、山椒の実の口の開いていないものは毒があるとされ、またなかの種を除き口の閉じたのを除いて、すこし炙って油を去ったものを使用する、との意味のことである。**F．黄芩**：①清熱燥湿　②清熱瀉火　③清熱止血　④清熱安胎　⑤清熱解毒　**G．乾姜**：①温中散寒・温脾陽　②回陽救逆　③温肺化飲　④温経止血　**H．芍薬**：**赤芍**①清熱涼血　②祛瘀止痛　③清肝泄火　**白芍**①補血斂陰　②柔肝止痛　③平肝斂陰　**I．厚朴**：①行気化湿　②下気除満　③燥湿化痰・下気降逆

Ⅱ：王不留行散の考察

金瘡は刀傷・被弾・転倒などによって、皮・筋骨・脈・臓腑が直接に傷害されて、断裂や損傷を被り、血管が損傷して失血し気血ともに脱失し、また血脈や経絡が遮られると瘀血を生じるとともに、局所に化膿性の炎症が加わることであった。そこで王不留行散は、止血し、局所の炎症を鎮め、瘀血

を除き、炎症による浮腫を除く方剤構成となっている。王不留行は血分に入って血脈の不通を通じ活血するとともに経絡を通じ、瘀血を除き、関節の痺症状を改善し、活血により化膿部位を消腫し、排膿を促進する。**蒴藋**は温薬であるが炎症による局所の循環傷害を改善し湿を除き皮疹を治す。**桑根白皮**は肺熱を取り肺気を降ろすことにより粛降機能を回復し、水道を通調し利水に働き浮腫を除く。以上の三方剤は燃いて灰として用いることによって、その性味が血分に入り易くなり、作用が発揮し易くなっている。**川椒**は散寒止痛し、**乾姜**は温経止血して温に作用している。**黄芩**は清熱止血解毒し、**芍薬**は清熱涼血・祛瘀止痛し寒として作用している。**厚朴**は温薬であり、気を下げ巡らせ行気して金瘡による気滞を改善し、また湿滞を除いている。

【本条のポイント】

外傷に対しては、王不留行散を用いる。作用の詳細について理解すること。

【原文】（十八―7）

排膿散方

　枳実十六枚　芍薬六分　桔梗二分

右三味、杵為散、取鶏子黄一枚、以薬散与鶏黄相等、揉和令相得、飲和服之、日一服。

【訓読】

排膿散方

　枳実十六枚　芍薬六分　桔梗二分

右三味、杵にて散と為し、鶏子黄一枚を取り、薬散を以て鶏黄と相等しくし、揉み和して相得せしめ、飲に和して之を服す、日に一服す。

【排膿散の考察】

Ⅰ：構成生薬の薬理作用

A．**枳実**：①破気消積　②化痰消痞　B．**芍薬**：**赤芍**①清熱涼血　②祛瘀止痛　③清肝泄火　**白芍**①補血斂陰　②柔肝止痛　③平肝斂陰　C．**桔梗**：①宣通肺気・疏風解表　②祛痰・排膿　③利咽　④昇提

Ⅱ：排膿散の方剤考察

説明の条文がなく、方剤のみが記載されている。**枳実**は本来胃腸の結気を破泄し気を巡らせて堅積を取り除き、下気導滞して大便を通じ、破積導滞・通利大便の要薬であるが、『神農本草経』に「主大風在皮膚中如麻豆苦痒」とあり、胡麻の種子ぐらいの大きさで痒くてしかたがない皮疹に用いるとされ、皮膚疾患に有効であると考えられる。また枳実は胃腸に対しての「結気を破泄」し、積滞を除き気滞を改善する作用の他に、苦寒の性により鬱熱をさます。**赤芍**には清熱涼血・祛瘀止痛作用があり、血管拡張作用によって血脈の滞りを改善し通りをよくし、散瘀・消積に作用し、膿瘍に効果があると考えられる。**芍薬**は『薬徴』によると結実拘攣を治し、腹痛・

頭痛・身体麻痺・疼痛腹満・咳逆・下痢・膿瘍を治すとされ、神経系を抑制し平滑筋の痙攣を緩め、平肝して鎮静・解痙に働く。［14］　枳実と芍薬は協同して瘡癰による気血の鬱滞結聚した状況を改善する。**桔梗**は肺経の気分薬であり、気の滞りを改善して肺の宣発作用を高め去痰し止咳するとともに、昇浮の性質があり、引経薬として諸薬を浮上させ上焦の病変を治すとともに、解表し咽喉を利し、咽喉痛を治すが、また排膿血作用もあり、咽喉部の化膿性炎症を改善する。さらに甘味潤性の卵黄で陰陽の気を補っている。また鶏子黄は瘡瘍形成時に、邪である細菌の侵入に対しての生体の抵抗力である、陰陽の気を強めるとともに、邪である細菌に働きかけて膿瘍形成から排膿に至るプロセスを促進するとの、『「傷寒・金匱」薬方大成』での中川良隆の指摘は参考になる。本条は瘡癰がまだできはじめの頃に用いるとされるが、薬効から考えると膿瘍の形成期全体に有効と考えられる。

【本条のポイント】

排膿散は、瘡癰による鬱熱や気血の鬱滞結聚した状況を改善し（枳実・芍薬）、排膿血作用がある（桔梗）方剤構成であり、さらに鶏子黄を用いて抵抗力を強めまた膿瘍の形成を促進している。

【原文】（十八―8）

排膿湯方

甘草二両　桔梗三両　生姜一両　大棗十枚

右四味、以水三升、煮取一升、温服五合、日再服。

【訓読】

排膿湯方

甘草二両　桔梗三両　生姜一両　大棗十枚

右四味、水三升を以て、煮て一升を取り、五合を温服す、日に再服す。

【排膿湯の考察】

Ⅰ：構成生薬の薬理作用

A．**甘草**：①補中益気　②潤肺・祛痰止咳　③緩急止痛　④清熱解毒　⑤調和薬性　B．**桔梗**：①宣通肺気・疏風解表　②祛痰・排膿　③利咽　④昇提　C．**生姜**：①散寒解表　②温胃止嘔　③化痰行水　④解毒　D．**大棗**：①補気補脾　②養血安神　③薬性緩和

Ⅱ：排膿湯の方剤考察

前条と同じく説明の条文がなく、方剤のみが記載されている。甘草・生姜・大棗は脾胃虚弱で中気不足に用いられる常用薬であり、（二―12）で述べたが、『傷寒論』『金匱要略』の中で生姜と大棗が併用されている処方が**47**処方あり、生姜が衛、大棗が営を主り、営衛調和を図っているとされる。その分類では桂枝湯類が**24**、小柴胡湯加減が**6**、その他の柴胡剤が**17**とのことであるが、生姜はその解表作用に力点がおかれさらに和胃し、大棗は補脾益気して両者で営衛を調和してい

る。また大棗・甘草は薬性調和の意味もある。排膿湯での甘草・生姜・大棗の用い方は桂枝湯類に類似しており、また桂枝湯の甘草二両・生姜三両・大棗十二枚と比べて、相対的に大棗が生姜より多くなっており、外邪に対するよりも、内を助け裏を和する作用が強調された処方構成になっている。

桔梗は肺の宣発作用を改善し、肺気の鬱滞を取り除き、肺と大腸は表裏の関係にあるところから腸胃の気を降ろして下痢・裏急後重を改善し、水道を通調して小便を通利する。これらは桔梗湯（桔梗一両・甘草二両）での桔梗の作用であるが、本条では桔梗が三倍量用いられており、もう一つの作用である排膿を強めるために三倍量とした意図が込められていると思われる。また桔梗はその昇浮の性質により、諸薬を持ち上げて上焦の病変に導く引経薬とされ、また陽気の下降を防ぐところから、排膿湯は上部の胸部と咽喉の間に瘡癰ができる時に用いると記されている場合もあるが、必ずしも上焦であることにこだわる必要はないと思われる。

これらより考えると、排膿湯は瘡癰が長引いて営衛（特に営）が虚損した状況に用いられ、膿瘍が形成されてからの排膿間際の状態か、排膿が行われた後そこから浸出液や膿が続いている状態、に用いられる方剤であると考えられる。

【本条のポイント】

排膿湯は、内を助け裏を和する作用が強調され、また排膿を促進する作用が強調された方剤構成となっており、膿瘍が形成されてからの排膿間際の状態か、排膿が行われた後に浸出液や膿が続いている状態、に用いられる方剤である。

【原文】（十八—9）

浸淫瘡、従口流向四肢者可治、従四肢流来入口者不可治。

【訓読】

浸淫瘡、口従り流れて四肢に向かう者は治す可し、四肢従り流れ来て口に入る者は治す可からず。

【注釈および考察】

＊浸淫瘡：浸淫は、病状がじわじわと拡がることであり、瘡は腫れ物・ただれものなどの皮膚疾患全般を意味しており、皮膚の化膿性の炎症（膿疱疹）や慢性湿疹などを意味する。

＊口従り流れて四肢に向かう者は治す可し：瘡瘍の原因は多くは熱毒・火毒にあり、頭部は諸陽の会であって、熱毒・火毒が上攻して頭面より瘡瘍が始まる場合は、瘡瘍疹自体が熱毒・火毒の発散の意味もあり、四肢に向かうに従って熱毒・火毒の勢いも弱まる兆しと考えられ、治癒に向っている現われである。

＊四肢従り流れ来て口に入る者は治す可からず：逆に四肢より上向する場合は、熱毒・火毒の勢いが諸陽の会に向って強く、炎が燃え上るようであって弱まる兆しがないことを意味しており、治癒が困難である。『金匱要略解説』において何任は、「毒が外へ出るのが（順）で、毒が内に向って攻めるのは（逆）

であることを説明したものである」とし、前者が頭部から四肢であり、後者が四肢から頭部であるとする。

【本条のポイント】

熱毒・火毒を原因とする瘡瘍が、頭部から四肢に向かう場合は、熱毒・火毒を発散する方向であり治癒に向かう。逆の場合は熱毒・火毒が強まる方向へ向うのであり、治癒し難い。

【原文】（十八―10）

浸淫瘡、黄連粉主之。（方未見）

【訓読】

浸淫瘡は、黄連粉之を主る。（方は未だ見ず）

【注釈および考察】

＊黄連は（三―10）参照のこと。黄連粉は黄連単味と考えられており、黄連は苦寒の清熱燥湿薬であり、清熱し瀉火するとともに解毒にも作用する。浸淫瘡は熱毒・火毒を背景として、体内の陰血不足を原因とする内風や、脾の運化機能の失調により形成された湿邪や、臓腑機能の失調が複雑に関係して引き起こされると考えられるが、黄連は湿熱邪を除くことによって浸淫瘡に有効である。但し黄連単味ではどれ程の効果が期待できるのか疑問も残る。

趺蹶手指臂腫転筋陰孤疝蚘虫病脉證治　第十九

論一首　脉證一條　方四首

趺は足背のことであり、蹶は転倒したり、つまずいて転ぶことで、趺蹶で足の運動機能の異常により、前進できるが後退できない症状を呈することである。

臂《ひ》は肩から手首までの部分を指すとのことであるが、『中国医学辞典』では前腕のことであるとする。手指臂腫で手指から腕部にかけて腫れていることであり、関節の腫脹も伴っていると思われる。

転筋は、筋肉の痙攣や強直、ひきつりを意味し、下肢のこむらがえりを指すことが多いとされる。

陰孤疝は、『素問』四時刺逆従論篇の孤疝風の記述に対する張景岳の説によれば、「疝とは前陰部少腹の病であり、男女を問わず五蔵すべてにこれがある。孤は昼には伏して夜に活動する陰獣である。疝は厥陰にあり、その出入上下が常となることは狐と相類しているので、孤疝風という。これは外から入る風でなく、肝邪をいう。」とある様に、前陰部少腹の病であり、該当するのは鼠径ヘルニアとされ、小腸が陰嚢内に入り込み陰嚢が大きくなったり小さくなったりする有様が、狐が巣穴を出たり入ったりする様子に似ているところからの呼び名であるとする。

蚘虫病《ゆうちゅうびょう》は、蚘は蛔に通じるところから、蛔虫病を指すとされる。本文の蚘厥は、蛔虫が原因の厥証を指す。［1・7］

【原文】（十九—1）

師曰、病趺蹶、其人但能前、不能却、刺腨入二寸、此太陽経傷也。

【訓読】

師曰く、趺蹶を病むに、其の人但能く前《すす》むも、却く能わず、腨《せん》を刺して二寸を入れよ、此れ太陽経の傷《いた》み也。

【注釈および考察】

＊趺蹶を病むに：趺蹶で足の運動機能の異常のこと（前出）であり、筋肉・関節・靭帯・神経などの異常を含むと考えられる。

＊腨：下腿後面にある筋肉で、主に腓腹筋を指すとされる。足太陽膀胱経は下腿後面を下行している。腓腹筋部にある足太陽膀胱経の経穴は、上から合陽・承筋・承山であり、腓腹筋の下中央の承山穴は治療に用いられ、腰痛・腿痛転筋・痔疾・便秘に有効とされるが、その際の刺入の深さは直刺0.5～1寸とのことであり、本文での2寸は深すぎるか（古代と現代の単位は異なる可能性も）。足太陽膀胱経が傷んだ場合の症状は、後頭部痛・脊柱痛・腰痛・股関節屈曲制限・股関節痛・膝関節痛・足関節痛などであり、体の後面の動きが制限され、後退ができなくなる。なお下腿部の前面には足陽明胃経が通り、内側には足少陰腎経が通っている。

【本条のポイント】

足太陽膀胱経の症状として、足の運動機能の異常である趺蹶があり、腓腹筋部にある承山穴を刺して治療する。

【原文】（十九―2）

病人常以手指臂腫動、此人身体瞤瞤者、藜蘆甘草湯主之。

藜蘆甘草湯方（未見）

【訓読】

病人常に手指臂《ひ》腫れて動くを以て、此の人身体瞤瞤たる者は、藜蘆甘草湯之を主る。

藜蘆甘草湯方（未だ見ず）

【注釈および考察】

＊病人常に手指臂腫れて動くを以て、此の人身体瞤瞤たる者は、：上肢である手指や臂が腫れ、意思とは関係なく動く振戦・痙攣などの不随意運動が、暫く前から四六時中続いており、また身体の他の場所も、ピクピクと痙攣している。瞤瞤はピクピクと痙攣する様である。中医学書においては本条の病因は、風痰が胸膈部に滞っているためで、その影響が全身に及んで症状となっているとし、藜蘆が嘔吐を誘発して膈上の積痰を除き、風湿の邪を除いて風痰による経絡の壅塞を解除し、風邪が経絡に影響して生じた筋脈の症状である振戦・痙攣などを治し、風湿の邪の関節への影響を改善し、湿を除いて手指や臂の腫れを改善する、としている。

　肺・脾・腎の三臓の機能失調による水液の散布・排泄の傷害の中で、特に脾の運化機能の失調が重要であり、それにより胃に水飲が停滞し、胃の水飲が胸膈に上ったものを支飲とし、四肢に流れ出したものを溢飲とした。また臓腑の気化機能に異常を生じると、津液から痰涎が形成され、痰涎は気に促されて昇降し、人体のあらゆる部位に入りこんでさまざまな病変の原因となり、また痰が経絡に影響すると気血が通じなくなり、筋骨に付着して様々な症状を引き起こす。次に外からの風邪はまず表衛を侵すが、それが治らないと皮膚や経絡に流れ込み、さらに筋骨に付着し、気血の循環が傷害され、さらに気血が不足して侵入し易くなると血に入り込む。また内風邪の原因は主に肝にあり、肝は血を貯蔵し、筋を気で浸して主っているので、陰虚・血虚のために肝陽が制御されなくなると風が発生して風陽が上昇し、また筋や関節が失調して、四肢の痙攣や麻痺の原因となる。脾の運化機能が失調し、発生した痰湿と風が結びつくと風痰が発生し、痰は風の性質により上昇し、経絡に流れ込んで、振戦・痙攣などの原因となる。また前述の胃の水飲が胸膈に上ると支飲となり、さらに溢飲が、風邪に伴って上昇し上肢に流れ出すと、上肢が腫れることになる。この様な病態に藜蘆を用いて嘔吐を誘発し、胃飲さらに膈上の飲や積痰を除くことにより、経絡の壅塞も改善し、上肢の腫れも改善する。以上の様な考えが本条の背景にあると考えられる。甘草は藜蘆の劇烈の性質を緩和している。［8］

【藜蘆甘草湯の考察】

Ⅰ：構成生薬の薬理作用

A．藜蘆《りろ》

（1）ユリ科バイケイソウ植物やその亜種・変種などの根をつけた根茎。

（2）辛・苦、寒。劇毒。肺・胃・

（3）『神農本草経』「藜蘆、味辛、寒。主蠱毒咳逆、泄利腸澼、頭瘍疥瘙悪瘡、殺諸虫毒、去死肌。一名葱苒。生山谷。」

（4）**11**：①涌吐風痰・開閉　②殺虫止痒・滅虱

（5）湧きでるように嘔吐することによって、塞いで滞った風痰を散らばらせて経絡が通るように開閉に働き、中風や癲癇の風痰による壅塞に用いられる。毒性が激しく、服用により津液を大損するために慎用する必要がある。

B．甘草：①補中益気　②潤肺・祛痰止咳　③緩急止痛　④清熱解毒　⑤調和薬性

Ⅱ：藜蘆甘草湯の方剤考察

【注釈および考察】参照のこと。

【本条のポイント】

胃の水飲形成と、臓腑の気化機能の異常による痰涎の形成が背景にあり、また陰虚・血虚のために肝陽が制御されなくなり風が発生し、風陽が上昇するとともに、肝は血を貯蔵し、筋を気で浸して主っているので、筋や関節が失調し、風と痰涎が結びついた風痰が経絡を阻滞して、四肢の痙攣や麻痺の原因となる。また風と胃の水飲が影響しあって支飲および溢飲となり、上肢にあふれて浮腫となる。このような病態に藜蘆甘草湯が有効である。

【原文】（十九—3）

転筋之為病、其人臂脚直、脈上下行、微弦、転筋入腹者、鶏屎白散主之。

鶏屎白散方

鶏屎白

右一味為散、取方寸匕、以水六合、和、温服。

【訓読】

転筋の病為《た》る、其の人臂《ひ》脚直にして、脈は上下に行き、微弦、転筋の腹に入る者は、鶏屎白散之を主る。

鶏屎白散方

鶏屎白

右一味を散と為し、方寸匕を取り、水六合を以て、和し、温服す。

【注釈および考察】

＊**転筋の病為る、其の人臂脚直にして、**：転筋は、筋肉の痙攣や強直、ひきつりを意味し、下肢のこむらがえりを指すことが多いとされる。臂は肩から手首までの部分を指し、「臂脚直にして」で、上肢・下肢ともに筋肉の強直のために屈曲できずに真っすぐになっている様子を意味する。

＊**脈は上下に行き、微弦、**：寸口の脈について『景岳全書』では、

「上〔寸脈〕が盛んであれば気高く〔喘満し〕、下〔関尺〕が盛んであれば気脹〔腹が脹満〕し、」とあり、寸口の脈の寸位を上とし尺位を下としているが、これらの上下に関する記述は『素問・霊枢』にも見られるとのことである。寸関尺は左右で、左寸は心と心包絡を、右寸は肺と膻中を、左関は肝と胆を、右関は脾と胃を、左尺は腎と膀胱を、右尺は腎と三焦と命門と小腸を候うとされる。すなわち寸位よりの部では人体の上部を候い、尺位よりの部では人体の下部を候う。従って「脈は上下に行き」で、微弦の脈を生じる状況が人体の上部から下部の全体に及んでおり、そのために転筋を生じていることを意味している。微脈は気血ともに虚していることを反映している。弦脈は肝胆の脈であり、肝気が鬱結亢進して気逆となり経絡を拘束し気血が収斂したためとされ、また血気の不和・気逆・邪気が優勢・痰飲・宿食・積聚・脹満などの反映とされる。『景岳全書』によれば、「そもそも木（肝）は水（腎）によって滋生され土（脾胃）によって培養される。もし木気が強過ぎれば、水は木を養うために消耗し、土は相剋によって傷られる。水が消耗すれば腎が虚し、土が傷られれば胃が損なわれる。腎は精血の本であり、胃は水穀の本である。この根本が傷られるため生気そのものも敗られるのである。ゆえに木が強すぎることは好ましくないのである。」とあり、肝気が鬱結亢進する影響は腎・脾胃におよび、精血が損なわれ、水穀が吸収されず、生気そのものが敗られるのである。筋は肝によって主られ、また脾胃によっても主られ、精血によって養われているので、それらが損なわれると転筋を生じる原因となる。

＊転筋の腹に入る者は：腹部の腹直筋が、痙攣や強直、ひきつりなどの転筋の症状を呈している場合は、精血が損なわれた影響が中枢に近い腹部にまで及んでいることの反映であるとともに、四肢の転筋症状の影響が経絡を介して腹部に及んでいることの反映でもあり、より症状が進行していることを意味している。手足の三陽三陰経の中で腹部に分布している経は多く、腹直筋の転筋に影響する経も多いと考えられる。特に下肢と腹部の転筋症状が連動する場合は、足の三陽三陰経を介していることが考えられ「転筋入腹」といわれる。

【鶏屎白散の考察】

Ⅰ：構成生薬の薬理作用

A．鶏屎白

『金匱要略講話』（大塚敬節）によれば、雄の鶏の白い便の上に出た小便をそっととったもの、とのことである。『名医別録』には「矢白」の別名で「微寒。破石淋及転筋、利小便、止遺溺、滅瘢痕。」とある。『本経疏証』にも「鶏屎白」の名で同様の記述が、「微寒。主消渇、傷寒寒熱、破石淋及転筋、利小便、止遺溺、滅瘢痕。」とあり、口渇を鎮め、清熱し、利小便して湿を除き、緩急止痛に作用するとされる。更に『本経疏証』には、気が横溢して巡りが悪くなったために水湿が停滞し、筋が腫脹して転筋症状を呈しているのを治す、と書かれている。『神農本草経』には記載は認められない。

【本条のポイント】

肝気が鬱結亢進する状況があると、脾胃や腎も破られ、精血が損なわれ、水穀が吸収されずに気血が虚し、生気そのものが敗られる。脈は微弦となり、微弦の脈を生じる状況が人体の上部から下部の全体に及び、筋は肝によって主られ、また脾胃によっても主られ、精血によって養われているので、それらが損なわれて転筋となる。また「転筋入腹」は症状が進行していることを意味する。

【原文】（十九―4）

陰狐疝気者、偏有小大、時時上下、蜘蛛散主之。

蜘蛛散方

蜘蛛十四枚（熬焦）　桂枝半両

右二味為散、取八分一匕、飲和服、日再服。蜜丸亦可。

【訓読】

陰狐疝気の者は、偏って小大有り、時時上下す、蜘蛛散之を主る。

蜘蛛散方

蜘蛛十四枚（熬って焦す）　桂枝半両

右二味散と為し、八分一匕を取り、飲に和して服す、日に再服す。蜜丸も亦可なり。

【注釈および考察】

＊陰狐疝気の者は、偏って小大有り、時時上下す、：本章冒頭で陰狐疝は、「前陰部少腹の病であり、該当するのは鼠径ヘルニアとされ、小腸が陰嚢内に入り込み陰嚢が大きくなったり小さくなったりする有様が、狐が巣穴を出たり入ったりする様子に似ているところからの呼び名であるとする。」と記した。外鼠径ヘルニアの中でも重症な場合であり、立ち上がったり重い物をもったりして重力が加わったり腹腔内圧が高まると、緩んだヘルニア門から小腸が陰嚢内にまで下垂し、下垂側の陰嚢が腫脹し、横になると元に戻るなどする。ヘルニア門部で嵌頓を引き起こすと、急性腹症となり緊急手術が必要となる。もっとも睾丸が上下に移動するための陰嚢の変化であるとする考えもあり、また陰嚢水腫や精巣の諸疾患とする考えもある。疝気は邪が陰分に集結したための症状で、発病部位の多くが肝経（足厥陰肝経）の支配域にあるとされ、①体腔内にある内容物が外部にはみ出し、気痛の症状をあらわした場合、②腹部の激烈な疼痛で、大小便が不通になったりする場合（十章の寒疝はここに相当）、③生殖器・睾丸・陰嚢部に症状をあらわす場合、などに対応しているとされる。[7]　本条は③にあてはまる。また狐は夜行性であるところから、陰狐は、夜間に症状が出現する病であるとする考えもある。

【蜘蛛散の考察】

Ⅰ：構成生薬の薬理作用

A．蜘蛛

『名医別録』には、「微寒。主治大人小児㿗。七月七日取其网、治喜忘。」「又、療小児大腹、丁奚。三年不能行者。」とあり、『本経疏証』にも同様の記述とともに、「㿗、下腫也」と㿗について陰嚢部の腫大との関係が述べられ、夏の盛りに網をはった蜘蛛を用い、陰嚢部の腫大を治すことが述べられている。下焦に凝結した結気を泄して除く作用があるとされる。もっとも『類聚方広義』に、「蜘蛛散は著効があるが、瞑眩（めんげん）が甚だしい」とあり、気軽に用いることの可能な方剤ではないと思われる。

B．桂枝：①発汗解肌（表）　②温通経脈　③通陽化気

II：蜘蛛散の方剤考察

桂枝は温通経脈して中陽を温補し、裏虚を補い補中作用があり、営衛を調和させ裏の寒湿を除くところから、蜘蛛散の病態が裏寒にありと記述されている場合が多い。また中医書では、桂枝は辛温で厥陰肝経に入り、その経脈が通る陰嚢に入って寒湿を駆逐し、凝結した疝を散じるとされるが、『「傷寒・金匱」薬方大成』で中川良隆が述べているように、本方は中国のある地方の民間伝承的薬方であり、「桂枝を加えたのは恐らくその芳香を利用して服しやすくしたものと想像する。」との記述が真実なのではないであろうか。主薬である蜘蛛の微寒の性質から考えても、鼠径ヘルニアの背景に寒湿がありとするのはいかがであろうか。

【本条のポイント】

下焦の陰分である生殖器・睾丸・陰嚢部に邪が集結して、鼠径ヘルニアの症状を引き起こしている場合は、蜘蛛散を用いる。

【原文】（十九―5）

問曰、病腹痛有虫、其脈何以別之。師曰、腹中痛、其脈当沈若弦、反洪大、故有蚘虫。

【訓読】

問うて曰く、腹痛を病んで虫有るを、其の脈何を以て之を別つや。師の曰く、腹中痛むは、其の脈当に沈若しくは弦なるべきに、反って洪大なり、蚘虫有るが故なり。

【注釈および考察】

＊腹痛を病んで虫有るを：腹痛は、寒熱・気血・虚実などの異常を引き起こす内因や外因が、様々に影響しあって引き起こされる。風寒邪を外感すると経絡を通る気血の流れが阻滞され、陽気の流れが妨げられ、消化管の降濁機能が妨げられるとともに、寒邪による収引痙攣が加わって痛みとなる。また内因性の脾胃虚弱によって陽気が不足すると虚寒が内生し、運化機能の失調や気血の生成不足が引き起こされて痛みの原因となる。熱邪に関しては、湿熱の邪によって気血が鬱滞し伝導機能が働かなくなり、痛みの原因となる。また気滞や血瘀でも痛みが引き起こされ、気滞では脹りをともなった脹痛・遊走痛となり、血瘀では針で刺されるような固定痛となる。気

滞の原因で重要なのは肝鬱による気滞であり、ストレスによって肝気が鬱結すると横逆して胃が影響を受け、気血の流れが阻滞して痛みの原因となる。また慢性疾患によって気滞となりさらに血瘀となると、経絡中の気血の流れが妨げられて、通じざれば痛むで、痛みの原因となる。この様に、風寒湿熱邪や、それによって経絡を通る気血の流れが阻滞される結果腹痛が引き起こされる。

　寄生虫による疾病は中医学では虫積といわれ、①間歇性の腹痛、②異物を食べたくなったり、飲食嗜好が異常になる、③顔色が黄色くなり、筋肉が痩せおちる、④胃痛・腹部膨満、⑤口唇や舌の紅点があらわれ、顔に白斑ができ、眼球結膜に藍点ができる、などの症状を示す。［2］

＊**腹中痛むは、其の脈当に沈若しくは弦なるべきに**、∴沈脈は邪によって陽気が鬱滞し、気血が裏にこもってしまった脈象であり、寒・水・気滞・鬱・停飲・癥瘕・脹実・厥逆・洞泄などの反映とされ、沈脈で実は水寒の蓄積・鬱滞で気も充分にあり、沈脈で虚しているものは陽虚の徴候である。弦脈は（十九—3）で説明したが、肝胆の脈であり、肝気が鬱結亢進して気逆となり経絡を拘束し気血が収斂したためとされる。血気の不和・気逆・邪気が優勢・痰飲・宿食・積聚・脹満などの反映であり、腹痛時に沈脈若しくは弦脈となることは、先に述べた腹痛の原因からも、十分理解されるところである。

＊**反って洪大なり、蚘虫有るが故なり**∴蚘虫は蛔虫のことであり、読みも「かいちゅう」である。洪脈は大で実の脈状であり、すなわち血液量が増加して拍動も有力であり、陽の脈であり、熱邪が盛んで内熱が充満しているか、熱邪が盛んで陰液・血分が虚している徴候である。浮で洪脈は表熱とし、沈で洪脈は裏熱とする。『景岳全書』の洪脈の説明中にある、「血気が燔《ばん》灼《しゃく》されている状態」であり、蛔虫によって裏熱状態となり気血が焼かれ、すなわち「血気が燔灼され」たために、陰虚・血虚が引き起こされていると考えられる。

【本条のポイント】

普通腹痛があると沈脈若しくは弦脈となるが、洪大の脈を示すようならば、蚘虫がいるために裏熱状態となり気血が焼かれ、陰虚・血虚が引き起こされていることの反映である。

【原文】（十九—6）

蚘虫之為病、令人吐涎、心痛発作有時、毒薬不止、甘草粉蜜湯主之。

甘草粉蜜湯方

甘草二両　粉一両　蜜四両

右三味、以水三升、先煮甘草、取二升、去滓、内粉蜜、攪令和、煎如薄粥、温服一升、差即止。

【訓読】

蚘虫の病為る、人をして涎を吐し、心痛発作時に有らしむ、毒薬にて止まざるは、甘草粉蜜湯之を主る。

甘草粉蜜湯方

甘草二両　粉一両　蜜四両

右三味、水三升を以て、先ず甘草を煮て、二升を取り、滓を去り、粉蜜を内れ、攪《かきま》ぜて和せしめ、煎じて薄い粥の如くし、一升を温服す、差《い》えれば即ち止む。

【注釈および考察】

＊人をして涎を吐し…涎沫を吐すに関しては、ひとつは（十二—31）で説明したが、脾胃の運化機能の失調によって胃腸に蓄積した水飲が、肺気の虚を背景とした支飲証と類似の病態により、胃から肺に上逆し涎沫として吐出される場合であった。もうひとつは（十七—9）（十七—20）で説明したが、寒飲上逆による場合であり、営衛ともに虚損して寒が内生していることが背景にあり、「肝寒によって肝の陽気が阻滞し、胃に横逆して胃寒となり濁陰が上逆している病態である」とされ、また寒飲が足厥陰肝経に沿って上逆したためと考えられた。肝寒による肝の疏泄機能の失調が胃におよんで胃寒となった肝胃不和（肝寒犯胃）により、脾胃の運化機能の失調が引き起こされている病態と考えられる。また足厥陰肝経は横隔から脇肋を経て喉頭後部から上行して頭部に至っており、咽喉頭部に連なるところから涎沫を吐す症状の原因となるが、本条も虫体が横隔部で足厥陰肝経に影響を及ぼしたために引き起こされた症状とも考えられる。

前条で説明したが、蛔虫によって裏熱状態となると洪脈となり、気血が焼かれ、陰虚・血虚が引き起こされるが、一方では営衛ともに虚損して寒が内生しており、それによる涎沫を吐す状態であると考えられる。

＊心痛発作時に有らしむ…心痛は心下部痛であり、虫体の活動性が、寄生主である人体の臓腑の状態や食事状況、邪正相争などによって、高まったり弱まったりし、それに伴って痛みが間欠的に襲ってくることになる。

寄生虫に関する知見によれば、蛔虫卵は経口感染によって口から侵入し、卵殻が胃液で溶け子虫が小腸に移動し、小腸壁に侵入して血管に入り、肝臓を経由して肺に達し、1ミリ程の子虫は気管を昇って再び呑みこまれて小腸に戻り、そこで成虫となる。一・二匹程度ではほとんど症状を示さないが、数十匹、数百匹となると、栄養障害を引き起こしたり、毒素を分泌し、毒素によって腹痛・頭痛・めまい・嘔吐などの症状となり、また虫垂・脳・胆・膵などへの迷入や、腸閉塞をひき起こすなどの重篤な症状の原因となることもある。

＊毒薬にて止まざるは…ここでの「毒薬」が何であり、甘草粉蜜湯方中での「粉」が何であるかが、問題となる。『金匱要略講話』（大塚敬節）では「毒薬：ひどく攻める力の強い薬、粉：米の粉」とし、『金匱要略訳注』（家本誠一）では「毒薬：劇薬であろう、粉：米粉」とし、『金匱要略解説』（何任）では「毒薬：錫粉・雷丸等、粉：鉛粉」（粉を錫とした後に、粉は鉛粉であるが米粉とする説もある、と記されており、どちらかが

誤植か）、『「傷寒・金匱」薬方大成』（中川良隆）では「毒薬：攻下の薬、粉：粉錫」とする。「差えれば即ち止む」であるので、甘草粉蜜湯そのものにも直接的な駆虫作用があり、殺虫作用のある錫粉が用いられるが、錫の人体に対する影響を考え、症状が改善すればすぐに中止する、と考える中川良隆の説を採りたい。その場合甘草は毒性緩和と急迫を鎮め、蜜は補中緩急止痛と解毒に作用している。甘草・米粉・蜜の組み合わせでは、米粉は消化作用を促進し脾胃機能を高めるので、虫体による栄養不良・急迫症状・毒素による症状を緩和すると考えられるが、「差えれば即ち止む」必要はない。また鉛の神経毒性は、古人も認識していたと思われ、粉を鉛粉と考えることは困難と思われる。

【甘草粉蜜湯の考察】

Ⅰ：構成生薬の薬理作用（粉は錫と考える）

A．錫

（3）『神農本草経』「粉錫、味辛、寒。主伏屍毒螫、殺三虫。一名解錫。」（屍：なきがら・死体）、『名医別録』「無毒。去鱉瘕、治悪瘡、堕胎、止小便利。」

（5）鉛は神経毒性があるが錫は無毒とされ、食器としても用いられている。但し食器として用いる場合と異なり、直接内服する場合は、嘔吐・下痢などの急性中毒も起こり得る。一方無機錫と異なり有機錫の毒性は、シアン化物と同程度とされ非常に強い。

B．**蜜**

（1）ミツバチ科ミツバチなどが巣に集めた花蜜。

（2）甘、平。肺・脾・大腸。

（4）**11**：①潤腸通便　②清熱・潤肺止咳　③補中・緩急止痛　**12**：①補中緩急止痛　②潤肺止咳　③潤腸通便　④解毒・諸薬調和

（5）生用すると涼性で肺を潤し止咳し、肺陰虚や肺虚証に用いる。火を通して煉蜜にすると温性で補中し緩急止痛に働き、脾胃虚証による胃痛・腹痛や食欲不振に用いる。甘味で解毒し諸薬を調和する。

C．**甘草**：①補中益気　②潤肺・祛痰止咳　③緩急止痛　④清熱解毒　⑤調和薬性

Ⅱ：甘草粉蜜湯の方剤考察（前述した）

【本条のポイント】

蚘虫の病があると、裏熱状態がある一方で寒が内生し、肝寒犯胃からの寒飲上逆や、足厥陰肝経を介しての症状によって、涎沫を吐すこととなり、断続的に心下部痛となる。攻下の薬で症状が改善しない場合には、甘草粉蜜湯を用いて錫の薬効で駆虫するが、症状が改善すればすぐに中止する。

【原文】（十九—7）

蚘厥者、当吐蚘、令病者静而復時煩、此為臓寒、蚘上入膈、故煩、須臾復止、得食而嘔、又煩者、蚘聞食臭出、其人当自吐蚘。

【訓読】

蚘厥の者は、当に蚘を吐くべし、病者をして静かにし復た時に煩せしむ、此れ臓寒え、蚘上って膈に入ると為す、故に煩すも、須臾にして復た止む、食を得て嘔し、又煩する者は、蚘食臭を聞いて出づるなり、其の人当に自ら蚘を吐くべし。

【注釈および考察】

＊蚘厥の者は、：厥に関しては（十七—14）で考察した。厥とは、陰陽の失調が極まった状態であり、寒厥では陽虚陰盛のために陽気が四肢を温煦できなくなって四肢厥冷となる。蛔虫によって脾胃の運化機能が失調すると脾陽が虚し、中焦が虚寒となり、また病状が長期化すると命門の火が衰え、陰寒内生となるとともに、肝の陽気も阻滞して肝寒状態となる。肝寒によって肝の陽気が阻滞すると、胃に横逆して胃寒となり、胃腸において陽気が衰え寒が内生し、すなわち寒厥の状態となる。

＊当に蚘を吐くべし、病者をして静かにし復た時に煩せしむ、此れ臓寒え、蚘上って膈に入ると為す、故に煩すも、須臾にして復た止む、：蛔虫は通常は小腸に寄生しているが、中焦が虚寒となると、寒を嫌って胃から膈部すなわち横隔膜の方に上ってくる。胃に入った蛔虫によって胃の伝導機能が失調すると、胃気上逆が引き起こされ、蛔虫が吐出されることになる。また膈部に至ると、膈は胸部と腹部の境目にあって十二経脈の多くが貫いており、また心肺に接しているところから、経脈の気血の流れが影響を受けるとともに胸中に煩悶を生じることとなる。しかし虚寒状態がゆるむと蛔虫は再び小腸側に移動し、症状は改善する。

＊食を得て嘔し、又煩する者は、蚘食臭を聞いて出づるなり、其の人当に自ら蚘を吐くべし：食事をすると嘔気がして、煩悶を生じる者は、食事の臭いを嗅ぎつけて蛔虫が小腸から胃に上ってきたためであり、先に述べたように胃気上逆によって嘔気を生じ、また膈に至って煩悶を生じたのである。そのような場合には、自分から蛔虫を吐きだそうとすることは、生体としての当然の反応である。

【本条のポイント】

蛔虫が小腸・胃・膈部の間を、中焦の虚寒の消長や、食臭の感受に応じて移動し、煩悶を生じる。胃から膈部に至った場合に、自分から蛔虫を吐きだそうとすることは、生体としての当然の反応である。

【原文】（十九—8）

蚘厥者、烏梅丸主之。

烏梅丸方

烏梅三百枚　細辛六両　乾姜十両　黄連一斤　当帰四両　附子六両（炮）　川椒四両（去汗）　桂枝六両　人参六両　黄柏六両

右十味、異擣篩、合治之、以苦酒漬烏梅一宿、去核、蒸之五

升米下、飯熟搗成泥、和薬令相得、内臼中、与蜜杵二千下、丸如梧子大、先食飲服十丸、日三服、稍加至二十丸。禁生冷滑臭等食。

【訓読】

蚘厥の者は、烏梅丸之を主る。

烏梅丸方

烏梅三百枚　細辛六両　乾姜十両　黄連一斤　当帰四両　附子六両（炮《あぶ》る）　川椒四両（汗を去る）　桂枝六両　人参六両　黄柏六両

右十味、異に搗《つ》きて篩《ふる》い、合わせて之を治《おさ》め、苦酒を以て烏梅を漬けること一宿、核を去り、之を五升米の下に蒸し、飯熟せば搗いて泥と成し、薬を和して相得せしめ、臼の中に内れ、蜜と杵《つ》くこと二千下（下は回数の意味）、丸して梧子大の如くし、食に先だって十丸を飲服す、日に三服す、稍《やや》加えて二十丸に至る。生冷滑臭等の食を禁ず。

【烏梅丸の考察】

Ⅰ：構成生薬の薬理作用

A．烏梅

（1）バラ科ウメの未成熟果実を燻蒸したもの。

（2）酸・渋、平。肝・脾・肺・大腸。

（3）『神農本草経』、梅実：「味酸、平。主下気、除熱煩満、安心、肢体痛、偏枯不仁、死肌、去青黒志悪疾。」。本経疏証では最後は、「去青黒志蝕、悪肉」となる。

（4）**11：**①斂肺止咳　②渋腸止瀉　③和胃安蛔　④固崩止血　⑤生津止渇　**12：**①斂肺止咳　②渋腸止瀉　③生津止渇　④安蛔　⑤止血　**13：**①酸渋収斂　②生津止渇　③駆蛔止痛

（5）『名医別録』には、「下痢を止め、唾液を増やし、口乾を止める」「筋脈を利し、痺を去る」と書かれている。『本経疏証』には、大意であるが、「梅は寒水を吸収して、相火を制し、」「気が逆乱して収まらず、そのために上気し、満となり、相火がそれに従って逆するために煩となり、心が静かならず、諸気を降ろすことができず、相火をその本来の位置に定めることができない状態をしずめる」「上気は肺病であり、煩満は胃病であり、梅は肺を治したり、胃を治したりするのではないが、肝は木に属し、木は津潤を得、身体の隅々に行き渡らせ、壅塞を除くのであり、津が巡らないと気が乱れ逆し、肺では上気となり、胃では煩満となるが、梅はまっすぐその源を探るのである。」「梅はよく気を吸して津となす」と書かれ、『神農本草経』で述べている如く、下気し、煩満を除き、安神し、除熱する。酸・渋で収渋に働き、斂肺止咳・渋腸止瀉・固崩止血するとともに、酸で生津に働き、肺の上気・胃の煩満を除き、酸はまた蛔虫の動きを抑制する。

B．細辛：①散寒解表　②温肺化飲　③祛風止痛　**C．乾姜：**①温中散寒・温脾陽　②回陽救逆　③温肺化飲　④温経止血　D．**黄連**：①清熱燥湿　②清熱瀉火　③清熱解毒　E．**当帰**：①補血　②活血調経・止痛　③潤腸通便　④止咳平喘　F．**附子**：①回陽救逆　②補陽益火　③温陽利水　④散寒止痛　G．**川椒**：①散寒止痛・燥湿　②解毒駆虫　蜀椒に同じ。　H．**桂枝**：①発汗解肌（表）　②温通経脈　③通陽化気　I．**人参**：①大補元気　②補脾益肺　③益気生津　④益智安神　⑤補気生血・摂血　⑥扶正祛邪　J．**黄柏**：①清熱燥湿　②清熱瀉火（瀉相火）　③清熱解毒

Ⅱ：烏梅丸の方剤考察

『傷寒論』厥陰病篇には、「傷寒、脈微にして厥し、七八日に至り膚冷え、其の人躁し、暫くたりと安き時無き者は、これを藏厥と為し、蚘厥にあらず。蚘厥はその人まさに蚘を吐すべし。いま病者静かにして、しかしてまた時に煩するは、これ藏寒たり。蚘上りその膈に入る、故に煩して須臾にしてまた止む。食を得て嘔し、また煩するものは、蚘の食臭を聞きて出づ、其の人まさに自ら吐す。蚘厥は烏梅丸これを主る、また久利を主る。」[30]とある。『医学衷中参西録』[24]には、陳修園よりの引用で、「厥陰病では陰陽が互いに連繫せず、厥して下痢する証となっており、本方（烏梅丸）はただ厥を治すだけでなくあわせて利を治す。」（大意）と記される。また陳元犀からの引用で、「この篇全体の眼目は『此為臓寒』の４文字にある。厥陰は三陰で、陰の尽であり、一陽が二陰の下にあり、陽が上に逆して陰が下に陥する。飢えて食を欲さず、これを下では利が止まらないのは下寒の確徴であり、消渇・気上撞心・心中疼熱・吐蛔は上熱の確徴である。烏梅は、［木（肝）の性質である自在に可変することをさせる］酸の性質を持ち、逆するものを順にし、その固有のところに戻し、その本来ないはずのものは除いて、合理的に効果を発揮する。辛温の桂枝・蜀椒・細辛・附子は逆上の火を導いて、下に戻し、苦寒の黄連・黄柏は心胸の熱を瀉して戻し、甘寒の人参、甘温の当帰、辛温の乾姜を佐とし、この３薬の併用によって中焦が気を受け汁を取るようにする。烏梅を米の下で蒸して、丸にして重湯で飲用するのは、中焦を養う方法で、いわゆる『厥陰治せざれば、これを陽明に求む』がこれである。烏梅丸は厥陰証の総方であり、注釈家はたんに蛔虫は酸を得れば静し、辛を得れば伏し、苦を得れば下るというが、まだ浅薄な烏梅丸の見方である」（大意）と記され、烏梅丸の方意が子細に述べられている。また『医学衷中参西録』の著者張錫純は、四肢の厥逆が陰陽の気が順接しないためとされるが、このことがなぜ厥陰経だけにあらわれるのかを考察している。「肝は疏泄を主り、本来風木の臓で、時は春に応じ、実際に発生の始めである。肝膈［肝の領域］は下方に垂れて気海と互いに連絡があり、先天の元気を宣通して全身に敷布するため、全身の気化がくまなく流通する。肝が外感の侵襲を受けると疏泄の力が急に失われ、臓腑中の気化を外に伝達できなくなるので、内に実熱を蘊有しても四肢はかえって逆冷する。これが

いわゆる『陰陽の気が相順接せず』である。」とし、「伏気が化熱して肝経に竄入し肝気を過度に抑圧したために疏泄の力を激動して上衝させ（嘔吐となり）、また疏泄の力を激動して下注させて下利を生じることもある」とする。また土（脾胃）が木（肝）に傷られて、中気が容易に流出して危機的な病態になるとする。肝の疏泄との関係で烏梅丸の方意を考えることが、きわめて重要であることが理解される。一般的には、桂枝・蜀椒・細辛・附子で臓寒を治療し、黄連・黄柏で辛開苦降して泄熱し、人参・当帰で気血を補い、烏梅の極酸で安蛔すると考える。蛔虫は温められると動きが収まる。その点に関して成無已は、「蛔厥のものは四肢厥冷して煩燥するとしても、蛔虫を吐けば静かになる。臓厥のように煩燥して少しも安まる時がないということはない。このような病人は、臓寒して胃気が虚しているので、烏梅丸を与えて温臓安蟲するとよいのである。」と述べている。

【本条のポイント】

厥陰証の総方である烏梅丸は、烏梅の安蛔作用によって蚘厥の治療薬でもあり、上熱下寒を治するが、肝の疏泄との関係で烏梅丸の方意を考えることが、きわめて重要である。臓寒を治療し、泄熱し、気血を補い、安蛔する生薬の構成である。

婦人妊娠病脉證并治　第二十

證三條　方八首

『素問』上古天真論篇に以下の記述がある。「女子は七歳にして腎気盛し、歯かわり髪長ず。二七にして天癸至り、任脈通じ、太衝の脈盛し、月事時を以て下る。故に子あり。三七にして腎気平均す。故に真牙生じて長極まる。四七にして筋骨堅く、髪の長極まり、身体盛壮なり。五七にして陽明の脈衰え、面初めて焦《やつ》れ、髪初めて墜つ。六七にして三陽の脈上に衰え、面皆焦れ、髪初めて白し。七七にして任脈虚し、太衝の脈衰少し、天癸竭き、地道通ぜず。故に形壊《つい》えて子なきなり。」

天癸は陰精のことであり、腎気によってその生成を促されるものとされ、女子は十四歳にして天癸の生長は十分となり月経が始まる。任脈は女子胞（子宮）と密接な関係があり、太衝の脈は、腎脈と衝脈が合したもので、女子の月経と極めて重要な関係があるとされる。［1］

【原文】（二十—1）

師曰、婦人得平脈、陰脈小弱、其人渇、不能食、無寒熱、名妊娠、桂枝湯主之（方見利中）。於法六十日、当有此証、設有医治逆者、却一月、加吐下者、則絶之。

【訓読】

師曰く、婦人平脈を得、陰脈小弱、其の人渇し、食する能わず、寒熱無きを、妊娠と名づく、桂枝湯之を主る（方は利中に見ゆ）。法に於いて六十日、当に此の証有るべし、設し医治逆する者有りて、却《かえ》って一月、吐下を加える者は、則ち之を絶つ。

【注釈および考察】

***婦人平脈を得、陰脈小弱**：平脈は正常の脈証であり、五臓の状態が正常で、気血が調和していることの反映である。『景岳全書』によれば、「腎の脉状は沈であり心の脉状は洪、肺の脉状は浮であり肝の脉状は弦である、この脉状を呈している場合は正常な状態である」とする。また寸口の脈の寸関尺の中で、寸位を陽とし、上部であって頭頂から心胸にかけてを主り、関位は陰陽の中とし、中部とし、臍腹や脇肋部の間を主り、尺位を陰とし、下部とし、腰足から脛股の間を主るとする。女子胞は尺位に反映され、妊娠の初期には胎盤の形成などのために気血がやや消耗し、病的という程ではないが尺位が少し弱くなる。一方妊娠二カ月頃より、妊娠の脈であるとされる滑脈が出現するようになり、三か月頃には顕著となる。滑脈は陽脈であって気が実し血も充分にあり、また血が壅がっている徴候であり、コロコロと盤の上を走る珠のように往来する脈状で、脈管の拡張も縮小も迅速な脈象であるが、妊娠継続と胎児の存在のために胎気が盛んとなり、気血が実することを反映している。

***其の人渇し、食する能わず、寒熱無きを、妊娠と名づく、**：妊

娠により衝脈の気機昇降が失調し上逆すると、胃気の上逆を伴い、悪心・嘔吐を呈し、いわゆる妊娠悪阻となる。受胎すると経血が排泄されないので、衝脈の気が旺盛になるためとされる。［8］ 食事もとれず水分も不足するので、口渇となるが、悪寒・発熱などの外感病に伴う症状はみられない。そのような場合は、妊娠を考える。

＊桂枝湯之を主る：桂枝湯は（二―12）参照のこと。桂枝湯は桂枝・芍薬・甘草・生姜・大棗から構成され、生姜は衛分を大棗は営分を主り、桂枝は陽気を巡らせ、芍薬は営陰に作用して血脈の滞りを改善し通りをよくする。つまり桂枝湯によって下焦の血の巡りをよくし、消耗した陰を補い、気の巡りをよくして、妊娠にともなう衝脈の気機昇降の失調と、胃気の上逆を改善する。

＊法に於いて六十日、当に此の証有るべし：妊娠時の定まった経過の中で、以上の症状は六十日目に相当する症状である。六十日を過ぎると脈状は変化する。

＊設し医治逆する者有りて、却って一月、吐下を加える者は、則ち之を絶つ：六十日目頃、悪阻を誤診して飲食による邪毒が原因と考え、邪毒を吐きださせる目的で吐法を、また体内に鬱積した邪毒を排泄する目的で下法を行うと、これらは逆治であり、陽気や津液の消耗を引き起こす。それによって悪阻の嘔吐症状は悪化し、また妊娠に伴って本来は気血が実する時期に差し掛かっているのに、中下焦の虚寒症状が強まって下痢を伴い、特にその症状がひと月程も続く場合は、妊娠を継続することができなくなって流産してしまうことになる。「却」には、「かえって・反対に」の意味と、「退く・退却する」の意味があるが、ここでは前者と考えられる。

【本条のポイント】

妊娠の経過に伴う、脈状や症状の変化の病態的な意味を理解すること。治療や逆治について理解すること。

【原文】（二十―2）

婦人宿有癥病、経断未及三月、而得漏下不止、胎動在臍上者、為癥痼害、妊娠六月動者、前三月経水利時、胎也。下血者、後断三月衃也。所以血不止者、其癥不去故也。当下其癥、桂枝茯苓丸主之。

桂枝茯苓丸方

桂枝　茯苓　牡丹（去心）　**桃仁**（去皮尖、熬）　**芍薬各等分**

右五味、末之、煉蜜和丸、如兎屎大、毎日食前服一丸。不知、加至三丸。

【訓読】

婦人宿《もと》癥《ちょう》病《びょう》有り、経断って未だ三月に及ばずして、而《しこう》して漏下を得て止まず、胎動臍上に在る者は、癥痼《ちょうこ》害すと為す、妊娠六月にして動く者は、前三月経水利する時の、胎なり。下血する者は、断ちて後三月の衃《はい》なり。血止まざる所以の者は、其の癥去らざるが故なり。当に其の癥を下すべし、桂枝茯苓丸之を主る。

桂枝茯苓丸方

桂枝　茯苓　牡丹（心を去る）　桃仁（皮尖を去り、熬る）
芍薬各等分

右五味、之を末とし、煉蜜にて和して丸とし、兎屎大の如くし、毎日食前に一丸を服す。知らざれば、加えて三丸に至る。

【注釈および考察】

＊婦人宿癥病有り、：「宿」はここでは、「むかしから・日頃の」の意味であり、妊娠以前より持っていた持病のことである。「癥」は腹腔内生じた、硬くて可動性のない塊を意味し、多くは痰飲や血瘀が腹中に滞積することで生じる積聚が塊を成したものとされる。本条では、西洋医学的には子宮筋腫や卵巣のう腫を指すとされるが、張仲景は子宮筋腫と限定して考えていたのではなく、血瘀による積聚塊をイメージしていたと考えられる。

＊経断って未だ三月に及ばずして、而して漏下を得て止まず、胎動臍上に在る者は、癥痼害すと為す。：「漏下《ろうげ》」は、「月経期間以外の時に陰道から少量の出血が見られ、だらだらと続く状態のこと」[7]であり、「癥痼」は、「痼」は持病の意味であるので、血瘀による積聚塊が慢性的に続いている状態であり、子宮の状態に問題があることを意味している。胎動を感じるのは妊娠五カ月後半からであり、妊娠三カ月に及ばない状況では臍上に感じる胎動は胎動ではなく、そもそも慢性的な血瘀による積聚塊のある子宮が、妊娠によって経血が排泄されなくなったために血瘀状態が悪化し、積聚塊も悪化するとともに、子宮および付属器の粘膜において脈絡の損傷が起こり出血を生じたのであり、さらに衝任二脈の気血が上逆し、あたかも胎動が臍上に在るかのように感じるのであると思われる。

＊妊娠六月にして動く者は、前三月経水利する時の、胎なり。：経水は月経のことであり、「経水利する」で月経が正常状態であることを意味し、妊娠の三カ月前までの月経が正常であって、妊娠六カ月で胎動を感じる場合は、正常の妊娠が継続し胎児も正常であることを意味している。

＊下血する者は、断ちて後三月の衃なり。：衃は衃血のことであり、凝固しはじめた紫黒色の瘀血のことである。[7]　月経がなくなってから三カ月しても、前述の「漏下」よりも大量の陰道からの出血が続いている場合は、血瘀が悪化しまた積聚塊がさらに悪化して、凝固した瘀血塊が排出されているのである。もっともこの時点では妊娠はまだ継続中と考えられる。

＊血止まざる所以の者は、其の癥去らざるが故なり。当に其の癥を下すべし、桂枝茯苓丸之を主る。：下血が止まないのは、血瘀による積聚塊である「癥」が存在しているためであるから、何よりもまず桂枝茯苓丸を用いてその「癥」を取り除くようにするべきである。

【桂枝茯苓丸の考察】

Ⅰ：構成生薬の薬理作用

A．**桂枝**：①発汗解肌（表）　②温通経脈　③通陽化気　B．**茯苓**：①利水滲湿　②健脾補中　③寧心安神　C．**牡丹**：①清熱涼血　②活血散瘀・清肝火　D．**桃仁**：①活血祛瘀　②潤腸通便　③止咳平喘　E．**芍薬**：**赤芍**①清熱涼血　②祛瘀止痛　③清肝泄火　**白芍**①補血斂陰　②柔肝止痛　③平肝斂陰

Ⅱ：桂枝茯苓丸の方剤考察

桂枝は経絡を温めて血行を促進するとともに（温通経脈）、血が鬱滞し固まるのを改善し（行瘀作用）、気の上逆を治療し、中陽を温補し（下気作用・納気作用）、裏虚を補う（補中作用）がある。血瘀状態が悪化し積聚塊を形成した病態での、牡丹・桃仁の血瘀を除く作用を、気血の通りをよくすることによって補助している。また下気作用が有り、衝任二脈の気血が上逆した状態を改善する。**茯苓**は水道を通利して水湿を滲除し、健脾作用があり脾の水湿運化を助け、水湿を除くことで逆気を治すので、血瘀に伴う水湿の停滞を改善するとともに、桂枝と共同して逆気を降ろす。**牡丹**は辛散で行瘀し、瘀血を除去することによって血脈を通じさせ、活血つまり新しい血が行き渡るようにしている。清芬《せいふん》（すがすがしい香り）の気を持ち、清透することにより陰虚血熱による伏熱を退熱させる。**桃仁**は破瘀（祛瘀）し、また血をよく巡らせる活血力にすぐれ、あらゆる瘀血・蓄血の病証に用いることができ、「突発する出血を除き、癥瘕を破り、月経を通じさせ、痛みを止める」（『名医別録』）であり、婦人の瘀血積滞による経閉・月経痛・癥瘕、また産後の瘀血阻滞・腹痛・悪露停滞・下腹部腫瘤に用いるとともに、慢性重症性瘀血や癥瘕積聚の病態に対して用いられる。牡丹・桃仁（特に桃仁）がここでの主薬と考えられる。**芍薬**は、赤芍に散瘀・消積作用があり、血管拡張作用により血脈の滞りを改善し通りをよくして、腹腔内の固い塊を「破堅積」する。そのため牡丹・桃仁に加えて、積聚塊を取り除く助けとなっている。白芍は血脈の通りをよくする作用（和営作用・調経作用、和血脈作用・収陰気作用）があり、広範囲の疼痛に対して止痛効果を示す。また抗菌抗炎症作用や、湿邪の影響を止め、津液を益することによる利小便作用を持つ。

牡丹・桃仁を主とし、芍薬を補として、瘀血を除き、血脈を通じさせ、血脈の滞りを改善して血瘀による積聚塊を除く。桂枝・茯苓で逆気を降ろすとともに、桂枝は気血の通りをよくすることによって牡丹・桃仁・芍薬の働きを助け、茯苓は水湿運化を助けて瘀血にともなう水湿停滞を改善する。

【本条のポイント】

血瘀による積聚塊の存在が、月経や妊娠経過に悪影響を与えるが、それらの症状を理解すること。治療は桂枝茯苓丸を用いる。その方意を理解すること。

【原文】（二十—3）

婦人懐妊六七月、脈弦発熱、其胎愈脹、腹痛悪寒者、少腹如扇、所以然者、子蔵開故也。当以附子湯温其蔵。（方未見）

【訓読】

婦人懐妊して六七月、脈弦にして発熱し、其の胎愈《いよいよ》脹り、腹痛悪寒する者は、少腹扇の如し、然る所以の者は、子蔵開くが故なり。当に附子湯を以て其の蔵を温むべし。（方は未だ見ず）

【注釈および考察】

＊婦人懐妊して六七月：妊娠六七カ月の胎児は、身長30cm〜35cmぐらいであり、胎児の成長も旺盛となり、母体は胎児の成長を支え妊娠を維持するために、全身の循環血液量を急激に増加させる時期である。すなわち母体の陽気や気血が充実し、妊娠継続と胎児の存在のために胎気も盛んとなり、脈状は滑脈となる。胎気は、妊娠期間中の胚胎を養うための気であり、胎児は母体からの精気を受入している。

＊脈弦にして発熱し：弦脈は（十九—3）で説明したが、肝胆の脈であり、肝気が鬱結亢進して気逆となり経絡を拘束し気血が収斂したためとされ、また血気の不和・気逆・邪気が優勢・悪寒発熱・痰飲・宿食・積聚・脹満・虚労・疼痛などを意味し、肝気が鬱結亢進する影響が腎・脾胃におよび、精血が損なわれ、水穀が吸収されず、生気そのものが敗られていることの反映であるとされる。生気が損なわれ気血が収斂した虚寒の病態であるにもかかわらず、本条では発熱がみられるのであり、この点に関して『金匱要略解説』で何任は、脈弦で発熱をともなった外感表邪のようにみえるが表邪による病ではなく、「子宮が開いて、これに乗じて風冷の邪が侵入しておこった一種の陰盛格陽による発熱症状である」とする。陰証が極まると反って躁熱することを真寒仮熱というが、『中医病因病機学』によれば、「陰寒が極めて旺盛なために、元陽が衰微して孤陽が無根となり、それによって陽気外越の仮象が現われたのであり、陰盛格陽の病理と位置づけることができる」とする。中医系の書は、陰盛格陽の病理で、本条の発熱を説明していることが多い。一方『金匱要略訳注』で家本誠一は、「切迫早産では不規則な子宮収縮や発熱等の細菌感染症状を認めることがある」とするが、実際のところ陰寒が極めて強い切迫流産の状態で、細菌感染を起こし発熱することは十分に考えられる。さらに妊娠六七カ月目は、子宮内感染の危険性が高まる時期である。また『景岳全書』によれば、「仮熱の脈は沈・細・遅・弱、または浮・大・緊・数であっても無力で神が無い。これは熱が皮膚にあり寒が臓腑にあるためである。いわゆる悪熱があるが熱証ではない、陰証である。」とある。弦脈に関しての記載はなく、また一般的に弦脈は有力の脈状であり、本条では脈象からは陰証が極まったための真寒仮熱であるとすることはできないように思われる。

＊其の胎愈脹り、腹痛悪寒する者は：脈弦で、肝気が鬱結亢進する影響が腎・脾胃におよび、精血が損なわれ、水穀が吸収されず、生気そのものが敗られて、寒が内生した病態である。

衝任二脈が塞がって気血が流通できなくなり、子宮や胎児に栄養が届かなくなって子宮も冷やされ、下腹の脹り感が強くなり、痛みも強くなる。悪寒は、一般的には病邪が表にあって衛気の宣散が阻害され、すなわち陽が阻滞されて体表を温煦することができないための症状とされるが、本条ではもともとの陽虚があり、また裏寒が体表に及んだことに対する身体の反応と考えられる。附子湯の適応症とされる、少陰病での背部の悪寒と同様であろう。『「傷寒・金匱」薬方大成』で中川良隆は、「発熱に先立つ悪寒ではなくて、痛みのために体をぶるぶるすることではなかろうか」とする。

＊少腹扇の如し：扇は、動詞ではうちわであおぐことであり、名詞では「うちわ」である。「せんす」は、「折扇」である。また「窓・とびら」などを数える、の意味もある。『金匱要略講話』で大塚敬節は、「下腹を扇であおいでいるように冷《ひ》や冷やすることと」とする。中医系の書物では、同様の解釈をする場合が多いが、『金匱要略訳注』で家本誠一は、「ここは下腹部が「うちわ」のように丸く膨れている状態をいう」とし、「「おうぎ」であおいで冷やすという通説には従いにくい」とする。また『よくわかる金匱要略』で田畑隆一郎は、「この扇は団扇の扇ではなく門扇の扇で、開闔の扉を云う」とする。『「傷寒・金匱」薬方大成』で中川良隆は、「下腹は扉のように堅くなって、との解釈に従う」とする。肝・腎・脾胃の機能不全があり、切迫流産の危険が迫り、子宮内感染を起こしている病態の下腹部を形容するには、子宮の膨隆を反映して、「丸く膨れて堅くなっている」とするのでよいのではないかと思われる。

＊然る所以の者は、子蔵開くが故なり：産科では、子宮頸管が開大していることは、切迫流産から進行して進行流産に移行していることを意味している。宇津気昆台は、「附子湯を以てその蔵を温むべき陰症虚寒の者に、子蔵開くということは決してあるまじき理である」として、「開」は「閉」の字に改めるとする。更なる考察が必要と思われる。

＊当に附子湯を以て其の蔵を温むべし。（方は未だ見ず）：方は未だ見ずであるが、『傷寒論』少陰病篇の附子湯と大きな違いはないと思われる。『傷寒論』の附子湯の処方は、附子・茯苓・人参・白朮・芍薬であり、少陰病で陽虚があり、寒湿の邪の侵入によって、身体痛・手足の冷え・骨節痛・背部の悪寒・脈沈であるが口中は和して正常である場合、とされる。陽虚陰盛となり陽気が虚して寒化し気血が凝滞する結果、「通ぜざれば痛む」で身体痛・骨節痛となる。真武湯の附子・白朮を倍量にして生姜を去り人参を加えたもので、真武湯では生姜を用いて水気を行散することに主眼がおかれ、附子湯では人参を用いて元陽を温め補って強め、寒邪を除くことに主眼がおかれている。茯苓・白朮で脾機能を回復させ水液を津液に変える（健脾利湿）。真武湯に比し白朮が倍量になっているのは、特に白朮は脾機能を回復させて「有形の水」を、人体に必要な津液に変化させ、津液の中焦から上焦への運行を助け（胃

内停水を除く意味もある)、これらにより肺の宣発粛降機能を回復して、肺による津液の「内から外」や「上から下」へと運ぶ機能を助けるとされることも理由と考えられる。附子湯証では陽虚の程度もより強く、水湿の停滞による影響もより強いことを示している。湿を助長する甘草は用いられていない。また白朮は風湿の邪を散じ、湿濁の鬱を化すとともに、健脾・補気・生血にも作用する。一方附子は妊婦には禁忌とされるが、裏寒のために切迫流産の危機に直面している場合には、まず附子湯を用いて危機の脱出を図るのが優先されるのである。もっとも附子は流産の原因になるとされ、また元来神経に対する毒性があり、胎児に対する催奇形性も考慮する必要があるので、危機脱出の目度がたったら中止変更を考えなくてはならない。

【本条のポイント】

妊娠六・七カ月で肝・腎・脾胃の機能不全による陽虚陰盛があり、切迫流産の危険が迫り、子宮内感染を起こしている病態に対しては、まず附子湯を用いて危機の脱出を図ることが優先される。

【原文】(二十一—4)

師曰、婦人有漏下者、有半産後因続下血都不絶者、有妊娠下血者、仮令妊娠腹中痛、為胞阻。膠艾湯主之。

芎帰膠艾湯方(一方、加乾姜一両、胡氏治婦人胞動、無乾姜。)

芎藭二両　阿膠二両　甘草二両　艾葉三両　当帰三両　芍薬四両　乾地黄六両

右七味、以水五升、清酒三升、合煮取三升　去滓、内膠、令消尽、温服一升、日三服。不差、更作。

【訓読】

師曰く、婦人に漏下する者有り、半産の後因って続いて下血し都《すべ》て絶えざる者有り、妊娠して下血する者有り、仮令《もし》妊娠して腹中痛むは、胞阻と為す。膠艾湯之を主る。

芎帰膠艾湯方(胡氏の治婦人胞動には、乾姜無し。)

芎藭二両　阿膠二両　甘草二両　艾葉三両　当帰三両　芍薬四両　乾地黄六両

右七味、水五升、清酒三升を以て、合せて煮て三升を取り、滓を去り、膠を内れて、消尽せしめ、一升を温服す、日に三服す。差《い》えざれば、更に作る。

【注釈および考察】

＊婦人に漏下する者有り：「漏下」は(二十一—2)を再掲すると、「月経期間以外の時に陰道から少量の出血が見られ、だらだらと続く状態のこと」である。(二十一—2)での「漏下」は、血瘀による積聚塊が慢性的に続くことによる「癥」の存在が原因であった。それに対してここでの「漏下」は、慢性的な衝任虚弱があって経血をコントロールすることができなくなったためである。任脈は一身の「陰脈の海」であって陰経に対する調節作用を持ち、月経・妊娠・出産を調節し、妊娠過程を主宰

して「胞胎を主る」とされ、衝脈は「血海」と呼称され月経を主り、また十二経脈の気血を調節するとされ、この2脈が助け合って子供を産むことが可能となる。これらのことは、『素問』上古天真論篇において、「二七にして天癸至り、任脈通じ、太衝の脈盛し、月事時を以て下る」とあるところである。そこで衝任虚弱とは衝任脈の気血が不足することであり、先天的な場合や、多産・崩漏・産後失血を原因とする場合や、肝血や腎精が破壊されたためとされ、子宮に栄養が届かず過少月経や無月経となるとされる。また衝任虚弱が進行して衝任不固となれば、気による血の固摂作用が失調して出血証の原因となり、崩漏・帯下・月経過多・妊娠期の不正出血・子宮脱・早産などとなる。「婦人に漏下する者有り」は、上述の「先天的な場合」や、「肝血や腎精の破壊」による場合などが考えられる。衝任脈は肝・腎の機能と密接な関係を持つが、肝は血を貯蔵し、脾は血を統血し調節し、腎は精を貯め髄を生じるところから、血液の生化に関係しており、それらの機能が発揮されてこそ、衝任脈の気血も保たれ、月経や妊娠も正常に営まれるのである。〔2・8・10〕

＊半産の後因って続いて下血し都て絶えざる者有り：半産は、妊娠3ヶ月以上での流産のことであり、3ヶ月以内を堕下という。都は、「すべて・みな」の意味であり、「すべて絶えざる」で、「ずっと絶えずに続く」の意味となる。流産のあとそれが原因で出血がずっと絶えずに続く者があるが、その原因は流産による消耗によって衝任不固が強められたためであり、また衝任不固そのものも流産の原因となっていると思われる。

＊妊娠して下血する者有り：衝任不固のために妊娠期に不正出血を起こす場合がある。

＊仮令妊娠して腹中痛むは、胞阻と為す：子宮は女子胞や胞宮ともいわれ、「阻」は「阻む・遮る・妨げる」の意味であり、字義として胞阻で子宮の機能不全状態のことである。ここでは妊娠に伴って引き起こされた子宮の機能不全状態を意味し、現代医学的には子宮外妊娠や胞状奇胎、胎盤早期剥離、前置胎盤などの腹痛をきたす妊娠時の異常が考えられる。もっとも張仲景がその様な具体的な疾患を思い浮かべていたとは思えず、本条での主題である衝任不固を念頭において、妊娠によって子宮の機能不全状態が強められ、腹痛を生じたと考えていたのではないかと思われる。

【芎帰膠艾湯の考察】

I：構成生薬の薬理作用

A．芎藭：①活血行気　②祛風止痛　**B．阿膠**：①補血　②滋陰　③止血　④清肺潤燥　**C．甘草**：①補中益気　②潤肺・祛痰止咳　③緩急止痛　④清熱解毒　⑤調和薬性　**D．艾葉**：①温経止血・調経案胎　②散寒止痛　③除湿止痒・平喘　**E．当帰**：①補血　②活血調経・止痛　③潤腸通便　④止咳平喘　**F．芍薬**：**赤芍**①清熱涼血　②祛瘀止痛　③清肝泄火　**白芍**①補血斂陰　②柔肝止痛　③平肝斂

陰　G．乾地黄：①清熱涼血　②涼血止血　③滋陰生津

Ⅱ：芎帰膠艾湯の方剤考察

（二十—2）の癥病の場合は実邪であったが、本条は衝任脈の気血の虚による衝任不固が原因であり、そのために日頃からの出血や、流産や妊娠に伴っての出血が収まらず、また妊娠に伴って腹痛を生じている病態である。そこで衝任脈の気血の虚を生じた原因である肝・脾・腎の機能異常を改善し、また出血により失われた陰を補って、血虚を補い、止血し、また「気行ればすなわち血行り」であるので行気して、活血通経をはかることが必要になる。

阿膠は真陰を補い補血することによって止血し（補血調経止血）、地黄、芎藭、芍薬、当帰の作用がスムーズに働くように地ならしをして導いている。**艾葉**は三陰経に入って経脈を温め、気血を温めるとともに止血し（温経止血）、寒湿を逐し、冷痛を止めるとともに、子宮を温め、安胎調経する。**芎藭**は「血中の気薬」として気血の鬱滞を血中の気を整えることによって除く。温めて気を巡らせることで血を巡らせ、血を巡らせることで血中の湿邪を燥して除くとともに、血海である子宮に作用して寒凝気滞血瘀の状態を活血化瘀し行気止痛して改善する。**当帰**は、甘補し辛散し苦泄し温通し、心・肝・脾に入って補血・活血・行気するとともに血脈を通調する。血液が虧《き》損した状態を補い（補血）、血脈の通りを良くして通経し血液の流れが滞らず身体の隅々まで行き渡るようにし（活血）、それによって気の滞りを改善する（行気）。特に肝に作用して、肝気による疏泄を正常化し、気機の働きをスムーズにして、血液の流れをスムーズにすることが重要である。**芍薬**は、当帰の養血作用を増強し、肝陰を滋補して肝血を滋養する。また**地黄**は腎陰を滋補し、芍薬と地黄で肝腎を滋養している。地黄は、鮮生地は大寒であり清熱涼血に作用して熱盛時に用いるので、本条のような虚寒の病態には用いられないが、乾地黄は苦よりも甘がまさり、滋陰生津作用にすぐれ傷陰を改善する。また本条では清酒を合せて煮ることによって、熟地黄と同じ様に甘・微温へと性質が変化して虚寒を改善し、補血滋陰作用も強められている。甘草は補中益気・緩急止痛・調和薬性に働く。芍薬と甘草で緩急止痛が強められている。

【本条のポイント】

衝任脈の気血の虚による衝任不固によって、日頃から出血が続き、流産や妊娠にともなっての出血が収まらず、また妊娠にともなう腹痛を生じている場合は、芎帰膠艾湯を用いる。各生薬の作用について理解すること。

【原文】（二十—5）

婦人懐娠、腹中㽲痛、当帰芍薬散主之。

当帰芍薬散方

当帰三両　芍薬一斤　茯苓四両　白朮四両　沢瀉半斤　芎

藭半斤（一作三両）

右六味、杵為散、取方寸匕、酒和、日三服。

【訓読】

婦人懐娠して、腹中疞痛するは、当帰芍薬散之を主る。

当帰芍薬散方

当帰三両　芍薬一斤　茯苓四両　白朮四両　沢瀉半斤　芎藭半斤（一に三両に作る）

右六味、杵ついて散と為し、方寸匕を取り、酒に和して、日に三服す。

【注釈および考察】

＊婦人懐娠して、腹中疞痛するは：懐娠は懐妊と同じ。「疞痛《こうつう》」は、『金匱要略訳注』では、漢音ではコウ、呉音ではキュウであり、「絞るように痛むこと」とする。『金匱要略解説』も同様であり、音は絞と同じであって、「腹中が拘急し、ジワジワ痛むものをいう」とする。『金匱要略講話』では「急に痛いということで、ひきつれるように、ひっぱられるように痛い、」ことであるとする。『よくわかる金匱要略』では、「俗にうねうね痛と云うもので」とし、『方書』の引用として、「腹中急痛」であるが小痛で、「右の脇腹より心胸に迫り、下は少腹に至るまで水血が和せずして痛むものである」とする。『いかに弁証論治するか』では、「ジワジワ、シクシクした痛みで、その性質からみると虚証の腹痛に属する」とする。『「傷寒・金匱」薬方大成』においては、諸説を引用したあとで、急に起こる劇しい腹痛であり、「しくしく」とか「ちくちく」する痛みではないとし、「張って来て洩れ所が無くて痛むこと」であるとの荒木性次の説が正しいのではないかとし、また「腹中」の中は「おく、深い」の意味を含むとする。また尤在涇は、『説文』によると絞痛とは腹中が強ばることであり」とするが、荒木性次の説と同じである。以上の諸点より、「疞痛」は「絞痛」と同じで、「急に張って来て腹中が強ばり、深部が絞られるように痛むこと」であり、痛みの性状は「ジワジワ、シクシク」ではなく、脹満感を伴った比較的に強い痛みと思われる。本処方では芍薬一斤が使われ、一斤は十両に相当し、たとえば『傷寒論』中の、芍薬甘草湯での芍薬の量が四両であることと比べると倍以上が使われていることも、痛みの性状が強いものであることをうかがわせる。

【当帰芍薬散の考察】

Ⅰ：構成生薬の薬理作用

A．**当帰：**①補血　②活血調経・止痛　③潤腸通便　④止咳平喘　B．**芍薬：赤芍**①清熱涼血　②祛瘀止痛　③清肝泄火　**白芍**①補血斂陰　②柔肝止痛　③平肝斂陰　C．**茯苓：**①利水滲湿　②健脾補中　③寧心安神　D．**白朮：**①健脾燥湿　②益気生血　③和中安胎　E．**沢瀉：**①利水滲湿　②清腎火　③除痰飲　F．**芎藭：**①活血行気　②祛風止痛

Ⅱ：当帰芍薬散の方剤考察

　女子胞（子宮）の働きは、腎中の精気の影響のもとに、心・脾・肝の3臓の働きによって維持されている。また妊娠中の胎児の滋養は営血に依存し、心が血脈を主り、肝が血を蔵し、脾が生血の源であるところから、これら3臓の機能が失調すると、妊娠中の腹痛・出血などの原因となる。また3臓の機能失調に加えて、胎児の成長に伴って気血の需要が高まり供給がさらに不足し、血虚が引き起こされることになる。血虚が引き起こされる状況下では、脾による水湿の運化も失調し、肺・脾・腎・三焦・膀胱などの気化作用によって津液を化生して全身を滋養することもできなくなり、水湿の停滞が引き起こされる。三焦は水穀の精気や津液の主要な通路であるとともに、腎中の先天の精が化生した元気の通り路でもあり、元気の作用を受けて全身の臓腑機能が維持されているところから、水湿の停滞の影響は全身の諸臓腑に及ぶことになる。そこで当帰芍薬散の構成生薬をみると、血に作用する当帰・芍薬・芎藭と、水に作用する茯苓・沢瀉、またその両方に作用する白朮が組み合わされており、水血の機能を正常化させることによって、女子胞の働きを回復させ、「㽲痛」を治療する方剤であることが理解される。

　当帰は心・肝・脾に入って補血・活血・行気するとともに血脈を通調する。血液が虧《き》損した状態を補い（補血）、血脈の通りを良くして通経し血液の流れが滞らず身体の隅々まで行き渡るようにし（活血）、それによって気の滞りを改善する（行気）。特に肝に作用して、肝気による疏泄を正常化し、気機の働きをスムーズにして、血液の流れをスムーズにする。**芍薬**は、当帰の養血作用を増強し、肝陰を滋補して肝血を滋養する。肝血不足によって筋肉が栄養されないことによる筋肉の痙攣や疼痛、腹痛などを、肝血を補うことによって改善するが、白芍自体にも緩急止痛の作用がある。当帰の性は動であって、当帰は肝に入って肝陽を動かし、一方芍薬の性は静であって、芍薬は肝に入って肝陽を斂《おさ》めるとされ、両者は協調して肝血を滋養している。肝は血を蔵するほか、疏泄を主り、また疏泄を通じて情志を調節しており、その点からも当帰・芍薬は、婦人病の情志不安定による諸症状に有効となる。**芎藭**は「血中の気薬」として気血の鬱滞を血中の気を整えることによって除く。温めて気を巡らせることで血を巡らせ、血を巡らせることで血中の湿邪を燥して除くとともに、血海である子宮に作用して寒凝気滞血瘀の状態を活血化瘀し行気止痛して改善する。**茯苓**は利水力は沢瀉に比べると弱いが、健脾作用があり補益の効能を期待して多用され、また寧心安神作用があり心神を安定させる。**沢瀉**は利水力は強く、茯苓に比して健脾作用や安神作用はないが、寒性であって清熱作用があり、腎経の火を瀉火し膀胱の熱を瀉すところから、湿と熱が混じり合った下焦湿熱に対して多用される。茯苓・沢瀉で各々補いあって作用が強められている。**白朮**は健脾燥湿作用があり、脾虚を補って運化機能を回復させて補気し、水湿を運化して湿・痰飲を除き、燥湿健脾し利水するとともに、脾胃は気血化生の源であるところから益気生血して血虚を補い、さらに補気生血することによって和中安胎している。白朮・茯苓は共同して脾機能を回復させ健脾利湿する。特に白朮は脾機能を回復させて「有形の水」を、人体に必要な津液に変化させ、津液の中焦から上焦への運行を助け、これにより肺の宣発粛降機能を回復して、肺による津液の「内から外」や「上から下」へと運ぶ機能を助けるとされる。

【本条のポイント】

妊娠中に腹部が急に脹って来て腹中が強ばり、深部が絞られるように痛む場合は、腎・心・肝・脾の機能が失調し、胎児の成長に伴って血虚が引き起こされ、また水湿の運化も失調して水湿が停滞している病態であり、当帰芍薬散の適応である。

【原文】（二十一―6）

妊娠嘔吐不止、乾姜人参半夏丸主之。

乾姜人参半夏丸方

乾姜一両　人参一両　半夏二両

右三味、末之、以生姜汁糊為丸、如梧子大、飲服十丸、日三服。

【訓読】

妊娠にて嘔吐止まざるは、乾姜人参半夏丸之を主る。

乾姜人参半夏丸方

乾姜一両　人参一両　半夏二両

右三味、之を末とし、生姜汁の糊を以て丸と為し、梧子大の如くし、十丸を飲服す、日に三服す。

【注釈】

＊妊娠にて嘔吐止まざるは：悪阻（つわり）の発現時期は、妊娠2カ月の中期から末期がもっとも多く、1～2カ月継続して妊娠3カ月末から4カ月頃に消失することが多いが、妊娠末期まで継続する場合もあり、また症状も軽症から重症まで様々である。朝起床時や夕方などの空腹時に症状が出現することが多いが、食後の場合もあり、強い絞扼感は伴わず、少量の粘液を嘔吐することが多い。本条では「嘔吐止まざる」であるので、症状は重症の場合である。西洋医学的には、妊娠に伴って引き起こされた、胎盤や胎児自体による母体のホルモンバランスの変化が原因と考えられている。中医学的には、本条の構成生薬からは虚寒性が考えられ、中焦の陽気不足によって陰寒の邪が勢いを増し、脾陽不振となって温化機能が失調して胃気虚寒となり、胃は冷えのために和降機能が働かず、水っぽい胃酸を嘔吐することになると考えられる。また悪阻は、妊娠によって経血が排泄されなくなることにより衝脈の気が旺盛となり、胃が犯される結果、胃の和降機能が失調して痰湿が上逆し、悪心・嘔吐となるとし、つまり上では脾陽が虚し、下では衝脈の気が実して、それらのバランス失調の結果悪阻となると説明される。もっとも経血が排泄されなくなることに加えて、胎児の存在自体も、衝任脈に影響し

て気が実し、気逆の原因となるものと思われる。『素問』骨空論篇で「衝脈の病たる、逆気して裏急たり」とある様に衝脈の病では上逆が起こり、「腹中が痙攣収縮する感じを覚える」とされ、また衝脈は足少陰腎経と一緒に腹側を上行し、『難経』でも「足陽明の経と並行する」と述べられているように、足陽明胃経と並行して臍の両側を挟んで上行しており、このために衝脈の気が失調して上逆すると、陽明胃経の気に及んで相並んで上逆が起こり、胃部症状としての嘔吐気逆が現れると考えられている。[8・25]

【乾姜人参半夏丸の考察】

Ⅰ：構成生薬の薬理作用

A．乾姜：①温中散寒・温脾陽　②回陽救逆　③温肺化飲　④温経止血　**B．人参：**①大補元気　②補脾益肺　③益気生津　④益智安神　⑤補気生血・摂血　⑥扶正祛邪　**C．半夏：**①燥湿化痰　②降逆止嘔　③消痞散結　④消腫止痛

D．生姜：①散寒解表　②温胃止嘔　③化痰行水　④解毒

Ⅱ：乾姜人参半夏丸の方剤考察

乾姜は、温中散寒作用により脾胃を温め、寒邪による脾胃の損傷を改善し、それにより寒を散じ寒飲を除く。**人参**は腎陽の働きを高めて元気を回復し、それにより脾胃の気の働きを高めて脾陽を回復するとともに、補気生血し生津している。**半夏**は燥湿化痰して降逆止嘔する。すなわち脾の運化昇清機能が失調して水飲の停滞が起り痰飲が形成され、その影響が及んで心下部の膨満感・胸やけ・嘔吐・心下部冷感となったものを、燥湿化痰して脾気を回復し降逆止嘔する。**生姜**は胃を温めて胃気を降ろし、湿を除き、悪心・嘔吐を止める作用があり、ここでは生姜汁で炮製することにより半夏の止嘔作用を強めている。脾胃を回復して補気生血し生津し、虚寒を補い、燥湿化痰して胃気を降ろし、降逆止嘔し、悪阻症状を改善する。

【本条のポイント】

妊娠悪阻の病態は、中焦の陽気不足から脾陽不振となり、温化機能が失調して胃気虚寒となるとともに、下焦では衝脈が旺盛となり上逆し、上下間のバランスが失調したためであり、足陽明胃経に影響が及ぶことも原因となる。乾姜人参半夏丸を用いて治療する。

【原文】（二十―7）

妊娠小便難、飲食如故、当帰貝母苦参丸主之。

当帰貝母苦参丸方（男子加滑石半両）

当帰　貝母　苦参各四両

右三味、末之、煉蜜丸、如小豆大、飲服三丸、加至十丸。

【訓読】

妊娠にて小便難く、飲食は故《もと》の如きは、当帰貝母苦参丸之を主る。

当帰貝母苦参丸方（男子は滑石半両を加う）

当帰　貝母　苦参各四両

右三味、之を末とし、煉り蜜にて丸めて、小豆大の如くにし、三丸を飲服す、加えて十丸に至る。

【注釈および考察】

＊妊娠にて小便難く、飲食は故の如きは：妊娠によって小便の出が悪くなる原因は、増大した子宮体によって尿管や膀胱が圧迫されるためであるが、圧迫によって膀胱・尿管中に尿貯留を来たして、細菌感染による膀胱炎や腎盂炎を起こし易くなる。また圧迫によって下半身の血液循環が鬱滞し、静脈が怒張するとともに毛細血管も影響を受ける。妊娠の進行とともに循環血液量は増大するが、これは血液中の水分量の増加のためであり、いわゆる水血症傾向となる。一方で血色素量は低下し、すなわち妊娠貧血となる傾向がある。中医学的には妊娠時の小便難は、妊娠による血虚によって虚熱が発生し、虚熱が肺に影響して粛降作用による水液の下降が失調し、また虚熱が膀胱に直接影響して膀胱の気化作用が阻害される結果、水道が通調しなくなるためであるとされる。この点は貝母が肺・膀胱に働く点からも類推される。また虚熱や圧迫による血液の鬱滞、血液需要の増大にともなって津液は欠乏気味となり、そのことが虚熱をさらに悪化させ、津液の欠乏も悪化させて、小便難になるとする。このように血虚による虚熱の発生が根本の原因であるとするが、しかし単純に子宮体の圧迫による影響と考えるのでもよいのではないかとも思われる。飲食は故の如きではあるので、中焦の機能には異常はない。

【当帰貝母苦参丸の考察】

Ⅰ：構成生薬の薬理作用

A．当帰：①補血　②活血調経・止痛　③潤腸通便　④止咳平喘　B．貝母：①清熱化痰　②潤肺止咳　③清熱散結　C．苦参：①清熱燥湿　②清熱利尿　③殺虫止痒　D．滑石：①利水通淋・止瀉　②清熱解暑　③祛湿斂瘡

Ⅱ：当帰貝母苦参丸の方剤考察

前述したが、妊娠時は水血症気味となって貧血傾向となる。すなわち慢性的な血虚状態にある。**当帰**は補血して血虚を改善し、活血して血脈の通りを良くし、血液の流れが滞らず身体の隅々まで行き渡るようにし、行気して心気による推動・肝気による疏泄・肺気による宗気を血脈に注いで全身に送ること、などがスムーズにゆくようにし、「血中の気薬」とされる。**貝母**は前述の如く、肺の粛降し水道を通調して気と津液を宣発し散布する機能を改善し、それにより「淋瀝」を治すと考えられるとともに、清熱作用もある。**苦参**は利尿作用があり、膀胱湿熱による小便不利・排尿困難・排尿痛などに用いる。本条では血虚による虚熱の影響も加わって膀胱湿熱状態であり、苦参の適応である。**滑石**は水分のバランス異常を改善し、また清熱作用にすぐれ、下焦の湿熱を尿より排泄して除く。このため尿路系の炎症による排尿痛・頻尿・排尿困難

や石淋（尿路結石）などに用いる。男子の膀胱湿熱症にも用いることができるが、滑石は脾胃を傷める可能性があるので、妊娠時には用いないとされ、男子のみに用いる。

子宮体による尿管や膀胱の圧迫は出産によってしか改善されないが、血虚を補い、血脈の通りをよくし、心・肝・肺の気の流れを改善してそれによって血脈の流れも改善し、利尿し水分バランスを改善して、膀胱湿熱を除き、妊娠による小便難を緩和するのである。

【本条のポイント】

妊娠時の小便難に対しては、当帰貝母苦参丸を用いる。血虚を補い、血脈の通りをよくし、心・肝・肺の気の流れを改善し、それによって血脈の流れを改善し、利尿し水分バランスを改善して膀胱湿熱を除き、妊娠による小便難を緩和する。

【原文】（二十―8）

妊娠有水気、身重、小便不利、洒淅悪寒、起即頭眩、葵子茯苓散主之。

葵子茯苓散方

葵子一斤　茯苓三両

右二味、杵為散、飲服方寸匕、日三服、小便利則愈。

【訓読】

妊娠し水気有って、身重し、小便利せず、洒淅《しゃせき》として悪寒し、起てば即ち頭眩す、葵子茯苓散《きしぶくりょうさん》之を主る。

葵子茯苓散方

葵子一斤　茯苓三両

右二味、杵ついて散と為し、方寸匕を飲服す、日に三服す、小便利すれば則ち愈ゆ。

【注釈および考察】

＊**妊娠し水気有って、身重し、小便利せず、洒淅《しゃせき》として悪寒し、起てば即ち頭眩す、**：妊娠中は先にも述べたが、妊娠の進行に伴って気血の需要が高まり、全循環血液量や全循環血漿量、赤血球全容積などが増加する。とりわけ血液中の水分量の増加がより顕著であって水血症傾向を示し、単位血液あたりの血色素量は低下して妊娠貧血、すなわち血虚となる傾向がある。これらは妊娠の進行に伴う気血の必要量増大に対しての母体の反応であり、まずは水分量を増加させて循環血液量を維持しようとした結果とも考えられる。その結果気血の必要量に対して供給が不足すると、妊娠による血虚に伴って虚熱が発生し、血虚および虚熱が肺・脾胃・腎膀胱に影響を及ぼすことになる。虚熱が肺に影響すると、肺気の宣発機能が遮られて、衛気や津液を全身に散布して皮膚を温め皮毛を潤すことができなくなり、また粛降作用が働かなくなると水液の下降が失調し、三焦水道を通して水液や津液を調節分配することができなくなる。以上に加えて虚熱が腎膀胱に直接影響して膀胱の気化機能が阻害される結果、小便不利となり、さらに胃に影響が及べば胃の津液が枯渇する結果、水穀を砕い

て下降させることができなくなって、水穀は分解吸収されず、腸道も潤いを失い、脾の運化し水穀精微を昇清する機能も働かなくなる。衛気は水穀の精気の濁なる部分が腎中の陽気の作用を受けて化生されたものとされ脈外をめぐり、営気も水穀の精微の柔和な部分から化生されて脈中をめぐるとされ、また腎精の影響を受けて血液を化生しているとされる。すなわち衛営気が不足すると血虚気虚となり、虚熱を伴うとともに、諸症状が引き起こされることになる。

「水気」は、水液と、水液を散布する気の働きを含めた表現であって、肺気による宣発粛降機能の失調によって水液が散布されず、水液の貯留と停滞が引き起こされていることを反映した表現であり、それに伴って「身重」となり、「小便不利」となる。水気を全身性の浮腫と結びつけることは必ずしも正しくないと思われる。脾胃に影響が及ぶと、営衛気の化生が阻害され、皮膚を温め皮毛を潤すことができなくなって「洒淅悪寒」となり、また妊娠継続に気血が動員される結果、上焦に気血がめぐらず「起即頭眩」起立時にめまい感を生じるようになる。「洒淅」は（十八—1）を再掲すると、「洒は水を撒くことから、背中に水をかけられた状態であり、淅はかすかな雨音から転じて、雨に打たれた状態を意味し、洒淅は身体が水をあびたあとの様に凍えてぞくぞくしている有様を意味する」である。悪寒は陽気（衛気）が阻滞されて体表を温煦できないための症状である。また「洒淅」は本条では、皮膚に影響した「水気」の状態が反映された表現と思われる。

【葵子茯苓散の考察】

I：構成生薬の薬理作用

A．葵子

（1）アオイ科フユアオイまたはイチビの種子。「あおい」は「葵」であり、「あおい科」には、ワタ・トロロアオイ（製紙に用いる）・フユアオイ・タチアオイ（地中海原産）などがあり、フユアオイは、「葵・冬葵」どちらでも表記される。フユアオイは中国から伝わったとされる。

（2）甘、寒。小腸・大腸・膀胱。

（3）『神農本草経』「冬葵子、味甘、寒。主五臓六腑、寒熱羸痩、五癃、利小便。久服、堅骨長肌肉、軽身延年。」

（4）**11：**①利水通淋　②潤腸通便　③下乳　**12：**①清熱利湿・通淋　②下乳　③潤腸通便　**13：**①利尿・滑腸　②通乳　③滑利通竅

（5）『本経疏証』によれば、「その性は滑であり、腎に帰し、滑によって利竅し」とされる。利尿・滑腸・通乳・通竅の性質があるとされるが、「滑によって利竅」することが「葵子」の性質であり、『本経疏証』によれば、それによって下においては小便不利を、上においては頭眩を、「滑によって利竅」することで改善するとされる。利尿して膀胱湿熱をさり、熱淋に用いる他、石淋・排尿困難・頻尿・排尿時痛などの排尿異常に対して用いられ、また乳汁分泌を促進し、腸燥による硬便を潤腸して通便する。但し滑利の性質は滑胎に働くので、妊婦には慎用する必要があり、脾虚による下痢や実邪のない者には用いてはならない。

B．茯苓：①利水滲湿　②健脾補中　③寧心安神

Ⅱ：葵子茯苓散の方剤考察

前述したが、本条の病態は妊娠に伴う水血症、血虚、虚熱などをベースとして臓腑機能が傷害されることにあり、そのために衛気（陽気）や津液を全身に散布して、皮膚を温め皮毛を潤すことができなくなって「洒淅悪寒」となり、また水液の下降が失調し三焦水道を通しての水液や津液の調節分配ができず、膀胱の気化機能も傷害されて小便不利となり、さらに胃に影響が及んで胃の津液が枯渇して水穀が分解吸収されず、腸道も潤いを失って脾の運化昇清機能も働かなくなっている病態である。そこで「**葵子**」は、その滑利通竅の性質によって、下においては小便不利に対し利尿して余分な水質を除き、上においては陽気を巡らして頭眩を治す。膀胱経が眼内角の晴明より発するところから、頭眩を膀胱経との関係で考える場合もある。**茯苓**は水道を通利して水湿を滲除するとともに、健脾補中に働き脾の運化昇清機能を回復して水湿をめぐらし、衛気（陽気）や津液の全身への散布を助け、それによって「洒淅悪寒」を治す。但し先述のように葵子の滑利の性質は滑胎に働くので、妊婦には慎用する必要があり、虚証で実邪のない者には用いてはならず、虚実の弁別が必要とされる。また『金匱要略講話』にて大塚敬節が述べているように、このような病態では普通当帰芍薬散を使うとのことであり、実際上の使用に関してはハードルは高いと思われる。

【本条のポイント】

妊娠に伴って、肺気の宣発粛降機能が傷害されて水液代謝が失調し、脾胃に影響が及んで営衛気の化生が阻害され、衛気（陽気）や津液が全身を巡らず、皮膚を温め皮毛を潤すことができなくなって、身重・小便不利・洒淅悪寒・頭眩する場合は、葵子茯苓散を用いる。

【原文】（二十―9）

婦人妊娠、宜常服当帰散主之。

当帰散方

当帰　黄芩　芍薬　芎藭各一斤　白朮半斤

右五味、杵為散、酒飲服方寸匕、日再服。妊娠常服、即易産、胎無苦疾。産後百病、悉主之。

【訓読】

婦人妊娠は、当帰散を常に服して宜しく之を主る。

当帰散方

当帰　黄芩　芍薬　芎藭各一斤　白朮半斤

右五味、杵《つ》いて散と為し、酒にて方寸匕を飲服す、日に再服す。妊娠常服すれば、即ち産易く、胎に苦疾無し。産後の

百病は、悉く之を主る。

【注釈および考察】

＊婦人妊娠は、当帰散を常に服して宜しく之を主る：妊娠婦人の万能薬と記述されている。当帰芍薬散（二十—5）や、（二十—7）（二十—8）でも説明したが、妊娠中の胎児の滋養は営血に依存し、胎児の成長に伴って気血の需要が高まり供給が不足して血虚が引き起こされるとともに、肺・脾・腎・三焦・膀胱などの気化作用により津液を化生して全身を滋養することが傷害され、水湿の停滞が引き起こされやすくなる。その結果気血の必要量に対して供給が不足すると、血虚に伴って虚熱が発生し、血虚および虚熱が肺・脾胃・腎膀胱の機能に影響を及ぼす。また（二十—4）で考察したが、妊娠が順調に継続するためには、衝任脈の気血が保たれていることが必要であり、肝は血を貯蔵し、脾は血を統血し調節し、腎は精を貯め髄を生じるところから、衝任脈の気血を維持するためには、肝・脾・腎の機能が十分に発揮されることが必要となる。そこで、肝・脾・腎の機能を維持して血虚を改善し、虚熱をとり、余分な水湿を除いて衝任脈の気血を維持する方剤が必要となる。以上のような妊娠時の病態から、当帰散の適応を考えることが必要となる。

【当帰散の考察】

Ⅰ：構成生薬の薬理作用

A．当帰：①補血　②活血調経・止痛　③潤腸通便　④止咳平喘　**B．黄芩**：①清熱燥湿　②清熱瀉火　③清熱止血　④清熱安胎　⑤清熱解毒　**C．芍薬**：**赤芍**①清熱涼血　②祛瘀止痛　③清肝泄火　**白芍**①補血斂陰　②柔肝止痛　③平肝斂陰　**D．芎藭**：①活血行気　②祛風止痛　**E．白朮**：①健脾燥湿　②益気生血　③和中安胎

Ⅱ：当帰散の方剤考察

当帰芍薬散から茯苓・沢瀉を除き、かわりに黄芩が加えられた方剤構成である。茯苓・沢瀉は利水に働く生薬であり、**黄芩**は苦・寒で清熱に働く。当帰芍薬散と比べて利水力は低下しているが、清熱安胎作用のある黄芩が加えられることによって、血虚による虚熱や胎熱を清熱して、胎動不安を取り除き、流産防止に働いている。当帰・芍薬・芎藭は血に作用し（二十—5参照）、**当帰**は心・肝・脾に入って補血・活血・行気するとともに血脈を通調し、**芍薬**は当帰の養血作用を増強し、肝陰を滋補して肝血を滋養し、両者は協調して肝血の滋養に働いている。**芎藭**は温性であり、「血中の気薬」として気血の鬱滞を血中の気を整えることによって除く。血脈を温めて気を巡らせることで血を巡らせ、血を巡らせることで血中の湿邪を燥して除くとともに、血海である子宮に作用して寒凝気滞血瘀の状態を活血化瘀して改善している。**白朮**は健脾燥湿し、脾虚を補って運化機能を回復させて補気し、利水するとともに、補気生血して当帰・芍薬・芎藭の血に対する作用を補い、和中安胎している。妊娠の進行に伴う気虚血虚

があり、衝任脈の気血が不足し血脈が「寒凝気滞血瘀」状態となり、血虚による虚熱や実熱としての胎熱を伴った、寒熱虚実ともに錯雑した病態であり、清熱作用のある黄芩と、血脈を温める温性の芎藭（当帰は温・芍薬は寒・白朮は微温であるが、）を用い、当帰・芍薬・白朮で血虚陰虚を補うことと相まって、安胎作用を強めている。また血虚陰虚を補うことにより、黄芩による脾胃の損傷や燥湿作用による津液の消耗を緩和し、実熱である胎熱のみならず虚熱にも対応した生薬構成となっていると思われる。一般的に湿熱が胎気を損傷する場合は当帰散を用いるとされるが、単純にそう言い切ることはできない方剤構成である。

【本条のポイント】

妊娠婦人においては衝任脈の気血を保持することが重要であり、肝・脾・腎の機能を保持し、妊娠の進行に伴う気虚血虚を防止することが必要となる。妊娠の進行に伴う気虚血虚によって血脈が「寒凝気滞血瘀」状態となるとともに、血虚による虚熱や実熱としての胎熱を伴った、寒熱虚実ともに錯雑した病態であり、気血に作用する当帰・芍薬・芎藭を用いて気虚血虚を防止し、寒性の黄芩・芍薬、温性の当帰・芎藭・白朮が含まれた、寒熱いずれの病態にも対処可能な当帰散を用いて、妊娠の進行に伴う気虚血虚を防止するようにする。

【原文】（二十—10）

妊娠養胎、白朮散主之。

白朮散方

白朮　芎藭　蜀椒三分（去汗）　牡蠣

右四味、杵為散、酒服一銭匕、日三服、夜一服。但苦痛、加芍薬、心下毒痛、倍加芎藭、心煩吐痛、不能食飲、加細辛一両、半夏大者二十枚、服之後、更以醋漿水服之。若嘔、以醋漿水服之、復不解者、小麦汁服之、已後渇者、大麦粥服之。病雖愈、服之勿置。

【訓読】

妊娠して胎を養うは、白朮散之を主る。

白朮散方

白朮　芎藭　蜀椒三分（汗を去る）　牡蠣

右四味、杵いて散と為し、酒にて一銭匕を服し、日に三服、夜に一服す。但し苦痛するは、芍薬を加う、心下毒痛は、芎藭を倍加し、心煩吐痛して、食飲する能わざるは、細辛一両、半夏大なる者二十枚を加え、之を服して後、更に醋漿水を以て之を服す。若し嘔するに、醋漿水を以て之を服し、復た解せざる者は、小麦汁にて之を服し、已《い》えて後渇する者は、大麦粥にて之を服す。病愈《い》ゆと雖も、之を服して置くこと勿れ。

【注釈および考察】

＊妊娠して胎を養うは：前条と同じく適応症状は示されず、養胎薬として用いるとの記載である。しかし構成生薬の薬効に応じて、相応する適応が自ずと考えられ、妊娠が順調に経過

して胎児の成長に異常が認められなければ、強いて用いる必要はないと思われる（詳細は後述）。

＊但し苦痛するは、芍薬を加う：芍薬は肝陰を滋補して肝血を滋養し、肝血不足によって筋肉が栄養されないことによる筋肉の痙攣や疼痛、腹痛などを改善するとともに、白芍自体にも緩急止痛の作用がある。一般的には本条は、寒湿によって胎（子宮）が不安定になることが原因とされるが、白芍は補血するとともに、血脈の通りをよくし和営作用・調経作用、和血脈作用によって、寒湿による血脈の凝滞を改善し、止痛作用を示す。痛みの部位は不明であるが、子宮の存在する下腹部と考えるのでよいのではと思われる。

＊心下毒痛は、芎藭を倍加し：心下は、胸部の横隔膜より上の部分をさすとされるが、「みぞおち」で胃部に相当するとも考えられる。毒痛は、毒が、「悪辣だ・残忍だ・あくどい・ひどい」であるので、ひどくいやな感じのする痛み、であり、心下の寒凝気滞血瘀が強いことの反映である。芎藭を倍加して、血中の気を整えることによって気血の鬱滞を除き、血脈を温めて気を巡らせ血を巡らせ、血を巡らせることで血中の湿邪を燥して除き、寒凝気滞血瘀の状態を活血化瘀して改善する。

＊心煩吐痛して、食飲する能わざるは、細辛一両、半夏大なる者二十枚を加え、之を服して後、更に醋漿水を以て之を服す：心煩は、心陽が不振となり、血脈が温まらず、胸部の陽気が滞っていることの反映である。心陽不振が進行すると、陽気不足によって気滞血瘀となり、すなわち心気虚弱から心脈瘀阻となるとともに、陰寒が旺盛となる。また津液が散布されずに蓄積して痰飲が形成され、痰飲が血脈を通って心に影響すると、痰飲血瘀が心脈を塞ぐことになる。これらの状況下では、通ぜざれば痛むで、痛みを生じる。精神的なショック・先天不足・房労・長患いによる臓腑虚弱・水飲の停滞などが、心陽不振の原因となる。［8］「心下毒痛」は、心下の寒凝気滞血瘀が強いことの反映であったが、ここでは寒凝気滞血瘀が胸部にまで波及し、「心煩吐痛」となったものと考えられる。また脾胃虚に伴って心下部に停滞した水飲が、心陽が虚している状態では、「邪気は弱っている部分を狙って侵入する」との原則から、胸部に上逆しやすくなっていると考えられ、水飲が胸部に及ぶと動悸・息切れ・咳嗽などとともに心煩となる。本条での嘔吐は、前述のように心陽虚に伴う水飲の上逆と考えられ、その背景には脾胃虚があり和降機能も傷害され、また土（脾）の虚に木（肝）が乗じるために、肝気もそれに伴い亢進して上逆することなどが原因と考えられる。そのような状況下では当然、「食飲する能わざる」となる。

細辛は温性であって主に上焦の寒に用い、『名医別録』に「中を温め、気を下降させ、痰を破り、水道を利し、胸中の気滞を開いて痰結を除き」と記載されている如く、また『神農本草経』で「胸中の気滞を改善して肺竅を通じ咳嗽を改善し」とある如くであり、肺中の寒飲を温めて除き、肺気を疎通することによって呼吸困難・咳嗽・希薄多痰などを改善し、また利水道もしている。本条でも胸部の寒凝気滞血瘀を、肺中を温めることによって胸中の気滞を改善して肺竅を通じ、寒飲や痰結を除き血瘀を通じて、「心煩吐痛」を改善している。半夏は温性であって、燥湿化痰することによって脾の運化昇清機能の失調を回復し、これにより脾気を回復して降逆止嘔し、嘔気を改善するとともに、水飲の停滞を改善する。また燥湿化痰と同時に逆気を下ろして気を巡らせる作用があり、気滞による症状を改善し、これにより肝寒・胃寒による濁陰の上逆や寒飲上逆を改善する。醋漿水は「醋」は「酢」のことであり、「漿」は、のり状の液体のことで、醋漿水は醸造酢のことである。『本経疏証』にて「醋」は、「味酸、温、無毒。主消瘍腫、散水気、殺邪毒。」とある。味を良くする意味もあろうが、胃中の寒飲を散じて、嘔気を抑え、食欲を回復させると考えられる。

＊若し嘔するに、醋漿水を以て之を服し、復た解せざる者は、小麦汁にて之を服し、已えて後渇する者は、大麦粥にて之を服す。病愈ゆと雖も、之を服して置くこと勿れ。：小麦は心・肝に作用し養心安神・除煩・潤肝に働く。大麦は穀芽に比べて消化力に優れ、脾胃の機能を助け、脾胃虚証による食積・食欲不振・もたれ・胃部膨満感・嘔吐などに用いられる。まず小麦汁で心・肝を潤し、心煩吐痛や食飲する能わざるなどの症状が回復しても、口渇が続いている場合は、大麦粥で脾胃の機能を助けて陽気をめぐらし、再び寒凝気滞血瘀が起こらないようにするために、大麦粥をしばらくは続けるようにするべきである。本条での口渇は、脾虚により津液が上部に送られないためと考えられ（十三―5）、妊娠にともなう脾虚を、大麦粥で脾胃の機能を助けて補うのである。

【白朮散の考察】

Ⅰ：構成生薬の薬理作用

A．**白朮**：①健脾燥湿　②益気生血　③和中安胎　B．**芎藭**：①活血行気　②祛風止痛　C．**蜀椒**：①散寒止痛・燥湿　②解毒駆虫　D．**牡蠣**：①平肝潜陽・安神　②軟堅散結　③収斂固渋　④制酸

Ⅱ：白朮散の方剤考察

当帰散の項で述べたが、白朮は健脾燥湿することにより、脾虚を補って運化機能を回復させて補気し、利水し、補気によって生血している。**芎藭**は「血中の気薬」として、気血の鬱滞を血中の気を整えることによって除く。すなわち血脈を温めて気を巡らせることで血を巡らせ、血を巡らせることで血中の湿邪を燥して除くとともに、血海である子宮に作用して寒凝気滞血瘀の状態を活血化瘀して改善する。**蜀椒**は脾胃に入って散寒燥湿し止痛するとともに、腎に作用し命門の火を補い、命門火衰による腎陽虚に伴う内寒や、水液代謝の障害を改善する。**牡蠣**（牡蛎に同じ）は、「固渋収斂」（陽気や陰気の脱失を防ぐ）作用があり、気血精津の滑脱散失がある場合

を治す。『神農本草経』には、「女子帯下赤白」を除くと記載され、帯下異常などによる気血精津の滑脱散失を収斂固渋するとされるが、本条では『「傷寒・金匱」薬方大成』でも述べられているが、流産防止の意味があると思われる。また「潜陽」（陽気の上亢による興奮を抑える）作用があり、津液や血が欠損したために肝陰不足となり、それにより引き起こされた肝陽上亢による煩燥不安・不眠・動悸や、腎陰が不足したために水の腎が木の肝を潤せなくなり肝風が内動した、肝陰虚による肝風内動証の眩暈・痙攣などの症状を、益陰することにより鎮める。本条では前述したが、肝寒・胃寒による濁陰の上逆や寒飲上逆、また脾胃虚に伴って心下部に停滞した水飲の、胸部への上逆による心煩などを鎮める意味も考えられる。全体として白朮で脾虚を補って陽気や水湿をめぐらし、芎藭で血脈を温めて気血をめぐらし、蜀椒で散寒燥湿止痛するとともに命門の火を補って、腎陽虚に伴う内寒や、水液代謝の障害を改善し、牡蠣で固渋収斂して流産を防止し、腎陰肝陰を補って肝風内動や寒飲上逆を鎮め、これらにより裏寒の強い病態により引き起こされた諸症状を改善している。一般的に寒湿が胎気を損傷する場合には白朮散を用いるとされるが、本条では裏寒が主体であり、その結果としての湿滞であり、まず脾胃を補って裏寒を改善するようにすると、水液代謝も回復して湿滞も除かれる。そのために当帰芍薬散と異なり、茯苓・沢瀉は用いられてはいず、当帰芍薬散の病態よりも水湿の停滞は軽いと思われる。

【本条のポイント】

寒湿の邪が裏におよんで、胎（子宮）が不安定となり、血脈が凝滞して下腹部が痛くなって苦しみ、心下の寒凝気滞血瘀も強いためにひどくいやな感じのする痛みとなり、また心陽が不振となって血脈が温まらず、心下部に停滞した水飲が胸部へと上逆し、動悸・息切れ・咳嗽に加えて心煩となり、心陽虚に伴う水飲の上逆に加えて、脾胃虚によって和降機能も傷害され、肝気もそれに伴い亢進して上逆することなどにより、嘔気がして飲食ができなくなる場合は、白朮散の適応である。細辛・半夏・醋漿水や小麦汁・大麦粥による加減方を理解すること。

【原文】（二十―11）

婦人傷胎、懐身腹満、不得小便、従腰以下重、如有水気状、懐身七月、太陰当養、不養、此心気実、当刺瀉労宮、及関元、小便微利則癒。（見玉函）

【訓読】

婦人胎を傷《やぶ》り、懐身して腹満し、小便を得ず、腰従り以下重く、水気有る状の如し、懐身七月は、太陰当に養うべし、養わざるは、此れ心気の実なり、当に労宮、及び関元を刺して瀉すべし、小便微《すこ》しく利すれば則ち癒ゆ。（玉函に見ゆ）

【注釈】

＊婦人胎を傷り：『金匱要略講話』で大塚敬節は、「妊娠中に工

合が悪くなることを云っているのでしょう」とする。もっとも胎は狭義には胎児のことと考えられ、「胎を傷り」を胎児の状態に異常が起こることと考えると、妊娠が順調に継続するためには、母体の衝任脈の気血が保たれていることが必要であり、衝任脈の気血を維持するためには、肝・脾・腎・肺の機能が十分に発揮されることが必要であることから、肝・脾・腎・肺の機能異常が衝任脈の気血の維持に影響し、「胎が傷ら」れた状態となる、と考えるのでよいのではと思われる。

＊懐身して腹満し、小便を得ず、腰従り以下重く、水気有る状の如し、∴「懐身」は、妊娠のことであり、妊娠の進行に伴って増大した子宮体によって、腸管、尿管や膀胱が圧迫され、腹満や小便不利となる。もっともそのような機械的な圧迫の他に、腸管への実邪結聚の場合や、脾陽虚弱のために寒湿が停滞し、運化機能が失調して脾胃による昇降が失調する（太陰病の腹満に該当）、などでも腹満を生じる（ここでは後者）。また前述したが、妊娠による血虚に伴って虚熱が発生し、虚熱が肺に影響して、肺の宣発粛降作用が失調すると、水液や津液を調節分配することができなくなり、虚熱の腎膀胱への直接の影響と合わさって、小便不利となる。これらにより水液の貯留と停滞が引き起こされ、その影響は下腿に顕著となって腰より下が「身重」となり、水液を散布する気の働きが滞って、「水気」が体表に停滞しているような状態となる。

＊懐身七月は、太陰当に養うべし、∴妊娠六七カ月は胎児の成長も旺盛となり、母体は胎児の成長を支え妊娠を維持するために、全身の循環血液量を急激に増加させる時期である。すなわち母体の陽気や気血が充実し、妊娠継続と胎児の存在のために胎気も盛んとなる（二十－3参照）。また「肺は一身の気を主る」であり、「脾は運化を主る」ところから「脾は後天の本となす」であって、「脾胃は気血化生の源となす」であり、妊娠六七カ月の胎児の成長に対応するためには肺・脾の働きがとりわけ重要になる。そこで『鍼灸大成』によれば、「気血は、中焦［消化］から始まり、（略）気血は太陰経から流れ始め、厥陰経に達して終わる。」であって、太陰経には、手太陰肺経と足太陰脾経があり、手太陰肺経は肺に属し経気をめぐらせて皮毛を温める。また『霊枢』経脈篇で述べられているように、「足太陰脾経の経気が絶えると、経脈は水穀の精微を輸布した肌肉を養うことができなくなる」であり、本条での太陰の表現は肺・脾の機能を反映し、「太陰当に養うべし」で、肺・脾を養うことが妊娠七カ月には特に重要になる、と述べていることになる。

＊養わざるは、此れ心気の実なり、∴心（火）に実邪が存在すると、五行の相克関係（相互抑制の関係）にある肺（金）の機能が抑制される。肺の機能が抑制されると肝（木）が抑制され、肝が抑制されると脾（土）が抑制され、さらに脾は腎（水）を、腎は心を抑制する円環が形成されることになる。「心は血を主り」「肺は気を主る」であって、両者が協調してこそ脈管中を

気血がスムーズに循環することが可能となるので、心に実邪による病があれば、肺に病が伝って心肺ともに影響を受け、気血の循環が阻害されることになる。また脾気が水穀の精微物質を上昇させて肺に運び、水穀の精微物質は気血に化生され、心肺の働きで全身に運ばれるところから、心に実邪による病があれば、肺に影響が及び、そして脾に影響が及び、太陰である肺・脾を養うことができなくなる。

＊当に労宮、及び関元を刺して瀉すべし、：労宮は手厥陰心包経の経穴で、手掌部中央に位置し、『難経解説』によれば、「流れるところを滎火となす」と記され、経気は「井・滎・兪・経・合」の五穴の範囲を循行し、労宮は火（心）を反映するとしている。また『鍼灸大成』によれば、「厥陰心包脈の溜る所」であり、心の状態を反映していると考えられている。関元は任脈の経穴であり、『鍼灸大成』によれば、臍下三寸に位置し、足の三陰と任脈の交会穴であり、「婦人の帯下、無月経、不妊症、胞門閉塞、胎漏による下血、産後の悪露が止まらない」（胞門閉塞は不正出血が続くこと、胎漏は妊娠中の出血）などを主治するとされるが、「娠婦には禁鍼。もし鍼すれば胎児が死ぬ」と記されている。労宮を鍼瀉することは心の実邪を瀉すことであり、五行の相生関係（相互に滋養し助長する）によれば、心の回復の影響は脾に及んで、脾の運化機能が回復すれば水液代謝も回復し、「小便微しく利すれば則ち癒ゆ。」となる。関元を瀉すことに関しては、実邪による影響が任脈に及んでいることが前提であり、任脈は手足三陰の脈気を受納し、「任脉為一身陰経之海」とされ、また関元は任脈と手足三陰脈の交会穴であるところから、関元を瀉すことによって太陰である肺・脾の機能の回復を図っているとも考えられるが、もっとも関元を鍼することは妊婦には禁忌とされる。

【本条のポイント】

妊娠中の胎児の異常や、母体に生じる腹満・小便不利・下重・水気などの症状の原因は、太陰を養う心に実邪による病があるために、太陰である肺・脾を養うことができずに機能異常を生じたためであり、心の状態を反映する労宮と、任脈と手足三陰脈の交会穴である関元を鍼瀉して治療し、心や太陰である肺・脾の機能回復を図るべきである（ただし、関元を鍼することは妊婦には禁忌とされる）。

婦人産後病脉證治　第二十一

論一首　證六條　方七首

【原文】（二十一―1）

問曰、新産婦人有三病、一者病痙、二者病鬱冒、三者大便難、何謂也。師曰、新産血虚、多汗出、喜中風、故令病痙。亡血復汗、寒多、故令鬱冒。亡津液、胃燥、故大便難。

【訓読】

問うて曰く、新産の婦人に三病有り、一には痙を病む、二には鬱冒を病む、三には大便難しと、何の謂ぞや。師曰く、新産は血虚し、汗多く出で、喜《しばしば》風に中《あた》る、故に痙を病ましむ。血を亡い復た汗して、寒多し、故に鬱冒せしむ。津液を亡い、胃燥《かわ》く、故に大便難し。

【注釈】

＊新産の婦人：「新産の婦人」は、新たに出産した、すなわち出産後すぐの婦人、の意味である。

＊一には痙を病む：痙は、『素問』至真要大論篇中において、「諸暴強直、皆風に属す」「諸痙項強、皆湿に属す」とあるように、風・寒・湿などの邪気が脈絡を阻滞し閉塞を起こしたために、項背強急、痙攣、四肢のひきつり、などの症状を生じたものである。一般的には、気虚がさらに進んで陽虚となり、また血虚がさらに進んで陰虚となり、病状が奥深くまで進行して、営衛気や気・血・津液の流れが強く阻害されたための症状である。

＊二には鬱冒を病む：鬱冒は、冒は「おかす・吹き出る・立ちのぼる」の意であり、鬱が立ちのぼって頭部を覆っている状態にあることを意味し、具体的には「意識が暗くなって人事不省に陥ること」（『素問』至真要大論篇より）とされる。出産により亡血して血虚となり、血とともに気も失われて気血両虚となると、陽虚により温煦作用が低下して寒が内生する。すなわち陽虚陰盛であって、『素問』陰陽応象大論篇に、「陰気が勝てば身体が寒の状態となり、発汗が起こり、身体は常に冷えを感じて、たびたび悪寒戦慄する」と書かれているところである。陽気虚弱となると営陰を固護して汗を収めることができず、陰液が外泄して発汗するとされる。さらに亡血と寒内生の影響は、心・脾胃・肝・腎などに及び、特に心は「神と血脈を主宰する」ところから神の機能が影響を受け、驚き易くなり・不安・妄想・心煩・不眠などとなるが、陽虚の程度が強いと精神活動そのものが低下する。また神の機能の維持にはエネルギー源として精血が必要であるが、寒が脾胃に影響して、脾胃による気（清陽の気）と血の化生が低下すると、気血が頭部に巡らなくなって精神活動が低下する。さらに寒が腎に影響して腎精が毀損すると、腎陽・腎陰が不足するとともに、脳を構成する髄を造り出すことができなくなり、脳海が空虚となって精神活動を維持することができなくなる。

一方鬱冒を、寒凝が形成されてそれが上衝したためと説明する考えもあり、「下虚の気が心胸以下に衝突して冒を発する」[31]とも述べられている。この点は、心と腎において、心陽は下に下って腎陽を温養し、腎陰は上に上って心陰を涵養しているが、心陽不振のために下降して腎を温養することができなくなると、腎は化気して水を巡らすことができず、停滞した水気が水寒の邪となり、上逆して心や肺が犯され、さらに神志に影響が及ぶためとも考えられる。

＊三には大便難しと：亡血して陽虚となり発汗が起こると、津液が失われる。津液は血液の重要な構成要素であり、また血液は津液から化生される。すなわち中医学の考え方によれば、脾の運化機能により中焦で水穀が化生して津液が生成され、昇清機能によって肺脈に運ばれ、そこで営気と化合し、心気の作用のもとで赤色に変じて血液となるとされ、津血同源ともいわれる。このために亡血そのものが、津液が失われることを内包している。また津液が失われることは臓腑の津液も失われることであり、胃の津液が欠損すると、胃陰が欠乏して燥熱が発生し、胃による水穀の受納・腐熟ができなくなる。大腸の津液が欠損すると、陰液が欠乏して腸管に潤いがなくなり、大腸による糟粕の伝導が傷害されて便秘となる。津液を失ったために胃燥となり、胃燥となったために大便が堅くなるとの本条文の主旨は、『傷寒論』陽明病篇において、「陽明病、その人汗多く、津液外出するを以って、胃中燥き、大便必ず鞕《かた》し、鞕ければ則ち譫語《せんご》す、小承気湯之を主る」とあるところに対応している。「裏の邪熱は甚だしくないが、汗が多量に出たために体液が失われて、胃内が乾燥して大便が硬くなる」は本条文と同じであり、ここでの胃は現代医学的な胃ではなく、胃腸を指していると考えられる。邪熱は強くはないが、発汗などによって津液が亡び胃中が乾燥し、陽明病に病状が変化したと考えることもできる。

＊新産は血虚し、汗多く出で、喜風に中る、故に痓を病ましむ：出産によって血虚となり、陽気虚弱に伴う発汗によって津液が失われて陰虚が強まり、営衛気や気・血・津液の流れが阻害された状態である。またその様な状態では、衛気による皮膚の防護機能が弱まり、風邪が外表から侵入し易くなり、営衛気や気・血・津液の流れの阻害に加えて、侵入した風邪によって内風が引き起こされ、『素問』至真要大論篇にもあるように、「突然発症する多くの痓攣・強直の病証は大体、風邪に関係していて風証に属する」であるので、痓病を発症する。痓病の詳細については第二章を参照のこと。

【本条のポイント】

新産に伴う三病である、痓・鬱冒・大便難の病因・病態を理解する。痓は血虚・陰虚によって営衛気や気・血・津液の流れが阻害された状態に風邪が作用することによる。鬱冒は亡血による血虚から陽虚となり、発汗によって陰液が失われ、精神活動そのものが低下することや、腎陽・腎陰の不足により脳海が空虚となること、停滞した水気が水寒の邪となり、上逆して心や肺が犯され、さらに神志に影響が及ぶためなどが原因となる。大便難は、発汗などによって津液が亡び胃中が乾燥し、陽明病に病状が変化し、陰液が欠乏して腸管に潤いがなくなり、大腸による糟粕の伝導が傷害されて便秘となったためと考えられる。

【原文】（二十一―2）

産婦鬱冒、其脈微弱、嘔不能食、大便反堅、但頭汗出。所以然者、血虚而厥、厥而必冒。冒家欲解、必大汗出。以血虚下厥、孤陽上出、故頭汗出、所以産婦喜汗出者、亡陰血虚、陽気独盛、故当汗出、陰陽乃復。大便堅、嘔不能食、小柴胡湯主之。（方見嘔吐中）

【訓読】

産婦鬱冒し、其の脈微弱、嘔して食する能わず、大便反って堅く、但だ頭汗出づ。然る所以は、血虚して厥し、厥すれば必ず冒す。冒家解せんと欲すれば、必ず大いに汗出づ。血虚を以て下厥し、孤陽上に出づ、故に頭汗出づる、産婦の喜（よ）く汗出づる所以は、亡陰し血虚して、陽気独り盛ん、故に当に汗出でて、陰陽乃ち復すべし。大便堅く、嘔して食する能わざるは、小柴胡湯之を主る。（方は嘔吐中に見ゆ）

【注釈および考察】

***産婦鬱冒し、其の脈微弱、嘔して食する能わず、大便反って堅く、但だ頭汗出づ：**鬱冒は前述したが、気血が頭部に巡らなくなって精神活動が低下し、「意識が暗くなって人事不省に陥ること」であった。脈微弱は、ここでは気血の虚と陰寒の反映である。「嘔して食する能わず」は、脾胃の機能が減弱し、脾の運化昇清機能、胃の受納降濁機能が傷害されていることの反映であるが、本条では亡血と発汗によって臓腑の津液が失われて胃の津液が欠損し、胃陰が欠乏したために燥熱が発生し、胃による水穀の受納・腐熟ができなくなることが原因と考えられる。「大便反って堅く」も同様に、陰液が欠乏して腸管に潤いがなくなり、大腸による糟粕の伝導が傷害されたためである。「但だ頭汗出づ」は、血虚のために下厥し、孤陽が上昇したためとされる（後述）。

***然る所以は、血虚して厥し、厥すれば必ず冒す：**『景岳全書』によれば、本来陰陽は別々に考えることのできないものであり、陰の中に陽がなければ陰はどんどん盛んになり陰が極まって陽を亡ぼしてしまい、陽の中に陰がなければ陽はどんどん盛んになり陽が極まって陰を亡ぼしてしまう。つまり陰陽は元陰元陽から別れて生じた不可分のものであり、両者は本来和平であることを貴び、陰は陽に根ざし、陽は陰に根ざして、天地陰陽の道が保たれているとされる。そこで『傷寒論』によれば、「およそ厥する者は、陰陽の気相《あい》順接せず、すなわち厥を為す」とあり、本来和平であるべき陰陽の協調関係が崩れている状態が「厥」と考えられ、陰陽の気が格拒（格は阻止、阻害、拒は拒むこと）となり、相互に順接しなくなっ

た状態であると考えられる。陽気が虚せば陰寒が強くなり、陰寒が強くなれば陽気はますます虚すが、陽気が極端に虚すと臓腑内の陰寒が極端に強くなって、残存している陽気が潜伏できなくなり、外へ追い出されると「格拒」が生じることとなる。[8]　陰盛格拒により追い出された陽気により発熱が起こるが、身体の下部に陰寒が強ければ陽気は上部に追いやられて顔面が赤くなり、このことは戴陽といわれ、仮熱である陽が顔面部に隔離された状態となる。冒は「おかす・吹き出る・立ちのぼる」の意であるので、「厥すれば必ず冒す」は、陰盛格拒による発熱が立ちのぼって頭部に及ぶことを意味している。本条の状態は前条の陽虚よりもずっと陽虚陰盛が進行していると考えられる。

＊冒家解せんと欲すれば、必ず大いに汗出づ：ここでは「冒」の意味が問題になる。冒を「おかす」ことと考えると、「冒家」は陽気過多によっておかされた状態であり、発汗による汗とともに陽気が外泄されると、陰陽のバランス失調が回復するのである。一般的には大汗は、陽熱が非常に盛んな場合で、陽明病の裏熱実証の場合であり、裏熱により津液が逼迫されるためであるが、亡陽の場合や亡陰の場合にも見られる。ここでは陽明病の裏熱実証を想定した表現とも考えられる。

＊血虚を以て下厥し、孤陽上に出づ、故に頭汗出づる：亡血により血虚となり、また陽虚陰盛となって陰寒が身体の下部で強まり、その結果臓腑内の陰寒が極端に強くなると、陰陽が順接しなくなって孤陽を生じることとなる。身体の上部は頭であり、陽の性質は上昇であるために、孤陽も上部に集まることとなる。また本来陰中には陽があり、陰精が陽気を吸着し積載し収容しているとも考えられるが、陰寒が極端に強くなったために、残存している陽気が潜伏できなくなって外に追い出されて、孤陽を生じているとも考えられる。

＊産婦の喜く汗出づる所以は、亡陰し血虚して、陽気独り盛ん、故に当に汗出でて、陰陽乃ち復すべし：『景岳全書』には、「陰虚とは水の欠乏である。亡血失血し・戴陽し・骨蒸労熱する。」とあり、「骨蒸労熱」で、骨蒸は骨髄のような深いところから出てくるような熱であり、労熱は虚損による発熱の意で、陰液が消耗したために水が欠乏し、水が火を制御できなくなって発熱するとされ、虚熱である。出産に伴う亡陰血虚により陰虚となり、陰液（水）による陽気の制御ができなくなって発熱し、このために発汗するが、この発汗は陰陽調節の意味もあるとされる。この内容は、前条の、「亡血に伴う陽気虚弱のために寒が内生し、営陰を固護して汗を収めることができず、陰液が外泄して発汗する」場合の発汗とは異なっている。寒熱の病態の把握が重要となる。また発汗は陰液の消耗を強める意味もあり、注意が必要である。

＊大便堅く、嘔して食する能わざるは、小柴胡湯之を主る：前述したが、「嘔して食する能わざる」は、脾胃の機能が減弱し、脾の運化昇清機能、胃の受納降濁機能が傷害されていること

の反映であり、出産に伴う亡血と発汗によって臓腑の津液が失われて胃の津液が欠損し、胃陰が欠乏したために燥熱が発生し、胃による水穀の受納・腐熟ができなくなることが原因と考えられる。「大便堅く」も同様に、陰液が欠乏して腸管に潤いがなくなり、大腸による糟粕の伝導が傷害されたためである。小柴胡湯は（十七―15）で論じた。小柴胡湯（柴胡・黄芩・人参・甘草・半夏・生姜・大棗）は少陽病（半表半裏証）を和解するとされ、柴胡・黄芩で疏肝・清熱し、人参・甘草・大棗で健脾し、半夏・生姜で和胃止嘔するとされる。黄芩は清熱作用があるが、柴胡は清熱とともに上焦を通じさせ、また疏肝解鬱する。柴胡の上焦を通じさせる作用は重要であり、上焦が通じないと気が阻まれ、痰飲が形成され、そのために火を生じるが、上焦を通じさせて気を通し、津液を下降させ、胃気を和し、火を鎮めて止嘔もしている。人参は裏の気を補充する意味があり、柴胡で散邪し人参で固本している。本条では人参で亡陰血虚による傷陰を補い、柴胡・黄芩で清熱して虚火を鎮め、柴胡で上焦を通じさせて気を通し、人参・甘草・大棗で健脾し気血津液を補い、半夏・生姜で和胃止嘔して、陰陽の調和と和解を図っている。

【本条のポイント】

産婦で、前条よりも血虚・陰虚が進行して厥症状となり、亡陰・血虚となって陽気の制御ができなくなり大汗し、また陰寒が極端に強くなって、陽が孤陽となって上昇して頭汗となり、陰液が欠乏して大便が硬い者は、小柴胡湯を用いて陰陽の調和と和解を図るべきである。

【原文】（二十一―3）

病解能食、七八日更発熱者、此為胃実、大承気湯主之。（方見痓中）

【訓読】

病解して能く食し、七八日して更に発熱する者は、此を胃実と為す、大承気湯之を主る。（方は痓中に見ゆ）

【注釈および考察】

＊病解して能く食し：本条は前条からの引続きと考えられ、出産後の亡血発汗に伴い血虚傷陰し、胃の津液が欠損し胃陰が欠乏したために燥熱が発生して、胃による水穀の受納・腐熟できなくなり、また臓腑における陰寒の邪が極まり陰陽の気が順接せず格拒となり、孤陽が上浮している病態を、小柴胡湯を用いて陰陽の調和と和解を図り、上焦を通じさせて気を通し、津液を下降させ、胃気を和し、火を鎮めて止嘔し、裏の気を補充するとともに気血津液を補って、嘔気も収まり食事もとれるようになったのである。

＊七八日して更に発熱する者は、此を胃実と為す：胃実とは胃家実のことで、『傷寒論』に「陽明之為病、胃家実是也」とあるように、陽明病に属している。ここでの胃は、胃と腸も含めた消化管のことであるとされる。陽明病においては陽明経

に熱邪が集まり津液が損なわれ、胃中の燥屎（乾燥した堅い大便）が実熱と結合している。経証は大熱・大汗・大渇・脈洪大であり、腑証は大熱（潮熱）・大実・大満（腹満、腹痛）・脈沈実とされ、便秘するとともに腹部が堅満する。陽明の経病は三陽の裏を主り、腑病は表から裏に伝わって経脈から腑に入ったもので、邪気が奥深くまで入りこんでいる場合である。『景岳全書』によれば陽明病となる原因は、太陽病を発汗させすぎたためになる場合もあるが、各種原因によって「津液が亡び、胃中が乾燥することによって陽明に転属することとなり、内実し、大便が出難くなる」とされる。また経から腑に伝わって、胃家実となるとされ、太陽から伝わって胃に入った太陽陽明の証と、陽明経脈そのものから伝わって腑に入り胃に実した正陽陽明の証と、少陽経脈から伝わって胃にはいった少陽陽明の証に分けられるとされる。邪が胃にはいると、胃は水穀の海であって、四傍（心・肝・肺・腎の四臓）を養うことを主り、四傍に病があればその全ては伝わって胃に入り、万物の帰するところとされ、一旦胃に入ったならばそこから復び伝わって行くことはないとされる。前条は小柴胡湯が用いられ、少陽病（半表半裏証）の要素があり、鬱冒・胃陰の欠乏による燥熱・嘔して食べれず・陰寒の邪が極まり孤陽が上浮、などが症状であったが、本条は『景岳全書』で述べられているところの、少陽経脈から伝わって胃にはいった少陽陽明の証、と考えることができるようにも思われる。いずれにしろ胃家実は陽明病であるので、少陽病を和解させる小柴胡湯によって、鬱冒や嘔気が回復し食事が摂れるようになり、また一時的に解熱しても、胃中の燥屎と実熱が結合した陽明病の状況を根本的に解決することはできなかったのであり、そのために七八日して再び発熱したのであると思われる。

＊大承気湯之を主る：大承気湯（大黄・厚朴・枳実・芒硝）は（二―14）で説明した。大黄には苦寒による瀉熱通便、清熱散結、瀉下通腑作用があり、芒硝には鹹《かん》（＝しおからい）寒による軟堅潤下作用及び瀉熱作用があり、両者併用で胃腸の内容物の緩やかな排除が可能となっている。枳実・厚朴には行気破結作用があり、胃腸の蠕動を促進し、気滞による痞満（気虚気滞や邪熱壅聚による脹満感を伴った痞証）を解除し、実熱を速やかに除くことが可能となる。また腸燥胃実があると気は必ず通じないので、攻積の剤には必ず気分の薬を入れるとのことで、行気薬である枳実・厚朴が加えられている。大黄は瀉下作用とともに解熱作用もあり、胃腸中の燥屎と実熱の結合したものを除き、芒硝には軟堅潤下作用とともに胃気を通じさせ、留血を破り瘀血を散じ、経脈を通じさせる作用があり、両者は常に一緒に用いられて血分に作用している。厚朴は大満に作用し、枳実は痞に作用し、両者は無形の気分に作用する。また『中医臨床のための温病学入門』によれば、陽明腑実証において、「熱盛傷津に対して清熱養陰を行って

も、〈揚湯止沸《ようとうしふつ》〉（かまどから湯を持ち上げて沸騰を止める、すなわち一時しのぎ）にすぎず、攻下熱結により燥屎を除去すれば、邪熱が孤立して自然に消滅する。これが、〈釜底抽薪《ふていちゅうしん》〉（かまどから薪を引きぬく、すなわち根本的に解決する）の方法で、燥熱がされれば津液もそれ以上損傷されないので、熱結を攻下することが津液の保存につながり、〈急下存陰〉の効果が得られる」とする。小柴胡湯で何故症状が根本的に解決しなかったかの理由と考えられる。

【本条のポイント】

前条に引き続いて小柴胡湯を用いて、一時的に症状は改善したが、少陽経脈から伝わって胃にはいった少陽陽明の証では、腸燥胃実を形成して陽明に病が及んで、しばらくして再び発熱する。そのような場合の症状を根本的に解決する方剤は大承気湯である。

【原文】（二十一―4）

産後腹中疞痛、当帰生姜羊肉湯主之。并治腹中寒疝、虚労不足。

当帰生姜羊肉湯方（見寒疝中）

【訓読】

産後腹中疞痛《こうつう》するは、当帰生姜羊肉湯之を主る。并《あ》わせて腹中寒疝、虚労不足を治す。

当帰生姜羊肉湯方（寒疝中に見ゆ）

【注釈および考察】

***産後腹中疞痛するは**：疞痛は、絞痛と同じで、絞られるような痛みであり、「寒疝」も同様と思われる。（十一―17）「寒疝」についての説明では、「脾胃虚寒の患者や産後血虚の患者たちが風寒の侵襲を受けて生じる劇烈な急性腹痛を指す」であり、また「寒冷の邪が風を伴って腹部に侵入し、寒邪により陽気が傷つけられ、その凝滞の性質により疼痛となり、風邪の動揺性の性質も伴って移動性の臍周囲部痛となっている。また風寒の邪によって脾胃の気が損傷を受け、脾胃気虚や気滞となることも、腹部痛の原因となる。」と説明したところである。また『中医病因病機学』によれば、「寒の収引するという性質のために陽気が鬱滞し、気血の流通と筋脈の柔軟性を阻害して病変が発生したものである」であり、『諸病源候論』のいう「これは陰気が内部で凝結したために起きたもので、寒気がしっかり凝結したうえに臓腑が虚弱なので、風邪冷気が正気と争い、腹痛や裏急后重が起きたのである」とされるところである。本条の原因は、産後の血虚によって風寒邪の侵襲を受け易くなったためである。

***当帰生姜羊肉湯之を主る。并わせて腹中寒疝、虚労不足を治す。**：当帰生姜羊肉湯（当帰・生姜・羊肉）については、（十一―18）で説明した。当帰は補血・調経・活血・行気などの作用があり、血脈に対する「血中の気薬」であり、気血の凝滞を改善する。生姜は陽気を巡らせて寒を除き、羊肉は補中益気して大風・虚労・寒冷などによる虚疾を改善する。産後の滋

養強壮の食療法と考えてよいと思われる。

【本条のポイント】

産後に風寒邪の侵襲を受け易くなり、風寒邪の侵襲によって腹部絞痛となった者や、腹中寒疝、虚労不足などには、当帰生姜羊肉湯を用いる。

【原文】（二十一―5）

産後腹痛、煩満不得臥、枳実芍薬散主之。

枳実芍薬散方

枳実（焼令黒、勿太過）　芍薬等分

右二味、杵為散、服方寸匕、日三服。并主癰膿、以麦粥下之。

【訓読】

産後腹痛し、煩満して臥するを得ざるは、枳実芍薬散之を主る。

枳実芍薬散方

枳実（焼いて黒くならしむ、太過すること勿れ）　芍薬等分

右二味、杵《つ》きて散と為し、方寸匕を服す、日に三服す。并《あわ》せて癰膿を主る、麦粥を以て之を下す。

【注釈および考察】

＊産後腹痛し、煩満して臥するを得ざるは：疼痛の原因は「通ぜざれば痛む」で、経脈を通る気血が通じなくなるためとされる。気滞・血瘀・寒凝などの他に、湿邪の停滞、実邪、火熱などが原因となる。前条の腹痛は寒凝によったが、本条枳実芍薬散の構成生薬からは、血液循環が鬱滞したことによる血瘀による疼痛と考えてよいと思われる。もっとも血瘀には気滞を伴い、気血ともに滞っていると考えられる。一見すると出産によって妊娠子宮による圧迫は解消され、血液循環の鬱滞も解消されると思われるが、西洋医学的には、子宮の収縮が不全であったり、産褥熱を併発したり、また血行動態の変化に伴う非感染性の鬱血や静脈血栓などの産後の合併症もあり得、また出産にともなう血液凝固因子の亢進により微小循環系が影響を受けるなども起こり得るが、それらは血液循環の鬱滞の原因になると思われ、またそれによる産後腹痛の原因になり得ると思われる。つまり『「傷寒・金匱」薬方大成』で中川良隆が述べているが、「10カ月もの間強いられていた血行動態はそんなに急速に元に戻ることはできない。この腹腔内の環境変化とそれにすぐ対応できない生体とのアンバランスが、あるいは腹痛であり、煩満であろう。」とのことが、ここで起こっていることの全体的な意味であろう。

煩満は『中国医学辞典』によれば、「心煩で胸中が満ち満ちている状態をいう。多くの場合、邪熱内盛、痰瘀阻滞、留飲、瘀血内停などが原因で生じるとされている。」とされる。一般的に煩は裏熱による症状であり、満は気滞によると考えられ、『景岳全書』によれば、邪気が裏に及んで気が鬱して循らなくなったためとされる。また『素問』熱論篇によれば、太陽経と少陰経がともに寒邪に犯されたときに口渇して煩満するとあり、表裏ともに邪による影響が及んだためとされる。本条に

おいては、「臥するを得ざるは」が続くので、単なる煩熱をともなった腹満と考えるよりは、胸中に鬱熱があって不安感のためにいてもたってもいられない、いわゆる煩躁状態にあると考えた方がよいと思われる。血分に熱が及ぶと、心は血を主り神を蔵すところから、心神が擾乱して精神情緒が不安定になる。また邪熱が胸膈気分に鬱滞すると、同様に心神が擾乱されて心煩し煩満となる。邪熱が裏にあるので熱感を伴うが、裏熱は強くはないので津液の損傷はなく、熱感も軽いとされる。また気滞血瘀証を生じる原因は、心気による推動力の低下とともに肝の疏泄機能の失調が重要であり、精神的なストレス（出産も原因となる）によって肝鬱気滞となり、気機が鬱結して諸症状の原因となる。ここでの肝鬱は単なる気鬱ではなく、また熱は外邪による他に肝鬱化火とも考えられ、また瘀血による発熱とも考えられる。

＊并せて癰膿を主る、麦粥を以て之を下す：排膿散（十八－7）から桔梗を除いた方剤構成であり、排膿散と同様の理由で膿瘍に効果があると考えられる（十八－7参照）。麦粥は（二十－10）で述べたが、脾胃の機能を助けて補うとされ、気血を補うことにより膿瘍の治癒を促進する。

【枳実芍薬散の考察】

Ⅰ：構成生薬の薬理作用

A．枳実：①破気消積　②化痰消痞　**B．芍薬：赤芍**①清熱涼血　②祛瘀止痛　③清肝泄火　**白芍**①補血斂陰　②柔肝止痛　③平肝斂陰

Ⅱ：枳実芍薬散の方剤考察

枳実は「結気を破泄」する作用があると考えられ、苦寒の性により鬱熱をさまし、積滞を除き気滞を改善する。芍薬には清熱涼血・祛瘀止痛作用があり、血管拡張作用によって血脈の滞りを改善し通りをよくし、散瘀・消積に作用し、また膿瘍に効果があると考えられる。枳実と芍薬は協同して気血の鬱滞結聚した状況を改善し、腹痛、煩満を和らげる。

【本条のポイント】

気滞・血瘀があって裏熱を生じ、血分に熱が及び、腹痛し、煩満して横になることもできない者は、枳実芍薬散を用いて治療する。また散瘀・消積に作用するので、麦粥とともに用いて膿瘍に効果がある。

【原文】（二十一－6）

師曰、産婦腹痛、法当以枳実芍薬散、仮令不愈者、此為腹中有乾血着臍下、宜下瘀血湯主之。亦主経水不利。

下瘀血湯方

大黄二両　桃仁二十枚　䗪虫二十枚（熬、去足）

右三味、末之、煉蜜和為四丸、以酒一升、煎一丸、取八合、頓服之、新血下如豚肝。

【訓読】

師曰く、産婦の腹痛は、法として当に枳実芍薬散を以てすべし、

仮令《もし》愈えざる者は、此腹中に乾血有りて臍下に着くと為す、下瘀血湯之を主るに宜し。亦た経水不利を主る。

下瘀血湯方

大黄三両　桃仁二十枚　䗪虫二十枚（熬って、足を去る）

右三味、之を末とし、煉蜜に和して四丸を為し、酒一升を以て、一丸を煎じて、八合を取り、之を頓服す、新血下ること豚肝の如し。

【注釈および考察】

＊法として当に枳実芍薬散を以てすべし：気血の鬱滞結聚による産婦の腹痛に対する治療は、原則的には第一に、枳実芍薬散を用いるべきである。

＊仮令愈えざる者は、此腹中に乾血有りて臍下に着くと為す‥：もし枳実芍薬散によっても治癒せずに腹痛が続く場合は、気血の鬱滞結聚があるのみならず、さらに進行して瘀血塊が形成され、それが臍下（下腹部）に付着したためである。前条は気血の鬱滞結聚によって形成された血瘀による疼痛と考えられ、微小循環系における血瘀と理解されるが、本条は腹部に腫瘤状の塊として存在する血瘀塊と考えられ、これらの血瘀証は実証である。乾血は、乾は八卦においては天または陽の気を意味するところから、陽邪としての結実を伴った瘀血病変と考えられ、発症までの経過時間が長いものと思われる。瘀血病変を軽重・新旧の違いから分類した概念である、血鬱・血瘀・血結のうちで、血結に相当すると言ってよいと思われる。一方乾を「かわく」と考えると、瘀血部に鬱熱を生じて滋潤が失われていることを反映した表現とも考えられる。この場合も経過時間は長い。また後半の「新血下ること豚肝の如し」との表現からは、ここでの乾血が子宮内に付着していた血結であって、下瘀血湯によって血結が解消して排出されたものと考えられる。これはいわゆる産後悪露の一種と考えることもできると思われる。新は、新鮮な血液との意味ではなく、通常の産後悪露とは異なる「別の新たな」排血との意味で、新としたものと思われる。

＊亦た経水不利を主る：ここでは、月経不順のことであり、月経は衝・任脈の影響と支配下にあると考えられ、特に衝脈は十二経脈の集合点とされ、十二経脈の気血を調節しており、「十二経の海」「血海」とされて月経を主るとされる。また任脈は「陰脈の海」とされ陰経を主り、「胞胎を主る」とされ、月経・懐胎・出産を調節している。気滞血瘀により衝・任脈が通じなくなると、月経不順が引き起こされる。

【下瘀血湯の考察】

Ⅰ：構成生薬の薬理作用

A．**大黄：**①瀉熱通腸　②清熱瀉火・涼血解毒　③行瘀破積　④清化湿熱　B．**桃仁：**①活血祛瘀　②潤腸通便　③止咳平喘　C．**䗪虫：**①破血逐瘀・消癥　②続筋接骨

Ⅱ：下瘀血湯の方剤考察

大黄は『神農本草経』において、「下瘀血血閉。寒熱。破癥

瘕積聚。」と記述されており、血閉を通じ瘀血を下すことで「瘀」それ自体で発生する熱を除き、また腹腔内に生じた有形性の腫瘤を消す。また大黄そのものに「瀉火」の作用があり、瘀血による発熱を除く。**桃仁**は苦で瘀血を泄降し、甘で気血を補い和中し、血をよく巡らせる活血力にすぐれ、あらゆる瘀血・蓄血の病証に用いられる。婦人の瘀血積滞による経閉・月経痛・癥瘕、また産後の瘀血阻滞・腹痛・悪露停滞・下腹部腫瘤に用いられるとともに、慢性重症性瘀血や癥瘕積聚の病態に対して用いられる。**䗪虫**も、『神農本草経』に「心腹において、血脈が凝滞して血瘀し経絡が通じず、悪寒発熱が次々と襲ってきて、肝脾腫や瘀血により血積・癥瘕となったものに対し堅を破り、また月経不通を破血通経する」と書かれているように、破血逐瘀の作用が非常に強く、瘀血を除きさらに新血を生じるとされる。下瘀血湯はそれぞれが強力な瘀血を除き通経する生薬が組み合わされており、それによって子宮内に付着していた血結を取り除くことが可能となり、産後の瘀血による腹痛に対して用いられる。また煉蜜には、補中補脾するとともに緩急止痛する作用が考えられ、酒には陽気を巡らし血行を促進する作用があり、薬の吸収を促進し作用を増強する効果が期待されると思われる。

【本条のポイント】

前条よりも瘀血の程度が強く、時間も経過して血結を形成した場合には、下瘀血湯を用いる。月経不順にも効果がある。

【原文】（二十一—7）

産後七八日、無太陽証、少腹堅痛、此悪露不尽、不大便、煩躁発熱、切脈微実、再倍発熱、日晡時煩躁者、不食、食則譫語、至夜即愈、宜大承気湯主之。熱在裏、結在膀胱也。（方見痓病中）

【訓読】

産後七八日にして、太陽の証なく、少腹堅痛するは、此れ悪露尽きざるなり、大便せず、煩躁発熱し、脈を切するに微実、再び倍して発熱し、日晡時に煩躁する者は、食せず、食すれば則ち譫語し、夜に至りて即ち愈ゆ、宜しく大承気湯之を主る。熱裏に在り、結んで膀胱に在るなり。（方は痓病中に見ゆ）

【注釈および考察】

＊産後七八日にして、太陽の証なく、少腹堅痛するは、此れ悪露尽きざるなり：少腹は下腹部のことであり、悪露は産褥中に性器から排出される分泌物のことで、分娩後4～6週頃にはほとんど停止するとされ、その大部分は産褥初期の4日間に排泄される。本文「悪露尽きざるなり」であるので、本来減少してくるはずの悪露が減少せずに続いていることを意味し、下腹部が堅くなって痛むものは、前条前々条で考察したように、気血が滞って瘀血を生じて痛みの原因となり、その瘀血が悪露の排出に影響していることを意味している。「太陽の証なく」は、『傷寒論』太陽病篇での「太陽病解さず、熱膀胱に結し、その人狂うが如く、血自ずと下る、下るものは癒

ゆ。その外解さざるものは、なほ未だ攻むべからず、当にその外を解すべし。外解し已りただ少腹急結するものは、及ち之を攻むべし、桃核承気湯に宜し。」と関係した表現であり、太陽病腑証すなわち太陽病が裏に及んで熱と血が結びついて瘀血を生じるとともに、その熱が膀胱に下降して結するとされる（足太陽膀胱経を介してと考える）病証である。「その人狂うが如く」となり、「少腹急結する」するが、本条はその様な病証とは異なり「太陽の証はない」ことを強調しているのである。『医学衷中参西録』においても『傷寒論』太陽病篇に関して、「この証では外感の熱が三焦脂膜を循り下降して膀胱に結しており、膀胱の上と胞室（注：子宮）の脂膜は連絡があるので、その熱が上蒸し胞室にも実熱が蘊有し血が蓄して行らず、さらにその熱が任脈を介して上竄し神明を擾乱して狂ったようになる。」[24]と解説している。太陽病腑証でも膀胱から子宮に影響が及び任脈を介して神明に影響するとされるが、ここではそれではないことが強調されているのである。

＊大便せず、煩躁発熱し、脈を切するに微実、再び倍して発熱し、日晡時に煩躁する者は、食せず、食すれば則ち譫語し、夜に至りて即ち愈ゆ、宜しく大承気湯之を主る：この部分は陽明病に対応している。陽明は三陽の裏に位置し、邪気も盛んであるが正気も衰えず、正邪の間で劇烈な相争が行われており、裏熱実証と呼ばれる。『景岳全書』などによれば、三陽の熱邪が解けず、経脈から胃腑に伝わって熱結し、胃は土に属しているので、土気が邪を受けると、その邪気は未《ひつじ》（午後一時から三時）から申《さる》（午後三時から五時）の時間帯に盛んになるので、日晡時（夕ぐれ四時頃）に潮熱する。また胃に入った邪は他に伝わっていく所がないために鬱して熱となり、熱によって津液が消耗されて胃中が乾燥して実をなし、煩躁し、また腸においては有形の燥屎が燥結して実を形成する。また悪寒はなく悪熱し、大便不通となり、脈は沈実で有力となる。本条は微実であり、当初は実の勢いはそれほどでもないが、日晡時になるとその勢いは倍加して盛んとなり発熱も強まり煩躁し、食事もできなくなり、無理に食べると発熱煩躁は更に強くなり、心胸に及ぶと心神が擾乱して譫語することになる。一方夜になると陽気が衰え陰気が盛んとなるために、症状は軽快する。これらは大承気湯の適応である（二十一―3参照のこと）。

＊熱裏に在り、結んで膀胱に在るなり：この部分は前述、太陽病腑証の症状である。太陽病腑証から太陽陽明の証への移行を意味しているとも考えられる。

【本条のポイント】

産後七・八日で悪露が減少せず、少腹が堅痛し、陽明病腑証の諸症状を呈する場合は、大承気湯を用いる。太陽病腑証の症状とは異なる点に注意を要する。

【原文】（二十一―8）

産後風、続之数十日不解、頭微痛、悪寒、時時有熱、心下悶、乾嘔、汗出、雖久、陽旦証続在耳、可与陽旦湯。（即桂枝湯方、見下利中）

【訓読】

産後の風、之に続いて数十日解せず、頭微かに痛み、悪寒し、時時熱有り、心下悶え、乾嘔し、汗出づるは、久しと雖も、陽旦の証続いて在るのみ、陽旦湯を与う可し。（即ち桂枝湯方なり、下利中に見ゆ）

【注釈および考察】

＊産後の風、之に続いて数十日解せず、頭微かに痛み、悪寒し、時時熱有り、心下悶え、乾嘔し、汗出づるは：趙開美本では陽旦湯は桂枝湯とし、何任は桂枝湯加黄芩とする。桂枝湯は太陽病中風証の基本方剤であるとされ、また外感風寒表虚証を治療するとも表現される。太陽病は経証と腑証に分けられ、経証は大きく「中風」と「傷寒」に分けられる。腑証は風寒病邪が「気分」「血分」にまで至った場合とされる。外感風寒表証では、風寒の邪が体表部から侵入して肌表を侵犯し、衛気と相争して表証が形成される。表証のうちの表虚証は、脈浮緩・自汗・悪風・発熱などの症状を呈し寒邪よりも風邪が勝る場合であり中風といわれ、表実証は、脈浮緊・無汗・悪寒が強いなどであり傷寒といわれる。『医学衷中参西録』の太陽病桂枝湯証の記述によれば、「寒気は風を伴うことが多いので、中風は傷寒を誘発する」とされ、両者は連関していることが述べられている。また「人の営衛はすべて太陽の部位に存在する。衛は皮毛を主り、皮毛の内には腠理と称する一層の白膜があり、腠理の内には微細血管すなわち営が遍布する。衛気が充盛すれば全身の外囲になるので風を受けても深入りさせない。」と肌表における営衛の関係が説明され、また「桂枝湯の主る証では、衛気虚弱で営分を防衛できないために、外感の風が衛を直透して営に入り、営が風邪に傷られ、さらに衛の保護が不足しているので汗がでやすい。発熱は、営分中の微細血管には心から運ばれた熱が本来あるが、風がこれを擾乱して、さらにその熱を激発する。悪風は衛虚で風を防衛する力がないためで、病のはじまりも風による。衛気が防衛できない原因を追求すると、じつは胸中大気の虚損による。」と詳細に説明がなされている。『傷寒論』には桂枝湯の条文が、太陽病各篇のみならず、陽明・太陰・厥陰の各篇にも記載されており、それぞれの病状の変化により、表における営衛の不和が問題となる場合においては、太陽病でなくとも桂枝湯を用いると考えられる。そこで、本文「産後の風、之に続いて数十日解せず」は、出産後に衛気が虚して風邪の侵犯を許し、また風邪とともに寒邪も侵入し、風寒邪が正気の虚に乗じて居座り数十日も症状が続く場合である。また悪風ではなく「頭微かに痛み、悪寒し」であり、頭痛は風寒邪が居座って気血が滞ることが原因と考えられ、悪寒は『中医病因病機学』によれば、営強衛弱病機では衛陽の昇散活動性よりも、営陰

の沈降凝集性が強大となって、衛陽が肌表の内側に抑鬱され、外に発散して肌表を温めることができなくなって、悪寒が現れるとされる。営強衛弱病機は、「陰性の外邪（寒）を感受すれば、陰（営）の沈降し静かであるという性質は増強されて優位に立ち、営強衛弱病機を生み出す」とされ、また陽気は外に発散することができず、上昇して発熱するとされる。もっとも本条では「時時熱有り」であり、正気との関係で病状が変化しており、単なる表実証ではない。また表裏の関係を『景岳全書』では、「邪が表にあれば心腹が満ちず、邪が裏にあれば心腹が脹痛する。邪が表にあれば呻吟して安まらず、邪が裏にあれば躁煩して悶乱する。」「邪が表にあれば煩したり嘔したりすることはなく、邪が裏にあれば煩満して嘔する。」としている。「心下悶え、乾嘔し」であるので、表裏の関係では邪は裏に及んでおり、心下は横隔膜から胃の上部に相当し、「受納を主とし排出は行わない」（『難経解説』より）であって、邪が及ぶと躁煩して悶乱する。乾嘔となるのは、胃熱・胃気虚寒（いずれも虚実あり）・肝胃不和（肝寒犯胃）・食滞・胃陰不足などが考えられるが、いずれにしろ邪が裏に及んだことの現われである。「汗出づるは」であるので、表実証とは異なる病態であり、表虚証が考えられるが、本条の病態は単なる外感風寒表虚証ではなく、表における営衛の不和と裏証が混在した病態とも考えられる。もっとも、『よくわかる金匱要略』において田畑隆一郎は、本条は、何か裏証があるのではないかと考え、血分にかかる薬や他の薬を用いたが効果がなく、桂枝湯が最終的に効果があった症例であり、「中風が続いて解しないもので、表気が久しく和しないので、心下が苦しく悶するのである。産後故に何か裏証でも添えたように見えるが、そうではなく、ただ表気のためにこのようになるのである。乾嘔も表の変によって裏の気が動いてくるものである。」とする。表の営衛の不和が裏の気に影響して症状の原因となる、との指摘は傾聴に値する。桂枝湯に関しては、（二一12）（十七—36）参照のこと。桂枝湯の構成生薬は、各々それぞれが営衛失調を改善する方剤であり、桂枝は陽気を巡らせる作用が強く、それに対して芍薬は営陰に作用する。生姜と桂枝は辛であって同気相求めて陽気を調え、芍薬は大棗・甘草の甘とともに協力して陰液を潤す。生姜は衛分を、大棗は営分を主りバランスをとり、方剤の中に陰陽のバランスをとる組み合わせが二重に配剤されている。また生姜は陽気めぐらせ、大棗も十二經脈や九竅の気血の通りを改善し、気血や津液の不足を補い、営衛調和を図っている。芍薬と甘草は解痙・止痛に働き、生姜と白芍では白芍の寒を抑え、温経止痛を強めている。また桂枝と芍薬の配合は営衛を調和させて自律神経のバランスを改善する意味もある。

【本条のポイント】

出産後に衛気が虚して風寒邪の侵入を許し、居座ったために、表における営衛の不和と裏証が混在した病態となり、「頭微かに痛み、悪寒し、時時熱有り、心下悶え、乾嘔し、汗出づるは、」となる場合は、桂枝湯を用いて営衛の調和を図る。

【原文】（二十一―9）

竹葉湯方

産後中風、発熱、面正赤、喘而頭痛、竹葉湯主之。

竹葉一把　葛根三両　防風　桔梗　桂枝　人参　甘草各一両　附子一枚（炮）　大棗十五枚　生姜五両

右十味、以水一斗、煮取二升半、分温三服、温覆使汗出。頸項強、用大附子一枚、破之如豆大、煎薬、揚去沫。嘔者加半夏半升洗。

【訓読】

産後の中風、発熱して、面正赤、喘して頭痛するは、竹葉湯之を主る。

竹葉湯方

竹葉一把　葛根三両　防風　桔梗　桂枝　人参　甘草各一両　附子一枚（炮ず）　大棗十五枚　生姜五両

右十味、水一斗を以て、煮て二升半を取り、分け温めて三服す、温覆して汗を出さしむ。頸項の強《こわば》るときは、大附子一枚を用い、之を破り豆大の如くし、薬を煎じ、揚げて沫を去る。嘔する者は半夏半升を洗いて加う。

【注釈および考察】

***産後の中風、発熱して、面正赤、喘して頭痛するは、**：産後は陰陽ともに虚す場合がある。（二十一―1）を再掲すると、《出産によって血虚となり、陽気虚弱に伴う発汗によって津液が失われて陰虚が強まり、営衛気や気・血・津液の流れが阻害された状態である。またその様な状態では、衛気による皮膚の防護機能が弱まり、風邪が外表から侵入し易くなり、営衛気や気・血・津液の流れの阻害に加えて、侵入した風邪によって内風が引き起こされ、『素問』至真要大論篇にもあるように、「突然発症する多くの痙攣・強直の病証は大体、風邪に関係していて風証に属する」であるので、痙病を発症する。》と述べた如く、衛気が虚して風邪の侵入を許すと、先述した様に太陽病経証の中風病機（または外感風寒表虚証）となり、衛気との相争の結果、脈浮緩・自汗・悪風・発熱・頭痛などの症状となる。風の性質は軽いので、上浮して面赤頭痛などの頭面部の症状となり、また『素問』痿論篇に、「肺は身の皮毛を主り」とある様に、皮毛における衛気の機能傷害が肺に及び肺の宣発機能が失調すると肺気不宣となり、喘咳の原因となる。また宣発機能の失調は、衛気や津液の全身への散布を阻害し、さらに衛気の機能を低下させる悪循環となり症状を悪化させる。風は陽邪であり、産後の陰虚により、陰が陽を制御することができなくなると、風邪はますます増悪し、発熱・面正赤・頭痛が悪化することとなる。ここでの面発赤は、（二十一―2）で述べたが再掲すると、「亡血により血虚となり、また陽虚陰盛により陰寒が身体の下部で強まり、そ

の結果臓腑内の陰寒が極端に強くなると、陰陽が順接しなくなって孤陽を生じることとなる。身体の上部は頭であり、陽の性質は上昇であるために、孤陽も上部に集まることとなる。また本来陰中には陽があり、陰精が陽気を吸着し積載し収容しているとも考えられるが、陰寒が極端に強くなったために、残存している陽気が潜伏できなくなって外に追い出されて、孤陽を生じているとも考えられる。」と同様の機序も考えられ、下焦に陰寒が強くなっていることも原因となると考えられる。

＊頸項の強るときは：風邪によって表衛が傷られると表証が形成されるが、表証が改善しなければ、風邪は寒湿の邪を伴ってさらに侵入し、筋骨や関節に付着するとともに、経絡に流れ込み、気血が滞り、経絡を塞いで、筋骨や関節が気血によって滋養されなくなり、筋肉や関節の腫脹や疼痛が引き起こされる。一方陰虚血虚のために肝陰が虚すと肝風が内動し、風が上部を騒がせるとともに、肝は筋膜を主るところから、頭痛・眩暈・四肢麻痺・筋肉の痙攣などの症状となる。頸項が強ばって痛むのは、中風（表虚）と傷寒（表実）のいずれにも共通する症状であり、表において気血の流れが滞るためと考えられるが、先述したように風邪が筋骨や経絡に及ぶことや、肝風内動による内風や肝陰虚による筋症状との関係も考えられる。経脈上では、足の太陽経の経脈は、こめかみから脳に入り、首の後ろから肩または背中に沿って下降しており、このために外邪を感受すると、太陽病において強い頭痛・項痛・強ばりを生じる原因となると考えられる。

【竹葉湯の考察】

Ⅰ：構成生薬の薬理作用

A．竹葉

（1）イネ科ハチクの葉。

（2）辛・甘、寒

（3）『神農本草経』「竹葉、味苦、平。主咳逆上気溢筋急、悪瘍、殺小虫。根、作湯益気、止渇、補虚下気。汁、治風痙痺実、通神明、軽身益気。」

（4）**11：**①散熱・清心除煩　**12：**①清熱除煩　②清心利尿

（5）『名医別録』には、「主除煩熱、風痙、喉痺、嘔逆」とある。煩熱は上焦において風熱が裏に及んで、裏熱のために心煩となることであり、血分に熱が及ぶと、心は血を主り神を蔵すところから、心神が擾乱して精神情緒が不安定になる。また邪熱が胸膈気分に鬱滞し、同様に心神が擾乱されて心煩し煩満となった状態を意味する。また陽明気分に邪熱が及んで、心火と胃熱が盛んとなり、心煩・煩渇を生じた病態を、心熱と胃熱を清熱し、津液を生津し潤して止渇する。利尿作用により熱を尿より排出する意味もある。外感風熱に用いるとともに、熱傷気陰による気陰両虚証、熱入心包などによる、咽痛・口乾・口渇・咳嗽・口内炎・高熱・意識障害などに用いられる。

B．葛根：①発表解肌退熱　②痘疹の透発　③昇陽止瀉　④生津止渇　**C．防風**：①祛風解表　②祛風湿　③祛風解痙　④止瀉　**D．桔梗**：①宣通肺気・疏風解表　②祛痰・排膿　③利咽　④昇提　**E．桂枝**：①発汗解肌（表）　②温通経脈　③通陽化気　**F．人参**：①大補元気　②補脾益肺　③益気生津　④益智安神　⑤補気生血・摂血　⑥扶正祛邪　**G．甘草**：①補中益気　②潤肺・祛痰止咳　③緩急止痛　④清熱解毒　⑤調和薬性　**H．附子**：①回陽救逆　②補陽益火　③温陽利水　④散寒止痛　**I．大棗**：①補気補脾　②養血安神　③薬性緩和　**F．生姜**：①散寒解表　②温胃止嘔　③化痰行水　④解毒

Ⅱ：竹葉湯の方剤考察

本条では先述したように、出産により陰陽がともに虚し、血虚陰虚・陽気虚弱となり、表衛が虚して風邪が侵入し発熱するとともに、風邪が上浮して面赤頭痛となり、さらに風邪が筋骨や経絡に及び頸項が強ばり、陰虚による肝風内動によって引き起こされた内風や筋症状も加わっている病態である。また影響が肺に及んで宣発機能も失調し、肺気不宣となり、出産後の亡血発汗に伴って血虚傷陰となると、胃の津液が欠損し胃陰が欠乏して胃熱が発生する。臓腑における陰寒の邪が極まる一方で、陰陽の気が順接せず格拒となり、孤陽が上浮して邪熱が胸膈気分に鬱滞し、血分にも及んで、条文には記載されていないが、心熱も生じていると思われる。

竹葉は心熱と胃熱を清熱し、津液を生津し潤している。**葛根**は発汗により表熱を解すが、発汗作用は軽度であり、脾胃の陽気を上昇させる昇陽作用や津液を潤す生津作用があり、本条での作用は昇陽生津にあたる。**桂枝**は体表部を温めて軽度に発汗させ風寒表証を除くとともに、経絡を温めて血行を促進し、温めて陽気の巡りをよくして陰寒の邪を駆逐する。**防風**は発汗・発散作用によって解表し風邪を散じるとともに、経絡や筋骨に付着した風寒湿を除き、風寒湿痺による関節痛・筋肉のひきつり、全身の重だるさや、筋肉・骨節・関節の痛みやしびれを治し、また祛風解痙作用があり、肝風内動や風痰上擾による四肢の痙攣・ひきつり・歯ぎしりなどを祛風することにより筋肉の緊張をゆるめて緩和する。**桔梗**は肺の宣発作用を高め去痰し止咳するとともに、昇浮の性質があり、引経薬として諸薬を浮上させ上焦の病変を治し、肺気の鬱滞を除いて宣肺することにより水道を通調して巡らし利尿を促進し、また肺気の鬱滞を除くことによって大腸や胃の気を降ろし疏通している（肺と大腸は表裏の関係にある）。**人参**は元気を補うことによって五臓の虚損を回復するとともに、健脾和胃作用があり脾胃の気を高め、水湿の停滞を回復し益肺している。**附子**は命門に入り込んで真陽を回復させ虚火を鎮め、脾胃を温め脾湿を除き、腎の冷えも除き、裏にある寒湿を除く。また関節や筋骨に付着した寒湿を除き、経絡を温めて温経する。上昇も下降もしながらよく走って十二経内を

巡り、陽気や元気の虚した状態を回復させ、皮毛においては表寒を除き、三焦やもろもろの臓腑に於いてその冷えを除く。裏寒が除かれれば、孤陽の上浮も自ずと改善される。**大棗**は補脾和胃して補中益気に働き、生姜は散寒解表するとともに脾胃を温めて除湿し止嘔する。両者は脾胃虚弱を補うことによって気血の通りを改善し、気血や津液の不足を補うが、**生姜**が衛、大棗が営を主って営衛調和を図っている。**甘草**は補中益気し潤肺・祛痰止咳し緩急止痛するとともに、諸薬の薬性を調和している。以上のように、各生薬がそれぞれに有効に働いて症状を改善している。

【本条のポイント】

産後の表衛の虚に乗じて風邪が侵入し発熱し、風邪が上浮して面赤・頭痛となり、さらに風邪が筋骨や経絡に及び頸項が強ばり、陰虚による肝風内動も生じて、影響が肺に及んで宣発機能も失調する。また血虚傷陰となり胃の陰液が虚損すると胃熱を生じ、血虚陰虚・陽気虚弱より臓腑における陰寒の邪が極まると、陰陽の気が順接せず格拒となり、孤陽が上浮して邪熱が胸膈気分に鬱滞するとともに、血分にも及んで、心熱も生じることになる。そのような病態には、竹葉湯を用いる。頸項の強ばりが強い時には大附子を用い、嘔気がある時は半夏を加える。

【原文】（二十一―10）

婦人乳中虚、煩乱嘔逆、安中益気、竹皮大丸主之。

竹皮大丸方

生竹茹二分　石膏二分　桂枝一分　甘草七分　白薇一分

右五味、末之、棗肉和、丸弾子大、以飲服一丸、日三夜二服。有熱者、倍白薇。煩喘者、加柏実一分。

【訓読】

婦人の乳中に虚し、煩乱して嘔逆す、中を安んじ気を益すに、竹皮大丸之を主る。

竹皮大丸方

生竹茹二分　石膏二分　桂枝一分　甘草七分　白薇一分

右五味、之を末とし、棗肉に和し、弾子大に丸め、飲を以て一丸を服し、日に三夜に二服す。熱有る者は、白薇を倍にす。煩喘する者は、柏実一分を加う。

【注釈および考察】

＊**婦人乳中に虚し、煩乱して嘔逆す**：『金匱要略講話』で大塚敬節は山田業廣の説に依って、「婦人の乳」をお産のことであるとする。しかし金匱要略本文の流れでは、産婦から産後婦に至り、産後風から産後中風で一段落し、本条では出産後の授乳婦について述べていると考えるのが自然な流れであると思われる。「中」は、授乳している期間と考える。産後は前条で述べたように、陰陽ともに虚す場合があるが、授乳期間中は気血津液が更に消耗するために、虚の状態がさらに強まると思われる。その様な状態に風熱を感受するようなことがあれば、前条と同様に風熱が裏に及んで裏熱となり、裏熱のため

に心煩を生じ、血分に熱が及んで心神が擾乱して精神情緒が不安定になる。また裏熱によって胃の津液が損傷すると、胃陰不足証となるが、もともとの陰陽両虚が背景にあるために症状が悪化し易くなる。胃陰不足証では、陰虚・有熱・気逆が3基本病機であり、熱が鬱して気が滞り、中焦の気機が阻滞すると気逆となり、嘔逆を生じる。[9]　この点に関して『医学衷中参西録』において張錫純は、『《金匱》の竹皮大丸には、「婦人乳中虚、煩乱嘔逆を治す」とあるが、これがつまりこの病案の産後風熱である。竹皮大丸には石膏があるので徐氏（注：清代の名医・徐大椿）は仲景の方法に従うといったのである。』とし、徐氏の言「産後に血枯し火が盛んなところに、同時に風熱を兼ねる場合は、乾姜・地黄などのような剛燥滋膩の品を加えると、さらに火盛を強め竅を塞いで、たちどころに危険な状態を招くことになるのであり、石膏でなければ陽明の火は解さない。」（大意）を引用して、その点が金匱要略における「仲景の方」の大意であるとした。多くの解説書が本条の病態を陰虚内熱で説明しているが、単なる産後の血枯ではないことに注意が必要である。

【竹皮大丸の考察】

Ⅰ：構成生薬の薬理作用

A．白薇《びゃくび》

（1）ガガイモ科フナバラソウの根。

（2）苦・鹹、寒。胃・肝。

（3）『神農本草経』「白薇、味苦、平。主暴中風身熱肢満、忽忽不知人、狂惑邪気、寒熱酸疼、温瘧洗洗、髪作有時。生川谷。」

（4）**11**：①清熱涼血・退虚熱　②利水通淋　③清肺泄熱　**12**：①清虚熱　②清実熱　③利水通淋　④清熱解毒　**13**：①熱病傷陰の微熱　②産前・産後の煩熱

（5）血分の熱邪を清し解毒作用があり、虚熱・実熱ともに用いられ、また利水通淋に働く。燥性はなく陰血を消耗しない。温熱病後期の邪入営分による夜間発熱や持続性の微熱感、陰虚火旺による骨蒸潮熱・四肢のほてり・寝汗・日晡潮熱、陰虚外感による発熱、産後の血虚による発熱・煩躁・嘔吐・意識障害などに用いられる。陽明経や衝・任2脈に入り血分の熱を清するので、妊娠時の煩熱に用いられるとともに、膀胱炎・前立腺炎などの熱淋・血淋に用いられる。肺熱の咳嗽や外感病による発熱などの実熱にも用いられる。血分に熱のないものや脾胃虚寒には用いない。

B．竹茹：①清熱化痰・除煩　②清熱止嘔　③涼血止血

C．石膏：①清気分実熱（清熱降火・除煩止渇）　②清肺熱　③清胃火　④生肌斂瘡　**D．桂枝**：①発汗解肌（表）　②温通経脈　③通陽化気　**E．甘草**：①補中益気　②潤肺・祛痰止咳　③緩急止痛　④清熱解毒　⑤調和薬性　**F．大棗**：①補気補脾　②養血安神　③薬性緩和

Ⅱ：竹皮大丸の方剤考察

　竹茹・石膏・白薇はいずれも清熱に働く。竹茹は肺熱・胃熱を冷まし嘔吐・吃逆を止めるが，胃寒性嘔吐には禁忌であり，本条が胃熱による嘔逆であることを示している。**石膏**は陽明経証や陽明気分証の大熱，大汗，大煩渇・肺熱・胃熱などを清する。**白薇**は血分の熱を清するので，妊娠時の煩熱に用いられる。本条では邪熱が血分に，また陽明経に及んでいることが示唆されている。**桂枝**は経絡を温めて血行を促進し，陽気の巡りをよくし，下気作用によって気逆を鎮め，中陽を温補し，裏虚を補って営衛を調和させるが，温熱邪を強める意味もあり，本条では少量が用いられている。**甘草・大棗**は補気補脾し，補中益気に働いている。本文「中を安んじ気を益すに」に相当している。

【本条のポイント】

　産後授乳中で気血津液が更に消耗し，虚の状態が強まっている時に，風熱を感受すると，風熱が裏に及んで裏熱となり，裏熱のために心煩を生じ，血分に熱が及んで心神が擾乱するとともに，裏熱によって胃の津液が損傷すると胃陰不足証となって嘔逆することになる。竹皮大丸を用いる。

【原文】（二十一―11）

産後下利虚極，白頭翁加甘草阿膠湯主之。

白頭翁加甘草阿膠湯方

白頭翁　甘草　阿膠各二両　秦皮　黄連　蘗皮各三両

右六味，以水七升，煮取二升半，内膠，令消尽，分温三服。

【訓読】

産後下利して虚極まるは，白頭翁加甘草阿膠湯之を主る。

白頭翁加甘草阿膠湯方

　白頭翁　甘草　阿膠各二両　秦皮　黄連　蘗皮各三両

右六味，水七升を以て，煮て二升半を取り，膠を内れて，消尽せしめ，分け温めて三服す。

【注釈および考察】

＊産後下利して虚極まるは：白頭翁加甘草阿膠湯は，白頭翁湯に甘草・阿膠が加えられた構成である。白頭翁湯は（十七―43）で述べたが，熱痢下重に用いるとされ，熱邪が血分にまで及び，また胃大腸において湿熱が蘊結するとともに，下痢となっている病態である。細菌性やアメーバ赤痢などの感染性胃腸炎が考えられ，構成生薬の白頭翁・黄連・黄柏・秦皮はいずれも苦寒の薬剤で，血熱・胃熱・大腸湿熱を清熱する。本条においても同様に考えられ，出産時の血虚・陰陽虚を背景として，消化管の感染性胃腸炎を併発した病態であり，衛生状態が悪く抗生物質などの治療薬が存在しなかった時代の疾病である。湿熱の病邪が腸道を塞ぎ気機を停滞させ伝導機能を無力化して下痢となるとともに，熱毒によって津液や血が腐敗し，また血分の損傷が加わって膿血となる。下痢が甚

だしいと、水穀の精華が吸収できなくなり、五臓の精気も損われ、出産時の血虚・陰陽虚はさらに極まることになる。ここでは宇津木昆台が『古訓医伝』で述べているように、下痢による虚（または虚損による下痢）が強い場合に用いられる真武湯・四逆湯・桃花湯・白通湯などとの病態の区別が問題になり、「故に産後の二字を以て元来血分より来たりて、彼の亡血の内に血熱を生じて下利虚極に及びたる証と同じことなるを会得すべし」であり、「亡血の内に血熱を生じ」た病態と考えられる。本条は出産時の血虚・陰陽虚を背景とし、感染性胃腸炎による血熱・胃熱・大腸湿熱を併発して下痢となり、虚極となった病態である。真武湯などを用いる病態は、『景岳全書』に「下焦の精が傷られてその害が腎に及んだものは、精血遺淋し、二便が失調し、」と述べられている様に、腎が主る元気が虚損して陽虚虚寒となり大腸の伝導機能が傷害された場合であり、本条の病態とは異なる。

【白頭翁加甘草阿膠湯の考察】

Ⅰ：構成生薬の薬理作用

A．**白頭翁**：①清熱解毒・涼血止痢　B．**黄連**：①清熱燥湿　②清熱瀉火　③清熱解毒　C．**黄柏**：①清熱燥湿　②清熱瀉火（瀉相火）　③清熱解毒　D．**秦皮**：①清熱燥湿・渋腸止痢　②清肝明目　③祛風湿　E．**甘草**：①補中益気　②潤肺・祛痰止咳　③緩急止痛　④清熱解毒　⑤調和薬性
F．**阿膠**：①補血　②滋陰　③止血　④清肺潤燥

Ⅱ：白頭翁加甘草阿膠湯の方剤考察

白頭翁湯に関しては（十七―43）において説明した。白頭翁湯の構成生薬の白頭翁・黄連・黄柏・秦皮はいずれも苦寒の薬剤で、血熱・胃熱・大腸湿熱を清熱するが、**白頭翁**は主に血分に入って血熱を冷まし、**黄連**は大腸の湿熱も清熱するが、胃熱・肝火上炎・肝気横逆などに伴う中焦の湿熱を清熱し、**黄柏**は大腸湿熱・膀胱湿熱・湿熱下注による醒臭性黄色帯下・下肢の湿熱蘊結などの下焦の湿熱に用いられる。**秦皮**は清熱とともに白頭翁よりも燥湿作用に優れる。熱痢による下焦の症状に留まらず、中焦の湿熱にも効果があり、また止痢作用とともに血痢・膿血便にも有効である。**阿膠**は肝・腎・肺において真陰を補い乾燥を潤す。またすぐれた補血作用があり血虚証に対して用いられ、また良好な収斂止血作用があり膿血便を治す。熱病による陰液消耗（真陰損傷）や陰虚火旺に伴う焦躁・不眠・熱感などに有効である。**甘草**は補中益気に働くとともに、苦寒の生薬による薬性を緩和している。

【本条のポイント】

産後の血虚陰陽虚を背景として、胃大腸において湿熱が蘊結しさらに血熱を生じた、「亡血の内に血熱を生じ」た病態によって、下痢が極まった場合には、白頭翁加甘草阿膠湯を用いる。

【原文】（二十一―12）

附方

『千金』三物黄芩湯、治婦人在草蓐、自発露得風、四肢苦煩熱。頭痛者与小柴胡湯。頭不痛但煩者、此湯主之。

黄芩一両　苦参二両　乾地黄四両

右三味、以水八升、煮取二升、温服一升、多吐下虫。

【訓読】

附方

『千金』の三物黄芩湯は、婦人草蓐に在りて、自ら露を発して風を得、四肢煩熱に苦しむを治す。頭痛する者は小柴胡湯を与う。頭痛《いた》まず但だ煩する者は、此の湯之を主る。

黄芩一両　苦参二両　乾地黄四両

右三味、水八升を以て、煮て二升を取り、一升を温服す、多くは虫を吐下す。

【注釈および考察】

＊**婦人草蓐に在りて、**：蓐は「しきもの・しきぐさ・しきわら・うまやの床にしく草またはわら」のことであり、草蓐で、産後に床に臥せっている期間のことを指すと思われる。一般的に産褥期間とは、母体が妊娠前の状態に復帰するまでの期間のことであり、6～8週間とされるが、草蓐は後陣痛も収まって悪露も減少する出産後一週間から10日ぐらいの期間を指すと考えられる。

＊**自ら発露して風を得、**：産褥期には気血が虚し、「露を発して風を得る」で湿が風を得て形成された風湿の邪が、気血の虚した下焦を犯し易くなる。この点では、古人が悪露を湿邪と考えた可能性もあると思われる。

＊**四肢煩熱に苦しむを治す**：産後の気血が虚したところに風湿邪が侵入すると、陰血が不足して風湿邪を追い出す力がないために、風湿毒が血に入り易くなる。また風湿邪が経脈に入りさらに血分に入る経路などもあり、これらによって風湿毒が血分に入ると、風邪の陽の性質と湿邪の重濁の性質によって湿熱邪が形成されて経絡が塞がれる。また陰虚によって陽気が相対的に強まると虚火が発生し、虚火に湿熱邪による熱が加わると内熱はさらに強くなる。これらの内熱は裏熱であり、煩躁の原因となり、また虚火が裏から表に及んで四肢末梢にほてり感を生じて、いわゆる陰虚火旺証と言われる病態となる。『景岳全書』によれば、「陰虚とは水の欠乏である。亡血失血し・戴陽し・骨蒸労熱する。」とあり、水が火を制御できなくなった状態であって、骨髄のような深いところから生じるような熱なのである。表熱であれば身熱悪寒するが、そのような徴候がなく四肢が煩熱するものは裏熱である。

＊**頭痛する者は小柴胡湯を与う**：小柴胡湯に関しては（十七―15）において説明したが、気の通行が阻まれて上焦が通じなくなり、このために痰飲が形成されて火を生じ、少陽の症状となったものを、小柴胡湯によって上焦を通じさせて治すとされた。少陽は半表半裏であるとされ、胸脇苦満・寒熱往来・口苦咽乾・嘔気・食欲不振・目眩などの症状を呈し、正気と邪気の劇烈な闘争のために気の昇降が障害されて、胸脇苦満

などの症状となる。また少陽の病機変化は胆・三焦に現れ、邪気が少陽に及ぶと胆火が炎上して胆気が降りなくなり、胃気が上逆する。本条においては前述のように風湿毒が血分に入り、また陰虚火旺によって裏熱が燃え上がっており、肝は血を蔵しているので燃え上がった血熱が肝を犯して極限に達すると風を生じて外風と内風が合わさり風邪が強化されるとともに、胆は肝に属して表裏の関係にあるので、少陽経に影響が及ぶことになる。[8]　また衝・任の2脈は血を導いて女子の血室に下入し、気を胸膜の上に導き、熱入血室・衝気上逆を引き起こす。女子の血室は下焦にあって三焦と関係しており、三焦は少陽の病機変化を反映するので、下焦に侵入した風湿邪が血室・三焦に影響を及ぼし、少陽経にも影響しているとも考えられる。[24]

　一方頭部は、手足三陽経の気血が、全身の陽気を統括するとされる督脈を通じて集まるところであり、「清陽の府」「諸陽の会」と言われている。また足少陽胆経や手少陽三焦経もともに、頭部を巡っている。頭痛は「通ぜざれば痛む」であり、風邪が寒・熱・湿と結びついて侵入し、経絡の気血の通りが悪くなることが原因と考えられ、また肝陰が不足して起こる肝陽上亢や、疏泄機能の失調による肝火上炎、脾虚失運に伴う気血不足や腎虚なども、「清陽の府」を乱して頭痛の原因となる。[20]　本条においては風邪や熱邪が、肝・胆や三焦に影響を及ぼし、少陽経に影響して、頭痛を引き起こしていると考えられる。小柴胡湯は上焦を通じさせ、少陽経の気血の通りを良くすることによって、頭痛を取り除く。

＊**頭痛《いた》まず但だ煩する者は、此の湯之を主る**：風邪や湿熱邪（特に風邪）が、肝・胆や三焦に及ぼす影響が比較的に少なく、少陽経への影響も少ない場合は、三物黄芩湯を用いる。煩は裏熱による症状である。

【三物黄芩湯の考察】

Ⅰ：構成生薬の薬理作用

A．黄芩：①清熱燥湿　②清熱瀉火　③清熱止血　④清熱安胎　⑤清熱解毒　**B．苦参**：①清熱燥湿　②清熱利尿　③殺虫止痒　**C．乾地黄**：①清熱涼血　②涼血止血　③滋陰生津

Ⅱ：三物黄芩湯の方剤考察

　本条は気血の虚を背景にした風湿邪の侵入による湿熱邪の形成、および裏熱・内風の形成である。内風邪による影響が強い場合は小柴胡湯を用いるが、湿熱邪や裏熱が強い場合は、清熱・瀉火・燥湿・滋陰作用のある生薬より構成される三物黄芩湯を用いる。出産後一週間から10日ぐらいまでの期間においては、特に3～4日頃に、38～39℃の発熱をみることが多く、子宮内に停留した悪露への子宮内感染によると考えられている。この様な分娩によって生じた性器創傷面に細菌感染を起こして発熱することを産褥熱を呼んでおり、本条の病態に相応している。黄芩は特に肺・大腸・肝の湿熱を清熱し

燥湿する。燥湿作用により津液を消耗しやすいので陰虚証には注意が必要であり、実熱証以外には使用しない。苦参は湿熱を除く作用により、たとえば消風散として風湿熱の蘊結による湿疹・蕁麻疹・皮膚瘙痒症・疥癬・皮膚化膿症に用いるとともに、大腸湿熱による下痢・裏急後重や、下焦湿熱の黄色帯下・陰部瘙痒症などに用いられる。乾地黄は苦よりも甘がまさり滋陰生津作用にすぐれ、血熱を清熱涼血して除くとともに、滋陰生津して気血の流れを改善し経絡の阻滞を改善する。これらにより湿熱・血熱を除くとともに、滋陰生津して陰虚を改善し虚熱を鎮め裏熱を除く。

本文「多くは虫を吐下す」は、具体的な意味が不明である。寄生虫は胃腸の湿熱と関係があるとされるので、湿熱を除くことによって虫も除かれるのであろうか。

【本条のポイント】

草蓐期に風湿邪が血分に入り、陰虚火旺も加わって裏熱が形成され、少陽経である肝・胆・三焦に裏熱が及んで、四肢煩熱に加え頭痛を呈している場合には、小柴胡湯で上焦を通じさせ、少陽経の気血の通りをよくすることによって治療する。内風邪による影響が強い場合は小柴胡湯を用いるが、湿熱邪や裏熱が強い場合には、清熱・瀉火・燥湿・滋陰作用のある生薬より構成された三物黄芩湯を用いる。

【原文】（二十一―13）

『千金』内補当帰建中湯、治婦人産後虚羸不足、腹中刺痛不止、吸吸少気、或苦少腹中急、摩痛引腰背、不能食飲。産後一月、日得服四、五剤為善、令人強壮宜。

当帰四両　桂枝三両　芍薬六両　生姜三両　甘草二両　大棗十二枚

右六味、以水一斗、煮取三升、分温三服、一日令尽。若大虚、加飴糖六両、湯成内之、於火上煖令飴消。若去血過多、崩傷内衄不止、加地黄六両、阿膠二両、合八味、湯成内阿膠。若無当帰、以芎藭代之。若無生姜、以乾姜代之。

【訓読】

『千金』の内補当帰建中湯は、婦人産後の虚羸《きょるい》して不足し、腹中刺痛止まず、吸吸として少気し、或は少腹中急《ひきつれ》を苦しみ、摩痛腰背に引き、食を飲することを能わざるを治す。産後一月、日に四五剤を服するを得て善と為す、人をして強壮ならしむに宜し。

当帰四両　桂枝二両　芍薬六両　生姜三両　甘草二両　大棗十二枚

右六味、水一斗を以て、煮て三升を取り、分け温めて三服し、一日に尽さしむ。若し大いに虚するは、飴糖六両を加え、湯成りて之を内れ、火上に於いて煖めて飴を消《とか》せしむ。若し去血過多にして、崩傷内衄止まざるは、地黄六両、阿膠二両を加え、合せて八味とし、湯成りて阿膠を内れる。若し当帰無ければ、芎藭を以て之に代う。若し生姜無ければ、乾姜を以て之に代う。

【注釈および考察】

***『千金』の内補当帰建中湯は**：桂枝湯は（桂枝三両・芍薬三両・生姜三両・甘草二両・大棗十二枚）の生薬構成であり、小建中湯は（桂枝三両・芍薬六両・生姜三両・甘草二両・大棗十二枚・膠飴一升）の生薬構成である。当帰建中湯は、桂枝湯の芍薬を倍量にして当帰を加えたといってもよく、小建中湯から膠飴を除いて当帰を加えたといってもよい。桂枝湯に比べて芍薬が倍量になっている点が重要であり、吉益東洞『薬徴』によると、芍薬の使用目標は「結実による拘攣」であり、別の見方では、太陰の腹満腹痛に用いられる桂枝加芍薬湯（桂枝三両・芍薬六両・生姜三両・甘草二両・大棗十二枚）に当帰を加えたものといってもよい。〔32〕『名医の経方応用』によるならば「桂枝は陽性薬で、衛分を走り、白芍は陰性薬で、営分を走る」であり、「桂枝と白芍による営衛の調和は、交感神経と副交感神経の調節を意味し、バランスをとる作用があり」とされるところである。桂枝湯に比べて営分血分に力点が置かれている。

***婦人産後の虚羸して不足し**：虚は正気の虚（不足）であり、羸は「やせ衰える」である。『景岳全書』によるならば「虚実とは有余と不足のことである。表裏の中に虚実があり、気血の中に虚実があり、臓腑の中に虚実があり、陰陽の中にも虚実が有る。」であり、産後に気・血・臓腑機能ともに虚して不足の状態にある場合である。

***腹中刺痛止まず**：腹中の気血が産後のために虚し、このために腹中の経絡脈を通る気血の流れが通じなくなり、通じざれば痛むで疼痛を生じる。血液が通じないために血瘀を生じると、『中医病因病機学』によるならば「血瘀疼痛の特徴は、錐で刺すような痛みが一か所に固定してなかなか治らず」となるとされる。また腹部が温煦されず滋養されないことも、気血の流れをさらに悪化させて疼痛の原因となると考えられる。

***吸吸として少気し**：息を吸おうとしても息が吸えずに、呼吸が微弱で浅くなっている状態である。中医学的には臓気が虚弱になり、肺気が不足したために、呼吸が微弱になったものと考える（文献：『素問』玉機真蔵論篇・諸病源候論など）。本条では「虚羸して不足し」であるので、臓気は虚弱になっている。もっとも呼気性の呼吸困難ではなく吸気性であるので、「腹中刺痛」のために吸気ができにくくなっていることも影響していると考えられる。

***或は少腹中急を苦しみ、摩痛腰背に引き、食を欲すること能わざるを治す**：少腹は下腹部であり、刺痛とは異なる引きつれるような痛みが下腹部の奥深くに感じられ、引き攣じられて擦られるような痛みが腰から背中にかけて放散して苦しがる。これらの痛みは、気血が虚して少腹部に気血が巡らないためであると考えられる。子宮や骨盤内の血液の循環障害や血管攣縮、気血が巡らないために子宮や腸管の筋肉が痙攣を起こすことなどが原因となると思われる。痛みと臓腑機能の

低下のために食事を摂ることができなくなるが、そのような症状を治療する。また経脈的には、十二経脈では足少陰腎経やそれと表裏の関係にある足太陽膀胱経、また奇経八脈では月経と関係のある衝脈・任脈・督脈・帯脈などの気血が虚すことがその走行から考えて、少腹痛・腰背痛に関係する場合もあると思われる。

＊産後一月、日に四五剤を服するを得て善と為す、人をして強壮ならしむに宜し：産後一カ月程も内服を続けるならば、気・血・臓腑機能の虚損を回復させ、人を強壮にすることが期待される。

＊若し大いに虚するは、飴糖六両を加え、湯成りて之を内れ、火上に於いて煖めて飴を消《とか》せしむ：飴糖《いとう》は膠飴に同じであり、飴糖を加えると小建中湯に当帰を加えたのと同じことになる。小建中湯は桂枝湯に比し芍薬の量が倍になり膠飴が加えられ、芍薬も膠飴も肝・脾・腎・肺の陰を補血滋陰して補うことから、裏（営）を補い補中することにより力点が置かれており、「大虚」に効果がある。まず当帰建中湯を作ってから飴糖を入れ、温めて溶かす。

＊若し去血過多にして、崩傷内衄止まざるは、地黄六両、阿膠二両を加え：もし出血量が多く血虚が強く、傷口の治癒が遷延して崩傷（子宮からの出血）が続き、内衄（衄は鼻血のことであるが、『金匱要略講話』にて大塚敬節は「内という意味がよくわかりませんが、鼻血が口の中に出てきて吐くという吐血のことでしょうか」とする。また鼻血が後ろに回ることであるとする説もある。）が止まらなくなる。このことは営衛気血の不足と脾虚による固摂機能の低下（西洋医学的には、凝固因子欠乏による凝固機能の低下）が原因と考えられる。乾地黄は滋陰生津作用にすぐれ、ここでは滋陰生津して気血の流れを改善し経絡の阻滞を改善する。阿膠は補脾益気するとともに緩急和中する。（二十一－4）の芎帰膠艾湯（芎藭・阿膠・甘草・艾葉・当帰・芍薬・乾地黄）中にも阿膠・地黄・川芎・当帰が含まれており、本条と目的とするところは同様である。

＊若し当帰無ければ、川芎を以て之に代う。若し生姜無ければ、乾姜を以て之に代う。：川芎は「血中の気薬」として気血の鬱滞を血中の気を整えることによって除き、血海である子宮に作用して寒凝気滞血瘀の状態を活血化瘀・行気止痛して改善するが、養血するのではなく、気を整えることで血を生じさせている。また温めて気を巡らせることで血を巡らせ、血を巡らせることで血中の湿邪を燥して除き、また風寒の邪を除く。生姜は辛・微温であり解表作用により風寒邪を散じるとともに、健胃・温中止嘔・温胃止痛に働く。乾姜は辛熱であり温中作用は生姜よりも強く、散寒し回陽救逆し、温肺化飲する。「生姜は走って守らず、乾姜はよく走り、よく守り、」といわれる。

【当帰建中湯の考察】

Ⅰ：構成生薬の薬理作用

A．当帰：①補血　②活血調経・止痛　③潤腸通便　④止咳平喘　**B．桂枝：**①発汗解肌（表）　②温通経脈　③通陽化気　**C．芍薬：赤芍**①清熱涼血　②祛瘀止痛　③清肝泄火　**白芍**①補血斂陰　②柔肝止痛　③平肝斂陰　**D．生姜：**①散寒解表　②温胃止嘔　③化痰行水　④解毒　**E．甘草：**①補中益気　②潤肺・祛痰止咳　③緩急止痛　④清熱解毒　⑤調和薬性　**F．大棗：**①補気補脾　②養血安神　③薬性緩和

Ⅱ：当帰建中湯の方剤考察

桂枝湯は（二—12）（十七—36）を、小建中湯は（六—15）を参照のこと。桂枝湯において桂枝は陽気（衛気）を巡らせる作用が強く、それに対して芍薬は営陰に作用する。また桂枝は散の性質であり、それに対して芍薬は斂であり、両者を用いることによって桂枝は峻でなくなり芍薬は寒でなくなるが、全体としては桂枝の勇が芍薬の懦《だ》（よわい）にまさり、桂枝湯の基本な性質は散となる。両者は交感神経と副交感神経のバランスと同様に考えることができ、桂枝湯は交感神経が優位に相当している。小建中湯は桂枝湯に比し、芍薬の量が倍になり膠飴が加えられている。桂枝・生姜で表（衛）に作用し、芍薬・大棗・膠飴で肝・脾・腎・肺の陰を補血滋陰し、裏（営）を補い補中することに力点が置かれている。脾虚・心気虚弱・心血不足・腎虚・肝腎陰虚・陽虚（四肢酸疼）・肝火上炎・肺腎陰虚などの各種病態で用いられる。当帰建中湯は小建中湯から膠飴を除いて当帰を加えた構成であり、当帰は心・肝・脾に入って補血・調経・活血・行気し「血中の気薬」といわれ、血液が虧《き》損した状態を補い、血脈の通りを良くして通経し、それによって気の滞りも改善し、また血脈を通調して止痛している。本条では産後に気・血・臓腑機能がともに虚して不足の状態にあり、裏（営）を補い補中することに力点が置かれた小建中湯に、補血・調経・活血・行気の作用を持つ当帰を加えて、「腹中刺痛し、少腹中急を苦しみ、摩痛腰背」の状態を改善する。また芍薬と甘草は解痙・止痛作用を強め、生姜と白芍は白芍の寒を抑え温経止痛を強めるとともに、桂枝は経絡を温めて血行を促進（温通経脈）して、疼痛緩和をはかっている。

【本条のポイント】

産後の気血の虚が強く虚羸し、臓腑機能も低下して、腹中刺痛・少気・小腹の引きつれる痛み・腰背痛・食思不振となっている場合には、当帰建中湯を用いる。桂枝・生姜で表（衛）に作用し、芍薬・大棗・膠飴で肝・脾・腎・肺の陰を補血滋陰し、裏（営）を補い補中し、当帰で補血・調経・活血・行気する。虚が強い場合は飴糖を加え、出血が続く場合は地黄・阿膠を加える。

婦人雑病脈證并治　第二十二

論一首　脈證合十四條　方十六首

【原文】（二十二―1）

婦人中風七八日、続来寒熱発作有時、経水適断、此為熱入血室、其血必結、故使如瘧状、発作有時、小柴胡湯主之。（方見嘔吐中）

【訓読】

婦人風に中りて七八日、続いて寒熱を来す発作時に有り、経水適に断つ、此れ熱血室に入ると為す、其血必ず結し、故に瘧状の如くならしめる、発作有る時、小柴胡湯之を主る。（方は嘔吐中に見ゆ）

【注釈および考察】

＊本条と同一の条文が『傷寒論』太陽病下篇第一四四条にある。

＊**婦人風に中りて七八日**：風邪はまず表衛を損傷し、それが治らなければ奥へ入り込んで筋骨や関節に付着し、さらに進んで経絡が塞がれるとともに気血の循環が悪くなる。また血が虚していると風邪が血に入り易くなり、風は陽邪なので熱に変り、関節が熱をもって腫れたり斑疹ができたりする。以上の様な風邪による影響が、風に中って七八日の間婦人の体内で進行していたと考えられる。

＊**続いて寒熱を来す発作時に有り、**：往来寒熱は少陽病の主症状とされ、『傷寒論』少陽病篇に「本太陽病不解、転入少陽者、脇下鞕満、乾嘔不能食、往来寒熱、尚未吐下、脈沈緊者、与小柴胡湯。」とあるところである。少陽は半表半裏にあり、『景岳全書』には「陽邪が表にあれば表熱となり、陰邪が表にあれば表寒となる。陽邪が裏にあれば裏熱となり、陰邪が裏にあれば裏寒となる。邪が半表半裏の間にあり定まった場所が無ければ、往来寒熱する。」とされる。正気が勝てば発熱し、邪気が勝てば悪寒するともいわれる。本条では「婦人風に中りて七八日」であって、始めは風邪による太陽病中風の症状であるが邪が奥に侵入したための症状であり、再び『景岳全書』によるならば「そもそも傷寒病とは、寒気によって傷られたものである、風はその寒邪の帥《すい》（ひきいるもの）である。……また風寒を微甚によって分ければ、風は陽であり浅く、寒は陰であり深い。しかし風が運ぶことによって寒がやって来るのであり、寒は風に従って入り骨に透り肌を侵すのであるから、風と寒とは同気として考えていくのである。ゆえに寒の浅いものを傷風とし、風の深いものを傷寒とするのである。また、浅くもなく深くもなく、半正半邪の間にあるものを瘧疾とする。」とあり、単に風邪によるとだけで考えてはならず、寒邪の影響もあって往来寒熱するのである。

＊**経水適《てき》に断つ、此れ熱血室に入ると為す、**：適は、「たまたま」と考えるよりは、「ちょうど・ちょうどよく」と考えたほうがよいと思われる。邪が奥に入り込むと、ちょうどそのタイミングで月経が停止するのである。そうするとこの婦人は月経

の最中にあったと考えられ、そのためか血が虚し風邪が血に入り易くなっていたと考えられる。ところで『素問』上古天真論篇に「女子は七歳にして腎気盛し、歯更《かわ》り髪長ず。二七にして天癸至り、任脈通じ、太衝の脈盛し、月事時を以て下る。」（天癸は腎臓の精気を指し、太衝の脈は腎脈と衝脈が合して盛大である脈）とある様に、衝脈は血海であり、任脈は妊娠を主宰し、衝任2脈が女性の月経・妊娠・出産・乳汁の分泌をコントロールしているとされる。そこで風寒邪（特に寒邪）が直接衝任脈に及ぶと、衝任2脈が塞がれて気血が通じなくなり、その結果血海が充実せず、子宮に栄養が届かなくなって、過少月経・無月経・不順月経となる。一方肝腎による肝血と腎精の供給を受けて衝任2脈は運用されており、寒熱の原因にかかわらず、肝腎不足によって衝任脈が虚弱になれば、月経に影響が波及することになる。本条では風邪によって肝腎が傷害されてその影響が衝任脈に及ぶことが、月経が停止する主原因と考えられる。つぎに本条の「熱入血室」では、血室をどの様に考えるのかが問題となる。肝は血を蔵し、衝脈は肝血の供給を受けて血海をなし、その血海が子宮とつながり月経をなすことを考えると、肝・衝任脈・子宮の全体を含んでの概念としての血室と考えるのでよいのではないかと思われる。また風邪による熱が直接血室に入るのか、肝腎や衝任脈を介して血室に入るのかの経路にかかわらず、血室に風邪による熱が及んで、月経が停止するのである。『景岳全書』には「血室とは、衝脈・任脈・血海のことであり、また血分のことである。血分の病には、蓄血がある、血が熱結し留蓄して循らなくなったために起こる。熱入血室の場合は、邪気が血分に入り血が乱れて調和が取れなくなった状態である。ゆえに蓄血の症状のものは、蓄っている血がなくなれば癒え、熱入血室の状態のものは、その血の調和がとれれば癒える。」とあり、先に述べたことと同じである。また「熱入血室」では、血と熱が結びつき、熱が深部に入り込んで、血が撹乱され、月経期の月経が突然に中断されたり、月経期ではないのに出血したりする、などが特徴であるとされる。［8］

＊**其血必結、故使如瘧状、**：血室に熱が及び血液の循環が滞ると、血液が凝結して血瘀を生じる。『景岳全書』の表現によれば、そのような状態は「邪気が血分に入り血が乱れて調和が取れなくなった状態」と言ってもよく、そのために瘧状を呈するのである。瘧疾に関しては四章で述べたが、「陰と陽が相争い虚実が交互に入れ替わる」ための症状であり、半表半裏の少陽病の症状に相当し、ふるえ・発熱・出汗などの発作が定期的に出現する。邪熱が血分に及ぶと血熱動血・血熱動風・血熱陰傷・虚風内動などと言われる症状となり、正気とのせめぎ合いの中で、筋肉の拘急攣縮や、風による痙攣などの症状が、発熱・発汗などとともに繰り返されることになる。

＊**発作有る時、小柴胡湯之を主る。**：小柴胡湯は柴胡・黄芩・人参・甘草・半夏・生姜・大棗から構成される（十七―15参

照）。本条では風邪の影響が裏に及んで少陽の半表半裏にあり、また風邪によって肝腎が傷害されてその影響が衝任脈に及び、いわゆる血室に邪が及んで熱となり、月経が停止したのであり、少陽の三焦・胆・肝に及んだ邪を、苦寒の黄芩で少陽の鬱熱や胆火を清し、柴胡で疏肝解鬱して散じて気が通行できるようにしまた清熱し、半夏・生姜で和胃降逆・散結消痞し、黄芩・半夏・生姜で辛開苦降し、人参で益気し扶正し、炙甘草・生姜・大棗で中焦に働き衛気を宣発する。これらにより肝胆の鬱熱を清して血室の熱を清し、少陽を和解させて気の阻滞を改善し、また気血の虚も補っている。

【本条のポイント】

風邪が裏に入って少陽に及び、さらに血室にまで入り込み血液の循環が滞って血瘀を生じ、衝脈・任脈・血海に邪熱が及んで血室の調和が取れなくなって、月経が止まるとともに、半表半裏の少陽病の症状である、ふるえ・発熱・出汗などの発作が定期的に出現する時は、小柴胡湯を用いる。

【原文】（二十二―2）

婦人傷寒発熱、経水適来、昼日明了、暮則譫語、如見鬼状者、此為熱入血室。治之無犯胃気及上二焦、必自愈。

【訓読】

婦人傷寒にて発熱し、経水適に来り、昼日には明了、暮には則ち譫語し、鬼を見る状の者の如きは、此れ熱血室に入ると為す。之を治するに胃気及び上の二焦を犯すこと無くんば、必ず自ら愈ゆ。

【注釈および考察】

＊本条と同一の条文が『傷寒論』太陽病下篇第一四五条にある。

＊**婦人傷寒にて発熱し、経水適に来り、**：前条は風邪であったが、本条では寒邪に傷られた場合であり、寒邪に傷られると肌表において邪正相争が起こり、陰気によって陽気が閉じ込められて発熱を生じる。そのような状態の時にちょうど月経が始まると、前条で説明したところの血室中の血が虚し、邪は正気の虚に乗じるので、寒邪の侵入によって発生した熱邪が血室中に侵入し易くなる。肝は血を蔵し、衝任脈は肝血の供給を受けて血海をなし、その血海が血室である子宮とつながり月経をなすのであるから、熱邪は肝および衝任脈を経由して血室に波及し熱入血室を形成する。『医学衷中参西録』において張錫純は、「また衝・任の二脈は、血を導きここ（注：血室のこと）に下入し、気を導き胸膜に上出する。およそ熱入血室、衝気上逆はすべてここに原因があり下焦で最も重要な部位である。」と述べているところである。

＊**昼日には明了、暮には則ち譫語し、鬼を見る状の者の如きは、此れ熱血室に入ると為す。**：譫語は『景岳全書』によれば、「狂妄の語」であり「譫語は実である」とされ、「傷寒の陽明病で実熱の状態となり、その熱が上って心に乗じ、心が熱に冒されることになると、神魂が昏乱して譫妄し絶えることがなく

なる。」とされる。本条は「鬼を見る状の者の如きは、」で幻覚を伴い、また火熱の邪が心包に内陥すると、『素問』至真要大論篇で「諸もろの熱の瞀瘛するは、皆火に属す」「諸もろの禁・鼓慄して、神の守りを喪うが如きは、皆火に属す」「諸もろの逆して上に衝くは、皆火に属す」「諸もろの躁にして狂越するは、皆火に属す」、と書かれている様に、精神が錯乱することになる。火熱の邪は津液・営血を焼き、津液や血が巡らなくなることによる五臓の機能障害も加わって、症状が悪化する。また『医学衷中参西録』によると、「血海は衝といい、血室の両側にあって、血室と相互に通じる。衝脈は上では陽明胃経に隷属し下では少陰腎経に連なる。任脈がこれを担任し、督脈がこれを督摂し、帯脈がこれを約束する。」とされ、血室の熱邪は陽明胃経に影響を及ぼし、さらに少陰腎経に影響し、上って心が熱に冒されて譫語の原因となると考えられる。以上のように本条を考えるのが一般的である。また「昼日には明了、暮には則ち譫語し」であり、陽気の強まる昼間に症状が改善するが、陰気の強まる暮れに症状が悪化するのである。本条は血室の邪熱による症状であり、一般的には火熱邪は陽邪であるが、ここでの血室の熱邪は、衝脈・陽明胃経及び少陰腎経を介して症状を発現するのであり、特に陽明経の経気が暮れには強まるためにその影響が血室に及び、少陰腎経に及んで心が冒され、譫語することになるとも考えられる。

また衝脈は少陰腎経に連なるところから、腎に影響が及びさらに肝に影響が及んで、肝の疏泄機能が傷害されたための譫語であるとの考えも（実邪による譫語とは異なるが）、成り立つようにも思われるが、暮れに症状が強まることの説明にはならないと思われる。

＊之を治するに胃気及び上の二焦を犯すこと無くんば、：胃気は、「口から入った五味が胃に蔵された後、五臓の気を養う」のであるが、これら五臓の気の大元となる穀気のことであり、元気と同じといってもよく、正気と同じといってもよい。上の二焦の中で上焦は心・肺に対応し呼吸と血脈を主り、中焦は主に脾胃に対応し水穀の腐熟と、水穀から生成された精微物質を衛営気血に化生することを主る。上の二焦で、生命維持の根本である、呼吸・血脈・水穀の精微物質による衛営気血の化生を主っている。また最も基本的な治療法である八法（汗・吐・下・和・温・清・消・補）の中で、汗法は発汗によって体液を消耗しまた多少とも正気を損傷するので、裏証虚証に行ってはならず、吐法も陽気、津液の損失が強く、毒物・邪毒の吐出時に限定され、下法は津液を消耗し正気を損傷するので、主に外邪が臓腑において正気に打ち勝って実勢を以て存在している場合の治療法である。いずれも津液や正気を損傷する可能性があり、「呼吸・血脈・水穀の精微物質による衛営気血の化生」を妨げ「犯す」ことになる。清熱薬は病証を正しく弁証した上でならば、使用可能ではないであろうか。

***必ず自ら愈ゆ。**∴月経によって下焦の血室が虚したことが主原因であるので、月経期間が終われば、邪熱はそのよりどころを失って、自然に熱は下がるものである。

【本条のポイント】

ちょうど月経が始まり血室中の血が虚し、寒邪の侵入によって発生した熱邪の血室中への侵入を許し、熱入血室が形成される。衝脈は血海を主り、血室である子宮と相互に通じるとともに、衝脈は上は陽明胃経に隷属し下では少陰腎経に連なるところから、血室の熱邪は陽明胃経に影響を及ぼし、さらに少陰腎経に影響し、上って心が熱に冒されて譫語の原因となる。また血室の熱邪は暮には盛んとなり症状が悪化する。これらの症状は、誤治によって生命の根本である胃気や心・肺が損なわれなければ、月経期間が終われば、邪熱はそのよりどころを失って、自然に熱は下がるものである。

【原文】（二十二―3）

婦人中風、発熱悪寒、経水適来、得之七八日、熱除、脈遅、身涼和、胸脇満、如結胸状、譫語者、此為熱入血室也。当刺期門、随其実而取之。

【訓読】

婦人風に中りて、発熱悪寒し、経水適に来り、之を得ること七八日、熱は除かれ、脈遅く、身涼和し、胸脇満ちて、結胸の状の如くして、譫語する者は、此熱血室に入ると為すなり。当に期門を刺し、其実に随って之を取るべし。

【注釈および考察】

*本条と同一の条文が『傷寒論』太陽病下篇第一四三条にある。

*訳しておくと、「婦人が風邪を外感して、発熱悪寒したちょうどその時に、月経が始まり、その後七八日経った頃、熱は治まり、脈は遅くなり、また体熱感も収まって身体が和平を取り戻したかに思ったが、胸脇満が出現して来て、結胸証のような状態となって譫語する者は、熱が血室に入ったためである。」である。

***婦人風に中りて、発熱悪寒し**∴風が衛表を損傷すると、発熱・悪風・頭痛などの症状となるが、風は陽であって浅く悪風となる。一方寒は陰であって深く、表の深くにおいて陰気が強まる結果陽気が虚し、陽気が盛り返そうとして邪正相争が起こるために悪寒となり、陰気によって陽気が閉じ込められて発熱を生じるとされる。そもそも風は寒邪の帥（ひきいるもの）であり、風寒は浅い深いの違いであって、『景岳全書』で「風と寒は同気として考えていくのである」と述べられているところである。本条では悪寒であるから、病位は深いと考えられる。

***経水適に来り、之を得ること七八日、熱は除かれ**∴正気の虚の程度が強くなければ、邪気を肌表や経絡に留め、また邪気を追い出すことも可能であるが、正気の虚の程度が強いと、邪気は次第に深部へと侵入する。本条では七八日を経て表証

である悪寒発熱は改善したが、月経によって虚した血室へ侵入した邪気は除かれずに残ったのである。月経の持続日数は3～6日ぐらいが多く、月経が収まって正気も回復し表証も収まったとも考えられるが、その間邪気は血分に入り込み、衝任脈を通じて血室に及んだと考えられる。

＊脈遅く、身涼和し、：ここでの「脈遅」は、素直に熱が除かれたためにそれまでの数脈が遅くなったことを意味していると考えてよいと思われる。一般的に遅脈は陰に属し、陰盛陽虚の徴候であって寒とし・虚とされる。また内にある気が虚していることの反映と考えられ、精が気を化していないことを意味しているとされる。そこで遅脈との関係では、本条では熱が血室に結し、そのために陽虚を生じていることの反映、とも考えられる。脈の遅数による寒熱の判断に関して『医学衷中参西録』によれば、「たいてい遅は臓にあるが、臓が寒か熱かは脈力の虚実で決定し、遅数で寒熱を分けるのではない」と記されており、本条でも本当は脈力の虚実が重要なのであると思われる。「身涼和」であるので、外見は一見「体熱感も収まって身体が和平を取り戻した」状態に見えるのである。

＊胸脇満ちて、結胸の状の如くして、：胸脇満は、肝の疏泄機能（気・血・津液を全身に滞ることなく巡らせる機能）が失調して気滞となり、肝気鬱結を生じたためであり、邪が半表半裏にある場合とされ少陽病の症状とされる。結胸は邪気が胸中に結集し、胸腹脹満があって心下痛を伴うものであるとされる。心下とは上腹部であり、実熱性の結胸証の場合は、みぞおち付近に痛みを感じるとともに、石のように堅いものを触れるとされる。一般的には『景岳全書』によれば、「そもそも邪気は表から裏に伝わって、必ず先ず胸膈に入り徐々に脇肋から胃に入っていく。邪気が胃に入れば、これを腑に入ったとする。ゆえに胸満するものはまだ表証があるとし、脇満するものは半表半裏に属するとするのである。」「そもそも胸満が満ちるということは、邪気が初めて裏に入り気が鬱して循らなくなったために満を生ずるのである。」とある。外から入った邪気が胸膈から脇肋に入り「肝気鬱結」を生じて胸脇満となり、さらに胃に入って結胸の症状となったと考えるのが、邪気の伝わり方であることが理解される。本条は「熱は除かれ、脈遅く、身涼和し、」であるので、表証は除かれているると思われ、血室に鬱結した熱が逆に伝わって肝に及び、「肝気鬱結」を生じたための胸脇満・結胸であると考えるのでよいと思われる。『医学衷中参西録』によれば、女子の血室において気血が交会して精気へと化生されて、子を孕み育てるとされ、衝・任二脈が血を血室に導き入れるとともに、気を導いて胸膜に上出する働きがあるとする。また前条でも述べたが、「血海は衝といい、血室の両側にあって、血室と相互に通じる。衝脈は上では陽明胃経に隷属し下では少陰腎経に連なる。任脈がこれを担任し、督脈がこれを督摂し、帯脈がこれを約束する。」とされ、衝脈は上では胃に連なり下では腎に連

なるとともに、血海であって蔵血を主る肝に付属し、肝から血の供給を受けている。熱入血室においては熱によって血が結し気血の通りが阻害され、その影響は蔵血を主る肝に及び、「肝気鬱結」が引き起こされる。『医学衷中参西録』によれば、そもそも胸膈部は広大な内膜を形成し、身体の上下の境をなし、身体内に侵入した邪気の集まるところであり、正気の上昇が阻まれると飲食も膈に停滞して水飲が形成され、内陥した邪気が心包の火と合わさって胸膈で阻まれて有形の痰血を生じ、血は心火から生じ、火が行れば血が行り、火が阻まれると血も阻まれるところから、阻まれた血と水が交結し痰に変化し、「結胸」実証が形成されるとされる。また上中焦を分ける膈膜は胸脇と直接につながっており、邪が膈膜にあると「胸脇苦満」となるとされる。中焦を形成する膈膜は腎系にその根を持ち、小腸・胃と連絡するとともに、さらに上って心下膈膜となり、心下膈膜を透過して心包絡から心さらに肺と連絡している。また心包絡は三焦と臓腑の関係にあり、三焦は足少陽胆火が游行しており、火が鬱するとその影響は三焦から足少陽経に及び、三焦の相火が心包に内合すると「心煩」となる。以上は『医学衷中参西録』に拠るが、理解の参考になると思われる。

＊譫語する者は：前条において「血室の熱邪は陽明胃経に影響を及ぼし、さらに上って心が熱に冒されて譫語の原因となる」と述べた。この症状は「胃熱乗心」といわれ、熱による蒸気が立ちのぼったために、心神が撹乱されたためとされる。［8］また血室に熱邪が結すると衝脈の気の昇降も失調し、衝脈の気が上逆すると衝脈気逆証となる。衝脈気逆証には胃気上逆をともなうことが多く、また肝気鬱結が衝脈に影響して衝脈気逆証となり、衝脈気逆証も肝気鬱結に影響を与え胃気上逆もともなった病態が形成される。肝気鬱が火に変化すると肝火上炎となり、それらによっても譫語となると思われる。

＊当に期門を刺し、其実に随って之を取るべし。：期門は、乳頭の傍ら一寸半、その直下一寸半にあり、肝の募穴（肝の気が聚集している経穴）とされ、足厥陰肝経と足太陰脾経の交会穴である。血結胸で胸が脹る・胸中の煩熱・腹部が硬くなる・脇下のシコリ・胸や脇が痛くて脹れぼったい・胸中が痛くて我慢できない・発熱してウワゴトを喋る・下血してウワゴトを喋る、などに効果があるとされる（『鍼灸大成』参照）。肝の実邪の鬱結を、刺すことによって瀉すのである。もっとも『鍼灸大成』の表現からは、胸部の実邪を除く意味もあると思われる。

【本条のポイント】

風寒邪の侵入後表証は改善したが、七・八日して月経によって虚した血室に侵入した熱邪は残り熱入血室となり、さらに肝に及び肝気鬱結から胸脇満・結胸となり、さらに胃熱や肝火上炎を生じ、心神に及んで譫語する場合は、期門を刺して肝の実邪鬱結を瀉すことによって血室の実邪も瀉して治療するべきである。

【原文】（二十二―4）

陽明病、下血譫語者、此為熱入血室、但頭汗出、当刺期門、随其実而瀉之、濈然汗出者愈。

【訓読】

陽明病にて、下血し譫語する者は、此れ熱血室に入ると為す、但だ頭汗出づるは、当に期門を刺すべし、其の実に随って之を瀉す、濈然《しゅうぜん》として汗出づる者は愈ゆ。

【注釈】

＊本条と同一の条文が『傷寒論』陽明病篇第二一六条にある。

＊**陽明病にて、下血し譫語する者は、此れ熱血室に入ると為す、**∴陽明病は燥の性質であり、寒邪が陽明の裏に入って化熱し、燥に随って邪熱（裏実熱）となり、このために津液が消耗し、胃中が乾燥する。経証から腑証に進行し、高熱・発汗・口渇・悪熱を呈し、腑証は燥屎を形成し腹部膨満・腹痛・便秘をともなう。また陽明病において熱邪が裏に潜伏し、陽気が外表部に分布することができなければ、仮寒症状である四肢厥冷となり、裏熱の勢いが強くなると外表部に発散して発汗・潮熱となるが、この場合は全身性の発汗となる。本条は全身性の発汗はなく、陽明病が変化して血室に熱邪が及んだ病態である。熱邪が血分に及ぶと、血海である衝脈から血室に及び、血熱が燃え上がると、心経が掻き乱され、心は神を蔵するところから、意識障害・譫語・狂騒となる。さらに肝は蔵血を主るところから、熱による陰血の消耗が肝に及び、加えて血熱が燃え上がって肝を犯し、肝火から風を生じると意識障害・譫語・狂騒が強まることになる。また前条で説明したように、血室に熱邪が結したために衝脈の気の昇降も失調し、衝脈の気が上逆する衝脈気逆証となることも影響すると思われる。下血は子宮からであり、血室に入った熱が火に変り、火毒によって血絡が損傷し血流が混乱する結果、出血を生じる。［8］

＊**但だ頭汗出づるは、**∴熱邪が裏に潜伏すると、陽気が外表部に分布することができないために、体幹部には発汗が見られないが、裏熱が肝風を伴って上昇し、頭部に発汗が見られることになる。この点に関して『景岳全書』には、「頭は諸陽の会である。傷寒の病となって全身に発汗するものは、これを熱越と言う。もし身体に汗が出なければ熱越を得ることができず、陽分に上蒸するため、ただ頭に汗が出るだけである。このような熱蒸を治療するのは、清し散ずるのがよい、もし甚だしいものは下すのがよい。これによってその熱が去れば、病は自然に癒えるのである。」とある。頭汗は陽熱の陽分への上蒸であるので、邪熱を清すればよいのである。

＊**当に期門を刺すべし、其の実に随って之を瀉す、**∴前条と同じく、期門を刺すことによって、肝の実熱邪の鬱結を瀉し、それによって血室の熱邪も瀉す。

＊**濈然として汗出づる者は愈ゆ。**：「濈然《しゅうぜん》」は「戢」が「収める・納める・しまう・やめる」の意味であり、勢いよく出るの反対で、じとじとと汗が出ること。肝および血室の邪熱が除かれると、気血の巡りが回復し、それに伴って外表部の陽気の巡りも回復すると、じわじわとした発汗によって残存した邪熱が除かれて、病は自然に治癒に向かうことになる。

【本条のポイント】

陽明病で裏実熱を形成し、熱邪が血室に及び、肝の陰血が消耗されて肝火となって風を生じ頭汗となり、譫語し、子宮出血を伴う者は、期門を刺すことによって、肝の実熱邪の鬱結を瀉し、それによって血室の熱邪も瀉す。それに伴って外表部の陽気の巡りが回復すると、じわじわとした発汗によって残存した邪熱が除かれて、病は自然に治癒に向かうことになる。

【原文】（二十二—5）

婦人咽中如有炙臠、半夏厚朴湯主之。

半夏厚朴湯方（千金作、胸満、心下堅、咽中帖帖如有炙肉、吐之不出、呑之不下。）

半夏一升　厚朴三両　茯苓四両　生姜五両　乾蘇葉二両

右五味、以水七升、煮取四升、分温四服、日三夜一服。

【訓読】

婦人の咽中に炙臠《しゃれん》の有るが如きは、半夏厚朴湯之を主る。

半夏厚朴湯方（千金は「胸満、心下堅、咽中帖帖《じょうじょう》として炙肉有るが如し、之を吐けども出ず、之を呑めども下らず」に作る。）

半夏一升　厚朴三両　茯苓四両　生姜五両　乾蘇葉二両

右五味、水七升を以て、煮て四升を取り、分け温めて四服す、日に三夜に一服す。

【注釈および考察】

＊**婦人の咽中に炙臠の如きもの有り、**：「炙臠」の臠は、小さく切った肉の切り身、のことであり、「炙臠」は咽喉部に小さく切った炙り肉が張り付いている様な感覚があることである。いわゆる梅核気と同じ意味であり、咽喉部に梅の実が詰まっているような自覚症状があることでもある。この症状の原因は、痰と気が凝結して咽喉中を塞ぐため、とされることが多い。この点を病因病機的な説明では、七情気鬱から肝気鬱結となり、疏泄が失調し、肺気の宣発粛降機能が働かなくなり、津液の散布が障害されて痰が形成され、痰と気が凝結して咽喉部が塞がれたため、と記述しても意味は同様である。『千金』においては、気が胸中に迫って水が停滞し、血が巡らず胸満心下堅となり、それが咽喉部に及んだためとする。痰と気の凝結に加えて、血分への影響が強調されており、（二十二—3）で説明した「結胸」と類似の症状である胸満心下堅が原因とされている。また『傷寒・金匱」薬方大成』において中川良隆は龍野一雄を引用して、胃内停水などの水滞症と呼ぶような病態があって、気滞が引き起こされ気痞が形成され（この点に関して中川は気滞が先にあって、水滞は後とする）、膈

（横隔膜）の動きも悪くなることが原因であるとするとともに、狭い通路としての頸部の位置に着目している。『医学衷中参西録』においては、「この証を注釈家は咽喉中の痰気阻塞というが、じつはこの証は衝気の衝を兼ねる」とし、痰と気の凝結に加えて衝気の上逆による影響が強調されている。七情気鬱から肝気鬱結となり、疏泄が失調し、肺の宣発粛降機能が働かなくなることや、肝気鬱結の影響が脾胃に及んで水滞を引き起こすことが主因であり、血分への影響やさらに衝気の上逆の影響も加味される、と考えてよいのではないであろうか。いずれにしても、気滞から水滞、血滞が引き起こされ、胃気・肝気・肺気・衝気の流通が妨げられて気逆となり、さらに咽喉部に邪気が結したのであり、単一の原因に帰すことはできないと思われる。また次に述べる『医学衷中参西録』の記述は参考になる。

＊千金は「胸満、心下堅、咽中帖帖として炙肉有るが如し、之を吐けども出ず、之を呑めども下らず」に作る。：胸満は不快な胸部脹満感であり、『医学衷中参西録』によれば「表邪が虚に乗じて裏に入る」ためであり、「胸中の大気が営衛の閉塞のために宣通できずに膨張するから」であり、「陽明は太陽に連続するのでこれを下すと結胸を生じる」とする。営衛の閉塞は、風寒・熱壅・停飲・気滞・血瘀などが原因となるとされる。心下堅は心下痞硬に類似と思われ、同じく『医学衷中参西録』によれば、心下に停滞した水気はそれだけでは無形に属し痞硬にはならないが、傷寒のために中焦の正気が傷られると、「衝気・肝気のいずれも中気の虚損に乗じて上を干《おか》すと、心下に迫薄して痞硬となり、」とする。また汗吐下法によって胃気が損傷を受けると、胃気の下降が妨げられて上逆するが、「下焦の衝脈は上方で陽明に隷属するので、胃気が上逆するとすぐに衝気を引き動かして上衝させさらに胃気上逆を助長する。平常では本来肝気は胃の消食を助けるが、こうなると肝気も胃気にしたがって心下に上逆し痞かつ硬を生じ、呼吸の気を阻塞し上達できないので噫気が除かれない。」とし、「この場合は痰と気が凝結している」とする。本条を考える上で参考になる記述である。また半夏厚朴湯の適応は、気滞や上逆による胸満、心下堅がある場合であり、軟弱な場合は適応にはならないことは注意が必要である。「帖」は趙開美本では「怗」に作るが、意味上は「帖」であり、「帖帖として炙肉有るが如し」で幅の広い炙り肉のような何ものかがへばりついて揺れ動く感じがするのである。

【半夏厚朴湯の考察】

Ⅰ：構成生薬の薬理作用

A．乾蘇薬

（1）シソ科シソの葉。

（2）辛、温。肺・脾・胃。

（3）『名医別録』では、「蘇　味甘、温。主下気、除寒中、其子尤良。」

（4）11：①散寒解表　②理気寛中　③行気安胎　④解魚蟹毒　12：①発汗解表　②行気安中　③行気安胎　④魚貝類や蟹の食中毒に用いる。

（5）風寒表証による頭痛・発熱・悪寒・無汗などの感冒時の症状を、発汗することによって解表する。発汗力は麻黄に次いで強いが、薬性は穏やかである。また気を巡らせる作用によって、肺や脾胃の気滞を改善する。風寒表証時の肺の気滞による胸悶感・胸苦感に加えて、悪心・嘔吐・胃部不快感などの脾胃気滞による症状を伴う場合は香附子・陳皮などとともに（香蘇散）、咳嗽を伴う場合は杏仁・前胡・桔梗などとともに用いる（杏蘇散）。脾胃気滞による症状が主である悪心・嘔吐・腹満・胃部重苦感に対して、寛中（気を巡らせて脾胃気滞を改善）し、和中（脾胃の働きを調和のあるものに調整）して改善する（藿香正気散）。気滞・気鬱に伴う胎動不安・切迫流産や妊娠悪阻に用いられる。また『名医別録』にあるように「下気」作用がある。

B．半夏：①燥湿化痰　②降逆止嘔　③消痞散結　④消腫止痛　**C．厚朴**：①行気化湿　②下気除満　③燥湿化痰・下気降逆　**D．茯苓**：①利水滲湿　②健脾補中　③寧心安神　**E．生姜**：①散寒解表　②温胃止嘔　③化痰行水　④解毒

Ⅱ：半夏厚朴湯の方剤考察

「炙臠」や『千金』の「胸満、心下堅、咽中帖帖」などの症状の原因は、①七情気鬱から肝気鬱結となり、疏泄が失調する、②その影響が肺におよんで肺の宣発粛降機能が働かなくなり、津液の散布が障害されて痰が形成され、痰と気が凝結して咽喉部を塞ぐ、③肝気鬱結の影響が脾胃に及んで胃内停水などの水滞を引き起こす、④邪が血分におよび、また胃気上逆に伴って衝気も引き動かされて上衝し、胃気上逆を助長する、などが考えられた。いずれにしても気滞から水滞、血滞が引き起こされ、胃気・肝気・肺気・衝気の流通が妨げられて気逆となったことが、原因と考えられる。**半夏**は、痰飲を除き・気逆を下し・咽喉部の結を緩める。**厚朴**は、気滞を除き・水湿を巡らせ・燥湿し・痰飲を除き・気逆を下し・満を散じる。**茯苓**は、水湿を巡らせ・痰飲を除き・胸脇部の水湿を除くことで気逆を下し・健脾補中に働いて悪心や嘔吐や腹満を改善し・憂鬱や怒りや驚きや恐れなどの精神不安を鎮静し安神する。**生姜**は、陽気をめぐらせて、胃を温めて胃気を降ろし半夏の作用を強めて悪心嘔吐を改善し・水を巡らせて痰飲を除く。**紫蘇葉**は、肺の気滞を改善することによって胸悶感・胸苦感を改善し・脾胃の気滞を改善することによって悪心嘔吐や腹満や胃部重苦感を改善し、気逆を下す。また胃気上逆を改善することは、衝気上衝を改善することにつながっている。

【本条のポイント】

「婦人の咽中に炙臠の如きもの有り」の病態は、①七情気鬱か

ら肝気鬱結となり、疏泄が失調する、②その影響が肺におよんで肺の宣発粛降機能が働かなくなり、津液の散布が障害されて痰が形成され、痰と気が凝結して咽喉部を塞ぐ、③肝気鬱結の影響が脾胃に及んで胃内停水などの水滞を引き起こす、④邪が血分におよび、また胃気上逆に伴って衝気も引き動かされて上衝し、胃気上逆を助長する、などであり、半夏厚朴湯を用いて治療する。

【原文】（二十二―6）

婦人臓躁、喜悲傷欲哭、象如神霊所作、数欠伸、甘麦大棗湯主之。

甘麦大棗湯方

甘草三両　小麦一升　大棗十枚

右三味、以水六升、煮取三升、温分三服。亦補脾気。

【訓読】

婦人臓躁、喜し悲傷して哭せんと欲し、象《かたち》は神霊の作《な》す所の如し、数《しばしば》欠伸するは、甘麦大棗湯之を主る。

甘麦大棗湯方

甘草三両　小麦一升　大棗十枚

右三味、水六升を以て、煮て三升を取り、温め分けて三服す。

亦脾気を補う。

【注釈および考察】

＊婦人臓躁、：「躁」は、「せっかちである・動きまわる・落ち着きがない」状態を表し、陽躁と陰躁に分かれ、陽躁は実邪である火熱が原因であり、陰躁は虚火炎上や陰盛格陽によるとされるが、実際上は陰陽が複雑に錯雑した病態である。また「臓躁」は、臓腑の気血陰陽が不和になっている状態と考えられ、「気機が錯乱し、気血が逆乱」した状態と表現される。[8]　本条では「婦人臓躁」であるので、ここでの臓躁は婦人にみられる臓躁であり、単なる五臓の臓躁ではなく子宮の臓躁と関係した症状と考えるべきと思われる。外界からの刺激に対して精神が反応して形成される精神活動である情志（七情：喜・怒・憂・思・悲・恐・驚、五志：神・魂・魄・意・志）は、五臓の機能と密接な関係を持ち、情志の生理的機能は五臓の気機の活動によって支えられるとともに、情志も五臓の活動に影響を及ぼす相互関係にある。情志刺激が持続して五臓の気機が失調し、気血陰陽の損傷が持続して悪化すると、鬱証によって血瘀・火・痰湿が形成されて実証性の症状の原因となり、五臓の気血陰陽の虚損による虚の症状と合わさって、虚実が入り混じった錯綜した病態が形成され、症状が悪化することになる。『素問』霊蘭秘典論篇において「心は君主の官なり。神明これより出づ。」と述べられているように、人の神明の働きである感情・精神・意識・思索などの情志は、心によって支配され、また肝は疏泄条達に働いて人の精神状態を明朗快活にし、情緒を穏やかに安定させているところから、心神が損傷を受けると神志が不和となり、神明も逆乱しその影響は五臓の気血陰陽に及び、肝の疏泄条達が損傷され

ると、肝自体の気機が逆乱するとともに、肝気が横逆して脾胃が犯され、さらに上昇して心神が犯され、肺にも影響が及ぶことになる。そこで心・肝両臓の損傷が臓躁の大きな要因と思われる。[8]

また子宮との関係においては、子宮は「血室」であり、衝脈は「血海」とされ、経脈や血室の気血を涵養しており、任脈が手足三陰の脈気を受納し「陰経の海」とされている。血海は「肝は血を蔵す」るところから、肝の影響を受け、また血海に臓躁がおよぶと、衝任脈が影響を受けて衝気上衝となるとともに、衝脈は陽明胃腑に隷属するところから胃気も上逆し、また肝気の上逆も加わり、心神も損傷を受けて、情志疾患が発病することになると考えられる。

（参考）：精神活動は、『医学衷中参西録』によれば「元神」と「識神」に分けられ、「元神」は脳中にあって体（形体）であり、「識神」は心中にあって用（働き）であるとする。『中医病因病機学』を参考にすると、「識神」は五臓の生理機能に伴って発生する一種の本能的な精神活動であって「魄」と呼ばれ、その精神活動をコントロールするさらに高次の精神活動が「元神」であって、「魂」と呼ばれている。『医学衷中参西録』においては、人が精神の働きである「神明」を用いようとする際は、「元神」と「識神」の間に通路があり、神明は脳から心に達しその機能を発揮し、用いなければ心から脳に帰るとし、心と脳の通路が妨げられると、神明の機能が発揮できなくなるとする。またその原因は、神明は陽に属して熱性であるところから、心配や、憤りや、気づかいしすぎなどにより神明が常に心中に存在すると、心中に熱を生じて水飲を灼耗し、痰を生じ痰が上って通路を塞ぎ、症状の原因になるとされる。

＊喜し悲傷して哭せんと欲し、：「喜」を「しばしば」と読むことが多く、または「よく」する場合もあるが、ここは臓躁時の情志を原因とする病証を取り挙げていると考えられ、喜が過ぎれば笑いが止まらず陽気をコントロールできなくなり、悲しみがひどいと大声で泣き叫ぶが、これらはいずれも情志の過剰による症状であり、「喜」は七情の一つとしての喜でよいのではないかと考えられる。これらの症状を西洋医学上の病名にあてはめてヒステリーとすることもあるが、ヒステリーの深層にある作為性はここでは感じられず、必ずしも西洋医学的な病名にこだわる必要はないと思われる。

＊象は神霊の作す所の如し、：何か憑き物に取りつかれてしまっている有様であり、すなわち「魂」による「魄」のコントロールができなくなり、神明の機能が発揮できなくなっているための症状である。

＊数《しばしば》欠伸するは、：（十一6）において欠（＝欠伸）について説明したが、それによると『霊枢』口問篇に欠の成因についての記述があり、衛気が昼間は陽を行き夜間は陰を行き、陽は上を主り陰は下を主ることを述べた後で、陰気が下に積まれてあり、陽気が上に尽きずに残っている時は、陽が上に引き上

げ陰が下に引き下げ、また相互に引き合うために欠が起ると書かれている。」でありまた、『霊枢』宣明五気篇には、「腎主欠」とあくびが腎と関係があると書かれており、寒邪の直中によって陽気が遮られ腎陽不足から脾陽不足となり、上下の陰陽のバランスが乱れるために、欠を生じると考えられる。」と記述したが、いずれも「上下の陰陽のバランスが乱れる」ことが欠伸の原因と考えられた。先にも述べたが、情志刺激が持続して五臓の気機が失調すると、気血陰陽の損傷が持続して悪化し、生じた鬱証によって血瘀・火・痰湿が形成されて、肝火心火を生じて上浮し情志失調の原因となり、五臓の気血陰陽の虚損によって下焦に虚寒が形成されると、そのアンバランスのために欠伸を生じるとも考えられる。

＊亦脾気を補う：本条の背景に脾虚があり、脾虚を補うことにより気血や津液の虚を補い、心・肝・血海の臓躁を鎮め、情志のバランスを回復させる。

【甘麦大棗湯の考察】

Ⅰ：構成生薬の薬理作用

A．小麦

(1)イネ科コムギの種子。

(2)甘、微寒。心・肝。

(3)『名医別録』では、「主除熱、止燥渇、咽乾、利小便、養肝気、止漏血唾血。」(熱を除き、燥渇や咽乾を止め、小便を利し、肝気を養い、不正出血や喀血を止める)とある。

(4)11：①養心安神　12：①養心除煩

(5)心神を養い安定させる。潤肝除燥に働いて、心神不寧による不安・焦躁・煩燥・不眠などに用いられる。

B．甘草：①補中益気　②潤肺・祛痰止咳　③緩急止痛　④清熱解毒　⑤調和薬性　**C．大棗**：①補気補脾　②養血安神　③薬性緩和

Ⅱ：甘麦大棗湯の方剤考察

構成生薬が甘草・小麦・大棗であり、**甘草**は健脾することにより益気し心気も補いまた緩急に働き急迫症状を鎮め、また**大棗**は甘草に比べ補脾作用と養血作用に優れ、十二經脈や九竅の気血の通りを改善し、営に働き気血や津液の不足を補い、神経の過敏な状態や四肢の倦怠感を改善する。**小麦**は生薬として用いられる場合は心・肝に作用し、肝では潤肝除燥に働いて肝気を養い疏泄を回復し、心では心神を養い安定させる。本条は脾虚を背景にして、情志失調から心虚・肝鬱となり、血室へ影響が及んで衝脈上逆や肝火を生じ、胃気も上逆し、心神に損傷が及んだための症状であり、脾・心・肝に作用する生薬を組み合わせて、情志のバランスを回復するのである。このような食品ともなるようなありふれた生薬の組合せが、情志のバランスを回復することは生薬配合の妙であり、また乳児の夜泣きに本方が奏功することは、心神のバランスの根本的なところに本方が作用していることを示唆して

いると思われる。

【本条のポイント】

臓腑の気血陰陽が不和になっている状態である臓躁が、情志と五臓の不和から生じるが、婦人においては血室である子宮と衝任脈に影響する心肝の機能失調と関係し、またそれらに影響する脾・腎・肺の機能の失調と、相互に関係している。症状は、喜・悲傷・神霊所作・欠伸などであり、甘麦大棗湯を用いて治療する。

【原文】（二十二―7）

婦人吐涎沫、医反下之、心下即痞、当先治其吐涎沫、小青竜湯主之。涎沫止、乃治痞、瀉心湯主之。

小青竜湯方（見肺癰中）。

瀉心湯方（見驚悸中）。

【訓読】

婦人涎沫を吐き、医反って之を下し、心下即ち痞す、当に先ず其の涎沫を吐くを治すべし、小青竜湯之を主る。涎沫止めば、乃ち痞を治す、瀉心湯之を主る。

小青竜湯方（肺癰中に見ゆ）。

瀉心湯方（驚悸中に見ゆ）。

【注釈および考察】

＊婦人涎沫を吐き、：涎沫を吐す状態に関しては（十九―6）で述べたが、①脾胃の運化機能が失調し、胃腸に蓄積した水飲が、肺気の虚を背景とした支飲証と類似の病態により、胃から肺に上逆し、涎沫として吐出される場合、②寒飲上逆による場合（肝寒から胃寒となり寒飲が形成され、寒飲が足厥陰肝経に沿って上逆したため）であったが、胃寒は脾胃の運化機能の失調を引き起こすところから、両者は相互関係にある。

＊医反って之を下し、心下即ち痞す、：瀉下法は津液を消耗し正気を損傷するので、主に外邪が臓腑において正気に打ち勝って実勢を以て存在している場合の治療法である。脾胃の虚寒によって涎沫を吐す状態の者に対して、下焦の実邪が原因であると判断して、それを除くために瀉下法を行うと、正気が消耗し、胃気も損傷を受けて胃気の虚も強まり、脾胃虚寒も強まることになる。腎は精血の本であり、胃は水穀の本であり、この両者によって生気そのものが形成されているところから、正気が虚すことと胃気が虚すことは同義と言ってもよいのである。（十七―10）で述べたが、心下部は上腹部の胃のあたりであり、「痞」は痛みや脹満感とは異なった感覚で、心下部に感じる不快感であり、『景岳全書』で述べられているように「脹満感が有るようでも実は脹満感が無く、中空で物が何も入っていない感じがするのが、痞気であって、真の脹満ではない」のであり、「脾気が虚し運化し難くなったためなどによっておこる」とされる。また（二十二―5）で述べたが、『医学衷中参西録』によれば、心下に停滞した水気はそれだけでは無形に属し痞硬にはならないが、傷寒のために中焦の正

気が傷られると、「衝気・肝気のいずれも中気の虚損に乗じて上を干《おか》すと、心下に迫薄して痞硬となり、」とされ、また汗吐下法によって胃気が損傷を受けると、胃気の下降が妨げられて上逆するが、「下焦の衝脈は上方で陽明に隷属するので、胃気が上逆するとすぐに衝気を引き動かして上衝させさらに胃気上逆を助長する。平常では本来肝気は胃の消食を助けるが、こうなると肝気も胃気にしたがって心下に上逆し痞かつ硬を生じ、」とし、「この場合は痰と気が凝結している」としている。すなわち中焦の脾胃の正気が傷られた情況下で、虚寒が内生し、心下に水飲が停滞し、このために心下部において痰が形成されて痰と気が凝結すると心下痞硬となると考えてよいのではないかと思われる。前者は半夏瀉心湯の適応で、胃気・肝気・衝気の正常な通行が妨げられると心下痞となり、(十七—10)で説明したところであり、後者は半夏厚朴湯の適応であり、(二十二—5)で説明したところである。

＊当に先ず其の涎沫を吐くを治すべし、：病気には標と本があり、標とは病変であって後に生じた病であり、本とは病気の源であって先にあった病である。『素問』陰陽応象大論篇には、「治病必求於本」(病気を治療するには、必ずその本を追求せよ)とあるように、眼前に現われている症状を治療しようとするだけでなく、その根本を治療しようとするべきであることが強調されている。もともとあった症状と、その後に生じた症状のどちらをまず治療するべきであるかに関して『景岳全書』で張景岳は、「急なればすなわちその標を治し、緩なればすなわちその本を治す」と言う考え方は、それ自体にある程度の有用性は認められるがと述べた後で、「標と本とを分割して考え、相互に補い合うように用いねばならない」との相対論であって、『素問』の真意の足元にも及ばない考えである、としている。『素問』標本病伝論篇には、「治して反するを逆となし、治して得るを従となす。先ず病みて後に逆する者は其の本を治す。先ず逆して後に病む者は其の本を治す。」(治療してうまくいかない場合を逆といい、治療してうまくいく場合を従という。まず病が生じ、その後次病が生じて病勢が悪化するものは、初めにあった本病を治療する。標本を知らずに逆の治療をしたために症状が悪化した場合は、まず本病の治療を行う。)と書かれ、あくまでも本病を治療すべきことが述べられている。さらに『素問』においては、「先ず寒ありて後に病を生ずる者は其の本を治す。先ず病みて後に寒を生ずる者は其の本を治す。先ず熱ありて後に病を生ずる者は其の本を治す。先ず熱ありて後に中満を生ずる者は其の標を治す。先ず病みて後に泄する者は其の本を治す。先ず泄して後に他病を生ずる者は其の本を治す。先ず病みて後に中満を生ずる者は其の標を治す。先ず中満して後に煩心する者は其の本を治す。小大利せざれば其の標を治す。小大利すれば其の本を治す。病発して有余なれば、本にしてこれを標とす。先ず其の本を治し、後に其の標を治す。病発して不足なれば、先

標にしてこれを本とす。先ず其の標を治し、後に其の本をちす。」とあり、『景岳全書』によれば、「病気は一般論としては全て、その本を治療しなければならないことがわかる。ただ例外として中満と大小便の不利という二症状をあげ、これらは先に標を治療しなければならないと言っているのである。何故か。中満であれば上焦が通じず、小便大便が不利であればば下焦が通じないからである。このような状態のときはその標を治療して、気血が升降する道を開通させなければならないからである。であるから、これを標を治すとは言ってはいるけれども、実はその本を治療しているのである。」としている。また先に述べた「急なればすなわちその標を治し、緩なればすなわちその本を治す」と言う考え方については、「中満と小便大便の不利という二症状の中にもまた、緩急がある。急性病をゆっくり治療してはいけないし、慢性病を急いで治療することはできない。」とし、緩急の弁別とはそういうことであるとしている。本条ではまず吐涎沫があり、その後誤治により心下痞を来たしたのであり、本が吐涎沫であって脾胃の虚寒と寒飲の形成であり、標が心下痞であって脾胃の虚寒と寒飲が強まって胃気・肝気・衝気の正常な通行が妨げられたための症状であり、まず本である吐涎沫を治療せよと述べていることになる。心下痞は急の症状ではない。

***小青竜湯之を主る：**小青竜湯で表の風寒を去り、心下・肺・腸に停滞した水飲を除き、外感痰喘の症状を改善しているが、詳細は（十二—23）参照のこと。

***涎沫止めば、乃ち痞を治す、瀉心湯之を主る：**驚悸中（十六—17）記述の瀉心湯の構成生薬は大黄・黄連・黄芩であり三黄瀉心湯といってよく、心気不足で吐血、衄血する場合に用い、「大黄によって血液・津液の火熱を瀉火して血脈を通し、虚火を鎮めて吐血・衄血を治し、黄連によって肝胆の火熱を瀉すとともに脾胃の熱を鎮めて脾胃を回復し、さらに心火亢進も鎮め、黄芩によって肺熱を冷まし衄血を治し、また水道の通調作用も回復して心火を鎮め」る方剤であった。瀉心は心火を瀉す意味であり、三黄瀉心湯は心火と胃熱を主にして肝・肺の熱を瀉す方剤で、心下痞や血証（吐血・鼻出血・喀血・下血など）を伴う熱痞証の場合に用いられ、本条の病態には合わないと思われる。一方瀉心湯と名がつく方剤は半夏瀉心湯・大黄黄連瀉心湯・附子瀉心湯・生姜瀉心湯・甘草瀉心湯などがあり、いずれも心下部の痞証が特徴的である。心熱や胃熱とともに中焦の機能が失調して虚寒が内生すると、痞証とともに寒熱が錯雑した病態となるが、瀉心湯類中そのような病態を治療する方剤は、半夏瀉心湯・生姜瀉心湯・甘草瀉心湯などである。半夏瀉心湯は心下に水飲があって胃気上逆を伴う場合であり、生姜瀉心湯は脾寒による水飲の胃内停滞が強い場合であり、甘草瀉心湯は胃気の虚が強く心煩・嘔気・下痢を伴う場合である。半夏瀉心湯に関しては（十七—10）、生姜瀉心湯は（十七—21）、甘草瀉心湯は（三—10）参

照のこと。再掲すると、「甘草瀉心湯は半夏瀉心湯と構成生薬は同じであるが、炙甘草が倍量になっている（人参が除かれている処方もある）。人参・甘草・大棗は脾気を補って脾胃の働きを強め、脾の運化機能や胃の受納機能の失調による下痢を改善するが、甘草瀉心湯は甘草を重要視し、より脾胃の気を補い脾胃虚による気滞・気結などに伴う心下痞・下痢を改善する。王旭高によれば、半夏瀉心湯は寒熱交結の痞を、生姜瀉心湯は水と熱の結する痞を、甘草瀉心湯は胃虚気結の痞を治すとのことである。」であり、本条の病態には甘草瀉心湯がより近いと思われるが、半夏瀉心湯と足して割った病態が相応しいと思われる。

【本条のポイント】

婦人で中焦脾胃の虚寒と寒飲の形成、心下の水飲停滞があり、涎沫を吐している者を、誤治により下したために胃気が虚し、脾胃虚寒が強まり、心下部において胃気・肝気・衝気の正常な運行が妨げられて心下痞となっている者は、まず小青竜湯を用いて、本である表の風寒を去り心下・肺・腸に停滞した水飲を除き、涎沫を治療した後に、瀉心湯を用いて標である心下痞を治療する。

【原文】（二十二―8）

婦人之病、因虚、積冷、結気、為諸経水断絶、至有歴年、血寒、積結胞門、寒傷経絡、凝堅在上、嘔吐涎唾、久成肺癰、形体損分、在中盤結、繞臍寒疝、或両脇疼痛、与臓相連、或結熱中、痛在関元、脈数無瘡、肌若魚鱗、時着男子、非止女身。在下未多、経候不匀、冷陰掣痛、少腹悪寒、或引腰脊、下根気街、気衝急痛、膝脛疼煩、奄忽眩冒、状如厥癲、或有憂惨、悲傷多嗔、此皆帯下、非有鬼神、久則羸痩、脈虚多寒。三十六病千変万端、審脈陰陽、虚実緊弦、行其針薬、治危得安、其雖同病、脈各異源、子当弁記、勿謂不然。

【訓読】

婦人の病は、虚、積冷、結気に因って、諸《もろもろ》の経水断絶と為る、歴年に至りて、血寒し、積んで胞門に結び、寒経絡を傷る有るに至りて、凝堅して上に有りて、涎唾を嘔吐し、久しくして肺癰と成り、形体損分す、中に在りて盤結し、臍を繞《めぐ》って寒疝す、或は両脇疼痛して、臓と相連なり、或は熱中に結んで、痛関元に在り、脈数にして瘡は無く、肌は魚鱗の若し、時に男子に着く、止《ただ》に女身のみに非ず。下に在れば未だ多からず、経候匀《ととの》わず、陰冷え掣痛して、少腹悪寒す、或は腰脊に引き、下は気街に根ざし、気衝が急痛し、膝脛疼煩し、奄忽《えんこつ》として眩冒し、状は厥癲《けってん》の如し、或は憂惨、悲傷、多嗔する有り、此皆帯下にして、鬼神有るに非ず、久しければ則ち羸痩し、脈虚して寒多し。三十六病千変万端し、脈の陰陽、虚実緊弦を審《つまび》らかにし、其の針薬を行えば、危を治し安を得ん、其れ同病と雖も、脈は各々源を異にし、子当（し、まさ）に弁記すべし、然らずと謂うこと勿れ。

【注釈および考察】

＊婦人の病は、虚、積冷、結気に因って、諸の経水断絶と為る、：『景岳全書』に、「虚とは正気の不足のことであり、内因性の病気の多くはこの正気の不足によるものである。」とある。ここでいう正気とは人体の機能活動の根本となる気の働きのことである。また「気は陽であり血は陰であり、」であって、陽が虚すれば相対的に陰が盛んとなって寒を生じ、これらの病状は、「陰性の病気は除々に起こり除々に治る」ところから積年に亘って積み重なり、寒邪の性質として下焦を侵し、気を滞らせて結気となる。色々な原因から生じる月経閉止は、以上のように、虚に因って、積冷、結気となったためである。

＊歴年に血寒し、積んで胞門に結び、寒経絡を傷る有るに至りて、凝堅して上に有りて、涎唾を嘔吐し、：「胞門」は『中医学辞典』では「子宮口のこと」とするが、ここでは広く子宮ととってよい。また『景岳全書』によれば、「陰性の邪気は寒に化し、寒邪となって形を傷る。」でありまた、「寒邪によって形を傷られると、浅ければ皮毛が深ければ経絡が傷られる」であり、さらに及んで五臓が邪気に侵される。寒邪はまた営気の流れを乱して血脈の流れが悪くなり、身体が疼痛し拘急する。すなわち長年の虚損の影響が営衛に及んで寒が内生し、その影響が積み重なって五臓に及ぶ。また子宮は「血室」であり、衝脈は「血海」とされ、経脈や血室の気血を涵養しているところから、血室である子宮に寒邪の影響が及んで積み重なると、衝任2脈が塞がって気血の流通が妨げられ、血が寒邪のために凝結して衝任2脈が通じなくなる。また（十九―6）で述べたが、「肝寒によって肝の陽気が阻滞し、胃に横逆して胃寒となり濁陰が上逆し」脾胃の運化機能の失調も伴って、寒飲が足厥陰肝経に沿って上逆すると、涎唾を嘔吐することとなる。

＊久しくして肺癰と成り、：肺癰は、肺熱が強まり血瘀が形成され、痰濁と瘀血が合わさって痰火となり、膿瘍が形成されたものであり、本条のような寒邪が肺を侵して肺臓の陽気が不足し、肺気虚寒によって宣発粛降機能が失調する病態とは異なると思われる。この点に関して何任は、肺の機能失調を意味する「肺痿」とするべき間違いではないかと指摘している。しかしここでは「久しくして」であり、寒邪が表から裏へと進行する過程で、裏において寒が強勢となったために元陽が衰微して孤陽が無根となり格陽（陰盛格陽）し、寒から熱への転化が起こり裏寒外熱（または真寒仮熱）となって、熱が肺を侵すようになり、時間の経過とともに肺癰を形成したと考えることも可能と思われるが、本質的には寒であるので、この熱が肺癰に結びつくような実熱を形成するがどうかは検討の余地があると思われる。

＊形体損分す、：『景岳全書』には、「寒邪は形を傷るが、この形とは表のことを言っているのである。」とある。寒邪は陰邪であり、陽気を損傷しやすく、陽気が衰えれば温煦がされず、気化機能が異常を来たして気・血・精・津が巡らなくなり、

四肢が痩せ衰えて形体が傷られることになる。一般的に形質（形体も同じ）とは、皮毛・筋・骨・脈・臓腑組織と血・精・津などの肉眼でとらえることのできるものを指す。

＊中に在りて盤結し、臍を繞って寒疝す、或は両脇疼痛して、臓と相連なり‥寒疝は「脾胃虚寒の患者や産後血虚の患者たちが風寒の侵襲を受けて生じる劇烈な急性腹痛を指す。」（十—17）であり、寒邪が肝脈に滞り気血が凝集停滞して胸脇苦満・疝気・腹痛などを生じたものであり、寒気の凝結と臓腑虚弱を背景にして風邪冷気が正気との間で争いを生じ、「臍を繞りて痛むは、必ず風冷有ればなり」（十—8）となり、寒疝では臍を繞っての痛みとなる。脇疼痛は、寒邪が肝脈に滞り気血が凝集停滞したためである。『景岳全書』には、脇痛は本来は肝胆の二経に属するが、心・肺・脾・胃・腎膀胱の病でも脇痛を生じる、と書かれており、そもそも五臓六腑の相互関係から、肝胆二経の影響は諸臓に及ぶと考えられる。

＊或は熱中に結んで、痛関元に在り‥寒邪によって脾胃虚寒となり内湿が形成され、内湿と寒邪が結びつくと中焦において寒湿が形成される。寒湿がなかなか除去されずに鬱滞すると、熱への従化が起こり寒湿が熱化する。寒湿から生じた熱は限局的であり、少腹中に結び、臍下三寸に位置して足の三陰と任脈の交会穴である関元に痛みを生じる。任脈は手足三陰の脈気を受納し「陰経の海」とされ、腹部を上行するところから、陰経に影響した結熱が任脈に影響して関元に痛みを生じたとも考えられる。また寒邪によって気滞を生じると、気によって血は統率されているので、血も流通しなくなって血瘀を生じ、通じなければ痛みを生じるで疼痛となり、血瘀部に鬱熱を生じることも考えられる。もちろん両者が混在した病態ということも考えられるとともに、少陰病が熱化して陽明病に転化することも考えられる。

＊脈数にして瘡は無く‥真寒仮熱などの仮熱証においては脈は数になる。血脈が塞がり気血が滞ると気血が凝集して膿を、悪化すると瘡瘍を生じるが、『素問』至真要大論篇に「諸の痛・痒・瘡は、皆心に属す」とあるように、瘡瘍は心と関係した症状であるとされるところであり、心が寒邪によって犯されると血液循環が傷害されて手足が青くなって冷え、細菌の侵入に対する抗病反応は低下して、熱を伴った炎症によって形成される瘡瘍はできにくくなると思われる。

＊肌は魚鱗の若し‥（六—20）で「肌膚甲錯」について述べたが、「肌は魚鱗の若し」も同じ意味であり、「血虚のために皮膚がかさかさになって、甲羅状やうろこ状になった状態」のことであった。（六—20）は、過労によって五臓の機能が傷害されて、気・血・肉・骨・筋が傷られた状態となり、「羸痩し、腹満して飲食する能わず」となった場合の皮膚症状であったが、本条も同様であり、また『金匱要略講話』にては、「瘀血にみられる状態ですね」と述べられているが、むしろ血虚が原因であると思われる。

＊時に男子に着く、止《ただ》に女身のみに非ず。∴以上のような症状は女性にのみみられるのではなく、時には男性にも生じ得る。たとえば衝任2脈に関しては、『素問』骨空論篇に、「任脈の病たる、男子は内に結して七疝たり、女子は帯下・瘕聚たり」とあるように、血が寒邪のために凝結して衝任2脈が通じなくなるのは男女ともである。

＊下に在れば未だ多からず、経候匀《ととの》わず、陰冷え掣痛して、少腹悪寒す、∴下焦にあっては月経の量が減少し、月経の状態が整わずに不順となり、陰部が冷えて引きつられるような痛みを感じ、冷えによって下腹部に寒さが込みあげて来る。衝脈は十二経脈の気血を調節し「血海」といわれ、月経を主るとされ、任脈は妊娠を主宰するとされる。寒邪によって衝任2脈が塞がって気血が流通できなくなると、過少月経、無月経や月経不順などとなる。衝任2脈は胞中に発し、下って会陰に出て、任脈は陰毛の分布部に至り腹部正中から関元におよび、衝脈は鼠蹊部中央で足少陰経と合流して、臍の西側を上行して胸中に散布する。衝任2脈の走行に沿って会陰部が冷え、通じざれば痛むで疼痛を生じて引きつれるようになり、下腹部に寒気が拡がることになる。

＊或は腰脊に引き、下は気街に根ざし、気衝が急痛し、膝脛疼煩し、∴衝脈の第2枝は、会陰より後ろにまわって、督脈（同様に胞中を発して会陰に出てから脊柱を上行する）と相互に通じながら、脊柱を上行し貫通する。このために腰背部に痛みが放散する。また衝脈の第1枝は足少陰腎経とともに腎の経脈に属して腎より発し、気衝穴（気街に同じ、鼠径部の脈動のあるところ）より体外に出、足陽明胃経に平行して臍の両傍を挟んで上行し胸中に至って散じるとともに、下行枝は大腿内側より膝関節内に入り、脛骨内縁を経て足少陰腎経と合わさる。『難経』では、「衝脈は、気衝に起こり、足の陽明の経に並び斉を挟みて上行し、胸中に至りて散ずる」と記述している。そのことが、「下は気街に根ざし」の意味と思われる。つまり衝脈は上では陽明胃経に隷属し下では少陰腎経につらなる。［2・24・25］　寒邪によって衝脈の気血の流れが塞がれると、気街である気衝穴から出てくる衝脈の第1枝付近が急に痛くなるとともに、下行枝は少陰腎経につらなるところから、「膝部や下腿部に疼くような痛みが拡がり煩う」ことになる。

＊奄忽《えんこつ》として眩冒し、状は厥癲《けつてん》の如し、∴「奄」は「急に」の意味であり、「奄忽」で「たちまち」の意味となる。「眩」が視界が暗くなること、「冒」が意識がはっきりせず気を失うことであり、「眩冒」で視界が暗くなって意識を失うことである。「厥癲」は、「厥」は「気絶する・卒倒する」の意味であり、「癲」は「精神が狂う」で、「厥癲」で「気が狂ったようになって卒倒する」である。癲癇のことであるとする成書も多い。奇経八脈との関係では、胞中より発する残りの一脈である督脈との関係が考えられる。督脈は胞中に発して会陰に出、背側正中

の脊柱に沿って上行し、頸部を経て脳内に侵入するとともに、項部より前額を下降し鼻柱から上唇に至る。その支脈は腎に絡し、腎は髄を生み、脳は髄海であるので、督脈は脳と脊髄の機能に関係するとされる。『難経』によれば「督脈の病では、脊背部が強直したり、重篤な場合は昏厥〔意識障害を起こし手足が痙攣する〕が起こる」とされる。

＊**或は憂惨、悲傷、多嗔する有り、**：憂・悲・嗔は七情五志〔喜・怒・憂・思・悲・恐・驚〕に含まれ、惨・傷・多はいずれもその形容であり、憂によって惨となり、悲によって自ら傷つき、嗔すなわち怒が多くなるのである。これらの情志は心神の外界に対する反応であり、神とは心の働きそのものであって、心は神が宿るところであり全身を主宰し、心神で人間の精神活動の営そのものを意味している。心神は、外界からの刺激を受けて情志の反応を起こすのであり、その反応の内容を決定するものは心神なのである。また心の働きである神は、陰陽の二気が結合して形成された働きであり、『素問』陰陽応象大論篇に、「陰陽なる者は、天地の道なり、万物の綱紀、変化の父母、生殺の本始、神明の府なり」とあるところである。ここで陽神は魂、陰神は魄とされ、情志・意志・思慮などは皆、陰陽の気の運動形態である魂魄に属すと考えられ、魄は人間の感覚などの本能的な精神現象を意味し、魂は心神の高度な精神活動であるとされる。また神の反応には、生理的な反応形態と、心理的な反応形態があり、心理的な反応形態は生理的な反応形態という物質的な基礎の上に成り立っていると考えられている。すなわち五臓六腑で化生される精・気・血・津・液が心神の物質的な基礎であり、臓腑機能と心神とは相互に切っても切れない関係にあり、相互に影響し合っている。そこで、衝脈は十二経脈の気血を調節し「血海」といわれ、任脈は手足三陰の脈気を受納し「陰経の海」とされ、督脈は全身の陽気を調節し鼓舞する作用があり「一身の陽経を総督する」といわれているところから、寒邪による衝・任・督脈への影響が、心神の情志刺激に対する耐久力を低下させて、情志が過度に鬱したり、激発したりすることになる。〔8〕

＊**此皆帯下にして、鬼神有るに非ず、久しければ則ち羸痩し、脈虚して寒多し。**：帯下は、帯脈より下の病を意味し、衝・任・督脈が関係する婦人病のことであり、いままで述べた症状は鬼神にとり憑かれた為ではなく、衝・任・督脈の異常によって引き起こされたものなのである。これらの状態が長く続くと気血が巡らなくなり、陰陽ともに虚して脈も虚し、寒証はますます強くなることになる。

＊**三十六病千変万端し、脈の陰陽、虚実緊弦を審《つまび》らかにし、其の針薬を行えば、危を治し安を得ん、**：婦人病の三十六といわれている様々な病気は、千といわれるほどに様々に変化し、万といわれるほどの症状を示すのであるが、脈の陰陽・虚実・緊弦を詳しく調べて明らかにし、その症候に対して針や薬を用いて治療するならば、病状は危機を脱して安定するで

あろう。三十六病の詳細は不詳である。緊弦は、緊は寒象で陰陽バランスがくずれた脈であり、弦は肝気が鬱結亢進し経絡が拘束されて気血が収斂している脈であり、いずれも病状が深刻であることの反映である。

＊其れ同病と雖も、脈は各々源を異にし、子当に弁記すべし、然らずと謂うこと勿れ。：同じようにみえる病であっても、脈状はその異なった原因を反映して様々なのであり、あなたはまさにそのことをわきまえて肝に銘じるべきである。そんなことはないと謂ってはいけないのである。弁は「わきまえる」の意味である。

【本条のポイント】

婦人病の様々な症状やその病因についての分析がなされている。特に虚、積冷、結気による影響が、「血室」である子宮と、「血海」である衝脈、「陰経の海」である任脈、脳と脊髄の機能に関係するとともに、全身の陽気を調節し鼓舞するする督脈、さらに帯脈におよんで、他の経脈や臓腑機能と相互に関係しあい、様々な症状の原因となっている。症状の詳細は本文参照のこと。

【原文】（二十二―9）

月問曰、婦人年五十所、病下利数十日不止、暮即発熱、少腹裏急、腹満、手掌煩熱、唇口乾燥、何也。師曰、此病属帯下、何以故、曽経半産、瘀血在少腹不去、何以知之。其証唇口乾燥、故知之。当以温経湯主之。

温経湯方

呉茱萸三両　当帰二両　芎藭二両　芍薬二両　人参二両
桂枝二両　阿膠二両　生姜二両　牡丹皮二両（去心）　甘草二両　半夏半升　麦門冬一升（去心）

右十二味、以水一斗、煮取三升、分温三服。亦主婦人少腹寒、久不受胎。兼取崩中去血、或月水来過多、及至期不来。

【訓読】

問うて曰く、婦人年五十所《ばかり》、下利を病んで数十日止まず、暮には即ち発熱し、少腹裏急し、腹満し、手掌煩熱して、唇口乾燥するは、何ぞや。師曰く、此の病は帯下に属す、何を以ての故に、曽《かつ》て半産を経て、瘀血少腹に在りて去らず、何を以て之を知るか。其の証唇口乾燥する、故に之を知る。当に温経湯を以て之を主るべし。

温経湯方

呉茱萸三両　当帰二両　芎藭二両　芍薬二両　人参二両
桂枝二両　阿膠二両　生姜二両　牡丹皮二両（心を去る）
甘草二両　半夏半升　麦門冬一升（心を去る）

右の十二味、水一斗を以て、煮て三升を取り、分け温めて三服す。亦婦人少腹寒え、久しく受胎せざるを主る。兼ねて崩中の血を去り、或は月水来ること過多、及び期に至るも来らざるを取る。

【注釈および考察】

＊婦人年五十所、：「所」は、数を数える意味であり、女子の

五十歳は、『素問』上古天真論篇に「四十九にして任脈虚し、太衝の脈衰少し、天癸竭き、地道通ぜず。」（太衝は、腎脈と衝脈を合わせた名称、天癸は腎の精気であるとともに、月経も意味する）であるので、五十歳は月経が閉止する時期である。婦人科的には、更年期は四十四歳から五十歳ぐらいであり、五十歳を過ぎると月経も止まって老年期へと移行して行く。

＊**下利を病んで数十日止まず、**：ここでの下利は、不正子宮出血のことであり、瀉泄である下痢ではない。西洋医学的には、卵巣機能の減退に伴って機能性子宮出血が起こる。中医学的には、衝任脈が虚弱となり気血が不足し、血海が空虚となって子宮が栄養されず、気血両虚状態となって子宮内のものを固摂することができなくなり、不正子宮出血が続くことになる。『医学衷中参西録』には衝脈の作用に関して、「鬱は理し、虚は補い、風襲は祓い、湿が勝れば滲出し、気化不固があれば固摂し、陰陽に偏りがあれば調整する。」とある。衝脈が虚弱となると、気化不固となり、子宮内のものを固摂することができなくなる、と書かれていることになる。

＊**暮には即ち発熱し、**：ここでの発熱は陰虚による虚火であり、陰虚発熱や陰虚内熱と言われ、午後三～五時から夕方にかけて体温が上昇しその後は次第に下降する。この際手掌や足裏のほてり・のぼせ・不眠・いらいら・寝汗・口渇・咽喉や口唇の乾燥などを伴う。血は陰に属し、血液が虚すことは陰が虚すことで、陰が虚すと陽気の拠り所がなくなり、また相対的に陽が強くなって発熱するが、発熱は強くはない。『中国医学辞典』によると陰虚による潮熱は、「陰液不足で夜になると発熱・盗汗症状をあらわす」とする。

＊**少腹裏急し、腹満し、**：少腹裏急とは、下腹部がひきつれて痛むことである。一般的には腹満は、脾虚による運化機能の失調によって気滞を生じたためであるが、衝任督帯脈との関係では『難経』によるならば、「衝脈の病では、気が上衝して腹中が痙攣収縮する感じを覚える。督脈の病では、脊背部が強直したり、重篤な場合は昏厥が起こる。任脈の病では、急激な硬結が腹中に起こり、男子では七種の疝気が発生し、女子では瘕聚が発生する可能性がある。帯脈の病では、腹部が脹満し、腰部は弛緩して力が入らず、水の中に坐っているような無力と寒気を覚える」とあり、『素問』骨空論篇に、「任脈の病たる、男子は内に結して七疝たり、女子は帯下し瘕聚たる、衝脈の病たる、逆気して裏急たり。」とあるように、衝脈・任脈・帯脈・督脈の症状として、少腹裏急や腹満を考えることも可能である。

＊**手掌煩熱して、唇口乾燥するは、何ぞや。**：前述、陰虚発熱や陰虚内熱などの虚火による症状である。

＊**此の病は帯下に属す、何を以ての故に、曽て半産を経て、瘀血少腹に在りて去らず、**：帯下は一般的には女性性器官よりの分泌物のことであるが、ここでは帯脈からきており、いわゆ

る帯下は先述したように任脈の症状とされ、衝任脈に滑脱の疾患を生じる原因は、衝任督脈を束ね制約し監督する役割である帯脈が、その責任を果たしていないためと考えられ、帯脈以下の衝任脈の病変との意味、および衝任脈に滑脱を生じる原因が帯脈であるとの意味も含めて、「帯下に属す」としたと考えられる。『難経』によるならば、これらの滑脱はその中に瘀滞の要素も兼ね備わっており、瘀滞するのは気血であり、原因には寒・熱の違いがあると述べられている。血の瘀滞はすなわち瘀血であり、本条では過去の流産が原因となって瘀血を生じて、それが除かれずに続いているためであるとする。流産によって子宮が受ける器質的や機能的な変化が持続し、それが閉経前後の衝任帯脈の異常に結びついているとの考えが述べられている。

＊何を以て之を知るか。其の証唇口乾燥する、故に之を知る。：（十六―10）では、心気が虚弱となり血液が停滞すると瘀血を生じ、瘀血によって心脈が詰まると、気血が通じなくなって血による滋潤ができなくなり、口唇があれてしなびるとされ、また真陰が虚し内に津液が不足しているために、火証ではないにも関わらず口渇となるとされたが、本条も同様と思われる。本条の病態は更年期を境に、衝任脈虚弱・気虚血虚・陰虚発熱・帯脈虚弱・過去の半産を原因とする瘀血の形成・陰液不足、などによって婦人病が発現してくるのであると述べ、それらから派生する症状に温経湯が有効であるとしていることになる。

＊亦婦人少腹寒え、久しく受胎せざるを主る。兼ねて崩中の血を去り、或は月水来ること過多、及び期に至るも来らざるを取る。：少腹虚寒による不妊症や、「崩中去血」すなわち月経以外の時期に陰道から多量の出血を見る場合や、過多月経や、月経不順などに用いて有効であるとしている。崩は多量の出血のことである。

【温経湯の考察】

Ⅰ：構成生薬の薬理作用

A．呉茱萸：①温中散寒・暖肝・止痛　②温中止瀉　③疏肝降気　**B．当帰**：①補血　②活血調経・止痛　③潤腸通便　④止咳平喘　**C．芎藭**：①活血行気　②祛風止痛　**D．芍薬：赤芍**①清熱涼血　②祛瘀止痛　③清肝泄火　**白芍**①補血斂陰　②柔肝止痛　③平肝斂陰　**E．人参**：①大補元気　②補脾益肺　③益気生津　④益智安神　⑤補気生血・摂血　⑥扶正祛邪　**F．桂枝**：①発汗解肌（表）　②温通経脈　③通陽化気　**G．阿膠**：①補血　②滋陰　③止血　④清肺潤燥　**H．牡丹皮**：①清熱涼血　②活血散瘀・清肝火　**I．生姜**：①散寒解表　②温胃止嘔　③化痰行水　④解毒　**J．甘草**：①補中益気　②潤肺・祛痰止咳　③緩急止痛　④清熱解毒　⑤調和薬性　**K．半夏**：①燥湿化痰　②降逆止嘔　③消痞散結　④消腫止痛　**L．麦門冬**：①清熱潤肺・止咳　②養胃生津　③清心除煩　④潤腸通便

Ⅱ：温経湯《うんけいとう》の方剤考察

呉茱萸・桂枝で温経散寒して血脈・衝任脈の通りをよくする。**牡丹皮**（活血散瘀）・**芎藭**（活血行気）・**当帰**（活血調経）で活血することによって瘀血を除く（活血化瘀）。当帰・**白芍薬・阿膠**で補血し、白芍薬・阿膠・**麦門冬・人参**は養陰に働き、血虚陰虚を補う。阿膠・麦門冬は養陰とともに潤燥し、牡丹皮は清熱に作用し、陰虚発熱を鎮める。阿膠は止血にも作用する。**人参・甘草**は益気健脾し、**半夏・生姜**は和胃化痰し、気虚を補い降逆する。白芍薬・甘草には止痛効果もある。全体で、血脈の通りをよくし、瘀血を除き、補血し養陰・潤燥し、虚熱を清し、止血するとともに、止痛し、益気健脾し、和胃化痰して、衝任帯脈の加齢による虚弱虚寒の病変を改善する。

【本条のポイント】

婦人の五十歳は、腎脈・衝脈ともに衰え、不正子宮出血が続き、陰虚により潮熱し、衝任督帯脈の症状として下腹部が痛くなり腹満し、陰虚により虚火を生じて手掌煩熱し唇口乾燥し口渇となる。これらは更年期を境に、衝任脈虚弱・気虚血虚・陰虚発熱・帯脈虚弱・過去の半産を原因とする瘀血の形成・陰液不足などとなり、それらによって婦人病が発現してきたのであり、温経湯が有効である。

【原文】（二十二―10）

帯下、経水不利、少腹満痛、経一月再見者、土瓜根散主之。

土瓜根散方（陰癩腫、亦主之）

土瓜根　芍薬　桂枝　䗪虫各三両

右四味、杵為散、酒服方寸匕、日三服。

【訓読】

帯下、経水利せず、少腹満痛し、経一月に再見する者は、土瓜根散之を主る。

土瓜根散方（陰癩腫も、亦之を主る）

土瓜根　芍薬　桂枝　䗪虫各三両

右四味、杵ついて散と為し、酒にて方寸匕を服す、日に三服す。

【注釈および考察】

＊**帯下、経水利せず、**：ここでの帯下は前条とは異なり、一般的な意味であり、女性性器官よりの分泌物のことである。本条は帯下や月経にみられる異常を論じており、先述したが、『素問』骨空論篇にあるように、帯下は任脈が主り、月経は衝脈が主るとされるので、衝任脈の異常が「帯下、経水利せず、」の原因と考えられる。任脈不通証や任脈虚衰証では白色帯下になるとされる。

＊**少腹満痛し、**：前条において述べたが、任脈の病では「急激な硬結が腹中に起こり」とされ、衝脈の病では「腹中が痙攣収縮する感じを覚える」であり、帯脈の病では「腹部が脹満し」とされた。したがって「少腹満痛」は帯脈も含んで、衝任帯脈の

異常と考えてよいと思われ、衝任帯脈の気血の流通が阻害されていることを意味している。ところで本条の病態は、構成生薬の薬理作用から考えて、子宮内の瘀血によると考えてよく、瘀血による経脈の阻滞があると、血瘀不通によって通じなければ痛むで少腹部に痛みを生じ、痛みの性状は持続性・固定性となり、気滞が主体の衝脈気結証の場合の可動性の少腹部脹痛とは異なるとされる。そうすると本条では「満痛」であり腹満を伴った痛みであって、瘀血による症状だけでなく気滞による影響も加わった、気滞血瘀証であると考えてよいと思われる。血瘀時の月経色は暗で瘀塊を伴い、衝脈気結証と異なり紫暗色で瘀斑を伴うとされる。［9］

＊経一月に再見する者は、：「月経が一ヶ月に二度ある者は、」の意味であるが、一般的には瘀血を原因とした阻滞によって経脈の流れが悪くなると、月経に遅れが出現し・経血量も減少するとされる。しかし『中医弁証学』によれば、「瘀が経脈に阻滞し、悪血が去らないため新血が経に帰することができないと、崩漏が起こる」とし、また「奇脈の気血を調節する機能が失調すると、全身の気血の運行が失調し、血が経に帰すことができないと出血が起こる」とするが、本条の病態の説明と考えてよいのではないかと思われる。単に月経回数が増えるのではなく、瘀血によって気血の運行が失調したために子宮異常出血が起こると考えられる。

＊陰癩腫も、亦之を主る：陰癩腫《いんたいしゅ》は、大塚敬節によれば、「陰嚢が腫れる病でしょうけれども、ヘルニアではないようですし、現在の病名では何に当たるのかわかりません。」とする。田畑隆一郎によれば、「瘀血の凝結満痛の転変により陰門が突出し子宮が下がって収まらず腫痛するのを陰癩腫と云って、産後に多い証である。」とする。子宮脱とする考えもあるが、子宮脱は子宮の支持組織による支持力の薄弱化が原因であり、分娩時の損傷も原因となるが、高齢を原因とすることが多く、ここでは瘀血によって生じた外陰部の腫脹を伴った子宮の下垂、と考えたほうがよいと思われるが、詳細は不明である。

【土瓜根散の考察】

Ⅰ：構成生薬の薬理作用

A．土瓜根《どかこん》

（1）ウリ科カラスウリの根。王瓜根とも呼ばれることが多い。中国で王瓜と呼ばれるものはオオスズメウリで本種ではないとされるが詳細不明である。栝楼根はシナカラスウリの根である。

（3）『神農本草経』「王瓜、味苦、寒。主消渇内痹、瘀血月閉、寒熱酸疼、益気愈聾。一名土瓜。生平澤。」

（5）『名医別録』には、「主治諸邪気、熱結、鼠瘻、散癰腫、留血、婦人帯下不通、下乳汁、止小便数不禁、逐四肢骨節中水、治馬骨刺入瘡。」とある。『神農本草経』と合せて考えると、清熱・散瘀・活血・消痺・止渇・利水に作用し、乳汁分泌・膀胱機能の回復・月経や帯下の閉止不通・瘍腫などに効果がある。

B．**芍薬：赤芍**①清熱涼血　②祛瘀止痛　③清肝泄火　**白芍**①補血斂陰　②柔肝止痛　③平肝斂陰　C．**桂枝：**①発汗解肌（表）　②温通経脈　③通陽化気　D．**䗪虫：**①破血逐瘀・消癥　②続筋接骨

Ⅱ：土瓜根散の方剤考察

土瓜根は散瘀・活血して月経や帯下の不通を回復させる。**白芍**は血脈の通りをよくし、疼痛に対して止痛作用があり、また桂枝とともに用いて営衛を調和させている。**桂枝**は温通経脈し、利水・補中・行瘀に作用する。**䗪虫**は破血逐瘀の作用が非常に強く、血脈が凝滞して血瘀し経絡が通じなくなったものを堅を破って通じ、月経不通を破血通経する。これらによって、衝任帯脈の気血の流通が阻害され、瘀血によって月経や帯下が不通となり、瘀血による経脈の阻滞によって血瘀不通となって下腹部が痛み、瘀血による気血の運行の失調により、異常子宮出血が起っている病態を改善する。

【本条のポイント】

子宮内に存在する瘀血によって、衝任帯脈が失調すると、帯下や月経が異常となり、血瘀不通によって通じなければ痛むで少腹部に痛みを生じ、気滞も伴って脹満痛となる。また瘀血によって衝任督帯脈の気血を調節する機能が失調すると、血が経に帰すことができないために子宮に異常出血が起こる。さらに瘀血によって生じた外陰部の腫脹を伴った子宮の下垂を生じる。これらは土瓜根散を用いて散瘀・活血して治療する。

【原文】（二十二―11）

寸口脈弦而大、弦則為減、大則為芤、減則為寒、芤則為虚、寒虚相博、此名曰革、婦人則半産漏下、旋覆花湯主之。

旋覆花湯方

旋覆花三両　葱十四茎　新絳少許

右三味、以水三升、煮取一升、頓服之。

【訓読】

寸口の脈弦にして大、弦は則ち減と為し、大は則ち芤となす、減は則ち寒と為し、芤は則ち虚と為す、寒虚相博つ、此を名づけて革と曰う、婦人なるは則ち半産漏下す、旋覆花湯之を主る。

旋覆花湯方

旋覆花三両　葱十四茎　新絳少許

右三味、水三升を以て、煮て一升を取り、之を頓服す。

【注釈および考察】

＊本条と同一の記述が、血痺虚労病篇（六―14）にある。「旋覆花湯之を主る」の代わりに、「男子は則ち亡血失精す」になっている。「考察」を再掲する。

「条文の表現に沿って考えると、弦→減→寒であり、大→芤→虚であって、虚寒→革である。寒は陽気の減弱であり、陽気のスムーズな条達が阻害されると、経絡の気血の流れが収斂されて弦脈になると考えられる。大脈も芤脈も陰虚血虚に

よって脈を収斂することができず、内実が空虚となった状態を反映した脈象であり、精気の損傷も意味している。弦脈で大、無力は、陰陽ともに虚損し病状が重篤であり一面虚寒であり、「革」と表現される。陽気の減弱は、腎虚・脾虚を反映し、気による統摂（固摂）作用が失われる結果各種の出血証となり、また腎虚により失精となる。」

これらの表現は本条にもそのまま当てはまる。「半産漏下」は、半産は、三ヶ月以上での流産であり、崩漏は月経以外の出血であり、突然の出血を血漏・崩中・崩などと呼び、出血量は少ないがだらだらといつまでもつづく場合を漏下という（六―14参照）。漏下は前述のように、腎虚・脾虚を背景にした陽気の減弱によって統摂（固摂）作用が失われる結果と考えられ、半産は腎虚・脾虚を背景にした陰陽虚により、血海である衝脈の気血が虚し、また妊娠を主宰する任脈の気血が虚して、血海が充実せず子宮に栄養が届かなくなって、妊娠を継続することができなくなったためと考えられる。語彙説明の詳細は（六―14）参照のこと。

【旋覆花湯の考察】

Ⅰ：構成生薬の薬理作用

A．葱（白）

（1）ユリ科ネギの新鮮白色茎。

（2）辛、温。肺・胃。

（4）**11：**①散寒解表　②通陽散寒　**12：**①発汗解表　②散寒通陽

（5）『名医別録』では、「主下気、除寒中、其子尤良。」とある。辛散し温通する。外は外感風寒の邪を散じて解表し、内は陽気を通じて止痛するとともに、上下内外の陽気を通じることによって陰寒凝滞を通じて解除する。

B．新絳《こう》：絳は濃赤色のことで、ここでは新しい絹織物を紅花で紅く染めたもので、活血通経・祛瘀止痛に作用する。紅花について記載する。

（1）キク科ベニバナの管状花

（2）辛、温。心・肝。

（4）**11・12：**①活血通経　②祛瘀止痛　**13：**①活瘀血　②生新血

（5）少量で活血養血し、多量に用いると破血行瘀に作用する。活血と同時に経絡の通りをよくし、月経調整作用があり、月経痛・血瘀経閉・産後腹痛・瘀血腹痛などに用いられる。また活血することで止痛し、瘀血による症状に用いられる。妊婦や過多月経には用いない。

C．旋覆花：①降気化痰　②降気止嘔　③通経活血

Ⅱ：旋覆花湯の方剤考察

本条は、脾虚・腎虚を背景として陽気が減弱し寒が内生するとともに、経絡の気血の流れが収斂され、気虚に伴って固摂作用が失われている病態である。また陰虚血虚によって脈を収斂することができず、そのために内実が空虚となった脈

象であり、精気の虚損も意味している。旋覆花・葱・新絳はいずれも温性であって寒を和らげ、また辛性であって散寒・行気に働く。**葱(葱白)**は、散寒とともに通陽に働いて経絡の気血の流れを改善する。**新絳**は瘀血を取り除くとともに、肝に作用して新血を生ずる働きがあり、経絡の通りをよくし血虚を改善する。**旋覆花**は、下気することによって胃気上逆を改善し、温性によって痰飲壅滞を除くとともに、活血通経作用によって経絡脈の気血の流れを改善する。これらの生薬は、背景となる脾虚・腎虚を直接改善する生薬ではないが、寒を温め、経絡脈の気血の流れを良くすることによって、陽気の働きを強めて固摂作用を回復し、血虚を改善し、陰陽ともに虚損した気滞血滞による「半産漏下」を改善する。何任によれば、本条の薬証と条文の症状が合わないとする歴代注釈家が多いとのことであるが、生薬の作用上は何の問題もないと思われる。また尤在涇が、本条の構成生薬がいずれも肝鬱を改善する生薬であり、肝鬱を改善し疏泄を改善することによって、気血が行るようになり、それによって温補が行われて症状を改善することにつながる、としている点は参考になるが、葱は肝鬱の改善についてはいかがであろうか。

【本条のポイント】

脾虚・腎虚を背景として陽気が減弱し寒が内生するとともに、経絡の気血の流れが収斂され、気虚に伴って固摂作用が失われている病態では、血海である衝脈の気血が虚し、また妊娠を主宰する任脈の気血が虚して、血海が充実せず子宮に栄養が届かなくなって、妊娠を継続することができなくなり、半産漏下となる。このような病態には、旋覆花湯を用いて寒を温め、経絡脈の気血の流れを改善し、陽気の働きを強めて固摂作用を回復し血虚を改善して、陰陽ともに虚損した気滞血滞による「半産漏下」を改善する。

【原文】(二十二―12)

婦人陥経、漏下黒不解、膠姜湯主之。(臣億等校諸本、無膠姜湯方。想是前妊娠中膠艾湯。)

【訓読】

婦人陥経し、漏下、黒くして解せざるは、膠姜湯之を主る。(臣億等諸本を校するも、膠姜湯に方無し。想うに是は妊娠中の膠艾湯ならん。)

【注釈および考察】

＊婦人陥経し、漏下、…:「陥経」を、田畑隆一郎は、「経血が下陥して漏下する」こととする。すなわち下部のしまりがなくなって経血が垂れ流し状態になっていることである。何任も「漏下の止まらないもののこと」とする。家本誠一は「月経に関係する肝経、腎経、脾経が、病的に陥没していること」と実際の経脈の陥没とする。一方膠艾湯(二十―4)において説明したが、慢性的な衝任虚弱が進行して、気による血の固摂作用が失調し、経血をコントロールすることができなくなった

状態に落ち入った（陥入した）ことが原因となり、漏下が止まらなくなったのであり、「陥経」が「衝任2脈の機能不全に落ち入った状態を意味する」と考えることも可能である。これらは原因を重視するか、結果を重視するかの違いであると思われる。

＊**黒くして解せざるは**：「漏下の色が黒色であって、症状が改善しない場合は、」であるが、黒は五行においては水・寒と関係する色であり、また寒の凝集の性質により血分に瘀滞を生じ、このために何任も記しているが、「瘀黒」の帯下となる。

＊**想うに是は妊娠中の膠艾湯ならん。**：膠艾湯（芎帰膠艾湯）は（二十─4）で説明した。構成生薬は、芎藭・阿膠・甘草・艾葉・当帰・芍薬・乾地黄であるが、条文の但し書きに「一方は、乾姜一両を加える。」とあり、乾姜を加えた構成が本条の「膠姜湯」と考えてよいと思われる。衝任脈の気血の虚による衝任不固によって、出血が止まらない場合に用いる方剤であり、**阿膠**は真陰を補い補血し、**艾葉**は温経止血し、**芎藭**は血中の気を整えることによって気血の鬱滞を除き、**当帰**は心・肝・脾に入って補血・活血・行気するとともに血脈を通調する。特に肝に作用して、肝気による疏泄を正常化し、気機の働きをスムーズにして、血液の流れをスムーズにすることが重要である。**芍薬**は当帰の養血作用を増強し、肝陰を滋補して肝血を滋養する。**地黄**は腎陰を滋補するとともに、滋陰生津作用にすぐれ傷陰を改善する。芍薬と地黄で肝腎を滋養している。**甘草**は補中益気・緩急止痛・調和薬性に働くとともに、芍薬と甘草で緩急止痛が強められている。**乾姜**は温中散寒して寒を除き、回陽救逆すなわち寒による陽気の脱失を止めるとともに、経絡を温めて止血（温経止血）する虚寒性出血の重要薬である。漏下が止まらなくなった本条には乾姜は必要である。

【本条のポイント】

慢性的な衝任虚弱によって寒が内生し、気血が虚して衝任不固となり、出血が止まらない場合には、膠艾湯に乾姜を加えた膠姜湯を用いて治療する。

【原文】（二十二─13）

婦人少腹満、如敦状、小便微難、而不渇、生後者、此為水与血倶結在血室也、大黄甘遂湯主之。

大黄甘遂湯方

大黄四両　甘遂二両　阿膠二両

右三味、以水三升、煮取一升、頓服之、其血当下。

【訓読】

婦人少腹満つること、敦状の如し、小便微《すこ》しく難くして、渇せず、生後の者は、此れ水と血と倶に結んで血室に在りと為す也、大黄甘遂湯之を主る。

大黄甘遂湯方

大黄四両　甘遂二両　阿膠二両

右三味、水三升を以て、煮て一升を取り、之を頓服す、其の血当に下るべし。

【注釈および考察】

＊婦人少腹満つること、敦状の如し、：一般的には、邪熱と瘀血が結びついた瘀血内阻や、腎陽虚衰によって引き起こされた膀胱の気化機能の低下によって下焦に水が停留するなどによって、気機が阻滞されて少腹満となる。しかし婦人の場合は（二十二―9）（二十二―10）で述べたが、「衝脈の病では、気が上衝して腹中が痙攣収縮する感じを覚える。督脈の病では、脊背部が強直したり、重篤な場合は昏厥が起こる。任脈の病では、急激な硬結が腹中に起こり、男子では七種の疝気が発生し、女子では瘕聚が発生する可能性がある。帯脈の病では、腹部が脹満し、腰部は弛緩して力が入らず、水の中に坐っているような無力と寒気を覚える」であり、少腹裏急や少腹満は衝脈・任脈・帯脈の異常による症状と考えられた。本条でも同様の病態が成立すると考えられる。敦は「手厚い」との意味があり、家本誠一は「建物や城壁のずっしりとした盛り土」とする。一方古代のあわやきびを盛って神にささげる盛り器とし、それから派生して、「どんぶりやお椀状のもの」と考える見解がほとんどであり、それでよいと思われるが、どんぶりであっても厚手のどっしりしたものと考えてよいのではないであろうか。そうすると単なる脹満ではなく、押すと硬く触れる、実証性の脹満と考えてよいと思われる。前述「任脈の病では、急激な硬結が腹中に起こり」であり、「女子では瘕聚が発生」するところから、任脈が関係していることが考えられる。

＊小便微しく難くして、渇せず、：『素問』経脈別論篇には、「飲胃に入れば、精気を游溢せしめ、上りて脾に輸し、脾気は精を散じ、上りて肺に帰し、水道を通調し、下りて膀胱に輸せば、水精四布し、五経並び行けり。」とあり、また『素問』霊蘭秘典論篇には、「三焦とは、決瀆の官にして、水道これより出づ。」とある様に、脾・肺・腎・三焦・膀胱が津液の生成・気化・輸布・排出にとって重要であり、これらのいずれの病変によっても小便不利となる。ところが本条は、「脾・肺・腎・三焦・膀胱」の機能異常を原因とする小便不利とは異なり、以降の条文に「水と血と倶に結んで血室に在りと為す」とある様に病因が血室にあり、血室の水液貯留の影響を受けて小便不利とはなるが、その程度は軽微なのである。また体内を循環している津液量はほとんど減少していないために、渇はないのであると思われる。この点に関して尤在涇は、「排尿困難は、病が血だけにあるのではないことを表している。口渇がないことは、上焦の気分の熱がないことを表している。」とするが、いかがであろうか。

＊生後の者は、：今までの金匱要略本文の流れでは、（二十）から（二十一）にかけて妊婦から産婦、産後婦と述べ、産後も出産後から産褥と、順序を追って説明がなされてきた。ここは

それらのことも踏まえた上での続きの説明と考えると、広く出生後との意味で「生後」を用いたのであると思われるが、その時期は中川良隆も指摘するように、産褥以後を指していると考えてよいのではないかと思われる。

＊**此れ水と血と倶に結んで血室に在りと為す也**：任脈は「陰脈の海」といわれ、足三陰経は任脈と交会しており、三陰脈を調節しているとされる。また足三陰脈は全て足から腹に上り、裏を主っており、三陰の病では当然に裏証を伴い、その影響は臓腑に及んでいる。すなわち任脈の影響は三陰脈を通して臓腑に及ぶ。また「任脈の病では、急激な硬結が腹中に起こり、……女子では瘕聚が発生する可能性がある。」であり、「瘕」は「塊・腫れ」であってその形状がはっきりせず部位も固定しないものを意味し、この「瘕」の原因は本条では、任脈の異常に影響された臓腑の機能失調による、と考えてよいと思われる。また人体を構成する基礎物質である気・血・精・津液から、臓腑の機能失調によって、病理産物である水飲・痰・瘀血が形成される。つまり出産を契機とした任脈の異常が臓腑機能に影響し、水飲が形成されるが、その影響は「機能が虚したところに水飲が溜まるとの原則」から血室におよび、出生後で機能が虚した、血室である子宮に水飲が溜まると考えられ、この際他臓器への影響はあくまでも二次的なものであり軽微なのであると思われる。また衝脈は十二経脈の気血を調節し「血海」といわれ月経を主り、その不調は月経に影響を与えて血室への血の滞留が引き起こされ、瘀血も形成されて水と結びつき、さらに気滞も加わって、敦状の少腹満が形成されたものとも考えられる。以上は現状での推論であり、現代の疾病概念、たとえば子宮復古不全や胎盤残留などにあてはめて理解しようとすることも可能ではあるが、「生後の水血の結合」との古人の考えとは異なっている印象は拭えないと思われる。

【大黄甘遂湯の考察】

Ⅰ：構成生薬の薬理作用

A．**大黄**：①瀉熱通腸　②清熱瀉火・涼血解毒　③行瘀破積　④清化湿熱　B．**甘遂**：①瀉水除湿　②逐痰滌飲　③消腫散結　C．**阿膠**：①補血　②滋陰　③止血　④清肺潤燥

Ⅱ：大黄甘遂湯の方剤考察

大黄の作用に関して『神農本草経』では、「下瘀血血閉」「破癥瘕積聚」とあり、瘀血を下して血閉を通じ、腹腔内の有形性の腫瘤を消す働きがあるとされる。また瘀血を下すことによって血閉を通じるとともに新血を生じ、瀉下することによって陰濁を下降させ、「下すことは補うこと」であって下すことで虚を補って、清陽を上昇させている。すなわち実証性に用いられるが、実証に伴う虚を補う意味もある。**甘遂**は肺・脾・腎の三経に入って、上・中・下焦の水飲痰飲を二便を通利させて除く峻下通水薬であり、特に腎経の水湿を瀉し利水

を主る。大黄は血を下し、甘遂は水を逐すると考えられる。阿膠は『神農本草経』に、「心腹内崩、……女子下血、安胎。」と記載されており、「崩」すなわち大量の出血を止血作用を発揮して止血し、補血する。女子の不正出血に対して止血・補血するが、気血の阻滞を通じる意味もあり、それによって子宮を安らかにする（安胎する）。また真陰を補うことによって補血すると考えられる。本条においても補血とともに気血を通じる意味もあると思われる。[14]

【本条のポイント】

出産後の衝任帯脈の異常、特に任脈の異常による水飲の形成や、衝脈の異常に伴う瘀血の形成などに伴い、水血が結して子宮に滞留し、気滞も加わって敦状の少腹満が形成されているものは、大黄甘遂湯を用いて血を下し水を逐し、止血し補血して治療する。

【原文】（二十二―14）

婦人経水不利下、抵当湯主之。（亦治、男子膀胱満急、有瘀血者）

抵当湯方

水蛭三十箇（熬）　**虻虫三十枚**（熬、去翅足）　**桃仁二十箇**（去皮尖）　**大黄三両**（酒浸）

右四味、為末、以水五升、煮取三升、去滓、温服一升。

【訓読】

婦人の経水利下せざるは、抵当湯之を主る。（亦男子の膀胱満急し、瘀血有る者を治す）

抵当湯方

水蛭三十箇（熬る）　虻虫三十枚（熬る、翅足を去る）　桃仁二十箇（皮尖を去る）　大黄三両（酒に浸す）

右四味、末と為し、水五升を以て、煮て三升を取り、滓を去り、一升を温服す。

【注釈および考察】

＊**婦人の経水利下せざるは、**：「経水不利」は、月経が出てはいるが順調ではないもの、のことであり、「経水不利下」は、月経が完全に止まってしまったもの、のことである。衝任2脈が塞がり気血が流通できなくなると、血海が虚して子宮が栄養されず月経が止まることになる。寒邪・痰湿・気滞などから血瘀を生じ、衝任2脈が塞がれることが原因となる。本条は構成生薬から考えても、瘀血を原因としての「経水不利下」である。

＊**抵当湯之を主る**：抵当湯は、『傷寒論』太陽病中篇および陽明病篇中に出ている。太陽病中篇は、①「太陽病、六七日、表証仍在、脉微而沈、反不結胸、其人発狂者、以熱在下焦、少腹当鞕満、小便自利者、下血乃愈、所以然者、以太陽随経、瘀熱在裏故也、抵当湯主之。」、②「太陽病、身黄、脉微結、少腹硬、小便不利者、為無血也、小便自利、其人如狂者、血証諦也、抵当湯主之。」であり、陽明病篇は、③「陽明証、其人喜忘者、必有蓄血、所以然者、本有久瘀血、故令喜忘、屎

雖硬、大便反易、其色必黒者、宜抵当湯下之。」、④「病人無表裏証、発熱八九日、雖脉浮数者、可下之、仮令巳下、脉数不解、合熱則消穀喜飢、至六七日、不大便者、有瘀血、宜抵当湯。」である。これらの条文を細かく分析することはここでは行わないが、大意を記す。①「外感熱病にかかり六七日が経過し、まだ表証が残っているのに脈は微沈であり、邪気が胸中に結して心下痛や胸腹脹満となることもなく、あきらかにおかしな狂った様子であり、熱が下焦にあり、少腹に瘀血があって鞕満し、小便はむしろ出やすく膀胱に異常はないものは、瘀血を下せば治癒する。その理由は瘀熱が裏にあるためである。」、③「陽明病類似の症状を示す陽明証では、物忘れが多くなるものには、蓄血と呼んでよいような陳旧性の瘀血病変があり、そのために物忘れし易くなり、大便が硬くなるが、出るときはスムースであり、その色は黒くなる、そのような場合は抵当湯で下すのがよい。」である（他略）。瘀血病変が陳旧化して下焦に残り、瘀熱を形成し、そのために少腹鞕満とともに精神機能の異常をともなっている病態に用いることがわかる。すなわち本条でも陳旧性の瘀血病変により衝任2脈が塞がり気血が流通できなくなり、血海が虚して「経水不利下」となっていると考えらる。また『傷寒・金匱』薬方大成』で中川良隆が指摘するように、傷寒論で述べられている、「脈沈、或は喜忘、或は如狂、或は少腹満、小便自利、或は大便黒く硬い、或は口唇乾燥、舌質紫、或は瘀血斑等の瘀血症状など」を伴った場合に、抵当湯を使うことが可能になる点は、臨床的な観点として重要である。

＊亦男子の膀胱満急し、瘀血有る者を治す：『傷寒論』の記載では、性別は問われていない。瘀血が原因で水道が通じず、膀胱が脹満して痛む場合には、抵当湯が有効である。

【抵当湯の考察】

Ⅰ：構成生薬の薬理作用

A．**水蛭**：①破血逐瘀・消癥通経　B．**虻虫**：①破血逐瘀・消癥通経　C．**桃仁**：①活血祛瘀　②潤腸通便　③止咳平喘　D．**大黄**：①瀉熱通腸　②清熱瀉火・涼血解毒　③行瘀破積　④清化湿熱

Ⅱ：抵当湯の方剤考察

水蛭《すいてつ》は、鹹によって血に入り血を散らせ、苦によって血を泄降して除き、鹹・苦で血を巡らせ、気分には影響せず肝経の血分に入って破血するために、使用しやすく、また衝任経の瘀血を除くため、不妊症の治療に用いることができる。**虻虫**は苦寒によって泄降し、強力な破血（瘀血を除く）作用があり、肝経の血分に入って活血・祛瘀・通経し、腹部に瘀血による癥瘕積聚があって無月経となった者に用いられる。水蛭は虻虫よりも作用が緩和で持続性があり、両者はともに用いられることが多く、補い合って効果を発揮する。また**桃仁**は瘀血を除き、血をよく巡らせる活血祛瘀にすぐれ、あらゆる瘀血・蓄血の病証に用いられる。婦人の瘀血積滞による経

閉・月経痛・癥瘕、また産後の瘀血阻滞・腹痛・悪露停滞・下腹部腫瘤などである。『本経疏証』によれば、張仲景の桃仁の用い方には三症候があり、「表証がいまだ去らざる場合、少腹に異常がある場合、皮膚に甲錯がある場合である」であるが、少腹に異常がある場合の例として、桃仁承気湯・抵当湯・大黄䗪虫丸・大黄牡丹皮湯・下瘀血湯などが挙げられている。本条での桃仁は、水蛭・虻虫の活血・祛瘀・通経作用をさらに助ける意味があると思われる。**大黄**の作用は前条で説明したが、瘀血を下すことによって血閉を通じるとともに新血を生じ、瀉下することによって陰濁を下降させ、下すことで虚を補って清陽を上昇させている。また本条では裏にある瘀熱を除く意味もある。

動物性の生薬である、水蛭・虻虫・䗪虫などが含まれる方剤は金匱要略においては、大黄䗪虫丸・土瓜根散・下瘀血湯・抵当湯があり、いずれも下血の作用が強く瘀血を除く方剤で、下瘀血湯類として分類される。大黄䗪虫丸は、慢性虚労により瘀血が内積して乾血が生じた状態に対してであり、下瘀血湯は産後の瘀血による腹痛に対して用いられ、土瓜根散は瘀血によって気血の運行が失調したために子宮異常出血が起こる場合である。抵当湯も下瘀血湯類に分類されるが、これらの方剤の中では、抵当湯は瘀血により月経の止まった状態を通じさせるのであり、最も作用が強力である。

また気が巡らなければ瘀滞を生じ、濁物が除かれて通じなければ気も巡らず、気を制御することもできないところから、瀉下薬と行気薬で構成される承気湯類も、瘀血を除く上での重要方剤である。大黄・桃仁・芒硝の瀉下薬と厚朴・枳実などの行気薬を中心とした構成であり、特に大黄・桃仁・芒硝のいずれもが含まれる桃核承気湯は、破血逐瘀の作用が強く、瘀血による少腹脹痛・月経困難・無月経などに下瘀血湯類と同様に用いられるが、動物性の生薬が入っている抵当湯の方が、駆瘀血力はより強いと考えられる。

【本条のポイント】

抵当湯は『傷寒論』では、瘀血病変が陳旧化して下焦に残り、瘀熱を形成し、そのために少腹鞕満とともに精神機能の異常をともなっている病態に用いるとされる。本条は、陳旧性の瘀血のために衝任2脈が塞がり気血が流通できなくなり血海が虚して、「経水不利下」となった場合や、瘀血が原因で水道が通じず膀胱が脹満して痛む場合であり、駆瘀血力の強い抵当湯を用いて治療を行うことが必要となる場合である。

【原文】（二十二―15）

婦人経水閉、不利、蔵堅癖不止、中有乾血、下白物、礬石丸主之。

礬石丸方

礬石三分（焼）　杏仁一分

右二味、末之、**煉蜜和丸棗核大、内蔵中、劇者再内之。**

【訓読】

婦人経水閉じて、利せず、蔵の堅癖止まざるは、中に乾血有り、白物を下すは、礬石丸之を主る。

礬石丸方

礬石三分（焼く）　杏仁一分

右二味、之を末とし、煉蜜にて和して棗核大に丸め、蔵中に内れる、劇しき者は再び之を内れる。

【注釈および考察】

＊婦人経水閉じて、利せず、：月経不順が悪化して月経閉止となった状態であるが、月経不順の原因は様々であり、肝腎不足にともなう腎精と肝血の不足・腎陽虚に伴う温煦機能の低下・陰虚火旺に伴う虚熱発生・脾胃の運化機能の低下による痰湿停滞・肝気鬱結・瘀血内阻などが考えられる。［20参照］その中で本条と関係するのはまず瘀血内阻であり、瘀血を生じる原因である、寒邪による経脈の攣縮拘急・気虚気滞にともなう血行阻滞・邪熱が血分に入り熱と血が互結する、などによって子宮内の血脈が阻滞し、衝任脈の血流も不通となることなどが原因と考えられる。また本条では乾血が形成され、瘀血の経過が長いことが示唆されている。脾胃の運化機能の低下が長期にわたり、痰湿停滞となって下注し、その結果としての気虚気滞をベースとして瘀血が形成され、それによって乾血も形成される、と考えることもできると思われる。

＊蔵の堅癖止まざるは、中に乾血有り、：女性の生殖器である子宮・卵巣・輸卵管を、女子胞・胞宮・胞臓・子臓などというが、ここでの蔵はそこから転じて、女性の生殖器を意味する。癖は古病名では、飲食不節制・寒痰凝結・気血瘀阻などによって両脇に痞塊を生じる症候名であるが、本条での堅癖は少腹部に生じた硬い痞塊、つまり硬いつっぱり感を感じることであると思われ、硬い腫瘤を触れることとは、ニュアンスが異なると思われる。これは、瘀血の経過が長くなったために瘀積、つまり瘀血が蓄積して固まった状態となり、短時間で散らすことが困難になるとともに、少腹部に持続性の痞塊感を感じるようになるのであると思われる。［7・8参照］

＊白物を下すは、：ここでは帯下の性状を述べており、白色帯下は一般的には、脾虚により運化機能が低下して水湿が停滞し湿邪が形成され、湿邪がその性質により下焦に流注することによって引き起こされると考えられ、熱を伴わず臭いも少ないとされる。一方黄色帯下は湿熱内蘊によるとされ、また腎虚によって蔵精機能が低下すると腎精が流出する結果、帯下が影響を受け、腎陽虚では帯下量が多く薄く水っぽくなり、腎陰虚では帯下量は少なくなり濃く粘調になるとされる。本条は白色であるので、湿熱内蘊状態の黄色帯下とは異なると思われ、瘀血が陳旧化し湿熱が収まったためとも考えられるが、瘀血の原因が脾虚による気滞血滞にあり、また脾虚によって湿邪が形成され、湿邪下注に伴って帯下も白色となると考えることができ、さらに腎陽虚を伴っていれば、その影響も帯下に影響して来ると思われる。これらの点に関して何任は、

「蓄と泄が失調すると、胞宮の湿熱が白帯を形成する。」と湿熱を強調し、他の文献でも瘀血の凝結によって湿熱を生じることが原因である、とする説明がなされていることが多い。一方中川良隆は、「白物は必ずしも白いということではなかろう。きたない血性とか腐敗性の帯下ということではなく、古くなって一見きれいな漿液性の帯下ということであろう。」とするが、傾聴に値すると思われる。

【礬石丸の考察】

Ⅰ：構成生薬の薬理作用

A．礬石：①解毒医瘡・収湿止痒　②渋腸止瀉・収斂止血　③祛風痰　④清熱退黄　B．杏仁：①止咳平喘　②潤腸通便

Ⅱ：礬石丸の方剤考察

本方は膣坐剤である。**礬石**は明礬であり収斂作用があり、外用により解毒医瘡・収湿止痒に作用するとされ、『神農本草経』においてすでに白色の帯下・陰部びらんに有効であると記載される様に、女性の外性器の炎症やびらん潰瘍に特に用いられる。本条では収湿収斂作用によって白色帯下に有効であると思われるが、乾血に対する効果は不明である。**杏仁**は、肺気が粛降機能を失うことによって生じる様々な症状に有効である。肺気の粛降、胃気の和降、肝気の疏泄は各々で相互にバランスをとりあっているところから、肺気の粛降の異常が肝気の疏泄に影響を与えると、肝は蔵血の臓器であるので、その影響は女性器に及び、血虚や気虚の症状を悪化させる。すなわち杏仁は肺の宣発と粛降の機能を改善することによって水道を通調し、肝の疏泄を改善し、それによって子宮の状態も改善する。『名医別録』には杏核の功能として「女子傷中」との表現がみられ、肺気の粛降機能を改善することが、蔵血の臓器である肝に及び、さらに女性器に及ぶことが示唆されている。また杏仁は肺気を降ろすことで津液を降ろし水道を通調し、腸燥を潤すとともに、子宮の乾血も潤すと思われ、このことは本条の症状に有効であると思われる。さらに通調作用には軽度の利水効果もあり、湿証や湿温病初期の症状に対して有効であり、本条の白色帯下が、脾胃の運化機能の低下が長期にわたり、痰湿停滞となって下注したことが原因と考えるならば、杏仁で湿を除いて症状を改善する意味もあると思われる。また杏仁には**estrone,estradiol**が含まれていることは、女性器との関係で注目されている。

【本条のポイント】

脾胃の運化機能の低下や、寒邪・気虚気滞・邪熱などによって衝任脈の血流が不通となり、痰湿停滞や瘀血内阻となり、長期に及んで乾血となると、少腹部に持続性の痞塞感を生じ、また停滞した湿邪の下注などによって白色の帯下となっている場合は、膣坐剤である礬石丸を用いて治療する。杏仁により肺気の粛降機能を改善し水道を通調することが、蔵血の臓器である肝に及び、さらに女性器に及ぶことが示唆されている。

【原文】（二十二―16）

婦人六十二種風、及腹中血気刺痛、紅藍花酒主之。

紅藍花酒方（疑非仲景方）

紅藍花一両

右一味、以酒一大升、煎減半、頓服一半、未止再服。

【訓読】

婦人六十二種の風、及び腹中に血気刺痛するは、紅藍花酒之を主る。

紅藍花酒方（疑うらくは仲景の方に非ず）

紅藍花一両

右一味、酒一大升を以て、煎じて半ばを減じ、一半を頓服す、未だ止まざれば再び服す。

【注釈および考察】

＊婦人六十二種風、：『素問』玉機真蔵論篇に、「風なる者は百病の長」とあり、六淫の邪気は常に風に頼って人体を侵襲するとされる。風邪は上方・外方へ向う性質があり、また『素問』によれば寒邪と結合し、まず肌表を侵し治らなければ、肺に伝わり、さらに肝に伝わり、次に脾に伝わり、腎に伝わり、最後に心に伝わるとされる。また女子胞では腎中の精気の影響を受けて衝脈・任脈の働きが維持され、さらに血脈と関係する心・生血の源である脾・蔵血の腑である肝の影響を強く受けて、女子胞の機能が維持されている。従って風邪（風寒邪）によって五臓が影響を受けると、その影響は女子胞に及ぶことになる。婦人の六十二種風が具体的に何を意味するかははっきりしないが、女子胞に影響を与える腎・心・脾・肝に風邪の影響が及び、さらに女子胞に影響が及ぶことが考えられる。また身体に虚があると風邪の侵入を起こし易くなり、特に産後は気血が虚し、気が虚すと皮毛に衛気がなくなって風邪が入り易くなり、さらに血分に及んで産後風といわれる状態を引き起こす。また月経後も血虚によって風邪が侵入し易くなると考えられる。

＊及び腹中に血気刺痛するは、：気と血は生命活動を維持する最も基礎的な物質であり、脾胃において消化吸収された水穀の精微物質から化生され、気は推進・温煦・固摂・気化・防御を主り、血は営気とともに五臓六腑を栄養し滋潤している。気血は同源とされ、機能面でも密接に影響しあい、気は血の先導役であって、気が滞れば血も滞り血瘀となり、血瘀があれば気滞を生じる。風邪や風寒邪の影響が五臓に及ぶと、気血の生成循環が影響を受けて混乱を生じ、虚実・寒熱を含め、あらゆる病態の原因となる。また痛みは気血が通じないことから起こるとされ、特に血瘀を生じると経脈中の気血が通じなくなり、固定性の刺痛となるとされる。「腹中に血気刺痛するは、」は、「腹中に風邪（風寒邪）が及んで気血が通じなくなると、気滞とともに血瘀を生じて、固定性の刺痛となる場合は、」と思われる。本条は「腹中」であり「少腹中」ではないの

で、女子胞を含めての腹中と考えてよいと思われる。

【紅藍花酒の考察】

I：構成生薬の薬理作用

A．紅藍花《こうらんか》

紅藍花とは紅花のことであるとするのが定説である。『神農本草経』には紅藍花も紅花も記載はなく、大塚敬節は、「（博物誌に、張騫が種を西域に得たと書いてあるが、『神農本草経』には記載がないので）張騫が種子をもってきたということだけでは、紅藍花酒が漢の頃にあったという説明にはなりませんね。」と述べている。また本文「疑うらくは仲景の方に非ず」との記載は、「誰が書いたのかはわからないが」とされているが、漢の時代には紅藍花がなかったことを知っていた人物が注記した可能性も考えられると思われる。

（1）キク科ベニバナの管状花

（2）辛、温。心・肝。

（3）『神農本草経』に記載なし。『本経疏証』には、「味辛、温、無毒。主産後血運、口噤、腹内悪血不尽、絞痛、胎死腹中、井酒煮服、亦主蠱毒。」とある。

（4）**11：**①活血通経　②祛瘀止痛　**12：**①活血通経　②祛瘀止痛　**13：**①活瘀血　②生新血

（5）最もよく用いられる活血化瘀（血脈を疏通し瘀血を消散する）薬であり、少量で用いられると活血養血し、多量では破血行瘀する。血瘀による閉経・月経痛・月経過少・産後腹痛・腹中の積塊・子宮内胎児死亡などに用いられる他、内科疾患で瘀血阻滞に起因する、腹痛・胃脘痛・腹中積塊などに用いられる。また祛瘀止痛効果があり、打撲による内出血時の腫脹・疼痛、狭心痛などに用いられる。酒を加えて煎じると活血通経作用が強まる。温性であり寒性の瘀血証により適する。養血作用は強くなく、活血することで新血を生みだすと考えられる。

II：紅藍花酒の方剤考察

腹中に風邪（風寒邪）が及んで気血が通じなくなり、気滞・血瘀を生じて固定性の刺痛となった病態を、紅藍花によって血脈を疏通し瘀血を消散し、祛瘀することによって止痛する。酒で煎じることで活血通経作用を強めている。

【原文】（二十二—17）

婦人腹中諸疾痛、当帰芍薬散主之。

当帰芍薬散方（見前妊娠中）。

【訓読】

婦人の腹中の諸々の疾痛は、当帰芍薬散之を主る。

当帰芍薬散方（前の妊娠中に見ゆ）。

【注釈および考察】

＊当帰芍薬散は（二十一—5）参照のこと。

＊婦人の腹中の諸々の疾痛は：腹中疼痛の原因は様々である

が、ここでは婦人特有の疾病を原因とする疼痛と考えてよいと思われる。また「通ぜざれば痛む」であって、一般的に気滞・血瘀・寒凝・湿阻・火熱・実邪などの原因によって、気血の運行が阻害されて痛みを生じる。そこで婦人の生理的な特徴として挙げられるのは月経・妊娠・出産であり、これらは臓腑・気血・経絡の働きによって維持されている。臓腑は気血化生の根本であり、腎は精を貯蔵し、髄を生じ、精と髄が化生して血となり、肝は血を蔵し調節し、脾は気血化生の源であって、後天の本とされ、脾気は血を統摂して脈管外に血液が漏れないようにしており、心は血脈を主り、心気の推動作用によって血液は脈管中を循環し、肺は気を主り、吸入した清気と水穀の精気から宗気を形成して呼吸を主り、また三焦の働きも重要である。これらの臓腑機能が失調すると、気血が充足されず、様々な婦人病の原因となる。月経は血と密接な関係を持ち、血は気によって化生して気血同源といわれ、気血が調和し血海が充実していることが重要であり、それらの働きを支配し調節しているのが、衝・任・帯・督脈である。これら臓腑機能や衝・任・帯・督脈は、様々な内因や外因によって影響を受ける。特に女性は、内因である精神情緒や体質による影響が大きく、それらにより肝の疏泄機能が影響を受け肝気鬱結となると、気・血・津液が滞りなく全身を巡ることができなくなり、精神情緒も穏やかに安定することができなくなって悪循環が形成される。また心・肝・腎・脾などの機能失調は、気血両虚を引き起こし、衝・任・帯・督脈の気血の流れが阻害され、衝任脈の虚弱や帯脈失調の原因となり、月経不順・痛経・閉経などとなる。また気血の失調から気滞血瘀を生じると、疼痛などの症状を悪化させる。さらに三焦の働きも重要であり、三焦は水穀の精気・津液の通り路であるとともに、腎からの先天の精が化生した元気の通り路であり、「人体の気化を総司する」臓器であり、脾・肺・腎の気化作用に加え三焦の通調作用によって津液を化生し、津液や元気は三焦によって身体の隅々にまで行き渡り、それにより各臓腑機能を発揮することが可能となっている。そこで脾虚から気虚血虚となり、水湿の運化が失調し水湿が停滞すると、津液が停滞して散布されず、三焦の「人体の気化を総司する」機能や、元気によって臓腑機能を推進することなどが失調してその影響が全身に及び、また気・血・津液への影響とともに、子宮や衝・任・帯・督脈に影響が及んで、「腹中諸疾痛」が引き起こされると考えられる。

【当帰芍薬散の考察】

（二十一―5）で詳述した。参照のこと。構成生薬は、当帰・芍薬・茯苓・白朮・沢瀉・芎藭であり、部分を再掲する。

「女子胞（子宮）の働きは、腎中の精気の影響のもとに、心・脾・肝の3臓の働きによって維持されている。また妊娠中の胎児の滋養は営血に依存し、心が血脈を主り、肝が血を蔵し、脾が生血の源であるところから、これら3臓の機能が失調すると、妊娠中の腹痛・出血などの原因となる。また3臟の機能失調に加えて、胎児の成長に伴って気血の需要が高まり供給がさらに不足し、血虚が引き起こされることになる。血虚が引き起こされる状況下では、脾による水湿の運化も失調し、肺・脾・腎・三焦・膀胱などの気化作用によって津液を化生して全身を滋養することもできなくなり、水湿の停滞が引き起こされる。三焦は水穀の精気や津液の主要な通路であるとともに、腎中の先天の精が化生した元気の通り路でもあり、元気の作用を受けて全身の臓腑機能が維持されているところから、水湿の停滞の影響は全身の諸臓腑に及ぶことになる。そこで当帰芍薬散の構成生薬をみると、血に作用する当帰・芍薬・芎藭と、水に作用する茯苓・沢瀉、またその両方に作用する白朮が組み合わされており、水血の機能を正常化させることによって、女子胞の働きを回復させ、「疞痛」を治療する方剤であることが理解される。」

【本条のポイント】

心・肝・腎・脾・三焦などの機能失調を背景として、気血が虚し、水湿が停滞するとともに、衝・任・帯・督脈の気血の流れも阻害されて、婦人の「腹中諸疾痛」となっている場合は、当帰芍薬散を用いて治療する。

【原文】（二十二―18）

婦人腹中痛、小建中湯主之。

小建中湯方（見前虚労中）

【訓読】

婦人の腹中痛むは、小建中湯之を主る。

小建中湯方（前の虚労中に見ゆ）

【注釈および考察】

＊小建中湯に関する条文は、『傷寒論』太陽病中篇第１００条・第１０２条および、『金匱要略』血痺虚労（六―15）・黄疸（十五―22）においても提示されている。

＊**婦人の腹中痛むは、**：前条の当帰芍薬散においては、血虚・脾虚をベースにして水湿が停滞し、臓腑および三焦の機能不全が引き起こされ、その結果子宮や衝・任・帯・督脈の気・血・津液の流通が阻滞し、「腹中諸疾痛」が引き起こされると考えられた。それに対して本条は、子宮や衝・任・帯・督脈以外の腹部疾患を念頭においており、水湿の停滞は強くなく、虚労による営衛不和を背景として、裏における営衛不和がより強い場合であると考えられる。前条でも述べたが、「通ぜざれば痛む」であって、一般的に気滞・血瘀・寒凝・湿阻・火熱・実邪などの原因によって、気血の運行が阻害されて痛みを生じるとされるが、そのような原因も含んだ上で、血痺虚労（六―15）の内容も参考にして考えるならば、本条では主に虚労によって営陰がみずからを守ることができなくなって、裏における気血の流れに混乱を生じ、調節機能が失われたために生じた腹痛と考えられ、この点では『名医の経方応用』で述べられているように、交感神経と副交感神経の調節が損な

われたためであると言っても同義であると思われる。

【小建中湯の考察】

詳細は、血痺虚労（六―15）参照のこと。

Ⅰ：構成生薬の薬理作用

A．桂枝：①発汗解肌（表）②温通経脈 ③通陽化気 **B．甘草：**①補中益気 ②潤肺・祛痰止咳 ③緩急止痛 ④清熱解毒 ⑤調和薬性 **C．大棗：**①補気補脾 ②養血安神 ③薬性緩和 **D．芍薬：**①調和肝脾 ②養血和営 ③止痛止痢 **E．生姜：**①散寒解表 ②温胃止嘔 ③化痰行水 ④解毒 **F．膠飴：**①補中緩急止痛 ②潤肺止咳

Ⅱ：小建中湯の方剤考察

小建中湯は、桂枝・甘草・大棗・芍薬・生姜の構成が桂枝湯と同じであり、桂枝湯の芍薬の量を倍にし、甘草の量を1.5倍にした上で、膠飴《こうい》を加えている。（六―15）を再掲する。

「桂枝・生姜で表（衛）に作用し、芍薬・膠飴で肝・脾・腎・肺の陰を補血滋陰し、裏（営）を補い補中することに力点が置かれている。五味上は、甘（桂枝・甘草・大棗）、酸（芍薬）、辛（桂枝・生姜）、苦（芍薬）であり、甘は補・和・緩に、酸は収・渋に、辛は散・行に、苦は泄・燥・堅に作用し、温薬の桂枝・大棗・生姜・膠飴と、寒薬の芍薬が組み合わされ、寒熱いずれの病態にも対応しまた衛営を調和している。」である。

芍薬の量が桂枝湯に比し倍になっているのは、小建中湯証は桂枝湯証に比して病変がより裏に及び、主に虚労によって営陰がみずからを守ることができなくなって、裏における気血の流れに混乱を生じ、調節機能が失われた病態と考えられ、芍薬は営に作用して営気を滋調して調節機能を回復するのである。桂枝と芍薬では桂枝は表に作用し芍薬は裏であり、生姜と大棗では生姜は表であり大棗は裏であって、営衛の調和が図られ、また生姜と芍薬は芍薬の寒を抑え、芍薬と甘草は解痙・止痛作用を強めて、合せて温経止痛を強めている。桂枝は散の性質であり、それに対して芍薬は斂であり、両者を用いることによって桂枝は峻でなくなり芍薬の寒は緩和されている。小建中湯においては寒性の芍薬が倍量用いられていることから考えても、小建中湯が単に裏寒を温めて腹痛を改善する目的で用いられているのではないことが推察される。膠飴は「甘味で補脾益気し、緩急和中し、中虚で痛む者を止痛する。脾虚を補い、虚寒による腹痛を鎮め、肺虚を補い止咳する。」（六―15）であるが、脾胃に作用して裏虚を補う目的で用いられている。

【本条のポイント】

虚労によって営陰がみずからを守ることができなくなって、裏における気血の流れに混乱を生じ、調節機能が失われたために生じた腹痛に対しては、小建中湯を用いる。

【原文】（二十二―19）

問曰、婦人病、飲食如故、煩熱不得臥、而反倚息者何也。師曰、此名転胞、不得溺也。以胞系了戻故致此病、但利小便則愈、宜腎気丸主之。

腎気丸方

乾地黄八両　薯蕷四両　山茱萸四両　澤瀉三両　茯苓三両

牡丹皮三両　桂枝一両　附子一両（炮）

右八味、末之、煉蜜和丸、梧子大酒下十五丸、加至二十五丸、日再服。

【訓読】

問うて曰く、婦人の病、飲食故《もと》の如く、煩熱して臥するを得ず、而るに反って倚息する者は何ぞや。師曰く、此れ転胞と名づく、溺《にょう》するを得ざる也。胞系了戻《ぼうけいりょうれい》するを以ての故に此の病を致す、但だ小便を利すれば則ち愈ゆ、腎気丸宜しく之を主る。

腎気丸方

乾地黄八両　薯蕷四両　山茱萸四両　澤瀉三両　茯苓三両

牡丹皮三両　桂枝一両　附子一両（炮ず）

右八味、之を末とし、煉蜜に和して丸め、梧子大とし酒にて十五丸を下す、加えて二十五丸に至る、日に再服す。

【注釈および考察】

＊婦人の病、飲食故《もと》の如く、煩熱して臥するを得ず、：「飲食如故」であるので、中焦の脾胃の機能に異常はない。ここでの症状は尿路系の異常が主であり、「転胞」病や「胞系了戻する」などと表現される（後述）、尿路の通過障害や機能失調を起こしている病態である。煩熱は『中国医学辞典』によれば、①外感熱病で邪熱の外泄ができない場合、②裏実熱が盛んな場合、③内傷雑病による肝火旺盛、陰虚火旺などの場合とされるが、「煩熱して臥するを得ず、」であり、手足の置き所が無く横になっていることもできない、すなわち煩躁状態にあると考えられる。煩躁は「実熱証・虚熱証時の虚火内擾・虚寒証時の虚陽擾動などであらわれる」とされる。一方煩熱を生じる病態のひとつは尿路の通過障害であり、膀胱・尿管中の尿貯留によって細菌感染による膀胱炎や腎盂炎を起こし易くなり、裏実熱を形成すると煩熱の原因となる。その際、陽熱が過度のために陰精は消耗され、それに加えて陽明にまで病邪がおよぶと、陽明は四肢を主るところから、暑さのために手足を激しく動かして苦しむ「煩躁」状態を伴うことが考えられる。しかし陽明病では熱によって津液が消耗されて胃中が乾燥して実をなし、熱邪が経脈から胃腑に伝わって熱結するとされ、脾胃機能に異常のない本条とは異なると思われる。また肝火旺盛でも脾胃機能に影響が及ぶと考えられる。他には内傷雑病による陰虚火旺であり、陰虚のために陽を制御することができなくなり相対的に陽が盛んとなって発熱する場合であり、虚熱である。陰虚火旺においては、胸中鬱熱となり、このために不安とともに手足を絶え間なく動かし「臥するを得ず、」の状態となり得る。いっぽう体内の陰寒が非常に強勢で陽気が減弱するために、陰陽の協調が失われ、陽気が隔離

されて体表へ押しやられ、体表部が仮熱し裏は真寒する陰盛格陽といわれる病態でも身熱を呈し、煩熱の原因となり得る。陰盛格陽においては、虚陽擾動による「陰躁」つまり手足をむげに動かす動作を伴うことがあるとされ、虚熱が上昇する陰火上炎により顔面が赤くなり口は渇くが、温かい飲み物を好み多くは飲めなくなる。つまり陰虚火旺と陰盛格陽のいずれによっても、「煩熱して臥するを得ず、」の症状を呈し得ると思われるが、両者は病態としては根本的に異なっている。

本条は陰虚火旺や陰盛格陽が引き起こされていると考えられ、その原因となっている臓器は腎であり、陰虚火旺は腎陰虚により引き起こされ、陰盛格陽は腎陽虚により引き起こされる。腎陰は人体を構成している精・血・津などの陰分の元であり、人体の成長発育や生殖機能を維持し身体の各組織を滋潤しており、腎陰が欠乏すると特に心・肝・肺に症状が発現しやすくなり、また腎陰虚では虚熱を伴うこととなる。腎陽は一身の陽気の根本であって、人体の各臓腑組織を温煦し、生理機能を維持促進する大元と考えられている。そこで腎陽虚は命門火衰とも呼ばれ、温煦機能の低下と気化機能の低下によって虚寒内生となる。腎陽虚が進行すると体内の陰寒が強大となり、強い陰が衰弱した弱い陽を隔離し体外へ追いやり陰盛格陽となるが、この際の熱は仮熱であって、身熱はあるがそれほど強くなくまた熱を嫌うこともなく、陽気が頭面部に隔離される戴陽症状も程度は強くないとされる。これらのことを考えると本条は、煩熱の程度もある程度強く、肺への影響も見られており、どちらかというと陰虚火旺の病態であるが、腎陽虚の要素もあると思われる。その点では、腎陰と腎陽は相互に依存と抑制をしあう関係なのであり、一定の条件下では相互に転化し得るとされ、本質的には同源なのであって、腎陰虚・腎陽虚は腎の精気不足の現われといってもよく、腎陰虚が進行すると腎陽にも影響が及んで腎陽が虚し、陽虚より陰虚がより強い陰陽両虚となると考えられるが、それらは本条の病態の説明でもあると思われる。［2・8・10］

＊**而るに反って倚息する者は何ぞや**：虚熱が発生し胸中鬱熱となり、肺に影響すると粛降作用が傷害される。肺気は肺の粛降作用によって下降し、腎気の働きによって腎に納気されることにより呼吸が正常に保たれているとされる。また粛降作用が正常であることによって水穀精微から化生された気や津液が肺から下降することが可能となり、津液の中の清（肺）中の濁が下降して腎膀胱に送られることにより、水液代謝が維持されている。虚熱が肺に影響したり、腎気が虚して納気不全となると、肺気や清（肺）中の濁が下降しなくなり呼吸状態が悪化し、起座呼吸となると考えられる。ここでの腎気とは腎の封蔵・固摂・納気などの生理作用を指している。

＊**此れ転胞と名づく、溺するを得ざる也。**：転胞は『中国医学辞典』によると、「別名、胞転、転脬などともいう。尿路に原因がある排尿困難や妊娠期間に生じる小便不利などを指す。妊

娠の場合、大きくなった子宮が膀胱などを圧迫し、下腹部に脹満感と微痛とがあらわれる。中気不足に関係しているととらえられている。」であるが、本条では中焦・脾胃の機能すなわち中気には異常はみられないと考えられ、腎虚を引き起こす他の原因を考えることが必要となる。胞は、子宮・胎盤・膀胱・眼瞼・精室などに用いられるが、ここでは膀胱のことである。

***胞系了戻するを以ての故に此の病を致す**：胞系了戻は『中国医学辞典』によると、「胞系とは泌尿器系のこと。了戻とは通過がわるくまとわりつく状態のこと。下腹部が痛くなり、小便はだらだらと出るが、すっきりと排尿できない状態をいう。」とされる。「戻」は「もとる・そむく・悪事」などの意味であり、「了」はその様な状態になったことを意味しているので、胞系了戻で泌尿器系が失調状態にあり尿の出が悪いことを意味するが、必ずしも物理的な尿路系の閉塞に限定されないと思われる。本条では先に述べた如く、「腎陰虚が進行すると腎陽にも影響が及んで腎陽が虚し、陽虚より陰虚がより強い陰陽両虚となる」状態になったことを意味していると思われる。

【腎気丸の考察】

腎気丸は『金匱要略』中の、中風歴節病篇（五―19）『崔氏』八味丸、血痺虚労病篇（六―17）八味腎気丸、痰飲咳嗽病篇（十二―17）腎気丸、消渇小便不利淋病篇（十三―3）腎気丸、に既出である。参照のこと。

Ⅰ：構成生薬の薬理作用

A．地黄：①涼血清熱　②滋陰補腎　③養陰生津・生熱益胃　**B．山茱萸**：①補肝腎陰　②収斂固渋　**C．薯蕷**：①補気健脾・養陰　②補益肺陰　③補腎陰　**D．沢瀉**：①利水滲湿　②清腎火　5）茯苓：①利水滲湿　②健脾補中　③寧心安神　**E．牡丹皮**：①清熱涼血　②活血散瘀　③清肝火結　**F．桂枝**：①発汗解肌（表）②温通経脈　③通陽化気　**G．附子**：①回陽救逆　②補陽益火　③温陽利水　④散寒止痛

Ⅱ：腎気丸の方剤考察

（五―19）から再掲する。

「八味丸は六味丸に桂枝・附子が加えられた方剤構成である。六味丸は腎陰虚に用いられる基本方剤であり、地黄で養陰生津し気血の通りを改善して滋陰し補腎し、山茱萸で肝腎の陰を固損するとともに滋養し（補肝腎陰）、薯蕷（山薬）で健脾補気養陰するとともに益肺気しまた腎陰も補い強腎し固精している。これら三生薬においては、地黄は主に腎陰を補い、山茱萸は主に肝陰を補い、薯蕷は主に脾虚を補うところから、三補と言われている。一方沢瀉は利水滲湿し清熱し、茯苓は利水滲湿とともに健脾補中し、牡丹皮は清熱涼血し清肝火するところから、三瀉と言われている。これら六味丸の作用は補陰し利水瀉濁する点にあるが、腎は陰陽の根本であ

り、また陰陽は相互に依存し合い、腎陰が虚すれば腎陽も虚すのであり、すなわち六味丸で腎陰を補うことによって腎陽を補っている意味もあり、腎の陰陽両虚証に用いられる方剤である点が重要である。また腎の病証において、腎陰が損なわれると陰が陽を制約できなくなって相火が妄動して五心煩熱・盗汗・潮熱となり、腎陽が虚すると温化の作用が低下して寒がり・四肢冷感・膝腰の冷痛・精神疲労・小便不利などの症状となる。また腎虚による気化機能の失調は水液の貯留を引き起こし、腎気虚によって腎の納気機能が失調すると納気不全により呼吸困難となり、腎精が不足すると耳鳴・聴力低下などの症状となる。以上の諸点を考えると、補陰することによって相火を鎮め、腎陽も補い、これにより温化して気血の巡りを改善し、利水滲湿して水液貯留を改善していることになる。また肝・脾・腎は相互に関係し合っており（ここでは詳述せず）、各構成生薬の臓器への個別の作用も加味されている。六味丸は腎陰虚に用いられるが、八味丸は腎陽虚証に用いられる方剤とされ、以上の様な滋補腎陰の六味丸に、温陽散寒の附子と、温通経脈の桂枝が加えられ、補陽散寒の作用が強められており、温腎陽することにより、腎陽虚による気化機能の失調による水液の貯留や、寒湿停滞による寒がり・四肢冷感・膝腰の冷痛・精神疲労・小便不利・浮腫などの症状に有効である。」

本条の病態は先に考察したが、「腎陰虚が進行すると腎陽にも影響が及んで腎陽が虚し、陽虚より陰虚がより強い陰陽両虚となった」病態であり、そのために陰虚火旺となり煩熱煩躁を生じ、虚熱によって粛降機能が傷害され、腎の納気不全とあいまって起座呼吸となっていると考えられた。八味丸は附子・桂枝で命門の火を補って腎陽を回復し、すなわち腎気を賦活して水液を巡らし納気不全を解消し、虚寒を治すとともに、その他の構成生薬は六味丸と同様に腎陰を滋補し、虚火を鎮め、煩熱煩躁を改善している。水液代謝が改善して排尿が回復すれば、自ずと症状は改善する。

【本条のポイント】

「腎陰虚が進行すると腎陽にも影響が及んで腎陽が虚し、陽虚より陰虚がより強い陰陽両虚となった」病態で、陰虚火旺となり煩熱煩躁を生じ、粛降機能の傷害と、腎の納気不全のために起座呼吸となり、小便不利となっている場合は、腎気丸を用いて腎陰腎陽を補い、腎気を賦活して治療する。

【原文】（二十二―20）

蛇床子散方、温陰中坐薬。

蛇床子仁

右一味、末之、以白粉少許、和令相得、如棗大、綿裹内之、自然温。

【訓読】

蛇床子散の方、陰中を温める坐薬。

蛇床子仁

右一味、之を末とし、白粉少し許《ばかり》を以て、和して相得しめ、棗の大きさの如くす、綿に裹《つつ》んで之を内れれば、自然に温まる。

【注釈および考察】

*本条は「温陰中」であるので、『中医弁証学』でいうところの「胞宮虚寒証」に相当すると思われる。実証性の寒邪の外感による場合を「胞宮寒滞」とし、虚証性の陽気虚弱による場合を「胞宮虚寒」と表現する場合もある。月経過少・閉経・遅経・不妊・少腹冷痛などの症状を示し、虚寒のために気血の循環が阻害されることが主因である。下焦の虚寒が強くなると、腎陽虚証が引き起こされる。[2・9]

「胞宮虚寒」による症状に対して膣剤として蛇床子散が用いられた理由は、その薬理作用より十分に理解される。

***白粉少し許を以て、**：大塚敬節は「白米の粉」であるとし、「錫の粉末」だという説もある、とする。白粉は、猪膚湯でも猪膚・白蜜とともに用いられており、この場合は五合が用いられ米粉と思われるが、本条では少許である点で異なる。白鉛であるとの説もあるが、鉛は中毒の原因となり、いかがであろうか。前腕部の皮膚からの薬の吸収率を1とすると、膣粘膜は42倍とされ、肝での代謝分解を受けない投与経路であり、鉛中毒の可能性も皮膚への外用よりはるかに高いことになる。

***綿に裹《つつ》んで之を内れれば、**：大塚敬節は、「綿というのは絹のことです。この時代には木綿はありませんから、絹で指サックのような形に袋をつくり、そのなかに薬を押し込むのです。」とする。木綿の中国への伝来は後漢の五七～七五年頃とされるが、種子は10世紀頃で、栽培は南宋の一一二五～一一六二年頃とされる。

【蛇床子散の考察】

Ⅰ：構成生薬の薬理作用

A．蛇床子

(1)セリ科オカゼリの成熟果実。

『金匱要略講話』によれば、「ヤブジラミの果実に似たもの」とし、中国に産するものは日本のヤブジラミとは全然違うものであるとする。『原色日本薬用植物図鑑』によれば、「日本ではヤブジラミ（果実長2.5から3.5㎜）・オヤブジラミ（果実長3.5から6㎜）を漢薬蛇床子の代用にして蛇床子と呼び、収斂性消炎薬として婦人の陰腫などに外用する」とし、「中国産の蛇床子は中国に野生するオカゼリの果実で成分もやや異なっている」とする。

(2)辛・苦、温。腎。

(3)『神農本草経』「蛇床子、味苦、平、主婦人陰中腫痛、男子陰痿湿痒、除痺気、利関節、癲癇悪瘡。久服軽身。一名蛇粟、一名蛇米。生川谷及田野。」

(4)**11**：①温腎壮陽　②散寒祛風　③燥湿殺虫　**12**：①殺

虫止痒　②温腎壮陽　13：①温腎陽・暖子宮　②燥湿・殺虫・止痒

（5）辛散で祛風し、苦燥で除湿し、温で散寒助陽する。外用すると燥湿・止痒・殺虫に働き、陰部瘙痒感・瘙痒性湿疹・トリコモナス膣炎・寒湿帯下・風疹疥癬などに用いられ、内服すると温腎陽し暖子宮するので、腎陽虚による男子の陽萎や、宮冷不妊、寒湿帯下、寒湿痺による腰痛などに用いられる。

【本条のポイント】

「胞宮虚寒」による症状に対して膣剤として蛇床子散を用いる。

【原文】（二十二—21）

少陰脈滑而数者、陰中即生瘡、陰中蝕瘡爛者、狼牙湯洗之。

狼牙湯方

狼牙三両

右一味、以水四升、煮取半升、以綿纏筋如繭、浸湯瀝陰中、日四遍。

【訓読】

少陰の脈滑にして数の者は、陰中に即ち瘡を生ず、陰中蝕《むしば》まれ瘡爛《ただ》れる者は、狼牙湯にて之を洗う。

狼牙湯方

狼牙三両

右一味、水四升を以て、煮て半升を取り、綿を以て筋《はし》を纏《まと》い繭の如くし、湯に浸して陰中に瀝《したたら》せしむ、日に四遍す。

【注釈および考察】

＊少陰の脈滑にして数の者は、陰中に即ち瘡を生ず、：少陰の脈は、足少陰腎経の太谿穴での脈診所見とされ、後脛骨動脈の拍動部位であり、腎の虚実を窺うとされ、また会陰部の状態が反映されるとする。また滑脈は水湿の停滞によるとする見解が多い。『景岳全書』によれば、「滑脈は気が実し血が塞がっている徴候」であり、「痰逆とし・食滞とし・嘔吐とし・満悶の状態であるとする」であって、「滑脈で数であるものは内熱の状態であるとする」であり、本条の滑数の脈は内熱の反映であるとともに、水湿のみならず血の停滞も反映していると考えられる。また『医学衷中参西録』によれば、「少陰の中には水と火があり、心腎は水火の根源であって、心腎の気が上下にうまく循環していれば、身中の気化はおのずと壮旺となり、心腎の気が解離すると身中の気化はすみやかに衰微する」と述べられており、腎水と心火が各々相交することによって、身体の気化機能が正常に維持されていることが強調されている。『医学衷中参西録』によれば、心・腎はいずれも少陰であり、腎病は心に波及し心病は腎に波及する。すなわち腎経にもともと蘊熱があると、伏気の熱つまり、寒気が三焦脂膜中に伏在し気化の昇降を阻塞したために化熱した熱であるが、伏気の熱が少陰の虚に乗じて少陰に侵入し、腎経の蘊熱

を激発して熱が益々甚だしくなって心腎ともに熱することになるとされる。（二十二―8）で述べたが瘡瘍は心と関係した症状であるとされるところから、腎経の蘊熱に伏気の熱が加わり、心経に伝わり心熱となり、心熱と腎の鬱熱が会陰に及ぶ結果、「陰中蝕瘡爛」が引き起こされると考えることも可能である。また奇経八脈との関係では『医学衷中参西録』によれば、「血海は衝といい、血室の両側にあって、血室と相互に通じる。衝脈は上で陽明胃経に隷属し下では少陰腎経につらなる。任脈がこれを担任し、督脈がこれを督摂し、帯脈がこれを約束する。」とされ、少陰腎経から衝任督脈に心熱や腎の鬱熱の影響が及ぶと、衝任督脈は会陰部を走行するところから、会陰部に瘡瘍を生じる原因となることも考えられる。

＊綿を以て筋を纏い繭の如くし、湯に浸して陰中に瀝《したたら》せしむ、：筋《はし》は箸の俗字である。箸に絹綿を繭玉大の大きさにして括りつけたものを、狼牙湯に浸して、陰中に薬液をしたたるように注入する。

【狼牙湯の考察】

I：構成生薬の薬理作用

A．狼牙

（1）バラ科ミツモトソウの根、とされるが、定かではない。『金匱要略講話』では「ミツモトソウということになっています」とされている。バラ科キンミズヒキ（仙鶴草・竜牙草）や、狼毒（ジンチョウゲ科やトウダイグサ科マルミノウルシ、サトイモ科クワズイモ）などの根を代用するともされる。

（2）ミツモトソウは苦、寒。

（3）『神農本草経』「牙子、味苦、寒。主邪気熱気、疥瘙悪瘍瘡痔、去白虫。一名狼牙。」『神農本草経』の記述の他詳細不詳である。

【本条のポイント】

少陰である心・腎に、心熱や鬱熱を生じ、熱が衝任督脈にも影響して、陰中に瘡瘍を生じてい場合には、狼牙湯を陰中に用いて治療する。

【原文】（二十二―22）

胃気下泄、陰吹而正喧、此穀気之実也、膏髪煎導之。

膏髪煎方（見黄疸中）。

【訓読】

胃気下泄し、陰吹いて正に喧《かまびす》しきは、此れ穀気の実なり、膏髪煎にて之を導く。

膏髪煎方（黄疸中に見ゆ）。

【注釈および考察】

＊胃気下泄し、陰吹いて正に喧しきは、此れ穀気の実なり、：胃気下泄は字義どおりでは、泄は「漏れること・漏らすこと」であり、「胃気が下に排泄されること」となる。胃気は胃の生理機能や脾胃の生理機能を総称するとともに、人体の精気や生

命活動そのものを指す意味もあり、後者は穀気もほぼ同じ意味となる。ここでは文意に則すると、胃そのものの生理作用を調節している気を考え、それを胃気として考えて、その胃気が妨害を受けて漏れを生じている状態であり、その漏れた胃気が下に伝わって膣より陰吹となって出てくる、と述べていると考えられる。一方穀気は「水穀の気」と同じ意味であり、脾胃の運化作用による消化吸収を受けて形成された栄養物としての気のことと思われ、「穀気の実」では、虚は不足で実は有余であるので（『景岳全書』より）、穀気が有余となり、本来は必要な栄養物である穀気が、むしろ余分な邪として作用していると考えられる。「穀気の有余の邪によって胃気に漏れが生じて下泄し、胞宮に及んで陰吹が引き起こされる」、と本文の表現に寄り添うならば、以上のように考えられると思われるが、「穀気の実」は「穀物より生じた瓦斯が満ちて居ること」（荒木性次）と、ガスの充満ととる考えもあり、また胃実・大腸燥結の病態と考える場合もある。大塚敬節は、「『胃気下泄』は、おならです。『陰吹にして喧し』ですから、肛門から出るはずのガスが前陰から音を立ててやかましいほど出るわけです。」としている。何任は、「これは胃実のため大便不通となり起こる。」とする。直腸膣瘻ができたための排ガスであるとする見解もあるが、その場合は膣よりの便排出があるはずである。中川良隆は、「やはり荒木の説のように、〝胞〟に阻害されて便秘しGasの出る病態を想定するのが最も無難ではなかろうか。子宮筋腫or妊娠で大きくなっている子宮とすれば説明しやすい。妊娠している婦人には、大黄剤は使い難い。すべりのよい脂の如きで便を下に導いてやるのである。」とするが、しかし膣よりのガスの排出に関しては懐疑的である。中医学的な見解のほとんどは、胃実・津液不足・大便燥結を背景にした症状と考え、このために脂類で滋潤し大便燥結を改善すれば、膣よりのガスの排出も改善するとし、肛門からのガス排出とは考えていないが、膣よりのガス排出の病態に関しては今一歩説明がなされていない。臨床の場においてどうなのかが問われているが、中医婦人科においては、陰吹は臨床においては珍しいものではないとし、臨床でよく見られるのは、気血が虚弱で腎が欠損し、中気が下陥している症例が多く、腸胃枯燥・中気不足・肝気鬱滞・飲停中焦などが原因となるとする。そうすると腸胃枯燥が本条の病態に相当し、いくつかある陰吹の原因の中の一つと考えるのでよいのではないかと思われる。

【膏髪煎の考察】

（十五—17）参照のこと。猪膏は潤燥に作用し、乱髪で湿熱による瘀滞を除くとされ、大便燥結による症状を改善する。

【本条のポイント】

腸胃枯燥による陰吹は、膏髪煎を用いて治療する。

【原文】（二十二—23）

小児疳虫蝕歯方（疑非仲景方）

雄黄　葶藶

右二味、末之、取臘月猪脂鎔、以下槐枝綿裹頭四五枚、点薬烙之。

【訓読】

小児疳虫蝕歯方（疑うらくは仲景の方に非ず）

雄黄　葶藶

右二味、之を末とし、臘月の猪脂を取って鎔《とか》し、槐《えんじゅ》枝を以て綿にて頭を裹《つつ》むこと四五枚、薬を点じて之を烙《や》く。

【注釈および考察】

＊小児疳虫蝕歯：「疳」は『中医学辞典』によれば、「脾胃の運化機能低下による慢性栄養障害のことで、5歳以下の幼児によく見られる。栄養状態の悪さから、かんしゃく、腹脹、顔色が悪い、下痢便、異臭便などが見られる。」とある。「疳虫」は疳を起こすもととなる虫があると考えられたところから来ているが、意味は疳に同じである。虫を寄生虫と考える考えもある。蝕歯《しょくし》は虫歯のこと。

＊臘月：旧暦の十二月のことで、師走の時期に相当する。寒さに対応して猪豚の脂肪のきめが細かくなり、製剤に適すると考えられたのであろう。

＊槐枝：槐花は、マメ科エンジュの花や花蕾で、涼血止血・清肝瀉火の効能があるとされ、収斂性の消炎・止血薬に用いられるが、枝に効能を期待することはできないと思われる。

【小児疳虫蝕歯方の考察】

Ⅰ：構成生薬の薬理作用

A．**雄黄**：①解毒殺虫　②燥湿祛痰　B．**葶藶**：①瀉肺平喘　②行水消腫

Ⅱ：小児疳虫蝕歯方の方剤考察

雄黄は硫化砒素鉱AsSであり、雄黄を煅くと三酸化砒素（As_2O_3）となり劇毒性となる。多くは外用し、殺虫殺菌作用があるところから、皮膚化膿症にも用いられるが、砒素は有毒であって現代では臨床で用いられることはない。**葶藶**の性は激しく大黄や芒硝に劣らず、虫歯が化膿し炎症により腫脹した歯肉の腫れを取る作用を期待して用いられたものであろう。二剤を末にして火をかけて溶融した豚脂で溶かし、槐枝を絹綿四五枚で包んで、溶かした薬脂を綿棒に付け虫歯に塗布して治療をしたのである。木綿はまだ一般では用いられていなかったと思われる。豚脂は雄黄・葶藶の劇烈の性を緩和するとともに、局所への付着性を高め、効果が持続するように用いられたものと思われる。永久歯に比べて乳歯は虫歯になり易く、衛生状態が悪かった時代はなおのこと小児の虫歯の処置がより問題であったために、小児疳虫蝕歯方と名づけられたものと思われる。

【本条のポイント】

小児の虫歯の治療は、小児疳虫蝕歯方を用いる。

■参考文献

（1）『現代語訳・黄帝内経素問上・中・下』南京中医学院編、石田秀美監訳、東洋学術出版社
（2）『新編・中医学基礎編』張瓏英、源草社
（3）『本経疏証』武国忠点校、海南出版社
（4）『金匱要略解説』何任著、勝田正泰監訳、東洋学術出版社
（5）『金匱要略講話』大塚敬節、創元社
（6）『金匱要略訳注』家本誠一、緑書房
（7）『中国医学辞典』陳有昭編著、たにぐち書店
（8）『中医病因病機学』宋鷺冰主編、柴崎瑛子訳、東洋学術出版社
（9）『中医弁証学』柯雪帆編著、兵頭明訳、東洋学術出版社
（10）『［詳解］中医基礎理論』劉燕池　他著、浅川要監訳、東洋学術出版社
（11）『中医臨床のための中薬学』神戸中医学研究会編著、東洋学術出版社
（12）『実践漢薬学』三浦於菟、東洋学術出版社
（13）『生薬活用の秘訣』焦樹徳、東洋学術出版社
（14）『名医の経方応用』姜春華／戴克敏、東洋学術出版社
（15）『中薬の配合』丁光迪、東洋学術出版社
（16）『名医別録』中国中医薬出版社
（17）『神農本草経』森立之刊行本、または『名医別録』中の記載を参考にした。
（18）『中医臨床のための方剤学』神戸中医学研究会編著、東洋学術出版社
（19）『中医臨床のための舌診と脈診』神戸中医学研究会、東洋学術出版社
（20）『いかに弁証論治するか』菅沼伸監修、菅沼栄著、東洋学術出版社

(21)『黄帝内経霊枢訳注』家本誠一、医道の日本社
(22)『中医臨床のための温病学入門』神戸中医学研究会編著、東洋学術出版社
(23)『現代語訳景岳全書、脉神章・傷寒典・伝忠録』張景岳著、伴尚志訳、たにぐち書店
(24)『中医臨床のための医学衷中参西録』第1巻傷寒・温病篇、張錫純著、神戸中医学研究会編訳、東洋学術出版社
(25)『難経解説』南京中医学院編、戸川芳郎監訳、東洋学術出版社
(26)『中医学入門』神戸中医学研究会編著、東洋学術出版社
(27)『鍼灸大成』趙文炳著、淺野周訳、三和書籍
(28)『わかる・使える漢方方剤学』小金井信宏、東洋学術出版社
(29)『「傷寒・金匱」薬方大成』中川良隆、源草社
(30)『傷寒論解説』大塚敬節、創元社
(31)『よくわかる金匱要略』田畑隆一郎、源草社
(32)『吉益東洞大全集』小川新校閲・横田観風監修、たにぐち書店

おわりに

二〇一一年の東日本大震災の停電の中で、ふと、それまで何冊か参考書を買い理解を試みるも途中で挫折し、不消化なままに終わっていた『金匱要略』を、自分なりに理解し、書き記してみようと心に決めてからはや6年が経過して、遅々とした歩みがやっと終着点に到達しました。思えば始めの薬学部で生薬学や薬用植物学の授業を受け、植物成分の分析や構造決定の実際について多少の経験をし、その後医学部に入り直してから、ずいぶんな時間が経過したものです。ここで実臨床の場での漢方薬を問い直すことは、ある意味自分の中では必然であると感じられます。東洋医学の路は果てしなく深く、その中の金字塔である『金匱要略』は、臨床家としてはどうしても通らなければならない路ではありますが、ここはまだ一歩なのであり、ここから次に向って新たな一歩を踏みだすことが必要と思われます。

『金匱要略』を通読して感じることは、『金匱要略』は予想を超えた論理性に裏打ちされており、その背景には『素問』『霊枢』を始めとする中医学理論や、『神農本草経』などに記載されている生薬に対する詳細な知見があり、それらに基づいて人体とその疾病を、陰陽五行・臓腑経絡・気血津液などの働きを基として分析し、人体を全体的にとらえながら病因および病機を明らかにして、治療としての方剤に結実させていることであります。そこで個々の条文を解釈するにあたっては、常に基礎となる中医学理論や生薬の知見に戻り、その内容をどの様に解釈したらよいかを考えるように心がけましたが、浅学ゆえに遠回りの箇所が多く、また考え違いの箇所もあるかと懼れます。しかしながらそれらも含めて、読者御自身で考えていただく何らかの参考にして頂ければ幸いです。

[著者略歴]

佐々木 賢二（ささき・けんじ）

京都大学薬学部卒業後、徳島大学医学部卒業。卒業後横浜市立大学医学部付属病院にて研修を行い、横浜市立大学第三内科入局。横浜市大病院をはじめ、横浜南共済病院、横浜船員保険病院に勤務後、平成３年より横浜市港北区にて内科・小児科医院を開業し、現在に至る。

診療所住所：横浜市港北区下田町２－16－54　佐々木内科クリニック

金匱要略を読み解く

2018年９月10日　第１刷発行

著　者　佐々木 賢二

発行者　谷口 直良

発行所　㈱たにぐち書店

〒171-0014　東京都豊島区池袋2－68－10

TEL. 03－3980－5536　FAX. 03－3590－3630

落丁・乱丁本はお取替えいたします。

【生薬名索引】

【方剤名索引】

《く》

《け》

《こ》

《さ》

（太数字は条文中に記載のある方剤）